AF438314

CINÉSIOLOGIE

ou

SCIENCE DU MOUVEMENT

TYPOGR. ERNEST MEYER, 3, RUE DE L'ABBAYE A PARIS.

CINÉSIOLOGIE

OU

SCIENCE DU MOUVEMENT

DANS SES RAPPORTS

AVEC

L'ÉDUCATION, L'HYGIÈNE ET LA THÉRAPIE

ETUDES HISTORIQUES, THÉORIQUES ET PRATIQUES

PAR

N. DALLY

Membre de la Société des Sciences du Hainaut et de la Société de Géographie de Paris.

PARIS

LIBRAIRIE CENTRALE DES SCIENCES

Rue de Seine-Saint-Germain, 13.

1857

PRÉFACE.

Le terme de *mouvement* est celui qui nous a paru le plus propre à exprimer l'idée générale de notre ouvrage. Il s'applique à la fois aux mouvements *naturels* à l'exercice des fonctions de l'économie, et aux mouvements *artificiels* qui tendent à régulariser ces fonctions, et dont les séries déterminées composent l'exercice du corps et celui de l'esprit.

Pour désigner l'exercice en général, les Grecs se servaient du mot ἄσχησις, *ascèse* ou *ascésie*. Un *ascète* était un homme qui exerçait également son esprit et son corps. A la fois athlète et philosophe, Platon fut un véritable ascète. Le lieu destiné aux exercices du corps et à ceux de l'esprit était l'*ascétérion*. Les anciens n'ont point séparé les uns des autres : ce n'était pas le corps, ce n'était pas l'esprit; c'était l'homme tout entier qu'ils prétendaient discipliner, et cela, principalement en vue des qualités morales, l'âme, disaient-ils, ne pouvant rien produire de grand et de digne sans l'aide des facultés du corps. Les premiers *ascètes* furent les disciples ou prêtres d'*Asclépios*, le bon, le bienfaisant ascète, fils d'Apollon, ce type parfait de l'évolution de la forme et de l'intelligence harmonisées dans l'unité, Ὀρχηστὰ Ἀγλαΐας ἀνάσσων εὐρυφάρετρ Ἄπολλον. C'est une bien ingénieuse figure que cet Apollon, fils de la force génératrice, *Zeus*, et son rayon-lumière, *Hélios* ou *Phœbus*, dont les traits donnent la vie ou la mort, créateur des arts, de la forme et de l'harmonie, devin suprême, inventeur des exercices du corps et de ceux de l'esprit, dirigeant le chœur et les danses des Muses sur les terrasses sacrées de l'Hélicon, la montagne du soleil, — tandis que le génie du mal, *Python*, le fils de la corruption et des ténèbres, périt sous ses traits. Ce symbole n'est-il pas un souvenir des premiers âges, et un enseignement ?

L'ordre celtique des *ouatès* était semblable à celui des ascètes.

La tradition fait d'Asclépios ou Esculape un personnage réel, cabire, mage ou prêtre mazdéen, venu de l'Orient avec les premières tribus qui s'arrêtèrent dans la Grèce. Il fut ensuite divinisé, comme l'Esculape égyptien, *Eimophth*, fils de Phtha ou le soleil, qui eut un temple à Memphis, à l'époque de la fondation de cette ville par Athothis, successeur de Ménès, le premier pharaon de la première dynastie ; ce qui nous reporte, selon Lepsius et d'autres archéologues modernes, à trois ou quatre mille ans avant notre ère, c'est-à-dire vers l'époque où les tribus mitzraïtes arrivèrent de l'Orient dans la vallée du Nil, et s'y fixèrent. La double communauté d'origine et de doctrine aurait été le principe des rapports subséquents.

« Esculape, le dieu de notre pays, dit Galien, prescrivait, aux uns, des chants, des divertissements et une espèce de musique pour dissiper les troubles de l'âme et réprimer les

passions ; aux autres , l'exercice de la chasse, celui du cheval
et les armes. Il déterminait même l'espèce de mouvement
d'après la nature de la maladie , pensant qu'il faut non-seulement apprendre aux hommes à ranimer leur esprit par l'exercice, mais aussi leur enseigner à proportionner le remède à la
maladie et la nature de l'un à celle de l'autre *(De sanitate
tuendâ, II, 8).* »

Ainsi, dès l'origine des premières sociétés dans l'Occident,
il y eut des règles, une méthode, un art spécial, une *ascétique,*
enfin, pour les exercices du corps et pour ceux de l'esprit,
en vue de la santé. Ces exercices servaient aussi à rehausser
l'éclat des fêtes publiques et la pompe des sacrifices. Leur
véritable destination fut donc la santé, l'unité sociale et la reconnaissance aux dieux. Considéré au seul point de vue du
corps, l'ensemble des exercices porta le nom de *somascétique ;*
mais ce terme ne s'employait guère que pour désigner les
exercices militaires.

Cependant, les exercices du corps donnaient la force et
l'adresse dans l'attaque et dans la défense. L'ambition aidant,
il se développa au sein de l'ascétique, cette institution essentiellement salutaire, une branche étrangère à sa nature toute
pacifique et religieuse : ce fut *l'agonistique*, ou l'art de combattre dans les jeux publics. Ceux qui , dans ces luttes, rem-
portaient le prix, ἄθλον, étaient conséquemment des *athlètes,*
ou récompensés, et sous ce rapport l'agonistique prit le nom
d'*athlétique.* L'athlétique ne fut donc autre chose que l'art de
remporter le prix dans les jeux publics. Cet art fut condamné
par tous les auteurs anciens, parce qu'il ne tendait qu'à former
des corps robustes, massifs, des esprits lourds et rusés, à dé-

grader l'homme dans la beauté de ses formes et de son intelligence. Galien flétrit l'athlétique de l'épithète d'art mauvais et vicieux, κακοτεχνία. Aussi, quand l'athlétique, le *pire des maux*, dit Euripide, prédomina, la Grèce inclina de plus en plus vers sa ruine.

Cependant les Crétois et les Lacédémoniens, comme aussi les autres peuples, avaient adopté l'usage de se dépouiller de tout vêtement pour s'exercer en pleine liberté. Le spectateur observait mieux les mouvements de la forme, la beauté des attitudes. Au point de vue de l'art, cet état de nudité intéressait tellement les Grecs, qu'ils donnèrent à l'ensemble des exercices du corps le nom de *gymnastique*, formé de γυμνὸς, nu, et à toute espèce d'exercice, aussi bien qu'aux lieux où l'on s'exerçait, celui de γυμνάσιον, *gymnase*.

Sans doute, ces termes, essentiellement artistiques, avaient pour les Grecs une signification caractéristique et nationale; mais pour nous qui considérons l'exercice, comme dans les anciens âges, non-seulement sous le rapport de l'évolution de la forme, mais aussi sous celui de la santé et de la maladie, ces termes sont tout-à-fait vides de sens, et pourraient tout au plus s'appliquer à l'athlétique, à la palestrique, modérés dans la lutte et le gymnase de nos jours.

Si donc l'art ancien doit conserver les noms d'*ascétique*, de *somascétique*, d'*agonistique*, d'*athlétique* ou de *gymnastique*, l'art moderne est obligé de prendre une autre dénomination plus conforme à nos mœurs et au but que nous nous proposons.

D'où tirer cette nouvelle dénomination ?

Du *mouvement* même, κίνησις, dont la racine κίν, exprime l'idée générale du *mouvoir* naturel ou artificiel. Les Grecs entendaient par le mot *cinèse* toute espèce de mouvement dont la figure, le rhythme, la mesure étaient exactement déterminés, comme dans la pantomime, la danse et les autres exercices. Quant à l'ensemble des cinèses constituant une formule spéciale, appropriée, nous lui conserverons la dénomination d'*exercice*, dont la vraie signification se déduit de sa racine même, *erc* ou *arc*, signe de l'idée générale *serrer*, *comprimer*, et de *ex*, dehors; d'où: *exercer*, desserrer, dégager les organes intérieurs et les membres, ôter les obstacles qui s'opposent à la liberté des mouvements naturels. Ce terme aurait pu aussi servir de titre à notre ouvrage, mais il nous a paru plus convenable et plus rationnel de composer ce titre de l'élément même de l'exercice, c'est-à-dire du mouvement plutôt que de ses effets.

Les trois mots *cinésie*, *cinésique*, *cinésitechnie* rappellent, chacun, la notion de l'art ou de la science du mouvement artificiel; mais l'idée d'art et de pratique y prédomine. Pour désigner plus spécialement l'idée de la science et de la théorie des *cinèses* et de leurs rapports, le terme de *cinésiologie* nous paraît le plus propre.

Nous avons donc adopté le titre de CINÉSIOLOGIE ou Science du Mouvement, et sous sa dépendance viendront la *Cinésie éducationnelle*, la *Cinésie hygiénique* et la *Cinésie thérapique*.

Ces expressions ne sont pas nouvelles, seulement les *cinésistes* modernes en ont fait des composés illégitimes sous les formes de *kinésithérapie* et *kinésiatrie*, qui au fond ne peuvent signifier que *guérison et médication du mouvement*; ce qui est absurde. On se sert du mot *acinésie*, pour désigner l'*immobilité* ou intervalle de repos entre le mouvement de contraction et celui de dilatation, à chaque pulsation de l'artère. L'illustre Ampère a même introduit dans sa belle classification des sciences le terme de *cinéthmique* pour désigner la science du mouvement en général, et, depuis, on rencontre ce terme dans tous les traités de physique et de mécanique.

Ces premières notes nous ont paru nécessaires pour expliquer le titre de notre ouvrage, et le justifier.

Le plan que nous nous sommes tracé exige aussi quelques explications ; le lecteur les trouvera dans l'Introduction. Dès-à-présent nous indiquerons les divisions générales.

L'INTRODUCTION contient nos vues philosophiques sur l'unité de l'espèce humaine et des traditions primitives, sur la dispersion des tribus pour aller, selon la configuration naturelle de la terre, se constituer en corps de nations, et sur les modifications du langage qui amenèrent la variété des langues, tout en perpétuant le principe de leur unité.

La PREMIÈRE PARTIE, conformément au plan que nous avons tracé dans l'Introduction, est consacrée à rechercher les traditions relatives à l'usage du mouvement artificiel, depuis les premiers âges de l'homme jusqu'au commencement de notre ère, en Orient, au Centre et en Occident.

La DEUXIÈME PARTIE comprend des recherches semblables chez tous les peuples qui se reconstituèrent en Orient, au Centre et en Occident, depuis l'ère chrétienne jusqu'à nos jours.

Ces deux premières parties forment le corps principal de nos recherches historiques. Ce travail est trop considérable pour la matière d'un seul volume ; aussi nous avons dû le scinder pour en faire paraître successivement les diverses parties, ayant soin, toutefois, que chaque partie publiée, contenant une spécialité complète, forme un seul tout, un ensemble distinct, indépendant même des volumes suivants.

Cependant pour entrer tout d'abord dans notre actualité, et donner à notre ouvrage toute son utilité pratique, nous avons ajouté une troisième et une quatrième partie.

La TROISIÈME PARTIE, qui commence avec le dix-neuvième siècle, contient les applications scientifiques des mouvements, faites par les hommes les plus éminents de la médecine moderne, et les comptes-rendus des principaux ouvrages qui ont rapport à la Cinésiologie.

La QUATRIÈME PARTIE est destinée à l'étude des mouvements naturels et des mouvements artificiels dans leurs rapports avec l'électricité, la lumière et le calorique, avec l'anatomie, la physiologie et la pathologie ; cette théorie, née de de l'observation et de l'expérience des siècles, confirmée d'ailleurs par les progrès modernes, sera suivie de ses applications à l'éducation de l'homme, à l'entretien de la santé et au traitement des maladies.

Après tout, nous ne faisons que remettre en lumière des choses enfouies dans les archives du passé, que les préoccupations du monde savant ne lui ont guère permis de consulter encore, à notre point de vue.

CINÉSIOLOGIE

INTRODUCTION

CINÉSIOLOGIE

ou

SCIENCE DU MOUVEMENT

INTRODUCTION.

1.

Nous nous sommes proposé d'écrire l'histoire des théories
du mouvement et des applications qui en ont été faites à l'é-
ducation, à l'hygiène et à la thérapie.

Cette histoire n'existe point; et nous ne sachions pas qu'elle
ait même été conçue. Beaucoup d'auteurs se sont appliqués à
établir que, chez les Grecs, les exercices du corps étaient une
partie essentielle des cérémonies de la religion et des institutions civiles et militaires de l'État, et qu'ils eurent une large
part d'influence sur le développement des belles proportions
de la forme humaine, sur le haut degré de perfection de l'art
hellénique, de la philosophie et de la littérature.

C'est bien, sans doute; mais quand on s'est imaginé qu'il
suffisait, pour atteindre ce résultat, d'introduire parmi nous
les formes extérieures du mouvement, tous les exercices de la
palestre et du gymnase qui donnaient la palme aux jeux olym-
piques, on a pris l'ombre pour la réalité, et l'on n'a guère eu
que des déceptions.

Ces écrivains ont d'ailleurs oublié, et l'Égypte, et la Perse,
et l'Inde, et d'autres nations dont les monuments exhumés
de nos jours attestent le savoir et la grandeur.

Chose étonnante, les sciences et les arts progressent de
toutes parts, et la science et l'art du mouvement par lequel la

vie humaine se manifeste dans toutes ses conditions sociales, physiologiques et pathologiques, en un mot ce qu'il nous importe le plus de connaître pour notre santé est encore une *inconnue*. De nos jours, on commence, il est vrai, à soupçonner la réalité virtuelle du mouvement; mais on entrevoit à peine cette réalité à travers les formes extérieures des exercices de chaque jour, des occupations de tout instant, qui ne sont pourtant, en définitive, que des formes proportionnelles à celles qui s'engendrent naturellement dans les sphères moléculaires les plus intimes de l'économie vivante.

Certes, il y a là un digne sujet d'études et de recherches : c'est toute une branche inexploitée de philosophie et de littérature. Convaincu de son importance, et consultant moins nos forces que l'intérêt du sujet, nous n'avons pas hésité à donner à notre travail les bases les plus étendues possibles.

C'est toute la surface de la terre habitée que nous allons explorer aux époques successives de l'histoire du genre humain. Aussi avons-nous dû prendre une division scientifique dans l'espace et dans le temps, un point de départ chronologique et géographique qui nous permît de réduire toutes choses à l'unité de nos recherches.

2.

D'après les premiers missionnaires de Pékin et les sinologues modernes, on lit dans les annales de la Chine :

« Cent familles, *Pé-Sing*, venant du nord-ouest, pénétrèrent en Chine, par la contrée du Kou-kou-Noor, vers les sources du Hoang-Ho et du Yang-Tsé-Kiang, et s'y établirent (1). »

On lit aussi dans la Bible :

« Et les peuples, partis de l'Orient, trouvèrent une plaine dans le pays de Sennaar, et ils y habitèrent (1). »

Ce pays de Sennaar, situé entre le Tigre et l'Euphrate, est la Mésopotamie, qui fut aussi la Chaldée.

(1) Pauthier, *Chine*, p. 56. — (2) *Genèse*, XI, 2.

Ces deux traditions authentiques impliquent nécessairement qu'il y a, à l'orient de Sennaar et à l'occident de la Chine, une contrée où deux grandes fractions du genre humain, les tribus chaldéennes et les familles qui formèrent le noyau de la nation chinoise, furent rapprochées entre elles, et qu'un jour elles s'éloignèrent par un double mouvement en sens opposés, les unes émigrant vers l'orient et les autres vers l'occident.

Évidemment, il ne s'agit point ici de l'*Arârât*, qui est, non à l'orient, mais au nord de Sennaar, à l'extrémité d'un rameau détaché des *Kordiaï* ou *Gourdji*, chaîne centrale de l'Arménie. C'est bien là que, selon la Bible, se reposa l'Arche sainte échappée au déluge.

Mais les familles qui en sortirent formèrent bientôt des tribus nombreuses. Peu à peu ces tribus se disséminèrent au loin pour cultiver la terre et paître leurs troupeaux. Quelques siècles après la Bible nous transmet cette autre tradition, que les peuples vinrent de l'orient en Sennaar, et cette tradition est confirmée par celle des Chinois, qui font venir leurs ancêtres de l'occident.

Donc le point de départ commun doit se trouver entre la Chine et la Chaldée, vers le centre de l'Asie, où fût certainement une des plus anciennes haltes solennelles du genre humain, en marche pour aller repeupler la face de la terre renouvelée.

Et si ces souvenirs des premières migrations humaines se sont transmis fidèlement, pourquoi les primitives traditions sur les moyens de conserver la santé, la vigueur, la perfection primitive de l'homme, ne seraient-elles pas également arrivées jusqu'à nous ?

3.

Nous croyons que l'homme fut créé parfait comme tous les autres êtres de l'univers : il fut créé parfait selon sa nature et sa destinée. Il fut créé pour dominer la terre, pour la cultiver et pour l'administrer; pour cultiver les sciences et les arts, pour achever sur son domaine l'œuvre de la création (1).

Tel fut son mandat.

Et pourtant il en est encore qui prétendent que l'homme est né à l'état sauvage et d'imbécillité !

Eh quoi ! Dieu créa l'homme pour une fin ; il lui donna un mandat, et il ne l'aurait pas, en même temps, doué de toutes les conditions de perfection physique, intellectuelle et morale nécessaires pour le remplir ! Cette supposition répugne à la raison humaine, à la pure notion du créateur, et à toute l'histoire du passé.

L'homme sauvage, c'est l'homme, primitif ou civilisé, déchu et dégradé.

Eh quoi ! lorsque tout dans la création est force, harmonie, beauté, en un mot perfection, le roi de la création, l'homme seul serait faiblesse, désordre, laideur, dans son unité physiologique, intellectuelle et morale !

Et d'où viendrait à l'homme l'idée de devoir et d'immortalité, l'idée de Dieu, de sa justice, de sa miséricorde, l'idée d'harmonie et de beauté, et cette incessante aspiration vers l'avenir, cet insatiable désir de la vérité, qui est Dieu, et l'idée de la charité qui est l'esprit de Dieu? D'où lui viendrait même l'idée de sa propre conscience et le sentiment du remords, si l'homme n'avait point reçu la science de toutes choses, la connaissance claire et distincte de toute vérité, non-seulement à l'état complexe et de sentiment, mais aussi à l'état élémentaire, et d'intelligence, et d'analyse, et de combinaison, et de parole, qui est le Verbe de Dieu dans l'homme, expression phonique de toute vérité, de toute proportionnalité, de toute perfection ?

Cet état originel de l'homme est au fond des traditions de tous

(1) *Genèse*, I, 26, 27 et 28 ; II, 15.

les peuples. Nous en lisons un magnifique souvenir dans ces paroles de l'Écriture (1) :

« Dieu a créé l'homme de la terre, et il l'a fait selon son image.

« Selon sa propre nature divine, il l'a revêtu de force.

« Il lui a donné un nombre de jours et un temps, et il lui a assigné l'empire de ce qui est sur la terre.

« Il a créé de sa substance une compagne semblable à lui ; à tous deux il a donné la prudence, le langage, la vue, l'ouïe, et un cœur pour la pensée, et il les a remplis d'intelligence.

« Leur esprit fut science et leur cœur sagesse; le bien et le mal furent découverts à leurs yeux.

« Dieu a fait luire sa lumière en leur cœur, pour leur manifester la grandeur de ses œuvres, afin qu'ils célébrassent la sainteté de son nom, le glorifiant dans ses merveilles, et racontant les magnificences de la création.

« Il leur donna des préceptes, et il les fit héritiers d'une loi de vie, en leur disant :

« *Gardez-vous de tout ce qui est inique.*

« *Et que chacun veille sur son prochain.* »

Tel fut l'homme des premiers jours, créé droit dans sa justice et dans sa liberté, ses œuvres portèrent l'empreinte de sa force et de son esprit ; et ce n'est pas seulement en nous-mêmes, édifice déchu et délabré, que nous en portons, de siècle en siècle, le perpétuel témoignage ; ce sont encore des monuments récemment découverts, qui attestent la puissance et l'intelligence de l'homme vers des temps rapprochés de son apparition sur la terre, tels sont les monuments littéraires de la Chine et de l'Inde antique, et sa langue la plus parfaite de toutes, et les monuments si grandioses de l'Égypte et de l'Assyrie.

Ce sont ces temps anciens que nous proposons d'interroger; mais dans des limites aussi restreintes que possible.

---

(1) *Ecclésiastique*, XVII.

4.

Pour mieux diriger nos recherches, prenons d'abord une idée de la configuration extérieure du centre de l'Asie. Ceci est d'autant plus nécessaire que les notions recueillies sur cette grande région ne sont pas encore, toutes, passées dans nos livres d'étude; et que les cartes ordinaires ne nous en donnent qu'une figure peu fidèle.

Dans la géographie poétique de l'Inde, le centre de l'Asie est désigné sous le nom de *Mérou*, le milieu du continent asiatique, ou sous celui de *Maha-Mérou*, le grand milieu, le centre de la terre.

Le *Mérou* est représenté sous l'image de la fleur du lotus, flottant à la surface de l'océan. Ce que le pistil est à la fleur épanouie, le *Sou-Mérou*, le beau milieu, le point culminant du Mérou, l'est à toutes les contrées qui l'environnent. C'est l'ombilic, le centre, l'axe du continent asiatique. Les filaments, les anthères et les nectaires de la fleur sont les chaînes de montagnes avec leurs crêtes dentelées et leurs pics aigus. Les pétales sont les régions terrestres qui, d'étage en étage, se déploient sur les quatre pentes de la montagne aérienne.

Ces larges pentes sont :

A l'orient, *le continent de la Beauté*;

A l'occident, *le continent des Bœufs*;

Au nord, *le continent des Vainqueurs*;

Au midi, *le continent fertile en or*.

Son sommet étincelle d'une couronne d'or, d'argent, de cuivre et de fer, enrichie de pierres précieuses, image des effets de lumière sur ses cimes couvertes de neiges éternelles. Là fut amarrée la barque sacrée qui flottait sur les grandes eaux du déluge. Ce cercle brillant est le siége des dieux et des génies ; les pentes de la montagne, ombragées de cèdres et de sapins, sont le paradis terrestre, le séjour des bienheureux, avec son arbre mystérieux et ses quatre grands fleuves, qui en sortent pour arroser toutes les contrées de la terre. Là s'élève le temple le plus révéré de *Maha-Déva,* le grand Dieu, et le genre humain se meut tout autour de la montagne sainte (1).

Cette patrie des dieux et des hommes est désignée dans les livres de Zoroastre sous le nom d'*Albordj ;* c'est aussi le *Moregar* des Arabes ; son antique renommée est parvenue aux auteurs grecs et romains, et c'est encore le lieu le plus saint pour les peuples de l'Inde, du Tibet, de la Chine et de la Mongolie.

Ces peuples se représentent le mont Mérou sous différentes formes ; mais pour le plus grand nombre, sa surface est carrée ou renflée et convexe.

Or, les grandes études de MM. A. de Humboldt, Karl Ritter et Wilson, tendent à réaliser dans la science géographique les notions poétiques de l'antiquité sur l'Asie centrale.

M. de Humboldt dit :

« Le soulèvement du Gobi (partie orientale du centre de l'Asie) se fait sentir dans le cours des eaux, soulèvement qui offre un accident du relief entièrement indépendant des rides qui le parcourent, beaucoup plus anciens que ces rides, et lié probablement à la première apparition du continent au-dessus des eaux (2). »

M. Wilson dit :

« Le mont Mérou paraît désigner le haut pays de Tartarie, au nord de l'Himalâya (3). »

M. de Humboldt dit encore :

« Le poëme du *Mahâbhârata,* dans un fragment géographique, le *Bhishma-Khanda,* semble désigner le Mérou, moins

---

(1) Nous ne pousserons pas plus loin la description du mont *Mérou,* dont le fond, *purement géographique,* a servi de base aux idées cosmosgoniques les plus bizarres que l'imagination puisse se représenter. Consultez à ce sujet Abel Rémusat, *Mélanges posthumes d'histoire et de littérature orientales,* Paris, 1855. — Karl Ritter, *Erdkunde,* Asien, B. 1.

(2) *Asie centrale,* 1.

(3) *Dict. sanscrit,* art. *Mérou.*

comme une montagne, que comme un immense renflement du sol, fournissant à la fois des eaux aux sources du Gange, de l'Irtyche et de l'Oxus bifurqué (1) »

Enfin M. Ritter dit affirmativement :

« Le mont Mérou n'est point une chaîne de montagne isolée, mais bien cette haute et large terrasse qui comprend le plateau entier de la Haute-Tartarie et du Tibet (2).

Ce sont ces deux régions qui, dans l'antiquité indienne, étaient aussi désignées sous les noms de *Kourou,* pays montagneux, et d'*Outtara-Kourou* ou Kourou supérieur, région hyperboréenne où régnait Kouvéra, le dieu des richesses, et dont le nom même parvint aux oreilles de Ptolémée et d'Amien-Marcellin (3).

Le prophète Isaïe paraît faire allusion à ces lieux, lorsque, s'adressant au roi de Babylone, il lui dit : « Tu disais en ton cœur : Je monterai aux cieux ; j'élèverai mon trône au-dessus des astres, je reposerai sur *la montagne de réunion, à l'extrémité du nord* (4). »

Ainsi le mont Mérou représentait, aux époques les plus anciennes des peuples de l'Inde, toute la surface de l'Asie centrale, composée de deux plans de pentes généraux, la Haute-Tartarie, au nord, et le Tibet, au sud.

Ces deux parties symétriques de l'Asie centrale forment à leur ligne d'intersection commune, l'arête et comme la pierre angulaire de la dorsale asiatique, que les Chinois nomment *Kouen-Lûn,* colonne du ciel.

Or, ce Kouen-Lûn est le *Sou-Mérou* des Indiens, le beau milieu aux cimes resplendissantes.

Donc, les Indiens ont conservé dans leurs plus anciennes

(1) *Asie centrale,* I, 5 et 6.

(2) *Asien,* B. I, 11.

(3) *Asien,* B. I.

(4) Isaïe, XIV, 13.

traditions le souvenir de la division naturelle de l'Asie en ses deux grandes fractions collatérales adossées à l'axe dorsale qui passe par l'arête du Kouen-Lùn.

Développez ces formes, et vous aurez le *Maha-Mérou* le grand Mérou, magnifique image de la configuration générale de toute la surface de la terre émergée au-dessus de l'Océan.

Ne serait-ce point aussi à cette primitive notion de l'arête dorsale du globe qu'il est fait allusion dans ces paroles du livre de Job (1) :

« Où étais-tu quand je jetais les fondements de la terre? Dis-le moi, si tu as l'intelligence ?

« Qui a tracé ses limites? le connais-tu? ou qui a tendu *la ligne qui la mesure ?*

« Sur quoi ses bases ont-elles été solidifiées ? ou qui a projeté *sa pierre angulaire ?* »

Cette pierre angulaire est – elle géographiquement autre chose que l'immense soulèvement dorsal de toute la surface de la terre? Et la ligne qui la mesure n'est-elle point aussi la ligne géométrique qui passe par l'arête de ce soulèvement ?

Du reste, ce grand phénomène hypsographique, d'une si haute importance pour la géographie physique et politique, ainsi que pour l'histoire de l'homme, des animaux et des plantes, était connu dès la plus haute antiquité. C'est le rebord commun des deux grandes vallées collatérales qui embrassent toute la surface de la terre, l'Orient et l'Occident, et au fond desquelles se meuvent, là : l'océan *Pacifique ;* ici : l'océan *Atlantique.*

Les Indiens et les Chinois connaissaient cette grande division naturelle de la terre ; et toutes les prophéties d'Israël s'appuient sur cette base géographique.

« Je rassemblerai mon peuple de la terre d'Orient et de la terre d'Occident (2). »

(1) XXXVIII, 2, 3, 4 et 5.

(2) Zach., VIII, 7.

« En ce jour-là, des eaux vives jailliront de Jérusalem : une partie ira à la mer d'Orient et une autre à la mer d'Occident (1). »

Et quand les temps furent accomplis, Jésus-Christ lui-même, debout sur la montagne de Judée qui fait partie de la dorsale du globe, est venu donner à ce grand principe de géographie physique toute l'autorité de sa parole :

« Je vous le dis, en vérité, plusieurs viendront d'Orient et d'Occident, pour s'asseoir avec Abraham, Isaac et Jacob, dans le royaume de Dieu (2). »

Ces formules générales, sous lesquelles l'antiquité nous a transmis ses notions de géographie, ne seraient pas plus déplacées dans nos livres, que celles de la Genèse sur la géologie, et nous y trouverions des classifications scientifiques peut-être plus conformes à la vérité.

Les progrès des sciences ne seraient-ils donc aussi que des mouvements en retour vers les premiers âges du monde ?

5.

Mais poursuivons nos recherches dans l'Asie centrale.

La superficie totale de cette région est de 60 à 62,000 lieues carrées, c'est-à-dire environ six fois celle de la France. La Haute-Tartarie y est comprise pour 42 à 43,000 lieues carrées; le Tibet occupe le reste.

Elle est limitée :

A l'est, par les montagnes occidentales de la Chine qui commencent à la haute contrée du Koukou-Noor, par long. 97°, lat. 36° 50', et sous les noms de Nan-Shan, Ho-Lan-Shan, In-Shan, Khiang-Kaï, Siolki, s'en vont rejoindre le massif de Kenteï, par longitude 116°, lat. 49°.

(1) Zach., XIV, 8 ; Joël, 11, 20

(2) Math., VIII, 11.

A l'ouest, par les monts de Belour, qui commencent au plateau de Pamir, par longitude 70° 40', latitude 35° 30', montent au nord par le Moustag, se lient au mont Kosyourt, et s'affaissent aux lieux où finit l'Altaï, par longitude 85°, latitude 49° 10'.

Au nord, par la chaîne de l'Altaï, qui se dégage du massif de Kenteï et dirige ses grandes sinuosités dans l'ouest.

Au sud, par la chaîne de l'Himmalaya, qui part du plateau de Pamir et dessine sa grande courbe régulière dans l'est.

Cet immense quadrilatère irrégulier est flanqué de quatre plans de pentes généraux, qui rappellent ceux du mont Mérou :

A l'est, la Chine ;

A l'ouest, le Turquestan, le pays riche en troupeaux, l'ancienne demeure des tribus ariennes ;

Au nord, la Sibérie et l'ancien Tourân, le pays des Scythes, Huns, Gètes, Turcs, Mongols et autres peuples nomades ;

Au sud, l'Inde.

Aux quatre angles ouverts de la vaste enceinte qui forme l'Asie centrale, descendent, comme des flancs du mont Mérou, tous les grands fleuves qui vont arroser les quatre versants généraux, la Chine, le Turquestan, l'Inde et la Sibérie.

A l'angle sud-est : le Brahmapoutrâ, l'Irrawady et le Thâléayn, le Mei-Kang, le Kin-Cha-Kiang, le Hoang-Ho et l'Yang-Tsé-Kiang.

A l'angle nord-est : la Toula et la Sélinga réunies, l'Onon et le Keroulun, branches principales de l'Amour.

A l'angle nord-ouest : l'Irtyche-Obi, le Yaxartès, le Tchouï et le Sir-Déria.

A l'angle sud-ouest : l'Oxus ou Amou-Déria, l'Indus et le Gange.

Mais là ne s'arrêtent point les traits de la plastique symétrique du grand corps de l'Asie centrale.

Ses deux plans de pentes généraux, réunis à l'axe du Kouen-Lûn, sont semblables entre eux.

En effet, les deux grandes sinuosités de l'Altaï, qui se dégagent du nœud de Kenteï, de l'est à l'ouest, se reproduisent dans la courbe régulière de l'Himalaya, qui se dégage du nœud de Pamir, de l'ouest à l'est.

Ensuite, la chaîne parallèle de Thian-Shan a son origine dans l'In-Shan et se dirige de l'est à l'ouest, comme celle de Kara-Korum part d'un nœud du Kouen-Lûn occidental et file au sud, parallèlement à l'Himalaya.

De plus, dans leurs formes solides et dans leurs formes fluides, l'angle sud-ouest est analogue à celui du nord-est, comme l'angle du sud-est l'est à celui du nord-ouest.

Au point de vue physique, ces deux grands plans de pente généraux de l'Asie centrale sont spécifiquement différents. Comparées entre elles, les plaines du Tibet et celles de la Tartarie ont une autre nature de sol, d'autres phénomènes atmosphériques, d'autres plantes, d'autres animaux.

Au point de vue historique, ces deux grandes fractions de l'Asie centrale paraissent avoir également fonctionné comme de véritables *officines des nations*, dans le long et pénible enfantement des deux grandes formes de la civilisation, celle de l'Orient et celle de l'Occident. Les annales du genre humain attestent que de là partirent toutes les émigrations anciennes. Les Barbares et les Tartares, qui tant de fois ont renouvelé la face de l'Orient et celle de l'Occident, n'ont pas une autre origine.

En résumé, le centre de l'Asie forme le plus haut exhaussement du sol en plateaux que l'on ait observé sur le globe, et se trouve probablement lié à la première apparition du continent au-dessus des eaux.

Et c'est là que convergent tous les souvenirs, toutes les traditions les plus anciennes concernant l'origine de l'homme et celles des premières sociétés humaines, après la catastrophe qui venait de renouveler la face de la terre.

C'est là que tous les peuples placent leur berceau.

C'est là, enfin, que l'histoire nous montre le point de départ de toutes les grandes émigrations qui, tant de fois, ont revivifié les nations qui s'éteignaient au loin dans l'Orient et dans l'Occident ; et la Providence avait merveilleusement disposé les grandes lignes de montagnes pour les contenir, et les grandes voies des fleuves pour leur donner issue, aux temps marqués, vers tous les points de la terre.

Il nous paraît donc certain, que c'est de cette contrée que partirent les peuples qui vinrent en Sennaar et les cent familles qui formèrent le noyau de la nation chinoise.

6.

Dans cet immense région y eut-il alors un seul ou plusieurs centres d'agglomération des tribus humaines ?

Les grands plateaux de Pamir et de Koukou-Noor, du Kenteï et de l'Altaï occidental, qui sont aux quatre angles de l'aire centrale de l'Asie, ont pu servir de points de ralliement principaux.

Les débris de l'existence d'une antique civilisation dans les montagnes de l'Altaï, pourraient donner naissance à quelques conjectures ; mais elles ne sont pas appuyées par des témoignages suffisants.

Toutefois, il résulte des découvertes récentes en linguistique et en archéologie, qu'il y eut, aux âges les plus reculés, dans les belles et fertiles plaines qui se déploient autour du plateau de Pamir, une grande concentration de peuples, un vaste foyer de civilisation (1) ; et jusqu'à ce que de nouvelles découvertes scientifiques nous montrent un autre point plus conforme aux traditions sacrées, nous croyons que c'est là

(1) Lassen, *Indische Alterthums-Kunde*, Bonn, 1853.

que fut le centre commun d'où partirent les peuples qui vinrent en Sennaar et les cent familles qui allèrent prendre possession du territoire de la Chine.

Ce large plateau de Pamir, situé à l'angle sud-ouest de la région centrale de l'Asie, s'élève à 15,600 pieds au-dessus du niveau de l'océan ; c'est à peu près l'attitude du Mont-Blanc, et probablement le plus grand renflement de la surface de la terre. Les montagnes qui l'environnent sont plus élevées encore, et les habitants donnent à un des points culminants le nom de Toit-du-Monde, *Bam-i-Duniah* (1).

De ce point, comme centre, rayonnent, dans toutes les directions, diverses chaînes de montagnes, dont les deux principales, le *Kouen-Lûn*, à l'est, et l'*Hindo-Khoush*, à l'ouest, font partie de la chaîne dorsale de la terre.

Le Kouen-Lûn se termine à 600 lieues dans l'est, au point où convergent à la fois les frontières de la Mongolie, du Tangout, du Tibet, des Si-Fan et de la province chinoise de Kan-Sou, haute contrée hérisée de montagnes. Le Koukou-Noor en occupe la principale dépression, et sa plus haute élévation est celle de *Tsi-Shi-Shan*, la montagne des pierres accumulées, qui dresse ses neuf pics dans les nues (2). Dernière stations des *cent familles* qui entrèrent en Chine, cette contrée est restée l'Olympe des saints et des immortels, et le temple le plus auguste des sacrifices au Souverain du ciel.

L'Hindo-Khoush se meut à l'ouest sous des dénominations diverses, et va frapper aussi à 600 lieues dans le haut plateau d'Arménie, où s'élève la double cime de l'Arârât, la montagne sainte des peuples Sémitiques.

Les autres chaînes qui partent du plateau de Pamir, sont des chaînes secondaires ; elles s'en vont, au nord et au sud,

(1) Wood's, *Journey to the source of the river Oxus*, London, 1841, p. 354 et suiv.

(2) A. de Humboldt, *Frag. de géol. et de clim. Asiat.* Consultez aussi sur cette contrée l'*Asie*, de Ritter, et les *Souvenirs d'un voyage dans la Tartarie, le Tibet et la Chine*, 1844-1846, par M. Huc, prêtre-missionnaire, v. I, p. 185 et suiv.

couvrir les plaines du Turquestan, du Tibet, de l'Inde, de l'Afghanistan.

Aux flancs de ce plateau, et dans les angles formés par les chaînes de montagnes qui s'en détachent, jaillissent les sources de grands fleuves qui vont fertiliser les plaines du Turquestan, de la petite Boukharie, du Tibet et de l'Inde. L'Oxus, le Yarkand, le Gange et l'Indus ont là leur origine ou leurs affluents principaux.

Telles sont, en général, les grandes lignes configuratives de la région de Pamir, qui est d'une si haute importance au double point de vue de l'orographie et de l'hydrographie de l'Asie.

On comprend qu'elle ne peut être moins importante sous le rapport de l'histoire naturelle des plantes et des animaux, et que la grande famille humaine a pu être providentiellement sollicitée à s'y rassembler après le déluge, comme pour y résumer en commun les doctrines traditionnelles.

On a commencé à étudier cette contrée, ses grandes ruines diluviennes, et les événements qui s'y sont accomplis ; mais ni les ruines de *Balkh*, la mère des villes, ni celles de *Bamian*, la ville sainte (1), ni celles de *Khotan* (2) ou de *Yarkand* et de *Kachmyr* (3), ces quatre centres principaux de l'antique Aria, n'ont point encore été suffisamment explorées. Et cependant il est probable qu'il s'en exhumerait des enseignements précieux, comme ceux de l'Égypte, de Ninive et de Babylone.

(1) Bamian et ses environs sont remarquables par quelques-uns des vestiges les plus extraordinaires de l'antiquité, tels que ces idoles colossales, le château de Zohak, la forteresse de Saiadabad, et les ruines de Ghulghuleh. Consultez à ce sujet : *A Gazetter of [the countries adjacent to India*, etc., London 1844.

(2) Abel Rémusat. *Histoire de la ville de Khotan*, tirée des annales de la Chine et traduite du chinois, etc.; Paris, 1820.

(3) Wilson's *Essay on the Hindu history of Cashmir*, publié dans le 15ᵉ vol. des *Asiatic Researches*. Sur la géographie physique de la contrée à l'est du plateau de Pamir, consultez *Physical Geography of Western Tibet*, par le capitaine H. Strachey, de l'armée du Bengale, inséré dans le *Journal of the royal Geographical Society*, XXIII, novembre 1855 ; *Western Himalaya and Tibet*, par Thomas Thomson, Londres, 1852, p. 285 et suiv.

7.

Quels furent les éléments de cette primitive civilisation ?

On ne peut guère s'en faire une idée que par induction.

Essayons :

L'Écriture sainte, après avoir dit que les peuples qui vinrent habiter en Sennaar étaient partis de l'Orient, ajoute :

« Et ils se dirent l'un à l'autre : Allons, faisons des briques et les cuisons au feu ; ils se servirent de briques au lieu de pierres, et de bitume au lieu de ciment. »

« Et ils dirent : Venez, bâtissons une ville et une tour dont le sommet s'élève jusqu'au ciel, et célébrons notre nom avant de nous disperser sur la face de la terre. »

Or, cette ville est Babylone, cette tour est celle de Babel, dont les grandes ruines subsistent encore.

D'abord, il résulte de ce texte biblique que les peuples qui arrivèrent en Sennaar, y apportèrent deux souvenirs d'ordre moral, celui de la célébrité attachée à la construction de grands édifices, et celui d'une dispersion antérieure qui devait se renouveler en Sennaar. Il n'est pas moins évident qu'ils y apportèrent aussi l'art de faire des briques et de les cuire au feu, ainsi que les règles d'une architecture grandiose, et toutes les connaissances astronomiques, mathématiques, mécaniques, industrielles que supposent ces immenses travaux. Ils y apportèrent même l'usage de l'écriture, car les briques détachées de la tour de Babel portent des empreintes de caractères cunéiformes.

Donc ces souvenirs et ces connaissances se rattachent à la contrée orientale qu'ils venaient de quitter ; et cette contrée ne nous paraît être que celle qui se déploie autour du plateau de Pamir, où l'on voit les ruines antiques de monuments gigantesques.

Mais, vers la même époque, on retrouve des monuments semblables en Égypte, dans l'Inde, à la Chine, et presque partout aussi l'usage d'une écriture analogue à celle de la Chaldée, la division de l'année en 365 jours 1/4, la fixation des saisons sur les équinoxes et les solstices, la division du ciel en degrés. En Chine, le cycle de 60 ans n'a jamais cessé d'être en usage ; il permet à la chronologie de cet empire de remonter, avec une certitude mathématique, jusqu'à l'an 2637 avant notre ère.

Nous savons aussi que, dès la plus haute antiquité, de vastes travaux de canalisation et de dessèchement ont été entrepris sur l'Euphrate, sur le Nil et dans la vallée de Kachmyr, et que des travaux semblables, mais dans des proportions plus considérables, furent exécutés en Chine, 2286 ans avant notre ère, par l'empereur Yu, dont le gigantesque système d'irrigation et de canalisation est encore admiré par les hommes les plus compétents (1). L'empire même fut alors cadastré, non-seulement par rapport à sa superficie, mais aussi en ayant égard à la nature du sol, à ses produits, à sa fertilité ; les pièces originales de ce travail existent encore. Le système décimal était déjà en usage pour les calculs, les poids, les mesures, les monnaies, et même pour les divisions territoriales, et ce système a persisté jusqu'à nos jours. On a aussi constaté qu'à cette époque l'éducation publique était organisée sur des bases telles, que des écoles établies dans tous les centres de population, étaient subordonnées entre elles et dépendantes d'une académie impériale, en sorte que le peuple, dès l'enfance, était façonné aux institutions de l'empire. Ce système d'éducation, revu et modifié au cinquième siècle avant notre ère, subsiste encore aujourd'hui (2).

Dès la plus haute antiquité, on tissait, en Chine, la soie, le coton, la laine ; on teignait les étoffes en brillantes couleurs ;

---

(1) Hager, *Monument de Yu*, Paris, 1802.

(2) Biot, *Essai sur l'hist. de l'instruction publique en Chine*, etc. Paris, 1845-1847.

on fabriquait des vases en métal et en porcelaine. Il existe encore au musée impérial de Pékin, des vases en or et en airain qui datent de l'an 1743 avant notre ère, et dont les méandres et les figures fantastiques sont d'un beau travail (1).

Il n'est pas moins certain que, vers l'an 3218 avant notre ère, le peuple chinois connut la propriété de l'aimant et la boussole (2). Il eut aussi, vers cette époque, une connaissance assez exacte de la configuration de la terre : il la comparait à celle d'un jaune d'œuf, et lui donnait 90,000 li (9,000 lieues) de circonférence de l'est à l'ouest, et 85,000 li (8,500 lieues) du nord au sud (3).

La connaissance de l'aplatissement des pôles de la terre, toute récente en Europe, était donc fort ancienne à la Chine. C'est à ce propos qu'un empereur chinois dit :

« Combien de choses que nous ne faisons que rapprendre et qu'on rapprendra dans la suite des siècles ! Nous ne savons voir dans les livres des anciens que ce que nous y montrent nos connaissances ; il en sera de même de notre postérité à l'égard de nos livres. »

Or, toutes ces connaissances furent cultivées en Chine, aux premiers jours de l'arrivée des cent familles qui envahirent cette contrée.

D'où leur venaient-elles ? sinon du nord-ouest, de ce centre commun que nous croyons avoir été en Pamir.

Donc l'antique foyer de la civilisation qui éclaira les belles et fertiles plaines qui se déploient sur les larges pentes du plateau de Pamir, y projeta les plus vives lumières. De plus,

(1) Thoms, *A dissertation on the ancient chinese vases of the Shang dynasty, from 1743 to 1496, B. C.* London 1851. — Pauthier, *Chine*, p. 201.

(2) Klaproth, *Lettres sur l'invention de la boussole*, Paris, 1834.

(3) Pauthier, *Chine*, p. 26 et 200. — Consultez aussi les *Mémoires concernant les sciences et les arts de la Chine*, par les missionnaires de Pékin, Paris, 1779. Le plus récent témoignage rendu à l'authenticité de l'antique civilisation du peuple Chinois est celui de M. Huc, dans l'*Empire Chinois*, Paris, 1854, t. I, p. 331 et t. II, p. 46.

ce foyer ne put évidemment s'alimenter qu'aux traditions d'un passé lointain, d'un passé qui tient à l'époque des enseignements donnés à l'homme dès l'origine.

Ainsi, « L'antiquité nous rapproche de Dieu, » dit Cicéron, qui contrôlait ainsi, sans s'en douter, ces paroles de Confucius :

« Une vive lumière éclairait la haute antiquité, mais à peine quelques rayons sont venus jusqu'à nous. Il nous semble que les anciens étaient dans les ténèbres, parce que nous les voyons à travers les nuages épais dont nous venons de sortir. L'homme est un enfant né à minuit; quant il voit lever le soleil, il croit qu'*hier* n'a jamais existé. »

***

Mais cet état de choses suppose nécessairement un gouvernement politique et un sacerdoce fortement constitués.

En effet, à l'origine de toutes les nations de l'antiquité, une idée cosmogonique primordiale domine toute conception, tout ordre, toute organisation.

Cette idée est inscrite dans le premier chapitre de la Genèse des Hébreux, où on lit :

Lorsque Dieu créa le ciel et la terre, — « la terre était *tohou* et *bohou*, » que l'on traduit par la périphrase, *masse informe et confuse*, mais qui signifie *mâle et femelle :* — « et l'esprit de Dieu planait (comme un oiseau qui descend) sur la face des eaux. »

Cette idée, plus ou moins altérée, se rencontre au fond de toutes les doctrines religieuses des autres nations. Sa forme générale peut s'exprimer en ces termes :

Il existe primordialement un principe mâle, actif, et un principe femelle, passif. Leur union a donné naissance à un être, puis à l'universalité des êtres, sous l'influence d'un Être Suprême, absolu, indépendant, dont le souffle vivifiant entretient partout la vie, la paix et l'harmonie.

En Chine, le principe mâle se nomme *Yâng*, le principe femelle se nomme *Yin*, et la volonté absolue, *Tao*, l'intelligence, ou *Taï-Ki*, le sans-limite, la cause efficiente de l'univers.

Ces deux principes jouent un grand rôle dans toutes les théories chinoises; ils y sont restés à l'état philosophique; mais dans l'Inde, en Chaldée et en Égypte, ils sont passés à l'état religieux et ont été déifiés.

Ainsi, en Égypte, *Amon-Ra* est le Dieu suprême et primordial, et *Thoth* l'intelligence divine incarnée sur la terre. La triade céleste se compose d'*Amon*, le mâle et le père, de *Mouth*, la femelle et la mère, et de *Khons*, leur fils enfant. Incarnée sur la terre, cette triade devient *Osiris*, *Isis* et *Horus*, leur fils. Chaque ville égyptienne avait sa triade protectrice.

En Chine, le ciel est le principe mâle, la terre le principe femelle, et de leur union, de leurs rapports proportionnels, naissent tous les êtres de l'univers.

Le ciel est le type de tout ordre, de toute harmonie.

La terre, l'empire, le palais impérial, sont des images reflétées de l'ordonnance du ciel. Ils sont divisés, sous-divisés et administrés de la même manière, et des agents divins, des Génies sont assignés à chaque partie pour y maintenir la paix et l'harmonie, et les protéger contre les mauvais Génies, ennemis communs du ciel, de la terre et de l'empire.

Le patriarcat lui-même se manifeste, dès l'origine, comme le décalque de cette grande unité cosmologique, dont toutes les parties sont dans une dépendance et une subordination proportionnelles. Religion, politique, société, sciences, arts, se combinèrent dans un admirable système de causes et d'effets subordonnés et liés entre eux par le principe de *l'amour filial*, depuis le petit enfant jusqu'à l'empereur, qui fut l'être *androgyne* primordial, *le père et la mère* de la grande famille chinoise. Mais ce principe vrai en soi, type éternel de toute harmonie, de tout ordre, de toute constitution, et qui s'est perdu insensiblement dans l'évolution des nations de l'Occident, la Chine en fit un étrange abus.

La piété filiale ne fut pas seulement le lien fondamental de la société et de la politique, ce fut encore la raison même des rapports qui existent dans l'enchaînement de toutes les parties de l'univers; la sollicitude de l'empereur ne fut pas seulement l'image de celle de Dieu, mais sa providence elle-même; l'empereur, ce fut le soleil, le fils de Dieu, Dieu lui-même, et son empire l'empire Céleste. Ainsi, Dieu et son œuvre descendirent sur la terre, et s'incarnèrent tout entiers dans le monde chinois; et l'âme n'eut plus d'espace au delà des limites matérielles où tout avait été absorbé.

L'Empire Céleste, *parfaitement bien gouverné*, dit la raison chinoise, étant une fois établi, consolidé, évolutionnera, progressera dans tous ses éléments selon ses formes finies et ses rapports déterminés, et ces formes et ces rapports seront perpétuels, comme le type dont elles sont la réalisation sur la terre. Ce sera un legs inaliénable à transmettre aux générations futures.

Telle fut aussi, avec quelques nuances, l'organisation politique, sociale et administrative des empires de la Chaldée et de l'Égypte (1). Évidemment le principe de cette organisation avait été rapporté du foyer commun de la civilisation, qui fut en Pamir.

Le patriarche, chef de l'État, était héréditaire ou électif. Le peuple était partagé en différentes classes : les pasteurs, les laboureurs, les artisans, les militaires, les savants ou prêtres, et toutes ces classes formaient aussi des corporations ou castes organisées, comme l'empire, dans une certaine hiérarchie cosmologique.

Unique dépositaire de tout art, de toute science, ce collége avait ses astronomes, ses astrologues, ses conjurateurs, ses magiciens, ses prophètes, et de son sein on tirait les chantres sacrés, les ministres, les juges, les annalistes ou scribes sa-

(1) Consultez Champollion-Figeac, *Égypte ancienne*; Gosse, *Assyria*, p. 120.

crés, les médecins. Il avait ses propriétés et ses écoles publiques, et était en tout à la tête de l'État et de la société.

Il en fut de même, dans l'Inde, dans la Perse, en Égypte, en Gaule. Partout des colléges de prêtres-astronomes, qui faisaient de leur science un sacerdoce politique et religieux. Partout aussi on retrouve une lutte établie entre le sacerdoce et le pouvoir politique : celui-ci finit par triompher d'une manière à peu près semblable chez toutes ces nations primitives.

En Chine, la caste sacerdotale des prêtres de la Raison suprême, *Tao*, vaincue, subit l'ascendant d'un culte sans prêtres et sans mystères, qui fut introduit par les premiers empereurs et s'est conservé jusqu'à nos jours. Le ministère de cette caste, sous le titre officiel de *Tribunal des affaires célestes*, fut restreint aux observations astronomiques ; mais comme eux seuls avait le secret traditionnel de la manière d'accomplir les sacrifices, ce sont eux qui officient encore aujourd'hui dans les temples de la religion civile.

C'est peut-être à cette antique réforme religieuse, maintenue jusqu'à nos jours, que l'empire chinois doit un des principaux éléments de son unité et de sa durée ; l'idolâtrie ne put s'y développer dans des proportions aussi hideuses que partout ailleurs.

Après tout, on remarque qu'une altération profonde, radicale, s'était déjà produite dans la vraie tradition lorsque les peuples arrivèrent dans les contrées qu'ils habitèrent. La notion primitive de l'*Être existant par lui-même*, de Dieu créateur, incorporel, unique en ses trois personnes, ne fut point effacée ; elle resta au fond de toutes les croyances, mais elle fut entourée de mystères, et ses manifestations dans la nature créée, matérielle et multiple, devinrent partout les objets d'un culte plus ou moins panthéistique et idolâtrique. Les phénomènes du ciel et les éléments furent divinisés, et des hymnes sacrés adressés au feu, à l'air, au soleil, à toutes les formes visibles de la nature. Il nous reste, dans le *Rig-Véda* des Indiens, des hymnes de ce genre, que l'on croit avoir été composés alors que les peuples étaient encore en Pamir (1).

En résumé, les faits que nous venons de rapporter nous paraissent suffisants pour en tirer cette conclusion, que la civilisation qui, peu de temps après le déluge, s'agita dans cette contrée, était fondée sur la révélation et sur les notions antédiluviennes, déjà plus ou moins altérées; que cependant cette civilisation y conservait encore un caractère de savoir, de grandeur et de puissance, et que c'est cette civilisation même qui a fourni ses éléments à celle des premiers empires de la terre.

Aurions-nous tort de prétendre que, parmi les institutions hygiéniques et médicales de cette haute et savante antiquité, nous retrouverons aussi des traces de l'application du mouvement à la conservation de la santé et à la guérison des maladies?

Pour mieux conserver à nos recherches le caractère de l'unité historique, essayons de tracer les grandes lignes des émigrations primitives du genre humain.

8.

Quelle fut la cause de la dislocation de toutes les tribus rassemblées primitivement autour de l'axe central de l'Asie?

Nous l'ignorons. Les traditions des peuples sont fort obscures à ce sujet, et les clartés qui parfois se projettent au sein de cette obscurité sont trop incertaines pour y distinguer nettement une évidence historique.

Cependant ces lumières, toutes faibles et fugitives qu'elles soient, nous donnent à penser que les idées subversives de la vraie religion, l'ambition des castes sacerdotales qui se heurta

(1) Nève, *Études sur les hymnes du Rig-Véda*, Paris, 1842.

à celles des patriarches ou chefs de tribus, les discussions politiques et religieuses, les guerres qui s'en suivirent, ne furent point étrangères à ce grand schisme géographique (1).

Et puis, une loi supérieure et de nécessité, poussait toutes ces tribus à se disperser sur la face de la terre renouvelée. Il fallait qu'elles allassent d'étape en étape, de station en station, la repeupler, selon leurs familles, leurs langues et les contrées

(1) Dans l'*Encyclopédie moderne* de F. Didot, article *Inde*, p. 124 et 125, se trouvent recueillies les principales opinions à ce sujet. On y lit :

« Tout ce qui regarde la séparation définitive du peuple sanscrit d'avec le peuple zend, et l'invasion des Aryas dans l'Inde, est incertain et livré aux conjectures et aux suppositions· Les Ariens vécurent ensemble dans l'Iran ou dans le petit Tibet, après la séparation des branches qui devaient peupler l'Europe ; ensemble ils eurent un commencement d'organisation sociale et religieuse, les mêmes castes et le culte des mêmes dieux, comme *Indra, Manou, Yama.* Ils durent se séparer violemment par suite d'une querelle religieuse, dont le fond nous est inconnu, mais qui a laissé des traces dans les deux langues. Ainsi les dévas ou dieux sanscrits deviennent en zend les dévs ou démons ; *dahyu,* qui a conservé en zend le sens de peuple soumis, peuple des provinces, a pris en sanscrit (*dasyu*) celui de rebelle, brigand. Tout indique une haine violente succédant à une longue *communauté.*

« Mais dans quel temps et en quels lieux la lutte éclata-t-elle?

« Il ne nous reste, à ce sujet, aucune donnée positive.

« A coup sûr ce n'est pas dans l'Inde ; aucun des souvenirs du peuple zend ne se rapporte à ce pays. C'est autour de la chaîne de l'Indou-Koush, dont un versant donne sur l'Iran et l'autre sur le Tibet, que se rencontrent ces souvenirs.

« D'un autre côté, la tradition sanscrite a consacré comme sainte la contrée située au nord de la province de Kumaon, au delà de l'Himalaya, entre les deux lacs sacrés, le *Mânasa-Sarôvara* (mot à mot, eau par excellence, aujourd'hui lac Mapan) et le *Râvana Hrada* (lac Lanka). Cette plaine élevée au milieu des montagnes est l'Olympe indien, et la tradition fait tomber le fleuve par excellence, le Gange, du ciel dans le *Mânasa-Sarôvara.*

« Ces souvenirs nous reportent donc d'une manière précise au nord de l'Himalaya, dans le grand plateau central, autour de l'Indo-Koush (région de Pamir).

« Quant à la date de cette séparation, il est à peu près impossible de la fixer.

« On a hasardé, comme date possible, le commencemnnt du *Kali-Yugan,* l'âge de fer des Indiens, ce qui nous reporterait vers le quinzième siècle avant Jésus-Christ ; mais cette date est fortement contestée comme trop moderne.

« On a conjecturé également, mais sans plus de certitude, que c'était cette lutte violente au sein de la famille arienne qui était rappelée dans le plus immense des poëmes indiens, le *Mahâbhârata.* A ce compte, les *Koravas,* fils du soleil, représenteraient le peuple zend, chez qui le culte du soleil était spécialement en honneur ; et les *Pandavas,* fils de la lune, soutenus par le divin *Krishna,* seraient les *Aryas* de l'Inde, qui adoraient plus spécialement *Indra,* dieu lunaire. Mais on sent qu'il n'y a dans tout cela que de pures hypothèses, qui ne sont pas susceptibles d'une vérification positive. »

Nous devons cependant faire remarquer que ces hypothèses ne sont pas dénuées de fondement, et qu'elles deviennent, d'après les recherches que nous publions, des probabilités qui tiennent de la vérité historique.

qui étaient spécialement destinées à chacune d'elles, chacune
d'elles ayant une fonction spéciale à remplir dans l'œuvre de
l'humanité.

Moins malheureuses, si elles eussent plus fidèlement gardé
la loi de vie et de vérité !

Elles se dispersèrent donc, emportant avec elles toutes les
connaissances du passé ; et, patriarches et prêtres en tête,
elles prirent les routes que la Providence avait tracées, comme
pour leur faciliter la prise de possession de leur domaine ; et
ce long pèlerinage, hostile ou pacifique et toujours nécessaire,
n'a point discontinué jusqu'à nos jours. Elles suivirent les
grands axes des montagnes ; et, tournant les fleuves à leurs
sources, elles établirent leurs stations successives dans les
vallées principales et dans les vallées secondaires. C'est là, en
effet, que partout on voit poindre les premiers centres de civilisation.

Entouré des découvertes modernes en histoire monumentale,
en ethnographie et en linguistique, nous dirons quelques mots
de ces émigrations primitives, pour autant qu'elles peuvent
répandre quelques lumières sur nos recherches.

D'abord, en consultant les traditions monumentales des
peuples, on voit qu'il est très-probable que les Chinois et les
Égyptiens ont eu, dès les premiers âges, une certaine notion
de la division du genre humain en quatre espèces différentes.

Dans un ancien livre chinois qui représente les connaissances
de ce peuple à mille ou quinze cents ans avant notre ère, on a
trouvé quatre figures typiques des peuples qui habitaient aux
quatre extrémités de l'empire. Quelques écrivains pensent
que ce sont simplement des variétés du type mongol (1) ; mais
la glose chinoise, expliquant *ces quatre extrémités*, dit que *ce
sont des royaumes de pays éloignés*, à l'est, à l'ouest, au nord
et au sud. Ces positions respectives et les qualités qui sont
attribuées à ces peuples, font penser à d'autres écrivains

(1) Nott and Gliddon, *Types of Mankind*, etc. Philadelphie, 1854. p. 449 et 450.

qu'il y a là un ancien souvenir de la division du genre humain en quatre espèces, et de sa distribution géographique générale (1).

Nous partageons cette opinion ; seulement nous pensons que ces quatre figures typiques consacrent surtout le souvenir de la concentration primitive des quatre grandes fractions du genre humain sur les quatre versants généraux de l'Asie.

Ne semblerait-il pas aussi, qu'en désignant les peuples qui sont *à l'orient de la Chine, là où le soleil se lève, jusqu'aux bords les plus éloignés*, il s'agit non-seulement des côtes maritimes de la Chine, mais aussi du Japon et du continent américain ?

Mais c'est en Égypte, dans les tombes royales qui remontent à une époque intermédiaire entre Abraham et Moïse, que ces quatre grandes divisions ont été représentées avec une précision remarquable.

Le premier type est celui des Égyptiens, race rouge qui s'appelait elle-même *Rot*, race par excellence. C'est une des branches *Chamites*.

Le deuxième est celui de la race jaune, *Namou*, terme générique de tous les peuples situés entre l'isthme de Suez et le plateau d'Arménie, y compris l'Arabie, l'Assyrie, la Chaldée. Ce sont les peuples *Sémitiques*.

Le troisième est celui de la race nègre, *Nahasou*, les habitants propres de l'Afrique, autre branche *Chamite*.

Le quatrième est celui de la race blanche, *Tamhou*, comprenant tous les peuples de l'Asie-Mineure, du Caucase, de l'Europe, de la Scythie européenne et asiatique; c'est la famille *Japéthique*.

Dans toutes les tombes, le type égyptien reste invariable, mais les trois autres y sont souvent représentés sous des physionomies différentes ; et l'on dirait que l'artiste a voulu peindre les variétés diverses d'une même espèce.

Or, les Égyptiens rapportent à la race jaune le peuple de

(1) Pauthier, *Chine*, 1ʳᵉ partie, p. 57.

l'Assyrie ; d'un autre côté, le peuple Chinois est aussi de race jaune, et beaucoup d'archéologues modernes constatent entre ces deux peuples des analogies telles, qu'elles révèlent une certaine parenté primitive.

9.

Partant de ces données et de celles que nous fournissent la Bible, l'histoire des peuples, l'étude de leurs conditions physiologiques et celle de leurs langues, nous allons tracer rapidement le mouvement général, probable, des tribus humaines, qui, du centre de l'Asie, s'acheminèrent insensiblement, pendant les premiers siècles, jusqu'aux extrémités du monde.

A. — Les familles *Sémitiques* se partagèrent en plusieurs grandes divisions générales.

1° Quelques tribus prirent les routes du nord, et se dirigèrent vers l'Altaï, sur le versant septentrional de l'Asie.

Les unes s'arrêtent dans les vallées des Thian-Chan ; les autres se meuvent sur le Jénisséi, l'Obi et les pentes de l'Oural : ce sont les Samoièdes, les Ostiaks, les Finnois, souche des Huns, des Avars, des Vogouls, des Hongrois.

2° Et pendant que les Hian-Hun, ancêtres des Turcs, se fixent dans les vallées de la Sélinga et de la Toula, les Tatars, ancêtres des Mongols, se rassemblent autour du grand lac de Baïkal ; les Tongouses se rangent sur les pentes du massif de Kentéi, et, par les vallées de l'Amour, s'en vont occuper la Mandchourie, tandis que les Sian-Pi pénètrent en Corée.

Les langues de tous ces peuples ont conservé beaucoup de rapports entre elles. Klaproth a même été frappé de retrouver dans ces langues du nord-est de l'Asie un grand nombre de mots qui ressemblent, quant à la forme et à l'idée, à des mots de langues européennes. « Il est impossible, dit-il, d'expliquer ces rapports nombreux, autrement que par une ancienne migration des tribus germaines vers l'est. » Il ajoute que « l'époque de cette migration restera vraisemblablement toujours couverte d'un voile mystérieux. »

Sous ce voile mystérieux, n'y aurait-il pas le contact réciproque des diverses familles humaines en Pamir, et l'indice de l'unité du langage?

La langue japonaise décèle aussi une étroite parenté entre le peuple qui la parle et les Mongols.

3° D'autres tribus Sémitiques, prenant aussi la direction du nord-est de l'Asie, s'avancèrent parallèlement au développement de la chaîne dorsale, affaissée au détroit de Béhring, et allèrent peupler toute la région circompolaire du nord de l'Amérique, comme les Samoièdes, probablement de la même souche, peuplèrent aussi le nord de l'Asie et de l'Europe. Ce sont les Kamtchadales, les Koriaks, les Eskimaux.

De nombreux travaux ont été déjà publiés sur l'origine historique et sur les langues des Américains. On a découvert de nombreux rapports entre les peuplades des deux Amériques et les Tongous, les Mantchous, les Mongols, les Ostiaks, les Samoièdes, et M. de Humboldt dit que les hordes qui vinrent se fixer en Amérique, sortaient de peuples dont les rapports avec ceux du plateau central de l'Asie avaient été nombreux.

La classification des langues américaines n'est pas encore complète. De grandes et difficiles études restent à faire. On a longtemps cru qu'elles formaient un système entièrement différent de celui des autres langues du globe. Il n'en est plus ainsi : les unes, le *guarani* du Brésil et l'*othomi* du Mexique, sont de formation peu complexe, comme le français, par exemple; les autres, au contraire, de formation très-complexe et par agglutination de mots nombreux, et sous ce rapport elles ressemblent à l'idiome des Basques des Pyrénées ou à celui des Lapons.

Après tout, cette simplicité ou cette complexité dans la formation des mots, loin d'infirmer l'unité du langage, en est, au contraire, une des preuves les plus solides, lorsque l'on part du point de vue psychologique et géographique le plus élevé et le plus rationnel.

4° D'autres tribus s'arrêtèrent dans la haute région du Tibet, et envoyèrent des colonies au sud, par les vallées des grands fleuves qui descendent dans le Birmah et l'Annam, de chaque côté de la longue péninsule de Malacca. Ces colonies tibétaines y rencontrèrent les tribus nègres, qu'elles refoulèrent dans les montagnes et vers les îles de l'Océan. Elles s'y répandirent à leur suite, et quelques écrivains pensent qu'elles furent la souche des peuples Malais.

La race malaise varie du blanc au noir, en passant par les nuances intermédiaires du jaune et du rouge. Elle tient à la fois, par le type physique et par le fond de sa langue, de l'Indien et du Chinois ou du Tatar.

5° Cependant les *cent-familles* qui devaient former le noyau de la nation Chinoise, continuaient leur mouvement dans l'est, en suivant les sinuosités de l'axe dorsal du Kouen-Lûn. Une des dernières stations fut la haute contrée du Koukou-Noor : C'est sur les pentes du Tsi-Chi-Shan, que leur patriarche, entouré des prêtres du Tao, éleva un autel, et offrit le sacrifice au souverain suprême. De là ces cent familles descendirent par les vallées des deux grands fleuves qui arrosent le versant oriental de l'Asie. Elles y rencontrèrent d'autres tribus qui les avaient précédées, les Fils-des-Champs-Incultes, *Miao-Tseu :* ceux-ci furent refoulés dans des montagnes inaccessibles, et, jusqu'à nos jours, ils y ont persisté dans leur indépendance. Ces tribus sont restées à peu près inconnues à l'Europe. Ce sont peut-être des clans de Celtes, de Germains ou de Malais égarés à l'époque de l'émigration générale.

6° Les autres familles sémitiques prirent une direction opposée. De la région de Pamir, elles se portèrent à l'occident, et, suivant l'axe dorsal de l'Indo-Koush, elles s'arrêtèrent dans les plaines montueuses où sont les sources du Tigre et de l'Euphrate, vers les pentes méridionales du plateau d'Arménie. Elles y rencontrèrent probablement d'autres familles sémitiques, qui, descendues de la montagne paternelle, avaient de bonne heure cultivé les hautes plaines de l'Aramée. Leur centre religieux et civil était à Ur (Wurka), sous l'autorité de leurs pontifes Chasdim ou Chaldéens. Il ne reste de cette antique cité qu'une immense nécropole, où l'on a commencé à faire des fouilles.

Un grand nombre d'autres tribus, et principalement des Cushites, conduites par Nembrod, paraissent avoir suivi ce mouvement; et comme c'est à ce premier *roi des hommes* que la Bible rapporte la fondation de Babylone, ce fut aussi probablement sous ses ordres que s'éleva la tour de Babel. Il construisit encore les cités d'Arach, d'Achad et de Chalanné, en la terre de Sennaar.

La construction de Babel fut interrompue; et les tribus, attardées autour de ce monument superbe, furent de nouveau dispersées.

Les Cushites, continuant leur mouvement dans le sud, laissèrent des colonies en Chanaan, en Phénicie, et formèrent le premier noyau de la population de l'Arabie et de l'Abyssinie.

Après cette dispersion, Assur, chef des familles sémitiques, fonda, selon la Bible, Ninive, Chalé et Resen, la grande ville. Il commença le royaume d'Assyrie; à sa mort il devint, sous le nom d'*Assarah*, le père des dieux des Assyriens (1).

Ainsi croissait l'idolâtrie, sous l'influence du collége sacerdotal de la ville d'Ur. Vers l'an 2100 avant J.-C. un seul habitant de cette ville, malgré l'exemple de son père, adorateur des idoles, Abraham, avait gardé intacte la notion du vrai Dieu. Appelé d'en haut, et fuyant la persécution, il partit avec toutes ses richesses en or et en argent, ses troupeaux et ses serviteurs, emportant en soi les souvenirs vivants de la création du monde, de la chute de l'homme, de la promesse de

____

(1) P. H. Gosse, *Assyria, restored from her monuments*, London, 1852, p. 29.

rédemption, du déluge, de la repopulation de la terre par les fils de Noé, et du retour final du genre humain à la vérité primitive.

Il planta ses tentes sur les hauteurs de Sichem, partie de la dorsale du globe, halte des marchands qui fréquentaient déjà l'Assyrie et l'Égypte. Père des Hébreux, c'est en lui que seront bénies toutes les nations de la terre.

Les langues de cette quatrième division des peuples sémitiques, sont le chaldéen, l'assyrien, le syrien, l'hébreu, l'arabe. Une découverte récente rattache aussi la langue *basque* à cette division (1).

Telles sont les traditions bibliques.

Beaucoup d'écrivains ont en vain consacré leur talent à les contester; les ruines de Ninive et de Babylone viennent donner leur témoignage posthume. Elles prouvent que la langue des Hébreux fut celle de l'Assyrie, et qu'ainsi la durée et l'extension de la suprématie cushite n'y fut que passagère.

De plus, la structure de l'écriture cunéiforme de l'Assyrie a tant de ressemblance, dit le colonel Rawlinson, avec celle de l'Égypte, qu'elle paraît être d'origine égyptienne. Il y a peut-être dans cette similitude un indice de la domination momentanée des familles de Cush dans la Babylonie (2). D'autres archéologues ont aussi montré des analogies remarquables entre l'écriture assyro-égyptienne et celle des premiers caractères chinois. Notre cadre ne nous permet pas d'énumérer tous les traits de communauté de race, de mœurs de civilisation, que l'on retrouve aujourd'hui entre ces peuples si éloignés (3).

----

(1) *Encycl. m., art.* Basques, p. 558.

(2) Ibid.

(3) Voyez à ce sujet la *Chine*, par Pauthier; l'*Égypte*, par Champollion-Figeac; *Ancient Egypt under the Pharaons*, par J. Kenrick, Londres, 1850; les *Mémoires concernant les Chinois*; différents Mémoires du chev. de Paravey, etc.

B. — Les familles *japéthiques*, connues aujourd'hui sous le nom générique d'*Indo-Européens*, seraient peut-être mieux dénommées *Asiatico - Européennes;* car on rencontre leurs langues disséminées dans l'Inde, en Perse et en Europe.

1° Les *Aryas*, les hommes honorables, conduits par les prêtres de Brahma, descendirent au sud par les vallées de l'Indus et du Gange. Quelques-uns s'arrêtèrent en Kashmyr, les autres poussèrent au sud et à l'est. La première ville qu'ils fondèrent fut Indraprastha (Delhi). Ils refoulèrent devant eux les *Dravidas*, aux traits japéthiques, et les *Varvaras*, nègres aux cheveux crépus et laineux, qui les avaient précédés dans cette contrée et y avaient déjà fondé de riches cités. Le poëme indien du *Râmâyana* nous a conservé les souvenirs de la lutte des Aryas avec ces peuples primitifs, dont les débris forment aujourd'hui la partie la plus misérable de la population de l'Indoustan.

C'est dans la langue *sanscrite*, l'idiome si riche, si savant des Aryas, qu'ont été composés les livres sacrés de l'Inde, les Védas, que nous ne connaissons que depuis un demi-siècle, et qui, selon les plus sévères chronologistes, furent écrits au moins au seizième siècle avant notre ère, alors que les Israélites étaient encore en Égypte avec Moïse. Dans le plus ancien de ces livres sacrés, l'Ayur-Véda, se trouve développé un système tout entier de médecine chimique, qui offre bien des analogies avec celui de nos jours.

2° Tandis que les tribus ariennes védiques prennent les routes du sud, les tribus *ariennes* qui parlent le *zend* et le *pehlvi*, les Mèdes, les Parthes, les Mardes, les Ases, les Afghans, oscillent, à l'ouest, autour du prolongement de l'Hindo-Koush, et vont s'établir dans le voisinage des Sémites d'Assyrie. La ville de Ragès, au sud d'Ecbatane, dont il est parlé dans Tobie, paraît avoir été le premier centre de la domination des Mèdes. Leurs prêtres étaient les Mages. Le zend, ressuscité par le savant Burnouf, et le pehlvi, par le Dr Müller, de Munich, sont les sources principales du persan moderne.

3° Les autres tribus japéthiques s'avançaient de plus en plus dans l'occident, les unes par le nord de la mer Caspienne (*viâ mercatorum*); les autres par le Taurus et l'Asie-Mineure; d'autres encore par les portes du *Cauc-Ase*, la montagne des Ases, où des vestiges de ces anciennes tribus subsistent encore aujourd'hui.

4° Les tribus arméniennes se maintinrent autour de l'Ararât, vers les sources de l'Araxe, du Tigre et de l'Euphrate.

5° Les tribus phrygiennes se fixèrent dans l'Asie-Mineure.

6° Les tribus pélasgiques et grecques se répandirent dans la Thrace, la Thessalie, l'Arcadie, la Hellade et jusqu'en Italie.

7° Les tribus osques, marses, étrusques, s'établirent dans la péninsule italique. Leurs idiomes donnèrent naissance à la langue latine, dont l'italien, l'espagnol, le valaque, le wallon, le provençal, le français sont des rameaux modernes.

8° Les tribus celtiques se disséminèrent dans les Gaules, avec les druides, leurs prêtres, et même jusqu'en Espagne, où elles rencontrèrent les Ibères, dont les débris sont aujourd'hui les Basques des Pyrénées. Les Kimrys arrivèrent ensuite parmi les Celtes. Les derniers vestiges des idiomes celtiques sont l'irlandais, l'écossais, le welsh, le bas-breton.

9° Les tribus germaines vinrent à leur tour. Leurs idiomes donnèrent naissance à l'allemand, au suédois, au danois, au hollandais, au flamand, à l'anglais.

10° Les tribus slaves se divisèrent en deux branches principales : les Slaves méridionaux ou Illyriens, dont les dialectes de la Styrie, de la Carniole, de la Croatie, de la Servie et de la Bulgarie sont les vestiges; et les Slaves septentrionaux, dont les langues se sont transmises dans le russe, le polonais, le lithuanien, le slowaque, le sorabe.

Tel nous paraît avoir été primitivement le mouvement général des grands essaims japéthiques, en Asie et en Europe.

Beaucoup d'autres tribus japéthiques vécurent longtemps encore en Asie, telles sont les tribus de Scythes, de Sogdiens, de Saks, de Gètes ou Goths, de Massagètes ou Alains. Selon de fortes probabilités, ce serait de leur sein que se détachèrent les hordes des Hyk-Sos, qui s'emparèrent de l'Égypte peu de temps après le voyage d'Abraham à Memphis, et y établirent leur domination pendant plus de cinq cents ans ; les Berbères ou Kabyles sont probablement des descendants des Hyk-Sos. Plus tard, vers le seizième siècle avant notre ère, Sésostris aurait été combattre les Scythes sur l'Oxus, à Balkh, et aurait gravé sur le granit égyptien le souvenir de la victoire qu'il remporta sur cette *plaie de Skétho*. Mille ans plus tard, Cyrus marcha contre eux sur les bords du Yaxartès, et perdit la vie dans le combat. Les Saks se rendirent maîtres de l'Inde 163 ans avant notre ère ; les Yue-Tchi s'en emparèrent à leur tour. Enfin toutes ces tribus se mirent aussi en marche vers l'occident ; mais au troisième siècle de notre ère, il en existait encore quelques-unes qui furent connues des Chinois sous les noms de Yue-Tchi, Ting-Ling, Kien-Kuen, Ou-Sun, dans le territoire du Tangout, au voisinage des Si-Fan et des Miao-Tseu.

C. — Les nègres *Chamites* étaient rassemblés, dès les premiers âges, sur le versant méridional du Kouen-Lûn. Les Chinois les connurent ort anciennement dans cette contrée (1).

Les nègres paraissent avoir été divisés primitivement en deux branches principales.

L'une, à l'arrivée des familles tibétaines, fut repoussée dans les vallées longitudinales de la péninsule de Malacca et s'y établit. Mais bientôt, laissant dans ces vallées les Dons, les Moys et d'autres familles de leur race, qui y vivent encore

(1) Klaproth, *Mélanges asiatiques.*

aujourd'hui (1), les autres descendirent au sud et s'aventurè
rent sur les eaux. Entraînés par les vents et les courants
généraux, ils se disséminèrent :

A l'est, sur toutes les îles de l'Océan. Les nègres Papous,
Endamènes ou Alforas, sont les pauvres débris de cette primitive invasion océanienne (2). Cette invasion paraît s'être développée à l'est, par le courant équatorial, jusqu'au continent
américain, vers l'isthme de Darien, où les premiers conqué-
rants espagnols auraient découvert une population nègre (3).

A l'ouest, quelques tribus nègres abordèrent aux côtes de
l'île de Madagascar, et à celles de l'Afrique méridionale. Les
Cafres et les Hottentots paraissent être issus de cette première
invasion.

Les Javanais et les Malais, descendant aussi de la péninsule
de Malacca, vinrent disputer aux nègres l'empire de l'Océanie.
Ils abordèrent même à Madagascar, où la langue des Malais
de l'Océanie s'est peu modifiée. Selon des études récentes, les
Foulahs, les Fellatahs et les Fellans seraient aussi des fractions
de la race Malaise (4).

La seconde branche des familles nègres qui occupaient

(1) La péninsule de Malacca (*Tanah-Malaya*, terre des Malais) est formée d'une longue
chaîne de montagnes qui se détache du haut plateau du Koukou-Noor, à l'extrémité orientale
du Kouen-Lûn, d'où les races nègres et malaises sont descendues vers l'océan. Cette chaîne
de montagnes est la limite naturelle entre les peuples de race blanche, à l'ouest, et de race
jaune, à l'est. Elle est encore comme un terrain neutre où des tribus sauvages de race
blanche, de race nègre et de race jaune se trouvent en contact. Cousultez le *Bulletin de la
Société de Géographie*, novembre 1839, sur la tribu blanche des *Kariuns*, visitée par
l'abbé Jurine.

Ces faits ethnographiques sont notés dans l'*Encyclopédie moderne*, article Océanie : « On
trouve, y est-il dit, d'intéressants rapports outre les Nègres océaniens et ceux qui habitent
encore les hautes chaînes de la presqu'île de Malacca, de la Cochinchine, les îles Andamans,
Formose, etc., et qui sont actuellement isolés et traqués par les peuples de race mongole qui
ont conquis ces pays. »

(2) Dumont-d'Urville a le premier établi que les nègres de l'Océanie sont venus de l'ouest,
et même de l'Asie. *Bullet. de la Société de Géographie*, janvier 1832.

(3) Herera, *Dec. I, lib. 3. c. 9, p. 79* ; Gomara. *Hist. de Ind*, f. XXXIV ; A. de Humboldt, *Cuba*.

(4) Gustavo d'Eichthal, *Mémoires de la Société ethnologique de Paris*.

l'Inde à l'arrivée des Aryas, fut vaincue. Les *Kiratas* du Népal oriental, les *Khaças* du Népal occidental, sont des restes vivants de ces nègres semblables aux Papous d'Australie. D'autres furent refoulés au sud-est de l'Hindoustan, où leurs débris subsistent toujours. D'autres encore furent repoussés au sud-ouest, vers les côtes maritimes du Beloutchistan. De là, ils arrivèrent, par l'Arabie et par l'isthme, aujourd'hui affaissé, de Bab-el-Mandeb, dans l'Abyssinie, et s'y fixèrent jusqu'à la troisième cataracte du Nil. Quelques ethnographes pensent que des familles sacerdotales des Aryas y pénétrèrent en même temps. Ils y rencontrèrent d'ailleurs les tribus de Cush déjà établies.

Ainsi la race nègre aborda aux côtes d'Afrique sur deux points à la fois. Au sud, elle dégénéra moins que dans les îles de l'Océanie; mais, sous la zone tropicale, son vrai domaine, qu'elle explora tout entier jusqu'à l'Océan Atlantique, elle a généralement conservé son type le plus pur.

On a déjà produit des études nombreuses sur les langues de la race nègre dans l'Océanie et en Afrique; mais l'Afrique centrale n'a point encore été explorée, et les notions recueillies sur les innombrables peuplades nègres qui ont été visitées sur les côtes du Pacifique et de l'Atlantique ne sont point suffisantes pour les classer complètement. Cependant la région du Nil offre déjà quatre souches de langues différentes, celle des Bischari, entre le Nil et la mer Rouge, paraît être un rameau de la grande famille caucaso-asiatique(1). La langue des Cafres et celle des Hottentots forment aussi des groupes phoniques différents.

Des études anatomiques fort remarquables, entreprises par M. Froberville, lui ont permis de faire une exacte classification de trois groupes principaux de la race nègre, et de constater que des individus de race à nez saillant et recourbé, qu'il

____

(1) Jomard, *Bull. de la Soc. de Géog.*, 1846.

appelle *métis-sémitique*, sont disséminés d'une manière à peu près égale parmi toutes les tribus africaines.

« Plus on étudie sous un point de vue d'ensemble, dit M. Serres, les races congo-guinéennes, cafro-béchuanes et ostro-nègres, plus l'unité d'origine de l'homme s'y dégage et se constitue scientifiquement (1). »

D. — Les autres tribus *Chamites,* en quittant l'Asie centrale, prirent les routes du sud-ouest.

Les familles de Chanaân s'arrêtèrent dans la Palestine et fondèrent *Sidon,* en Phénicie, *Salem,* qui fut Jérusalem.

Celles de Cush se dirigèrent vers les côtes maritimes de l'Arabie; quelques-unes pénétrèrent en Éthiopie et se trouvèrent en contact avec les nègres. Ils fondèrent la célèbre Axum. Les Éthiopiens sont inscrits sur les monuments de l'Égypte sous le nom de *mauvaise race de Cush.*

Les Mitzraïtes pénétrèrent en Égypte par l'isthme de Suez.

Les autres tribus chamites les suivirent, se dirigeant vers la Libye et les autres contrées du nord-ouest de l'Afrique.

Ainsi, la plupart des nombreuses filiations de Cham se trouvèrent réunies sur la terre africaine.

Les Mitzraïtes s'établirent sur la rive droite du Nil, vers le point où commence le Delta. Ils bâtirent *On* ou *Héliopolis,* la ville du soleil, et son temple dédié au soleil couchant, *Ath-Om.* Tels sont, avec les pyramides de Ghizeh, sur la rive opposée, et les nombreuses tombes creusées dans la rangée de collines qui s'étendent depuis ces pyramides jusqu'à Howara, dans le Fayoum, les plus anciens monuments de l'Égypte (2).

---

(1) *Académie des Sciences,* juin 1850.

(2) Osburn, *Monumental history of Egypt,* London, 1854, I, p. 212 et suiv. — On a cru longtemps que la civilisation égyptienne avait suivi le cours du Nil; le contraire est prouvé par les monuments.

Le pays s'appela *Cham* ou *Chémi* (Noir), et les habitants se donnèrent à eux-mêmes le nom de *Rot-en-ne-rôme*, la race des hommes par excellence.

Cette race n'avait du type nègre que l'épaisseur des lèvres, que l'on remarque dans le sphynx des pyramides, dans la tête de quelques pharaons et les représentations de quelques individus.

Quant à leur couleur, elle était d'un rouge brun, assez semblable à celle des Indiens à peau cuivrée; elle était probablement celle du Copte ou du Barabra, leurs descendants actuels. Le type égyptien apparaît comme un trait-d'union entre l'Assyrien et l'Éthiopien; mais le crâne des momies rapproche plutôt l'Égyptien du type asiatique que du type éthiopien (1).

L'ancienne langue de l'Égypte, momifiée et mystérieuse comme les monuments grandioses que ce peuple avait élevés, sort enfin du tombeau pour nous révéler son histoire, ses mœurs, ses sciences et ses arts, toutes les grandeurs des premiers âges de l'humanité. Elle nous apprend, en même temps, que ses derniers vestiges se conservent chez un petit nombre de familles coptes qui fournissent des écrivains, des intendants, des *masseurs*, ou qui fabriquent des moulins et de la bijouterie, et chez quelques prêtres qui mutilent, par coupes réglées, des centaines de malheureux destinés à la garde des sérails.

On a observé dans la langue des Cafres plusieurs analogies avec celle des anciens Égyptiens (2). On trouve aussi un bon nombre de mots coptes dans les idiomes des Samoièdes, des Ouraliens et des Finnois, leurs anciens voisins sans doute dans l'Asie centrale (3). On vient, du reste, de constater que le pronom personnel, les noms de nombre, d'autres noms de

(1) Kenrick, *Ancient Egypt under the Pharaons*, London, 1850, I, p. 96 et suiv.

(2) Pritchard, *Researches*, II, p. 214.

(3) Klaproth, *Encyclopédie moderne*, art. Langues, p. 134

verbes et d'objets sont semblables dans l'ancienne langue de l'Égypte et dans celle des Assyriens, indice moins incertain d'une communauté primitive (1).

Ménès fut le premier roi. Il fonda Memphis et son grand temple dédié au soleil, *Phtha,* le dieu tutélaire de cette ville. Il exécuta de grands travaux de canalisation ; son fils, Athothis, l'engendré de Thoth, l'intelligence, fut son successeur. C'est lui qui fonda le palais de Memphis. On lui attribue des livres d'anatomie et de médecine; et depuis, non-seulement l'Égypte fut renommée pour ses médecins et ses médicaments, mais aussi Memphis devint le centre de l'étude de la médecine, et du culte d'Æsculape, qui passa ensuite dans la Grèce (2).

10.

Telles nous paraissent avoir été les quatre grandes lignes d'irradiation des familles de Sem, Cham et Japhet, dont la mémoire est inscrite sur les plus anciens monuments de l'Égypte. Suivant l'axe longitudinal de la surface du globe, elles rayonnèrent dans la vallée de l'Orient et dans celle de l'Occident, et repeuplèrent toute la terre.

De nombreux ouvrages ont été publiés sur cette question; on a avancé bien des hypothèses. Deux opinions contraires sont restées en présence.

L'une, s'appuyant, *à priori,* sur l'enseignement biblique, cherche à prouver par les caractères anatomiques et par les faits historiques que le genre humain est né d'un seul couple, d'où sortit le fleuve des familles humaines répandues sur toute la terre, ainsi unies entre elles non-seulement par la nature, mais aussi par le sang, par l'affection, par les mêmes doc-

(1) Osburn, *Monu. hist. of Egypt,* I, 208 et suiv.

(2) Kenrick, I, p. 345. — Champollion-Figeac, *Egypte ancienne.*

trines et par la même langue ; que cette langue fut ensuite variée comme les familles, selon les diverses influences physiques, intellectuelles et morales où elles se sont développées dans le temps et dans l'espace : en sorte qu'il doit être encore aujourd'hui possible de retrouver dans chaque langue particulière les éléments constitutifs de la langue originelle.

C'est par des procédés scientifiques qu'il s'agit aujourd'hui de prouver que le genre humain tout entier constitue une seule et même espèce. Or, les récentes études de M. de Froberville, sur les races nègres de l'Afrique, nous ont paru fournir un des témoignages scientifiques les plus imposants en faveur de l'unité d'origine de l'homme.

L'autre opinion, procédant *à posteriori*, étudie plus spécialement les ressemblances et les différences anatomiques des diverses races d'hommes, et en tire cette conclusion, qu'il existe un genre *homme*, embrassant plusieurs espèces ou races différentes, qui furent créées sur des points différents du globe, et perpétuées indélébiles jusqu'à nos jours. Cette opinion tend à détruire de fond en comble toutes les traditions bibliques, et à tarir les sources de toute croyance. L'effort le plus imposant qui ait été fait pour atteindre ce but, a produit l'ouvrage intitulé : *Types of Mankind*, imprimé à Philadelphie, en 1854.

Quant à nous, après avoir lu ce grand travail, nous sommes resté convaincu, que si ses savants auteurs s'étaient éclairés aux vives lumières que commencent à répandre sur cette question les progrès de la linguistique, ils auraient été forcément amenés à confirmer la doctrine des traditions bibliques. Tel, du moins, nous a paru devoir être un jour, contre leur attente, le résultat définitif de leur grande entreprise.

En effet, si l'on base les classifications sur les différences et les ressemblances ostéologiques, que peut-on prouver ? Rien, si ce n'est l'unité de race. Mais l'unité de race n'est pas la preuve de l'unité historique. L'unité historique est déterminée par des causes qui ne laissent point de trace sur la structure des os.

L'unité du langage, au contraire, est essentielle à l'unité historique des premiers développements d'une nation ; elle est en même temps la plus forte présomption de l'identité ou de l'affinité entre différentes nations. Il y a plus : lorsqu'une nation est éteinte toute entière, comme l'Égypte ou l'Assyrie, il suffit, pour la faire revivre dans son passé, de retrouver la clef de quelques mots écrits sur les débris de ses monuments.

Nous croyons donc que la science de la linguistique, lorsqu'elle aura plus complétement étudié et comparé toutes les familles des langues répandues sur la terre, viendra apporter son imposant témoignage à la tradition biblique du repeuplement universel par les familles issues de Noé, et reconnaître finalement l'unité du genre humain dans l'unité du langage.

Force nous est donc de toucher encore à cette question, car en nous élevant scientifiquement à l'idée claire et distincte de l'unité des races humaines, nous comprendrons mieux que, s'il se rencontre dans les traditions les plus anciennes d'une nation quelconque, un système complet de thérapeutique par le mouvement, ce système dut être enseigné à l'homme, comme toute chose essentielle, dès l'origine.

11.

La science de la linguistique, créée depuis un demi-siècle seulement, a déjà fait des progrès immenses. Ce qui reste à faire est peut-être plus considérable encore.

Déjà on a prouvé que toutes les langues *indo-européennes* ou *japéthiques* forment un même groupe de familles diverses, quelles que soient les différences anatomiques et physiologiques des peuples qui les parlent, et les distances qui les séparent entre eux. Les ancêtres des Bas-Bretons et ceux des Indiens actuels ont dû avoir été un jour réunis autour d'un même foyer paternel. C'est là une vérité pleinement démontrée.

Parmi les savants qui ont entrepris la démonstration de l'unité originelle des peuples indo-européens, nous citerons Eichhoff et Chavée. Eichhoff, dans son *Parallèle des langues de l'Europe et de l'Inde*, publié en 1836, a prouvé l'identité primitive de ce groupe de langues. Chavée, dans sa *Lexiologie indo-européenne*, publiée en 1849, est parvenu à reconstituer les formes organiques de l'arien primitif, à l'aide des formes les mieux conservées des principales fractions qui s'en sont détachées en Asie et en Europe; il a même retrouvé les lois qui ont présidé à la formation, aux développements et aux variations organiques des mots indo-européens. Cette lexiologie, cette science du génie et de l'organisme des idiomes de souche arienne, est un des plus beaux monuments de la linguistique et de l'histoire de l'homme.

Quelques tentatives ont été faites également sur les groupes des langues sémitiques, chinoises, malaises, nègres, américaines.

Ce grand travail se complétera un jour, et formera le canevas de l'étude comparative des différents groupes de langues parlées dans toutes les contrées du globe.

Cette étude comparative, toute incomplète qu'elle soit encore, a cependant commencé à mettre en évidence :

1° Qu'il existe, au fond de tous les groupes de langues, un certain nombre de monosyllabes significatifs, semblables quant à la forme, et semblables ou dissemblables, en apparence, quant à l'idée.

Nous en donnons un exemple.

Un proverbe chinois dit :

> *Pou pa man ;*
> *Tchi pa tsan.*

> Ne crains d'aller doucement ;
> Seulement crains d'arrêter.

Ce *hâtez-vous lentement* des Chinois, exprimé en six monosyllabes, en contient quatre qui sont des radicaux latins :

Pa-vere, craindre, avoir peur.

Pa-vere,   id.

Man-are, s'écouler doucement.

Tsan ou *Sta*-re, rester immobile.

Or, ces radicaux sont communs à toutes les autres langues japéthiques ; ils se rencontrent aussi dans les langues sémitiques revêtues d'idées génériques semblables ; et nous constaterions sans peine qu'il en est de même de la plupart des monosyllabes rapportés aux 214 clefs de l'écriture idéographique des Chinois.

2° Que les préfixes, les suffixes et toutes les formes grammaticales , quoique généralement différents dans chaque groupe de langues, n'ont pas une autre origine que ces racines primordiales.

3° Que, conséquemment, l'esprit qui a coordonné ces parties accessoires à la radicale, différent en apparence, est semblable quant au fond. Ce sont des variétés d'une même puissance intellectuelle ; et nous pourrions prouver que le sanscrit, l'égyptien, l'hébreu, le chinois, appartiennent à des procédés de formation semblables.

4° Que le langage qui fut primitivement monosyllabique en Pamir, s'est conservé en cet état non-seulement chez les Chinois , mais aussi chez tous les peuples actuels ; car tout mot, quel qu'il soit, peut toujours se résoudre en ses éléments étymologiques, qui tous sont significatifs.

Ainsi, en français :

Don, se décompose étymologiquement en *do-n*, comme le sanscrit *da-na*, de *da* action de donner, et de *na*, pronom signifiant *cela* ; d'où *don* signifie *ce que l'on donne*.

Dot, se décompose étymologiquement en *do-t,* sanscrit *da-t-um,* de *um* chose, *t* passive, *da* de l'action de donner; d'où *chose donnée.*

Ils *donnent,* se décomposerait aussi en ils *do-n-n-e-n-t,* où l'idée générique *do* est de plus en plus spécifiée par les idées exprimées successivement par les lettres juxtaposées.

Chaque lettre exprimant nécessairement une idée absolue et fondamentale, quelle est cette idée, quelle en est la cause, et comment se comporte-t-elle dans ses combinaisons avec d'autres lettres ou signes d'idées, pour former des mots?

Ce serait là un travail immense que nous ne pouvons aborder.

Mais on conçoit que tous les mots d'une phrase pourraient fort bien n'en composer qu'un, ainsi que cela s'est produit dans la langue des Basques et dans celles des différents peuples de l'Amérique.

En effet, spécifier de plus en plus, soit en conservant les éléments phoniques à l'état de monosyllabes, et par simple voie de juxtaposition, soit en les réunissant en une seule forme finie lexigraphiquement ou grammaticalement, ce n'est point au fond une différence réelle, sur laquelle on puisse établir une classification absolue et fondamentale. Le caractère essentiel du langage, c'est d'arriver de plus en plus à la spé-cification des idées, sans toutefois qu'il soit jamais possible d'atteindre par la parole à l'individualisation. Il n'y a d'indi-vidualisation possible dans le langage que par le geste muet indicateur, sans lequel le langage phonique serait une énigme continuelle.

En un mot, la langue chinoise est un exemple toujours vivant de la loi qui a présidé à la formation du langage. Elle est composée exactement comme le sont les termes de botanique dans le système de Linnée, où le signe de l'idée de genre est toujours juxtaposé au signe de l'idée d'espèce.

Par exemple :

En chinois : *gín* exprime l'idée générique *être intelligent,*

nân	—	*mâle,*
niù	—	*femelle.*

Le rapport de ces idées donne :

nân-gín, être mâle intelligent ou *homme* en tant que *mâle,*
niù-gín, être femelle intelligent ou *homme* en tant que *femelle.*

La même composition se rencontre en latin, dans les mots *homin,* homme ; *fœmin,* femme :

ho exprime l'idée générique *mâle,*		
fœ	—	*femelle,*
min	—	*être intelligent.*

Juxtaposer ou réunir ces mots deux à deux, c'est exprimer les rapports qu'il y a entre l'un et l'autre, c'est-à-dire deux idées d'espèces différentes :

Ho-min ou *homin,* l'être mâle intelligent ou l'*homme,*
Fœ-min ou *fœmin,* l'être femelle intelligent ou la *femme.*

Mais remarquez que cette similitude ne se borne pas à la formation du mot, elle s'étend encore à la conception de l'idée : *min* et *gín,* avec un accent différent, signifient également *penser, savoir, réfléchir.*
Pourquoi?
Nous ne pouvons entrer dans de plus longs détails.

Voilà ce qui reste à faire en linguistique. Il reste à découvrir tout ce qu'il y a de vérité scientifique primitive dans les langues, et à mettre en lumière les trésors qui y sont encore à l'état latent.

Alors, l'idée générique exprimée par chaque consonne, et le sentiment exprimé par chaque voyelle et son accent à l'occasion de cette idée, seront connus d'une manière absolue ; et ces éléments du langage se combineront avec intelligence deux à deux, trois à trois, quatre à quatre, pour exprimer des notions de plus en plus spécifiques de rapports et de proportions, exactement comme les idées et les sentiments se combinent dans l'esprit et le cœur.

Et le langage reparaîtra dans son unité et ses variétés, tel qu'il fut aux premiers jours, comme l'expression vraie, complète, des rapports proportionnels de l'homme avec le monde extérieur, le monde intérieur et Dieu.

Ainsi, sur ce point, la science progresse aussi vers la foi (1).

12.

Quand eut lieu la distribution géographique du genre humain? Cette distribution s'est-elle produite par hasard ou par caprice?

Est-ce le hasard ou le caprice qui pousse aujourd'hui les flots de l'émigration allemande vers l'Amérique du Nord, tandis que les familles de l'ancienne Ibérie et des Gaules se dirigent plus spécialement vers l'Amérique du Sud (2)?

Nous ne le pensons pas.

Nous croyons que ces masses émigrantes sont appelées

(1) Il y a, du reste, dans les tendances de l'humanité vers la vérité primitive, un mouvement de retour à la simplification des langues, à cette unité universelle, que beaucoup d'intelligences supérieures ont pressentie, et qu'elles ont vainement essayé de réaliser avant le temps.

(2) Consultez le *Rapport officiel,* inséré au *Moniteur,* 17 janvier 1855.

providentiellement vers les régions dont les influences géologiques et géographiques sont le plus en rapport avec celles des contrées qu'elles quittent, et avec leur constitution organique : c'est la double condition de leur prospérité. Telle est aussi la pensée des hommes qui ont le mieux observé ces courants généraux de l'expansion continue des familles humaines sur la surface du globe.

La même cause providentielle a dû présider, dès l'origine, à la distribution du genre humain sur la surface de la terre, et la Bible rend témoignage que cette surface était préparée pour recevoir l'homme (1).

Elle nous apprend aussi que, lorsque Noé fit la division formelle de la terre à ses trois fils et à leur postérité, il la fit dans les rapports des différentes contrées, et des fonctions génésiques respectives.

Le nom même de *Phaleg*, qui signifie *division*, est un souvenir de ce partage de la terre, qui eut lieu le jour de la naissance de ce patriarche.

Si donc nous connaissions avec certitude l'époque de la naissance de Phaleg, nous aurions, *à priori*, la date précise de ce partage, et, approximativement, celle du commencement de l'ébranlement général des tribus qui partirent de l'Asie centrale pour aller prendre possession, chacune, de son domaine.

Malheureusement, il existe au moins soixante-dix opinions différentes sur l'époque de la création de l'homme. Les extrêmes sont 6984 et 3740 avant notre ère. L'Église, qui suit avec saint Jérôme, la supputation de la Vulgate, fixe la création à l'an 4004, avant notre ère ; mais elle a laissé celle des septante, ou l'an 5299, dans son martyrologe. En ce cas la naissance de Phaleg remonterait à l'an 3,600 avant notre ère.

Donc le commencement de l'émigration générale des fa-

____

(1) Genèse, II, 5, 15, X ; *Deut.* XXXII, 8 ; *Act.* XVII, 24.

milles humaines rassemblées autour de l'axe dorsal de l'Asie, peut se placer entre trois et quatre mille ans avant J.-C.

Les traditions des nations antiques ne remontent pas à une date plus ancienne.

Selon les annales de la Chine, Fou-hi, le fondateur de l'empire, commença à régner vers l'an   3468 avant J.-C.

Selon Lepsius, le règne de Ménès, premier roi d'Égypte, date de l'an   3893   —

Au reste, ces dates importent peu à la foi chrétienne, ce qui lui importe, c'est de retrouver ses traditions authentiques répandues chez tous les peuples du monde. Si les plus anciennes traditions bibliques se rencontrent dans la doctrine du *Tao* des Chinois, dans celle du *Thoth* égyptien, du *Theuth* gaulois, du *Dis* ou *Théos* grec, aussi bien que dans l'Inde, en Amérique et dans les îles de l'Océanie, doit-on attribuer à des emprunts réciproques, à l'ignorance ou à la vanité nationale, la prétention de chaque peuple à la plus haute antiquité?

Nous ne le pensons pas.

Ne serait-il pas plus raisonnable, plus vrai, de ne voir dans cette conformité universelle des mêmes croyances qu'un commun témoignage d'une ancienne parité de situation et de condition dans l'unité d'une même famille, d'un même enseignement, d'un même temps, d'un même lieu ?

Au point de vue de l'histoire, il est sans doute utile de rechercher quelle est la date de ces monuments sacrés ; mais au point de vue de la foi, la chose paraît réellement oiseuse et assez indifférente. En effet, que la Genèse ait été écrite à une époque plus ou moins ancienne, en sera-t-elle moins ce qu'elle est en elle-même? en sera-t-elle moins la révélation des premières annales du monde, la formule la plus simple de la vraie foi, la synthèse la plus complète de toutes les vérités qui ont été révélées à l'homme dès l'origine, et que les progrès de la science moderne viennent confirmer de plus en plus, comme si elle tendait à s'identifier de plus en plus avec la foi et la science primitive ?

13.

Jusqu'ici, dans les limites restreintes que nous impose le but de nos recherches, nous avons rencontré des témoignages nombreux de l'unité de l'homme et du langage. Cette unité s'étend à la position géographique, à la religion, à l'organisation sociale et politique, à l'industrie, à la civilisation, à la constitution primitive des diverses tribus en corps de nations, partout où les distribua l'émigration de Pamir.

Cette grande unité forme un seul corps de doctrine. La science moderne ne l'a pas encore étudiée dans son ensemble et ses variétés, et, cependant, là sont les origines de l'homme, des sociétés et de la civilisation.

Parmi toutes les données scientifiques de ces premiers âges, il en est une qui nous intéresse au plus haut degré, parce qu'elle nous fournit un élément d'ordre et de précision dont nous avions besoin pour la suite de nos recherches. Nous voulons parler de la *division naturelle de la surface de la terre*. Nous avons vu dans les premières pages de ce livre, que la connaissance de cette division naturelle n'a pas été assez oblitérée, assez détruite, pour qu'elle se soit complètement effacée de la mémoire des hommes. Il est nécessaire de reprendre cette donnée primitive et de l'exposer avec quelques détails.

A. — Représentons-nous la surface du globe terrestre sur une surface plane.

En considérant cette surface dans toute son étendue, et portant une attention particulière sur le cours des fleuves, on voit que les uns se rendent, d'un côté, dans l'océan Pacifique, où viennent se fondre les flots glacés du pôle Austral, et de l'autre, dans l'océan Atlantique, où descendent les effluves du pôle Boréal.

On reconnaît donc tout d'abord que la partie de la surface de la terre qui est soulevée comme une montagne au-dessus de l'Océan, est composée de deux plans de pentes ou versants généraux convexes, accolés symétriquement l'un à l'autre, comme les deux côtés du corps d'un animal, et formant, à leur ligne de jonction, l'arête d'une immense chaîne de hauteurs ou de montagnes. Aucun cours d'eau ne traverse cette chaîne, et sur ses pentes collatérales jaillissent les sources des fleuves qui ont leurs embouchures dans l'un et dans l'autre océan.

On donne à cette arête géique le nom de *Dorsale* du globe. On la nomme aussi *Cordilière*, eu égard à l'espèce de corde que figurent ses torons continus, et qui mesure, dans le sens de sa plus grande longueur, toute la surface émergée.

Pour mieux nous représenter cette dorsale, prenons position au milieu du détroit de Béhring, où elle s'est affaissée, entre le cap Occidental, qui est à l'extrémité nord-ouest de l'Amérique, et le cap Oriental, à l'extrémité nord-est de l'Asie. Au nord, s'épanche l'océan Atlantique; au sud, l'océan Pacifique.

Ce point géographique peut être figuré de cette manière :

Océan Atlantique.

| Cap Oriental. | Détroit
de
Béhring. | Cap Occidental. |

Océan Pacifique.

A partir de ce détroit, la dorsale du globe se développe, d'un côté, depuis le cap Occidental, au sud-sud-est, dans toute la longueur des deux Amériques, jusqu'au cap Forward, dans le détroit de Magellan; de l'autre, depuis le cap Oriental, au sud-sud-ouest, par le milieu de l'Asie et de l'Afrique, qu'elle mesure aussi dans leur plus grande longueur, jusqu'au cap de Bonne-Espérance.

Dans ce double développement, la dorsale du globe porte différents noms. Il serait trop long de les désigner ici; mais chacun peut, sur une mappe-monde, tracer le mouvement de cette dorsale en suivant la ligne sinuant à droite et à gauche, depuis le cap Oriental et le cap Occidental, entre les sources des fleuves qui se rendent, les uns dans l'océan Pacifique et les autres dans l'océan Atlantique (1).

A partir du cap Forward et du cap de Bonne-Espérance, ces deux points extrêmes des grands continents émergés, que devient la dorsale du globe?

Nous pensons, et les observations scientifiques récentes le confirment, que, de part et d'autre, elle se prolonge sous les eaux, où elle forme les limites sous-marines, communes, du bassin de l'océan Pacifique et de celui de l'océan Atlantique, jusqu'aux îles Antarctiques ou Australes, qu'elle enferme dans le bassin de l'océan Pacifique, comme les îles Arctiques ou Boréales le sont dans celui de l'océan Atlantique.

---

(1) Nous avons vu précédemment que la dorsale du globe fut connue dès la plus haute antiquité. Le grec Dicéarque la nommait le *diaphragme* de la terre habitée. Le géographe Pomponius Mela avait sans doute aussi une vague idée de cette dorsale, lorsqu'il dit : « L'Afrique est bornée à l'orient par le Nil, et des autres côtés par la mer. » Le relief dorsal de l'Afrique forme, en effet, la limite orientale du bassin du Nil. De nos jours, Marsigli, Buache, Denaix, Élie de Beaumont, Cortambert, De Humboldt, ont de nouveau porté leur attention sur ce trait principal de la surface du globe; mais aucun de ces savants n'a songé à le considérer dans sa ligne géométrique pure, et n'a reconnu son importance en géographie, en histoire naturelle et dans l'histoire de l'homme. Malte-Brun en a donné une idée fort juste ; qu'il a ensuite négligée pour le système des massifs et des plateaux, centres isolés, auxquels il subordonne les accidents de la surface voisine. C'est aussi sur cette théorie que Ritter a développé son savant ouvrage de géographie. Il est reconnu aujourd'hui que ce système ne coïncide pas avec les faits : Il n'y a rien d'isolé dans l'ensemble; la surface de la terre forme un seul corps dont tous les membres sont dans une dépendance réciproque.

B. — De ce premier grand trait configuratif résulte naturellement une première division de la surface du globe en deux grandes vallées ou bassins collatéraux, qui, depuis la ligne de leur plus grande dépression dans les profondeurs de l'océan, évasent leurs parois, tant humides qu'arides, jusqu'à leurs bords supérieurs coïncidant avec l'axe de la dorsale du globe.

Ces deux bassins généraux sont :

1° L'*Océanide*, entre l'Amérique, l'Asie et l'Afrique, au fond de laquelle est l'océan Pacifique avec la mer Australe ou Antarctique.

L'Océanide est le *monde Oriental* ou l'*Orient*.

2° L'*Atlantide*, entre l'Amérique et l'Asie avec son prolongement bifurqué, l'Europe et l'Afrique, au fond de laquelle est l'océan Atlantique avec la mer Arctique ou Boréale.

L'Atlantide est le *monde Occidental* ou l'*Occident* (1).

L'Océanide ou Orient comprend :

1° Le versant oriental de l'ancien continent, en Asie et en Afrique.

2° Toutes les îles de l'océan Pacifique, réunies avec les îles Antarctiques ou Australes, sous la dénomination d'Océanie ou Océanique.

3° Le versant occidental du nouveau continent ou des deux Amériques.

L'Atlantide ou Occident comprend :

---

(1) Les dénominations d'*Orient* et d'*Occident*, que l'antiquité donnait à ces deux grandes habitations de la surface de la terre, et que l'histoire moderne leur a conservées dans des proportions moins complètes, sont prises du point de vue asiatique. Les termes d'*Océanide* et d'*Atlantide*, que nous proposons, étant indépendants d'une station quelconque, seraient peut-être plus corrects. Les géographes chinois ont, dès les temps les plus anciens, réuni les deux idées : l'Océanide, c'est le *grand océan Oriental*, Ta-Toung-Yang ; l'Atlantide, c'est le *grand océan Occidental*, Ta-Si-Yang ; et par ces dénominations ils entendent aussi les pays orientaux et les pays occidentaux.

Saint Augustin connut aussi la division de la surface de la terre en ses deux parties : « Si, dit-il, on divisait la surface de la terre en deux parties seulement, l'Orient et l'Occident, l'Asie tiendrait l'une, et l'Europe et l'Afrique l'autre. » (*Cité de Dieu*, XVIII.)

1º Le versant occidental de l'ancien continent, en Asie, en Europe et en Afrique.

2º Toutes les îles de l'océan Atlantique avec les îles Arctiques ou Boréales.

3º Le versant oriental du nouveau continent ou des deux Amériques.

Le détroit de Béhring est le seul point du globe où les grands versants des deux mondes, les deux grands continents, et les deux grands océans se touchent et se croisent, pour se séparer ensuite, et prendre, chacun, des directions symétriquement opposées. C'est le point de départ naturel de toute étude géographique.

Telles sont les premières divisions naturelles de la surface du globe, par rapport à la ligne dorsale, qui est en même temps la ligne faîtière de la charpente de l'édifice terrestre, et la ligne générale du partage des cours d'eaux qui arrosent la surface émergée des deux grands continents.

C. — Voyons les divisions secondaires.

De l'arête dorsale qui mesure l'émersion de la terre dans sa plus grande longueur, partent des arêtes collatérales, qui, d'un côté, qui, de l'autre, s'en vont développant leurs sinuosités dans le sens des plus grandes largeurs de la dilatation continentale. Tantôt, elles arrivent jusqu'à la mer, où elles forment des presqu'îles, des promontoires, des caps ; tantôt, elles s'arrêtent, plus ou moins abruptes, au milieu des terres, ou bien elles s'affaissent et s'épanouissent au niveau d'un plateau, d'une plaine, d'une vallée.

De ces dernières arêtes s'en dégagent d'autres encore qui reprennent la direction longitudinale, et donnent naissance à de nouvelles lignes, qui suivent de nouveau le sens latitudinal des continents.

Si donc on assignait à toutes ces arêtes un rang par rapport à leur état de subordination successive, l'arête dorsale étant de premier ordre, les autres seraient successivement de deuxième, de troisième, de quatrième ordre, et ainsi de suite. Les arêtes de nombre impair rideraient la surface de la terre dans ses dimensions longitudinales, et celles de nombre pair dans ses dimensions latitudinales.

Toutes ces arêtes, quelles que soient leur hauteur, leur exposition, leur forme, leur nature géologique, les causes et les époques cosmiques de leur formation, s'articulent généralement entre elles à angles droits. Dans leur développement, elles ondulent, se brisent, s'affaissent, se relèvent, selon les obstacles que la force de soulèvement ou de dépression a rencontrés dans les entrailles du globe.

La configuration orographique des îles, continents à petites dimensions, reproduit exactement celle des plus grandes masses continentales.

Les montagnes qui paraissent isolées et les îles à forme conique, se rattachent à quelque chaîne voisine sous-marine ou continentale.

Les hauteurs qui ont été formées par voie d'alluvion ou d'attérissement, et celles qui sont dues au travail incessant des zoophytes marins, se coordonnent aussi à l'ensemble des montagnes formées par voie de soulèvement ou de dépression (1).

Telle est, en général, la configuration naturelle de la surface du globe, et les observations scientifiques des temps modernes tendent à en confirmer de plus en plus la réalité.

---

(1) « Les dépôts de sédiments des époques géologiques les plus récentes étant des transports semblables aux dépôts alluviens de nos jours, on doit admettre qu'ils ont été formés sous l'empire des mêmes lois. La forme et l'étendue des continents, en tant qu'ils sont composés de dépôts de sédiments, sont par conséquent dépendantes de lois astronomiques, c'est-à-dire de l'attraction que le soleil et la lune exercent, et ont de tout temps exercée, sur la partie liquide de notre planète. » (Ac. d. des sci., 13 nov. 1848, *Mém.* de M. Desor)

D. — De savants géographes ont reconnu l'impossibilité de classer en familles, en genres et en espèces, les objets nombreux dont se compose la géographie physique ; car ces objets sont tous de nature différente.

De quoi s'agissait-il donc en réalité ?

De classer les différents objets qui sont du domaine de la terre d'après leur nature ? Non ; mais simplement d'après leurs positions respectives.

Or, d'après le système que nous venons d'établir, toutes les parties de la surface, solides ou liquides, se trouvent classées d'une manière fort simple, d'après leurs positions relatives et subordonnées. Les montagnes, les vallées, les plaines, les eaux courantes, les eaux lacustres, les océans, les mers, les îles, toutes les contrées conservent dans cette classification l'ordre de la ligne orographique immédiatement supérieure dont elles dépendent.

On conçoit que, dans cette classification naturelle, il n'est pas un seul point géographique qui ne puisse être classé méthodiquement, pas un seul fait physique, pas un seul genre, une seule espèce du règne organique et du règne inorganique, qui n'y ait sa place parfaitement déterminée, et qui n'y trouve même sa propre raison individuelle, spécifique et générique.

La géographie ne possède point encore son système scientifique. Nous pensons qu'elle ne le devra un jour qu'à la ligne orologique pure, considérée comme l'unique base des divisions naturelles et de leurs rapports entre elles, dans l'unité de la surface entière.

En considérant cette surface dans ses divisions et leurs rapports avec les faits physiques et les faits historiques, on peut, *à priori*, poser la formule suivante :

Dans l'Océanide et dans l'Atlantide, vastes bassins symétriques qui occupent toute la surface du globe, il existe, sur chacune de leurs parois, tant émergées qu'immergées, un système naturel d'arêtes continues, coordonnées entre elles par rapport à l'arête dorsale, et enveloppant, sous des formes variées, des plateaux, des plaines, des vallées, de tout aspect, de toute dimension, de toute exposition. Ces régions naturelles, espèces d'alvéoles ou de cases géiques, projetées dans le plan général de la création, étaient destinées à recevoir les plantes, les animaux et l'homme, qui y devaient fonctionner, chacun selon son genre, son espèce, sa tribu, sa famille, sa destinée, et dans le rapport des fonctions des deux grandes divisions de la terre avec celle de la terre entière dans le système de l'univers; en sorte que la raison fonctionnelle de toutes les créatures devaient être nécessairement proportionnelle avec les fonctions de l'univers, dans l'espace et le temps, pour la fin que le créateur lui posa dès l'origine.

Une si merveilleuse ordonnance de la surface de la terre ne peut être que l'œuvre de la divine Providence.

———

E. — Jetons un dernier coup d'œil sur la dorsale du globe et ses deux versants généraux.

1° Pour prendre une idée plus exacte de la configuration de chacune des deux grandes divisions de la surface du globe, coupons ce sphéroïde par un plan vertical suivant le développement de la dorsale, et figurons par une projection cylindrique développée la partie comprise entre les deux cercles polaires, et par une projection sphérique adhérente d'un côté, la partie comprise entre ces cercles et les pôles. Cette section nous représentera séparément les deux grandes vallées du globe, l'Atlantide et l'Océanide, dans leur configuration naturelle.

2° Ces vallées ont, chacune, un aspect général bien différent.

Voyez, en effet, comme l'océan Pacifique s'épand au fond de l'Océanide en un immense bassin lacustre presque circulaire, alimenté par les effluves du pôle Austral, et encadré entre deux longues bandes étroites qui forment ses versants généraux dirigés vers le sud. Les versants de l'Atlantide, au contraire, très-dilatés en largeur, resserrent, vers le nord-est et vers le nord-ouest, dans un étroit espace longitudinal, leur océan, grand fleuve dont les sources sont au pôle Boréal.

3° Ces différences configuratives dans la forme, la position, l'exposition et l'étendue de l'Atlantide et de l'Océanide, résultent nécessairement du système naturel de la saillie faîtière de la dorsale et des saillies secondaires des autres chaînes de montagnes. Elles ont dû imprimer à chacun des deux mondes des différences spécifiques nombreuses et variées, non-seulement dans leurs caractères physiques, mais aussi dans tous les phénomènes semblables qui s'y manifestent respectivement : tous les phénomènes généraux semblables doivent présenter, dans l'un et dans l'autre monde, des traits particuliers qui les spécialisent dans un même genre, comme les deux fractions semblables de la terre sont spécialisées dans un même corps.

Nous insistons sur cette observation, parce que, selon nous, elle forme la vraie base de l'étude de la terre dans ses rapports essentiels avec la nature humaine, ses diverses conditions physiques, intellectuelles et morales.

4° Remarquons encore que les pôles du globe ne coïncident pas avec ceux de la dorsale. L'axe du globe est perpendiculaire au plan de l'équateur, tandis que la grande masse continentale, étant émergée dans une certaine obliquité par rapport à cet axe, a son axe propre perpendiculaire au plan de l'Écliptique. Ses pôles sont donc, d'un côté, vers le détroit de Béhring, au cercle polaire Arctique, et de l'autre, vers l'île d'Enderby, au cercle polaire Antarctique.

Or, le soulèvement de la dorsale s'est fait dans le sens de la plus grande longueur de la dilatation continentale, et a déterminé, comme l'épine dorsale dans un corps organisé, toutes les formes extérieures du grand corps terrestre.

5° Elle est vraiment merveilleuse l'analogie qui existe entre la structure de la terre et celle de l'animal, et même entre leurs fonctions respectives.

En effet, le squelette de la terre est, comme celui de l'animal, composé de deux moitiés symétriques, accolées par leur carène dorsale. Lorsque cette réunion dièdre n'est pas complète ou régulière, il en résulte des déviations, des formes extraordinaires, difficiles à observer et à décrire.

De cette saillie principale rayonne sur la terre des côtes rocheuses, disposées à peu près de la même manière que les côtes osseuses dans le corps de l'animal. L'appareil rocheux sert à protéger, à favoriser les formes végétatives, comme l'appareil osseux les principaux organes de la vie et du mouvement. Dans l'un et dans l'autre les différentes pièces s'emboîtent, s'articulent, se croisent par des modes variés et appropriés à des fins semblables.

Entre ces pièces se trouve enchâssée, dans l'un la chair, dans l'autre la terre meuble, et les eaux circulent et serpentent, comme le sang, dans des canaux naturels, pour entretenir la vie.

La charpente osseuse dessine si bien l'organisme, qu'elle suffit pour révéler l'espèce, les mœurs et les habitudes des animaux qui ont disparu depuis longtemps de la surface du globe, et dont on a judicieusement comparé les ossements aux médailles à l'aide desquelles on apprécie les temps antiques. De même, la charpente rocheuse détermine si bien les formes extérieures de la terre, qu'à leur seul aspect on peut préciser avec assez d'exactitude leur caractère géologique, l'époque de leur formation et les fonctions particulières qu'elles remplissent dans l'ensemble des fonctions de la masse entière.

En continuant cette comparaison, on arriverait à montrer les rapports généraux des phénomènes qui se manifestent entre les deux côtés symétriques du grand corps de la terre et les deux côtés symétriques de celui de l'animal. On établirait que dans l'individualité terrestre, comme dans l'individualité animale, si le développement de la création s'accomplit en commun et pondérativement sur chacun des deux côtés, l'arête dorsale où s'unissent ces côtés, dans l'un et dans l'autre corps, paraît être l'organe le plus puissant de cette manifestation successive de la création, et comme le centre où aboutissent et d'où partent nécessairement les principales influences de la vie et du mouvement.

6° Ainsi, l'importance de la dorsale du globe ne se révèle pas seulement relativement à la classification naturelle des formes extérieures de la terre, mais par rapport à tous les phénomènes généraux que l'on y observe.

En effet, la dorsale trace les limites des caractères spécifiques qui différencient les deux mondes dans leur constitution géologique, et jusque dans la nature des eaux de leur océan respectif. Elle marque aussi les limites des grands courants des masses fluides, soit marins, soit atmosphériques, les inflexions des lignes isothermes ou d'égale température annuelle, et même des lignes magnétiques, phénomènes dont les directions sont, en général, parallèles au développement de la dorsale. Elle forme, en même temps, la ligne essentielle de démarcation entre les différentes espèces de plantes et d'animaux qui peuplent les versants des deux mondes et les profondeurs de leur océan particulier.

7° De même que la ligne dorsale de premier ordre est la limite de séparation des deux mondes dans tout ce qui les constitue comme deux individualités distinctes ; de même les lignes orologiques de deuxième ordre, combinées avec celles de premier ordre, marquent les limites naturelles des contrées principales de chaque versant, celles des principales variétés de terrains, de plantes, d'animaux et de l'espèce humaine, ainsi que les lignes de démarcation politique des principaux États qui se partagent les deux versants généraux de chaque bassin.

8° L'espèce humaine s'est répandue sur toute la terre en suivant le développement de la chaîne dorsale ; les familles et les tribus diverses ont rayonné depuis cette chaîne, selon le développement des chaînes secondaires, jusqu'aux extrémités continentales qui plongent d'un côté dans l'océan Atlantique et de l'autre dans l'océan Pacifique, océans qu'elles ont ensuite franchis pour aborder les iles et les versants qui sont à l'opposite. Et cela explique, par rapport à l'Europe, cette impulsion constante des grandes migrations du nord-est au sud-ouest, direction corrélative à celle de la chaine dorsale.

F. — Concluons.

Toutes les connaissances humaines se spécialisent dans chacun des deux mondes. Leur généralisation se coordonne à leur ligne d'intersection commune, c'est-à-dire autour de la dorsale du globe, où aboutissent toutes les résultantes ou les rapports génériques des fonctions et des phénomènes de chacune des deux grandes fractions de la terre et de leurs habitants.

Cette observation s'applique à toutes les études.

Ainsi, nous aurions :

La *Géographie de l'Orient*, la *Géographie de l'Occident*, et la *Géographie générale* ou la raison des rapports de l'une à l'autre.

Nous aurions aussi :

L'*Histoire naturelle de l'Orient*, l'*Histoire naturelle de l'Occident*, et l'*Histoire naturelle générale* ou la raison générique de l'une et de l'autre.

Nous aurions encore :

L'*Histoire des peuples de l'Orient* et l'*Histoire des peuples de l'Occident*. Les idées et les événements y sont respectivement différents, mais symétriques, contemporains et formant comme les éléments dièdres de l'unité du genre humain. En effet, l'histoire de cette grande unité, indivise comme la surface du globe, l'*Histoire du genre humain*, se formule, nécessairement, autour de la ligne d'intersection des deux mondes, d'une manière permanente, mais plus manifeste, plus officielle, à des époques qui reviennent dans une certaine et constante périodicité. Cette périodicité est caractérisée par

les grandes transformations successives de l'humanité, soit
que l'homme s'éloigne progressivement de la loi de vie
primitive, jusqu'à Jésus-Christ qui le rappelle à cette loi, soit
que, depuis Jésus-Christ et par lui, l'homme retourne à cette
loi par voie de progression croissante ou ascensionnelle.

Mais le relief central de la Palestine est la seule partie de
la dorsale du globe, qui, par sa position moyenne et transversale, mette en contact immédiat l'Asie et ses deux prolongements péninsulaires, l'Europe et l'Afrique ; c'est aussi la
seule partie de la dorsale qui touche, par la mer Rouge et par
le golfe Persique, à toutes les côtes de l'océan Pacifique, et
par la mer Méditerranée à toutes celles de l'océan Atlantique.

La Palestine paraît donc avoir été naturellement destinée à
mettre en rapport tous les points de l'Orient et ceux de
l'Occident.

En effet, en considérant de haut l'histoire du genre humain,
on voit que cette contrée fut, dès les temps les plus reculés,
comme un chemin battu entre les peuples de l'Orient et ceux
de l'Occident, — comme le champ-clos où se rencontrèrent les
chefs de l'Orient et ceux de l'Occident, se disputant l'empire
du monde sur le grand axe qui le sépare en deux moitiés, —
comme le point central où s'accomplirent les événements
qui mettaient en cause la destinée entière de l'humanité, et
déterminèrent les grandes transfigurations religieuses, sociales, politiques, commerciales et artistiques. Or, c'est tous
les cinq cents ans, que ces transfigurations universelles se
sont manifestées parallèlement, en Orient et en Occident,
depuis l'époque de l'émigration du centre de l'Asie, jusqu'à
Jésus-Christ, et depuis Jésus-Christ jusqu'à nos jours.

Maintenant, nous comprenons mieux pourquoi la Palestine a
été choisie pour être le foyer de la lumière divine et de l'action incessante de la Providence, poursuivant, d'âge en âge,
à travers les siècles, l'œuvre de la régénération de l'homme.

La liberté est *nécessairement* aux limites de cette action
providentielle.

Plus on médite ces événements qui posent périodiquement, devant la raison, et sous des faces nouvelles, les grands problèmes religieux et sociaux, plus on est forcé de reconnaître que, par delà les limites des choses terrestres, il existe des liens secrets, des rapports inconnus des hommes, et que la vie et les mouvements de l'humanité, en même temps qu'ils convergent vers une même unité de lieu, comme vers une même unité historique, ont été réglés selon des âges déterminés, et, pour nous servir des paroles mêmes de la Sagesse, « avec nombre, avec poids et avec mesure (1). »

Ainsi, semblables à ces corps célestes roulant dans l'espace autour du foyer splendide qui les éclaire, les sphères nombreuses et variées de l'histoire profane se meuvent incessamment autour du flambeau de l'histoire sacrée, sanctuaire où repose dans son immuable activité celui qui a dit :

« Je suis la voie, la vérité et la vie (2). »

Ces considérations générales qui paraissent poser l'histoire de l'humanité sur des bases solides et presque mathématiques, auraient sans doute besoin de développements et de vérifications nombreuses. Ce corps de doctrine de l'histoire du genre humain, nous essayerions de le tracer, s'il s'agissait de l'histoire des sciences médicales et thérapeutiques, qui en ont suivi toutes les phases; mais il ne s'agit que de simples recherches sur l'origine de l'application du mouvement au traitement des maladies : des études historiques spéciales seraient ici déplacées. Toutefois nous avons dû en dire quelques mots, car c'est un point de vue nouveau ; et puis l'homme tient à tout, et il est impossible de le considérer dans un état pathologique quelconque, sans le considérer dans ses rapports avec toute chose.

(1) Sagesse, XI, 21.

(2) Jean, XIV, 5 et 6.

Ce que nous avons eu principalement en vue, c'est de constater que, si l'Orient et l'Occident ont chacun leurs conditions géologiques et géographiques propres, leur règne végétal et leur règne animal caractéristiques, leur histoire sociale et politique spéciale, ils ont aussi leurs conditions, leur règne, leur histoire pathologiques particuliers, leurs maladies propres, variées dans un même genre, et, par conséquent, leur matière médicale et leurs procédés thérapeutiques différents.

L'antiquité n'ignorait pas l'influence de ces causes sur la constitution du corps, la disposition naturelle de l'âme et sur certains états morbides.

« Il ne faut pas oublier, dit Platon, dans le cinquième livre des *Lois*, que tous les lieux ne sont pas également propres à rendre les hommes meilleurs ou pires, et qu'il ne faut pas que les lois soient contraires au climat. Ici, les hommes sont d'un caractère bizarre et emporté, à cause des vents de toute espèce et des chaleurs excessives qui règnent dans le pays qu'ils habitent; ailleurs, c'est la surabondance des eaux qui produit les mêmes effets; ailleurs encore, c'est la nature des aliments que fournit la terre, aliments qui n'influent pas seulement sur le corps pour le fortifier ou l'affaiblir, mais aussi sur l'âme pour y produire les mêmes effets. »

Hippocrate, dans son admirable livre des *Airs, des Eaux et des Lieux*, recherche les rapports qui lient l'homme aux influences géographiques et climatériques, et porte ses considérations sur les causes des différences qui règnent entre les Asiatiques et les Européens. Aristote traite la même matière dans sa *République*. Galien aborde aussi ce sujet pour prouver que *le caractère de l'homme est lié à sa constitution*.

Depuis, la question a été souvent agitée; et récemment, le Dr Boudin a publié un *Essai de géographie médicale* ou *Étude des lois qui président à la distribution géographique des maladies, ainsi que de leurs rapports topographiques entre elles*. C'est une vaste et savante conception que l'auteur promet de développer dans ses rapports avec toutes les contrées de la terre.

La science médicale attache d'autant plus d'intérêt à ces travaux , que déjà il a été constaté que la médication pharmaceutique de l'Europe ne convient pas toujours dans les contrées de l'Orient. La même observation a été faite aussi par les médecins de l'Orient, relativement à l'Occident. Ainsi, le médecin chinois qui sauva la vie à M. Huc, lui dit : « Il est écrit dans les livres que les maladies varient selon les pays; celles du Nord ne ressemblent pas à celles du Midi; chaque peuple en a qui lui sont propres; aussi chaque contrée produit-elle des remèdes particuliers et adaptés aux infirmités ordinaires des habitants... Il faut qu'il se garde bien de traiter ceux qui sont d'au delà les mers occidentales comme les hommes de la nation centrale, les hommes des mers orientales (1). »

Évidemment, nous devons tenir compte de ces observations.

L'application du mouvement au traitement des maladies aura donc aussi sa spécification en Orient et en Occident, et sa généralisation autour de l'axe central des deux mondes.

Tel sera l'ordre dans lequel nous commencerons nos recherches.

____

(1) *L'Emp. chinois,* II, p. 5.

PREMIÈRE PARTIE.

PREMIÈRE PARTIE

TEMPS ANTÉRIEURS A L'ÈRE CHRÉTIENNE.

ORIENT.

ASIE.

CHINE.

1.

De tous les grands empires constitués depuis l'émigration générale des familles humaines qui s'étaient groupées autour de l'axe central d'Asie, l'empire chinois est le seul qui soit resté debout, avec ses institutions et ses mœurs primitives, avec ses sciences, ses arts et son industrie des premiers âges.

Aujourd'hui, sa population, d'après les documents officiels les plus récents, est de 361 millions d'habitants, c'est-à-dire environ le tiers de celle du globe.

Ses annales réunissent tous les caractères de certitude que la critique la plus sévère a le droit d'exiger. Elles remontent, d'époque en époque, sans interruption, jusqu'à la 61e année du règne de Hoang-Ti, le législateur de l'empire, 2637 ans avant notre ère.

Depuis cette date jusqu'à Fou-Hi, qui en fut le fondateur, 3468 ans avant notre ère, les événements sont dits semi-historiques, mais en général considérés comme certains et appartenant au domaine de l'histoire.

Au delà de Fou-Hi, ce sont les temps antéhistoriques ou fabuleux.

« La civilisation chinoise, dit M. Huc, remonte à une antiquité si reculée, qu'on a beau scruter son passé, on ne peut jamais découvrir les traces d'un état d'enfance chez ce peuple. Ce fait est peu ordinaire, et nous sommes habitués, au contraire, à trouver un point de départ dans l'histoire générale des nations ; et les documents historiques, les traditions, les monuments qui nous en restent, tout nous permet de suivre, en quelque sorte pas à pas, les progrès de chaque civilisation, d'assister à sa naissance, de constater son développement et sa marche ascendante, enfin d'être les temoins de sa décadence et de sa chute. Pour les Chinois, il n'en est pas ainsi, ils paraissent avoir toujours vécu au milieu de civilisation que nous leur connaissons aujourd'hui, et les données de l'antiquité sont de nature à confirmer cette opinion.

« Les boulversements politiques et les révolutions sans nombre dont ce pays a été le théâtre, n'ont rien détruit, et la raison en est simple. Un des traits distinctifs du caractère chinois, c'est une vénération profonde et un respect en quelque sorte religieux pour les choses anciennes et les vieilles institutions. Après chaque révolution ce peuple extraordinaire s'est appliqué à refaire le passé et à recueillir les traditions antiques, afin de ne pas s'écarter des rites établis par ses ancêtres.

« Aujourd'hui toute cette civilisation est en décadence depuis un grand nombre d'années. L'industrie, comme tout le reste, au lieu de faire des progrès, va toujours en déclinant.

Plusieurs secrets importants de fabrication se sont perdus, et les ouvriers les plus habiles seraient incapables d'obtenir aujourd'hui la perfection et le fini qu'on admire dans les ouvrages des siècles passés.

« Non-seulement les Chinois de nos jours n'inventent rien, mais ils rétrogradent sensiblement du point avancé où ils étaient parvenus depuis longtemps. Les expositions publiques pour les produits des arts et de l'industrie ont cessé. La désorganisation est profonde et générale. Les vices qui déformaient les antiques institutions ont grandi, et ce qu'il pouvait y avoir de bien a presque entièrement disparu (1). »

Tel est, en résumé, le résultat des observations de M. Huc sur la Chine.

La civilisation y est en pleine décadence, depuis surtout que ses sciences, ses arts, son industrie ont commencé à passer dans l'Occident, dont ils ont formé les principaux éléments de civilisation. La civilisation actuelle de l'Occident, c'est celle de l'extrême Orient, fécondée par le génie chrétien (2).

---

(1) Ces observations sur la Chine sont tirées de *L'Empire chinois*, par M. Huc, ancien missionnaire apostolique, 2ᵉ édit. Paris, 1855.

L'auteur a vécu en Chine pendant quatorze ans; il en a parcouru plusieurs fois les diverses provinces. Il s'est initié à la vie intime des Chinois; il y a tout étudié, langue, institutions, mœurs, histoire, sciences, arts, industrie, et l'ouvrage où il a consigné ses observations est considéré comme l'expression la plus fidèle de l'état ancien et de l'état actuel de cet empire.

(2) Quelques mots sont nécessaires à l'intelligence de cet événement historique :

L'empire des califes de Bagdad était devenu la proie d'une foule de petits souverains. Les Turcs venaient de reprendre la mission de Mahomet, et la continuaient avec énergie. Dès l'an 1071 de notre ère, ils avaient détruit toute la chrétienté de l'Asie-Mineure, de la Syrie et de la Palestine, et le *Sultan d'Orient et d'Occident,* se posait en maître sur l'axe dorsal du globe.

Mais la ferveur contre le mahométisme n'était pas moins ardente au sein du bouddhisme qu'au sein du christianisme.

Le genre humain tout entier en fut encore une fois ébranlé, et ses deux grandes fractions géographiques effectuèrent un double mouvement en sens opposé.

Les Mahométants eurent donc à combattre des armées de Tartares-Chinois, bouddhistes qui accouraient des extrémités de l'Orient, et des armées de Croisés, chrétiens qui accouraient des extrémités de l'Occident.

La lutte oscilla, cette fois encore, autour du tombeau de Jésus-Christ, à la ligne d'intersection des deux mondes.

Après deux cents ans de négociations pacifiques et de discussions sanglantes, la question d'Orient fut de nouveau ajournée. Mais l'état général des sociétés humaines en fut transformé,

On dirait que la Providence n'a conservé cet empire à travers les ravages des siècles et les sanglantes révolutions qui ont passé sur lui, que pour sauver d'une destruction complète les trésors des sciences et des arts. La Chine est le flambeau perpétuel des traditions industrielles et scientifiques, comme la Judée le fut de la vraie tradition religieuse.

Les empires disparaissent, dit la sagesse chinoise, quand la mission qu'ils avaient reçue du ciel est finie, ou qu'ils cessent de concourir à l'exécution de ce à quoi ils étaient destinés.

C'était donc, en effet, dans les annales de la Chine, qui a conservé toujours vivantes les primitives institutions du genre humain, que nous devions commencer nos investigations sur l'application du mouvement à la thérapeutique.

2.

La première fois qu'il est fait mention, dans les annales de la Chine, d'un système de mouvements propres à conserver la santé et à guérir les maladies, date des temps antéhistoriques, et nous reporte ainsi à l'époque où les *cent-familles* étaient encore en Pamir.

On lit dans l'*Abrégé chronologique de l'histoire universelle de l'Empire chinois*, par le P. Amiot (1) :

« Yn-Kang-Chi (le deuxième empereur avant Fou-Hi). Sous son règne, l'air fut presque toujours pluvieux et malsain ; les maladies inondèrent pour ainsi dire la terre. L'empereur fai-

non-seulement en Occident , mais aussi en Orient , sous tous les rapports religieux et politiques , scientifiques , artistiques , industriels , commerciaux. — Pour sa part, l'Europe reçut des Tartares-Chinois, la *gravure sur bois*, l'*imprimerie, le papier-monnaie, la poudre à canon, l'artillerie, la porcelaine, l'émail* et un grand nombre d'autres industries. (Abel Rémusat, *Nouveaux mélanges asiatiques : Relations politiques des rois de France avec les empereurs Mongols.*)

(1) *Mémoires concernant les Chinois.* XIII. p 210.

sait faire chaque jour l'exercice militaire à ses sujets. Les mouvements qu'ils étaient obligés de se donner, ne contribuaient pas peu à la guérison de ceux qui étaient languissants et à maintenir en santé ceux qui se portaient bien. »

La même tradition est aussi rapportée dans les *Recherches sur les temps antérieurs au Chou-King,* par le P. de Prémare (1) :

« Yn-Kang-Chi. De son temps, les eaux ne s'écoulaient point, les fleuves ne suivaient point leur cours ordinaire ; ce qui fit naître quantité de maladies. L'empereur institua les danses nommées *Ta-Vou* (les grandes tournantes). »

L'écrivain chinois qui rapporte cette tradition ajoute :

« La vie de l'homme dépend de l'union du ciel et de la terre, et de l'usage de toutes les créatures. La matière subtile circule dans le corps ; si donc le corps n'est point en mouvement, les humeurs ne coulent plus, la matière s'amasse, et de là les maladies, qui ne viennent toutes que de quelque obstruction. »

C'est à peu près de la même manière que les médecins et les philosophes grecs, Hippocrate et Platon, expliquent la cause de la plupart des maladies, et la nosologie moderne n'en dit guère davantage.

Mais ce qu'il y a surtout de remarquable dans la tradition chinoise, c'est que l'humidité et les eaux stagnantes sont considérées comme la source des maladies endémiques ou épidémiques, et qu'un moyen efficace pour les prévenir, consiste dans les exercices réguliers du corps ou dans la *danse tournante.* Ces mouvements tendent, en effet, à produire un effet du centre à la circonférence, un effet centrifuge, très-propre à ranimer les fonctions de la peau, et à donner du ton et de la vigueur à toute l'économie.

La science moderne ne désavoue ni cette doctrine, ni ce préservatif dans des conditions pathognésiques semblables.

Ces danses firent partie des institutions de l'empire.

(1) Pauthier, *Livres sacrés de l'Orient,* p. 31.

On lit aussi dans le *Chou-King*, que l'empereur Yu, à qui la Chine doit ses grands travaux de canalisation, s'appliqua à faire fleurir la vertu, et fit exécuter des *danses avec des boucliers et des étendards* (1).

Ces deux espèces de danses furent les premières consacrées dans le *Li-Ki* ou rituel des cérémonies civiles et religieuses.

On peut juger d'un règne, dit ce livre sacré, par les danses qui y sont en usage (2), tant l'antiquité chinoise attacha d'importance aux exercices réguliers du corps. Du reste, il en était de même en Grèce, où *bien chanter* et *bien danser* constituaient la bonne éducation.

Cet esprit s'est maintenu en Chine : aujourd'hui encore, on remarque qu'il n'est aucun peuple plus adonné aux exercices qui donnent au corps toute la force et la souplesse dont il est capable (3).

Ce goût général des Chinois pour les exercices du corps est né d'une maxime fondamentale, qui, en Chine, n'a point cessé d'être considérée comme la base de tout progrès, de tout développement moral : *Le perfectionnement de soi-même.*

---

(1) Pauthier, *Chou-King*, IV.

(2) Pauthier, *Chine moderne*, p. 392.

« On pourrait ajouter, dit M. Pauthier, que la danse fut la pratique de toute l'antiquité chinoise. On dansait pour appeler les esprits, on dansait lorsqu'il survenait une éclipse, une grande calamité, un grand désastre, quand un officier du gouvernement mourait. Dans tous les sacrifices aux génies, dans toutes les cérémonies civiles, on exécutait des danses.

« Parmi les plus fameuses, on distinguait la *Porte des nues*, la *Grande-tournante*, la *Tout-ensemble*, la *Cadencée*, une des plus gracieuses de l'antiquité, la *Vertueuse*, lente et grave, la *Bienfaisante*, la *Grande-guerrière*, etc.

« Parmi les petites danses, il y avait la *danse de la pièce de soie, à couleurs variées*, la *danse de la plume*, la *danse du Phénix*, la *danse du guidon à queue de bœuf*, la *danse du bouclier*, la *danse de l'homme*, dans laquelle les danseurs ne tenaient aucun objet en main.

« Il existait aussi des ballets pantomimes. Ces ballets étaient pour la plupart figurés, et représentaient les mêmes scènes qu'on retrouve dans la choristique des Grecs : les *travaux du labourage*, les *joies de la moisson*, les *fatigues de la guerre*, les *plaisirs de la paix.* »

Dès l'an 1766 avant notre ère, ces ballets pantomimes étaient devenus si licencieux, qu'ils provoquèrent la sévérité des lois.

(3) *L'Empire chinois*, 2° v., p. 462. — Tradescant Lay, *The chinere as they are*, London, 1841, p. 253.

Le fondateur de la dynastie des Chang, 1766 ans avant Jésus-Christ, l'avait fait graver sur sa baignoire en ces termes :

Renouvelle-toi complètement chaque jour ; fais-le de nouveau, encore de nouveau, et toujours de nouveau (1).

Ce devoir imposé à chacun de travailler sans relâche à son perfectionnement personnel, intégral, est évidemment la condition fondamentale et absolue du retour de l'espèce humaine à sa perfection originelle ; c'est encore là une vérité traditionnelle. Le monde chinois l'a conservée comme toutes choses ; et plus ou moins bien appliquée, elle n'a, certes, pas peu contribué à la durée de l'empire.

Dès les premiers temps de la nation, il y eut des institutions publiques, où l'on enseignait les six arts libéraux : la *musique*, l'*arithmétique*, les *caractères de l'écriture*, qui, par leur composition scientifique, supposent nécessairement l'étude de l'histoire naturelle, le *cérémonial religieux et civil* avec ses *danses*, l'*escrime* et *l'art de conduire un char avec adresse*.

On lit dans la vie de Confucius, que ce philosophe s'appliqua à se perfectionner dans tous les exercices.

Ainsi, l'éducation de l'âme et celle du corps étaient, en Chine, organisées dans l'unité de l'être humain. Il y eut donc des principes et des règles qui s'appliquaient au développement des facultés intellectuelles et des facultés corporelles, pour conserver aux générations une certaine perfection intégrale. Nous n'avons pu découvrir quels sont ces principes et ces règles ; mais la certitude de leur existence se déduit de l'organisation même de l'éducation publique de l'empire.

Nous avons vu aussi que les mouvements réguliers et rhythmés furent appliqués à développer la force physique, l'adresse, à entretenir la santé et à combattre quelques maladies. Or, c'est précisément la théorie et les procédés d'application de ces mouvements dont nous poursuivons la recherche. La nation chinoise a tout noté, parce qu'elle avait tout à con-

____

(1) *Livres sacrés de l'Orient ; la Grande-Étude* p. 155 et 156.

server. Dans une encyclopédie en 64 volumes, publiée à la fin du seizième siècle, sous le titre de *San-Tsaï-Tou-Hoeï*, on trouve une collection de gravures sur bois représentant des figures anatomiques et des exercices gymnastiques, avec un texte explicatif. Il nous est donc permis de croire qu'elle possède aussi quelques écrits de gymnastique médicale.

Parmi les mouvements qui sont du domaine de cette méthode, on comprend le *massage*, la *friction*, la *pression*, la *percussion*, la *vibration* et beaucoup d'autres mouvements passifs, dont l'application faite avec intelligence produit des effets essentiellement hygiéniques et curatifs.

Or, ces différents mouvements sont en usage en Chine depuis les temps les plus reculés. On les emploie pour dissiper la rigidité des muscles occasionnée par la fatigue, les contractions spasmodiques, les douleurs rhumatismales, après la résolution des fractures, et dans beaucoup de cas de pléthore sanguine au lieu de la saignée. Ces pratiques sont aujoud'hui passées dans les habitudes de la nation ; et ceux qui en sont chargés sont ordinairement les barbiers, comme cela se pratiquait en Europe au moyen âge, ou des gens qui se promènent dans les rues, en avertissant les habitants de leur présence par le bruit de quelque instrument. La plupart des voyageurs font mention de cet usage et de ses effets salutaires.

Nous avons bien là un procédé de gymnastique médicale. Les Chinois le rapportent-ils à une raison physiologique quelconque, à un ensemble de doctrine thérapeutique ? cela nous paraît probable, mais nous n'en avons pas encore de preuve.

3.

La seconde fois qu'il est question de thérapeutique dans les annales de la Chine date du règne de Fou-Hi, c'est-à-dire du temps où probablement les *cent-familles* arrivèrent sur le versant oriental de l'Asie. C'est encore dans les *Recherches sur les temps antérieurs au Chou-King*, par le P. de Prémare, que nous trouvons cette seconde tradition.

Cette fois il ne s'agit point des propriétés thérapeutiques du mouvement, mais de celles des plantes ; et si nous en parlons ici, ce n'est que pour rappeler que la nation chinoise eut dès cette époque ses théories et ses pratiques médicales, comme elle eut ses procédés scientifiques et industrielles.

Voici cette tradition :

« Quoique Fou-Hi eut commencé à guérir les maladies par la vertu des plantes, cet art est particulièrement attribué à Chin-Noung (vers l'an 3218 avant notre ère); ce fut lui qui distingua toutes les plantes et en détermina les différentes propriétés.

« Chin-Noung fit, sur lui-même, l'épreuve de soixante-dix sortes de venins; il parla sur quatre cents maladies, et donna trois cent soixante-cinq remèdes, autant qu'il y a de jours en l'an. C'est ce qui compose son livre nommé *Pen-Tsao*, herbier.

« Chin-Noung ordonna ensuite à un sage, nommé Tsiou-Ho-Ki, de mettre par écrit ce qui concerne la *couleur des malades*, et *ce qui regarde le pouls ;* d'apprendre si son mouvement est réglé et bien d'accord : Pour cela, de le tâter de suite, et d'*avertir le malade,* afin de rendre par là un grand service au monde, en donnant aux hommes un si bon moyen de conserver leur vie. »

Évidemment, il résulte de cette tradition, dont l'authenticité est généralement admise par les lettrés chinois et par les sinologues européens, que la nation chinoise fut, dès son origine, en possession d'un système scientifique de médecine. Elle eut sa matière médicale, sa nosologie, sa thérapeutique, sa sémiéotique ou science des symptômes externes et internes, et ses règles d'avertissements ou de conseils salutaires à donner aux malades. Elle eut aussi un traité d'anatomie, *Nuy-Kim*, qui est attribué à l'empereur Hoang-Ti, vers l'an 2698 avant notre ère.

Nous verrons tout à l'heure qu'il en fut de même dans l'Inde, aux temps les plus reculés.

La raison physiologique qui règle, d'après les symptômes,

l'application des remèdes, est le rapport que les Chinois prétendent exister entre les deux principes cosmogoniques dont nous avons parlé précédemment ; entre le *Yáng*, principe mâle ou actif, le chaud et le sec, et le *Yin*, principe femelle ou passif, le froid et l'humide, lesquels sont contenus et s'harmonisent en un principe supérieur, *Tay-Ki*, principe primordial. La prédominance de l'un ou de l'autre dans l'économie est la cause de la maladie ; leur union intime et harmonique constitue la santé ; leur désunion, c'est la mort (1).

Ce système des propriétés dynamiques du chaud et du froid, du sec et de l'humide est assez exactement celui du pythagoricien Alcméon, qui vivait dans le sixième siècle avant notre ère. On le retrouve aussi dans la doctrine d'Hippocrate ; et même le *Tay-Ki* chinois fait penser au *Vitalisme* d'Hippocrate, que l'Académie de médecine de Paris vient de proclamer de nouveau par l'organe du Dr Bouillaud.

(1) C'est sur ces principes physiologiques que le sage Confucius, qui vivait au temps de Socrate, explique la *nature de l'homme*. Il dit :

« Une portion de la substance du père et de la mère déposée dans l'organe formé pour la recevoir, est la cause de notre existence et le sujet par lequel nous subsistons. Ce sujet resterait dans un état d'inertie et de mort, sans le concours des deux principes contraires nommés le *Yáng* et le *Yin*.

« Ces deux agents universels de la nature, qui sont partout et dans tout, agissant réciproquement sur lui, le développent insensiblement, l'étendent, le combinent et lui font prendre une forme. C'est alors un être vivant ; mais cet être vivant n'est pas encore élevé à la dignité d'homme ; il ne devient tel que par l'union de la substance intellectuelle, dont le ciel le gratifie pour le rendre capable de comprendre, de comparer et de juger. Tant que cet être ainsi animé et doué d'intelligence peut fournir aux combinaisons des deux principes pour le développement, l'extension, l'accroissement et la perfection de sa forme, il jouit de la vie ; il cesse de vivre aussitôt que les deux principes cessent de se combiner. Il n'avait atteint la plénitude de la vie que par degrés et par voie d'expansion ; il n'arrive de même que par degrés et par voie de dépérissement au terme de la destruction. Cette destruction, toutefois, n'est pas une destruction proprement dite ; c'est une décomposition qui remet chaque substance dans son état naturel. La substance intellectuelle remonte au ciel, d'où elle était venue ; le souffle animal, *Khi*, se joint au fluide aérien, et les substances terrestres et humides redeviennent terre et eau. L'homme, disent nos anciens sages, est un être à part, dans lequel se réunissent les qualités de tous les autres êtres. Il est doué d'intelligence, de perfectibilité, de liberté, de sociabilité ; il est capable de discerner, de comparer, d'agir pour une fin et de prendre les moyens nécessaires pour parvenir à cette fin ; il peut se *perfectionner* ou se *dépraver*, selon l'usage bon ou mauvais qu'il fera de sa liberté ; il connaît des vertus et des vices, et sent qu'il a des devoirs à remplir envers le ciel, envers soi-même et envers ses semblables. S'il s'acquitte de ces différents devoirs, il est vertueux et digne de récompense : il est coupable et mérite châtiment, s'il les néglige. Voilà un très-court abrégé de ce que je pourrais vous dire sur la nature de l'homme. » (Pauthier. *Chine*, 166.)

Vraiment, il semblerait que la science moderne, à bout de systèmes, revient forcément aux doctrines de la haute antiquité.

La physiologie chinoise considère ce principe vital, non-seulement dans le développement de l'être humain, mais aussi dans la corrélation des organes entre eux, dans le mécanisme des fonctions et enfin dans les influences diverses du ciel et de la terre, de l'*astrologie* et de la géographie, des jours, des heures, de l'habitation, des aliments, des exercices, des passions, de toutes les choses qui peuvent agir sur l'organisation.

Il faut pourtant avouer que ces doctrines ne peuvent être appréciées avec justesse sous l'optique de nos idées modernes et avec les habitudes de notre civilisation occidentale. Il se faut faire quelque peu Chinois pour les comprendre, sinon elles nous paraîtront absurdes, bizarres, ridicules.

Ces ouvrages de médecine, comme ceux de divination et d'agriculture, ont été exceptés de l'édit de proscription qui a détruit la plupart des livres chinois, 213 ans avant notre ère; aussi l'on pense généralement que les plus anciens livres de médecine existent encore dans leur originalité primitive, modifiée toutefois comme le fut successivement la langue chinoise. Le *Ching-Che-Chun Ching* ou *Guide expérimenté de la pratique médicale*, est un résumé des doctrines anciennes, dans lesquelles a pénétré, par l'intermédiaire des missionnaires, quelques notions de l'anatomie européenne.

Ces livres servent encore aujourd'hui de base aux études médicales. En outre, il existe à la bibliothèque impériale de Pékin 1,915 ouvrages de médecine. La bibliothèque impériale de Paris en possède plusieurs. Les missionnaires ont publié le *Traité de médecine légale*, le *Traité analytique de la petite-vérole*, le *Secret du pouls*. Le P. d'Entrecolles a traduit un traité sur la diète et le régime, intitulé *Tchang-Seng* ou longue vie. Abel Rémusat a fait une *Dissertation sur la glosso - sémiéotique chinoise*. Cleyer, Ten-Khyne, Kaempfer, Lepage et quelques autres savants ont aussi publié des études sur la médecine chinoise.

Mais nous pensons qu'aussi longtemps que nous n'aurons pas une bonne traduction de ses principaux ouvrages, nous n'en aurons que des idées incomplètes et, pour la plupart, fausses, semblables à celles que l'on rencontre sur ce sujet dans les histoires et les dictionnaires de médecine publiés en Europe.

Quoi qu'il en soit, on ne saurait contester que le prodigieux talent d'observation des Chinois, leur longue civilisation et leur habitude de recueillir et de conserver par l'écriture les découvertes les plus importantes, ont dû les mettre en possession d'un véritable trésor de connaissances utiles en thérapeutique, comme en toutes choses Telle est l'opinion du docteur Bricheteau et celle de plusieurs autres médecins de l'Europe. Cependant on reconnaît que la science médicale en Chine est aujourd'hui bien déchue de ce qu'elle était dans l'antiquité. Ses procédés sont devenus quelque peu empiriques; mais elle n'en est pas moins en possession de recettes que l'on prétend être d'une grande efficacité. L'exercice de la médecine est entièrement libre : quiconque a lu quelques livres de recettes et étudié la nomenclature des médicaments a le droit d'exercer l'art de guérir; la législation ne s'en mêle que lorsque le médecin ne guérit pas et laisse mourir. Chaque espèce de maladie a son médecin particulier. Il y en a aussi pour l'acupuncture, pour les membres cassés, pour les enfants, pour les femmes, pour les vieillards. Il en est encore que l'on nomme suceurs de sang et qui fonctionnent comme des ventouses vivantes.

Pour prendre une idée générale de cette médecine dans les temps actuels, il faut lire dans le second volume de *L'Empire chinois*, les détails du traitement auquel l'auteur a été soumis dans un cas de maladie grave, et les observations qu'il a faites à cette occasion.

« On voit quelquefois, dit-il, les médecins chinois traiter avec le plus grand succès des maladies qui dérouteraient la science de nos célèbres facultés. Il n'est pas de missionnaire qui, dans ses courses apostoliques, n'ait été témoin de quelque fait capable d'exciter sa surprise et son admiration. Lorsqu'un médecin est parvenu à guérir promptement et radicalement une maladie présentant tous les symptômes les plus graves et les plus dangereux, il ne faut pas s'amuser à discuter savamment les moyens qui ont été employés, et chercher à prouver leur inefficacité. Le malade a été guéri, il jouit actuellement d'une parfaite santé, voilà l'essentiel. Il n'est personne qui ne préfère être sauvé bêtement que tué par un procédé scientifique.

« Il est incontestable qu'il existe, en Chine, des médecins qui savent guérir de la rage la mieux caractérisée ; peu importe ensuite que, pendant le traitement de cette affreuse maladie, on défende expressément d'exposer à la vue du malade aucun objet où il pourrait y avoir du chanvre, sous prétexte que cela neutraliserait les effets du remède... Durant plusieurs années nous avons eu pour catéchiste un homme qui avait le merveilleux talent de remettre les membres fracturés. Nous lui avons vu opérer et guérir avec une extrême facilité plus de cinquante malheureux dont les ossements étaient rompus et quelquefois broyés... Devant de pareils résultats nous n'avons jamais eu envie de rire, en pensant que l'emplâtre employé pour favoriser la soudure des ossements était fabriqué avec des cloportes, du poivre blanc et une poule pilée toute vivante. »

M. Huc note enfin qu'il pourrait citer un grand nombre d'autres faits très-curieux sur la médecine chinoise, mais qu'il préfère s'en abstenir, parce que, dit-il,

> Le vrai peut quelquefois n'être pas vraisemblable

4.

En consultant l'article sur la *Médecine des Chinois*, dans le *Dictionnaire des sciences médicales*, nous y avons lu ces paroles :

« Nous passons sous silence une foule de pratiques superstitieuses employées par les bonzes : tel est, par exemple le

Cong-Fou, qui ressemble beaucoup à notre magnétisme, et dont les adeptes sont comparés, par l'auteur des *Lettres chinoises*, le marquis d'Argens, aux convulsionnaires de Saint-Médard. On peut consulter, pour avoir des détails sur les extravagances des bonzes, dont les magnétiseurs semblent être les élèves, les *Mémoires sur les Chinois*, t. IV, p, 441. »

Or, nous avons ouvert ces Mémoires ; nous avons lu la *Notice du Cong-Fou des bonzes Tao-Ssé*, et nous sommes restés convaincus que l'auteur de l'article du *Dictionnaire des sciences médicales*, loin d'avoir sérieusement étudié cette Notice, s'est borné à reproduire l'opinion d'autres écrivains qui ne s'étaient pas donné la peine d'en apprendre davantage, ou qui, sans examen, se plaisent à tourner en ridicule tout ce qui nous vient de la Chine. C'est ainsi que se propagent les erreurs et les préjugés.

Qu'est-ce donc que le Cong-Fou ?

L'art du magnétisme ?

Non.

Le *Cong-Fou* est l'art de la gymnastique médicale des Chinois. Ce mot, composé de *Cong*, ouvrier, artiste, et de *Fou*, homme, signifie *homme qui travaille avec art ;* il se dit aussi pour exprimer l'idée générale *travailler, s'exercer corporellement ;* mais ici sa signification spéciale emporte l'idée de *l'art des exercices du corps appliqués au traitement des maladies.*

Écoutons le P. Amiot, initié à cet art par un néophyte qui l'avait pratiqué, lorsqu'il était encore idolâtre.

« On appelle Cong-Fou, dit le savant missionnaire, les postures singulières dans lesquelles se tiennent quelques Tao-Ssé. Comme ces bonzes ont plus de loisir, ils ont plus de temps pour vaquer au Cong-Fou, et ils passent généralement pour l'entendre mieux que les autres.

« Les nuages épais de la superstition, dit-il, et les affreuses ténèbres de l'idolâtrie ont tellement caché la vraie théorie du Cong-Fou à la multitude, qu'elle est persuadée, d'après les récits des bonzes, que c'est un vrai exercice de religion qui,

en guérissant le corps des infirmités, affranchit l'âme de la
servitude des sens, la prépare à entrer en commerce avec les
Esprits, et lui ouvre la porte de je ne sais quelle immortalité,
où l'on arrive sans passer par le tombeau. On composerait de
très-amples volumes, des fables, contes, rêves, chimères et
extravagances qu'on débite ici sur le Cong-Fou. La majesté
du trône n'a pu sauver plusieurs empereurs de la stupidité d'y
croire. Les lettrés ont beau s'égayer à montrer le ridicule des
grands mots des bonzes; on s'amuse de leurs plaisanteries,
on applaudit à leurs raisons, et l'on continue froidement à
ajouter foi par sa conduite à toutes les chimères que débitent
les bonzes. Les esprits singuliers, les richards qui voudraient
bien n'être jamais malades, et ceux d'entre le peuple qui ont
le temps de rêver, y croient, par intervalles, avec toute la
chaleur du fanatisme le plus frénétique. Il faut voir avec quelle
étonnante patience ils tourmentent leur corps pour parvenir à
envoyer leur âme chez les immortels, et à monter aux cieux
sur le cheval dragon.

« Les Tao-Ssé qui ont le secret du Cong-Fou se sont fait
une langue à part pour l'enseigner, et en parlent en des termes
aussi éloignés des idées communes, que nos alchimistes du
grand - œuvre.

« Comme le Cong-Fou a réellement opéré des guérisons et
soulagé bien des infirmités, les lettrés qui ne sont point crédules, ont soufflé sur le clinquant figuré des bonzes, et ont fait
voir que leur charlatanisme ne faisait que couvrir du ridicule
de leurs superstitions, une ancienne pratique de médecine,
fondée en principe et fort indépendante de la doctrine absurde
des Tao-Ssé, sur laquelle on l'a entée. Elle en est aussi indépendante, disent - ils, que la vertu des remèdes qu'il leur a
plu d'adopter et de faire valoir. »

Il est aussi fait mention du Cong-Fou dans le t. VIII, p. 260
de ces *Mémoires*. On y lit la note suivante :

« Il y a ici une médecine fort ancienne, qui attaque plusieurs
maladies, dites d'engourdissement, de tension, de douleurs, etc.,

en faisant tenir le malade dans une posture qui étrangle la circulation, ou du moins la retarde, dans quelques parties du corps, et en l'obligeant de fondre en quelque sorte son haleine dans sa bouche, en rendant d'une manière insensible l'air qui sort de son poumon. On y ajoute, avant ou après, des remèdes et un régime convenable. »

Or, en résumant et coordonnant ces premières données, nous aurons déjà une idée générale de la méthode du Cong-Fou.

1º Cet art est une pratique de médecine fort ancienne, fondée en principes, orginairement pure et dégagée de toutes les superstitions dont elle est aujourd'hui entourée ; Il peut donc remonter à l'époque où les prêtres du Tao formaient une caste sacerdotale officielle, c'est-à-dire au moins au temps de Hoang-Ti, vers l'an 2698 avant notre ère.

2º Il consiste en trois parties essentielles :

L'une comprend les diverses positions du corps.

L'autre l'art d'en varier les attitudes.

La troisième explique comment, pendant la durée de ces positions et de ces attitudes, l'acte de la respiration doit se produire, suivant certaines règles, en aspirations et en expirations variées.

3º Cette méthode a sa langue scientifique propre.

4º Elle a réellement opéré des guérisons et soulagé beaucoup d'infirmités.

5º Enfin tous les Chinois, à quelque ordre qu'ils appartiennent, ont recours avec empressement à ce mode de thérapeutique, lorsque tout autre moyen de guérison a été tenté inutilement.

Ainsi, le Cong-Fou a réellement tous les caractères d'une antique méthode scientifique.

« Cette assertion curieuse, ajoute le P. Amiot, est appuyée de raisons qui nous ont fait imaginer de proposer aux physiciens et aux médecins d'Europe, d'examiner si la partie médicale du Cong-Fou des Tao-Ssé est réellement une pratique de médecine dont on peut tirer partie pour le soulagement et la guérison de quelques maladies. Si cela était, nous nous croirions bien dédommagé de la peine que nous avons eue à nous mettre au fait d'une matière si ennuyeuse pour une personne de notre état, et si étrangère à nos études et à nos occupations. Nous fussions-nous trompés dans nos conjectures, nous ne croirions pas avoir à rougir d'une méprise qu'on ne doit imputer qu'à notre sensibilité aux maux qui affligent la vie des hommes, et à notre amour pour la patrie. »

5.

Ces bonnes paroles ont été publiées en 1779; et personne, que nous sachions, ne les a encore recueillies.

Il était difficile qu'il en fût autrement.

L'Europe savante s'était depuis deux siècles renouvelée aux arts, aux sciences et aux lettres de la Grèce. De l'an 1577 à 1605, la gymnastique de la belle race éteinte des Hellènes avait été remise en lumière par deux médecins estimés, Mercuriali, de Forli, et Marsili, de Vérone; ajoutons encore, par le fameux *saltarin* de Charles IX, Archange Tuccaro, de l'Abruzze. Mais ces écrivains, au milieu des grandes ruines des cirques, des amphithéâtres, des thermes ou gymnases de l'Italie, n'avaient guère dirigé leur attention que vers les exercices qui font les corps agiles, vigoureux et sains. Ils avaient bien aussi recueilli çà et là quelques procédés de cette autre partie de la gymnastique qui s'adresse plus spécialement à la curation des maladies; mais ils ne paraissent pas avoir eu une idée juste et précise de ses principes et de ses procédés, et ils n'en ont point reconstitué le système. Lorsque Plutarque nous dit que César, pour se guérir d'une névralgie générale, se faisait *pinçotter* chaque jour par ses esclaves, il nous apprend plus de vraie médecine gymnastique que les auteurs que nous venons de citer. D'autres mouvements de cette espèce s'étaient aussi conservés héréditairement dans les habitudes de quelques familles qui passaient pour avoir le secret de la guérison de certaines maladies.

Toutefois, c'est Mercuriali qui avait donné l'éveil.

D'autres travaux, spécieusement différents, tendaient au même but. On s'occupait de la circulation du sang, du mécanisme de la locomotion et des fonctions organiques. C'était l'époque où Bacon, Descartes, Newton, dominaient le monde par de savantes théories, qui ouvraient à la médecine des voies nouvelles. Borelli publia son livre *De motu animalium*, en 1680, et l'on vit apparaître l'école *iatro-mécanique* ou *iatro-mathématique*. C'était une réaction contre l'école *iatro-chimique* ou *chimiâtrique*, qui régnait surtout depuis Paracelse. Les iatro-mécaniciens cherchèrent à se rendre compte, par les lois des mathématiques et de la mécanique, de tous les mouvements et de toutes les fonctions du corps humain. Donc, ils reconnaissaient implicitement l'influence du mouvement sur le mécanisme entier; et, chose singulière, au lieu d'appliquer au traitement des maladies les éléments *kinésiques* de leur doctrine, ils empruntaient leurs remèdes à leurs antagonistes, les *chimiâtres*. Cette doctrine s'éteignit avant la publication de la Notice du P. Amiot; et pourtant, le système chinois aurait pu, dès lors, compléter et perfectionner l'application de la doctrine iatro-mécanique de l'Europe.

Des hommes de talent et de savoir s'étaient consacrés à ces études spéculatives : leurs travaux ne furent pas sans utilité. Ils donnèrent naissance à la *iatro-physique* ou *Physique médicale*, l'une des sciences modernes les plus importantes, mais qui, dans sa partie gymnastique, au lieu d'étudier tous les mouvements que le corps et chacun de ses membres sont mécaniquement capables d'exécuter, se bornent à enregistrer la *natation*, l'*équitation*, la *vectation*, la *marche*, le *saut*, et tous les autres exercices actifs dont parle Mercuriali. Cela peut constituer une gymnastique propre à entretenir la santé; mais non la gymnastique médicale, dont chaque mouvement doit être déterminé mécaniquement, et apprécié dans ses effets généraux et particuliers sur l'économie. La méthode chinoise aurait pu être consultée utilement; mais cette méthode passait, dans l'esprit des savants qui ne la comprenaient pas, qui peut-être ne l'avaient jamais lue, pour une extravagance, une absurdité.

Il y avait bien encore à cette époque la méthode *iatraleptique*, qui consistait à traiter les maladies par les frictions dans lesquelles on employait des substances médicamenteuses, telles que le camphre, la digitale, le quinquina, l'opium, le mercure, l'or, préparés avec l'huile, l'axonge, la salive. C'était un procédé emprunté aux médecins de l'antiquité, qui avaient aussi fait une alliance hétérogène de la friction gymnastique et des médicaments. La friction sollicite l'absorptivité de l'économie, et dans beaucoup de cas elle suffit à la résolution du mal; l'imbibition médicamenteuse, alors qu'elle n'est point nuisible, est quelquefois de peu d'utilité. *Graviora quædam sunt remedia periculis.*

Ce ne fut que vers 1740, que parut, en anglais, un premier essai, sous le titre de : *Médecine gymnastique, ou chacun son médecin ; traité du pouvoir de l'exercice dans ses rapports avec l'économie animale, et sa grande nécessité pour la guérison de plusieurs maladies, comme la consomption, l'hydropisie, l'hypocondrie, la gale et autres éruptions cutanées,* par Francis Fuller. Ce livre fit alors sensation; il eut plusieurs éditions, fut traduit en diverses langues. Il donna lieu à des publications spéciales, comme : *Dissertatio de arte gymnastica nova,* par Boerner; *De Gymnasticæ medicæ veteris inventoribus,* par Gerike, l'une et l'autre imprimées à Helmstadt, en 1748.

La médecine de Fuller est un système nouveau, qui, en restreignant les mouvements thérapeutiques à l'*équitation* et à la *friction,* reste conséquemment inapplicable dans la plupart des cas. Les idées y sont en progrès sur celles de Mercuriali; mais elles n'en font pas mieux connaître celles des Grecs, dont l'auteur évoque pourtant les nombreux témoignages. Encore, on était si fatigué de ces Grecs, *cités à tout propos,* que Fuller dut prendre des précautions oratoires contre les préjugés des médecins de son temps. Le monde médical était bien trop préoccupé de spéculations pharmaceutiques et chimiques, pour être quelque peu soucieux de la kinésiàtrique des Grecs, et moins encore de celle des Tao-Ssé, ces vieux prêtres de la Raison suprême, qui passaient alors pour des espèces de jongleurs et de magiciens.

On ne répondit donc point à l'appel du P. Amiot.

Cependant après la *Médecine gymnastique* de Fuller, parut, en 1781, la *Gymnastique médicale* d'un médecin français, Clément-Joseph Tissot. Un autre médecin français, Charles Londe, a aussi publié, en 1821, un traité de *Gymnastique médicale, ou l'exercice appliqué aux organes de l'homme, d'après les lois de la physiologie, de l'hygiène et de la thérapeutique*. Ces ouvrages méritent encore d'être lus, non pour la gymnastique médicale, — ils contiennent peu de notions de gymnastique médicale, que leurs auteurs n'ont pas plus comprise que ne l'avait fait Mercuriali, leur modèle, — mais pour leur haute estime de la puissance du mouvement régulier et méthodique sur le mécanisme vivant.

Des travaux plus importants pour la gymnastique rationnelle avaient été entrepris sur le mécanisme de la locomotion. Nous voulons parler des travaux de Barthez et d'autres savants qui continuaient ceux de Borelli. Les frères Weber viennent de porter ce sujet à un haut degré de perfection. John Pugh avait aussi publié, en 1794, *A treatise on the science of muscular action*. Parmi tous ces beaux ouvrages, on distingue toujours celui du Dr John Barclay : *The muscular motions of the human body*, Édimbourg, 1808. Ce traité d'anatomie a pour but l'étude de chaque organe à l'état de mouvement : un mouvement quelconque étant donné, quel est le muscle spécial et les muscles corrélatifs qui le produisent? Tel est l'objet de ce livre, le premier qui ait été conçu et exécuté à un point de vue si précis et déterminé. On y trouve, à la page 325, un cas très-grave de rétraction rhumatismale du cou, qu'aucun remède n'avait pu guérir, et qui le fut par une simple *percussion* sur le muscle mastoïdien. Ce fait isolé de gymnastique médicale est de 1732; il passa presque inaperçu.

Quelques autres traités ont été publiés sur diverses branches de la kinésithérapie, tels sont :

Illustrations of the Power of compression and Percussion in the cure of rheumatism, gout, and debility of the extremities and in promoting health and longevity, par le Dr Balfour, Edinburgh, 1819.

Méthode nouvelle pour le traitement des déviations de la colonne vertébrale, par le Dr Pravaz, Paris, 1827.

Précis physiologique sur les courbures de la colonne vertébrale, ou exposé des moyens de prévenir et de corriger les difformités de la taille, particulièrement chez les jeunes filles, sans le secours des lits mécaniques à extension, par le Dr Lachaise, Paris, 1827.

De l'emploi des moyens mécaniques et gymnastiques dans le traitement des difformités du système osseux, par Humbert, père et fils, médecins-orthopédistes, Paris, 1835.

Vues générales sur l'étude scientifique et pratique des difformités du système osseux, par le Dr Jules Guérin, Paris, 1840.

Des appareils de mouvement et de leur utilité dans le traitement des maladies articulaires, par Bonnet, professeur de clinique chirurgicale à Lyon. Extrait de la *Gazette médicale* de Paris, 1848.

Du mouvement appliqué au traitement de l'entorse, par le Dr Ranson de Saint-Maigrin, Paris, 1853.

Les dictionnaires et les journaux de médecine et de chirurgie contiennent un nombre considérable de cas de maladies et d'infirmités, traités par des mouvements spécifiques. Le *Journal de médecine et de chirurgie pratiques*, t. XIX, 1848, cite la méthode d'*écrasement* employée avec succès par le Dr Velpeau, dans la résolution d'une collection sanguine. Le *Dictionnaire des sciences médicales*, art. *Massage*, contient ces paroles : « L'épouse d'un des savants les plus distingués dont la France s'honore, n'éprouve de soulagement à une douleur vive et rhumatismale à laquelle elle est sujette, que lorsque l'on pratique sur la partie malade une *pression* analogue au massage. Ce moyen n'est pas curatif, mais il est certain qu'il calme singulièrement la douleur. » Or, si le savant auteur de cet article avait eu l'idée de faire lui-même des expériences suivies sur l'effet de cette pression, et d'agir en même temps, de la même manière, sur tous les centres, les plexus et les ganglions nerveux, il n'aurait pas tardé à constater que cette méthode avait le pouvoir de rétablir l'équilibre dans le système nerveux tout entier, et d'opérer en peu de jours une guérison radicale, non-seulement de cette douleur rhumatismale, mais aussi de toutes les névralgies, et d'amener insensiblement la guérison d'un grand nombre de névroses. Le Dr Piorry, aurait ainsi découvert la *vraie méthode* du traitement et de la guérison de ces maladies (1). C'eût été un immense service rendu à l'humanité, qui attend encore l'autorité d'un grand nom pour être affranchie de ces cruelles infirmités. Il aurait d'ailleurs épargné à beaucoup d'auteurs estimables de longues et laborieuses études, qui probablement ont été utiles à la science, mais qui n'ont pas fait avancer la thérapeutique d'un seul pas.

Nous pourrions encore rapporter beaucoup de cas extrêmement curieux, dans lesquels des médecins distingués, employant comme moyens diagnostiques la *pression* et la *percussion*, ont abouti, en même temps qu'à une notion plus nette de la maladie, à une amélioration remarquable dans l'état pathologique du sujet, amélioration à laquelle ils ne songeaient pas. Aussi n'ont-ils pas toujours apprécié la portée de leurs mouvements : un grand nombre d'entre eux produisent des faits de ce genre, sans même en rechercher la cause. Il suffira

---

(1) Dans le cours de cette publication, nous exposerons la théorie et la méthode des *mouvements passifs,* au moyen desquels on peut obtenir *instantanément* l'apaisement des douleurs névralgiques du rhumatisme, de la goutte, de la migraine, des maux de dents, des sciatiques, du tic-douloureux, et de plusieurs autres maladies de ce genre, et *insensiblement* la guérison radicale de ces maladies.

de citer l'illustre Corvisart, qui, en pratiquant la *pression abdominale*, dans des cas très-graves d'anévrisme du cœur, déclare avoir obtenu par ce moyen un soulagement immédiat et prolongé. (*Dictionnaire des sciences médicales*, article *Pression*.)

La position des malades n'a-t-elle pas fait l'objet de nombreuses et importantes recherches? Le professeur que nous venons de citer ne cherche-t-il pas à se rendre compte de la position préférée des malades atteints de lésion organique du cœur, en se demandant si la compression de l'abdomen par les cuisses relevées, ne constitue pas une pression plus forte et plus soutenue que celle du procédé qu'il recommande.

Oui, on a étudié avec soin toutes les positions, toutes les attitudes, tous les mouvements bienfaisants, spontanés des malades. En a-t-on conclu quelque théorie générale, quelque pratique salutaire? Non. — Il y a là une vaste et inexplicable lacune dans l'art médical. On ne peut guère attribuer cet oubli qu'à l'ignorance des procédés de la gymnastique médicale de l'antiquité, et à la part trop importante, trop exclusive, et pourtant si rarement efficace, qu'ont prise les sciences accessoires dans la thérapeutique moderne, véritable *chimiâtrie*.

Toutes ces observations sont isolées et sans liaison quelconque avec un principe scientifique supérieur; mais il ne serait pas impossible de les grouper, de les classer dans leurs rapports entre elles et dans un ensemble méthodique. En effet, ne pourrait-on pas, avec tous ces éléments désassociés, tels que la *position*, les *attitudes* et les *mouvements spontanés* des malades, la *pression abdominale* conseillé par Corvisart, la *pression digitée* de Piorry, la *pression* et la *percusssion* usitées en diagnostic, l'*écrasement* de Velpeau, les *mouvements articulaires* de Bonnet, les *mouvements passifs* de Randon de Saint-Maigrin, les *mouvements mécaniques* de Guérin, des Humbert, de Lachaise, de Pravaz, la *compression* et la *percussion* de Balfour, et beaucoup d'autres mouvements semblables, dont l'expérience moderne a constaté les effets salutaires, — ne pourrait-on pas, avec ces éléments, rapportés aux principes des mouvements anatomiques décrits par Barclay ou à tout autre traité anatomique semblable, reconstituer la science et l'art de la gymnastique médicale, — cette thérapeutique de l'antiquité, qui eut des succès si prodigieux, principalement dans les déviations et dans les maladies spasmodiques et chroniques, contre lesquelles la thérapeutique moderne reconnaît généralement son impuissance?

Ce beau travail serait d'une bien grande utilité.

Mais déjà on a délaissé Mercuriali et ses pâles imitateurs, pour interroger plus sérieusement les archives médicales de la Grèce et de Rome. La vraie gymnastique médicale des anciens est exhumée; elle se ranime peu à peu, et, comme les ruines de l'Égypte et de l'Assyrie, elle secoue la poussière tumulaire, elle se relève parée d'une jeunesse nouvelle, et s'appuyant sur l'anatomie et la physiologie modernes, ses compagnes inséparables, la voilà qui se redresse toute entière sur sa base large et solide. Grâces aux travaux de Ling, de Stockholm, et d'autres médecins de l'Allemagne, la gymnastique médicale reparaît, en Suède, en Allemagne, en Angleterre, dans toute sa forme et sa beauté primitives, et, comme aux temps d'Hippocrate, d'Asclépiade de Bithynie, de Celse et de Galien, elle y redevient l'objet favori du culte des plus hautes intelligences médicales.

En France même, après de nombreux essais de gymnastique médicale, M. Blache a pu enfin appliquer, avec le plus grand succès, cette méthode au traitement de la *chorée*, à l'Hospice des Enfants. Dans son Mémoire intitulé : *Du traitement de la chorée par la gymnastique*, présenté à l'Académie de médecine, avril 1855, l'auteur déclare que la gymnastique l'emporte de beaucoup en efficacité sur les autres méthodes de traitement; et le rapporteur, M. Bouvier, modifiant quelque peu les termes de la conclusion de M. Blache, se résume en disant que, dans la plupart des cas, la gymnastique ne le cède en efficacité à aucun des autres modes de traitement de la chorée, et qu'elle n'a point les inconvénients attachés à plusieurs d'entre eux.

Notons qu'il ne s'agit point ici de la gymnastique ordinaire, qui se compose de mouvements *actifs*, inapplicables au début des chorées intenses, mais de mouvements *passifs*, « consistant, dit le rapporteur, tantôt dans une sorte de iatraleptique, avec différents modes de frictions et de massages ; tantôt dans une suite de mouvements cadencés, communiqués aux membres de l'enfant dans des directions données, avec une mesure et des impulsions diverses. »

C'est bien ; mais on semble ignorer que ce procédé de thérapeutique n'est qu'une des nombreuses applications de la gymnastique médicale pratiquée en Suède et en Allemagne.

Nous pensons donc que le moment est venu de recueillir le fruit des travaux du savant et laborieux missionnaire, et d'offrir à la science de la gymnastique médicale de l'Occident un nouveau et curieux sujet d'études, un utile élément de comparaison avec celle de l'extrême Orient.

6.

Le P. Amiot dit :

« Nous nous en tiendrons à un simple exposé de la partie pratique du Cong-Fou, et des principes de la médecine chinoise, sur lesquels on dit qu'elle est fondée.

SYSTÈME DU CONG-FOU.

« Le Cong-Fou consiste en deux choses : dans la posture (positions et attitudes) du corps, et dans la manière de respirer.

Positions et attitudes.

« Il y a trois postures principales pour le Cong-Fou : debout, assis et couché.

« Les bonzes entrent dans le plus grand détail sur toutes les attitudes qui peuvent varier et nuancer ces différentes postures. Comme elles ont plus de rapport à leur doctrine qu'à la partie médicinale du Cong-Fou, nous nous bornerons à en indiquer les principales :

Debout : Droit, les pieds collés l'un contre l'autre, et les bras tendus et pendants ;
—   Un pied en l'air ;
—   Le corps penché sur le côté, en avant, en arrière ;
—   Les bras en croix ;
—   Un bras levé, l'autre abaissé ;
—   Les bras tendus horizontalement ;
—   Les jambes écartées, etc.

Assis : Les jambes pendantes ;
—   Les jambes tendues, le corps droit ;
—   Les jambes croisées ;
—   Sur les talons ;
—   Le corps penché sur un côté ;
—   Courbé sur le devant, etc.

Couché : Sur l'échine ;
—   Sur le ventre ;
—   Sur le côté ;
—   Les pieds courbés d'un côté, la tête penchée de l'autre ;
—   Replié comme en boule ;
—   Sur les genoux et sur les mains, etc.

« Nous ne craignons pas de le dire, en réunissant toutes les postures et attitudes des comédiens, des danseurs, des sauteurs et des figures académiques, on n'aurait pas la moitié de celles qu'ont imaginées les Tao-Ssé.

« Les différentes manières de roidir, de plier, d'élever et d'abaisser, de courber et d'étendre , d'éloigner et de rapprocher les bras et les jambes, forment seules des attitudes pro-digieusement variées.

« La tête, les yeux et la langue ont aussi leurs mouvements et leurs positions.

« La langue, qui est le *dragon rouge* dans le langage des Tao-Ssé, est chargée, selon l'espèce de Cong-Fou, de faire dans la bouche des balancements, des pulsations, des frottements, des élancements, etc., et d'exciter la salivation.

« Les yeux se ferment, s'ouvrent, tournent, se fixent et clignotent.

« Ce qui nous a le plus frappé, c'est que les Tao-Ssé pré-tendent que, quand ils sont tournés longtemps l'un vers l'autre, en regardant la racine du nez, cela suspend le torrent des pensées, met l'âme dans un calme profond et la prépare au *far-niente* d'inertie, qui est l'exorde de la communication avec les esprits.

« Nous dirions des choses bien autrement plaisantes, si nous voulions copier les propos des Tao-Ssé; mais cela est étranger à la partie physique et médicale du Cong-Fou qui est notre objet.

Respiration.

« Il y a trois manière de respirer :
« La première par la bouche;
« La deuxième par le nez;
« Dans la troisième, l'inspiration et l'expiration se font, l'une par la bouche, l'autre par le nez.

« Dans ces trois manières de respirer, tantôt c'est l'inspira-tion qui est précipitée, filée, pleine ou éteinte; tantôt c'est l'expiration; tantôt aussi elles le sont l'une et l'autre.

« *Précipitée*, signifie qu'elle se fait, pour ainsi dire, tout à la fois et dans un instant presque indivisible, comme il arrive à un homme qui sort tout à coup de l'eau où il a resté quelque temps.

« *Filée*, c'est-à-dire qu'elle est tellement lente et faible, qu'on n'entend ni l'entrée ni la sortie de l'air.

« *Pleine*, c'est lorsque l'air entre dans le poumon ou en sort comme à pleine bouche et à plein nez.

« *Éteinte*, c'est-à-dire si délicate, si languissante et si traînée, qu'elle devient comme insensible.

« Outre ces différences principales, qui sont comme la base du Cong-Fou pour la respiration, on distingue encore l'inspiration et l'expiration :

« 1° Par *sifflement*, en laissant une si petite ouverture à la bouche, que l'air y entre ou en sort avec une rapidité qui le refroidit et fait du bruit ;

« 2° Par *haleinée*, en ouvrant tellement la bouche que l'air y entre ou en sorte subitement, par un mouvement d'inspiration et d'expiration très-fort ;

« 3° Par *sauts*, c'est-à-dire qu'en traînant l'inspiration ou l'expiration pour la faire durer, il se fait des mouvements brusques de poumon qui lui donnent des espèces d'élans ;

« 4° Par *répétition*, en sorte qu'il y a trois inspirations consécutives avant une expiration, *et vice versâ*, deux et trois expirations contre une seule inspiration ;

« 5° Par *attraction* et *déglutition*, en tirant comme de son estomac l'air dont se remplit le poumon, ou avalant celui qui en sort par l'expiration, en sorte que ce dernier se perd dans la bouche et descend dans les entrailles.

« Il y a encore diverses manière de respirer dans le Cong-Fou ; mais outre que les nuances qui les distinguent les unes des autres, ne sont que des raffinements des bonzes, il serait très-difficile d'en parler de manière à se faire entendre ; car à moins d'avoir vu opérer un homme bien initié et exercé, on ne comprend rien à ce qu'en disent les Tao-Ssé dans *leurs livres*. Dans le peu même que nous en avons dit, il y a bien des choses dont nous ne nous serions pas tiré, si un néophyte, qui avait fait le Cong-Fou lorsqu'il était encore idolâtre, ne nous avait expliqué cette singulière théorie.

MÉTHODE.

« Les détails où nous venons d'entrer supposés, nous disons que le Cong-Fou consiste dans une certaine posture en laquelle on se tient quelque temps en respirant de quelqu'une des manières dont nous avons parlé. L'art doit les choisir et les combiner, les varier et les faire répéter selon la maladie qu'il s'agit de guérir.

« Le matin est le vrai temps du Cong-Fou. Après le sommeil de la nuit, le sang est plus reposé, les humeurs plus tranquilles, et les organes plus souples, surtout si l'on a eu l'attention de souper légèrement. Les gens replets ou chargés d'humeurs y gagnent toujours à ne rien manger la veille, et cette préparation est absolument nécessaire pour certaines maladies.

« Comme le Cong-Fou n'est qu'une bagatelle, ou du moins peut n'être que cela, nous nous dispenserons d'entrer dans un plus grand détail. Cependant comme nous pourrions nous être expliqués obscurément, et que, d'ailleurs, il est toujours bon de parler aux yeux, nous avons fait peindre des figures qui donneront une idée du Cong-Fou.

« Nous allons indiquer, en peu de mots, quelles sont les différentes maladies dont on dit qu'elles guérissent, pour que nos physiciens et médecins soient plus en état de prononcer sur cette pratique singulière.

« Quoique de ces vingt figures il y en ait dix-sept pour le Cong-Fou *assis*, il faudrait en ajouter bien plus pour donner toutes les attitudes et positions qui nuancent cette posture; mais en vérité nous n'avons pas eu le courage d'en faire copier un plus grand nombre.

« *Fig. 1*. — Pour dégager la poitrine, tempérer l'ardeur du sang, délasser.

« *Fig. 2*. — Contre l'asthme, les douleurs de reins et d'entrailles; il ne faut pas tourner la tête.

« *Fig. 3.* — Contre les songes et illusions nocturnes et leurs suites.

« *Fig. 4.* — Contre les embarras d'estomac et obstruction, la jaunisse.

« *Fig. 5.* — Contre les maux de cœur, la maigreur d'épuisement, la soif accompagnée de chaleur dans le corps.

« *Fig. 6.* — Contre la plénitude et embarras dans les entrailles, avec faiblesse.

« *Fig. 7 et 8.* — Pour entretenir la santé.

« *Fig. 9.* — Contre les vertiges et éblouissements.

« *Fig. 10.* — Contre les pesanteurs de tête, assoupissements.

« *Fig. 11.* — Contre les douleurs dans les genoux, les embarras dans les reins, les enflures de faiblesse.

« *Fig. 12.* — Contre la paralysie de quelques membres, la respiration courte et précipitée, les douleurs du bas-ventre avec tension.

« *Fig. 13.* — Contre les maux de cœur avec faiblesse, douleur et langueur.

« *Fig. 14.* — Contre les sueurs froides, la bouche amère, la difficulté de marcher, etc.

« *Fig. 15.* — Contre la gravelle et les sables dans les reins ; on en débite bien des effets et des cures.

« *Fig. 16.* — Contre la chaleur continuelle de la paume de la main et de la plante des pieds.

« *Fig. 17.* — Contre les embarras de poitrine et de suffocation.

« *Fig. 18.* — Pour entretenir la santé.

« *Fig. 19.* — Contre la pierre et les coliques néphrétiques.

« *Fig. 20.* — Contre les mouvements des intestins et les inquiétudes dans tout le corps.

« Voyez ces *figures.*

« Dans chacune de ces postures, le grand point est de respirer d'une manière particulière un certain nombre de fois, et de proportionner la longueur du Cong-Fou à la maladie. Le *Mé-*

moire que nous avons sous les yeux en dit quelque chose, mais d'une manière si obscure et dans des termes si bizarres, que nous n'avons pas osé en risquer la traduction. Le lecteur pourra y suppléer par ce que nous avons dit plus haut, et par ce qui nous reste à dire sur la théorie du Cong-Fou.

« Nous avons omis, en parlant des postures du Cong-Fou, qu'on était nu à mi-corps, ou habillé, chargé d'un poids sur la tête ou sur les épaules, selon la maladie ; et en parlant de la respiration, qu'il fallait avoir la bouche à demi-pleine ou d'eau ou de salive.

« Quant aux potions, tisanes et médecines qu'on ordonne après ou avant le Cong-Fou, elles paraissent avoir été ajoutées dans la suite des temps, pour en faciliter les effets. Par exemple, dans le Cong-Fou de la *fig. 15*, on doit prendre une infusion de cinabre et d'alun dans l'eau froide. Les Cong-Fou des *fig. 9, 13* et *20*, ont aussi des remèdes déterminés ; mais comme ils pourraient n'être qu'une adresse pour faire valoir le Cong-Fou et l'accréditer, c'est par les principes de ceux qui le regardent comme une ancienne pratique de médecine qu'il semble qu'on doit en juger.

PRINCIPES PHYSIQUES ET PHYSIOLOGIQUES.

« Ces principes sont :

« 1° Que le mécanisme du corps humain est tout hydraulique, c'est-à-dire que la libre circulation du sang, des humeurs et des esprits, et l'équilibre respectif qui modifie leurs mouvements et leur action réciproque les uns sur les autres, étant tout à la fois le poids et les roues du corps humain, la santé ne subsiste que par cette circulation et cet équilibre, ou ne se rétablit que par leur rétablissement.

« 2° Que l'air qui entre sans cesse dans le sang et dans les humeurs par les poumons, étant comme le balancier qui tempère et entretient leur fluidité, elle ne peut se rétablir ni subsister que par lui.

« De ces deux principes, dont nous ne parlons qu'en historien, ils tirent, à leur manière, des conséquences que nous donnons pour ce qu'elles peuvent valoir.

« Ces conséquences sont :

« 1° Que la circulation des liquides dans les corps humains, ayant à vaincre les deux grands obstacles de la pesanteur et du frottement, tout ce qui tend à diminuer l'un ou l'autre, peut aider à la rétablir lorsqu'elle est altérée.

« 2° Que l'activité et le ressort de l'air augmentent la fluidité des liquides, et, facilitant par là leur mouvement, tout ce qui tend à en augmenter ou à en diminuer la force et le volume dans ceux du corps humain, doit accélérer ou retarder leur circulation.

« Ces principes et ces conséquences supposées, les défenseurs du Cong-Fou entrent dans de fort longs détails pour le rapprocher de la correspondance sympathique des différentes parties du corps humain, de l'action et réaction des grands organes de la circulation, de la sécrétion des humeurs, de la digestion des aliments, etc. Car il faut rendre justice à la partie systématique de la médecine moderne. On en a si peu l'idée au delà des mers (en Europe), et il faudrait faire une si longue digression pour la faire connaître, que nous glisserons sur cet article avec d'autant moins de scrupule qu'il n'a qu'un rapport très-éloigné au sujet que nous traitons. D'ailleurs, à moins de posséder à fond la médecine, on courrait évidemment le double risque de défigurer un système estimable, et de n'être pas entendu.

THÉORIE.

« Voici maintenant comment raisonnent les physiciens chinois, d'après les principes et conséquences que nous venons d'exposer.

« Il y a deux parties essentielles dans le Cong-Fou, la posture (positions et attitudes) qu'on donne à son corps, et la manière dont on accélère, retarde et modifie la respiration.

« 1° Soit qu'on envisage la circulation du sang, des humeurs et des esprits du côté des obstacles qu'y oppose la pesanteur, soit qu'on l'envisage du côté du frottement qui la retarde, il est évident que la manière dont le corps est droit ou courbé, couché ou levé, les pieds et les mains tendus ou pliés, élevés, abaissés ou contournés, doit opérer dans le mécanisme hydraulique un changement physique qui le facilite ou le gêne.

« La situation horizontale étant celle qui diminue le plus l'obstacle de la pesanteur, est celle aussi qui est plus favorable à la circulation ; celle d'être debout, au contraire, laissant toute sa résistance à l'action de la pesanteur, elle doit nécessairement rendre la circulation plus difficile ; par la même raison, selon que l'on tient les bras, les pieds et la tête ou levés ou inclinés, ou courbés, elle doit y devenir plus ou moins aisée.

« Ce n'est pas tout : ce qui la retarde dans un endroit lui donne plus de force où elle ne trouve pas d'obstacle, et dès lors aide les humeurs et le sang à vaincre les engorgements qui y gênent leur passage.

« On peut ajouter encore que plus elle a été gênée dans un endroit, plus son impétuosité l'y ramène avec force lorsque l'obstacle est levé.

« Il s'ensuit de-là que les diverses postures du *Cong-Fou,* bien dirigées, doivent opérer un dégagement salutaire dans toutes les maladies qui viennent d'une circulation ou embarrassée, ou retardée, ou même interrompue. Or, combien n'y a-t-il pas de maladies qui n'ont pas d'autres causes ? On peut même demander si, excepté les fractures, les blessures, etc., qui dérangent l'organisation du corps humain, il y en a quelqu'une qui n'en vienne pas ?

« 2° Il est certain que le cœur est le premier mobile de la circulation, et la force qu'il a pour la produire et la conserver est une des grandes merveilles de l'univers.

« Il est certain encore qu'il y a une correspondance sensible et continuelle entre les battements du cœur qui se remplit et se vide de sang, et les mouvements de dilatation et de contraction du poumon qui se vide et se remplit d'air, par l'inspiration et l'expiration. Cette correspondance est si évidente, que les battements du cœur augmentent et diminuent sur-le-champ, en proportion de l'accélération ou du retardement de la respiration.

« Or, si l'on inspire plus d'air qu'on n'en expire, ou qu'on n'en expire plus qu'on n'en inspire, son volume doit diminuer ou augmenter la masse totale du sang et des humeurs, et doit rafraîchir plus ou moins le sang qui est dans les poumons ; si l'on hâte ou retarde la respiration, on doit précipiter ou affaiblir les battements du cœur.

« Qu'on applique tout cela à la seconde partie du Cong-Fou, et l'on verra que, consistant tantôt à accélérer ou à retarder la respiration, tantôt à inspirer plus d'air qu'on n'en expire, il est évident que dans le premier cas on accélère ou retarde la circulation, et par une suite nécessaire celle des humeurs ; et que dans le second, on diminue ou l'on augmente le volume d'air qui y est contenu.

« Or, tout ce mécanisme étant aidé par la posture du corps, par la position combinée et asssortie des membres, il est évident qu'il doit produire un effet sensible et prochain dans la circulation du sang et des humeurs ; effet physique, effet nécessaire et intimement lié au mécanisme hydraulique du corps humain ; effet d'autant plus sûr que le repos de la nuit a rendu les organes plus souples ; que la diète de la veille a diminué la plénitude des artères, des veines et des canaux des humeurs ; que la potion préparatoire a levé plus d'obstacles, etc. »

Le P. Amiot ajoute :

« Nous avions dessein de dire quelque chose sur la manière dont il faut diriger le Cong-Fou d'après cette théorie, selon la maladie pour laquelle on le fait ; mais les matières médicales ne sont pas assez à notre portée. Si le Cong-Fou mérite quelque attention, les médecins d'Europe n'ont pas besoin de ceux de Chine pour en tirer partie et le perfectionner.

D'ailleurs, pour finir par où nous avons commencé , le but de cette notice n'est pas d'enseigner le Cong-Fou , mais de proposer aux physiciens et aux médecins d'examiner sans préjugé ce qu'il faut en penser. Le système sur lequel il porte fut-il faux, il peut leur en faire trouver un plus vrai. Quand il n'en résulterait que quelques vues pour le soulagement de l'humanité, nous nous croirions bien récompensés du courage que nous avons eu de risquer cette Notice. »

7.

Nous avons reproduit en entier la Notice du Cong-Fou, telle qu'elle est sortie de la plume du P. Amiot. Seulement nous en avons distingué les différentes parties par des titres spéciaux. Nos observations en seront plus précises.

Ces observations porteront, pour le moment, sur ces différentes parties. Nous ferons ressortir, à mesure que nous avancerons dans nos recherches, les ressemblances et les différences de cette doctrine chinoise avec celles des autres peuples que nous visiterons, tant en Orient, qu'en Palestine et en Occident.

OBSERVATIONS SUR LE SYSTÈME DU CONG-FOU.

1° Dans le système du Cong-Fou, on remarque tout d'abord que les Tao-Ssé ont considéré le corps humain comme une ligne verticale, et les membres qui y sont attachés, comme des lignes mobiles, articulées, pouvant prendre tout au tour des positions différentes.

2° Ils ont fait sur cette ligne verticale quatre divisions générales : la *tête*, les *bras*, le *tronc*, les *jambes*.

3° Chacune de ces divisions a des mouvements généraux qui lui sont propres, et les parties articulées de chacune de ces divisions ont aussi leurs mouvements particuliers.

Par exemple :

Dans la division de la tête, ils ont considéré, non-seulement les mouvements généraux de la tête, *droite, inclinée en avant, inclinée en arrière, penchée à droite, penchée à gauche ;* mais aussi les mouvements particuliers de torsion du cou, *à droite* et *à gauche,* ceux des yeux, du nez, de la bouche, de la langue, de la mâchoire.

4° Ils ont obtenu des attitudes nouvelles en combinant les mouvements généraux entre eux, les mouvements particuliers entre eux, les mouvements particuliers avec les mouvements généraux.

5° Veut-on prendre une idée de la quantité d'attitudes, ordres, séries ou formules dont ce système est composé? Il suffit de se représenter que ce que l'on appelle, en mathématiques, *permutations, arrangements* et *combinaisons,* constitue, dans le Cong-Fou, de véritables combinaisons ; car ces attitudes, qu'elles contiennent ou non des répétitions d'un même mouvement, produisent toujours des effets physiologiques différents dans l'économie.

Si donc on suppose seulement 26 mouvements élémentaires, on aura :

Permutations.	403,344,450,968,692,813,824,000
Arrangements.	2 à 2.	650
—	. . . . . 3 à 3.	15,600
—	. . . . . 4 à 4.	358,800
—	. . . . . 5 à 5.	7,893,600
—	. . . . . 6 à 6.	etc.

Les combinaisons, proprement dites, seront également infinies.

6° Cette multiple infinité de formules se reproduit encore par l'addition des différentes manières de respirer ; et dans bien d'autres conditions, telles que la vitesse, la résistance, le corps étant nu ou habillé, chargé d'un poids sur la tête, sur les épaules ou dans les mains, selon la maladie; de plus le corps étant couché, assis, debout, tendu ou relâché; immobile ou mobile, marchant, courant, dansant, sautant; dans un état actif, passif, ou pour une part actif et pour une autre passif: toutes conditions qui influent spécifiquement sur l'effet physiologique d'un même mouvement ou d'une même série de mouvements.

7° On peut vérifier le fait sur soi-même.

Par exemple:

Tendez fortement les bras en l'air, pendant qu'on vous fait une friction en courbes concentriques sur la région abdominale. Que sentez-vous? Un surcroît de chaleur dans les intestins, en même temps qu'une diminution de chaleur dans les parois antérieures du ventre. Donc, il y a augmentation de circulation dans les artères des intestins, et diminution du sang dans les veines abdominales.

Voulez-vous que la friction produise un effet tout contraire? Abaissez les bras et les tenez pendants. Dans cette position, la même friction produit une diminution du sang dans les veines des intestins, et une augmentation de circulation dans les artères des parois antérieures de l'abdomen.

Donc, dans l'un et dans l'autre cas, il y a, à volonté, échange d'*artériosité* et d'*absorptivité* entre les parois de l'abdomen et les intestins.

Donc aussi, dans l'un et dans l'autre cas, les conditions de vitalité qui président aux fonctions de tous les organes de la région abdominale sont puissamment activées; et l'on conçoit qu'il est possible de produire les mêmes effets sur l'économie toute entière, en ajoutant à une friction générale la tension ou la distension de tout le système musculaire, tension et distension que la retenue de l'haleine ou la simple respiration ordinaire peut encore notablement modifier.

Ainsi, des attitudes différentes peuvent produire des phénomênes physiologiques exactement semblables ou diversement modifiés; et ce qui est encore d'une grande importance dans l'application au traitement des maladies, c'est que l'on peut isoler telle ou telle partie du corps, pour n'agir que sur cette partie ou sur les autres.

8° Tel est le système du Cong-Fou, et le P. Amiot, l'un des plus profonds mathématiciens de son temps, avait parfaitement compris la grandeur de ce système, lorsqu'il dit que toutes les postures et attitudes connues ne formeraient pas la moitié de celles qu'ont imaginées les Tao-Ssé.

OBSERVATIONS SUR LA MÉTHODE.

1° Nous connaissons les mouvements élémentaires du Cong-Fou et leurs combinaisons variées à l'infini. Par les exemples que nous avons donnés des effets physiologiques de la *friction* combinée avec la *tension* ou le *relâchement des muscles abdominaux,* on peut juger avec quelle précision et quelle exactitude ces effets peuvent être produits pour combattre les maladies contre lesquelles ils sont indiqués, comme la constipation, la diarrhée ou tout autre entéralgie.

2° Pour mieux apprécier le pouvoir du Cong-Fou, il faudrait faire une étude spéciale des mille manières différentes de respirer; car c'est le point essentiel, et, selon l'observation du P. Amiot, le plus difficile de cette méthode. Cependant la difficulté peut être vaincue par des études anatomiques et physiologiques spéciales, et par des expériences sévères sur les effets obtenus.

On pourrait aussi s'aider des traditions sur l'emploi de cet exercice chez les autres peuples de l'antiquité.

La méthode de Ling n'a emprunté à ces traditions que la *respiration profonde* et quelques *mouvements expiratoires.*

Dans un livre, plus sérieux au fond que ridicule dans la forme, intitulé : *Révolution dans la marche,* par P. dit F. Lutterbach, Paris, 1850, on trouve quelques-unes des différentes manières de respirer des Tao-Ssé, au double point de vue de l'hygiène et de la thérapeutique. Il contient aussi quelques autres exercices analogues à ceux du Cong-Fou.

Nous venons de lire dans l'*Ami des Sciences,* Paris, 6 mai 1855, l'article suivant :

« LA GYMNASTIQUE RESPIRATOIRE. — Dans une note sur la brièveté de la respiration des chanteurs et sur les moyens qu'il emploie avec succès pour y remédier, M. Marchal de Calvi se livre à des considérations générales sur l'utilité des exercices qui ont pour effet d'agrandir le champ de la respiration. Nous adhérons à ses remarques sur ce point, et nous croyons très-utile de les reproduire ; les voici :

« Il est, dit-il, une remarque hygiénique que je veux consi-
« gner ici, parce qu'elle a rapport au perfectionnement de
« l'espèce, et que la conséquence pratique qui en découle
« peut avoir une part notable à ce grand résultat. La vie so-
« ciale, qui va réduisant de plus en plus l'emploi des forces
« physiques de l'homme, tend aussi à le rendre de plus en plus
« abdominal. Un des principaux objets de l'hygiéniste doit
« être de combattre cette tendance déplorable, et de multiplier
« dans l'espèce le type thoracique ou montagnard. C'est à quoi
« concourront merveilleusement tous les exercices qui ont
« pour effet d'agrandir le champ de la respiration. Il résulte
« de cet agrandissement et du maximum d'hématose qui en
« est la suite nécessaire, une activité, une énergie nouvelle
« de toutes les fonctions. Plus de respiration, plus de charbon
« brûlé, plus de chaleur, plus de transpiration, plus d'activité
« dans la décomposition, moins de vieux matériaux dans
« l'économie, plus de jeunesse et plus de force partout. Un
« effet mécanique des exercices respiratoires, c'est, dès les
« premiers moments, l'expulsion des gaz accumulés dans l'es-
« tomac par suite du travail digestif, presque toujours excessif
« dans notre genre de vie. Les habitants des villes, en général,
« les femmes surtout, j'entends dire les femmes du monde, ne
« respirent pas et ne transpirent pas assez. Aussi que de ma-

« ladie de la peau, que de douleurs névralgiques, musculaires,
« articulaires, se rattachant, selon moi, à une diathèse acide,
« sont le partage de ces personnes tristement privilégiées, qui
« vivent dans l'oubli des besoins les plus impérieux de leur
« être physique, imprégnées, sous une couche de fard, de
« matériaux vicieux auxquels leur nonchalance ferme toute
« issue ! »

Cette théorie est admirablement exposée dans les *Œuvres*
d'Oribase, qui furent vraisemblablement le premier ouvrage de
médecine composé à Paris ; il date du temps de l'empereur
Julien, vers l'an 360 de notre ère. Consultez la traduction des
docteurs Bussemaker et Daremberg, Paris, 1851, vol Ier,
p. 452 : *De la déclamation salutaire.*

Ainsi, sur ce point, comme sur tant d'autres, on revient à la
sagesse de la haute antiquité ; mouvement encore timide et
partiel, mais qui tend incessamment à se compléter, à se géné-
raliser.

3° Les *fig. 4, 6, 12 et 20*, rappellent des formules semblables
à celles que nous avons données précédemment, pour des affections de la région abdominale.

La *fig. 9* est posée comme une formule contre les vertiges
et les éblouissements. Elle indique un mouvement de *double
pression latérale de la tête*, combiné sans doute avec un mouvement de *vibration* et une *certaine respiration*. Nous l'avons
nous-mêmes appliquée avec succès contre les vertiges et les
maux de tête invétérés. L'effet physiologique de cette formule
est *innervation, division moléculaire et surcroît d'activité des
vaisseaux absorbants*. Appliquée à la tête, elle doit nécessairement y rappeler la liberté des fonctions. Une pratique analogue
se retrouve chez les médecins grecs et dans la méthode de
Ling.

Nous avons aussi vérifié l'attitude 15, contre la gravelle, les
douleurs néphrétiques, le lombago. Elle a procuré un soulagement instantané. Comme il ne s'agit ici que d'une certaine
pression sur les reins avec tension des muscles antérieurs du

corps, on peut prendre des attitudes différentes qui prédis-
posent les muscles de la même manière, et se faire exercer
cette pression par une autre personne. Ce remède gymnastique est d'un usage héréditaire en Hongrie.

4° Nous pourrions encore rapporter d'autres essais de vérification; mais les affections et les attitudes qui s'y coordonnent
sont désignées d'une manière trop générale et trop vague.
Ce sont des données spécifiques et précises qu'il fallait pour
vérifier toute la portée de la méthode chinoise. Les *Livres* et
les *Mémoires* consultés par le P. Amiot contenaient des documents complets. Nous regrettons vivement qu'il n'ait pas
jugé à propos d'en *risquer la traduction*. Espérons que, dans
l'intérêt de la science, il se rencontrera quelque habile et
curieux expérimentateur, qui entreprendra de reconstituer
cette méthode avec les éléments dont nous avons annoté le
système (1). Du reste, nous avons pris à tâche de rechercher
les ouvrages dont s'est servi le savant missionnaire : Ils se
trouveront probablement dans quelque bibliothèque de l'Europe, ou dans les papiers qu'il envoyait chaque année au
ministre Bertin, à qui l'on doit la publication des *Mémoires
sur les Chinois*.

5° En attendant, nous remarquons dans la Notice, que les
conditions de temps et de diététique étaient des éléments
accessoires dans l'application du Cong-Fou. Nous y remarquons aussi que l'administration simultanée des mouvements
et de certains médicaments est une pratique étrangère à la
doctrine primitive et rationnelle de cette institution, aussi bien
que les pratiques superstitieuses dont elle est aujourd'hui
entourée.

(1) Dans une visite que nous avons faite en septembre 1854, à l'*Établissement Kinésithé-
rapique* du docteur Roth, Londres, 16A, O:d Cavendish street, nous avons parlé au savant et
zélé directeur de cet établissement, de la découverte que nous venions de faire de la *Notice
du Cong-Fou*, dans les *Mémoires sur les Chinois*, en le priant d'examiner cette doctrine, qui
a les plus grands rapports avec celle de Ling. Nous espérons beaucoup de cette démarche; et
déjà nous avons remarqué que M. Roth s'est empressé d'en faire l'objet d'une communication
à l'*Athenæum für rationnelle gymnastik*, dirigé par les docteurs Rothstein et Neumann.
Berlin, 14 avril 1855.

6° Le P. Amiot n'a pas dit si le système du Cong-Fou est appliqué au traitement des difformités, des luxations et d'autres cas chirurgicaux. Mais des ouvrages plus récents le confirment.

On peut consulter à ce sujet : *The Chinese as they are*, par Tradescant Lay, Londres, 1841. L'auteur décrit, page 226, une ingénieuse et sûre méthode pour réduire un cas de luxation des vertèbres. Elle consiste dans l'application de certains mouvements et de l'inspiration profonde et prolongée, afin que les muscles de la respiration prêtent leur assistance naturelle à l'effet de ces mouvements.

Dans l'ouvrage intitulé : *The middle Kingdom,* par Wells Williams, New-York et Londres, 1848, on rencontre aussi, page 184, vol. II, un cas de contusion et de fracture traité avec un grand succès par l'eau froide, la compression, la percussion, l'inspiration profonde, la retenue de l'haleine, et une sorte de promenade à la fois active et passive.

Nous pourrions multiplier les faits de ce genre, qui établissent clairement que la science du mouvement physiologique fournit aux Chinois des moyens efficaces dans le traitement des maladies de toute espèce.

7° Selon le P. Duhalde, la résidence du chef des Tao-Ssé, connu sous le nom de *Tien-Ssé,* céleste docteur, est dans le département de Kan-Tchéou-Fou, province de Kan-Sou, pays montagneux qui fournit une abondance extraordinaire de plantes médicinales. Là est l'établissement central pour l'enseignement de la doctrine. Ils possèdent des établissements secondaires : l'un des plus considérables est celui de la province de Kiang-Si, où accourent de toutes parts une foule de malades qui viennent chercher un remède à leurs maux.

OBSERVATIONS SUR LES PRINCIPES ET LA THÉORIE.

1° Selon le P. Amiot, les Tao-Ssé considèrent le corps humain comme un mécanisme purement hydraulique, et il expose leurs principes physiques et leur théorie physiologique d'après cette seule idée fondamentale. Dans ce cas, il y aurait entre la doctrine des Tao-Ssé et celles des iatro-mécaniciens des rapports de similitude tels, que l'on pourrait croire qu'ils appartiennent à la même école. Cependant le P. Amiot fait entendre que le Cong-Fou s'appuie encore sur d'autres principes.

2° Tant s'en faut, en effet, que ces prêtres primitifs ne considèrent le corps humain que comme un appareil physique et mécanique. Ils y voient aussi un appareil chimique. Ils reconnaissent même que les lois physiques et les lois chimiques du corps sont soumises à l'influence d'un principe supérieur qui les domine et les harmonise dans l'unité de l'être vivant.

Cette conception chinoise rappelle exactement la théorie de Ling, de l'agent mécanique, de l'agent chimique et de l'agent dynamique, qui se balancent et se tiennent en équilibre sur un point central, qui est la vie, et d'où partent les trois agents principaux.

Le D* William Bayes, de Brighton, dans son Mémoire intitulé : *On the triple aspect of chronic disease*, Londres, 1854, prend aussi pour base de ses observations, la théorie de la balance chinoise des trois forces vitales, qu'il emprunte probablement à la doctrine de Ling.

Nous en avons déjà parlé précédemment; il faut y revenir encore :

Les forces animales, locomotrices ou musculaires, *Yâng*, et les forces végétatives, sécrétoires ou chimiques, *Yin*, s'harmonisent et se tiennent en équilibre dans les forces psychiques, *Tay-Ki*, et de cet état d'équilibre résultent la vie et la santé.

Ces trois forces ont des tendances contraires : le *Yâng* tend à se produire, à se perpétuer incessamment, le *Yin* à descendre vers la région terrestre, et le *Tay-Ki*, à remonter à son origine, le *Tao*, la raison de toutes les manifestations visibles.

Le *Yâng* et le *Yin* sont tellement unis entre eux, qu'ils sont dans un état de dépendance réciproque, et ne possèdent qu'un certain pouvoir de réaction proportionnelle l'un sur l'autre, pouvoir dispensé par le *Tay-Ki*. C'est dans le maintien de cette proportionnalité, de cette espèce d'équilibre statique, physique, chimique et intellectuelle, que doivent tendre incessamment la volonté, la puissance morale de l'homme, et les actes par lesquels cette volonté se manifeste.

3° Or, le Cong-Fou fut institué pour cette fin. Il fut chargé de maintenir ou de rétablir toutes les parties du corps et ses facultés dans leur état d'unité et d'harmonie primitive entre elles et avec l'âme, afin que l'âme ait à sa disposition un serviteur puissant et fidèle pour exécuter ses volontés. En d'autres termes, et d'après la Notice du P. Amiot, le Cong-Fou fut « un vrai exercice de religion, qui, en guérissant le corps de ses infirmités, affranchit l'âme de la servitude des sens, » et lui donne le pouvoir d'accomplir ses devoirs sur la terre, et de s'élever librement à la perfection et à la perpétuité de sa nature spirituelle dans le Tao, la raison de la grande puissance créatrice (1).

Ainsi, le Cong-Fou, dans son institution primitive, apparaît comme un souvenir de l'Arbre-de-Vie, sous lequel l'homme des premiers jours venait, après ses travaux, abriter ses forces et sa santé, et conserver à son âme, pure encore, un instrument docile à ses volontés.

4° Tels sont les principes sur lesquels repose la théorie du

---

(1) Jusque-là tout est bien ; mais ces docteurs de la Raison se dirent : « Les formes matérielles de la grande puissance créatrice ne sont que des émanations du Tao : » alors commença l'altération de la tradition, qui conduisit tout droit au panthéisme et à la métempsycose ; et le Cong-Fou fut considéré comme un moyen puissant de dégager l'âme des entraves et des influences de la matière, de tous les attributs variables et périssables, pour ne lui laisser que ceux d'éternité, d'immuabilité et d'absolu, conditions nécessaires pour retourner au Tao, s'identifier avec lui, subsister éternellement en lui, dans l'anéantissement complet de toute individualité, de toute personnalité.

Dans tout cela, il n'y a qu'une idée à changer pour que la vérité primitive reparaisse dans toute sa pureté. Substituez à l'idée d'*émanation* celle de *création* : alors disparaissent le panthéisme et la métempsycose, et l'âme humaine, au delà des limites de cette vie, loin de s'identifier finalement avec Dieu pour s'y anéantir à jamais, vit éternellement de sa vie spirituelle et de sa personnalité en Dieu, son créateur.

Cong-Fou des Chinois, comme celle de leur médecine chimique et pharmaceutique, aussi bien que celle de leurs doctrines religieuses, sociales et philosophiques ; car les Chinois, quelles que soient leurs études de l'homme ou des institutions qui le concernent, portent toujours leurs considérations sur tous les éléments de sa nature et de sa constitution.

Quant on songe que les progrès de la civilisation dans l'Occident ne nous ont point encore fait arriver à ce degré de raison pratique, on reste vraiment confondu de voir que, dès les premiers âges de l'humanité, les prêtres du Tao étaient en possession de cette grande pensée de l'unité de la nature humaine, et qu'ils en avaient fait l'application à toutes choses, même à l'hygiène et à la thérapeutique par le mouvement, organisé dans ses rapports avec les lois physiques, chimiques et psychiques de l'être humain.

5° Certes, ce serait une curieuse histoire à faire, que celle de ces vieux prêtres du Tao, ces débris encore vivants des premiers brâhmanes de l'Inde, des mages de la Chaldée, des prêtres de l'Égypte, des druides des Gaules, leurs contemporains, sectes diverses, issues, plus de trois mille ans avant notre ère, de l'altération de la tradition primitive du genre humain (1). Dépositaires de la tradition, ces instituteurs des nations emportèrent la doctrine du Cong-Fou du berceau commun, dans toutes les contrées où ils s'établirent. Perpétuée intacte et complète chez les Chinois, nous la retrouverons plus ou moins mutilée et altérée chez tous les peuples que nous allons visiter.

(1) On peut consulter sur les doctrines du Tao, les *Mémoires sur les Chinois*, V, 56 ; VI, 135 ; XV, 308 et passim ; la *Chine*, par Pauthier, I, 110 ; II, 344 ; *Le livre des peines et des récompenses*, par Stanislas Julien, Paris, 1835 ; et principalement, *China*, par Samuel Kidd, Londres, 1841, etc. L'opinion commune fait de Lao-Tseu l'instituteur de la religion du Tao ; il n'en fut que le restaurateur, comme il le dit lui-même. Il parut au sixième siècle avant notre ère, ainsi que Confucius, son rival, le réformateur politique de la Chine, à la même époque que Çâkya-Mouni, le fondateur du bouddhisme dans l'Inde, Zoroastre en Perse, Socrate et Platon en Grèce, curieux synchronismes qui prouvent la solidarité providentielle de toutes les fractions de l'humanité. Nous aurons plus loin l'occasion d'en dire quelques mots.

6° Et déjà nous croyons entendre l'écho lointain du principe religieux du Cong-Fou dans ces paroles de Platon :

« A mon avis, dit le grand philosophe, ce n'est pas le corps, quelque bien constitué qu'il soit, qui, par sa vertu, rend l'âme bonne ; c'est au contraire l'âme qui, lorsqu'elle est bonne, donne au corps, par sa vertu propre, toute la perfection dont il est capable.

« Suivant moi, dit-il encore, ce n'est pas pour cultiver l'âme et le corps (car si ce dernier en retire quelque avantage, ce n'est qu'indirectement), mais pour cultiver l'âme seule, et perfectionner en elle le courage et l'esprit philosophique, que les dieux ont fait présent aux hommes de la musique et de la gymnastique : C'est pour les accorder ensemble, en les tendant et les relâchant à propos, et dans un juste degré. »

Platon résume toute sa pensée en ces mots :

« Le plus beau des spectacles, pour quiconque pourrait le contempler, serait celui d'une âme et d'un corps également beaux, unis entre eux, en qui se trouveraient toutes les vertus d'un parfait accord. » (*La République*, III.)

Mais c'est dans saint-Paul, que nous retrouvons la tradition pure du principe religieux et scientifique qui préside à la doctrine du Cong-Fou :

« Que le Dieu de paix, dit l'apôtre aux Thessaloniciens, V, 23, vous donne une santé parfaite, afin que tout ce qui est en vous, l'esprit, l'âme et le corps, se conservent sans tache pour l'avénement de Notre-Seigneur Jésus-Christ. »

INDE.

—

1.

Les Aryas, à leur arrivée sur le versant méridional de l'Asie, dont ils venaient prendre possession, vers le commencement du Kali-Yuga, 3101 ans avant notre ère, étaient divisés, comme toutes les masses émigrantes, en trois tribus, composées : l'une, des familles *brâhmaniques* ou sacerdotales, l'autre, des *Kchâtriyas* ou familles guerrières, et la troisième, des *Vaiysas* ou familles pastorales, agricoles et commerçantes. En Chine, où les *Cent-Familles* avaient apporté, pour tous, le principe de la supériorité par l'intelligence et le savoir, ces tribus restèrent à l'état d'égalité sociale. Dans l'Inde, au contraire, elles devinrent des castes exclusives, inégales par la naissance et par les droits religieux et civils. Une quatrième caste, celle des *Çudras* fut destinée aux occupations serviles. Elle se composa des familles indigènes vaincues. Des déchéances individuelles ont ensuite formé d'autres castes réputées *impures*.

L'histoire de ces premiers âges est encore enveloppée d'une profonde obscurité.

Cependant la tradition laisse entrevoir qu'au sein de la race conquérante, il s'éleva, dès l'origine, de sanglantes rivalités. La caste des brâhmanes et celle des guerriers disputèrent longtemps pour la prééminence. Les brâhmanes l'emportèrent et devinrent les arbitres souverains de la nation.

Vint ensuite la grande lutte entre les hommes blancs, *Pandous*, et les hommes noirs, *Kourous*, longs et suprêmes efforts de la race arienne et des races indigènes, l'une pour achever la conquête de l'Inde et les autres pour repousser l'étranger. Les Pandous finirent par triompher. Ils étendirent leur domination sur presque toute la terre indienne, *Arya-Varta*.

Cette grande révolution était accomplie vers le seizième siècle avant notre ère. Ce fut après cet événement que, selon les brâhmanes, le *Véda*, révélé par Brahma et conservé par la tradition, fut distribué en quatre livres par un brâhmane, surnommé *Vyasa*, ou le compilateur, l'arrangeur. Ces quatre livres sont consacrés au feu, *Rig-Véda*; à l'air, *Yadjur-Véda*; au soleil, *Sama-Véda*; le quatrième est l'œuvre d'un sage, *Atharva-Véda*, que quelques indianistes regardent comme une compilation un peu moins ancienne que les autres. Après une étude approfondie, le savant Colbrooke est parvenu à constater que la distribution de ces livres sacrés fut faite dans le quatorzième siècle avant notre ère.

Le treizième ou le douzième siècle est signalé par la compilation du Livre des lois de Manou, *Manava-Dharma-Sastra*, autre révélation de Brahma faite à un brâhmane, à qui l'on donne le nom de *Bhrigou*. Ce code sacré, à la fois religieux, social et politique, révèle le haut degré de puissance du brâhmanisme, et, en quelque sorte, sa déification.

Du onzième au sixième siècle avant notre ère, parurent deux grandes épopées, le *Ramayana*, qui chante les exploits de Rama, et le *Maha-Bharata* ou la grande guerre, qui contient le récit de la lutte gigantesque des Pandous et des Kourous. Plus vastes que toutes les épopées européennes réunies, ces poëmes indiens reflètent, dans la plus belle langue qui ait jamais été parlée sur la terre, tout l'éclat et la grandeur du caractère héroïque et chevaleresque de ces nations antiques.

Au sixième siècle avant notre ère, la société brâhmanique avait atteint le plus haut degré de splendeur ; mais déjà son unité était brisée, et tous les désordres religieux et sociaux qui annoncent la chute prochaine des empires, s'agitaient au sein de la nation indienne. Ce phénomène de dissolution profonde se produisait dans le même temps en Chine, en Perse, en Assyrie, en Palestine, en Égypte, en Grèce, dans toutes les contrées de la terre, et partout des sages paraissaient pour rappeler l'humanité à des conditions meilleures.

Alors (622 ans avant notre ère) était né dans la maison royale des Çakiâs, maîtresse de l'antique royaume de Magadha, un enfant qui reçut le nom de *Siddhartha* (celui en qui s'accomplissaient tous les desseins), Devenu grand, il se présenta au concours ouvert, selon l'usage des anciennes cours royales, pour obtenir la main de la belle Gopâ. Admis avec les autres à faire preuve de dextérité dans les arts, il l'emporta sur tous ses rivaux, non-seulement dans les exercices qui réclament la force du corps : l'escrime, le pugilat, la lutte, le saut, la natation ; mais encore dans l'interprétation des anciens livres, dans la connaissance des plantes et des animaux, dans l'art de la grammaire, dans celui de l'écriture, ainsi que dans la science des nombres.

Ainsi, dans l'Inde antique, comme en Chine, l'éducation de la caste supérieure, qui s'était réservé le privilége de l'intelligence, était basée sur l'unité de l'être humain, et embrassait à la fois la culture des facultés physiques, intellectuelles et morales.

A l'âge de trente ans, Siddhartha renonça au monde et se retira dans la solitude. Il fut alors appelé *Çakya-Mouni* ou le solitaire de la famille des Çakyas. Bientôt il parvint à la perfection de la science, et prit le titre de *Bouddha,* l'intelligence parfaite et accomplie.

Le bouddhisme était né, qui venait nier les castes et fonder une religion nouvelle, *une loi de grâce pour tous.* Cette religion, souvenir confus et infidèle de la tradition primitive, se répandit bientôt dans la plus grande partie de l'Asie et dans l'Océanie. C'est un panthéisme semblable à celui des prêtres du Tao. La lutte fut longue et sanglante entre les brâhmanes et les bouddhistes. Mille ans plus tard le bouddhisme fut expulsé de l'Inde, et le brâhmanisme disparut comme caste : il fut réduit à une sorte de corporation religieuse ; mais les autres castes subsistèrent, parce qu'elles étaient fondées sur l'hérédité des professions à laquelle s'était façonné l'esprit indien.

Arrêtons-nous ici ; ces notes historiques suffisent pour nous guider dans nos recherches sur les doctrines thérapeutiques de l'Inde.

2

Alexandre pénétra dans l'Inde 327 ans avant notre ère. Son armée eut beaucoup à souffrir de la morsure des serpents, contre laquelle les médecins grecs n'avaient point de remède. Alexandre, qui avait réuni auprès de sa personne les médecins indiens les plus habiles, fit proclamer dans son camp que tout soldat atteint d'une morsure de serpent ait à se rendre à la tente royale pour y être traité. Tel est le fait qu'Arrien, dans ses *Indiques,* rapporte sur le témoignage de Néarque, amiral de la flotte macédonienne (II, 15). Il ajoute que ces Indiens étaient réputés pour d'autres cures ; que les maladies étaient rares sous ce doux climat ; mais que, lorsque les habitants tombent malades, ils ont recours à leurs sophistes ou brâhmanes, qui les guérissent par des moyens admirables, et même plus qu'humains (1).

(1) Vol. II, c. 15.

Telle était, en effet, l'antique réputation de l'art indien ; mais on n'avait de ses doctrines et de ses procédés que des notions vagues et contestées. De nos jours mêmes, sir William Jones affirmait qu'il n'y avait pas de preuve qu'il existât, chez un seul peuple de l'Asie, un traité original de médecine considérée comme science (1).

L'Europe savante partageait la même opinion, lorsqu'on apprit que parmi les livres sacrés des Indiens, le quatrième de ces livres, l'*Atharva-Véda*, contenait un traité de médecine intitulé *Ayur-Véda* ; et ce fut sir William Jones lui-même qui en retrouva quelques fragments. Il y lut avec étonnement un traité des parties du corps humain, avec l'énumération des muscles, des nerfs, des artères, et différentes dissertations sur la formation et le développement du fœtus. Ce savant indianiste dut alors réformer son jugement, et reconnaître que « la médecine paraît avoir été cultivée dans l'Inde depuis un temps immémorial, aussi bien que la chimie, sur laquelle nous espérons, dit-il, trouver en sanscrit des traités pratiques, depuis les temps anciens que les Hindous s'appliquèrent, sans contredit, à cet art plein d'enchantement (2). »

Combien de préjugés semblables sur l'antiquité n'ont-ils pas été détruits par les découvertes récentes !

Les révolutions dont ce pays a été le théâtre y ont troublé la culture des sciences. Ce fut surtout depuis la conquête mahométane, au onzième siècle de notre ère, que leur système de médecine fut méprisé, leurs livres négligés et oubliés. Cependant quelques-uns de ces livres ont été conservés héréditairement par de riches familles brâhmaniques.

Depuis la découverte de sir William Jones, d'autres savants indianistes ont publié différents écrits sur la médecine indienne, entre autres Wilson, Soma de Köros, Heyne, Ainslie, Royle ; enfin le docteur Wise, ayant réussi à se procurer des

(1) Wise, *Commentary on the Hindou system of medicine*. Preliminary remarks, p. iv.

(2) Royle, *Antiquity of Hindou medicine*, p. 151.

copies d'anciens livres de médecine, les a comparées et réunies sous le titre de *Commentary on the hindou system of medicine* , publié à Calcuta en 1845. Cet ouvrage nous révèle un ensemble de connaissances et de pratiques médicales qui sont loin d'être inférieures à celles de l'Europe actuelle.

Nous y avons remarqué, parmi les préceptes hygiéniques, le devoir pour chacun de se lever de bonne heure, de purifier sa bouche , d'oindre son corps , de le soumettre à l'exercice , au *shampooing* ou massage , à la friction , au bain; du reste, nous n'y avons trouvé aucune prescription de mouvements spéciaux applicables au traitement des maladies.

3.

Nous avons donné précédemment une idée générale de la science médicale en Chine. C'est une digression que nous avons crue nécessaire pour montrer que, dès l'époque de l'établissement des premières colonies , les sages rédigèrent en un corps de doctrine les traditions antérieures sur l'hygiène, la santé et les maladies. Nous espérions y rencontrer des procédés thérapeutiques, les uns tirés des propriétés des substances des trois règnes de la nature extérieure, et d'autres puisés dans la nature intérieure de l'homme et de son mécanisme vivant.

Nous ne nous étions pas trompés. Nos études sur la Chine nous ont amenés à découvrir que les Tao-Ssé, ces sacerdotes primitifs de la nation, étaient en possession d'une méthode scientifique de gymnastique médicale.

Des motifs semblables nous engagent à donner aussi une idée de la médecine des Hindous, ces anciens frères des peuples qui les premiers colonisèrent la Grèce et l'Italie, la Gaule et la Germanie, et y importèrent la même langue, la même religion, les mêmes arts, les mêmes sciences. Plus rap-

prochés du berceau commun, les brâhmanes eurent moins à
courir le monde que nos ancêtres, et conservèrent mieux
qu'eux les traditions et l'usage des sciences et des arts, qui,
du reste, s'étaient partout plus ou moins altérés en même temps
que la vérité religieuse. Les brâhmanes furent une caste vraiment philosophique. Ils ont parcouru dès la plus haute antiquité toutes les grandes voies de l'activité intellectuelle. Nulle
littérature n'est plus grandiose, plus gracieuse que celle des
Hindous ; témoins leurs livres sacrés et leurs immenses poëmes
épiques, plus anciens que ceux d'Homère.

Quant à leur littérature médicale, l'ouvrage du Dr Wise,
que nous venons de citer, donne une haute idée de la science
des brâhmanes et de leurs livres de médecine. C'est une
savante compilation des anciens livres, dont les matériaux ont
été coordonnés de manière à faciliter la comparaison des connaissances et des procédés médicaux des Hindous avec ceux
des Européens.

Cet œuvre de patience et de savoir sera éminemment utile à
l'avancement de la science ; mais ce n'est point un livre original.
Le livre le plus formellement ancien de la médecine des Hindous est l'*Ayur-Véda*, la science de vie.

Quelle en est l'origine ?

« Un jour, la race sacrée des sages, les *Mounis*, se rencontrèrent *dans les montagnes de l'Himalâya*. Touchés du spectacle
des maux qui affligeaient les hommes, ils délibérèrent, et
furent d'avis que le seul moyen de détourner ces calamités
était l'assistance d'*Indra*, le roi des cieux.

« Les sages résolurent donc d'envoyer un des leurs à Indra
aux mille yeux, et de lui faire connaître la triste condition des
hommes.

« *Bharadwaja* accepta la mission. Il partit et parvint chez
Indra, qu'il trouva resplendissant comme le feu. Il lui dit :

« Oh ! roi des dieux, créé pour le salut du genre humain !
« j'ai été envoyé par les sages de la terre pour demander ton

« assistance. Prends pitié de la faiblesse et des infirmités de
« l'homme, et nous enseigne l'*Ayur-Véda*. »

« Indra agréa la prière du sage, et lui enseigna les pré-
ceptes de l'*Ayur-Véda*, que ce dieu avait lui-même reçus de
Brahma, par l'intermédiaire des deux *Aswins*, les fils de
Sourja, le soleil.

« Bharadwaja revint dans l'assemblée des sages, auxquels il
communiqua le livre sacré de la Science de vie. Ils en prati-
quèrent les préceptes, et vécurent dans la plénitude de la santé
et du bonheur. »

L'*Ayur-Véda*, approprié aux divers états de la vie, de la
santé et de la maladie, était composé de cent sections de cent
stances chacune, et distribué en huit divisions, dont voici les
titres :

1re DIVISION.— *Salya* (dard, flèche). — Doctrine de l'extrac-
tion des graminées, des bois, des pierres, des poussières, des
métaux, des terres, des os, des poils, des ongles, du pus, des
embryons internes, des épines; — doctrine des instruments,
des scalpels, des caustiques, des cautères et de l'exploration
des blessures.

2e — *Salakya* (aiguille). — Doctrine de l'apaisement des
maladies des oreilles, des yeux, du nez, et autres ayant leur
siége au-dessus de la clavicule.

3e — *Kaya-Chikitsa* (art de guérir le corps). — Doctrine de
l'apaisement des maladies qui attaquent le corps entier,
fièvres, dyssenteries, hémorrhagie bilieuse, pneumophthisie,
délire, épilepsie, diabète, gonorrhée et autres maladies
semblables.

4e — *Bhuta-Vidya* (maladies mentales, exorcisme). — Doctrine pour apaiser, par des actes propitiatoires, par la con-
fection des oblations et autres rites, les Dévatas, les Asouras,
les Gand'harvas, les Yakshas, les Rakshas, les Pitris, les
Pisachas, les Nagas, les Grahas et autres démons déchus.

5e — *Kaumara-bhritya* (alimentation). — Doctrine de l'alimentation des enfants, du lait des nourrices, de la purification des vices de la sécrétion lactique; — doctrine de l'apaisement des maladies nées d'un lait impur.

6e — *Agada-Tantra* (traité des poisons). — Doctrine des signes de la morsure vénéneuse des serpents, insectes, araignées, scorpions, souris et autres animaux; — doctrine des poisons et des contre-poisons.

7e — *Rasayana-Tantra* (traité de chimie médicale). — Doctrine des moyens propres à conserver à tout âge sa vigueur, à produire la fermeté de la vie et de l'esprit, et à détourner les maladies.

8e — *Vajikarana-Tantra* (traité de la procréation). — Doctrine des moyens propres à corriger les infirmités et les maladies des sécrétions génitales, d'accroître la génération des hommes, *hilariterque generandi.*

Tels sont les titres et les matières de l'*Ayur-Véda* des anciens sages, tels qu'ils ont été conservés dans le livre de *Susruta* que nous rencontrerons tout à l'heure. Ce sont à peu près toutes les parties de la chirurgie et des sciences médicales modernes.

Un de ces sages, nommé *Atreya,* le communiqua à ses nombreux disciples, et six d'entre eux écrivirent des traités qui portèrent leurs noms. Ils les lurent dans l'assemblée des sages : celui d'*Agnibésa* fut reconnu le meilleur. Plus tard un brâhmane, nommé *Charaka,* y fit quelques corrections et le publia sous son propre nom. *Charaka* devint ainsi l'instituteur de la médecine parmi les hommes.

L'*Ayur-Véda* n'existe plus, mais le livre de *Charaka* a été retrouvé en entier. Il est aussi divisé en huit parties. La première contient la matière médicale, la composition et l'usage des médicaments, les devoirs du médecin, l'origine de la médecine, etc. Sa forme consiste en dialogues entre le maître et ses disciples. Les médicaments qu'il prescrit sont fort simples, ainsi que leurs combinaisons.

Il existe encore un autre livre de médecine d'une antique réputation chez les Hindous. Un mythe semblable entoure son origine ; seulement, au lieu d'un sage député vers Indra, le roi du ciel, c'est un saint personnage, nommé Dhawantari, qui habitait avec les dieux, et à qui Indra, toujours par l'intermédiaire des deux Aswins, avait enseigné les préceptes de l'*Ayur-Vêda*. Médecin des dieux et possesseur de l'*Amrita*, breuvage des immortels, Dhawantari eut pitié de l'ignorance et des infirmités des hommes, et descendit sur la terre après le déluge.

Ce sage s'arrêta à Benarès, la ville resplendissante, et devint roi de cette contrée. Il acquit beaucoup de célébrité par ses cures nombreuses. Les brâhmanes du pays se rendirent auprès de lui, et le supplièrent de les instruire. Il y consentit ; mais il leur dit que, l'*Ayur-Vêda* étant trop volumineux et trop difficile pour la race dégénérée des hommes, il le leur communiquerait en abrégé ; et Susruta, l'un d'entre eux, fut chargé de recueillir les paroles du maître.

Or, l'œuvre de Susruta fut retrouvée dans l'Inde par le professeur Wilson, qui annonça cette découverte dans l'*Oriental Magasine* de 1823. Le titre porte : *Susrutas — Ayur-Vêda* ou *Système de médecine enseigné par le vénérable Dhawantari et composé par son disciple Susruta.*

Ce grand ouvrage fut imprimé en sanscrit et traduit en anglais, à Calcutta ; puis en latin par le Dr Hessler, en 1854.

Extrait de l'*Ayur-Vêda*, il n'en contient guère que la partie chirurgicale. Il est divisé en six livres, distribué de la manière suivante :

1er — *Sutra-Sthana*. — Livre des principes. . .	46	chap.
2e — *Nidana-Sthana*. — Pathologie.	16	—
3e — *Sarira-Sthana*. — Somatologie.	10	—
4e — *Chikitsita-Sthana*. — Thérapie.	40	—
5e — *Kalpa-Sthana*. — Toxicologie.	8	—
6e — *Uttara-Tantra*. — Traité supplémentaire. .	66	—
En tout. . .	186	—

Les cinq premiers livres contiennent spécialement les doctrines et les procédés chirurgicaux. Le sixième a plus de rapport avec la médecine proprement dite ; c'est une sorte d'appendice qui traite des maladies des organes de la tête, des fièvres, de la dyssenterie, de la phthisie, etc., de l'hygiène, et finalement des différentes opinions de son temps au sujet de la doctrine des humeurs. Cette dernière partie est comme une page de nos discussions modernes sur l'humorisme et le solidisme.

On dit que Charaka est supérieur à Susruta dans la description et la classification des maladies, et dans l'ordonnance de ses prescriptions ; mais que Susruta est plus estimé pour ses descriptions anatomiques et pour la justesse de ses principes de chirurgie. Le Dr Hessler, qui a fait une profonde étude de l'ouvrage de Susruta, déclare formellement que « de tous les médecins grecs, latins ou arabes, dont les livres nous sont parvenus, il n'en est aucun qui ne soit surpassé par Susruta ; car aucun d'eux ne traite toutes les parties de l'art et de la science avec plus d'exactitude et une méthode plus sûre que le sage indien. Pour cette raison Susruta fut honoré comme un personnage divin, et mis au rang des dieux. »

Quelle est donc la date de ces anciens livres ?

Le Vêda original est, selon les Hindous, une révélation de Brahma. Conservé par la tradition, il fut ensuite distribué en quatre parties, au quatorzième siècle avant notre ère, selon Colebrooke. C'est donc de cette époque que date l'*Ayur-Vêda*, qui formait une partie du quatrième *Vêda*.

Le Dr Hessler, qui a aussi discuté, avec sa sagacité habituelle, l'époque du *Susruta*, constate que la rédaction de ce livre remonte au moins à mille ans avant notre ère. Il le considère, contre l'opinion des indianistes anglais, comme antérieur au *Charaka*, bien qu'ils soient l'un et l'autre de l'âge héroïque.

Ces deux livres sont de larges extraits de l'*Ayur-Vêda*. Donc ce livre était écrit avant d'être inséré dans le canon sacré des Hindous. Mais si l'on considère la somme de connaissances, d'observations, d'expériences qu'il a fallu avant de formuler les matières de ce livre en un corps de doctrine aussi complet, il est impossible de ne pas reporter ces écrits aux plus hautes époques de l'histoire de l'humanité.

Que signifie, en effet, cette assemblée des divins sages, qui se tenait dans les *montagnes de l'Himalâya*? N'est-ce pas l'assemblée des divins *Aryas*, alors que les tribus védiques étaient encore en Pamir, centre d'où rayonnent les montagnes de l'Himalâya?

Où donc résidait Indra, ce roi des cieux, qui communiqua les préceptes de l'*Ayur-Vêda* à Bharadwaja et à Dhawantari? Il résidait sur le sommet du *Mérou*, qui est le *Sou-Mérou*, le beau milieu du centre de l'Asie.

Ainsi les traditions mythiques semblent nous faire, pour ainsi dire, assister au grand mouvement d'émigration des *Ariens-Vêdiques*, qui, des hauteurs du plateau de Pamir, descendirent sur la terre arrosée par l'Indus et le Gange, apportant aux hommes dégénérés le *Livre de la Science de vie*.

Donc, il est fort probable que ces doctrines médicales avaient cours au sein de la première civilisation qui se montra après le déluge. Indiens et Chinois avaient sans doute puisé à la même source : leurs doctrines sont semblables; les uns leur donnent la sanction des dieux, et les autres celle de leurs premiers empereurs, fils du ciel, rois et pontifes sur la terre.

Le *Susruta* et le *Charaka* ont servi de base à tous les autres livres médicaux qui ont été publiés dans les siècles suivants. On en a déjà retrouvé un grand nombre. La bibliothèque de la Compagnie des Indes orientales, à Londres, en contient, à elle seule, quatre-vingt-six au moins. Ces livres accusent la décadence progressive des connaissances anatomiques et médicales. Cependant, depuis environ trois cents ans, il a été fait une compilation des plus anciens livres : elle est considérée comme un excellent manuel pratique de toutes les parties de la science médicale des Hindous.

Le *Susruta,* que nous avons parcouru, renferme d'admirables préceptes d'hygiène et différents procédés qui sont du domaine de la gymnastique médicale; ce qui nous fait soupçonner que, parmi les anciens livres médicaux des Hindous, il doit exister, comme chez les Chinois, une méthode spéciale et complète de thérapeutique par le mouvement.

4.

Les *Lois de Manou,* recueillis vers le treizième siècle avant notre ère, consacrent aussi la diète, l'ablution, le bain, la friction, l'onction, comme des obligations religieuses.

Le sixième livre contient les stances suivantes :

« Le Sanniâsi (dévot ascétique), pour se purifier, doit se baigner et retenir six fois sa respiration.

« Trois suppressions d'haleine seulement, faites suivant la règle, et accompagnées des paroles sacrées : *Bhour, Bhouvah, Swar,* du monosyllabe *Aum,* de la *Sâvitri* et du *Siras,* doivent être considérées comme l'acte de dévotion le plus grand pour un brâhmane (1).

« De même que les impuretés des métaux sont détruites lorsqu'on les expose au feu, de même toutes les fautes que les organes peuvent commettre sont effacées par des suppressions d'haleine.

« Qu'il efface ses péchés en retenant sa respiration. »

Ces stances nous ont paru spécialement remarquables.

En effet, si nous éliminons les paroles sacramentelles que la superstition brâhmanique y a introduites, il reste simplement

___

(1) *Bhour, Bhouvah* et *Swar,* signifie *terre, atmosphère* et *ciel;* ce sont les noms des trois mondes.

Aum est formé des trois lettres qui désignent A Vichnou, U Siva et M Brahma; c'est la triade divine. La *Sâvitri* et le *Siras* sont des hymnes indiens.

la retenue de la respiration qui doit être faite *suivant la règle,* pour *purifier les organes,* comme le feu purifie les métaux.

Or, nous avons vu que, dans la doctrine religieuse et médicale de la gymnastique des Tao-Ssé, *les différentes manières de respirer* étaient un des principaux éléments de purification et de guérison.

Les médecins de la Grèce et de Rome employaient aussi la retenue de l'haleine, *cohibitio spiritûs,* et il y avait des règles pour exécuter ce mouvement. On le distinguait en deux espèces : l'une attaquant le poumon à sa partie supérieure, l'autre à sa partie inférieure ; et dans la production de l'une ou de l'autre, la poitrine ou le ventre était comprimé au moyen d'une bande d'étoffe. L'inspiration qui commence ce mouvement devait être d'abord lente et de peu de durée, et ensuite forte et prolongée ; l'expiration qui le termine se faisait de la même manière. Ce sont probablement des règles semblables qui étaient observées dans l'Inde.

Notons encore que la comparaison indienne de l'effet de ce mouvement sur les organes avec celui du feu sur les métaux, est fondée sur une raison assez semblable à celle que les médecins grecs en donnaient eux-mêmes : La *retenue de l'haleine,* disaient-ils, augmente la chaleur des parties internes, dilate la capacité du thorax, fortifie les organes de la respiration, purifie la poitrine de ses impuretés, élargit les pores, atténue la peau et chasse l'humide hors de cette membrane. C'est d'après les propriétés bien connues de ce mouvement qu'ils l'employaient pour purifier la bouche, la gorge, la poitrine, l'estomac, les intestins, et pour combattre le bâillement, le hoquet, les laryngites, la toux, l'asthme, les gastrites, les entérites, ainsi que dans les intervalles des mouvements et après chaque série d'exercices, ou pendant la friction, comme moyen *apothérapique* (1).

---

(1) Mercurialis, *De arte gymnastica,* III, 6 ; VI, 4 ; *Œuvres d'Hippocrate,* trad. de Littré ; Du régime, II, 64.

Telles sont, en substance, les notions recueillies par Mercuriali dans les anciens livres de médecine de l'Occident. Oribase, qu'il n'a pas cité, donne une explication anatomique et physiologique de la *retenue du souffle*, de ses effets et de son emploi en thérapeutique. Nous la rapporterons dans nos études sur la gymnastique médicale de la Grèce. Il nous suffit ici d'avoir rendu très-probable l'existence, chez les Indiens, comme chez les Chinois et chez les Grecs, d'un système complet de mouvements physiologiques appliqués, les uns à l'éducation de la caste supérieure, ainsi que nous l'avons vu à propos du concours dans lequel Siddhartha l'emporta sur ses rivaux; les autres au traitement des maladies.

Un mot de Mégasthènes donne à cette probabilité un certain degré de certitude.

Cet historien grec, envoyé en mission dans l'Inde, au troisième siècle avant notre ère, rapporte que, « parmi les brâhmanes, il y a un ordre de médecins qui s'appuie principalement sur la diète et le régime, ensuite sur des procédés externes; ayant une grande défiance des effets de modes de traitements plus puissants. C'est pourquoi on dit qu'ils se servaient de charmes pour venir en aide à leurs médecines (1). »

Nous pensons que ces procédés externes se rapportent à un système de mouvements thérapeutiques. Ce système, pur de toute superstition à son origine, fut faussé par les prêtres qui en étaient les dispensateurs : en l'entourant de mystères et de paroles magiques, pour faire croire à l'intervention bienfaisante des dieux et des génies, ils augmentaient à leur profit la crédulité populaire.

Cet ordre de brâhmanes existe encore aujourd'hui. Différents de ceux qui prescrivent des médicaments, ce sont eux qui professent le shampooing hygiénique.

Au rapport des Européens qui habitent dans l'Inde, c'est ordinairement après le bain que s'administrent le shampooing

(1) Strabon, XV.

et la friction. Celui qui veut se faire masser est étendu sur un siége où l'opérateur manie les membres comme s'il pétrissait de la pâte. Puis il les frappe légèrement avec le bord de sa main, les parfume, les frictionne et termine en faisant craquer les articulations du poignet, des doigts, et même celles du cou. Après cette opération, on éprouve une sensation de bien-être et d'énergie indicible. Aussi les ladies qui vivent dans l'Inde passent, dit-on, rarement un seul jour sans se faire masser par leurs esclaves.

Ces procédés sont essentiellement hygiéniques. Les brâhmanes ont aussi des pratiques spéciales contre les maladies chroniques.

Nous en pourrions citer plusieurs exemples. Pour être bref, nous prierous le lecteur de consulter le *Medico-chirurgical-Journal*, vol. II, p. 526, et vol. III, p. 109, où se trouvent la description des mouvements spécifiques et la figure des appareils que les brâhmanes emploient avec succès contre le rhumatisme chronique. Selon le médecin James Johnson, ce remède est tout à fait semblable à celui des sables et des joncs, *Remedium arenarum et arundinum*, par lequel, au rapport de Suétone, l'empereur Auguste fut guéri d'une douleur ischiatique de la jambe gauche. La plus ingénieuse explication de ce remède, dit James Johnson, a été donnée par Pouteau. Il suppose que les joncs servaient à percuter, légèrement et longtemps, les parties affectées, et qu'ensuite le sable était appliqué chaud sur la partie malade (1). Il y a une explication plus complète et authentique de ce remède dans Oribase, t. II, p. 403, sous le titre de *Bain de sable :* « Vers le matin, on prépare sur le rivage, dans du sable épais, deux ou trois fosses de la même grandeur que le malade qui doit y entrer, et on laisse pénétrer ce sable par la chaleur du soleil. Il faut que, chez le malade, les aliments se soient bien distribués, et

____

(1) J. Johnson, *Practical researches on the nature, cure and prevention of gout*, Londres, 1819, p. 88.

qu'il ait recours auparavant à une promenade, ou à quelque mouvement passif. Quand la chaleur de l'air est assez forte, et que le sable est suffisamment échauffé, on couche le malade dans une fosse et on le charge de sable, autant qu'il en peut supporter sans souffrances. Il doit se couvrir la tête et éviter les rayons du soleil, en se plaçant toujours devant les yeux quelque objet qui les protége ; on utilisera aussi dans ce but la position dans laquelle le malade est couché ; on le tournera donc, par exemple, vers le midi pendant la première partie du jour, et vers le nord pendant son milieu. On lui essuiera la figure avec uue éponge trempée dans l'eau froide, et s'il souffre beaucoup, on lui donnera de quoi se rincer la bouche. Si le malade s'aperçoit que son corps ne se réchauffe pas du tout, ou se refroidit même par l'excrétion des sueurs, il devra le dire ; alors les assistants ôteront le sable qui le recouvre ; ils l'enlèveront lui-même de la fosse et ils l'enseveliront de la manière décrite plus haut dans la fosse placée à côté ; si cela est nécessaire, on agira de même une troisième fois, en se guidant d'après les diverses maladies et d'après les forces. La prolongation du temps que les malades resteront dans la fosse se règlera d'après ce que nous avons dit plus haut. Nous ense-velirons dans la position déclive les malades affectés d'asthme, de fluxion sur la poitrine, ou sur les côtés, de maladie de l'orifice de l'estomac, ceux qui ont une mauvaise apparence, ou qui ont une hydropysie anasarque, et, dans la position assise, les hydropiques qui ont un ascite, et, s'il est nécessaire, ceux qui ont ont une tympanite, et, pour les autres malades, ceux qui souffrent du colon, du foie, de la rate, de la hanche, qui ont la goutte, ou une paralysie des pieds ou des jambes. Vers la fin nous ensevelirons complètement les malades, car il est bon que le relâchement s'étende surtout le corps, et que l'effet utile de ce traitement se fasse sentir à travers les parties non malades, surtout chez ceux qui veulent prendre ensuite un bain froid. On devra tenir prêts, dans le voisinage, des fosses, des cabanes de corne transparente, des seaux d'eau douce et aussi des baignoires d'eau de mer, dans lesquelles on fera entrer les malades quand ils auront cessé de transpirer ; après la sortie du bain, on leur fera des affusions et des frictions avec de l'huile. Si la journée est calme, et si les malades sont robustes, ils devront recourir aussi à la natation, après laquelle ils se reposeront pendant assez longtemps ; mais les hydropiques devront indispensablement se décharger l'estomac après avoir bu préalablement cinq ou six cyathes d'eau chaude, tandis que les autres malades suivront leurs habitudes. On doit permettre aux malades d'augmenter la quantité de leurs boissons à cause des souffrances que leur cause le soleil. Dans les maladies intermittentes, le nombre de jours que devra durer le traitement ne doit pas rester en deçà de quatorze, ni dépasser vingt-et-un ; mais, chez les hydropiques, on règlera le nombre des jours d'après la diminution du volume du corps. Si, après le vingt-et-unième jour, il survient un point d'arrêt dans l'efficacité du traitement, on intercalera un repos de deux ou de trois jours ; ensuite on y aura de nouveau recours. Si, en hiver, nous avons à traiter une hydropisie, contre laquelle les autres ressources de la médecine ne produisent aucun effet, et si le malade ne peut attendre qu'on lui administre le bain de sable en temps opportun, il faut faire de son mieux, considérer le cas comme pressant et ne pas attendre l'avantage qu'on retire de l'à-propos. Alors les malades devront s'établir au voisinage de la mer ; on chauffera le sable dans des fours pour les y ensevelir de la manière décrite plus haut, et on règlera également le reste du traitement d'après ce que nous venons de dire ; mais on devra attendre l'effet utile de ce traitement plus longtemps que pendant l'été. »

Ce mode de traitement était fréquemment employé par les médecins grecs. « La fomentation à l'aide du sable, dit Oribase, convient aux malades affectés d'asthme, de fluxion sur la poitrine, de maladie céliaque, de goutte, de paralysies qui s'étendent de proche en proche, à ceux qui ont quelque douleur chronique. Presque tous les malades se prêtent bien à ce traitement, excepté les petits enfants; la saison qui se prête le mieux à ce traitement est l'été, pourvu qu'on choisisse les jours les plus brûlants. »

Tel aurait été le *Remedium arenarum et arundinum* des médecins grecs, semblable à celui des Indiens.

5.

Dans l'Inde, les plus habiles praticiens appartiennent à des familles brâhmaniques chez lesquelles l'art de traiter les maladies par le mouvement est héréditaire, et tout indique que ces sacerdotes, fidèles observateurs des traditions primitives, possèdent, secrètement aussi, quelque traité védique sur cet art, mais nous n'en avons encore découvert que les fragments précédents.

Un document, tout récemment publié par l'*Athenœum* de Berlin, v. 1, 4ᵉ partie, avril 1854, vient ajouter à nos recherches :

« *Mouvements thérapiques et exercices des Indiens.* — Les exercices des Indiens consistent actuellement dans la *lutte*, l'*escrime au sabre* et l'*escrime au bâton*.

1º La *lutte* est simple; elle se fait sans coups ni secousses et conséquemment sans l'aide du pugilat ; on se borne à renverser son adversaire sur le dos par le seul emploi de la force et de l'adresse.

« 2º Dans l'*escrime au sabre*, la pointe de l'arme est garnie d'un morceau de cuir épais pour amortir l'effet du coup, et la main gauche porte un petit bouclier de cuir qui sert à parer les coups.

« 3º L'*escrime au bâton* se fait avec un long bambou dirigé par les deux mains.

« Mais ce ne sont là que des jeux gymniques, des exhibitions publiques à la manière des anciens et des modernes. Ce que nous devons surtout remarquer, c'est la manière dont les Indiens se préparent à ces combats, et qui rappelle les mouvements isolés de la méthode curative de Ling ; (ajoutons : et

9

aussi ceux de la méthode grecque dans la *tripsis* ou friction préparatoire et dans l'*apothérapie* qui se faisait après chaque série d'exercices et à la fin de l'exercice complet).

« Ce n'est que par une race d'hommes venant de l'intérieur du pays, des montagnards, hommes beaux et vigoureux, qui pour la plupart remplissent les fonctions de gardiens des portes à Calcutta, que ces exercices se pratiquent. Du reste, il se rencontre souvent des Anglais, amateurs de ces jeux, qui se font instruire, et acquièrent une grande habileté.

« Les exercices préparatoires consistent en mouvements isolés des différentes parties du corps et des divers groupes musculaires; ces mouvements s'étendent jusqu'aux parties extrêmes. Ils sont exécutés, en partie, par une personne seule ; en partie, avec l'assistance d'une autre ; en partie, avec des appareils pour les mains, comme par exemple, le *Letsom*, arc lourd, garni de chaînes et d'anneaux de fer, qui doit être porté à bras tendus par-dessus la tête ; ensuite, de lourdes massues en bois, qui doivent être agitées circulairement par l'articulation du poignet, la partie supérieure du bras demeurant immobile, etc. — Tous ces exercices sont pratiqués le corps nu, les hanches seules sont serrées par une large bande qui enveloppe le bas-ventre.

« Avant de commencer les exercices, le lutteur s'accroupit par terre, les jambes reployées, et une autre personne vient le frictionner en tout sens avec le doux et fin limon du Delta du Gange ; ensuite les muscles des bras, des mains, de la poitrine, du dos, du ventre et des cuisses sont pressés en descendant jusqu'aux pieds, les uns après les autres dans l'ordre indiqué ici, et cela d'une façon toute particulière qui peut bien être indiquée, mais non décrite exactement. Une ou deux personnes (dans ce dernier cas, une personne de chaque côté) s'occupent à presser les muscles, les tournant ou les tordant transversalement aux fibres musculaires. Cela ne doit pas se faire d'une façon arbitraire, mais bien d'après certaines *règles observées religieusement*. Ainsi, par exemple, les muscles de la partie supérieure du bras sont constamment tournés en dedans par celui qui les maintient fortement tendus dans ses deux mains; ceux de la partie supérieure de la cuisse sont tournés en dedans, et ceux de la partie inférieure de la cuisse sont tournés en dehors, etc. Cela s'appelle *éveiller le corps*, et l'on éprouve, en effet, un sentiment de bien-être et de vigueur incroyable.

« Puis viennent quelques exercices pour essayer ses forces. Quand ils sont terminés, on reprend de la même manière la tension transversale des muscles, que nous avons déjà décrite, ou bien le corps est encore traité d'une façon toute particulière. Le lutteur se couche à plat ventre, tous les membres étendus, tandis qu'une autre personne se met sur son dos et, les pieds nus, piétine lentement sur tous ses membres, opérant avec les pieds cette tension musculaire et ce pressement latéral qui est produit par les mains de l'autre manière que nous avons décrite d'abord.

« Dans certaines maladies les Indous emploient aussi très-souvent un remède cinésique, nommé *chamboning* (mot traduit en anglais par *champooing)*, qui consiste à pétrir doucement tout le corps du malade en allant toujours des extrémités supérieures du corps et des parties supérieures des membres vers les parties inférieures.

« Ce que je raconte, dit l'auteur de cette communication, je l'ai vu de mes yeux; je l'ai même essayé pour mon propre compte pendant quelques jours. L'occasion m'en a été offerte par hasard, ayant fait la connaissance d'un officier d'état-major anglais, qui depuis longtemps se livrait, dans sa garnison, à ces exercices et à ces manipulations. Par malheur, je ne fis sa connaissance que très-peu de temps avant mon départ; et auparavant je ne savais rien de ces usages et je n'en avais pas entendu parler; je n'ai pu les connaître que pendant la dernière semaine de mon séjour à Calcutta. »

— Ce document, joint au résultat de nos recherches précédentes, nous autorise à penser qu'il existe réellement dans l'Inde une méthode scientifique de l'application du mouvement au traitement des maladies, et que cette méthode fait le sujet d'un traité particulier consigné, comme celui de *Susruta* et de *Charaka* dans l'*Ayur-Véda*, le livre de la science de vie des anciens sages. Conséquemment, cette méthode, avec ses règles fixes et ses procédés déterminés, aurait aussi reçu la sanction de la science des premiers âges et la consécration de la religion, et remonterait à la même époque que la méthode des *Tao-Ssé*, avec laquelle elle a, du reste, de nombreux traits de similitude.

6.

Cette similitude s'étend jusqu'aux habitudes hygiéniques de ces deux peuples, et le *Tchang-Seng*, ou l'art de se procurer une vie saine et longue, ouvrage chinois que nous avons noté à la page 75, n'est point du tout étranger aux mœurs des Indiens ni à celles des autres peuples de l'Orient; il a d'ailleurs des rapports singuliers avec les *Quatre discours* de Cornaro dont nous parlons à la page 440.

Un extrait de cet ouvrage terminera cette première partie.

L'auteur du *Thang-Seng* est un médecin qui vivait au temps de l'empereur Kang-Hi, contemporain de Louis XIV.

Il expose d'abord que, dans la nécessité où l'on est de mourir un jour, il n'a songé qu'à fournir des moyens aisés de ne pas hâter ce dernier moment par indiscrétion ou par négligence, ou du moins de ne pas se réduire par sa faute à traîner une vie languissante et traversée par tant de maladies, qu'elle peut passer pour une mort continuelle. C'est par la lecture des anciens livres et par sa propre expérience qu'il dit avoir recueilli les moyens qu'il propose pour parvenir, comme lui, à une vieillesse robuste et exempte d'infirmité.

Ses préceptes sont compris en quatre articles, qui consistent à régler : *le cœur et ses affections*, *l'usage des aliments*, *les actions de la journée* et *le repos de la nuit*.

Nous ne ferons des extraits que des deux derniers articles qui ont plus spécialement rapport à l'application du mouvement.

« *Régler les actions de la journée.* — A parler en général, dit l'auteur, la vie de l'homme dépend du mouvement régulier des esprits (forces) : les esprits vitaux qu'on nomme *tsing* (forces organiques ou végétatives), les esprits animaux qu'on nomme *ki* (forces animales), et d'autres d'un ordre plus relevé, plus dégagés de la matière, auxquels le nom d'esprits convient beaucoup mieux, et qui se nomment *chin* (forces spirituelles). C'est des esprits vitaux que naissent les esprits animaux, et de ceux-ci le troisième ordre d'esprits destinés aux opérations intellectuelles. Si les premiers viennent à manquer, il est nécessaire que les autres manquent aussi ; et ceux-ci étant épuisés, les troisièmes ne peuvent subsister. Il faut alors que l'homme périsse. Il est donc bien important de ne pas dissiper ces trois principes de la vie humaine, ou par l'usage immodéré des plaisirs des sens, ou par de violents efforts du corps, ou par une application d'esprit trop forte et trop constante.

« Soyez sobre ; tout excès épuise les esprits.

« Ne marchez pas trop longtemps, vos nerfs en seraient fatigués ; ne vous tenez pas des heures entières debout et immobile, les os auraient de la peine à vous soutenir ; ne soyez pas trop longtemps assis, les muscles en souffriraient ; ne restez pas couché au-delà du besoin, votre sang perdrait sa fluidité, et coulerait plus difficilement dans vos veines.

« Aussitôt après votre réveil, faites avec la main plusieurs frictions sur la poitrine, à la région du cœur, de crainte que, sortant tout chaud du lit, la fraîcheur ne surprenne tout à coup et ne referme subitement les pores du corps, ce qui causerait des rhumes et d'autres incommodités, au lieu que quelques frottements avec la paume de la main mettent le sang en mouvement à sa source, et préservent de plusieurs accidents.

« Evitez un coup d'air avec autant de soin qu'un trait de flèche.

« Dans les différentes saisons, vous avez des mesures à garder pour vous défendre des grandes chaleurs et des grands froids. En hiver, évitez la trop grande chaleur; et en été, ne cherchez point à vous mettre trop au frais. Dans l'hiver, ayez soin de vous tenir chauds le dos, le ventre et les pieds. En été, il est à propos que vous vous couvriez le bas-ventre d'une large toile de coton, pour le préserver des coliques qu'un froid subit pourrait y causer. En hiver, ceignez-vous les reins d'une double ceinture : la chaleur qui se conserve aux reins échauffe le reste du corps.

« Pendant les trois mois du printemps, où la nature fer mente de tous côtés, conformez-vous à ce modèle, en vous livrant à un exercice fréquent et modéré.

« *Régler le repos de la nuit.* — Avant de vous coucher, rincez-vous la bouche avec de l'eau ou du thé tiède, et frottez-vous les dents avec une brosse douce et flexible.

« Le milieu de la plante des pieds est comme l'issue des esprits répandus dans tout le corps. Voici à ce sujet une pratique salutaire : quand vous êtes déshabillé et prêt à vous mettre au lit, prenez un de vos pieds d'une main, et de l'autre frottez-en la plante avec force et le plus longtemps qu'il vous sera possible; ne cessez que lorsque vous sentirez une grande chaleur; ensuite remuez séparément chaque doigt du pied, jusqu'à vous lasser. C'est un moyen efficace de réparer les esprits vitaux et animaux (1).

« Aussitôt qu'on s'est mis au lit, il faut *endormir le cœur,* c'est-à-dire le tranquilliser et rejeter toute pensée qui pourrait écarter le sommeil.

« Couchez-vous sur le côté gauche ou sur le côté droit; pliez un peu les genoux, et endormez-vous dans cette situa-

____

(1) Il excite en effet, l'action nerveuse, et, en activant la circulation veineuse, il régularise la circulation artérielle. C'est un puissant dérivatif, qui est en usage dans la pratique suédoise, comme il l'était dans celle des médecins grecs.

tion. Elle empêche les esprits vitaux et animaux de se dissiper et entretient le cœur en bon état.

En dormant, ne prenez point l'attitude d'un homme mort, comme le dit Confucius, c'est-à-dire, ne vous couchez point sur le dos et ne tenez point les mains appuyées sur la poitrine et sur le cœur.

A chaque fois que vous vous réveillez, étendez-vous dans le lit ; c'est le moyen de rendre le cours des esprits et la circulation du sang plus libres.

7.

Note transitoire. — Dans l'ouvrage qui fera suite à celui-ci, nous dirigerons nos recherches en Orient, vers la Perse, l'Assyrie, l'Arabie, l'Océanie ; au Centre, dans les traditions bibliques, et, en Occident, vers l'Egypte, la Grèce, la Gaule, la Bretagne, la Germanie, vers Rome enfin, jusqu'au premier siècle de notre ère.

DEUXIÈME PARTIE.

DEUXIÈME PARTIE.

TEMPS POSTÉRIEURS A L'ÈRE CHRÉTIENNE.

PÉRIODE DEPUIS LE SEIZIÈME SIÈCLE JUSQU'A NOS JOURS.

OCCIDENT.

EUROPE.

Note préliminaire. — Nous avons indiqué dans l'Introduction, page 61, et dans la première partie, pages 67 et 112, la distribution de nos recherches en quatre périodes égales, du premier au sixième, du sixième au onzième et du onzième au seizième siècle, avant et après notre ère.

Ces quinze cents ans, qui composent ce que l'on appelle le moyen-âge, sont riches en documents pour l'histoire de la Cinésie, en Orient, au Centre et en Occident. Cet ensemble de faits ne peut être scindé ; il trouvera sa place dans les suites de notre publication.

Nous avons hâte d'arriver à la quatrième période, qui s'étend du seizième siècle aux temps actuels.

Au seizième siècle, toutes les idées préparées par l'œuvre des trois périodes précédentes ont pris un caractère définitif. Jamais peut-être on n'avait fait, comme pendant tout ce moyen âge, avec plus d'abus, une plus large application de ces paroles de Paul aux Thessaloniciens : ÉPROUVEZ TOUT. On avait tout éprouvé, analysé, examiné. La scission s'était opérée dans le dogme chrétien ; la division était partout, car la division en toutes choses était la condition nécessaire de l'époque dite de la Renaissance. Les mœurs et les institutions sont modifiées ; les langues, la littérature et les arts apparaissent sous des formes nouvelles ; les sciences tendent à se reconstituer. Et tandis que la Russie pousse une reconnaissance aux limites orientales de l'Asie, que Vasco de Gama double le Cap de Bonne-Espérance et aborde à la côte de Malabar, que Christophe Colomb prend définitivement possession de la Grande-Terre-de-l'Occident, que d'autres navigateurs intrépides visitent les îles de l'Atlantique et celles de l'Océanie jusqu'au détroit de Béhring, et qu'enfin les missionnaires chrétiens vont porter à la Chine et au Japon la parole qui *divise*, avec la charité qui *unit*; pendant que ces événements s'accomplissent, François 1er, Charles-Quint et Mahomet achèvent de régler les limites des empires. Le seizième siècle passera sur toute la surface de la terre, car tout est à diviser, tout est à refaire sur la surface de la terre, et c'est là la rude tâche dévolue au seizième siècle. L'esprit de l'Occident embrasse l'univers, et l'intelligence, maîtresse de l'espace, remonte le cours des âges, interrogeant toutes les traditions du passé. Ces traditions sont examinées à leur tour, soumises à l'expérience, et selon les résultats, acceptées ou rejetées ; la science est renouvelée, et l'homme retrouve dans sa conscience plus éclairée les vérités qui avaient inspiré sa foi primitive.

Toutes ces grandes choses ont leur histoire particulière.

Nous allons donc aussi faire une étude des travaux qui ont été entrepris depuis le seizième siècle pour reconstituer la théorie scientifique du mouvement et de ses applications aux diverses conditions de la vie.

Mais la littérature s'est encore peu occupée des choses que nous allons étudier ; aussi, pour en faciliter l'intelligence au lecteur, nous croyons devoir intervertir l'ordre des temps, et exposer, tout d'abord, l'un des premiers résultats vraiment scientifiques qui fut obtenu en Suède, au commencement de notre siècle.

ÉCOLE SUÉDOISE. — LING.

I.

Pierre-Henri Ling, né, le 15 novembre 1776, au presbytère de la paroisse de Ljunga, dans le Smaland, en Suède, est l'un des hommes de son époque qui contribuèrent le plus à rappeler l'art de la Cinésie à ses vrais principes.

Voici à quelle occasion (1) :

Deux émigrés français avaient ouvert à Copenhague une salle d'escrime. Ling, qui étudiait alors à l'université de cette ville, fut un de leurs élèves les plus assidus ; c'était en 1804. L'année suivante, il devint lui même un bon maître dans cet art, si estimé en Suède. Mais comme ces exercices l'avaient guéri d'une paralysie rhumatismale au bras, il comprit que le mouvement, bien réglé, pouvait exercer une influence favorable sur la santé physique et morale de l'homme, et peu à peu il s'éleva à l'idée du *développement harmonique des organes du corps humain devenant une partie essentielle de l'éducation de la jeunesse et du peuple.*

Cette idée mûrit dans une tête aussi fortement organisée que celle de Ling, qui en poursuivit la réalisation avec une volonté ferme et persévérante. Il y avait alors un établissement de

____

(1) Voir la biographie de Ling, par M. Hg. Rothstein : *Die Gymnastik*, p. XLI et suiv.

gymnastique annexé à l'École militaire de Copenhague, dirigé par un homme distingué, Nachtigall, qui, depuis longtemps, essayait aussi de rappeler l'art dans les voies de la vérité. Ling profita de ses essais, interrogea les débris de la gymnastique des Grecs, épars dans leurs écrits médicaux, et lorsque, en 1886, il fut nommé maître d'escrime à l'université de Lund, il y commença la réalisation de son idée. Mais il sentait qu'il lui manquait quelque chose pour la conduire à bien. Il avait une grande érudition, une imagination puissante. La littéra. ture scandinave s'enrichit de ses travaux historiques et de ses mâles poésies, et l'Académie suédoise le reçut parmi ses membres, honneur qu'elle n'accorde jamais qu'aux plus grands poètes de la patrie. — Ce qui lui manquait, c'était l'anatomie, la physiologie et d'autres sciences naturelles. — Il les étudia.

Ling explique lui-même à quel point de vue il fit ces études :

« L'anatomie, dit-il, cette génèse sainte qui met les chefs-d'œuvre du Créateur sous les yeux de l'homme, qui lui enseigne en même temps sa grandeur et sa petitesse, doit être la plus chère étude du cinésiste ; mais bien loin de se borner à l'examen des formes inanimées, qu'il les contemple, ces formes, dans le rayonnement, dans la plénitude de la vie et de l'action, non comme des masses inertes, mais comme des manifestations de l'esprit qui les anime partout de son feu sacré. «

Si donc Ling assignait à la Cinésie les bases de l'anatomie, de la physiologie et des sciences naturelles, il ne voulait pas que ces sciences fussent étudiées du point de vue des anatomistes et des physiologistes qui ne voient dans la vie que les tissus dégradés où elle n'est plus. Il voulait que ces études conduisissent à la vraie science de la vie et de ses phénomènes dans l'organisme humain, qui la résume.

La Cinésie lui apparaissant comme un instrument de l'éducation de l'homme, il lui supposait pour *but* l'idée même de l'humanité; et aux connaissances anatomiques et physiologiques, elle devait joindre une philosophie de la nature, une connaissance philosophique de l'homme et de l'univers.

Tels sont les principes généraux auxquels Ling rappelait la Cinésie, à une époque où cet art, si essentiellement scientifique, en était, presque partout, réduit encore à la partie matérielle de la gymnastique des Grecs : la *course*, le *saut*, la *lutte*, l'*escrime*, les *jeux de balles*, *de boules*, *de haltères* et autres exercices de force et d'adresse, assez semblables à ceux que François Rabelais introduit dans l'éducation de Gargantua. Ce n'était guère que dans les établissements orthopédiques, nés des études pratiques de Nicolas Andry, que l'application du mouvement d'après les lois de l'organisme, commençait à être prise en sérieuse considération.

Dès l'année 1807, Ling faisait une application des principes de l'escrime à la baïonnette, et dressait quelques élèves à cet exercice, pour lequel il avait formulé des règles scientifiques. Il procéda toujours de la même manière dans l'élaboration de la Cinesie; chaque fois qu'il avait préparé un mouvement nouveau, il ne l'introduisait dans son système que lorsqu'il s'en était rendu compte méthodiquement, éclairant ainsi le fait théorique par la pratique.

Cependant, comme tout homme qui se dévoue à la réalisation d'une grande pensée, Ling eut longtemps à lutter contre l'ignorance et les préjugés. En 1812, il s'adressa au ministre de l'instruction publique de Suède, afin d'obtenir l'appui du gouvernement. On lui répondit : *Nous avons assez de jongleurs et de saltimbanques, sans en mettre encore à la charge de l'État.* Cette réponse était désespérante. Cependant Ling insista et obtint enfin ce qu'il désirait : une ordonnance royale créa, en 1813, l'Institut central de gymnastique de Stockholm, où Ling put enfin propager et développer sa méthode; et bientôt elle fut introduite non-seulement dans toutes les écoles publiques, mais aussi dans la maison des Orphelins, dans celle des Aliénés, dans plusieurs hôpitaux et dans l'armée.

En même temps, on vit affluer dans les cours de l'Institut central des personnes de toute profession et de tout âge, malades qui venaient se soumettre au traitement cinésique. En présence des nombreuses cures de maladies qui avaient résisté aux autres modes de traitement, on vit des médecins qui, d'abord, n'étaient rien moins que favorables à cette thérapeutique nouvelle, se plaire à reconnaître la valeur réelle du mouvement artificiel ; plusieurs même devinrent de fervents disciples et d'actifs propagateurs.

Ling fut entouré de considération, et le roi lui conféra les dignités de *professeur* et de *chevalier de l'ordre de l'Étoile du Nord*. Ces témoignages de reconnaissance lui causèrent de douces joies ; mais ses joies étaient tristes dans son cœur : son œuvre n'était pas achevée, et il sentait une fin prochaine.

Laissons M. Georgii, l'un des premiers disciples de Ling, achever le récit de la vie et des travaux du maître (*Kinésithérapie*, page 9).

« C'est à Ling, dit-il, que revient de droit le mérite des développements qu'ont reçus les diverses branches de gymnastique (pédagogique, militaire, médicale et esthétique) ; son activité, qui ne négligeait aucuns détails, embrassait en même temps toutes les conséquences de son système ; son esprit, fécond en déductions ingénieuses, s'emparait en quelque sorte de l'avenir.

« Tant de zèle et d'efforts hâtèrent la fin de Ling. Il dut sans doute à l'excellence de sa méthode la prolongation d'une existence menacée par une prédisposition à la phthisie pulmonaire ; mais la nature lui eût-elle accordé une vigueur athlétique, toute force a sa mesure, et nul ne la dépasse impunément.

« Ling est mort, le 3 mai 1839, à l'âge de soixante-deux ans. La pensée qui avait été celle de toute sa vie occupa encore ses derniers moments, et il recommanda l'Institut aux soins du monarque et aux États du royaume.

« Ling était trop exclusivement occupé d'établir sur une large base expérimentale ses observations et les lois qu'il en avait déduites, pour avoir le loisir de formuler méthodiquement sa doctrine dans un traité spécial. L'exécution intelligente et précise des mouvements, sans laquelle le but scientifique est faussé, était avant tout le point qu'il importait d'atteindre. C'est à cette lacune regrettable dans une existence si pleine, et à son état maladif pendant les dernières années, qu'il faut, pour la plus grande part, attribuer l'insuffisance des ouvrages de Ling, en tant que système complet. »

Cependant M. Georgii cite les ouvrages suivants :

Traité sur la gymnastique sans appareil, Stockholm, 1836, et *Traité sur l'escrime à la baïonnette*, Stockholm, 1838, qui tous les deux ont été publiés par ordre du roi, pour servir de règlement à l'armée et aux écoles militaires ; *Traité sur les principes généraux de la gymnastique*, par Ling ; Upsal, 1834-1840. La publication de ce Traité, qui représente son système en général, et pour la composition duquel il avait été mandé par les États du royaume, ne fut pourtant achevée qu'après la mort de l'auteur, et, selon ses dernières volontés, par deux de ses élèves : Liedbeck, docteur en médecine, et Georgii, sous-directeur de l'Institut.

Les ouvrages de Ling sur la gymnastique ont été traduits en allemand par le docteur Massmann.

Graces à la méthode, les deux élèves maladifs que Ling jugeait les seuls capables de le remplacer, ont été parfaitement guéris, et l'un d'eux, M. Branting, fut nommé son successeur. Depuis cette époque, ce savant et habile directeur de l'Institut de Stockholm s'applique avec le plus grand zèle à compléter les études du maître, et à perfectionner son œuvre.

Pour terminer le résumé des travaux de Ling, nous donnerons, d'après M. Georgii, une idée de l'organisation de cet Institut.

L'Institut royal et central de Stockholm occupe un vaste local distribué en salles spacieuses, les unes spécialement destinées aux exercices gymnastiques et à l'escrime, les autres affectées à l'amphitéâtre d'anatomie, au musée anatomique, à la bibliothèque, à divers cours, etc. Le but de cet établissement est de former annuellement, au nombre de quinze ou seize, des maîtres de gymnastique pour tous les colléges, pour les écoles secondaires et primaires, et enfin pour les régiments de l'armée.

Outre cette destination spéciale, l'Institut admet une nombreuse clientelle de l'un et de l'autre sexe, qui y trouve un traitement contre plusieurs maladies chroniques ; enfin la jeunesse des écoles s'y livre, sous une surveillance active et éclairée, aux divers exercices dont le système constitue et complète leur éducation physique. Les matières qui font l'objet des cours sont l'anatomie descriptive, y compris la dissection ; l'anatomie dans ses rapports avec les mouvements du corps humain ; la physiologie ; les principes et la théorie de la gymnastique ; la théorie de l'escrime ; la gymnastique d'appareil et la gymnastique sans appareil ; la gymnastique médicale ; l'escrime à la baïonnette, à l'épée, au sabre, etc.

Le personnel de l'Institut se compose d'un directeur, d'un sous-directeur et de trois professeurs. Des agrégés, au nombre de huit à dix, assistent les maîtres chargés de l'instruction pratique.

Les officiers qui se destinent à l'enseignement dans les régiments de l'armée, et les maîtres qui se vouent au professorat dans les écoles, sont tenus de subir publiquement un examen théorique et pratique, en présence de deux ministres secrétaires d'État et d'autres autorités locales déléguées.

L'établissement est fréquenté annuellement par cinq à six cents personnes, parmi lesquelles plus de deux cents sont traitées pour des maladies chroniques.

2.

Nous venons de donner un aperçu de la biographie de Ling et de sa méthode, d'après MM. Rothstein et Georgii.

Est-ce bien réellement une méthode nouvelle, inconnue dans les annales du passé, et dont les principes, les éléments, les combinaisons et les applications appartiennent exclusivement à Ling?

Nous ne le pensons pas.

Il est établi dans nos *Recherches historiques* précédentes, et dans celles qui doivent compléter ce premier article, que les principes et la théorie, le système, la méthode et les applications, la doctrine de Ling toute entière est dans les traditions de l'antiquité. Elle se présente donc parmi nous avec toute l'autorité de la sagesse antique et de l'expérience de tous les siècles qui ont passé sur les générations des hommes. Nous croyons même nous rappeler que, bien que Ling ait cru devoir cacher les sources où il puisait les éléments de sa méthode, cependant il était trop ardent ami de la vérité pour se poser comme inventeur.

Mais la question, comme cela arrive ordinairement dans des cas semblables, a été un peu embrouillée et par les disciples de Ling et par ses détracteurs.

Nous l'avons étudiée sans préjugé, au seul point de vue de l'histoire, et il en est résulté des clartés inattendues.

D'abord, l'idée du *développement harmonique des organes du corps humain formant la base essentielle de l'éducation de la jeunesse et du peuple,* est une idée tellement grecque, qu'elle se retrouve dans tous les écrits des philosophes. Elle était d'ailleurs formulée dans la loi, réalisée dans toutes les institutions pédagogiques, dans toutes les récréations et les jeux publics, et placée sous la protection d'Apollon. « Ce dieu, dit

Plutarque, qui dispense aux hommes la santé et le génie, en favorisant l'évolution de la forme dans le développement harmonique de la force. »

Quant à l'étude du corps humain, en tant que doué, et non privé, de vie et d'action, elle fut aussi l'objet de l'attention des Grecs longtemps même avant Hipocrate. Sans cette étude spéciale de l'anatomie des formes vivantes, les artistes grecs auraient-ils jamais pu produire tant de chefs-d'œuvre? Certes, ce n'est pas sur des formes mortes que Polyclète, dans le cinquième siècle avant notre ère, tailla son admirable Doriphore, et composa son traité des proportions qui constituent l'harmonie et la beauté du corps humain, règles dont on ne s'est point départi depuis. — Combien d'autres faits de ce genre nous pourrions citer! Mais franchissons les siècles, et arrivons à l'époque où Ling commença ses études anatomiques. A cette époque même, le docteur John Barclay professait l'idée de Ling à l'École de médecine d'Edimbourg, et en publiait les formules, en 1808, dans un livre intitulé : *The muscular motions of the human body*. Un siècle auparavant, le célèbre Winslow, professeur d'anatomie et de physique au Jardin-des-Plantes, en avait fait des applications nombreuses au traitement des difformités humaines; et, en l'année 1742, Nicolas Andry, docteur-régent de la Faculté de médecine de Paris, publiait le premier traité d'*Orthopédie* qui eût encore paru, et où ces principes mêmes sont mis à la portée des pères et des mères.

Et cette pensée, que pour étudier l'homme, il faut l'étudier avec toute chose, ne se trouve-t-elle pas aussi chez les anciens? On lit dans le *Phèdre* de Platon : « Penses-tu qu'on puisse connaître quelque peu la nature de l'âme sans connaître celle de l'universalité des choses? S'il faut croire Hippocrate, fils des Asclépiades, on ne peut pas même connaître le corps sans cette méthode (1). »

C'est sous l'impression de cette pensée que Pascal a dit :

(1) Consulter sur cette citation la savante discussion de M. Littré : *Œuvres complètes d'Hippocrate*, 1er vol., p. 295-313 et 563.

« Les parties du monde ont toutes un tel rapport et un tel enchaînement l'une avec l'autre, que je crois impossible de connaître l'une sans connaître l'autre et sans le tout. »

Maintenant, voyons de plus près d'où est née l'idée suédoise.

L'idée suédoise est née au contact de l'idée française. L'art de l'escrime, qui faisait partie de la gymnastique militaire des anciens, et dont la noblesse en France conservait fidèlement les belles traditions, était fondé sur des règles qui expliquaient avec précision quels et quels muscles sont mis en jeu dans la pose, dans le mouvement, dans son point de départ et dans son point d'arrêt, pour produire tel ou tel effet déterminé, soit dans l'attaque, soit dans la défense.

Or, c'est le principe même de ces règles que Ling appliqua à chaque organe en particulier et à l'ensemble de l'organisme vivant.

Et comme il avait reconnu que sa guérison était due à l'escrime, il dut aussi constater sur lui-même que cet exercice, mathématiquement exécuté, en même temps qu'il déploie les ressorts de l'âme dans une certaine virtualité, fortifie ceux du corps, donne de l'ampleur à la poitrine, de la souplesse aux membres, de l'aplomb à la pose, de la grâce aux mouvements.

Un système complet de gymnastique était donc en germe dans la méthode d'escrime des deux émigrés français.

« C'est ainsi, dit le docteur Rothstein, que Ling se trouva sur le seuil de cette carrière qu'il devait embrasser, pressentit sa vocation naissante et la parcourut à pas de géant. »

Cependant il procédait graduellement et par des expériences répétées, qu'il commençait presque toujours sur lui-même. D'abord, et comme première conséquence de l'art de l'escrime à l'épée et à l'espadon, il formula, en 1807, les règles de l'art de l'escrime à la baïonnette ; et ce ne fut, d'après M. Rothstein, qu'en 1813, à l'époque de la fondation de l'Institut central de Stockholm, que l'idée de la *gymnastique médicale* devint, de sa part, l'objet d'une application sérieuse et durable.

L'escrime admet la synergie proportionnelle de tous les muscles du corps dans la production des mouvements ; mais ces mouvements divers sont toujours à peu près les mêmes. Si donc il en résulte des avantages notables pour certaines parties du corps et pour l'ensemble, ces avantages ne peuvent être durables. Ils doivent peu à peu disparaître avec l'usage fréquent de cet art ; car ici, comme dans toute profession, soit manuelle, soit intellectuelle, la continuité des mêmes actes occasionne nécessairement des désordres dans l'économie et dans la forme, à moins que quelque mouvement *compensateur* ne vienne rétablir l'harmonie de l'ensemble.

C'est là un fait sérieux ; et l'antiquité en avait déduit une des règles fondamentales de la gymnastique. Ling l'observe aussi, et le formule de la même manière.

« *La nutrition ou le développement musculaire d'une partie quelconque du corps, dit-il, est en relation directe avec les mouvements actifs auxquels a été soumise cette même partie.* »

Cela nous rappelle une des particularités de la vie de Socrate.

Le sage se trouvait à un festin splendide, après lequel il y eut, selon la coutume, spectacle, musique, jeux d'adresse. Un jeune Syracusain se mit ensuite à danser : nulle partie de son corps ne restait oisive ; et son cou, et ses cuisses, et ses mains, tout était en mouvement.

« Eh bien, Syracusain, dit Socrate, je voudrais, moi, que tu m'apprisses ces gestes et ces mouvements.

— A quoi cela vous servirait-il ?

— Par Jupiter ! à danser. »

A ce mot, toute la compagnie de rire aux éclats.

« Vous voulez rire à mes dépens, reprit alors Socrate, prenant un air sérieux. Est-ce parce que je veux fortifier ma santé par l'exercice, procurer plus de saveur à mes aliments, plus de douceur à mon sommeil ? Est-ce parce que je désire m'exercer ainsi dans la crainte de ressembler ou aux *coureurs qui ont de grosses jambes et des épaules maigres*, ou aux *lutteurs dont les épaules s'épaississent en même temps que leurs cuisses s'effilent ; parce qu'enfin, en exerçant tous mes membres à la fois, je donne à mon corps de belles proportions ?* Riez-vous de ce que je n'aurai besoin ni de chercher un compagnon de danse, ni de me mettre, moi vieillard, nu en présence de tout un peuple ? Cette salle vient de suffire à un jeune garçon pour le faire suer ; serai-je donc à l'étroit dans une maison à sept lits ? Je danserai à couvert durant la saison des frimats, et à l'ombre d'un bois dans les excessives chaleurs de l'été. Ayant un peu trop de ventre, vous étonneriez-vous que je voulusse en diminuer le volume ? Ignorez-vous qu'un de ces matins Charmide m'a trouvé dansant ? (Xénophon : *Banquet*, c. 2.) »

Ces paroles de Socrate sont fondées sur l'axiome que : *chaque organe se développe en proportion de son activité;* et les conséquences qu'il en déduit relativement au développement proportionnel, intégral du corps, à l'hygiène des fonctions, à la conservation de la santé et à la thérapeutique, sont en rapport avec les notions théoriques et pratiques de son époque (ve siècle avant notre ère).

Or, nous pourrions citer cent autres passages des écrivains de l'antiquité, où cette idée de l'unité de l'organisme se trouve mentionnée simplement, ou développée dans ses rapports avec les exercices du corps.

Elle se rencontre même dans les écrivains sacrés.

Job la rappelle en ces termes :

« Vos mains, Seigneur, m'ont fait ; elles ont psalmodié (taillé harmoniquement) tout mon être dans son unité sphérique. »

Manus tua fecerunt me, et psalmaverunt me totum in circuitu (x, 8).

Saint Paul y rapporte non-seulement la solidaire activité de tous les membres du grand corps de l'Église, mais aussi son économie organique, sa croissance et son édification progressive.

Ainsi, il dit au Corinthiens :

« Dieu a mis un tel ordre dans le corps humain..., afin qu'il n'y ait point de schisme qui en trouble l'harmonie ; mais que tous les membres conspirent à s'entr'aider les uns les autres.

« Si l'un des membres souffre, tous les autres souffrent avec lui ; ou si l'un des membres reçoit de l'honneur, tous les membres s'en réjouissent avec lui.

Or, vous êtes le corps de Jésus-Christ, et les membres les uns des autres (1, xii, 24). »

Et aux Éphésiens :

« C'est par Jésus-Christ que le corps, dont les diverses parties sont jointes et unies ensemble avec une si juste proportion, reçoit, par l'action unanime des véhicules de la vie, et selon la mesure et la force propre à chaque partie, la faculté de croître et de s'édifier dans la charité (iv, 16). »

Or, ces paroles de l'apôtre, considérées au seul point de vue physiologique, sont encore aujourd'hui la synthèse la plus parfaite de la science.

Ling, historien et chrétien, n'a pu ignorer ces choses-là, et nous croyons que ce serait faire un tort réel à sa réputation, que de le poser comme en étant l'inventeur.

Il a aussi, dit-on, *inventé* ou *déterminé* les mouvements *passifs* ou *communiqués*.

Cette prétention tendrait encore à anéantir la tradition.

Mercuriali (*De arte gymnastica*, III, 10) n'avait-il pas prévenu cette erreur ? L'art grec distinguait le mouvement gymnastique en *actif* ou *volontaire* (*alterum in quo suâpte naturâ*), et en *passif* ou *communiqué* (*alterum in quo, alio movente, sese exercentes moventur*), et en mouvement *mixte* (*mixtum motum*), ou pour une partie *actif* et pour l'autre partie *passif*. Cette distinction s'appliquait non-seulement aux mouvements libres de la *course*, du *disque*, des *haltères*, aux mouvements passifs de la *gestation*, et aux mouvements mixtes de l'*équitation* ; mais aussi à tous les mouvements de *flexion*, d'*extension*, d'*adduction*, d'*abduction*, etc., et aux mouvements de *pression*, de *friction*, de *percussion*, de *vibration*, etc. De plus, l'application de ces mouvements se faisait le malade étant *debout, assis, couché*, ou *incliné*, les jambes ou les bras tendus, fléchis, rapprochés ou séparés de diverses manières corrélatives, selon l'espèce d'effet physiologique à produire sur tel organe ou sur l'ensemble de l'organisme.

Les mêmes choses se trouvent chez Ling, d'après M. Georgii.

« Dans l'application de la kinésithérapie, Ling ne perdait jamais de vue la loi fondamentale de l'unité de l'organisme. Ainsi, à une congestion cérébrale, il opposait des mouvements dérivatifs sur les jambes et sur les pieds, ou bien il déterminait l'afflux du sang vers les organes du ventre ou du bassin; ou bien enfin, par des mouvements appropriés, il augmentait l'action des mouvements absorbants de la tête. Dans les déviations de la colonne vertébrale, ou contre d'autres difformités causées par le défaut d'équilibre de l'action musculaire, il augmentait l'activité dans les muscles antagonistes de ceux qui étaient trop développés, etc. »

Ces notes suffisent.

C'est en reconstituant, à la fin de nos *Recherches historiques*, le système complet de la gymnastique grecque, que nous mettons en toute évidence sa parfaite similitude avec celui de Ling, jusque dans les détails les plus minutieux.

3.

Mais ces études établissent aussi, de la manière la plus positive, que le système de Ling est exactement semblable à celui des Tao-Ssé, que nous avons exposé précédemment (pages 77 et suivantes).

Seulement celui des Tao-Ssé nous paraît bien plus complet que celui de Ling.

C'est ici que nous croyons devoir rapporter ces paroles de M. Georgii (*Kinésithérapie,* p. 75).

« Le génie et l'esprit observateur de Ling, dit-il, lui suggéraient des moyens nouveaux toutes les fois que le besoin l'exi-

geait, et la sagacité avec laquelle il savait approprier l'espèce
de mouvement convenable à l'indication qui se présentait,
constituait chez lui une sorte de divination de son art, qui
suppléait à l'état d'imperfection des sciences physiologiques et
biologiques de son temps. Aussi a-t-il laissé à ses élèves des
formules de mouvements tellement variées et nombreuses,
qu'il faudra de longues années pour les étudier, les expliquer
et les classer dans le domaine de la physiologie et de la thérapeutique. »

En effet, les formules de Ling, publiées, ne forment pas des
séries bien étendues; mais quels qu'en soient le nombre et
les variétés, elles sont nécessairement comprises dans le système du *Cong-Fou* chinois, qui contient toutes les formules
réelles et imaginables, comme spécifiques actifs ou passifs
pour produire tel ou tel effet physiologique sur une partie
quelconque d'un organe, sur un ou plusieurs organes à la fois
ou sur l'ensemble de l'organisme. S'il existe quelques différences entre les formules de Ling et celles des Chinois correspondantes, ces différences sont plus spécieuses que réelles; et,
d'ailleurs, elles subsisteront toujours comme les mœurs des
peuples de l'Orient et celles des peuples de l'Occident.

En outre, le système chinois est sanctionné par plus de cinq
mille ans d'expériences continues. Car c'est de l'Asie centrale,
et dès l'origine dès choses humaines, que les Tao-Ssé ont im-
porté cette doctrine en Orient; et, depuis cette époque, ils
n'ont point cessé d'en faire l'application. Mais c'est aussi de
l'Asie centrale, et de la même source que celle où avaient puisé
les Tao-Ssé, que les ancêtres des Grecs importèrent dans
l'Occident cette même doctrine, qui fut un des éléments de
l'initiation aux mystères de Samothrace et d'Eleusis, (1), dont
les origines sont non-seulement dans la religion égyptienne,
mais aussi dans le Mazdéisme primitif. Les prêtres, en l'en-

(1) On trouve ce fait établi dans nos *Recherches historiques*. Le docteur Krauze en dit
quelques mots dans son ouvrage intitulé : *Die Gymnastik und Agonistik der Hellenen.*
Leipzig, 1841, 1re partie, p. 12.

tourant de pratiques superstitieuses, l'appliquèrent au traitement des infirmités humaines, jusqu'à l'époque où Pythagore, Socrate et d'autres philosophes, initiés aux mystères de l'Orient, la firent passer, plus ou moins fidèlement, du secret des temples au grand jour de la pratique publique et de la littérature médicale et philosophique.

4.

Quel est donc le mérite de Ling ?

Éclairé par l'art de l'escrime français, Ling comprit toute la portée des tendances de son époque à reconstituer l'art de la gymnastique sur des bases scientifiques. Il s'appropria les résultats déjà obtenus par les plus habiles gymnastes de l'Allemagne, et pénétrant plus profondément dans les traditions antiques, il fut un des premiers à formuler un corps de doctrines complet appuyé sur les connaissances anatomiques et physiologiques de son temps. — Mais comme ce corps de doctrine ne diffère point de celui des Tao-Ssé, il faut bien admettre aussi que dans le même temps Ling avait entre les mains la Notice du P. Amiot ou quelqu'autre traité chinois original, rapporté soit par d'autres missionnaires, soit par des personnes attachées aux ambassades de l'Europe en Chine. La doctrine de Ling toute entière, théorique et pratique, n'est qu'une sorte de décalque daguéréotypique du Cong-Fou des Tao-Ssé; c'est le *vase royal de Dresde,* le splendide vase chinois, avec ses figures chinoises revêtues des teintes européennes.

Tel est, selon nos études historiques, le vrai mérite de Ling.

Après tout, que l'œuvre de Ling ne soit qu'une importation de la doctrine conservée en Chine dans toute son originalité primitive et dans son caractère essentiellement thérapeutique, ou une simple rénovation de l'art grec, plus spécialement appliqué à l'éducation de l'homme, au développement harmonique de la forme et de la force, à l'esthétique et à l'art militaire ; en un mot, quelles que soient les sources où Ling ait puisé les éléments et les combinaisons de son système et de ses applications, il n'en est pas moins vrai qu'il est un des hommes qui ont beaucoup aidé à rappeler parmi nous la gymnastique, comme science et comme art, aux plus pures traditions de la haute antiquité.

Et ceci est un nouveau et éloquent témoignage en faveur de l'observation que nous avons eu plusieurs fois l'occasion de faire : c'est que toute science et tout art qui progressent ne progressent réellement qu'à la condition d'un mouvement en retour vers la vérité primitive.

5.

Maintenant, nous comprenons mieux la gymnastique du dix-neuvième siècle.

La gymnastique du dix-neuvième siècle n'est point une découverte chinoise, grecque, française ou suédoise ; c'est une de ces primitives institutions que le Créateur avait confiées dès l'origine à l'intelligence de l'homme, comme un instrument que l'homme possède en lui-même, puissant, destiné à réparer les troubles que le travail de l'esprit et du corps, sa sainte mission sur la terre (1), devait nécessairement introduire dans son organisme, et d'autant plus facilement, que cet organisme est de tous le plus beau, le plus complet, le plus parfait.

Considérée à ce point de vue élevé, la vraie et simple gymnastique du XIXe siècle doit entrer, comme un devoir, comme la prière et le travail, dans nos habitudes individuelles et sociales.

L'art de la gymnastique, en tant que rationnel, c'est-à-dire fondé sur l'anatomie et la physiologie, sur la *science de la mécanique de l'organisme vivant*, en un mot sur la *biologie* ou

____

(1) *Genèse*, II, 5 et 15.

science de la vie, est *un*, comme sa base scientifique ; les éléments et les combinaisons du mouvement, c'est-à-dire le système est également fondé sur l'*unité* organique ; la manière générale de procéder d'après le système, c'est-à-dire la méthode, est *une* aussi. Sans doute la méthode, le système et l'art sont perfectibles comme les sciences auxquelles ils empruntent leurs principes et leur raison ; mais comme il n'y a pas deux arts de gymnastique différents, il n'y a pas non plus deux systèmes ni deux méthodes différents. Tout mouvement qui n'est pas scientifiquement déterminé dans sa cause et dans ses effets anatomiques et physiologiques, dans son principe et dans ses conséquences, n'est pas un mouvement gymnastique. Les différences qui peuvent se rencontrer ne sont donc ni dans le système, ni dans la méthode. Elles sont dans les applications particulières. — En effet, soit que le mouvement s'applique au traitement des maladies, à l'éducation de l'homme, à l'hygiène, à la callisthénie, à l'esthétique, à l'art de la danse, à l'art militaire, à l'art du pompier, du forgeron, du menuisier, du tailleur, à un art quelconque, le mouvement, en tant que systématique et méthodique, est toujours également fondé sur les mêmes principes scientifiques ; mais ses séries sont spécifiques, comme les différents modes d'activité ou de passivité qui le spécialisent, eu égard à la maladie à traiter ou à l'art à exercer.

C'est ici seulement que naissent les différences ; et ces différences ne résultent pas de la doctrine, mais bien du savoir, du tact, de l'habileté, en un mot de la *manière* du praticien, qui, dans le nombre infini de séries de mouvements spécifiques, affecte plus particulièrement telle série que telle autre qui produit des résultats semblables ; encore cette manière est-elle le plus souvent déterminée par les influences des milieux géographiques et nationaux où il exerce, et qui ont spécifiquement modifié les organismes humains.

De là, en gymnastique, comme en peinture et en médecine, des différences d'*écoles,* mais non de système et de méthode.

Ainsi, les doctrines chinoises transportées en Suède y ont formé l'*école suédoise*, comme l'école suédoise, transportée en Angleterre et en Allemagne, s'y modifie déjà sensiblement en *école anglaise* et en *école allemande*.

Certes, chaque école, chaque individu peut avoir, outre sa manière, ses classifications spéciales et sa méthode ou ses procédés particuliers; tant de voies différentes, où chacun peut errer à sa guise, conduisent au même but! — Mais il y a un système et une méthode primordiale et fondamentale, œuvre de la nature, indépendante de la science de l'homme, et que la science de l'homme cherche incessamment à représenter sous des formes constantes, jusque dans ses limites indécises. Ce grand travail de *systématologie* et de *méthodologie gymnastique* serait de la plus haute importance. Il est possible de nos jours; et nous voudrions qu'on l'entreprît, sauf à le modifier ensuite, selon le progrès des sciences.

6.

D'abord, pour relier notre publication à celle du même genre, qui paraît sous ce titre : ATHENÆUM FÜR RATIONELLE GYMNASTIK, par les docteurs Hg. Rothstein, directeur de l'Institut royal et central de gymnastique de Berlin, et A.-C. Neumann, directeur de l'Établissement de gymnastique médicale de la même ville, 1er numéro, Berlin, 1853, — nous traduirons de cette feuille trimestrielle les articles qui nous paraîtront les plus intéressants, en commençant par le premier numéro.

Ier **ARTICLE**. — Introduction à l'Athenæum.

Après quelques considérations générales, les rédacteurs de l'*Athenæum* publient les titres des ouvrages qui ont paru sur la gymnastique suédoise. Ces titres donnent une idée de l'importance et de l'extension qu'elle avait déjà prise en 1853.

Le premier essai en ce genre, dit l'*Athenæum*, p. 10, est le rapport qu'un médecin fort estimé, le docteur Sonden, fit à l'occasion de la réunion des naturalistes scandinaves, à Copenhague, en 1840, et qu'il publia ensuite sous ce titre : *Discours sur la gymnastique appliquée au développement du corps, et à la médecine.* Cet opuscule trace rapidement l'histoire de la gymnastique, et expose, d'une manière concise, mais très-claire, le système de la gymnastique rationnelle, comme Ling l'avait conçue et pratiquée.

Puis, par ordre chronologique, parurent les ouvrages suivants :

1. G. INDEBETOU : *Manipulation thérapeutique*, Londres 1842 (2e édit. 1846). L'auteur, élève de Ling, après une courte introduction et l'appréciation de l'effet physiologique des mouvements du corps, fait une description des formes de moûvevement les plus usitées dans l'établissement gymnastique de Ling, et termine par le récit de plusieurs guérisons obtenues par cette méthode.

2. HG. ROTHSTEIN : *La gymnastique en Suède, et le système gymnastique de Ling.* Cet essai, publié en 1844, dans la livraison de septembre de la feuille mensuelle, « *der Staat,* » qui n'a pas été continuée, attira le premier l'attention publique sur le système de Ling, et cela avec un grand succès.

3. E.-H. RICHTER : *La gymnastique suédoise nationale et médicale ;* discours prononcé à la société des sciences naturelles et médicales de Dresde, publié en 1845.

4. HG. ROTHSTEIN : *La gymnastique d'après le système du gymnasiarque du Nord, P.-H. Ling* (1), Berlin, 1847-1850. De ce grand ouvrage, qui a pour but d'exposer tout le système de la gymnastique rationnelle, parut d'abord le troisième chapitre, *la*

---

(1) M. Rothstein donne à Ling le titre de *gymnasiarque ;* c'est une erreur : le gymnasiarque, chez les Grecs, était un magistrat élu chaque année par l'assemblée du peuple. C'était le préfet annuel du gymnase, et non le gymnaste ou maître de gymnastique.

(Rédaction.)

gymnastique curative, en janvier 1847, et la même année le deuxième chapitre, *la gymnastique pédagogique*. Ensuite parut le premier chapitre contenant *la gymnastique*, ses bases et ses divisions, 1848-1849. Le quatrième chapitre, *la gymnastique défensive*, fut publié en 1850. — Selon le plan que l'auteur a exposé dans l'introduction générale placée en tête du premier chapitre, il doit faire paraître encore le cinquième chapitre, *la gymnastique esthétique*, et le sixième comprenant les *remèdes techniques*, *l'organisation des maisons de santé gymnastiques*, *l'éducation des gymnastes* et *l'organisation de la gymnastique dans l'État*. — Dans cette introduction générale se trouve, entre autres observations, une revue rétrospective sur le développement historique de la gymnastique, ainsi qu'une biographie de Ling.

5. A. GEORGII : *Kinésithérapie, ou traitement des maladies par le mouvement, selon la méthode de Ling*, Paris, 1847. — L'auteur est l'élève direct de Ling. Conjointement avec le professeur Branting, il a représenté tout le système théorique et pratique de Ling, de la manière la plus générale et la plus rationnelle. C'est durant un séjour de six mois à Paris qu'il fit paraître ce livre qui tient plus que son titre ne promet. La gymnastique curative et ses bases scientifiques en forment le principal objet ; il donne en outre une description courte mais claire des traits fondamentaux du système de Ling, tout en insistant particulièrement sur le système d'éducation.

6. Après la publication des ouvrages précédents, parurent dans la *Gazette centrale de médecine*, 1848-1850, et dans la *Revue hebdomadaire de médecine générale* de Caspers, 1849, plusieurs articles sur la gymnastique curative de Ling, par le docteur A.-C. Neumann, médecin de département. — L'auteur y rend compte de ses expériences couronnées du succès.

7. A. GEORGII : *Kinésipathie, ou gymnatique médicale selon la méthode de P.-H. Ling*, Londres, 1850. — Professeur en chef à l'Institut central de gymnastique de Stockholm, M. Georgii résigna momentanément ses fonctions pour transporter son

activité en Angleterre. Le contenu de cet ouvrage est à peu près le même que celui des autres qu'il a publiés (l'un à Paris, les autres en Suède).

8. Le docteur Freyer a publié une grande dissertation dans son rapport annuel sur le collége de la cathédrale de Merse-bourg, 1850. — Au point de vue pédagogique, il compare le système de Ling avec la gymnastique allemande. Cet estimable essai est ce qui a été dit de plus remarquable de la part du monde pédagogique sur le système de Ling.

9. Le docteur E.-A. Richter, dans son *Organon de la thérapie physiologique*, Leipzig, 1850, accorde une place comparativement considérable à la médecine gymnastique, en se rapportant spécialement à la méthode de Ling.

10. Docteur Roth : *Préservation et guérison de beaucoup de maladies chroniques*, Londres, 1851. — Très-bel ouvrage, orné de nombreuses gravures, écrit avec talent et avec le sentiment pratique, d'après plusieurs des ouvrages mentionnés ci-dessus.

11. Hg. Rothstein : Deux opuscules en faveur de la gymnastique de Ling, dans ses rapports avec l'éducation, publiés dans le *Journal du monde gymnastique*. Année 1852. V. 9, 10, 11.

12. A.-C. Neumann : *La gymnastique curative*, d'après le système du suédois Ling et de ses élèves Branting, Georgii et de Ron, Berlin, 1853. — L'auteur, ayant pratiqué avec succès la médecine gymnastique, d'après les indications des ouvrages précédents, et d'après ses propres observations, avait entrepris, en 1850, un voyage à Stockholm, pour y étudier plus exactement la pratique de la gymnastique curative. En 1851, il entreprit un autre voyage scientifique aux frais du ministère des cultes du royaume de Prusse : il visita non-seulement Stockholm, mais aussi Londres et Saint-Pétersbourg, où depuis longtemps on avait ouvert des établissements pour la gymnastique suédoise. — Ce livre, qu'il rédigea à son retour, a une tendance spécialement pratique ; il initie nettement le lecteur à la méthode. Si dans ce travail il se rencontre des

explications qui ne s'accordent pas tout à fait avec l'opinion d'autres physiologistes et médecins, l'auteur les invite à réfuter ses erreurs prétendues ou réelles.

13. HG. ROTHSTEIN : *Les exercices gymnastiques libres*, d'après le système de P.-H. Ling, dans un ordre réglementaire, Berlin, 1853 (2e édit. 1855). Ces exercices libres, partie constitutive de la gymnastique pédagogique, sont aussi employés en gymnastique médicale pour consolider la santé. Dans la gymnastique défensive, ils se présentent comme exercices de lutte, et la gymnastique esthétique ne consiste essentiellement qu'en exercices libres.

14. Docteur EULENBURG : *La gymnastique curative suédoise;* essai sur ses bases scientifiques, Berlin, 1853. — L'auteur, dont l'attention avait été excitée par les écrits sur le système de Ling, entreprit en 1851 un voyage à Stockholm, où il étudia sous le professeur Branting. A son retour, il fonda à Berlin, avec l'assistance de H.-J. Ling, fils, une maison de santé où il obtint de grands succès par l'application de la méthode curative suédoise. Avant de publier son livre, il fit d'abord paraître quelques articles dans la *Clinique allemande de Goschen,* 1852, numéros 30 et 31.

15. Docteur MELICHER : *Premier rapport sur l'Institut de la gymnastique suédoise,* Vienne, 1853. — Le docteur Melicher, après avoir étudié la gymnastique médicale, à Stockholm, auprès de M. Branting, et à Londres, auprès de M. Georgii, alla fonder à Vienne un établissement, dont ce premier rapport fait connaître les bons résultats.

16. HG. ROTHSTEIN : *Le combat de la baïonnette représenté d'une manière réglementaire,* d'après le système de P.-H. Ling, Berlin, 1853. — Cet opuscule est du ressort de la gymnastique défensive, et se rattache au grand ouvrage de l'auteur (n° 4). — Il parut ensuite, par ordre supérieur, un autre traité spécial intitulé : *Instruction pour le combat à la baïonnette,* destinée à l'infanterie de l'armée prussienne.

17. Il est aussi fait mention de la gymnastique de Ling, d'une

manière plus ou moins détaillée, dans différents ouvrages,
comme les *Notices de Graevell pour les médecins praticiens*,
2e vol., Berlin, 1850 ; le *Livre des familles du Lloyd autrichien*,
3e vol., 4e livraison, 1853 ; les *Tableaux du Nord*, *d'Oscar
Schmidt*, 1850, etc.

Après ces ouvrages, qui ont rapport au système de Ling, se
présentent d'autres œuvres remarquables de littérature gymnastique, entre autres :

*La gymnastique au point de vue de la diététique et de la phy-
siologie*, par le docteur C.-F. Koch, Magdebourg, 1830.

La méthode curative péripatétique, ou *traitement des maladies
par le mouvement*, par le docteur Hartwig, Dusseldorf, 1847, etc.

Ces deux ouvrages remplis de mérite sont revendiqués par
l'école allemande. Nous nous occuperons tout à l'heure de cette
intelligente rivale de l'école suédoise.

Il existe encore d'autres ouvrages modernes sur les exercices
corporels ; mais comme ils ne s'annoncent pas sous le titre de
gymnastique, il n'en est fait ici aucune mention.

Telle est la revue de la bibliographie gymnastique contenue
dans la première livraison de l'*Athenæum* de 1853.

Depuis cette époque, plusieurs autres ouvrages sur la gymnastique ont été publiés en Suède, en Allemagne, en Angleterre. Nous les ferons connaître subséquemment.

Ce premier article est terminé par des notices sur l'expansion de l'École suédoise en divers pays.

Nous résumons :

De l'Institut royal et central de Stockholm sont sortis des
médecins-gymnastes qui ont introduit la gymnastique rationnelle à Londres, à Saint-Pétersbourg, à Berlin, à Dresde, à
Vienne. De ces points, elle rayonne dans les villes de second
ordre et jusque dans les bourgs, soit comme partie essentielle
de l'éducation publique ou de l'éducation militaire, soit comme
méthode de thérapeutique. Partout elle est appliquée avec succès,
et les intelligences médicales les plus éclairées travaillent, avec
le zèle qu'inspire la vérité, à ses progrès et à sa propagation.

L'article suivant en est un haut témoignage. Il est du docteur Neumann, l'une des célébrités médicales les plus considérables de l'Allemagne. Les principes physiologiques qui président au mouvement gymnastique y sont exposés avec une grande supériorité et d'une manière claire et précise ; mais ils ne peuvent être bien compris que par les personnes qui possèdent déjà quelques notions d'anatomie et de physiologie.

IIᵉ ARTICLE. — Considérations détachées sur les différences physiologiques qui existent entre les mouvements actifs, les mouvements doubles et les mouvements passifs dans l'organisme humain, par le docteur NEUMANN.

> Je reconnais bien là messieurs les savants !
> Ce que vous ne touchez pas, est à cent lieues de vous ;
> Ce que vous n'apercevez pas, n'existe pas pour vous ;
> Ce que vous ne calculez pas, n'est pas vrai, dites-vous ;
> Ce que vous n'avez pas pesé, n'a pas de poids pour vous ;
> Ce que vous n'avez pas monnayé, n'a pas cours, pensez-vous.
>
> GŒTHE, *Faust*, IIᵉ part.

1. — Les formes de mouvement de la gymnastique curative se divisent en ACTIVES (musculaires simples), DOUBLES (musculaires doubles) (1), et PASSIVES (2).

Le mouvement *actif* est celui qui est exécuté volontairement par une personne seule.

Si pendant qu'une personne exécute un mouvement actif, le gymnaste y oppose de la résistance, la forme du mouvement est double ; c'est un mouvement *double concentrique* (3).

Si, au contraire, c'est le gymnaste qui exécute le mouvement sur cette personne, tandis qu'elle y fait résistance, la forme

____

(1) *Demi-active*, d'après Ling (voir Rothstein : *La gymnastique d'après le système de Ling*, IIᵉ part., pages 129 et 130.

Spécifiques actives, suivant Georgii, *Kinésithérapie*, p. 31.

(2) Dans la gymnastique pédagogique de Ling, cette distinction se rencontre aussi ; toutefois les formes de mouvement passives n'y sont employées que par exception, et dans des cas particuliers.

(3) Mouvement *actif-passif*, d'après Ling.

du mouvement est également double ; c'est un mouvement *double excentrique* (1).

Le mouvement est *passif*, lorsqu'il est exécuté sur une personne qui n'y oppose pas la moindre résistance.

2. — L'expérience démontre à la vue et au toucher que, si un homme s'agite lentement et uniformément d'une manière active ; si, par exemple, il ploie son avant-bras, alors des groupes musculaires, et dans ce cas les muscles *fléchisseurs*, placés à la partie interne de l'avant-bras, se contractent spontanément, c'est-à-dire, deviennent plus gros et plus courts, et en même temps plus durs (2). Mais d'autres muscles agissent simultanément, d'une manière contraire ; ce sont les muscles *extenseurs* placés à la partie externe de l'avant-bras, qui, sous l'empire de la contraction, deviennent plus longs, plus mous et plus tendus (3).

Pour indiquer plus exactement ces diverses contractions du muscle, et pour mieux apprécier les changements qui surviennent dans sa texture, il est nécessaire de se représenter les parties cellulaires isolées des muscles comme la théorie cellulaire ou *l'histologie* nous les fait connaître dans leur ensemble et dans leurs connexions avec d'autres organes ; car, d'après leur conformation spéciale, les parties cellulaires prennent part de bien des manières à la contraction, forçant d'autres parties, qui proprement n'appartiennent pas aux muscles, à y concourir.

Le muscle animal (4) est constitué par un grand nombre de

---

(1) Mouvement *passif-actif*, d'après Ling.

(2) Neumann : *Contraction musculaire active concentrique* (voir son ouvrage intitulé : *La gymnastique curative* ou l'art des exercices corporels appliqués au traitement des maladies, etc.) ; Kœlliker : *Compression du muscle sous l'action de la rétraction vitale.*

(3) D'après Neumann : *Contraction active excentrique des muscles ;* d'après Kœlliker : *Tension des muscles résultant de la rétraction vitale.*

(4) Voir, pour l'explication des termes anatomiques et physiologiques usités en gymnastique : *Courte exposition de l'essence de la gymnastique suédoise,* pour les gens du monde, Berlin, 1852.

très-petits-filaments (*fibrilles primitives*), contractiles à volonté, qui, réunis par milliers au moyen des enveloppes élastiques (*sarcolemma*), représentent des fibres musculaires plus grosses. Celles-ci sont unies ensemble et avec les muscles au moyen de gaînes fibreuses (*perimysium externum et internum*) placées à l'extérieur du muscle. Ils sont en communication avec le *corium* et les autres couches de la peau, ainsi qu'avec le tissu cellulaire en général, et, si le muscle est placé dans le voisinage des os, avec le périoste. De plus, l'enveloppe tendineuse du corps établit une plus ou moins grande connexion organique entre les muscles du tronc et des membres en général. Il y a aussi dans les viscères, par exemple dans les poumons, le foie, etc., des membranes tendineuses qui se trouvent en connexion avec les enveloppes musculaires. Dans les muscles pénètrent un grand nombre d'artères, de veines et de vaisseaux lymphatiques, et les plus petites fibrilles du tissu musculaire se trouvent enveloppées d'un épais réseau de vaisseaux capillaires. Dans le muscle courent aussi des nerfs en grand nombre; ils y prennent leur point d'attache, leur point de transition du *système nerveux moteur au système nerveux sensitif*. Les vaisseaux ont des membranes consistant en tissus tendineux; les nerfs ont des gaînes et enveloppes composées de semblables tissus.

Que faut-il conclure de ces observations?

N'est-il pas clair que l'organe appelé muscle par les *anatomistes* ne peut pas être délimité organiquement, comme on le fait ordinairement, et qu'il consiste pour plus de la moitié en sang, en lymphe, en masse nerveuse et en tissus tendineux (1), et que la plus petite partie seulement est composée de fibres, qui ont en propre une contractilité spontanée? Le sang et la lymphe obéissent non-seulement aux lois organiques, puisqu'ils sont animés, mais aussi aux lois hydrauliques; le tissu tendineux et élastique obéit également aux lois de

---

(1 Kœlliker : *Manuel des tissus cellulaires, ou Histologie*, p. 54, Leipzig. 1853.

l'élasticité, c'est-à-dire qu'étant comprimé, il s'étend ; et que, lorsque la pression cesse et qu'elle n'a pas duré trop longtemps, il reprend sa longueur normale ; étendu en sens contraire, il reprend aussi sa longueur normale, aussitôt que la force qui le tendait cesse d'agir (1).

Les lois qui régissent la moelle des nerfs (*cylinder axis*) ne sont pas parfaitement connues ; cependant la présence des téguments élastiques qui l'entourent ferait supposer que ces lois se rapprochent de celles qui régissent le sang. La fibrille particulièrement contractile des muscles (fibrille musculaire) paraît obéir à peine aux lois physiques, mais bien aux lois dictées par le libre arbitre au nerf moteur, et produire ensuite l'état que l'on appelle *contraction musculaire* ou *rétraction vitale du muscle*.

Si les fibrilles d'un muscle se contractent spontanément, alors, quand le muscle se trouve dans une position relâchée, le tissu cellulaire et le tissu élastique, situé entre les fibrilles, se trouvent plissés sur eux-mêmes, tandis qu'en même temps les mêmes tissus situés plus loin, et surtout dans la partie du membre qui est opposée à celle où la contraction musculaire se produit, sont tendus, soit qu'ils servent d'enveloppe à la fibrille musculaire, de paroi aux vaisseaux, ou de névrilème aux nerfs. Si par exemple, à l'avant-bras, le muscle biceps et le brachial intérieur se contractent, les membranes musculaires tendineuses, ainsi que toutes les veines, vaisseaux lymphatiques et nerfs, placés à la partie intérieure du bras et de l'avant-bras, particulièrement dans le voisinage du pli du bras, se trouvent plissés, tandis qu'au contraire tous les tissus tendineux, qui sont placés à la partie postérieure du bras, et qui tiennent aux muscles extenseurs de l'avant-bras, se trouvent considérablement tendus.

D'après les lois physiques, il faut regarder les parties molles qui recouvrent un membre comme un sac élastique qui est

<hr>

(1 Bock : *Manuel d'anatomie*, 4ᵉ édit., pages 212 et 213.

maintenu tendu par les os qu'il renferme, et qui, plissé d'un côté par une contraction musculaire, se trouve tendu du côté opposé.

3 — Les lois de l'élasticité nous montrent déjà que des mouvements actifs, quoique opérés par une contraction musculaire qui détend les tissus tendineux (*contraction active concentrique*) doivent être toujours accompagnés de la tension des muscles du côté opposé. S'ils sont produits rapidement, particulièrement en arrière, les muscles du côté opposé ne se contracteront pas. Mais il en est autrement si le mouvement actif se produit régulièrement, avec harmonie et non par saccades ; alors, pour la régularisation du mouvement et son exécution harmonique, on voit plus ou moins de fibrilles musculaires antagonistes entrer en contraction, et avec cela cependant les tissus tendineux autour de celles-ci restent tendus (*contraction musculaire active excentrique*).

Si le mouvement actif se transforme en une position du corps, ferme, raide et immobile, il ne reste que la contraction des fibrilles musculaires d'un seul côté, et cela avec la tension ou le plissement des tissus tendineux (*contraction musculaire active excentrique ou concentrique*). Si, par exemple, un homme couché sur le dos fléchit le corps en avant, et qu'il élève ses jambes et sa tête de façon que la surface de son corps forme une courbe, au moment où il conserve parfaitement cette position, les muscles antérieurs du corps seuls seront contractés d'une manière active concentrique. Si, au contraire, un homme étant debout se penche en avant, les muscles abdominaux et dorsaux entreront, durant ce mouvement actif, en contraction, ceux-ci d'une manière active concentrique, ceux-là d'une manière active excentrique. Si cet homme demeure dans cette position penchée en avant, la contraction des muscles abdominaux disparaît ; il ne reste plus que la contraction active excentrique des muscles dorsaux.

Le plissement du tissu tendineux, réuni à la contraction des fibrilles musculaires (*contraction active concentrique*) doit opérer, en ce qui concerne les parois des vaisseaux absorbants, un déplacement en arrière, du sang et de la lymphe, s'arrêtant dans les grands rameaux veineux aux valvules, dans les vaisseaux capillaires à leur partie artérielle, qui devient ainsi veineuse, et dans les vaisseaux capillaires aux valvules ; enfin, depuis les vaisseaux lymphatiques jusqu'aux valvules, ou aux fluides générateurs parenchymateux, dont ces vaisseaux tirent la lymphe (1). Mais on devra obtenir ainsi la résorption et la transformation régressive du muscle (2) et des parties voisines (3) (autant que cela peut être produit par la stase du sang et de la lymphe), parce que les vaisseaux capillaires et absorbants sont plus aptes à résorber lorsqu'ils sont pleins que lorsqu'ils sont vides (4).

D'après les lois physiques, on peut s'expliquer en partie le phénomène de la résorption, dont les physiologistes se sont fait une notion empirique sans l'expliquer autrement. Qu'on se rappelle que, durant la contraction musculaire, les vaisseaux veineux capillaires et les lymphatiques ressemblent tout à fait à de petites outres élastiques remplies et gorgées de fluides qui les gonflent ; c'est pourquoi, aussitôt que la pression qui retenait ces fluides cesse, ceux-ci se précipitent avec une force et une vitesse redoublée, leurs parois élastiques revenant à leur état normal de tension. — Le courant plus vif du sang veineux doit amener un accroissement du torrent endosmotique (5) dans les veines ; par conséquent il doit y avoir accroissement d'élément musculaire des tissus par la circulation

<hr>

(1) Carus : *Système de physiologie*, 2ᵉ édit., vol. I, p. 620.

(2) Cette transformation *régressive* ou *rétrograde* consiste en ce que les principes immédiats d'un tissu se transforment en principes différents qui sont ensuite éliminés. *(Trad.)*

(3) Il en est de même lorsque le muscle est placé sur des organes viscéraux, ceux-ci éprouvent aussi ce phénomène.

(4) Wagner : *Dictionnaire portatif de physiologie*, vol. I. p. 371. Muller : *Manuel de la physiologie de l'homme*, 3ᵉ édit., vol. I, p. 182. Bock : *Manuel d'anatomie*, 4ᵉ édit., p. 501 et 510. Schultz-Schultzenstein : *Du rajeunissement*, p. 422.

(5) Carus, entre autres, vol. I, p. 575.

du sang. Ce résultat est identique avec l'augmentation de la résorption.

On doit se représenter la tension du tissu tendineux jointe à la contraction des fibrilles musculaires (*contraction active excentrique*), de la manière suivante : si les tissus qui environnent les fibrilles musculaires se trouvent tendus, toutes les parties musculaires sont dans un état de plus grande tension ; elles prendront d'autant moins de part à la contraction, que leur point d'attache se trouvera placé plus défavorablement. Le contraire a lieu dans l'action musculaire active concentrique; car alors les points d'attache étant plus favorablement situés, les fibres des muscles entrent d'autant plus en contraction que le mouvement est effectué avec plus de force.

L'extension du tissu tendineux, en tant qu'elle a lieu dans les parois des vaisseaux lymphatiques et sanguins, les allongera, redressera les courbures, et tout en occasionnant un amoindrissement du calibre, elle le fera d'une manière si régulière, que la circulation du sang, surtout dans les vaisseaux capillaires, n'en aura lieu que plus uniformément. Par là se produira en même temps un courant plus rapide du sang artériel circulant dans les capillaires, un prolongement de la partie artérielle du système, et une augmentation de la surface endosmotique réunie à la sécrétion du blastème. — Or, c'est ainsi que l'on doit obtenir un travail de régénération dans le muscle et dans les tissus voisins (1).

Les nerfs qui pénètrent dans le muscle, et qui se transforment partie en filaments nerveux moteurs, partie en filaments nerveux sensitifs, appartiennent au système nerveux rachidien, ou aux nerfs des tuniques vasculaires, ils pénètrent avec celles-ci dans le muscle et proviennent du système nerveux sympathique ; ils ont des gaînes formées de tissu élastique. Celles-ci doivent être plissées ou tendues, par suite de la contraction

____

(1) Il en est de même aussi, lorsque le muscle est placé dans le voisinage des viscères.

musculaire, ainsi que les parois des vaisseaux, et avoir ainsi de l'influence sur les tubes nerveux, dont l'effet est sans doute de retarder ou d'activer la circulation du torrent d'innervation. C'est ce qu'on peut conclure des expériences variées que nous fournit la gymnastique curative, et c'est à quoi on peut attribuer l'action adoucissante et calmante des pressions sur les grands troncs veineux (1). Il est vraisemblable aussi que l'action des contractions actives excentriques et concentriques sur les vaisseaux sanguins pourrait être obtenue en même temps en agissant sur les rameaux sympathiques (nerfs vaso-moteurs) (2) qui se distribuent aux vaisseaux.

4. — Nous venons d'expliquer que les mouvements actifs consistent en grande partie en contractions musculaires actives excentriques et en actives concentriques, opérant ainsi d'un côté la régénération, et de l'autre la métamorphose régressive. Il en résulte que, par le mouvement actif, le déplacement sera opéré à la vérité dans l'organisme en général, mais qu'on ne pourra lui imprimer qu'une direction particulière très-faible, et seulement en tant qu'une sorte de contraction musculaire aura lieu, et qu'il y sera joint une faible impulsion vers la génération et la métamorphose (3). Si ces mouvements sont suivis d'une attitude immobile, la contraction musculaire, comme nous l'avons déjà dit, n'a lieu que d'un côté, agissant aussi d'un seul côté, et suivant qu'elle se rattache au plissement ou à la tension des tissus tendineux, en régénérant les tissus ou en les

(1) Voir l'ouvrage de l'auteur : *La gymnastique curative*, p. 214 et suiv.

(2) L'observation de l'influence des formes de mouvement de la gymnastique curative sur les nerfs est une route bien plus sûre pour la connaissance de la physique nerveuse que la méthode assez répandue maintenant, mais inorganique, des expériences électriques et galvaniques.

(3) Les mouvements actifs, tant qu'ils sont exécutés lentement, ont plus ou moins un temps d'arrêt et alternent avec l'immobilité ; en outre, ils sont employés dans la gymnastique pédagogique dans d'autres buts que pour obtenir des résultats purement physiologiques ; c'est pourquoi ils ont une grande importance et concourent au but de la gymnastique curative, précisément à cause de leur action physiologique indéterminée.

faisant disparaître ; ces attitudes sont donc de la plus grande importance en gymnastique médicale.

Si un homme (un malade) remue un membre, et si un autre homme (un gymnaste) lui résiste avec sa main, de telle sorte que, en surmontant cette résistance, non pas brusquement et par saccade, mais avec lenteur et régulièrement, le malade puisse mouvoir ce membre dans une direction donnée, ou bien si le malade oppose cette résistance avec un membre que le gymnaste fait mouvoir lentement et régulièrement dans une direction donnée ; — dans le premier cas, le malade fera un mouvement *double concentrique ;* dans le second cas, un mouvement *double excentrique,* comme il a été dit ci-dessus.

Dans le mouvement double comparé avec le mouvement actif, la main du gymnaste et la force qui lui est imprimée s'appliquent sur les muscles contractés activement d'un seul côté, savoir : dans le mouvement double excentrique, à l'endroit où s'opère la contraction musculaire active concentrique, et dans le mouvement double concentrique, à l'endroit où a lieu la contraction musculaire active excentrique. — C'est pourquoi l'influence du mouvement double n'agit que sur les muscles d'un côté, tandis que d'un autre côté ou dans les muscles antagonistes, plus le mouvement s'opère avec perfection, plus il y a de passivité. C'est pourquoi le mouvement double, exécuté avec une exactitude parfaite, possède la propriété de déterminer une formation nouvelle ou une transformation régressive (1), et qui n'est pas, comme dans les mouvements actifs, compensée par la puissance physiologique opposée produite par les antagonistes (2).

Cet effet physiologique est encore augmenté par l'influence des anses nerveuses, et surtout des corpuscules de Pacini de la main du gymnaste sur le malade, et c'est là-dessus que repose l'action tout récemment étudiée du mouvement double,

---

(1) Mouvement double excentrique.
(2) Mouvement double concentrique.

différent du mouvement actif, et dont l'influence est salutaire, émouvante et vivifiante.

(Ici s'arrête cet article dans le premier numéro de l'Athenæum ; nous en donnons la suite tirée du deuxième numéro de ce journal.)

5. — Les mouvements doubles excentriques ne sont pas seulement propres à déterminer la formation de nouveaux tissus ; ils activent aussi les sécrétions, les hémorrhagies, l'inspiration ; ils produisent des hypérémies, de la chaleur, de la douleur, des hypertrophies, la rétraction des tendons ; ils font cesser les mouvements péristaltiques de l'intestin et produisent des dérivations spéciales, etc. Les mouvements doubles concentriques, au contraire, qui déterminent plutôt la transformation régressive des tissus, diminuent en même temps l'intensité des hémorrhagies et l'activité des sécrétions, calment les douleurs, relâchent les tissus fibreux, sont antiphlogistiques, calmants, expiratoires, sollicitent les contractions péristaltiques de l'intestin, produisent des hypertrophies, des dilatations spéciales, etc.

Ces divers effets des mouvements doubles ne se produisent pas entièrement dans tous les cas ; ils sont modifiés de plusieurs manières par l'attitude dans laquelle se trouve le corps pendant que le mouvement est exécuté, par la structure et par l'état des organes qui sont mis en activité. Si, par exemple, le corps est placé dans une situation telle, que les artères de telle ou telle région soient tendues, et si les muscles de cette région se contractent concentriquement, l'action régressive produite sera superficielle, bornée presque aux muscles seuls, et ne s'étendant pas aux viscères. C'est ainsi que l'on peut produire une action régressive dans certaines couches de muscles, tandis que dans les couches situées au-dessus ou au-dessous, on provoquera une formation nouvelle de tissus.

Lorsque dans un organe sécréteur, une membrane muqueuse, par exemple, les cul-de-sacs glandulaires sont remplis de mucus, la contraction double concentrique des muscles voisins, qui s'oppose en général à la sécrétion, n'empêchera point dans ce cas, pendant un moment, la sécrétion du mucus, mais elle la sollicitera au contraire, parce que le plissement et le raccourcissement de la membrane muqueuse chassera mécaniquement le mucus déjà accumulé dans les cavités glandulaires. — La sécrétion du mucus, dans le canal intestinal, étant intimement liée à la défécation, il se peut que la contraction double concentrique des muscles de l'abdomen, qui produit en général la résorption et empêche l'expulsion des matières, détermine des selles dans certains cas spéciaux ; cet effet ne sera pas durable, sans doute, mais seulement momentané. Bien que les principes qui régissent ces mouvements soient fort simples, l'application qu'on peut en faire est un problème compliqué, et pour la solution duquel on doit consulter l'expérience.

Parmi les effets des mouvements doubles dont nous venons de parler, il en est qui peuvent être expliqués à l'aide des connaissances physiologiques que nous possédons ; mais d'autres demandent à être encore étudiés.

Quant à ce qui concerne la sécrétion de l'urine, du mucus et de la sueur, on admet généralement que le produit sécrété (la bile exceptée, qui provient directement du sang de la veine porte) sort directement des vaisseaux capillaires artériels (V. Wagner, *Dictionnaire de physiologie*, t. I, p. 14). L'intensité du courant artériel étant augmentée par les mouvements doubles excentriques, les sécrétions doivent être plus abondantes ; l'augmentation d'intensité du courant veineux, produite par la contraction double concentrique, doit au contraire diminuer l'activité avec laquelle se font les sécrétions. Nous avons déjà parlé plus haut des modifications particulières, des changements complets qu'éprouvent ces actions sous l'influence de différentes attitudes.

Quant à ce qui concerne la propriété qu'ont les mouvements doubles excentriques de détermnier des hémorrhagies , et les mouvements doubles concentriques de les arrêter, c'est un fait qui résulte de l'expérience et de la pratique de la gymnastique médicale, et qui est en opposition avec les données acceptées par les médecins et en partie par les physiologistes (V. mon livre intitulé : *Die Heilgymnastik*, la gymnastique médicale, Berlin 1850, p. 210). On admet généralement en effet que la compression des artères arrête l'hémorrhagie, tandis que la pratique de la gymnastique et la connaissance de ce fait que les artères ont des parois fortes et les veines des parois minces, nous montrent que ce sont les veines qu'il faut comprimer pour arrêter l'hémorrhagie. On peut facilement s'assurer que les mouvements doubles concentriques sont un moyen d'arrêter l'écoulement du sang dans les cas de menstruation trop abondante, de flux hémorrhoïdal et d'épistaxis.

La propriété de rafraîchir ou d'échauffer, que possédent les mouvements excentriques ou concentriques, se rattache à l'action de ces mouvements sur les artères et les veines; la pratique en a démontré l'utilité contre le froid ou la chaleur excessive des extrémités. La même chose a lieu pour les mouvements de l'intestin, naturellement en tant que les mouvements doubles agissent spécialement sur les muscles de l'abdomen.

Les effets inspiratoires et expiratoires des mouvements doubles excentriques et concentriques sont démontrés par la pratique de la gymnastique médicale. L'explication est près d'être trouvée, lorsqu'on établit une différence entre la respiration du sang et les mouvements respiratoires. Les mouvements doubles concentriques chassent le sang veineux dans le cœur droit et dans les poumons, tandis que les mouvements doubles excentriques sollicitent des phénomènes de respiration du sang, c'est-à-dire la transformation du sang veineux en sang artériel. Les mouvements respiratoires sont toujours plus ou moins entravés par les deux sortes de mouvements, parce que ceux-ci n'ont lieu que lorsque le thorax est fixé.

6. — Les mouvements passifs sont des mouvements de translation des membres du malade, qui ne sont pas déterminés par l'action des muscles soumis à la volonté de celui-ci, mais par ceux du gymnaste (qui se sert de la main et rarement du genou). On peut y rapporter les passes, les ébranlements, le mouvement de scie, le massage, le pétrissage, les percussions avec la main fermée ou étendue, avec les doigts, les vibrations, la rotation, les pressions, les torsions, les tractions, etc. J'ai donné une explication détaillée de ces diverses dénominations dans mon *Traité de gymnastique médicale* (Berlin, 1852).

Si les mouvements actifs et doubles consistent en une action des fibres contractiles, qui obéissent à la volonté du malade, sur les fibres qui n'obéissent pas à sa volonté, qu'elles soient d'un ordre supérieur (muscles de la vie organique) ou d'un ordre inférieur (cellules vibratiles, tissu cellulaire, tendineux ou élastique); si dans les mouvements doubles cette action est simplement modifiée par les muscles du gymnaste,— les mouvements passifs consistent au contraire en une action immédiate qui s'exerce chez le malade sur les fibres contractiles, qui n'obéissent pas à la volonté, tandis que les muscles de la vie de relation sont dans un état de repos complet.

Lorsqu'en effet un malade fait mouvoir avec force, en dehors et en arrière, son bras droit étendu horizontalement (extension active du bras) le groupe des muscles organiques du côté droit de la poitrine se contracte d'une manière active excentrique : le tissu tendineux contenu dans les muscles de la poitrine (1) est tendu, le cours du sang dans les capillaires y est accéléré, etc. Lorsque ce mouvement est exécuté de manière que le malade oppose une résistance toujours plus faible à la main du gymnaste, qui a saisi le bras du patient et le fait mouvoir (extension double excentrique du bras), le tissu ten-

_____

(1) Le tissu tendineux des muscles antagonistes, de ceux de l'omoplate surtout, est alors relâché, plissé, et se trouve ainsi dans un état favorable à la résorption.

dineux des muscles est tendu dans les muscles de la poitrine, et même à une grande distance de ces muscles (1), d'une manière égale, parce que toutes les fibrilles musculaires sont tendues également tant que le malade résiste. Lorsque le tronc du malade est solidement fixé par un gymnaste, pendant qu'un autre gymnaste prend le bras du malade et l'attire en dehors et en arrière, de manière à former un angle droit avec le tronc (traction et extension passive en dehors) le tissu tendineux renfermé dans les muscles du côté droit de la poitrine et autour de ces muscles est tendu, mais d'une manière très-irrégulière, à cause de la structure et de la disposition irrrégulière de ces muscles; les ligaments articulaires et les membranes synoviales (celles de l'épaule surtout) sont seuls plus fortement tendus que dans les extensions actives ou même doubles, dont nous venons de parler ; car, dans ces mouvements, les muscles s'opposent plus ou moins à la tension des ligaments (2).

On peut reconnaître aux mouvements passifs, sous le rapport physiologique et médical, quatre effets principaux : ils sollicitent la formation de tissus nouveaux, ils déterminent une transformation régressive, ils donnent de la force aux nerfs, ils excitent des contractions péristaltiques de l'intestin. La diversité des organes, et d'autres causes encore font que le plus souvent deux ou plusieurs de ces effets sont produits simultanément par une des formes de mouvements passifs. Dans ces mouvements aussi, l'attitude du corps exerce une influence très-grande, plus grande même que dans les mouvements doubles; car c'est elle qui produit une formation de tissus ou bien une action régressive. Lorsqu'il s'agit de mou-

---

(1) Le tissu tendineux des muscles antagonistes est alors complétement passif, à moins qu'une attitude particulière du corps ne modifie les conditions dans lesquelles s'opère le mouvement.

(2) C'est pour cette raison que des mouvements actifs souvent répétés et violents (divers travaux . tels que l'action de fendre du bois, etc.), loin de rendre les articulations mobiles, les disposent à la roideur et les membres aux contractures.

vements passifs névrologiques (pressions, ébranlement, percussions, exercés sur les nerfs), il y a de grandes différences,
selon que le tissu organique de la région qui est mise en mouvement est tendu ou relâché. Dans le premier cas, en effet,
l'action des artères (formation de tissus) et celle des veines
(transformation régressive) se combinent avec l'action exercée
sur les nerfs.

Lorsque, par exemple, on fait des percussions en coup de
hache sur la région de l'estomac, qui est tendue, le malade
étant couché, un afflux de sang dans les capillaires artériels a
lieu pendant que l'on favorise l'innervation, et l'on excite dans
tous les organes situés dans cette région un travail régénérateur. Mais si, au contraire, le tronc étant un peu fléchi en
avant, on percute de la même manière, on excite les veines à
résorber les éléments des tissus, tout en augmentant aussi
l'innervation.

Quant à ce qui concerne l'action principale des mouvements
passifs, l'action *régénératrice* (tendant à former des tissus nouveaux), déterminée surtout par les tractions, les tensions, les
mouvements de rotation, etc., nous en avons donné précédemment un explication suffisante.

Carus dit déjà que (1) « toutes les fibres musculaires, les plus
supérieures comme les plus inférieures, arrivent à un état de
maturité complète par suite de contractions répétées dans
différents mouvements. » — La contraction des fibres, qui
obéissent à l'action de la volonté, est produite par la volonté;
celle des fibres de la vie organique est produite par la tension
qui résulte, soit de l'activité de l'organisme lui-même, soit de
l'action d'une cause extérieure. Nous avons déjà parlé de la
première de ces conditions de tension, à propos des mouvements actifs et doubles excentriques. La tension mécanique
sera suivie de l'augmentation du courant dans les capillaires
artériels, qui se trouve dans le tissu élastique et dans le tissu

(1) *Système de physiologie*, t. II, p. 612.

tendineux, d'une exosmose de plasma ; les tissus privés de vaisseaux seront simplement pénétrés de liquide par imbibition (1), parce que, dans l'extension, les fibres contractiles de la vie organique se contractent ; le tissu tendineux se développe ainsi, comme le prouve la pratique de la gymnastique. Lorsque le tissu tendineux ou élastique revêt de grandes surfaces, en formant des aponévroses, des ligaments, des capsules articulaires, l'excitation des artères, déterminée par l'extension, est puissante, et elle produit des effets consécutifs. C'est ce qui aura lieu surtout, lorsque des tissus organiques seront déjà tendus par l'effet de l'attitude du corps, et lorsqu'une pression sera exercée, en outre, par une puissance extérieure, la main du gymnaste, par exemple. C'est en vertu de ce principe que l'on guérit des constipations opiniâtres, en promenant la main sur le bas ventre du sujet, qui est couché sur le dos, de manière que les muscles de l'abdomen soient tendus.

Dans les attitudes du corps, que l'on prolonge pendant assez longtemps (*Haltungen*, *attitudes prolongées*, des gymnastes), les couches considérables de tissu fibreux sont tendues, par suite de la contraction des muscles, ou même simplement de la pesanteur. C'est pour cela que certaines attitudes prolongées ont pour effet principal d'égaliser d'une façon remarquable le cours du sang, de s'opposer à la stase du sang dans les veines (Branting) ; elles peuvent donc être déjà considérées à elles seules comme un excellent moyen de régler le cours du sang, qui a été troublé par tel ou tel genre de vie, par le travail de chaque jour (2). Les personnes qui ont bien examiné ces faits s'étonneront qu'il y ait des médecins qui se sont occupés de gymnastique, et qui ne veulent pas reconnaître les effets des diverses positions du corps. On ne peut, selon moi, s'expliquer

---

(1) Wagner, *Dictionnaire de physiologie*, t. I, p. 841.

(2) Les animaux, le chien, par exemple, conservent leur santé et préviennent les arrêts de la circulation en dormant toujours complétement étendus, de manière à tendre l'enveloppe fibreuse générale du corps. L'instinct du chien est meilleur que la science des gymnastes qui nient l'influence des attitudes.

la chose que de trois manières. Ces médecins veulent faire de la gymnastique médicale un monopole, et ne veulent pas que d'autres s'en occupent; ou bien ils ne savent pas déterminer avec précision les attitudes qu'ils donnent au corps, et ne peuvent, par conséquent, arriver à des résultats physiologiques certains; ou bien enfin, ils sont tellement ignorants, qu'ils ne peuvent se faire une idée de ce que c'est qu'une action physiologique. Le lecteur nous pardonnera cette digression, lorsqu'il verra que l'on ne peut nier l'influence des attitudes sans nier celle de la gymnastique.

Le deuxième effet principal des mouvements passifs consiste en une transformation régressive, et un travail de résorption, qui paraît être l'opposé de la formation de tissus nouveaux, mais qui s'explique très-bien, comme nous allons le montrer, par la tension des fibres contractiles de la vie organique, des parois des veines. Lorsque des tissus organiques sont relâchés, et qu'une pression agit sur eux (mouvement passif), si la pression est locale (2), le sang s'arrête dans les veines grandes et petites, et, par conséquent, la lymphe dans les vaisseaux lymphatiques. Les parois de ces vaisseaux sont tendues en même temps, se contractent avec plus de force, lorsque la pression vient à cesser (3), et chassent plus rapidement le sang. L'absorption veineuse et lymphatique est augmentée consécutivement, comme nous l'enseignent les physiologistes. On emploie diverses formes de mouvements passifs : pressions, massage, action de pétrir, mouvements de rotation, percussions diverses, que l'on fait agir sur les tissus relâchés.

On peut désigner le troisième mode d'action des mouvements passifs sous le nom d'action innervante, névrosthénique. On

(2) Car une pression générale renforce les parois des veines et ne favorise pas l'arrêt du sang ; on en a la preuve dans les résultats des pressions exercées sur des fascius étendus, sur les muscles de l'abdomen (le malade étant debout). On produit ainsi l'*artérialité* et non pas la *vénosité*.

(3) Lorsque la pression dure longtemps, il en résulte une distension des veines, des varices, la *vénosité*, dans le sens pathologique du mot.

l'obtient au moyen d'ébranlements, de percussions avec la main ouverte (claques), ou bien en coup de hache, de compression des nerfs, et d'autres mouvements passifs. La matière organique partage avec la matière inorganique la propriété d'entrer en vibration, même dans ses parties liquides, qui sont susceptibles de présenter des ondulations comme les parties les plus solides. Il en résulte un mouvement intime de la masse, une tendance de toute la substance à se rapprocher de la nature de la substance primitive, de l'éther, une expansion et une contraction même de la substance solide, un ébranlement de cette substance. Ce mouvement peut être communiqué à toutes les parties du corps du malade par la contraction des muscles du malade lui-même, comme aussi par les mouvements musculaires du gymnaste, par divers appareils en bois, en acier, que l'on fait vibrer. Lorsqu'un homme contracte en même temps les fléchisseurs et les extenseurs du bras, et en général les muscles situés autour du bras, et affectés à différentes fonctions, il se manifeste un tremblement dans le bras, un ébranlement de la masse organique. En répétant ces exercices, on peut arriver, au moyen de ces contractions générales, à produire un tremblement, non-seulement dans le bras, mais dans les parties plus ou moins considérables du corps. On peut donner à ce mouvement le nom d'*ébranlement organique actif*. On ne l'a pas encore mis au nombre des formes de mouvement que l'on fait exécuter au malade lui-même (comme on prescrit les *attitudes prolongées*); on peut se demander cependant si cela ne serait pas utile. On n'a employé jusqu'à présent que l'ébranlement communiqué par les doigts, la main ou le bras du gymnaste; le mouvement, chez le malade, est alors purement passif. Les muscles du malade sont dans un état de repos complet, ou n'agissent pas du moins de manière à produire par eux-mêmes l'ébranlement. On s'est servi aussi d'ap-

(1) Carus, *Système de physiologie*, t. II, p. 845, 1846
(2) Carus, *loc. cit.*, t. II, p. 484, 487.

pareils en bois et de cordes, dans le but d'augmenter l'ébranlement, et de soulager le gymnaste.

Ces ébranlements agiront chez le malade sur tous les tissus du corps, mais principalement sur les tissus très-délicats, indifférents en eux-mêmes, très-impressionnables, demi-liquides et composés d'albumine, comme le cerveau et les nerfs. Lorsque ces tissus sont situés sous des os, sous des membranes tendues, l'ébranlement sera d'autant plus fort, d'autant plus facile à produire, que les vibrations s'y prolongeront facilement très-loin. Si l'on veut bien y réfléchir, on verra que les ébranlements ont une action réelle, démontrée par la pratique, et qu'on peut les considérer comme de véritables mouvements des nerfs. La commotion traumatique du cerveau, bien connue de tous les médecins, nous montre comment elles peuvent agir sur l'agent nerveux, dont nous ne connaissons pas la nature. Si cette commotion interrompt le courant d'innervation de manière à faire cesser toute conscience, toute influence de la volonté sur les muscles, et à produire la mort, nous pouvons conclure de là que tout ébranlement, aussi faible qu'il soit, peut interrompre un instant le courant d'innervation. La pratique de la gymnastique médicale nous fait voir que l'ébranlement agit partiellement, pendant un temps très-court, et qu'il donne une certaine force au courant circulaire sensitivo-moteur. Le tissu fibreux de la gaîne des nerfs joue sans doute un rôle important dans le phénomène, et *il se comporte peut-être à l'égard de l'agent nerveux comme la paroi des veines à l'égard du sang*, qui est retenu par la contraction de la paroi, puis chassé avec plus de force. Il est vraisemblable que l'on peut rapprocher de ce qui se passe dans les vaisseaux le fait que l'innervation, lorsqu'elle se propage avec force, doit s'éteindre bientôt, et que, lorsqu'elle a été interrompue, elle reparaît plus forte. Les courants nerveux vasomoteurs et sympathiques surtout persistent au contraire pendant toute la durée de la vie, et nous ne possédons aucun moyen d'en interrompre volontairement le cours. Cette interruption provient sans doute de l'ébranlement passif de la masse organique, et comme la moelle des nerfs est toujours plus ou moins ébranlée dans tous les mouvements passifs, on s'explique ainsi l'action importante de ces mouvements. L'exaltation de l'action nerveuse est suivie d'une augmentation de tous les phénomènes de la vie, et ce fait nous démontre encore l'utilité de la gymnastique médicale, qui produit, lorsqu'on ébranle des parties considérables et riches en nerfs, un rafraîchissement, une augmentation de la vitalité, et lorsqu'on agit sur des parties plus restreintes, une transformation favorable et plus ou moins rapide des états pathologiques dans lesquels se trouvent les organes.

On peut admettre un quatrième effet des mouvements passifs : il consiste en ce que les contractions sont produites dans des muscles organiques complets, qui n'obéissent pas à l'action de la volonté, ceux de l'intestin, par exemple. On peut rapprocher de ces muscles les fibres lisses récemment découvertes dans les villosités de l'intestin ; ces fibres se contractent évidemment (V. Kœlliker, *Manuel de l'anatomie des tissus*, pages 404 et 405.) Les formes de mouvement qui possèdent ce mode d'action sont surtout les mouvements de rotation du bassin, l'action de pétrir, de malaxer l'abdomen, etc., dont l'efficacité s'explique assez par ce que nous venons de dire.

7.— Je reviendrai plus tard, principalement dans une étude sur la vie organique des muscles, travail qui sera publié dans l'*Athenæum*, sur les différences physiologiques qui existent entre les mouvements actifs, doubles et passifs ; je me contenterai ici de résumer les principaux résultats de mes études.

1. L'action physiologique des mouvements actifs est indéterminée ; elle est d'autant plus indéterminée que les mouvements sont exécutés avec une plus grande rapidité.

2. Toute attitude du corps, conservée pendant quelque temps et succédant à un mouvement actif, possède au contraire une action physiologique déterminée, qui peut être considérée, en général et principalement, comme régularisant le cours du sang.

3. Les mouvements doubles et passifs, exécutés avec méthode, possèdent une action physiologique déterminée, qui est toujours modifiée, augmentée ou diminuée par l'effet de l'attitude que conserve le malade pendant qu'il exécute les mouvements.

4. Les mouvements actifs ne peuvent, en général faire aucun mal, mais ils ne peuvent non plus guérir le mal; des attitudes du corps conservées avec persistance, des mouvements passifs ou doubles peuvent, au contraire, avoir une action thérapeutique lorsqu'ils sont exécutés convenablement, et faire du mal lorsqu'ils sont exécutés d'une façon irrégulière ou mal à propos.

Je terminerai en citant un passage de Carus (*Système de physiologie*, t. I, p. 26). « C'est seulement lorsque nous avons
« appris à reconnaître dans l'image sensoriale de l'organisme
« individuel, dans le corps en un mot, la réalisation momen-
« tanée d'un double travail de reconstitution propre et de
« destruction; — c'est seulement lorsque nous avons appris à
« déterminer les merveilleuses propriétés de la substance
« organique dans ses métamorphoses multipliées, qui ont leur
« source dans l'éther, et qui tendent à y faire rentrer la ma-
« tière; — c'est seulement alors, que, conduits à remonter
« d'une masse solide et stable vers une forme éthérée mobile,
« qui n'est que la représentation momentanée d'une idée di-
« vine, — nous sommes en état de suivre les phénomènes
« variés et merveilleux de la vie avec une liberté, une satis-
« faction intime, refusée à l'homme qui oserait se risquer à
« surprendre de pareils secrets sans être doué d'une puis-
» sante et flexible imagination. »

IIIᵉ ARTICLE.—Comment diminuer la taxe des pauvres et le nombre des dépôts de mendicité ? par le docteur ROTH.

La réponse naturelle à cette question serait, dit M. Roth, *de diminuer la pauvreté ou plutôt les circonstances qui sont les causes de la pauvreté.*

Selon l'auteur, les principales causes de la pauvreté sont les maladies scrofuleuses, rachitiques, auxquelles les classes ouvrières sont plus particulièrement exposées, et les circonstances dans lesquelles se développent ces maladies ne sont pas seulement l'insalubrité des habitations et la malpropreté ; ce sont encore l'ignorance des lois de l'hygiène et de celles qui président à la production des mouvements de l'organisme humain.

Voici ses propres paroles :

« Pour qu'une commune puisse réduire au *minimum* sa taxe des pauvres, il faut qu'elle s'efforce d'obtenir dans son sein un *maximum* d'individus plus forts et plus sains. Il est donc de l'intérêt de la commune de s'occuper non-seulement de l'éducation en général, de l'organisation de bains et de lavoirs publics, de l'édification de logements sains, etc.; mais il faut encore qu'elle cherche d'autres remèdes capables d'atteindre le but en question. Or, trois choses sont ici indispensables : l'organisation des bains russes à bon marché, celle d'institutions gymnastiques d'après la méthode de Ling, et la propagation d'écrits hygiéniques parmi la classe ouvrière, en même temps que des cours gratuits concernant la conservation de la santé.

« Les bains russes pourraient être facilement annexés aux bains publics actuels. Ces bains sont tout à fait populaires en Russie, en Turquie et en Egypte. Chez les Grecs et chez les Romains, ils étaient déjà considérés comme un moyen de conserver la santé en diminuant la sensibilité à l'égard des influences extérieures, en augmentant l'activité cutanée, et en prévenant ainsi bien des maladies. Il y a, en effet, une notable différence entre ces bains et les bains de vapeur ordinaires.

« D'autres remèdes efficaces, soit pour conserver la santé chez les enfants et chez les adultes qui, par leurs travaux dans une position courbée, sont nécessairement exposés à des déviations, soit pour les guérir, malades ou contrefaits, nous sont offerts dans le système de Ling. Les mouvements *actifs*, dirigés par la science, produisent sûrement le dévelop-pement régulier du corps et entretiennent la santé, comme aussi les mouvements *demi-actifs* et les *passifs* procurent la guérison de certaines maladies chroniques qui ont résisté à tout autre traitement.

« Quant aux institutions gymnastiques, chaque commune devroit avoir des maîtres et des maîtresses, assez instruits dans ce système, pour en faire une application convenable. Les scrofules, le rachitis, la phthisie, maladies si communes aujourd'hui, deviendraient des exceptions; car l'enfance et la jeunesse sont les âges les plus favorables pour combattre les vices constitutionnels, les déviations et ces affreuses maladies qui mettent tant d'individus à la charge de la commune. »

— Tels sont les éléments principaux du projet du docteur Roth. Ce projet ne tend à rien moins qu'à reconstituer les thermes et les institutions gymnastiques des anciens, dans une proportion moindre, il est vrai, mais dans toutes les communes, et pour ainsi dire au sein même des écoles communales, comme autrefois dans Rome, qui, avec un système bien plus complet que celui de Ling, n'en avait pas moins à nourrir une masse de malades et d'infirmes.

C'est dans les habitudes de la famille et de l'individu, qu'il faudrait trouver le moyen d'introduire la connaissance et la pratique des mouvements hygiéniques et curatifs.

IVe ARTICLE. — **Notice sur la gymnastique médicale pratique, par le docteur Melicher, directeur de l'Institut de gymnastique et d'orthopédie de Vienne.**

Après quelques considérations sur le mode de traitement par le mouvement gymnastique, l'auteur rapporte qu'à Vienne

la gymnastique rationnelle a eu à supporter de rudes épreuves
avant de s'attirer la confiance du public. Tous les malades qui,
jusqu'à ce moment, se sont présentés dans son établissement,
avaient déjà essayé infructueusement de tous les traitements
connus, médicaux, chirurgicaux, orthopédiques, et n'avaient
enfin recours à la gymnastique curative que comme à une dernière planche de salut. — Le docteur Melicher affirme que, dans
ces cas désespérés, l'application des mouvements physiologiques a toujours opéré, sinon une complète guérison, du moins
une modification heureuse de l'état de souffrance du malade.
Il en donne pour preuves : un cas de *goître énorme* (*struma
cystica enormis*), un autre de *coxalgie* ou *claudication spontanée
à la suite d'une cyphose,* et un troisième de *contracture paraly-
tique des membres inférieurs.*

Du reste, dans son premier rapport daté de 1853, le docteur
Melicher atteste que, du 15 août 1852 au 1er janvier 1853, il
a eu à traiter, tant dans son établissement que dans les maisons particulières, et principalement dans celles des pauvres,
461 personnes atteintes de différentes espèces de maladies. De
ce nombre, 274 ont été rétablies, 71 soulagées, et la plupart
des autres se trouvaient encore en traitement. Parmi les nouveaux venus depuis cette époque, il s'en trouve d'attaqués de
danse de Saint-Gui, de *paralysie des nerfs acoustiques,* de *tintement et bourdonnement d'oreilles,* d'*inflammation chronique de
la gorge,* avec complication d'*angine couenneuse,* de *paralysie,*
de *rhumatisme,* de *déviations* et de *contractures* diverses.

Nous avons vu précédemment (page 93), que quelques-unes
de ces maladies sont traitées en Chine d'une manière semblable par les procédés du Cong-Fou des Tao-Ssé.

(La Rédaction)

Ve **ARTICLE**. — **Des limites thérapeutiques de la gymnastique curative, par le docteur NEUMANN.**

Cet article traite de l'un des points principaux de la doctrine ; nous le traduirons en entier.

De tout temps, dit le docteur Neumann, ce qui a nui à la propagation des méthodes thérapeutiques, c'est l'universalité d'application que leurs partisans leur attribuent. Aujourd'hui, on en a agi de même à l'égard de la gymnastique curative, soit par mauvais vouloir, soit par ignorance. Il est donc nécessaire de déterminer le cercle de l'influence thérapeutique de cette méthode.

Ni Ling (1), ni ses disciples Branting, de Ron et Georgii, ni même Rothstein (2), n'ont voulu traiter par la gymnastique les fièvres, les inflammations et autres maladies aiguës. A leurs yeux, la vraie mission de la gymnastique curative se borne au traitement des *maladies chroniques*. Je me suis rangé à cet avis, et dans mes deux ouvrages sur la gymnastique curative (3), je me suis prononcé pour sa seule application au traitement de ces affections.

C'est d'après mes propres expériences, que je voudrais déterminer plus exactement, en quelque sorte, le cercle thérapeutique de la gymnastique curative ; car il est nécessaire de bien étudier quelle est sa portée prophylactique, sa portée curative et sa portée palliative.

Quant à ce qui rentre dans le domaine *pophylactique*, la gymnastique curative est, à cet égard, dans une position beaucoup plus avantageuse qu'aucune autre méthode de traitement,

(1) P.-H. Ling : *Traité sur les exercices corporels*, traduit du suédois, par Massmann. Magdebourg, 1847, p. 79.

(2) Rothstein : *La gymnastique, d'après le système de Ling*, 3e édit., p. 82.

(3) *La gymnastique curative*, Berlin, 1853, pages 335 et 301. *Contre-explication de la nature de la gymnastique curative suédoise*, dédiée aux gens du monde, Berlin, 1852. p. 27.

et même elle peut écarter les maladies héréditaires les plus rebelles qui se présentent si communément. Dans ce nombre, il faut ranger avant tout le *carcinome* et la *phthisie pulmonaire*. A l'égard de cette dernière maladie, je puis citer un fait très-remarquable. Une jeune fille, dont le père, la mère, et trois frères et sœurs avaient succombé à la phthisie pulmonaire, vint dans mon établissement, présentant plusieurs des symptômes de cette terrible maladie. Au bout de six mois de traitement gymnastique, sa constitution se trouva tellement changée, que, depuis deux ans, elle est dans l'état de santé le plus parfait.

A l'égard du carcinome, je n'ai pu encore recueillir des faits aussi frappants; cependant je crois que la gymnastique produit chez tous les hommes des phénomènes de rajeunissement, relativement à l'âge; et comme l'ulcère cancéreux héréditaire est presque toujours lié à la décrépitude, il est évident qu'en retardant, et même en empêchant ce dernier état, on pourrait empêcher le mal qui le suit.

D'autres maux qui sont dans la constitution en général, et qui, lorsqu'elle n'est pas changée et améliorée, se déclarent tôt ou tard, comme les scrophules, les névralgies, les douleurs goutteuses et arthritiques, les déviations de l'épine dorsale, les maladies mentales, etc., trouvent dans la gymnastique un remède prophylactique. Par son aide, d'ailleurs, on pourra arriver à ce résultat lié si intimement à la prophylaxie des maladies qui détruisent la vie : embellir intégralement l'espèce humaine, la rajeunir et la fortifier véritablement. A l'égard du rajeunissement, les principes de Schultz-Schultzenstein (1) nous prouvent clairement qu'une méthode comme la gymnastique curative, capable d'augmenter la régénération et l'élimination, doit avoir une influence sur le phénomène du rajeunissement de l'organisme.

Pour ce qui est de la faculté d'embellir, dont est douée la gymnastique curative, elle consiste premièrement en ce qu'un

(1) *Du rajeunissement de l'espèce humaine,* 2ᵉ édit., Berlin, 1850, p. 39.

homme plein de vie et de santé répond bien mieux à l'idéal de la beauté qu'un homme malade, et que, par conséquent, une méthode capable de restituer véritablement à tous les organes la santé physique et morale, donnera de belles formes à l'organisme. A cet égard, je puis citer une foule d'observations tirées de ma pratique, et d'où il résulte que des jeunes filles enlaidies par la maladie, se tenant mal et sans grâce, ont été, au bout de peu de temps, considérablement changées et embellies pour toujours.

Comme moyen de *traitement curatif radical*, la gymnastique embrasse en partie les maladies dans lesquelles elle opère à elle seule tout le traitement curatif, et en partie les maladies où elle n'agit que soutenue, c'est-à-dire employée alternativement ou simultanément avec les médicaments ou les eaux minérales. Les maladies de la première classe sont : les scolioses, les hernies, les constipations, les maux de tête périodiques, la danse de Saint-Gui, les paralysies où l'innervation motrice n'est pas encore entièrement éteinte; les troubles et dérangements capillaires des mains et des pieds (froid aux pieds et aux mains) ; les rétractions et relaxations dans les aponévroses, les ligaments et membranes synoviales (rhumatisme invétéré), les maux de dents provenant de dents cariées, les ulcères des pieds reparaissant après avoir été mal guéris et d'une manière superficielle, les faiblesses d'estomac compliquées de troubles de l'innervation dans le plexus solaire, etc. A l'égard du traitement gymnastique de toutes ces maladies, je m'en réfère à mon livre déjà mentionné p. 361.

Quant aux maladies chroniques, contre lesquelles la gymnastique curative agit d'une manière très-efficace, mais dans lesquelles on peut employer alternativement les médicaments, les eaux minérales ou le traitement hydrothérapique, traitements qui sont même nécessaires quelquefois. Ce sont : les scrofules, la phthisie, l'asthme, la chlorose, l'hystérie et l'hypocondrie; la diarrhée, presque toutes les maladies chroniques inflammatoires, les déviations, à l'exclusion des scolioses, pour lesquelles la ténotomie doit être employée comme moyen curatif préparatoire, et autres. Quant aux médicaments à employer pendant le traitement gymnastique, je renverrai le lecteur à mon livre ci-dessus nommé, p. 360.

Au point de vue *palliatif,* la gymnastique curative est un moyen efficace pour retarder l'apparition de l'âge caduc le plus qu'il est possible, et pour reculer jusqu'aux bornes les plus extrêmes de la vie le fantôme menaçant de l'apoplexie.

Bref, nous pouvons dire de plus que la gymnastique est un remède curatif, même pour l'homme le mieux portant (car il ne se trouve personne dont la santé soit absolument parfaite). A cet égard, elle est bien préférable à la médicamentation ordinaire, aux eaux minérales, à l'hydrothérapie; car un homme bien portant prend du fer ou du quinquina pour se fortifier, et, la plupart du temps, loin de se fortifier, il devient malade. Si une personne en bonne santé va prendre les eaux et les bains de Carlsbad, ou de quelqu'autre endroit (à l'exception peut-être des bains de mer), il est certain qu'elle ne se trouvera pas mieux portant, mais au contraire malade.

Le traitement hydrothérapique lui-même, dont les bienfaits sont incontestables dans beaucoup de maladies, et par lesquels on obtient une entière guérison, même des maladies aiguës, ne saurait cependant augmenter la santé de l'homme déjà bien portant, en imprimant plus de solidité à ses membres, plus d'animation et d'activité à l'organisme tout entier. C'est là ce que produit seule la *gymnastique rationnelle, libre et curative.* Cet art doit donc être considéré comme une *méthode de thérapeutique universelle, très-utile à l'homme le mieux portant , ne pouvant nuire à personne, et toujours bienfaisante, lorsqu'elle est employée avec intelligence.*

Les articles précédents sont compris sous la lettre A.

Pour compléter la notion du but que s'est proposé l'*Athenæum*, nous donnerons une analyse succincte des autres articles que contient ce numéro.

B. — AVIS, NOTICES ET PRESCRIPTIONS DE MOUVEMENTS CURATIFS.

Voici d'abord le tableau des cours théoriques et des cours pratiques de l'Institut royal et central de Berlin. Les premiers embrassent l'anatomie, la physiologie, la diététique, les principes de la gymnastique, son histoire, sa littérature, etc. ; les seconds comprennent l'escrime à l'épée, au sabre, à la baïonnette, à la lance, les exercices avec appareils et les exercices libres. Cet institut est spécialement consacré à l'instruction des officiers et des maîtres qui se destinent à l'enseignement de la gymnastique dans l'armée et dans les écoles publiques de la Prusse, où les exercices réguliers et essentiellement physiologiques sont devenus une des branches les plus importantes de l'éducation de la jeunesse des villes et des campagnes.

Cet établissement est fondé à l'instar de celui de Stockholm, et dans le même but : l'éducation militaire, l'éducation publique, la réintégration de la nature humaine dans sa force constitutive et ses belles proportions. Seulement la gymnastique médicale ne nous paraît pas être entrée dans le cadre de son enseignement et de sa pratique.

Les autres articles compris sous cette division sont composés de notices sur différents établissements de gymnastique de l'Allemagne, et de recettes de séries de mouvements qui ont été employées avec succès, par le docteur Neumann, contre différents cas de maladies graves.

C. — LITTÉRATURE. — RAPPORTS.

Sous ce titre, l'*Athenæum* rend compte des publications suivantes :

1. *Premier rapport de l'Institut de gymnastique curative et orthopédique* de Vienne, par son fondateur, le docteur MELI-CHER, Vienne, 1853.

Nous en avons dit quelques mots précédemment.

2. *La gymnastique médicale étudiée surtout au point de vue du système du gymnaste suédois Ling. — Sixième compte rendu de l'établissement de gymnastique orthopédique de Berlin*, par son fondateur, le docteur H.-W. BEREND, conseiller sanitaire du royaume de Prusse, etc., etc., Berlin, 1853.

Ce travail est plein d'intérêt. Le savant directeur de l'établissement de gymnastique orthopédique de Berlin étudie la méthode suédoise sous le rapport des connaissances théoriques et pratiques auxquelles on était déjà parvenu en Allemagne, avant que le système de Ling y fût introduit.

L'auteur fait à Ling sa part de mérite; mais, soit dans l'intérêt de l'art, soit par esprit de rivalité, il se montre parfois hostile à la méthode suédoise. Le docteur Neumann lui répond. Les deux écoles rivales sont en présence. Nous publierons un peu plus loin les pièces du procès, qui répandent de vives lumières sur la science et sur l'art de la gymnastique en général, et plus spécialement de la gymnastique curative.

3. *Recherches sur la pathologie et le traitement des difformités du corps humain*, par le docteur John BISHOP, membre du conseil du collége royal de chirurgie d'Angleterre, etc., Londres, 1852 (en anglais); ouvrage traduit en allemand, par le docteur Bauer, directeur de l'établissement royal d'orthopédie et de gymnastique de Manchester, avec 62 figures dans le texte. Stettin, 1853.

Cet ouvrage est basé sur les lois mathématiques de la structure du corps humain. Il est fort savant et curieux. Le *British and forcing medico-chirurgical review* en a rendu un compte peu favorable, en juillet 1852. « Afin de justifier, dit ce journal, les reproches que nous faisons à M. Bishop sur le vague de ses instructions pour le traitement des difformités, et sur la part si large qu'il fait à la discussion et à la réfutation des méthodes des autres orthopédistes, nous voulions citer un passage entier (pages 244-249), qui contient tout ce qui appartient en propre à l'auteur ; mais, après l'avoir lu, nous avons pensé que le lecteur n'en serait pas plus instruit, et nous nous sommes abstenus. » — Or, c'est à peu près dans le même sens que M. Neumann exprime ici son opinion, à propos de la traduction de ce livre par le docteur Bauer. — Cependant nous avons remarqué dans ces *Recherches* des documents qui ne sont pas sans importance.

4. *Des déviations latérales de la colonne vertébrale ; causes originelles, formes spéciales, guérison. — Conseils aux parents,* par A.-M. BOETTCHER, directeur de l'Institut d'orthopédie gymnastique de Gœrlitz, dans la Haute-Lusace, Gœrlitz, 1853.

A part la critique que l'auteur fait des maisons orthopédiques de Berlin, de Leipzig et de Breslau, et qui a tout-à-fait l'air d'une réclame en faveur de son propre établissement, ce petit ouvrage contient de précieux enseignements pour l'éducation physique des enfants et principalement des jeunes filles.

Ce premier numéro de l'*Athenæum* est terminé par quelques lignes sur l'*établissement de gymnastique curative et pédagogique* de Berlin, dirigé par le docteur Neumann, et sur l'*établissement de gymnastique curative suédoise* de Freiberg, dirigé par MM. Gœpel et Robert Nitzsche.

7.

Le grand ouvrage de Neumann (*La gymnastique médicale*, Berlin, 1853), n'est point connu en France, où, du reste, les propriétés du mouvement sont depuis longtemps oubliées. Ce

livre est un des traités les plus complets du mouvement curatif dans ses rapports avec les connaissances anatomiques et
physiologiques de notre époque. On a pu s'en convaincre en
lisant l'article que nous avons traduit de l'*Athenæum* (p. 164),
fragment de ce grand ouvrage.

Nous ferons quelques observations sur cet article, selon
l'ordre de la notation numérique que nous y avons ajoutée.

1. — M. Neumann rejette les dénominations de mouvement
actif-passif et de *passif-actif*, adoptées par les anciens et par
Ling, pour y substituer celles de *double concentrique* et de *double
excentrique*. L'une et l'autre dénomination nous paraissent
également justifiables, et certes, on en pourrait introduire
d'autres encore non moins rationnelles ; mais c'est surtout dans
les formules de mouvements thérapeutiques que les différences
se manifestent entre les écoles diverses, et que les difficultés
grandissent lorsqu'on n'est pas complétement initié. — Ne con-
viendrait-il pas, ainsi que nous l'avons déjà dit (p. 158), de
s'entendre enfin sur la nomenclature de la gymnastique ? Ne
faudrait-il pas la réduire à l'unité de langage, comme elle a
déjà été réduite à l'unité de principes, de règles et d'application ?
Peut-on espérer que sans cette unité d'un langage scientifique
intelligible à tous dans toutes les langues du monde, la gymnastique puisse atteindre son but, et réaliser tout son bien ?
Nous ne le pensons pas. Du reste, pour arriver à cette perfection, il ne manque peut-être à la nomenclature de *La gymnastique médicale* de M. Neumann, que la traduction *figurative*
dont M. Roth, de Londres, se sert si habilement pour expliquer ses formules gymnastiques.

2, 3, 4, 5 et 6. — Ces paragraphes contiennent l'exposé des
principes anatomiques et physiologiques qui servent de base à
la théorie des mouvements *actifs, doubles* et *passifs*, et à l'explication de leurs effets sur le mécanisme vivant. Ces notions,
qui nous paraissent en progrès sur celles de l'école suédoise,
proprement dite, donnent une haute et juste idée des propriétés du mouvement bien organisé, et nous connaissons un

médecin à qui l'étude sérieuse de notions semblables, puisées aux sources de l'antiquité, a suffi pour faire les plus heureuses applications du mouvement à la thérapeutique. D'ailleurs, il avait depuis longtemps constaté la vérité de ce que dit l'auteur de l'influence des anses nerveuses et des corpuscules de Pacini dans l'application des mouvements passifs au traitement des névralgies et des maladies chroniques.

A propos de l'influence des attitudes du corps par rapport aux effets physiologiques des mouvements, M. Neumann fait une vive sortie contre les médecins qui nient ces influences. Nous ne sachions pas qu'elles aient jamais été niées. Les attitudes forment les éléments principaux de la physiologie, de l'hygiène et de la pathologie, et M. Maissiat, dans ses *Etudes de physique animale*, a traité *ex professo* cette question et les phénomènes pleins d'intérêt qu'elle présente. En gymnastique, un même mouvement produit, selon l'attitude, des effets physiologiques différents. Aussi le *Cong-fou* des Tao-ssé, le plus ancien système de gymnastique thérapeutique, fait-il des attitudes du corps la partie essentielle de la production des mouvements, et le P. Amiot en a expliqué les principaux effets (p. 95 et suiv.) de la même manière que le docteur Neumann et l'école suédoise.

Les attitudes du corps sont régies par les lois de l'équilibre. Infiniment variées, elles se rapportent toutes à un mouvement physiologique dans lequel les muscles se contractent ou se relâchent pour maintenir le corps dans les limites du centre de gravité. Donc elles peuvent se diviser, comme toute autre forme de mouvement, en *actives*, en *doubles* et en *passives*, selon la manière dont elles sont produites, librement, avec ou sans résistance. Le repos même du corps ou de l'une de ses parties, est une attitude passive sollicitée par l'action de la pesanteur. — Nous appelons encore sur ce point l'attention de M. Neumann, qui a fait, comme l'école suédoise, une classe à part des attitudes du corps, au lieu de les faire rentrer dans la classification des autres mouvements.

7. — L'auteur termine par un résumé des principaux résultats de ses études. Nos observations à ce sujet seront présentées un peu plus loin.

———

Le cinquième article intitulé : *Des limites thérapeutiques de la gymnastique curative*, par le docteur Neumann, représente le pouvoir de la gymnastique dans ses rapports avec la prophylaxie, la curabilité radicale et la mitigation des maladies, sous un aspect d'universalité telle, qu'à l'exception des fièvres, des inflammations et autres maladies aiguës, presque toutes les autres maladies sont de son domaine. En France, où les propriétés du mouvement physiologique sont encore à peu près complétement ignorées, on repoussera certainement une prétention aussi exorbitante. Elle est pourtant justifiée non-seulement par les témoignages et les écrits des anciens, mais encore par les faits et par l'expérience de ce qui se passe chaque jour dans les établissements de gymnastique médicale de Stockholm, de Berlin, de Vienne, de Londres et d'un grand nombre d'autres villes. Nous rapporterons à la fin de ce volume quelques observations que nous avons prises nous-mêmes à Paris, et qui viennent à l'appui des assertions de M. Neumann.

Dans les numéros suivants de nos Archives, nous continuerons à rendre compte de ceux de l'*Athenæum*.

———

ÉCOLE ALLEMANDE. — FRÉDÉRIC HOFFMANN.

1.

Au seizième siècle, la pensée humaine, dans l'Occident, s'était agrandie comme l'horizon du globe ; et comme pour s'élancer plus sûrement à la conquête de l'avenir, elle se mit à évoquer les souvenirs du passé. Elle réapprit Rome et la

Grèce. L'érudition devint immense. On refit la chaîne brisée des traditions; on rattacha sans interruption les temps modernes aux temps anciens.

Redevenu romain par les lois et grec par les sciences et les arts, l'Occident moderne pénétra plus profondément dans les mœurs de l'antiquité : les institutions gymniques et les doctrines médicales appelèrent sérieusement son attention.

Ce fut alors que Jérôme Mercuriali, de Verone, consacra sept années à recueillir, dans les bibliothèques et dans les manuscrits du Vatican, tous les fragments épars de la gymnastique, en tant que *militaire*, *médicale* ou *légitime* et *athlétique* ou *vicieuse*. La première édition de son traité, *De arte gymnastica*, parut à Venise en 1569. Pierre Faber, de Toulouse, ajouta à l'œuvre de Mercuriali des recherches spéciales, sous le titre de *Agonisticon*, etc., c'est-à-dire *Agonistique ou athlétique et jeux gymniques des anciens*, etc., Lyon, 1595 (1). Ainsi se trouva renouvelée la notion d'un art dont la culture régulière avait fait la grandeur des peuples éteints dans l'Occident.

Les écrivains qui traitèrent ensuite cette question eurent plus spécialement en vue l'introduction des exercices de l'antiquité dans les habitudes de la société nouvelle. Ainsi firent Marsilius Cagnatus, ainsi Archange Tucarro, ainsi beaucoup d'autres après eux. Malheureusement, Mercuriali n'a pas compris toute l'idée que les anciens attachaient au terme de *mouvement gymnastique*. Il rappelle bien la division essentielle que les anciens faisaient du mouvement en *actif*, en *passif* et en *mixte*; mais il n'en tire aucune conséquence. L'erreur, acceptée sans réflexion, s'est perpétuée, et fut la vraie cause d'un long arrêt dans le développement de l'art renouvelé.

Dans le monde médical, proprement dit, les choses se passèrent à peu près de la même manière. On exhuma toutes les connaissances médicales de l'antiquité, on se les appropria; et

(1) Les suites de notre premier article contiennent l'analyse du traité de Mercuriali et de celui de Faber.

de l'union de ces connaissances du passé et des faits nouvellement observés, on refit d'abord les systèmes anciens, sous les noms de *hermétisme* ou *spagyrisme*, *chimisme*, *humorisme*, *mécanisme*, *solidisme*, *pathologisme* ; puis vinrent l'*animisme* de Stahl, le *iatro-mécanisme* de Boerhaave, le *mécanico-dynamisme* de Frédéric Hoffmann.

Stahl, Hoffman et Boerhaave, ce triumvirat du dix-huitième siècle, cette triade éminente des systèmes dans lesquels le mouvement était l'expression la plus immédiate de la vie, amenait un nouveau développement de la médecine, qui passait à une conception plus nette et plus libre de la biologie.

Telle est l'opinion de M. Friedlander rapportée par M. Ch. Daremberg (1).

Nous dirons plus : tous les systèmes de médecine, plus ou moins différents ou hostiles, quant à leur doctrine physiologique, pathologique et thérapeutique, sont unanimes pour reconnaître que les propriétés du mouvement, spécifiquement organisé, ont la plus grande valeur quant à l'éducation physique, à la conservation de la santé et au traitement des maladies.

Or, cette conviction fut principalement celle de Frédéric Hoffmann ; et c'est dans les principes mêmes de son système que, selon nous, se trouvent les premières origines de l'*école allemande* de la gymnastique du dix-neuvième siècle.

2.

Frédéric Hoffmann naquit en 1660, à Hall, en Saxe. En 1694, il fut nommé professeur primaire à l'université de cette ville, et pendant quarante-huit ans il y enseigna l'art de guérir. La réputation dont il jouit comme praticien ne fut pas moins grande que celle qu'il acquit par ses travaux littéraires. Boerhaave

(1) *Essai sur la détermination et les caractères des périodes de l'histoire de la médecine*, Paris, 1850.

lui-même semble lui avoir rendu ce témoignage dans une occasion mémorable : ayant été consulté par le roi de Prusse, Frédéric-Guillaume Ier, il répondit au souverain que le meilleur conseil qu'il pût lui donner, c'était de s'adresser à Hoffmann.

Le système de Frédéric Hoffmann, disséminé dans ses nombreuses dissertations, est coordonné dans son grand ouvrage intitulé : *Medicina rationalis systematica*. La première partie fut publiée en 1718, et les dernières peu de temps avant sa mort (1742).

Quel est ce système?

Nous en dirons quelques mots d'après l'auteur même et d'après les études des docteurs Kurt-Sprengel et Edouard Auber (1).

Le premier principe du système de Frédéric Hoffmann est que le corps humain, de même que tous les autres corps de la nature, possède des forces matérielles à l'aide desquelles il opère ses mouvements. Tout corps, par cela même qu'il est corps, a des forces de cohésion et de résistance qui lui ont été données par le créateur, et toutes les forces du corps agissent d'après le *nombre*, la *mesure* et l'*équilibre :* on peut les expliquer toutes mécaniquement et mathématiquement.

Un agent matériel impondérable, l'éther, *force active motrice*, anime toutes les propriétés des corps, et préside à tous les phénomènes physiques dans l'unité de la création (2).

Ainsi, le mécanisme vivant exerce les fonctions qui lui sont propres en vertu des propriétés dévolues à la matière animale; et l'activité de ces propriétés réside essentiellement dans la puissance d'un *éther spécial sécrété par le cerveau*, et porté dans toutes les parties de l'organisme par un appareil organique très-compliqué.

(1) Kurt-Sprengel : *Histoire de la médecine*, t. V, p. 282; E. Auber : *Traité de la science médicale*, Paris 1853, p. 206.

(2) Illud maxime notandum quod omnia corpora *vi activa motrice* à conditore summo sint donata, et omnes illorum actiones nil nisi motuum species sint, dum alterum in alterum agit, unumque alteri resistit (*Diss. phy. med.*, 1, 1)

Cet éther est la cause primordiale et efficiente de tous les mouvements vitaux. C'est lui qui anime tous les organes, et chacun d'eux cesse d'exercer ses fonctions du moment où il ne reçoit plus l'éther vivifiant et animateur. C'est ainsi que la vue et l'ouïe se perdent par le retrait du fluide nerveux.

Le fluide nerveux éthéré n'est donc autre chose, selon Hoffmann, que l'*âme sensitive* qui préside à la vie organique et constitue l'animalité dans l'homme. Essentiellement matérielle, cette âme sensitive est entièrement différente de l'*âme spirituelle* qui est unie momentanément au corps vivant. Principe de la conscience et source du raisonnement, cette âme spirituelle élève l'animalité à l'état d'*hominalité*.

Ainsi, Hoffman distingue dans l'être humain le *corps*, l'*âme sensitive*, animale et matérielle, et l'*âme spirituelle* ou l'esprit immortel (1).

Frédéric Hoffmann fait donc dépendre la vie de l'organisation et nullement du principe spirituel dont elle est la demeure. Au reste, il faut lire ses ouvrages pour voir avec quel soin délicat il a tracé la ligne qui sépare la religion de la médecine. Tout le monde connaît la fameuse proposition de M. de Bonald : « L'homme est une intelligence servie par des organes. » Eh bien, c'est à Frédéric Hoffmann que cette grande pensée doit être attribuée, car c'est lui qui, le premier, l'a exprimée en faisant à la médecine sa part d'action sur le corps et sur l'esprit. « L'esprit (âme spirituelle), dit-il, n'est point le sujet de la médecine, parce qu'il est d'une nature indivisible et immuable; conséquemment, la médecine n'a directement aucun pouvoir sur lui. Le sujet de la médecine, c'est le *corps* VIVANT, *qui est momentanément l'instrument de l'esprit, et sert à ses opérations.* »

(1) La notion d'une *âme sensitive* et périssable, principe vital ou vitalité, distincte de celle de l'*âme pensante et immortelle*, est une tradition de l'antiquité. Elle remonte à Cicéron, à Platon, à Hippocrate, à Pythagore, à la philosophie persane, indienne, chinoise. Elle touche aux origines de l'homme. — Saint Paul l'a formellement consacrée dans son épître aux *Thessaloniciens*, V, 23. — M. le professeur Andral s'est appuyé de cette autorité dans son *Projet d'un essai sur la vitalité*, Paris, 1835, p. 183; — etc.

La vie, selon Hoffmann, est le mouvement circulatoire du sang et des humeurs, produit et entretenu par l'impulsion du cœur et des artères, par les contractions de la dure-mère et par les vibrations des méninges, qui, poussant l'éther ou le fluide nerveux dans toutes les parties du corps, les pénètrent ainsi de mouvements réguliers. La vie est donc le produit de l'organisation mise en mouvement par des lois dévolues à la matière organisée. Cette idée nous reporte au méthodisme de Thémison. Seulement, il y a cette différence entre le système d'Hoffmann et celui de Thémison, qu'avec Hippocrate, Hoffmann admettait que le corps est gouverné par une *force vive* dont les fonctions ne peuvent être connues que par l'observation des mouvements vitaux, tandis que Thémison, d'accord sur ce point avec Epicure, son maître, prétendait au contraire que le corps vit et se gouverne par la seule et propre énergie de ses atômes constituants.

« Nous ne pouvons, dit Frédéric Hoffmann, perfectionner l'art de guérir, si nous n'examinons pas scrupuleusement la nature des mouvements que l'âme sensitive exécute, et si dans cette vue nous n'apprenons pas à faire l'application de la mécanique et de l'hydraulique à la médecine.

« L'expérience, dont on fait tant de cas, ne peut fournir aucun fondement solide à notre art, dit-il encore : à la vérité, elle donne les matériaux sur lesquels s'exerce ensuite la théorie ; à la vérité, il faut étudier la manière d'observer dans les livres des anciens ; mais ces matériaux doivent être travaillés d'après les règles de la mécanique, et la seule manière d'apporter quelque certitude en médecine, c'est de ne pas admettre comme prouvé ce qui ne repose pas sur des principes irréfutables. C'est ainsi que la médecine s'élève, aussi bien que la géométrie, au rang des sciences exactes, et elle n'est pas moins susceptible d'une précision logique ou géométrique, qu'une branche quelconque des mathématiques (1). »

(1) Kurt-Sprengel, t. V, p. 288.

Les principaux modes d'altération des mouvements organiques sont le *spasme* et l'*atonie*. Il y a spasme dans une partie quand ses mouvements sont convulsivement accélérés; il y a atonie lorsque les mouvements sont languissants et faibles. Le spasme est universel ou local. Il en est de même de l'atonie. Les spasmes dégénèrent en atonie, et les parties qui en ont été une fois atteintes conservent de la tendance à en être affectées de nouveau par la suite.

Les causes principales, prochaines des maladies, sont les spasmes des solides et du genre nerveux, la pléthore des humeurs et du sang, les embarras des premières voies, les passions, les venins et le vicieux emploi des six choses appelées par Galien *non naturelles* (1).

Les parties nervoso-membraneuses et nervoso-musculaires sont toujours celles qui ont le plus d'affinité pour les causes morbifiques.

La plupart des maladies, principalement les maladies chroniques, ont leur siége dans les premières, dans les secondes et dans les troisièmes voies; et par conséquent aussi dans le système nerveux ganglionnaire qui les influence spécialement (2).

Tels sont les principaux traits de la physiologie et de la pathologie d'Hoffmann. Sa matière médicale se composait de quatre classes de médicaments : les fortifiants, les calmants, les évacuants, et les altérants. Il avait une grande confiance dans la puissance de la nature, qui, pour lui, n'était autre chose que le mécanisme vivant, lequel, en vertu de ses propriétés et de sa force motrice vitale, s'entretient et se répare

(1) Voir un peu plus loin une note explicative.

(2) Un grand nombre de médecins contemporains font aussi aux mauvaises digestions une part considérable dans la production de la plupart des maladies chroniques. Il s'en suit naturellement que, c'est dans le rétablissement de la normalité des fonctions digestives, qu'est le secret de la guérison de ces maladies; et certes, pour obtenir ce résultat, il est peu de remèdes plus puissants que le mouvement bien ordonné.

incessamment lui-même (1). — Aussi, les exercices du corps, le mouvement et le repos, la diète et l'eau froide, les simples lois de l'hygiène formaient la partie principale de sa thérapeutique.

Sans doute, le système de Frédéric Hoffmann n'est pas sans renfermer des imperfections et des erreurs : elles tiennent à son époque ; mais ce vaste système subsiste comme une des plus belles et des plus rationnelles conceptions de l'esprit humain.

« Le système d'Hoffmann, dit M. Auber, présenté et professé par lui avec une grande clarté, s'est promptement répandu dans toute l'Europe. Il est devenu la source des principes qui ont fait pendant longtemps la fortune scientifique de l'école d'Édimbourg, et il est entré plus tard dans le système encyclopédique de l'école de Montpellier, grace aux modifications que lui ont fait subir Bordeu, Venel et Lamure. Le système d'Hoffmann est un admirable travail de coordination : nulle part on ne trouve une théorie mieux liée et mieux soutenue ; nulle part on ne voit un accord plus parfait entre les principes et l'application, entre les préceptes et les règles ; en un mot, c'est un véritable monument scientifique. Puis, en disant au monde savant que le corps, en tant que corps, est une machine soumise aux lois d'une mécanique supérieure, le génie de Frédéric Hoffmann a réellement formulé une de ces grandes vérités qui illuminent la raison humaine, et qui la conduiront au terme de la vérité quand elle sera assez forte et assez indépendante, pour marcher d'un pas assuré dans les domaines de la physique animale expérimentale. »

Ainsi, la réputation de Frédéric Hoffmann grandit avec le progrès des sciences.

3.

Le système de médecine de Frédéric Hoffmann est fondé, comme la gymnastique médicale de l'école chinoise et celle

(1) *Diss. méd. phy.*, II, 4

des écoles modernes de l'Europe, sur la physiologie du mécanisme vivant. S'il en fallait une preuve directe, nous rappellerions qu'Hoffmann, ayant à prouver la présence du fluide nerveux dans les nerfs, note le fait suivant :

« Lorsque l'on vient, dit-il, à exercer une pression de haut en bas sur le nerf phrénique, on obtient la revivification de l'action du diaphragme (1). »

Un siècle plus tard, l'école suédoise dit aussi :

« Si l'on fait une pression sur les nerfs phréniques aux parties latérales du cou, on parvient à couper des accès de spasme dans le diaphragme (2). »

Ces deux formules sont identiques au double point de vue de la physiologie et de la thérapeutique.

Poursuivez l'expérience, en variant les formes d'action sur différents points des centres nerveux et de leurs ramifications, coordonnez les résultats de l'observation, et vous aurez un système presque complet de mouvements dont l'application appropriée sera de la plus grande efficacité dans les névralgies et dans les maladies chroniques.

Que ce système de mouvements curatifs ait été conçu par Frédéric Hoffmann, nous n'en pouvons douter, puisque les éléments de ce système sont la base de sa doctrine. C'est probablement aussi pour la même raison qu'il ne l'a pas écrit. Mais s'il en a fait l'application à une maladie du diaphragme, il a bien pu l'appliquer encore à d'autres cas, lui qui avait posé en principe que *toutes les forces du mécanisme vivant agissent d'après le nombre, la mesure et l'équilibre, que le fluide nerveux est la cause matérielle de l'activité de ces forces*, et qui affirmait, comme nous le verrons tout-à-l'heure, que *le mouvement est la meilleure médecine du corps*.

Quoiqu'il en soit, l'ouvrage dans lequel il a résumé ses idées relatives à la conservation de la santé et au traitement des

____

(1) Kurt-Sprengel, t. V, p. 286.

(2) *Kinésithérapie*, p. 95.

maladies par les simples lois de l'hygiène et du mouvement, a pour titre :

Dissertationes physico-medicæ, etc., ou *Dissertations de physique médicale concernant principalement la santé*, par Frédéric Hoffmann, conseiller et archiâtre du roi Frédéric-Guillaume de Prusse, etc. La Haye, 1708.

Cet ouvrage, divisé en deux parties, contient douze dissertations, en 615 pages.

1. — *De la méthode d'acquérir une longue vie.*
2. — *Du médecin de soi-même.*
3. — *De l'âme, artisan de la santé et des maladies.*
4. — *Méditations physiques sur la cause des vents, sur les forces et les fonctions du corps humain, et sur le baromètre.*
5. — *Des saisons insalubres.*
6. — *Du mouvement considéré comme la meilleure médecine du corps.*
7. — *Des voyages par rapport à la santé.*
8. — *De la diète, remède contre les grandes maladies.*
9. — *De la supériorité du vin du Rhin.*
10. — *De la méthode d'examiner les eaux salubres.*
11. — *Des propriétés et de l'usage de la chaleur, à propos des eaux de Carlsbadt.*
12. — *Du tempérament, base des mœurs et des maladies de tous les peuples.*

La première dissertation qui traite de la longévité contient d'abord les principes physiologiques sur lesquels repose le système de médecine de l'auteur. Il y établit ensuite de la manière la plus évidente que l'observance des lois de l'hygiène, la frugalité, l'exercice de l'esprit et celui du corps sont les moyens les plus certains de se préparer une longue vie sans infirmités. Il insiste sur l'importance des mouvements actifs réguliers, et cite un passage de Baglivi (*De fibrá motrice*, p. 213), qui rappelle que les pères de la médecine employaient principalement pour la préservation et la curation des maladies, les bains, les fomentations, les lotions, les onctions, les frictions et tous les autres genres de mouvement qui donnent du ton et de la souplesse aux membres et aux tissus. Il cite ces paroles de Celse : « La meilleure médecine, c'est de n'en point prendre. » Après le traité de Huffland et celui plus récent de M. Flourens, sur la même matière, on lira avec intérêt et avec fruit celui de Frédéric Hoffmann.

La plupart des autres dissertations ont aussi un caractère d'actualité, et certes, elles mériteraient d'être plus connues.

Nous nous bornerons à traduire celle qui traite spécialement du mouvement considéré comme la meilleure médecine, et qui ouvre le commencement de l'école allemande de gymnastique et de sa bibliographie.

Mais auparavant, il faut prendre une idée de la gymnastique des anciens, spécialement en ce qui concerne le mouvement et l'exercice, nous en comprendrons mieux le traité de Frédéric Hoffmann.

4.

Sous le terme d'*exercice*, les anciens entendaient le mouvement physiologique mis en action selon des règles déterminées.

On se préparait aux exercices par une friction spéciale.

D'après Oribase (t. Ier, p. 473, trad. de MM. Bussemaker et Daremberg, Paris 1851), les mouvements se divisent, selon leurs effets, en trois genres :

1° Mouvements qui viennent de l'intérieur, qui ont leur point de départ dans la profondeur du corps, qui dépendent de la volonté de celui qui les produit, qui sont enfin ses actions propres ; ce sont les mouvements actifs.

Il y en a de plusieurs espèces.

Les uns exigent de la *force*, comme bêcher, retenir quatre chevaux à la fois, soulever un poids considérable en restant en place ou avançant un peu, se promener sur un terrain montant, grimper le long d'une corde, tenir les poings serrés en étendant ou en soulevant les bras et rester pendant longtemps dans cette position, résister aux efforts d'une personne qu'on a engagée à vous faire baisser le bras étendu, surtout si l'on porte dans ses mains quelque poids, comme sont les haltères, et qu'on les tienne immobiles en étendant ou en soulevant les bras. (Ce mouvement est du genre mixte.)

Il y a dans la palestre, dit Oribase, des *milliers* d'autres exercices analogues qui exigent de la force ; l'expérience et l'habitude de tous ces exercices se trouvent chez le *pédotribe*, personnage aussi différent du *gymnaste* que le cuisinier l'est du médecin.

Les autres mouvements sont *rapides*, sans intensité ni violence, comme les courses, le combat simulé, la gesticulation, le jeu du *corycos* et celui de la petite balle ; *ecpléthriser*, c'est-à-dire courir à diverses reprises tour à tour en avant et en arrière, en se restreignant dans un espace de cent pieds, en ne se retournant pas et diminuant un peu à chaque course la longueur du chemin parcouru, jusqu'à ce qu'on s'arrête à la fin à un point fixe ; *pityliser*, c'est-à-dire marcher sur la pointe des pieds, soulever les bras et les faire mouvoir très-rapidement, l'un en arrière, l'autre en avant. — D'autres exercices rapides et n'exigeant point d'efforts, sont ceux qu'on fait dans la palestre en se roulant rapidement soit plusieurs ensemble, soit tout seul. On peut aussi s'entrelacer étant debout, et exécuter un exercice du genre rapide en saisissant vivement et tour à tour ceux qui sont près de vous. On peut encore exécuter debout un exercice du même genre par les jambes seulement, en restant à la même place, en sautant plusieurs fois non-seulement en arrière, mais quelquefois aussi en avant et en soulevant tour à tour chacune des jambes. On peut aussi exécuter de la même manière un exercice du même genre pour les bras, si l'on s'évertue à les mouvoir à la fois fréquemment et rapidement sans tenir des haltères, soit qu'on tienne le poing serré, soit qu'on se contente de lever vivement le bras sans fermer le poing.

Une troisième espèce est l'exercice *violent,* composé de l'exercice qui réclame de la force et de l'exercice rapide; on peut se servir comme d'exercices violents de tous ceux que nous venons de ranger dans la classe des exercices qui réclament de la force, pourvu qu'on y ajoute la rapidité du mouvement.

Les exercices suivants sont aussi du nombre des exercices violents : bêcher, lancer des disques, sauter constamment sans se reposer, de même lancer un projectile lourd, quel qu'il soit, en rassemblant ses forces, ou travailler rapidement étant couvert d'une armure pesante.

2° Mouvements qui viennent de l'extérieur ou passifs.

Parmi les mouvements de ce genre sont : la navigation, l'*équitation* et les déplacements qui se font dans les voitures (chars, chaises, litières), dans les lits suspendus ou avec supports aux pieds diagonalement opposés, dans les berceaux qu'on remue ou pour les petits enfants dans les bras de leurs nourrices.

On peut aussi, dit Oribase, ranger la friction dans la classe des mouvements qui viennent de l'extérieur. — Les pressions et les pincements qu'il note dans l'administration de la friction, sont aussi des mouvements passifs. Beaucoup d'autres mouvements de ce genre se produisaient dans le massage dont les anciens faisaient un emploi si fréquent.

> Percurrit agili corpus arte tractatrix
> Manumque doctam spargit omnibus membris.
> MARTIAL, III, 81.

3° Mouvements mixtes, ou qui viennent partie de l'intérieur et partie de l'extérieur.

Oribase donne pour exemple l'*équitation ;* car, dit-il, il n'en est pas pour ce mouvement comme pour le transport en voiture, pendant lequel on est uniquement secoué par son véhicule sans rien faire par soi-même; mais dans l'équitation, il faut tenir l'épine droite, serrer exactement avec les deux cuisses les côtés du cheval, tenir les jambes tendues et regarder en avant; et par là on exerce aussi la vue et on fatigue le cou.

(L'équitation est, en effet, un exercice du genre mixte; conséquemment, Oribase l'avait classé mal à propos dans le genre précédent).

Il mentionne encore d'autres espèces de mouvements : la déclamation, la vocifération, la respiration, la rétention du souffle, la danse, la promenade, modérée, avec tension des jambes, sur la plante des pieds, sur la pointe, sur les talons, en descendant, en montant, sur un terrain uni, accidenté, dans le sable ou la terre molle, etc., le jeu du cerceau garni d'anneaux à l'intérieur, la natation, le saut simple, le saut progressif, le saut contre les fesses, le jeu de paume, celui des haltères, l'escrime, etc. Tous ces exercices sont du genre des mouvements actifs.

La lutte, dans laquelle s'établit une action et une réaction concomitantes entre deux personnes, appartient aux mouvements mixtes. On doit aussi ranger dans cette classe la friction accompagnée de la rétention du souffle pour tendre les muscles de la poitrine et relâcher ceux du ventre et du diaphragme, ou réciproquement, et celle qui se faisait avec enroulement dans des bandes, contre la pression desquelles le sujet devait se roidir, soit en faisant certains mouvements, soit en subissant la friction. « On fait ces frictions sur tout le ventre, dit Galien, en se plaçant derrière ceux qui doivent être frottés. On entoure d'autres bandes la partie supérieure du dos, en se plaçant devant celui qui doit être frotté, et on fait circuler les mains (le texte désigne plutôt des courbes concentriques exécutées avec les mains). On place d'autres bandes encore, dont on entoure les côtés, la partie inférieure du dos, les lombes et la poitrine (Ibid. *Note* 35, p. 655). »

Il est évident que ces mouvements sont du genre *mixte*, *actif-passif* et *passif-actif*, ou *double concentrique* et *excentrique*, et que les anciens ont dû connaître les effets physiologiques différents de ces mouvements, pour en avoir fait une application aussi ingénieuse à chaque organe particulier, comme à l'organisme tout entier. Les progrès tout récents de la gymnastique nous ramènent donc au point où en étaient les anciens.

Chacun de ces genres, chacune de ces espèces de mouvements avait ses règles propres et ses effets physiologiques distincts. Ces effets se modifiaient encore par les différentes positions du corps, debout, assis, couché, replié sur lui-même ; dans diverses directions, en avant, en arrière, en ligne droite, circulaire, etc. Tantôt lent, tantôt vif, tantôt modéré, toujours régulier, le mouvement gymnastique était général ou partiel, et déterminé dans sa quantité, sa qualité, sa durée, son rhythme, etc.; et le gymnaste, habile médecin, savait l'approprier à l'âge, à la constitution, à la maladie des individus.

Tels sont, en résumé, les renseignements fournis par Oribase, qui les avait abrégés de Galien. En puisant à la même source, Mercuriali s'est borné à en composer vaguement la matière du cinquième chapitre du quatrième livre de son traité *De arte gymnasticâ*; et ce précieux fragment de Galien, qui répand la plus vive lumière sur l'art si grandiose et si puissant de la gymnastique des anciens, est resté sans conséquence sérieuse ni pour l'œuvre de Mercuriali, ni pour la rénovation de la science chez les peuples modernes.

Nous reprendrons plus tard cette question; ce que nous venons de dire suffit pour le moment.

5.

DU MOUVEMENT CONSIDÉRÉ COMME LA MEILLEURE MÉDECINE
DU CORPS, PAR FRÉDÉRIC HOFFMANN.

Préface.

Celui qui sait regarder et examiner avec soin les secrets de la médecine naturelle est amené à reconnaître que les bases de la santé, de la vie et des maladies sont une chose simple, qui ne varie pas et n'a rien de confus (*simplex, neque diffusum et varium*). On peut donc s'étonner que les médecins aient imaginé tant de remèdes variés et de divers caractères, dans le but de conserver la santé et de combattre les maladies. La nature entretient la vie par des procédés simples ; un petit nombre d'opérations lui suffisent pour la conservation de la santé, et les causes des maladies ne sont pas très-nombreuses. Nous pouvons donc admettre avec assez de raison que les remèdes qui peuvent rétablir la santé détruite ne doivent être ni variés ni nombreux. Non-seulement on peut l'admettre, mais j'affirme que cela est vrai, et l'on peut rapporter aux mauvais destins et aux abus de l'art médical le fait, que tout ce fatras de médicaments et de compositions diverses mentionnés dans les écrits des anciens et dans ceux des modernes, n'a eu d'autre résultat que de rendre l'art de guérir difficile, laborieux, incertain et trompeur. Les médicaments à l'aide desquels le médecin, secondant les efforts de la nature, puisse obtenir des succès, guérir le malade et se faire honneur à lui-même, sont certainement peu nombreux.

Il y a beaucoup de choses qui semblent n'être d'aucune importance et ne pouvoir servir en rien à la guérison des maladies, et à la conservation de la santé, et qui cependant possèdent une puissance incroyable. Telles sont les six choses que l'on appelle *non-naturelles* (1), dont l'emploi judicieux peut être d'une grande utilité pour la médecine sans médicament.

(1) Pour comprendre cette dénomination de *choses non-naturelles*, il faut se rappeler qu'avant les découvertes modernes en anatomie, en physiologie et en pathologie, on distinguait trois sortes de choses relativement à l'homme. Les *choses naturelles*, les *choses non-naturelles* et les choses *contre nature*

Les choses naturelles étaient au nombre de six : les tempéraments, les humeurs (chyle, sang, lymphe, bile, etc.), les esprits vitaux et animaux (fluide nerveux, éther, etc.), les solides et les fluides, les fonctions de la vie organique et animale, les éléments (feu, air, terre, eau).

Les choses non-naturelles étaient aussi au nombre de six : l'air, les aliments solides et les liquides, le mouvement et le repos, le sommeil et la veille, les matières ou humeurs retenues dans le corps et celles qu'il évacue, enfin les passions.

Les choses contre nature étaient les maladies, leurs causes et leurs symptômes.

Nous avons un exemple de leur pouvoir dans l'action du mouvement ou dans l'exercice des membres du corps. Les propriétés du mouvement sont tellement efficaces, si l'on s'en rapporte au témoignage des anciens et à celui de l'expérience, qu'on peut les mettre bien au-dessus de celles des médicaments les plus précieux, non-seulement pour prévenir, mais aussi pour guérir les maladies.

Nous avons entrepris ce travail, afin de chercher, si Dieu nous accorde cette faveur, à débattre à fond cette importante question, et à démontrer, aussi clairement que possible, quelles sont les propriétés utiles ou nuisibles du mouvement, et comment elles peuvent servir à conserver la santé et à guérir les maladies.

Définition et proposition.

1. — Par le terme de *mouvement*, nous voulons désigner cette action de la volonté par laquelle notre corps, selon le libre arbitre de l'âme, se transporte d'un lieu dans un autre, soit par les forces motrices qui sont en lui, comme la marche, la course, soit par une force motrice extérieure, comme l'équitation, la vectation, etc. (1).

On peut aussi considérer le mouvement comme général, lorsque le corps tout entier est mis en action, ou comme partiel, lorsqu'il n'intéresse qu'une partie déterminée, comme la main, le bras, etc.

Il faut encore tenir compte de la distinction que faisaient les anciens entre le *mouvement*, l'*exercice* et le *travail* (2).

Le terme de mouvement a une signification générique, et il n'y

(1) Cette définition du mouvement n'est pas exactement celle des anciens. Voir le chapitre précédent.

(2) Ils appelaient le mouvement *motus*, κίνησις; l'exercice *exercitatio*, γυμνάσιον, ou *mouvement gymnastique*, et le travail *labor*, πόνος, c'est-à-dire *action pénible*, *peine*, *fatigue*.

a point d'exercice ni de travail sans mouvement. La promenade, l'équitation modérée, la vectation, les modulations de la voix ou le chant sont de simples mouvements. Le pugilat, la course, le saut, le jeu de balles, sont des exercices ; le laboureur, le moissonneur, le jardinier, le chasseur, le maçon ne s'exercent pas ; ils travaillent. On voit que les anciens appelaient exercice tout mouvement violent, volontaire, accélérant la respiration, exécuté dans un but réparateur ou hygiénique ; et travail, tout mouvement qui entraîne la fatigue à sa suite, et qui, sans avoir pour but la santé, peut cependant y contribuer (1).

Nous commencerons par dire quelques mots de chacun de ces mouvements, de leurs propriétés utiles ou nuisibles, selon les sujets et les maladies.

Du mouvement par rapport à l'hygiène.

2. — Nous démontrerons d'abord que le mouvement, en général, quelle que soit son espèce, exercice ou travail, est le meilleur agent pour garantir le corps de toute maladie. Nous appuierons cette assertion des témoignages des anciens sages, et l'on verra par là combien le mouvement était estimé et conseillé comme moyen thérapeutique. Ainsi Galien a dit (2, *De sanitate tuendâ*) : « Il faut placer la santé sous les auspices du travail, et peu après, se mettre à l'œuvre. » Il dit encore (*De boni et mali succi cibis*) : « Pour la santé, le plus grand danger résulte d'un repos complet, de même que le plus grand bien résulte d'un exercice modéré. » Dans ce même livre, il rappelle le genre de vie qu'il avait adopté pour lui-même, et qu'il avait fait adopter à un de ses amis ; il disserte

(1) L'auteur a tiré ces définitions de Galien (2, *De sanitate tuenda*) et des citations de Mercuriali (*De arte gymnastica*, 2). Elles ne répondent pas complétement à l'idée des anciens.

à ce propos sur les avantages du mouvement : « Nous nous faisions, dit-il, un devoir de nous exercer et d'éviter entièrement les crudités ; et de cette façon, nous avons vécu depuis un grand nombre d'années, jusqu'à ce jour, exempts de maladies. » Longtemps avant Galien, Aristote (*In probl.*), répondant à cette question : « Pourquoi est-il de bonne hygiène de diminuer la quantité des aliments, et d'augmenter l'exercice ? La maladie a pour cause, dit-il, la surabondance des excréments qui provient de l'excès de nourriture ou du manque d'exercice. » Le grand et vieil Hyppocrate exprime bien mieux cette pensée (1, *De victus ratione*, sect. 4) : « Celui qui mange sans prendre de l'exercice, ne peut se bien porter. » Au même endroit il ajoute : « La santé parfaite résulte d'un juste et constant équilibre entre l'alimentation et l'exercice. » Cet illustre auteur dit aussi (6, *De morb. vulgar.*) : Ceux qui ne mangent pas jusqu'à satiété et sont diligents dans le travail, se ménagent une excellente santé (1). » Végèce nous apprend que les hommes versés dans l'art militaire estiment que les exercices journaliers contribuent plus que les médecines à l'entretien de la santé des soldats. Aussi Socrate, au rapport de Diogène Laërte, avait pris l'habitude de la danse, sachant bien que l'eau se corrompt, stagnante, et notre corps, oisif et paresseux. Ovide a très-bien exprimé cette pensée dans sa cinquième lettre à Maxime, 1er livre des *Pontiques* :

> Cernis ut ignavum corrumpant otia corpus ;
> Ut capiant vitium, ni moveantur aquæ.

On nous dit que Médée, par un pouvoir magique, rendait aux hommes la jeunesse et la vigueur. Non, ce n'est point par des charmes qu'elle opérait : Médée était une femme savante qui, par des mouvements gymnastiques convenables, agissant sur des corps mous, efféminés et corrompus par l'oisiveté, les

(1) Sois diligent dans toutes tes actions, et tu ne tomberas pas malade (Eccl. xxxi, 27).

arrachait aux infirmités d'une vieillesse précoce, et les fortifiait par des exercices exécutés dans des salles chauffées. De
là la fable, qu'elle rajeunissait les hommes en les faisant cuire
(Plempius, *De sanitate tuenda*, p. 284) (1).

Nous pouvons aussi invoquer le témoignage des meilleurs
écrivains modernes : Claude Pechlin dit (*Observ.* 34) : « Il n'y
a pas de corps moins disposés aux maladies et plus propres à
braver les intempéries des saisons, que ceux qui ont été exercés dès l'enfance aux jeux de la palestre, à l'escrime ou à d'autres exercices violents : cette éducation leur a procuré une
fermeté, une vigueur qui les met à l'abri des maladies jusque
dans un âge avancé, ce qui nous est démontré par de nombreux exemples. » Le célèbre auteur de la *Médecine du corps
et de l'esprit*, nous dit (page 6), qu'il a vu des vieillards octo-
génaires qui, habitués à la course et à un exercice soutenu,
étaient plus agiles que maints jeunes gens prenant leur repas
avec passion, et cherchant le sommeil par le repos.

3. — Mais est-il besoin d'invoquer un plus grand nombre
d'autorités? L'expérience ne prouve-t-elle pas que les hommes
qui travaillent, qui vivent à la campagne, sont plus robustes,
plus longévives, et moins exposés aux maladies, que ceux qui
se complaisent dans d'inertes loisirs? L'âme s'alanguit aux
molles rêveries, et le corps se flétrit aux excès des festins (2).

4. — Mais ici l'expérience et l'autorité ne suffisent point;
la chose mérite d'être étudiée en elle-même. Il faut expliquer par de solides raisons, comment le mouvement et l'exer-

(1) Médée, fille d'Aétòs, roi de Colchide, fut enlevée par Jason pendant l'expédition des
Argonautes, vers l'an 1380 avant notre ère. Son nom paraît avoir la même origine que celui
de *médecin*, qui vient de μεδός, soin, remède. — Cette tradition, conservée par Stobée,
ne serait-elle pas le souvenir d'une nouvelle introduction de la gymnastique médicale de
l'Orient en Grèce?

(2) Cette pensée est développée dans l'auteur, qui l'emprunte à Plempius : *Securitatem
soporis simillimam appetere, sub densa umbra latitare, tenerrimisque cogitationibus,
quas tranquillitatem vocant, animi marcentis oblectare torporem, et cibis passionibusque,
intra ædium latebras, corpora ignavia pallentia saginare.*

cice sont nécessaires pour conserver le corps, si actif de sa nature, sain et exempt de maladies, et principalement chez ceux qui prennent une nourriture abondante.

Nous supposerons avec les physiologistes que la santé dépend surtout de la circulation et du mouvement égal et progressif des fluides et de l'humeur vitale, universelle et perpétuelle du sang dans les tubules grands et petits du corps. Ce mouvement étant toujours entretenu dans un état parfait, les matières inutiles, superflues, et qui doivent être éliminées, seront évacuées par les voies convenables, et surtout par la transpiration, tandis que les matériaux utiles resteront dans le corps.

5. — C'est ce mouvement circulatoire qui conserve, par la *diacrise* et la *syncrise* (1), nécessaires à la vie, le corps et ses parties, et les empêche de se putréfier, de devenir malades et de périr. Il est évident et certain que les maladies proviennent de ce que la circulation du sang est empêchée et de ce que les excrétions n'ont pas lieu ou se font incomplétement.

En considérant donc les choses avec attention, nous verrons que rien ne favorise autant ce mouvement interne du sang et des fluides que le mouvement externe des muscles. Lorsque les muscles, ces instruments propres du mouvement, se contractent, par une action expansive vive et très mobile, sous l'influence de l'âme, et par l'intermédiaire du fluide subtil, élastique qui réside dans le sang et dans les nerfs, il arrive que la constriction rapide des vaisseaux, et surtout des veines, accélère le mouvement progressif du sang, et que le mouvement même des muscles atténue et divise les parties les plus épaisses. Le mouvement des intestins en est augmenté ; la fluidité, la *spirituosité*, la chaleur deviennent plus considérables ; la trans-

---

(1) L'auteur paraît entendre par le terme de *syncrise* le passage d'un globule de sang de l'état liquide à l'état solide ; le terme de *diacrise* exprime l'idée contraire ; ces deux mots correspondent dans le langage moderne à ceux d'*assimilation* et de *désassimilation*.

piration et d'autres évacuations de parties superflues, l'évaporation, la division des éléments ont lieu : ainsi le corps se trouve dans les conditions les plus avantageuses.

6. — Il est évident que, pour peu qu'il soit énergique, le mouvement externe et volontaire des parties du corps donne au sang un mouvement plus intense, qu'il augmente la spirituosité, la chaleur de ce fluide, et par conséquent, la transpiration ; l'expérience nous démontre que lorsque le corps est refroidi, le mouvement lui communique de la chaleur, active la respiration, provoque une sueur abondante, excite l'appétit et accélère le pouls.

7. — De ce que nous avons dit, il résulte évidemment que l'exercice est pour le corps d'une grande utilité, d'un avantage immense, il maintient dans un état d'intégrité parfaite la circulation du sang et l'économie des excrétions, qui sont la base de la vie et de la santé. On ne peut donc pas ne pas le préférer à quelque genre de remède que ce soit.

8. — Nous nous demanderons maintenant pourquoi, dans la condition d'une alimentation abondante, un exercice convenable est pour le corps d'une si grande utilité, que, lorsque cet exercice est supprimé, une large voie est ouverte aux maladies les plus graves. La raison de ce fait nous paraît assez facile à saisir, si l'on considère combien une alimentation copieuse engendre de sucs en excès ; ces sucs une fois introduits dans le sang, font obstacle à la circulation, en augmentant la masse de ce fluide. La proportion établie entre la masse et la force motrice est changée, et des sucs pleins de crudité s'amassent dans le sang ; ils sont moins épurés par la circulation et remplissent plus que de raison les vaisseaux qui ne sont plus excités par le mouvement interne et chaud ; ils obstruent les émonctoires, et de tout cela résultent l'intempérie, des obstipations, un mouvement anormal des esprits et des humeurs. Tous

ces désordres sont les origines ordinaires des maladies les plus graves. On sait bien qu'un abdomen dans lequel arrivent toujours de nouvelles matières, est une sentine dangereuse, et que la phlétore, cette mère féconde des maladies chroniques, ne provient que de l'usage immodéré des aliments. Quiconque ne veut pas se confier à l'abstinence et à la diète, moyen à la fois préservatif et curatif des grandes maladies, doit nécessairement avoir recours au mouvement capable d'exciter la circulation du sang, la rendre plus active, et aider ainsi à l'absorption et à l'élimination de tout ce qui est superflu. C'est ce qu'exprime très-bien notre vénérable Hippocrate, lorsqu'il dit (l. 1, *De victu ratione*, sect. 4) : « Le travail consume les matériaux introduits dans le corps ; les aliments et les boissons remplacent au contraire ceux qui ont été chassés au dehors. » En d'autres termes : un mouvement bien ordonné fait cesser ou prévient la pléthore, éloigne les crudités en produisant de la chaleur, et dissipe insensiblement ce qui est superflu. Tant que nous nous livrons à des exercices modérés, les excrétions ordinaires et naturelles suivent leur cours régulier, ce qui doit être rejeté n'est pas retenu dans le corps. C'est ce que Galien exprime en ces termes (*Comment.* 1, lib. 6, *epidem*, c. 5) : « Un mouvement un peu violent aide à l'évacuation des humeurs accumulées dans le corps, en même temps que tout ce qui est crudité, pituite, humeur épaissie, est amené à concoction. » — On comprend ainsi pourquoi les anciens et Galien (*l.* 4, *alph. Comment.*, 13) ont dit que l'exercice dessèche et même exténue le corps (*Aphor.*, l. 2, *comment.* 28). C'est de là qu'Hippocrate recommande à ceux qui veulent devenir maigres, de s'exercer à jeun (*De salubri diaetâ*).

9. — Un mouvement bien réglé n'entretient pas seulement la santé du corps ; il fortifie aussi l'esprit et lui donne de la vigueur. Telle était l'opinion de Galien, dont l'autorité est si grande : « Toutes les forces de l'âme sont augmentées et revivifiées par l'exercice. » — Il dit aussi (*l.* 2, *De sanit. tuendâ*) :

« La chaleur native est maintenue dans les limites de la santé par des exercices modérés du corps et de l'esprit. « Pline dit avec raison (*l.* 1, *Epist.* 2) : « Que l'esprit est stimulé par les mouvements du corps. » En effet, on peut très-bien admettre que l'excès des aliments déprime la spirituosité si nécessaire à l'exercice des facultés intellectuelles; « aussi, dit Galien, l'âme appesantie par le sang ne peut atteindre à rien d'élevé. » — Théophraste (5, *Philosoph.*) dit également : « Une nourriture trop abondante, l'usage des viandes, affaiblissent la raison et l'esprit, rendent l'intelligence lente, et donnent un certain air de stupidité. » — Le mouvement corrige ce vice des humeurs et du sang, causé par l'intempérance, il engendre un sang plus pur ; il n'est donc pas douteux que l'âme, qui a des rapports si merveilleux avec le tempérament du sang, ne trouve dans le mouvement la meilleure médication. Ainsi, nous avons connu beaucoup de personnes, chez lesquelles l'humidité du cerveau et la surabondance des humeurs avaient engourdi l'esprit, devenir plus intelligentes après l'usage d'une alimentation modérée et d'exercices continus.

Du mouvement par rapport à la thérapeutique.

10. — Arrivons maintenant à la seconde partie de notre dissertation, qui consiste à prouver que le mouvement peut rétablir la santé détruite et guérir les maladies par ses propriétés salutaires. Cette proposition est facile à comprendre et satisfait entièrement la raison. En effet, si le mouvement dissipe la pléthore, rend le corps plus perméable, expulse les excréments et les matières superflues, et dissout les obstructions des viscères, il ne peut pas ne pas être un puissant moyen de guérir, un remède sûr, et tel qu'on ne peut en espérer de meilleur.

11. — L'expérience et la raison la plus solide ne mettent-
elles pas dans une complète évidence, que l'efficacité des médicaments pharmaceutiques et chirurgicaux consiste surtout
en ce que ces médicaments agissent soit en calmant des fonctions surexcitées et désordonnées, soit en activant celles qui
sont paresseuses et incomplètes, tout en mettant en mouvement la masse des humeurs inutiles. On sait très-bien, et nul
médecin éclairé ne le niera, que les agents qui excitent la circulation et provoquent une diaphorèse (transpiration) modérée, constituent la médecine la plus sûre et la plus efficace.
Or, toutes ces propriétés se rencontrent dans le mouvement,
qui, sagement administré, selon la constitution de chaque malade, ne peut être qu'un agent médical utile.

12. — D'abord, le mouvement fournit un remède à l'appétit
languissant, à l'anorexie ou à toute autre altération des fonctions
de l'estomac, provenant d'un amas d'impuretés visqueuses. Le
mouvement, augmentant la chaleur du sang, donne plus de
liberté à l'influx des esprits vitaux (influx nerveux) dans les
tuniques de l'estomac, qui prend de la force, et la digestion
s'en accomplit mieux. L'exercice du corps augmente l'appétit; ce fait est d'une expérience si vulgaire, que les anciens
sont unanimes à prescrire l'exercice avant le repas.

13. — De nombreuses observations recueillies par les meilleurs praticiens, témoignent du danger qu'il y a à boire de
l'eau froide lorsque le corps est échauffé par l'exercice. Un
grand nombre de personnes sont mortes au bout de peu de
temps pour avoir commis cette imprudence; d'autres ont été
atteintes d'inflammations incurables de l'estomac et du foie, de
phthisie, de fièvre hectique mortelle. Le mouvement, prescrit
à temps, peut, en pareil cas, être d'un grand secours. Lorsqu'en effet, le froid a coagulé la gélatine du sang, et que ce
liquide ne peut plus circuler, rien ne peut mieux lui rendre sa
fluidité que le mouvement et une nouvelle calorification. Les

fermiers et les paysans le savent bien : ils ne permettent pas aux chevaux paralysés de rester en repos ; mais ils les fatiguent peu à peu jusqu'à provoquer une forte transpiration. Les habitants de Naples connaissaient autrefois ce traitement, car ils avaient élevé une statue de bronze représentant un grand cheval, autour de laquelle on faisait courir les chevaux malades, et l'on dit que ces animaux recouvraient leur première vigueur.

14. — On s'accorde à dire que les fièvres intermittentes sont produites par une oblitération des conduits et par un obstacle apporté à la perspiration cutanée : un suc épais accumulé dans les premières voies et dans le sang, et engendré par les causes que nous avons énumérées, l'intempérance surtout, est la cause qui entretient cet état. Ici, l'indication la plus naturelle est de rendre le corps perspirable, de désobstruer les méats et d'atténuer le suc visqueux. C'est ce que le mouvement peut faire avec le plus grand succès, car il chasse le sang à travers les pores les plus étroits et les vaisseaux capillaires les plus déliés, en sorte qu'il en devient plus atténué et plus pur (1).

15. — L'hypochondrie, si commune parmi les savants, les hommes de lettres et les magistrats, par suite de leur vie sédentaire, ne peut être mieux traitée que par un exercice convenable. On produit plus d'effet, et l'on contribue plus à liquéfier le sang et à empêcher les obstructions en employant ce moyen, qu'en prescrivant les meilleurs médicaments. Le célèbre Thomas Sydenham l'a clairement démontré (*Diss. epist., de passione hist.*, p. m. 476), lorsqu'il disserte sur les avantages

---

(1) Un grand nombre d'auteurs ont aussi constaté que les diaphorétiques et les mouvements musculaires violents peuvent, étant administrés avant l'accès, l'empêcher de naître, l'éloigner ou même le supprimer. (*Dict. des sci. méd.*, art. *Diaphorétique*) Celse, Galien et d'autres médecins anciens conseillaient aussi les frictions dans l'intervalle des accès, et Borellus (*Hist. et obs. cent. 2, obs. 90*) les a vues suivies du plus grand succès dans des cas semblables. — Nous avons noté (p. 69) que les Chinois, dès les temps les plus reculés, combattaient aussi cette espèce de maladie par une danse particulière.

de l'équitation, et rappelle qu'un prêtre qui était violemment atteint du mal hypochondriaque, se guérit sans l'emploi d'aucun autre remède que les propriétés du mouvement. C'est ici que se rapportent les voyages que l'on fait aux eaux thermales ou acidulées : le mouvement que l'on se donne pour s'y rendre et pour se préparer à boire les eaux, fait plus pour la santé que les eaux elles-mêmes. Toutes les personnes qui ont été aux eaux doivent reconnaître qu'elles n'ont pas été plus favorables à leur santé, que si elles avaient fréquemment exercé leur corps. C'est par le mouvement que la transpiration et les excrétions alvines sont provoquées au grand avantage des malades. Nous ajouterons ici que chez tous les malades qui sont dans un état de cachexie, chez lesquels les humeurs ne circulent pas, qui sont atteints de gale, de tumeurs œdémateuses, de fluxions rhumatismales diverses, le mouvement bien ordonné produit un grand bien.

16. — Il n'est aucune maladie à laquelle l'exercice du corps ne soit plus convenable que les fièvres lentes provenant d'une affection de l'estomac, venues à la suite de fièvres intermittentes guéries trop tôt, ou mal traitées. Dans ce cas, les humeurs visqueuses obstruent les conduits, allument dans le corps un feu qui consume les sucs plus qu'il ne convient. La source de cet incendie (les humeurs visqueuses) se dissipe admirablement par les secousses uniformes du corps, résultant du mouvement du cheval ou de la voiture. Et comme une pareille chaleur lente se produit souvent dans les corps épuisés par une longue maladie ou affaiblis par une hémorrhagie abondante, surtout lorsque l'appétit est peu excité, c'est alors qu'un mouvement convenable est un excellent moyen de traitement, parce qu'il rétablit au moyen de la chaleur qu'il produit, les fonctions digestives affaiblies. Celse exprime très-bien cette pensée (2,15, *De gestatione*) : « La promenade en voiture est très-utile dans les maladies longues et déjà sur leur déclin : elle convient à ceux que la fièvre quarte a quittés, mais qui n'ont

pas encore la force de s'exercer eux-mêmes; elle réussit éga
lement aux personnes chez lesquelles les maladies ont laissé
des traces opiniâtres qu'on ne peut effacer autrement. » Richard Morton (*Exercitat. de phthi*, p. 26) assure que ceux
qui sont atteints de fièvre lente et même de phthisie, doivent
s'exercer chaque jour jusqu'à transpiration modérée, parce
la sueur entraîne ces vieux débris de chyle inutile qui remplit
les vaisseaux et toute l'économie; ces saburres expulsées, laissent plus d'espace au chyle nouveau, réparateur, et l'appétit
devient plus vif.

17. — Le mouvement, et mêmedes exercices un peu énergiques, peuvent être recommandés dans d'autres maladies graves.
Celse (2, 15, *De gestatione*) le préconise dans la phthisie, les
affections de l'estomac, l'anasarque, l'ictère et plusieurs autres
maladies qui persistent longtemps, bien que sans état fébrile,
comme l'épilepsie et la folie. Ces maladies sont toutes produites
par une humeur épaisse et froide qui oblitère les vaisseaux et
arrête la circulation du sang, mais qui peut être éloignée par
des mouvements convenables. Thomas Sydenham (*Dissert. epis-
tol. de passione hist.*, p. 476) assure, en parlant de l'équitation,
que le mouvement corporel ne convient à personne autant
qu'aux phthisiques; c'est ce qu'il dit en ces mots : « Ce genre
d'exercice est aussi utile aux hypochondriaques, qu'aux phthisiques et à ceux qui sont atteints de maladies de langueur.
Plusieurs personnes de ma famille se sont guéries de ces maux,
d'après mes conseils, en faisant de longues courses à cheval;
et je sais bien qu'en employant, pour les traiter, les médicaments les plus précieux et les meilleures méthodes, je ne leur
aurais pas été plus utile que si je les avais continuellement
exhortés à se bien porter. » — Stahl confirme l'assertion de
Sydenham (*Programm. propemtic. inaugural. de novo specifico
antiphthisico, equitatione*); le lecteur trouvera dans cet ouvrage,
digne d'être lu et relu, une démonstration évidente et solide
de l'efficacité du mouvement dans la phthisie.

18. — L'observation 35ᵉ du célèbre Pechlin mérite d'être notée. Il y parle d'un de ses amis, affligé d'une fièvre quarte invétérée. Ce malade, ennuyé des médicaments qu'on lui faisait prendre, se fiant à son courage, prit, au moment même du paroxisme, la résolution soudaine de monter un cheval fougueux, et il s'efforça de le dompter. Après quatre heures de ce violent exercice, les symptômes avaient à peu près disparu, et bientôt le malade fut complètement guéri de sa fièvre, que l'on avait attaquée en vain au moyen des médicaments et des sudorifiques. Ici, l'on peut admettre sans trop de témérité que, par les contractions continues qui furent produites dans tous les muscles, le sang, retenu dans les petites veines où les obstructions ont lieu ordinairement, fut chassé avec plus de force que par les sueurs, et que les humeurs épaisses, recevant aussi une impulsion plus vive, furent en grande partie éliminées par la peau, par les urines ou par les selles.

19. — Contre les coliques bilieuses, il n'y a pas de meilleur remède que le mouvement du corps. Sydenham recommande avec raison de faire faire beaucoup de courses à cheval ou en voiture aux personnes chez lesquelles cette affection est passée à l'état chronique. « C'est ainsi, dit-il, qu'on chasse du corps la matière qui entretient la maladie, et le sang toujours agité est épuré continuellement ; les intestins eux-mêmes sont excités et fortifiés par l'augmentation de la chaleur native (1). Je ne crains pas d'avouer que, de cette manière, j'ai plus d'une fois guéri radicalement cette espèce de maladie, dont je n'avais pu

---

(1) On dirait aujourd'hui : la purification du sang a lieu par l'échange qui se fait entre les produits gazeux de l'air ou de l'eau, et ceux qui sont dissous dans le sang ; or, c'est la fonction de respiration qui entretient cet échange, et c'est par le mouvement *mixte* de l'équitation que cette fonction est considérablement activée, en même temps que la plupart des autres fonctions de l'économie. Quant au mouvement *passif* de la voiture, il agit spécialement en augmentant l'absorptivité. Ces deux mouvements combinés sont donc réellement utiles pour combattre les coliques que l'on attribuait alors à la surabondance de la bile ou à l'altération de ses qualités. — Une friction en courbes concentriques avec le bout des doigts sur la région des hypochondres, produit le même résultat, et cela presque instantanément, la région abdominale étant d'abord placée dans un état de distension.

me rendre maître par d'autres moyens. » (Sydenh., *Op. med. univers.*, p. m. 192.)

20. — Pour les personnes sujettes aux rhumatismes, aux catarrhes, aux douleurs arthritiques, aux ophthalmies humides, il n'est pas de meilleur préservatif que le mouvement approprié à la nature et au caractère de chacune. L'origine de ces maladies appelées humides, est dans l'accumulation d'un produit d'excrétion humide et séreux, dans un défaut de transpiration et dans la lenteur du cours du sang. Nous rapprocherons de ces maladies les goutteux, dont j'ai connu plusieurs qui ont recouvré la santé par les propriétés des exercices du corps. Galien est aussi de cet avis quand il dit (*l.* 6, *Aphor. comment.* 28) : « L'exercice prévient la goutte. » L'expérience de chaque jour confirme cette proposition, et l'on sait que les paysans et les ouvriers sont rarement atteints de cette maladie, à moins qu'il n'y ait chez eux une disposition héréditaire.

21. — Enfin, nous ne pouvons passer sous silence le fait que le mouvement favorise l'action d'un grand nombre de médicaments, à tel point que, sans lui, le médicament ne peut, en aucune manière, produire l'effet désiré. On sait que lorsqu'on a administré un vomitif ou un purgatif, l'action du médicament est bien plus puissante si le malade se donne un peu de mouvement; ceux qui ont été purgés ont un plus grand nombre de selles lorsqu'ils marchent, que lorsqu'ils restent en repos. Galien a dit à ce sujet (*l.* 4, *Aphor. comment.* 15) : « Le repos arrête les vomissements, le mouvement les produit. » — Nous avons observé un fait qui confirme cette manière de voir : un homme, de famille noble, était atteint d'une constipation telle, qu'au bout de quinze jours on n'avait obtenu aucun résultat de l'usage de lavements de toutes sortes; enfin, on se mit à rouler et à agiter violemment le malade dans son lit, et ces mouvements déterminèrent des selles copieuses (1).

(1) Ce mouvement de roulement était fort usité chez les anciens. — Une concussion générale du corps produit un effet semblable : « Alvus 37 diebus stipata, demùm concusso corpore liberata (Carolus c. de Caballis, *Phænom. med.*, Venise, 1686). »

22. — Les préparations martiales, sèches ou liquides, ne produisent leur effet que lorsque le malade fait, après l'ingestion du médicament, les mouvements prescrits. Les médecins habiles ne négligent pas cette précaution lorsqu'ils administrent ces substances ; ils savent bien qu'elle est indispensable pour que le médicament agisse , et que si le malade reste immobile, le remède peut être nuisible, parce qu'une portion métallique, non dissoute, reste dans l'estomac.

23. — Le quinquina est un moyen incomparable de guérir les fièvres, l'expérience le prouve assez; et cependant, il perd souvent son efficacité, et produit même des effets contraires, si on ne le donne pas à petites doses répétées, en prescrivant en même temps l'exercice, et c'est en cela que consiste le secret de bien administrer le quinquina. Si on le donne à trop forte dose, l'estomac est surchargé, et comme le médicament n'est pas dissous par le suc de l'organe , il n'a aucun effet ; il en est de même de la partie dissoute, et qui a passé dans le sang; le quinquina étant astringent, il obstrue les viscères plutôt qu'il ne les fortifie, ce qui est pourtant le but qu'on cherche à atteindre : conséquemment, il ne favorise ni la circulation du sang, ni l'expulsion des humeurs excrémentitielles.

24. — Après la saignée, on peut de toutes manières recommander l'exercice dans un air libre et serein, afin que, par un mouvement régulier, le sang se distribue mieux dans toutes les parties du corps, et que la chaleur affaiblie et la spirituosité soustraite par la perte de sang, soient renouvelées et revivifiées. On peut prévenir ainsi l'accumulation des crudités dans l'estomac, accident qui suit très-souvent les saignées copieuses.

25. — Les eaux acidulées et toutes les eaux salubres froides possèdent, tant par leur poids, que par les substances minérales qu'elles contiennent, de puissantes propriétés pour déga-

ger les obstructions invétérées des intestins, et dissoudre les matières visqueuses accumulées dans les vaisseaux. Mais si leur usage n'est pas accompagné d'un exercice suffisant, leurs effets sont souvent nuls, et elles trompent l'espérance du malade et du médecin. Cette eau froide ingérée a besoin d'être échauffée par le mouvement extérieur; avec l'accroissement de vigueur dans le muscle, elle passe plus tôt et plus vite au travers des méats du corps et des voies rénales.

26. — J'ajouterai, enfin, que la plupart des incommodités dont souffrent les femmes dépendent de l'irrégularité du flux menstruel. La suppression du flux menstruel amène de grands désordres dans les organes génitaux, personne n'en doute; le mouvement peut être ici d'une grande utilité, parce qu'il égalise le cours du sang, et dissout le sang épais qui gonfle et oblitère les veines utérines; il peut rendre de grands services dans presque toutes les maladies chroniques des femmes. Les femmes doivent cependant s'abstenir d'exercices violents pendant la grossesse. Quoi de plus commun que l'avortement vers le milieu du temps de la gestation, à la suite de mouvements trop violents? Presque toutes les femmes enceintes étant d'abord pléthoriques, si le mouvement externe vient à agiter la masse trop considérable du sang, les vaisseaux utérins, qui sont alors très-développés, se rompent; une hémorrhagie abondante a lieu et produit l'avortement. Nous ajouterons cependant qu'un exercice modéré, approprié à l'état de la femme enceinte, peut être très-utile, en favorisant la transpiration, en chassant des impuretés séreuses nuisibles à la mère et au fœtus.

Des différentes espèces de mouvements.

27. — Nous venons d'expliquer, en général, l'usage et l'utilité du mouvement pour entretenir la santé, prévénir les ma-

ladies et les combattre. Il nous paraît maintenant nécessaire, d'examiner les principaux genres de mouvements, et de noter succintement et clairement quels sont leurs avantages, leurs inconvénients, les maladies et les constitutions auxquelles ils conviennent, et quelles règles on doit observer dans la pratique.

Mouvements volontaires ou actifs.

28. — Je commencerai par la *promenade* à l'air libre, qui est à la portée de tous. Les anciens, et parmi eux Platon, ont mis la promenade au grand air, à la campagne, bien au-dessus de la promenade dans les villes : les chemins agrestes sont plus agréables que les rues pavées, et l'air, aliment naturel des esprits vitaux, est plus serein et plus pur à la campagne. Pline exerçait son esprit par l'étude, et son corps par la promenade et la chasse ; il faisait un mille le matin et jouait à la paume ; ce genre d'exercice lui servait à combattre la vieillesse : aussi, à l'âge de soixante-dix-sept ans, il avait la vue et l'ouïe pleines et entières, et le corps dans toute sa force (V. *Plin, l.* 3, *epist.* 1) (1). La marche est une forme de mouvement modéré qui convient parfaitement aux hommes de lettres ; l'action des muscles y est maintenue en équilibre, et dans un ordre alternatif. Le mécanisme entier étant mis en mouvement et tous les muscles en action d'une manière égale, la circulation des fluides est aussi partout régularisée, les viscères et la constitution toute

(1) L'auteur, attribue ici à Pline le jeune ce que celui-ci dit de Spurina, général romain sous les règnes d'Othon, de Vitellius et de Vespasien. — Du reste, dans les temps anciens, les vieillards surent admirablement conserver leur vigueur par l'usage d'exercices convenables.

A ce propos nous citerons ces paroles de Cicéron :

Resistendum senectuti est, ejusque vitia diligentiâ compensanda sunt. Pugnandum tanquàm contra morbum, sic contra senectutem. — Habenda ratio valetudinis : utendum exercitationibus modicis : tantum cibi et potionis adhibendum, ut reficiantur vires, non opprimantur. Nec vero corpori soli subveniendum est, sed menti atque animo multò magis : nam hæc quoque, nisi tanquam lumini oleum instilles, extinguntur senectute. Et corpora quidem defatigatione et exercitatione ingravescunt ; animi autem exercitando levantur (De senect., 37-38).

entière acquièrent de la chaleur et de la force, et leur tonicité s'affermit par suite de la division que le mouvement produit dans la masse du sang. Ce genre de mouvement favorise
aussi sans violence les fonctions digestives et les secrétions;
il préserve très-bien tous ceux qui ont des occupations sédentaires, de l'affection hypochondriaque, des crudités, des obstructions intestinales. Nous rappellerons ici le mot de Martial :
« C'est folie que des hommes jeunes et bien portants se promènent avec les jambes d'autrui (en litière). »

29. — Après la marche vient la *danse* paisible et gracieuse.
Les écrivains grecs en trouvent l'origine dans les cieux, dans
les mouvements des astres, dont l'apparition et la disparition,
obéissant aux lois de l'harmonie, leur présentaient l'image
d'une danse céleste (V. Corn. Agrippa, *De vanitate scientiarum*,
cap. de saltatione). Modérée, la danse produit des effets semblables à ceux de la promenade; mais lorsqu'elle est poussée
trop loin, de manière à amener d'abondantes sueurs, elle peut
produire une fatigue des membres qui ne disparaît qu'au bout
de quelques jours. Cependant, il est bon de noter que ce genre
d'exercice, quoique parfois excessif, n'est pas toujours dangereux, par cela même qu'il est agréable; il l'est moins que tout
exercice violent qui n'est pas un amusement. Les personnes
qui dansent ressentent peu l'action nuisible de cet exercice :
« Le plaisir, dit Silvaticus (*Controvers.* 15, p. 79), empêche de
sentir la fatigue, et l'habitude devient telle, que l'excès même
de la danse n'est plus nuisible. »

30. — La *course* est un exercice plus violent; il échauffe et
communique aux humeurs un mouvement rapide, il dessèche
davantage le corps et l'amaigrit, il dissout les humeurs épaisses
et rompt les obstacles qui empêchent le sang de circuler. Mais
il faut avoir soin de ne pas la prescrire aux pléthoriques et à
ceux qui ont le sang veineux trop épais, surtout s'ils ne sont
pas habitués à courir. La course peut agiter beaucoup trop le

sang, et de plus, donner des douleurs de tête, des oppilations du foie, des hémorrhagies, de l'asthme, des inflammations du poumon. Il me paraît convenir aux fébricitants, lorsque la fièvre a été d'abord intermittente et chronique. Lorsqu'il n'y a pas de cause permanente qui entretienne les obstructions, la course consume rapidement cette humeur visqueuse qui oblitère les méats de la peau, produit des spasmes dans les parties superficielles du corps et provoque des mouvements trop vifs du cœur et des artères, et même la fièvre. Nous en avons une preuve dans les paysans qui, lorsqu'ils sont pris de la fièvre tierce, se mettent à courir jusqu'à ce qu'ils soient excessivement fatigués, et se guérissent promptement; c'est pourquoi Grégoire Horst (V. *Oper. med. exercitat. 4, de febr. putrid. curatione*) conseille aux personnes atteintes de fièvre, de courir, mais sans prolonger trop cet exercice.

31. — Nous arrivons maintenant au jeu de *paume*, que Galien recommande plus que tout autre genre d'exercice, et dont il a fait le sujet d'un petit ouvrage. Cet exercice met en mouvement le corps entier, les jambes, les bras, le cou, la tête, les yeux, le dos, d'une façon rapide et proportionnelle. Mais ces mouvements sont trop violents pour les personnes qui n'en ont pas l'habitude, et l'on ne doit les conseiller qu'à celles qui y sont accoutumées jusqu'à un certain point. Il faut toujours recommander aux malades de ne pas prendre de boissons froides lorsqu'ils viennent de courir, car il est arrivé bien des fois que des athlètes sont morts ainsi, et ont été pris d'asthme, de coliques convulsives, d'obstructions graves des viscères, de fièvre hectique et d'hydropisie. Tout le monde ne peut pas jouer à la paume, et des raisons de convenance empêchent bien des gens de se livrer à cet exercice; ces derniers peuvent jouer dans une chambre en lançant la balle contre la paroi du mur, et la recevant dans la main ou sur une raquette.

32. — Les anciens aimaient beaucoup le jeu du *disque*. Le

disque était une masse de fer, de pierre ou de plomb, que les jeunes gens s'efforçaient de lancer le plus loin possible, soit verticalement, soit horizontalement. Ce jeu est maintenant abandonné; on a remplacé le disque par un fer-à-cheval, par une barre de fer ou par un palet d'airain (Plemp., *De valetud. tuendâ*, p. 290). Le jeu du disque était pénible et seulement propre aux jeunes gens vigoureux. Il est nuisible aux personnes atteintes d'une maladie des reins ou de la poitrine, mais il fortifie la colonne vertébrale, les articulations du thorax, chez celles dont les organes respiratoires et les membres sont intacts et vigoureux.

33. — La *voltige* est un exercice plus violent, et qui, par conséquent, doit être prescrit avec une réserve encore plus grande. Outre l'excès des flexions variées du corps, et surtout d'extensions nuisibles qu'entraîne cet exercice, qui consiste à sauter sur un cheval de bois par devant, par derrière, à droite, à gauche, ces mouvements violents fatiguent les fibres musculaires, et tout le corps se sent brisé plus que de raison. Il est vrai que les muscles et les tendons se fortifient par la voltige; mais elle peut produire une luxation de la colonne vertébrale et des ruptures d'organes. Les personnes qui s'y livrent se luxent souvent une articulation et sont fréquemment affectées de hernies et de volvulus. C'est ainsi que la simple extension du fémur peut produire une hernie intestinale, comme l'affirme Job Van Meekeren (*Obs. chir.*, p. m. 296, cap. 6). Blankard (*Instit. chir.*, cap. 26) met cet exercice au nombre des causes les plus fréquentes de l'hydrocèle.

34. — Nous parlerons maintenant du *pugilat*, jeu tragique qui peut se terminer par la mort d'un homme. Ce genre d'exercice est laborieux et utile seulement aux hommes robustes et replets; leurs articulations se fortifient dans cette lutte vigoureuse, les muscles, les tendons et les nerfs acquièrent aussi plus de force, et de même que le corps en devient plus agile,

de même le jugement devient plus vif par l'attention soutenue
d'éviter les coups de l'adversaire. Les personnes faibles et de
peu de vitalité, sont très-vite fatiguées dans cette lutte, et lorsqu'elles choisissent ce genre d'escrime comme moyen de rétablir leur santé, elles s'acheminent vers un abîme. J'ai connu
des personnes qui, pour s'être trop adonnées à cet exercice,
ont fini par être atteintes de phthisie, de langueur, d'hypochondrie et de faiblesse d'esprit (1).

35. — Nous rangerons parmi les exercices les *mouvements
professionnels*, soit des ouvriers, soit des cultivateurs, comme
l'action de battre le blé, de couper du bois, de moissonner, et
les autres travaux de l'agriculture. La vigueur et la bonne santé
dont jouissent les paysans nous prouvent assez combien ces
occupations contribuent à prolonger la vie et à la garantir de
toute atteinte. Les humeurs vicieuses sont facilement expulsées
par la sueur que ces travaux occasionnent, et l'estomac est
tellement fortifié par eux, qu'il digère facilement les aliments
les plus crus et les plus indigestes (2). Il faut ajouter que les

(1) Cette observation avait déjà été faite par les philosophes et par les médecins de l'antiquité. Ils avaient bien reconnu que si les avantages de la gymnastique sont extrêmes, les
abus ne le sont pas moins, et tous condamnaient les exercices qui n'étaient pas dans une
exacte proportion avec les facultés du corps et un juste tempérament avec celles de l'âme.
— Aussi, Platon ne voit dans les athlètes de profession, ces hommes au corps robuste,
à l'esprit lourd, aux sens émoussés, que des gens somnolents, vertigineux, accablés de
maladies physiques et morales (*Républ.* III). — Telle est aussi l'opinion d'Hippocrate
(*Aphor.* 1). Euripide dit qu'il n'y a pas de pires gens que les athlètes. — Plutarque les
compare aux lourdes colonnes du gymnase, et prétend que rien n'a plus contribué à la
mollesse et à la servitude de la Grèce, que l'art athlétique, qui, passé dans les mœurs
de la nation, avait fait de la masse des citoyens de forts et rusés lutteurs, au lieu de
vaillants et généreux soldats. — Aussi l'art de l'athlétique était considéré comme une
aberration de la gymnastique vraie et *légitime,* comme une sorte de gymnastique *vicieuse*
et *cacotechnique* (Mercur., *De art. gymn.*, I, 13, 14).
   On peut en dire autant de tout exercice du corps dans lequel les mouvements variés
ne sont pas bien combinés entre eux, et intimement unis par le lien physiologique. —
Nous ne condamnons pas l'exercice de la lutte ; il a ses avantages lorsqu'il est bien combiné avec d'autres exercices, qu'il est très-modéré, et ne dégénère point en habitude.

(2) Cette observation est vraie, en thèse générale. Mais à combien de maladies et d'infirmités ne sont pas sujets les cultivateurs, par suite de leurs travaux ? Voyez, par exemple,
ceux qui sont chargés de labourer la terre : ils ont tous l'épaule droite démesurément développée ; d'où déviation de l'épine dorsale et toutes les conséquences morbides qui en ré-

personnes qui se livrent aux travaux des champs, pour raison de santé, deviennent plus vigoureuses. — Un exemple fera mieux saisir la vérité de cette proposition. Au commencement de son ministère, un pasteur était malade depuis longtemps ; il avait pris en vain beaucoup de médicaments. Il rencontra, enfin, un médecin qui promit de le guérir par des moyens dont l'action serait plus prompte. Et comme il lui disait qu'il ne se servirait d'aucun médicament, le ministre de l'Évangile lui demanda comment il se ferait alors qu'il lui rendît la santé (1). Le médecin lui conseilla d'abord de renoncer à tous les remèdes, puis de s'exercer tous les jours au cerceau (*trochus*), de manière à se faire suer modérément. Le ministre voulait bien prendre de l'exercice, mais le jeu ne lui plaisait pas. On convint alors de fendre du bois tous les jours. Le malade se mit à l'œuvre avec tant de régularité, que son travail était pour ses voisins un moyen de savoir quelle heure il était. L'effet répondit aux promesses : le pasteur recouvra la santé et ne fut jamais atteint d'aucune maladie jusqu'au moment de sa mort. (Bartholom. de Moor, *Tr. de instaurat. medicin*, p. 345).

36. — Nous dirons aussi quelques mots d'un certain exercice dans lequel les mouvements des membres n'entrent pour rien : c'est celui de la *voix*. Il est très-utile aux magistrats et aux hommes de lettres, et Plempius a raison quand il dit (*loc. cit.*) : « L'habitude de prononcer tous les jours un discours est extrêmement utile, non-seulement pour l'entretien de la santé, mais pour celui des forces. Ce n'est pas qu'il puisse former des

---

sultent. — Toutes les professions manuelles dont les mouvements, quelques faibles qu'ils soient, ne se trouvent pas combinés entre eux, de telle sorte qu'ils correspondent aux lois d'équilibre et d'harmonie du mécanisme vivant, en sont les plus grandes puissances désorganisatrices et deviennent les sources les plus abondantes des maladies chroniques héréditaires, — que des habitations humides et peu aérées contribuent encore à développer (Voir précédemment, page 185).

(1) Il paraît que l'on croyait alors, comme le peuple se l'imagine encore aujourd'hui, que l'on ne peut guérir qu'au moyen de médicaments pharmaceutiques, comme si ces médicaments possédaient, en eux-mêmes et de leur propre nature, des vertus médicatrices spécifiques (Voir à ce sujet F. Hoffmann : *De imprud. med.*, etc., 54).

athlètes et donner aux membres une grande force musculaire,
mais il communique aux principaux organes de la vie une vigueur toute naturelle. » — L'émission de la voix ayant pour condition une augmentation de mouvements respiratoires, la dilatation et la contraction du poumon s'accélèrent et le sang
passe plus rapidement à travers le cœur et les poumons ; la
chaleur du corps est augmentée, le sang est atténué, les veines
se débarrassent du sang inutile et les artères s'ouvrent plus
libres au fluide réparateur ; tout cela empêche les humeurs
superflues de se coaguler et de former des dépôts. Les physiologistes nous ont appris que la respiration, loin de refroidir
le sang, le réchauffe par la collision qu'elle produit en lui.
Lorsqu'en effet, le sang passe au travers des innombrables
tubes du poumon, l'agitation qu'il éprouve le rend plus chaud
et plus vif, et le mouvement de progression dont il est animé
s'augmente (1). On sait bien que les personnes qui parlent en
public s'échauffent même en hiver jusqu'à suer. C'est pourquoi
Celse a raison de recommander la lecture à haute voix aux
personnes qui ont l'estomac faible. Il faut éviter de forcer sa
voix et de faire de grands efforts, car alors, comme dit Plempius (*loc. citat.*), la lutte qui s'établit entre les forces vitales
peut produire des hernies. Il ne faut pas non plus parler ou
lire d'une voix forte après avoir beaucoup mangé.

(1) Dans ces dernières années on a changé d'idée à cet égard, depuis que G. Liebig fils et
M. C. Bernard ont démontré que le sang qui sort du poumon est moins chaud que celui qui
y entre. Le sang le plus chaud est celui de la veine cave.

On reconnaît aujourd'hui que la *chaleur animale* est produite non par tel ou tel acte
fonctionnel, mais qu'elle est le *résultat* des divers actes de combinaison assimilatrice et de
décombinaison désassimilatrice qui caractérisent la *nutrition,* laquelle est une propriété de
tous les tissus. — Si le sang de la veine cave est plus chaud que celui qui sort du poumon,
c'est que le sang qui y arrive dès intestins, y opère un échange de matériaux plus abondants.
— Ces observations récentes font mieux comprendre la puissance physiologique du mouvement, dont la propriété essentielle est d'activer le phénomène de nutrition, en donnant au
mécanisme vivant toute la vitalité et la liberté normale de ses fonctions économiques, d'où
résultent nécessairement la santé, la force et toutes les qualités qui constituent véritablement l'homme.

Mouvements communiqués ou passifs.

37. — Nous avons maintenant à nous occuper des mouvements communiqués au corps par des forces qui lui sont étrangères ; ces mouvements sont assez doux et conviennent surtout aux personnes dont le corps a été affaibli par une maladie ou par toute autre cause. Parmi ces mouvements nous citerons la *promenade en voiture, en litière, en bateau, en chaise-à-porteurs.* On promenait autrefois en litière les personnes affectées de léthargie ou de fluxions des intestins ; on portait sur une chaise celles qui étaient atteintes d'une maladie chronique à forme lente, et même les fébricitants, lorsque la fièvre était à sa période de déclin. Celse conseille aux phthisiques de voyager sur mer, à cause du changement d'air et du léger ébranlement que le corps éprouve dans un navire (l. 3, c. 22). Il envoya plusieurs malades d'Italie à Alexandrie, et il prescrivait à ceux à qui cette faiblesse empêchait de faire ce voyage, de se promener, mais pas longtemps, dans un bateau, et de fuir toutes les affaires qui occupent l'esprit. Il recommande aux hommes obèses, phlegmatiques, à ceux qui sont atteints de la fièvre quarte, la course dans un char (Jonston., *In syntagm. m. pr. l.* 1, c. 2). Lorsqu'en effet, le corps entier est ainsi ébranlé, les viscères sont agités et le sang et les humeurs se meuvent plus rapidement.

38. — L'*équitation* doit être rangée parmi les mouvements communiqués au corps par une force étrangère. Lorsque cet exercice est pris avec modération, le sang se répand dans tous les membres sans s'y porter avec excès, et tous les groupes de muscles sont mis en mouvement d'une manière proportionnelle. Il résulte de là que le sang est rendu plus subtil et plus fluide, que les humeurs visqueuses et épaisses sont chassées hors des glandes et déposées dans les cavités destinées à recevoir

les excrétions (1). C'est peut-être pour cela que les Anglais prescrivent l'équitation à des malades atteints d'affections graves du colon et du rectum. Mais je dois faire remarquer ici, comme à l'égard de tous les autres mouvements, qu'il faut graduer la violence de l'exercice, et ne pas faire faire les mêmes efforts à tous les malades sans distinction. L'équitation n'est bonne que pour les personnes qui y sont habituées; car pour ce qui est des autres, elle les fatigue trop et produit une irritation beaucoup trop forte dans la tête, les poumons, le dos et le siége. Les personnes qui n'ont pas l'habitude du cheval, et celles qui sont atteintes de douleurs néphrétiques, doivent se garder de se livrer à l'équitation, car ce serait jeter volontairement de l'huile sur le feu. On peut craindre, en effet, qu'un calcul anguleux et favorablement situé ne se déplace d'une façon malheureuse, et que la scène ne change au détriment du malade. De tristes exemples nous ont fait voir ce qui en était.

Préceptes de pratique.

39. — Le meilleur médicament, lorsqu'on l'administre sans avoir égard au temps où il convient de le donner, à la dose et au mode de préparation, à l'âge, au tempérament, à l'individualité et au genre de vie du malade, peut causer des accidents graves : il en est de même du mouvement. Si on ne l'administre pas avec prudence, d'une manière convenable,

---

(1) A ce sujet, l'auteur est plus explicite dans une autre dissertation (*De med. simpl. et opt., motu, inœdia atque potu*):

« Parmi toutes les espèces de mouvements, dit-il, l'équitation occupe le premier rang ; la saine raison l'enseigne au médecin, et l'expérience le confirme. En effet, ce mouvement imprimant une succession régulière à toutes les parties du corps, tant internes qu'externes, active le mouvement et la circulation du sang, principalement dans les vaisseaux mésentériques et dans les viscères de l'abdomen où il est ordinairement ralenti, ouvre les ganglions du mésentère, et donne du ton aux viscères et à l'estomac. Conséquemment, l'équitation est un remède admirable contre l'hypochondrie, l'hystérie, la cachexie, l'hydropisie et les fièvres lentes. »

L'observation eût été plus complète si l'auteur eût tenu compte de l'activité du cavalier qui dirige le cheval, activité qui ajoute à son état de passivité l'effet physiologique général d'un mouvement du centre à la circonférence.

il peut faire plus de mal que de bien. Il nous parait utile de donner ici quelques règles au sujet de l'administration du mouvement, afin que tout médecin prudent apprenne à distinguer entre l'usage raisonnable et utile et l'abus qui est nuisible.

40. — (*Premièrement.*) Il faut se bien mettre dans l'esprit que les exercices et les mouvements doux conviennent beaucoup mieux aux personnes faibles, épuisées par une longue maladie, que les exercices violents. Ceux-ci dissipent les dernières forces du malade, et le jettent dans un état de langueur dont il est difficile de le tirer ; c'est ce qui fait dire avec beaucoup de sagesse à Celse (*l.* 2, *c.* 15) : « Les exercices doux conviennent aux constitutions affaiblies ; les exercices un peu plus forts aux malades qui déjà depuis plusieurs jours sont délivrés de la fièvre, ou à ceux qui éprouvent les premiers symptômes d'une maladie grave, mais sans avoir encore de fièvre, » c'est-à-dire à ceux dont les forces sont encore intactes. On permettra donc les exercices doux, tels que la promenade en voiture, en bateau, aux vieillards, aux enfants, aux malades atteints de fièvres hectiques, aux phthisiques, aux convalescents. Les corps robustes, pleins de force et qui sont pris à certains moments d'un mal périodique, ont au contraire besoin d'exercices violents, tels que le jeu de paume, le pugilat, la danse, et tous les travaux mécaniques.

41. — (*Deuxièmement.*) Les personnes charnues, grasses, celles dont le corps est plein d'humeurs et les vaisseaux de sang et de sérosité, ont besoin de mouvement, bien plus que les personnes grêles, épuisées par l'abstinence et les veilles, par les plaisirs vénériens et par le travail d'esprit, ou que les personnes au tempéramment bilieux. Les mouvements violents sont très-nuisibles à ces dernières. Les anciens ont très-bien exprimé cette pensée ; Hippocrate entre autres (*lib. De salubri diaeta*) nous dit : « Que les personnes charnues doivent mar-

cher vite, et les personnes grêles lentement. » — Il dit dans le même livre : « Les personnes grasses qui veulent maigrir, doivent s'exercer à jeun, et ne manger que lorsqu'elles se sont essoufflées et fatiguées. »

42. — (*Troisièmement.*) La question d'âge mérite d'être prise en considération par rapport à notre moyen de guérir. Les petits enfants doivent prendre du mouvement dans leurs berceaux ou sur les bras de leurs nourrices. Pour les enfants de trois ou quatre ans, on les promènera dans une petite voiture ; on ne doit pas les habituer à marcher trop tôt, de peur que leurs jambes ne se tordent. A l'âge de sept ans, on leur permettra de l'exercice plus librement, mais sans les laisser aller jusqu'à la limite de leurs forces, de peur que leurs membres n'aient à souffrir. On les habituera à jouer aux boules, à la balle, à se promener, etc., et même à monter à cheval, afin de fortifier leur corps et de réjouir leur esprit. Le mouvement ne convient à personne plus qu'aux enfants de cet âge, parce qu'ils mangent ordinairement beaucoup, et qu'ils sont ainsi sujets à l'obstruction des viscères, aux fièvres lentes, hectiques et à la phthisie ; ces maladies peuvent être prévenues par un mouvement modéré. Les hommes jeunes et d'un âge mûr chez lesquels le sang circule avec force, surtout quand il contient beaucoup de *soufre*, doivent s'abstenir des exercices violents, du pugilat lorsqu'ils n'en ont pas l'habitude et de la voltige. L'expérience nous apprend que ces mouvements violents produisent souvent des fièvres inflammatoires, des pleurésies et des péripneumonies. Le jeu de billard, la danse modérée, l'équitation leur conviennent d'avantage, ainsi que les voyages, que recommande l'illustre Bacon de Verulam (*Sermon. fidelium* 18) ; le mouvement de la marche et le changement de climats sont utiles à la santé. Les vieillards ne doivent ni rester toujours en repos, ni se livrer à des exercices violents ; des mouvements modérés suffisent à l'entretien de leur vie, comme un souffle léger à celui d'une petite flamme. On aura toujours

égard au degré de leur force. Les plus faibles se contenteront de la promenade en litière ou en voiture ; les plus forts feront des promenades modérées. L'influence de l'habitude doit toujours être prise en considération, comme le dit Hippocrate (*Aphor*. 49, *sect*. 2) : « Les hommes habitués au travail le supportent mieux, quoique faibles ou vieux, que les hommes jeunes et forts qui n'en ont pas l'habitude. »

43. — (*Quatrièmement.*) Il faut bien se persuader qu'un malade qui veut se guérir par le moyen du mouvement, ne doit pas se livrer tout-à-coup à des exercices violents, s'il n'y est pas habitué. L'aphorisme 51, *sect*. 2, d'Hippocrate confirme notre manière de voir : « Evacuer ou remplir, échauffer ou refroidir, ou d'une façon quelconque, mettre le corps en mouvement avec excès ou subitement, est chose dangereuse. » Ceci s'applique surtout aux mélancoliques et aux pléthoriques : lorsque ces malades se livrent subitement à des mouvements violents et soutenus, ils éprouvent des maux de tête, une lassitude extrême des membres, de la fièvre, ils sont atteints de maladies inflammatoires, de dyspnée. C'est ce que Galien nous apprend (*Aphor. l.* 3, *posit.* 20) : « Les exercices peuvent produire chez un homme plein de pituite, de bile jaune ou noire, ou de sang, l'apoplexie, l'épilepsie ou bien une rupture des vaisseaux du poumon (1). » — Ce n'est donc que peu à peu que l'on doit procéder aux exercices, en commençant par les plus doux et arrivant graduellement aux plus forts. La raison en est que lorsque le sang épais et abondant est mis en mouvement, il se précipite avec impétuosité vers les parties et peut produire

(1) On sait que les anciens partageaient toutes les humeurs du corps en quatre espèces : le *sang*, le *flegme* ou la *pituite*, la *bile jaune* et la *bile noire* ou *atrabile*. Ces quatre humeurs étaient la base de leur grand système humoral. A la prédominance de chacune d'elles, ils faisaient correspondre un des âges, une des saisons, un des tempéraments, un des climats. Tout cela était réglé selon de certaines lois de précision et d'harmonie. Cette doctrine était séduisante, et beaucoup de faits lui servaient d'appui. Mais dès que l'on eut découvert que la bile noire n'existait pas, le système s'écroula, et l'on chercha d'autres classifications.

On s'arrêta d'abord aux propriétés physiques et chimiques des humeurs, et on les divisa en *liquides, vapeurs* et *gaz* ; en *acides*, en *alcalines* et en *neutres*. Pitcairn en fit deux sec-

des hémorrhagies ou bien des stases inflammatoires spasmodiques.

44. — (*Cinquièmement.*) Les exercices doivent avoir lieu avant
le repas ; c'est ce que les anciens ont souvent recommandé dans
leurs écrits. Les meilleurs préceptes sont donnés par Celse
(*l.* 1, *c.* 2) : « L'exercice doit toujours précéder les repas ; on
en prendra moins si les occupations ont été modérées et les
digestions faciles, et davantage si l'on en a l'habitude et que
les digestions soient incomplètes. Parmi les exercices salutaires
figurent la lecture à haute voix, les armes, la paume, la course
et la promenade. Celle-ci présente plus d'avantages quand le
terrain est accidenté que lorsqu'il est uni, parce qu'il en résulte une plus grande variété de mouvements, pourvu toutefois
que le sujet ne soit pas trop faible. » Tout mouvement violent
est nuisible après les repas. Galien dit (*De boni et mali succi
cibis*) : « L'exercice pris avant les repas contribue beaucoup à
entretenir la santé, mais tout exercice pris après le repas est

tions : les humeurs *épaisses* et les *ténues*. C'est cette classification que Frédéric Hoffmann
a suivie dans cet écrit, dont les principes hygiéniques et thérapeutiques reposent essentiellement sur l'entretien de la normalité des propriétés des humeurs, et sur les moyens de
retour à cet état.

Les différentes espèces d'humeurs sont nombreuses : depuis le sang jusqu'aux matières
fécales, on en compte soixante environ. Elles jouent un très-grand rôle dans l'organisation, et de leur état normal résultent la vie et la santé, comme de leur état anormal, la
maladie et la mort. Or, c'est pour procurer l'un de ces états et pour éloigner l'autre,
que Frédéric Hoffmann considère le mouvement organisé comme la meilleure médecine
du corps.

Il s'exprime en ces termes :

*Ex omnibus itaque huc usque diductis liquido existimaverim, medendi cujuscumque
generis morbis methodum, quam omni studio et opere sequi et observare debet medi-
cus, in eo maximè requiescere et fundari, — ut vel naturâ vel artis motibus stases
aut stagnationes humorum dissolvantur, obstructiones viscerum reserentur et humo-
ris impuri excrementitii, qui in vitio sunt, primo ad excretionem præparentur, et
posteà è corpore debito tempore et per convenientia loca sufficienter evacuentur : ut
hac ratione sanguini et humoribus rursus liber cursus cum debitis excretionibus res-
tituatur ; — quod si accidit, sanitas et integritas omnium actionum ægrotanti corpori
rursùs accedit* (De rec. et simpl. nat. med. methodus, 39).

Depuis l'époque d'Hoffmann, le système de classification des humeurs a bien changé.
Celui que Chaussier a formulé a aussi subi de profondes modifications. Le plus récent se
trouve dans la dernière édition du *Dictionnaire* de Nysten ; Paris, 1854. — Les progrès
de la science, loin de renverser la doctrine d'Hoffmann, ne font réellement que la confirmer davantage.

très-nuisible. » — Après le repas, en effet, l'exercice fait passer trop promptement les aliments de l'estomac dans l'intestin (1); il résulte de là une accumulation d'humeurs; un chyle cru et visqueux est porté dans le sang par les vaisseaux lactés, et tout cela produit la cacochymie, des obstructions dans les parties solides, la gale surtout, et la distension des viscères. Galien avait déjà fait cette observation (*l. 6, De sanit. tuendâ*) : « Chez les hommes qui prennent de l'exercice après le repas, la tête se remplit de vapeurs, et le foie se distend et devient lourd. » Il dit aussi au livre 1, *De salubri diaetâ :* « Les exercices auxquels on se livre après le repas sont une cause fréquente de l'obstruction d'un grand nombre de viscères. » — Une promenade tranquille une ou deux heures après le repas, ne peut faire aucun mal ; elle contribue même à faire arriver promptement le chyle nouveau dans le sang.

45. — (*Sixièmement.*) Il faut avoir soin, relativement à la quantité ou à la mesure des exercices, de les continuer, si les forces le permettent, jusqu'à produire une intumescence légère du corps, une chaleur égale dans toutes les parties, une certaine coloration, un commencement de fatigue, et qu'une sueur modérée ou même une vapeur chaude s'en exhale. Lorsque l'exercice produit d'autres phénomènes, on doit le suspendre. Hippocrate (*Aph. sect.* 2) nous dit : « Dans tout mouvement du corps, dès que l'on ressent de la douleur, se reposer soulage immédiatement. » — Lorsque l'exercice a été poussé trop loin, les parties ténues des sucs nourriciers sont expulsées en si grande quantité, qu'il faut manger et boire pendant plusieurs jours pour réparer cette perte; les sucs qui autrement auraient suivi doucement leur cours se sont épaissis et se meuvent avec peine. Le défaut d'exercice produit les mêmes maux que l'excès d'exercice. Lorsqu'en effet nous sommes toujours immobiles, nous respirons moins, et le sang est aussi

______
(1) Ce fait a été bien souvent confirmé à la suite d'expériences faites sur des animaux.

moins réchauffé ; il résulte de là que les humeurs visqueuses
se meuvent plus difficilement, que les aliments et les excréments restent trop longtemps dans les intestins, s'épaississent
et causent des maux infinis et surtout des maladies chroniques (1).

46. — (*Septièmement.*) Nous avons encore quelques mots à
dire au sujet de l'hygiène des exercices. Lorsqu'on s'y est livré,
on ne doit pas travailler ou étudier, de peur que le corps
échauffé par le mouvement ne soit exposé subitement à l'action
de l'air froid ; il faut encore moins prendre des boissons froides,
qui ont souvent produit, dans de pareilles conditions, des maladies chroniques rebelles. Il faut entretenir la transpiration, se
tenir dans un lieu où l'on ait chaud, couvrir le corps et l'essuyer s'il est baigné de sueur, changer de linge et faire sur la
peau des frictions auprès du feu. Lorsque le mouvement est
employé dans un but médical, on ne doit pas manger immédiatement après avoir pris de l'exercice, et prendre plutôt des
boissons qui n'arrêtent pas la transpiration. On peut donner
alors au malade du vin trempé, des bouillons, du thé ou bien
une infusion de véronique. Ce n'est pas assez de s'exercer une
fois ; il faut le faire deux fois par jour au moins, si l'on veut
conserver sa santé et prolonger sa vie.

6.

Tel est le traité du *Mouvement considéré comme la meilleure
médecine du corps*, premier essai qui, depuis Mercuriali, ait
été tenté en Europe pour mettre la gymnastique des anciens
en rapport avec les progrès de la médecine et avec les mœurs
du temps.

Quelques-unes des autres dissertations dont nous avons

1) Voir les notes, art. 34, 35 et 36.

donné les titres, page 206, contiennent aussi beaucoup de notions relatives au mouvement et à ses effets physiologiques.

On trouve encore dans les *Opuscula medico-pratica* de l'auteur, imprimés à Halle, en 1736, une dissertation intitulée : *Du mouvement, de la diète et de l'eau froide, considérés comme la médecine la plus simple et la plus efficace.*

Ce qui nous a le plus frappé à la lecture des écrits de Frédéric Hoffmann, c'est le sentiment intime et réfléchi qu'il avait du mouvement, soit en tant que propriété naturelle inhérente au mécanisme animal et présidant à toutes ses opérations, subjectives nécessaires, comme la circulation, la digestion, la nutrition, etc., ou objectives sensoriales, comme l'impression, l'idée, l'imagination, le désir, la volonté, etc. ; soit en tant que propriété de l'âme immortelle, comme l'abstraction des idées, la combinaison, la liberté, la vérité, la conscience (*De nat. et art. effic. in med.*, 3, 4, 5).

Il voulait que le mouvement gymnastique, qu'il appelle *artificiel, artis motus,* fût organisé dans une parfaite corrélation avec le mouvement naturel qui s'accomplit dans le corps humain et dans chacune de ses parties, en vertu de la force motrice qui lui est inhérente. Il voulait que ce mouvement artificiel fût toujours, comme le mouvement naturel, modéré selon le nombre, la mesure et l'équilibre, — afin que, loin de perturber les actes physiologiques de l'organisme, il tendît à les rappeler à leur normalité, à les entretenir en cet état, à les élever à toute leur puissance, non-seulement en vue de la santé, mais aussi, et finalement, en vue du perfectionnement de la forme et des aptitudes du corps humain, — instrument et serviteur de l'âme immortelle qui habite en lui.

Ainsi, dans la pensée de Frédéric Hoffmann, le mouvement artificiel, organisé physiologiquement, était l'élément essentiel de la thérapeutique, de l'hygiène, de l'éducation physique, intellectuelle et morale ; et son traité que nous avons traduit en est un des premiers délinéaments, une des premières applications.

Les notions qu'il contient sont d'une grande justesse ; et si nous tenons compte de l'époque à laquelle elles ont été écrites, toute réserve faite à l'égard des sciences accessoires, nous pensons que, depuis, on n'a rien dit de plus substantiel à ce sujet. Sans doute, il est regrettable que Frédéric Hoffmann, au lieu de donner ici un libre cours à sa pensée, comme il l'avait fait dans son système de *Médecine rationelle*, ait adopté, sans examen, la classification du médecin de Véronne, et qu'outre les exercices actifs et passifs de la palestre des anciens, il n'ait pas introduit la série de mouvements de l'ordre de celui dont il a noté l'effet curatif sur le diaphragme, — mouvements que les Grecs classaient dans l'*apothérapie*, soit comme partie de l'exercice, soit comme une de ses espèces (Orib., t. I, p. 482).

Il est vrai que les exercices qu'il mentionne entraient aussi dans la matière de la gymnastique médicale des anciens, mais seulement comme une faible partie. On trouve dans leurs écrits, et notamment dans ceux de Celse, presque tous les mouvements passifs et mixtes employés dans le plus grand nombre des prescriptions thérapeutiques. — Après tout, l'application des mouvements passifs et mixtes suppose, pour être bien faite, des connaissances anatomiques et physiologiques exactes. Or, Hoffmann écrivit son traité plutôt pour les gens du monde que pour les savants ; et, comme nous l'avons dit précédemment, s'il a dû posséder un ensemble d'observations de cette nature, il aura sans doute jugé à propos de s'en réserver les applications particulières dans sa pratique médicale.

Quoiqu'il en soit, il faut bien reconnaître que dès le commencement du XVIII⁰ siècle, l'Allemagne fut réellement en possession des vrais principes fondamentaux de la gymnastique. Ces principes pénètreront dans le XIX⁰ siècle, et s'y développeront en un corps de doctrine complète. Aussi, que l'on veuille bien encore aujourd'hui observer les sages préceptes de Frédéric Hoffmann, on en retirera certainement tous les avantages qu'il signale relativement à l'hygiène, à la thérapeutique, à la longévité.

7.

L'idée des propriétés curatives du mouvement était alors fort répandue en Allemagne, et beaucoup d'écrits furent publiés sur ce sujet. Nous citerons entre autres :

Flagellum salutis, ou *Le fouet du salut; curieuse naration où l'on voit comment par des coups on guérit souvent, promptement et bien, toutes sortes de maladies chroniques et presque incurables; le tout prouvé et illustré par maintes histoires agréables et plaisantes, par des remarques particulières et d'autres notes intéressantes,* par Chrétien-François Paullini, Francfort, 1698 (en allemand). — Paullini, d'Eisnach en Thuringe, poète, médecin, comte palatin, et attaché comme médecin et historiographe à l'évêché de Munster, était membre de l'Académie des curieux de la nature. Il a beaucoup écrit. Dans le *Flagellum salutis,* il cherche à prouver historiquement que par différentes espèces de coups (flagellation, percussion, claquement, ébranlement) on a guéri la mélancolie, la folie, la paralysie, l'épilepsie, la surdité, le mal de dents, la luxation maxillaire, le mutisme, le goître, l'esquinancie, l'empyème de poitrine, la pleurésie, les écrouelles, le hoquet opiniâtre, les maladies abdominales, la gale, la phthisie, toute espèce d'urétrite, les irrégularités menstruelles, les maladies vénériennes, le somnambulisme, la goutte, les fièvres lentes, les fièvres tierces, les fièvres quartes.

Ce singulier livre, pour être fort bizarre, n'en contient pas moins d'utiles enseignements. On peut y rapporter deux savants articles du *Dictionnaire des sciences médicales :* l'un sur la *Flagellation,* par Virey; l'autre sur le *Soufflet,* par Percy et Laurent.

Dissertatio de commodis exercitationis corporis, par Gottfried Berger, archiâtre saxon, Wittemberg, 1705.

De tuendâ valetudine ex cognitione suî ipsius, par le même, 1707.

Dissertatio de motu corporis humani medico sanitatis conservandæ et restituendæ præcipuó actu, par S.-J. Stahl, Erford, 1733.

Programma de legitimo clari sermonis exercitio pro sanitate tùm restaurandâ, tùm conservandâ, par S.-P. Hilscher, Iéna, 1723.

. Stahl en 1669, Baïer en 1707, Adolphi en 1713, d'autres encore avaient publié différents traités sur l'utilité de l'équitation. Lorsque dans la première moitié du XVIIIe siècle, Francis Fuller fit paraître à Londres un livre plus complet sur la même matière, sous le titre de *Medicina gymnastica*, ou *Chacun son médecin*, on put remarquer que ce titre rappelait celui d'une des dissertations de Frédéric Hoffmann : *De medico sui ipsius*. L'Allemagne accueillit avec empressement le livre de Fuller, qui renouvelait les idées de Stahl sur l'équitation (v. p. 83), et confirmait la doctrine d'Hoffmann. Il fut traduit en 1750, sur la sixième édition anglaise. Des médecins allemands en firent ensuite l'objet d'études particulières ; de là les ouvrages suivants :

Novum sanitatis præsidium ex equitatione machinæ beneficio instituendâ, par Quellmatz, professeur de pathologie et de thérapeutique à l'université de Leipzig, 1735. — Le même écrivain a aussi publié : *Programma de frictione abdominis*, Leipzig, 1749.

De commodis et incommodis equitationis in hominum sanitatem redundantibus, Diss. inaug. par J.-P. Erpel, Hall, 1749.

De salutari, limitando tamen, equitationis exercitio, par G.-G. Bicher, Gottingue, 1757.

Ce dernier écrit, qui ne considère avec raison l'utilité de l'équitation que dans de certaines limites, semble avoir mis aussi des bornes aux longues discussions sur cette espèce d'exercice.

A la même époque parurent encore des traités généraux, comme :

Ars gymnastica nova, par Laurent Heister, professeur d'anatomie et de chirurgie à l'université d'Helmstadt, 1748.

De arte gymnasticâ novâ, thèse inaugurale, par Frédéric

Boerner, Helmstadt, 1748. — Ce médecin a aussi publié un *Commentaire sur la vie, les mœurs, le mérite et les écrits de Mercuriali*, Brunswick, 1751.

Vers ce temps-là, on traduisit en Allemagne l'*Orthopédie* de Nicolas Andry, Paris, 1740, ainsi que les ouvrages de S.-A.-D. Tissot, Paris 1768-1771, et la *Gymnastique médicale et chirurgicale* de C.-J. Tissot, Paris, 1780. — Ces livres, traduits peu de temps après leur publication en France, répandirent en Allemagne de nouvelles lumières sur les propriétés du mouvement et du repos.

Au milieu de tous ces écrits de gymnastique, le livre du *Mouvement considéré comme la meilleure médecine*, conserva tout son caractère d'ordre scientifique et de pratique générale et particulière. Empruntés principalement à la palestrique des Grecs, les exercices indiqués par Frédéric Hoffmann pouvaient directement servir de premières bases à un nouveau système d'éducation physique, dont la nécessité commençait à faire l'objet de la sollicitude des hommes les plus sérieux de l'Allemagne.

8.

Les exercices rudes et variés auxquels il fallait se livrer pour briller un jour dans les tournois et dans les luttes guerrières, cette sorte d'éducation physique avait doté le moyen-âge de belles et fortes générations de sang noble. Mais elle n'avait plus de but depuis la révolution qui s'était opérée dans les armes et dans les mœurs. Les rois, les princes, les seigneurs avaient bien conservé l'habitude de quelques exercices du corps, et avaient encore leur écuyer-gymnaste et leur salle de tournoi ou *turnsaal*, mais le système des exercices réguliers de l'âge précédent était détruit, et ses éléments désassociés avaient perdu leur puissance génératrice.

Le peuple aussi avait eu son éducation physique dans ses jeux multipliés et dans ses fêtes publiques. Les sociétés dites

écoles d'escrime, *Fechterschulen,* contribuaient principalement
à façonner les masses populaires. La société de Saint-Marc et
celle des Francs-Tireurs, *Free-Fencers,* étaient encore fort re-
nommées. Elles avaient toujours leurs statuts, leurs priviléges,
leurs maisons centrales, leurs assemblées, leurs fêtes publiques.
Presque toutes les corporations d'ouvriers de l'Allemagne
étaient enrôlées dans ces écoles d'escrime, et, à l'exemple de
la noblesse, les fils de tant de maîtres d'armes si honorés se
préparaient de bonne heure à perpétuer la réputation de leurs
pères (1). Mais tout cela disparaissait chaque jour peu à peu,
emporté par le mouvement évolutionnaire de l'humanité ; et
comme rien de régulier et de sérieux n'était encore venu remplacer ces exercices du corps, on remarquait de grands changements dans la constitution physique du peuple et dans celle
de la noblesse.

Il y a plus : une réaction profonde s'était opérée contre les
exercices du corps, aussi bien que contre les traditions religieuses et sociales du moyen-âge. On ne voulait plus des choses
du passé, on ne voulait plus de ces corps athlétiques, de ces
lourds hommes d'armes, de ces générations d'escrimeurs,
propres sans doute aux luttes guerrières du passé, mais inha-
biles aux luttes de l'esprit. Une vie nouvelle, la vie de l'intelligence, se révélait au cœur de l'humanité, et devenait le but
principal des sociétés modernes. On s'occupa donc de l'instruction publique, et au milieu du XVIIe siècle, on dut à Jean
Amos Coménius, de Moravie, de sages idées de pédagogie
pratique. Quant à l'éducation de l'esprit et à celle du corps
dans leurs rapports proportionnels avec l'unité de l'être humain, il n'en fut pas question ; et pourtant, dès le seizième
siècle, Michel Montaigne avait posé nettement le principe logique d'une éducation intégrale (2). La réaction n'était pas à

(1) G.-F. Pommer, *Sammlung,* et ., Altenbourg, 1752. .

(2) « Je veux, dit-il, que la bienséance extérieure, et l'entregent, et la disposition de
la personne se façonnent quand et quand l'âme. Ce n'est pas une âme, ce n'est pas un
corps qu'on dresse ; c'est un homme : il n'en faut pas faire à deux ; il ne faut pas les

sa fin. Ses conséquences se marqueront longtemps encore au front de l'humanité.

Cependant, au milieu de cette accusation générale de l'amoindrissement progressif de la nature humaine, les meilleurs esprits commencèrent à comprendre la nécessité de combattre le mal dès la jeunesse, et de joindre aux exercices propres au développement des facultés intellectuelles, les exercices réguliers, modérés, qui favorisent celui des facultés corporelles.

Aussi, lorsqu'en 1761 parut l'*Emile* de Jean-Jacques Rousseau, l'Allemagne était préparée pour le recevoir.

Jean-Jacques Rousseau repousse l'idée réactionnaire, et pose les vraies bases de l'éducation de l'homme.

Il vient redire au monde :

« C'est une erreur bien pitoyable d'imaginer que l'exercice du corps nuise aux opérations de l'esprit ; comme si ces deux actions ne devaient pas marcher de concert, et que l'une ne dût pas diriger l'autre.

« Voulez-vous cultiver l'intelligence de votre élève, cultivez les forces qu'elle doit gouverner. Exercez continuellement son corps, rendez-le robuste et sain pour le rendre sage et raisonnable. »

Déjà Hoffmann avait précédemment formulé les mêmes principes, lorsque, considérant le corps vivant comme l'instrument et le serviteur de l'esprit immortel, il en avait déduit la nécessité du perfectionnement des facultés corporelles, d'où rayonnent les facultés intellectuelles (V. p. 219, 9).

C'était encore un retour aux idées anthropologiques de l'antiquité.

Les idées de Jean-Jacques eurent donc en Allemagne, comme

dresser l'un sans l'autre, mais les conduire également (*Educat. des enfants, — Essais* 1572).

Cette idée se trouve aussi dans d'autres ouvrages de la même époque :

Pædotrophia, par Jules Alexandrini, médecin de l'empereur Maximilien II, Zurich, 1559.

Salubrium, sive *de sanitate tuendâ,* par le même, Cologne, 1575.

De vitâ cum animi et corporis incolumitate rectc instituendâ, par Liévin Lemnius, prêtre et médecin, Ziriczée, en Zélande ; Cologne, 1581.

dans les autres pays, un retentissement d'autant plus profond, que les écrits d'Hoffmann et la force des choses les avaient déjà inspirées. Depuis le seizième siècle, une nouvelle forme sociale se dégageait peu à peu des ruines du passé.

9.

Dès l'année 1771, le prince Frédéric-Léopold-François d'Anhalt-Dessau, se mit en tête du mouvement pédagogique de son époque (1). Il appela auprès de lui Jean-Bernard Basedow, professeur à l'université d'Altona, qui, s'inspirant des idées de Jean-Jacques et de celles de Coménius, se posait en réformateur du système d'éducation alors en vigueur. Basedow était né à Hambourg, en 1723. C'était un homme ferme et persévérant. Il commença la réalisation de ses projets par un grand ouvrage intitulé : *Livre élémentaire* (3 vol. in-4°, Altona, 1774), espèce de tableau pittoresque de l'univers, composé de cent planches gravées par Chodowiecki, et accompagné d'un texte explicatif en allemand, en français et en latin. Princes et seigneurs de l'Allemagne s'empressèrent de protéger cette œuvre, qui affectait plutôt le caractère humanitaire que national, comme toutes les conceptions européennes de cette époque.

La même année, 1774, s'ouvrit à Dessau, sous la présidence du prince, le *Philanthropinum*, institut des philantropes, école modèle destinée à former des maîtres propres à mettre en pratique le nouveau système d'éducation. Ce fut là que, depuis l'époque grecque, on essaya pour la première fois d'associer intimement la culture des facultés du corps à celles de l'esprit. On dit que ce fut J.-E. Simon, de Strasbourg, qui y donna les premières leçons de gymnastique, en 1776. Chaque année, le 24 septembre, le peuple entier était convoqué dans la plaine

(1) Voir, pour les faits biographiques de cet article, le *Conversations-Lexikon*, 10e édit , Leipzig, 1853.

de Worlitz, à la célébration des jeux publics, sous la présidence du prince de Dessau.

L'institut régénérateur eut peu de succès ; la mésintelligence s'y introduisit, et Basedow dut en abandonner la direction en 1778 ; mais il n'en continua pas moins, jusqu'à sa mort (1790), à populariser, dans plusieurs villes de l'Allemagne, ses idées sur l'amélioration de l'éducation. La liste complète des ouvrages de Basedow se trouve dans l'*Allemagne littéraire* de Mensel.

Après lui, Wolke, Iselin, Campe, Trapp et Salzmann continuèrent à diriger l'institut philantropique, qui finit par se dissoudre, pour donner naissance à d'autres institutions semblables en diverses localités.

Ainsi, quoi qu'on ait dit de Basedow, on ne peut nier que l'influence qu'il exerça sur son époque fut considérable. C'est par lui que la pédagogie moderne reçut en Allemagne une puissante et salutaire impulsion. Telle est l'opinion exprimée par Jean-Pierre Frank dans le deuxième volume de son grand ouvrage intitulé : *System einer vollstandigen medicinischen Polizei* (Manhein, Stuttgard, Vienne, 1779-1816). Ce savant médecin démontre aussi la nécessité du rétablissement de la gymnastique dans l'éducation de la jeunesse, et demande formellement à l'État de protéger de tout son pouvoir la création d'institutions propres au développement des forces et à la conservation de la santé du peuple (1).

Parmi les successeurs de Basedow, on distingue surtout Campe et Salzmann.

Joachim-Henri Campe, né en 1746, à Deensen, dans le duché de Brunswick, était aumônier d'un régiment prussien.

---

(1) Jean-Pierre Frank fut une des plus grandes illustrations médicales de son temps. Plusieurs médecins estimés de nos jours, entre autres M. Chomel, ont été ses disciples. En 1807, Napoléon le consulta à Vienne, sur l'état du maréchal Lasnes, et lui offrit, dit-on, de venir occuper en France un emploi considérable. Frank préféra suivre son projet de retraite. Comblé d'honneurs, il mourut à Vienne, en 1821.

Inspiré des mêmes idées que Basedow, il fut successivement directeur de l'institut de Dessau, fondateur d'un institut semblable à Hambourg, conseiller des écoles du duché de Brunswick, et enfin, propriétaire d'une librairie qui devint l'une des plus considérables de l'Allemagne; elle lui donna l'occasion de populariser les idées de l'institut de Dessau pour la transformation complète du système jusqu'alors suivi dans l'éducation de la jeunesse. Or, c'était aussi une des idées principales qui précipitaient alors la France vers la rénovation sociale. Campe, qui se trouvait alors à Paris en 1789, laissa un libre cours à son enthousiasme pour la révolution française; ses *Lettres écrites de Paris, en* 1790, produisirent une vive impression. Campe mourut en 1818; il a laissé un grand nombre d'ouvragés d'un mérite incontestable. Nous ne citerons que le *Nouveau Robinson*, où sont mises en scène ses idées sur l'éducation. Ce livre a été traduit dans la plupart des langues de l'Europe.

Le pasteur Salzmann (Chrétien Gotthiel), né à Sommerda, près d'Erfurth, en 1744, était entré à l'institut de Dessau, en 1781. Il le quitta en 1784 pour aller fonder, sur le même plan, une institution à Schnepfenthal, maison de campagne qu'il avait achetée près de Gotha. Cette institution devint bientôt florissante. Les collaborateurs de Salzmann étaient nombreux. Parmi eux se trouvait Guts-Muths, qui était spécialement chargé de la direction de l'éducation corporelle. Malgré le mouvement révolutionnaire de l'Europe, cette institution se maintint et servit de modèle à toutes les écoles de l'Allemagne. Salzmann mourut en 1811, laissant plusieurs ouvrages estimés. Ceux qui ont rapport à l'éducation ont été recueillis en douze volumes (Stuttgart, 1845-1846).

10.

Tous les projets tentés pour associer l'éducation corporelle à l'éducation intellectuelle, cette chose si simple et si vraie, mais oubliée depuis tant de siècles, rencontraient partout des obstacles de diverse nature. Ces obstacles étaient d'autant plus sérieux qu'il n'existait pas encore d'ouvrage où les exercices du corps fussent combinés méthodiquement. Il est vrai que Frédéric Hoffmann en avait établi les principes, les préceptes et la pratique générale, mais la forme pédagogique manquait.

Ce fut Guts-Muths qui entreprit ce travail (1).

Jean-Chrétien-Frédéric Guts-Muths, né en 1759 à Quedlinbourg, en Saxe, étudia à l'université de Halle, où la mémoire de Frédéric Hoffmann était encore toute récente; il fut ensuite précepteur chez le docteur Ritter, dont il suivait les leçons. A la mort de Ritter, il fut chargé de faire entrer à l'institut de Salzmann le jeune Karl Ritter, son pupile, aujourd'hui l'un des savants les plus estimés de l'Allemagne. Salzmann eut occasion d'apprécier les qualités de Guts-Muths; il se l'associa, et le chargea, en 1786, de la direction de l'éducation corporelle.

Guths-Muths avait alors vingt-six ans. Il se mit à l'œuvre avec toute l'énergie de son âge pour l'accomplissement d'un devoir, pour la réalisation d'une œuvre utile. A l'étude des traditions de l'antiquité, il joignit celle des écrits médicaux de son temps; il nomme Fuller, Tissot et surtout Frédéric Hoffmann, qu'il cite souvent et longuement. C'est, en effet, le système du *Mouvement considéré comme la meilleure médecine du corps*, dont Guths-Muths fait une application à la pédagogie. Ce fut là le premier essai de ce genre qui se fit en Europe; car nous ne pouvons considérer comme tel l'ouvrage de Sabbathier, intitulé: *Les exercices du corps chez les anciens pour servir à l'éducation de la jeunesse*, Paris, 1772, dans lequel il ne s'agit que d'une description des exercices de l'orchestique et de la palestrique, tout-à-fait étrangers à nos mœurs.

Dès l'année 1793, Guts-Muths, publia à Schnepfenthal *La*

---

(1) Pour les travaux et la biographie de Guts-Muths, voir ses ouvrages, le *Conversations-Lexikon*, le *Neue Jahrbücher für die Turnkunst*; par M. Kloss, 1er liv., 1re partie, Dresde, 1855.

gymnastique de la jeunesse ; ce livre eut plusieurs éditions, la dernière est de 1845.

L'auteur commence par démontrer la nécessité de l'éducation corporelle pour la jeunesse ; puis il s'adresse aux parents, aux instituteurs de toutes les classes, de tous les degrés, à toute sa nation si digne de soutenir son antique réputation de gloire et de loyauté, à tous les princes qui ont à cœur le bien-être de leurs sujets! Mais comme condition principale d'organisation, il faut que l'instruction publique se soumette à l'introduction de l'éducation corporelle. « Une éducation complète, dit-il, doit aspirer à joindre la force corporelle à la force morale, le courage et la virilité aux dons du cœur et de l'esprit. »

Pour ne point innover, et rendre l'application de son système facile et immédiat, il recueille sagement les jeux et les exercices habituels de la jeunesse, et essaie de les combiner en un ensemble pédagogique tel, que les exercices du corps fussent un délassement aux études, une récréation utile au développement physique de la jeunesse, et qu'ils eussent pour fin l'anoblissement et la dignité de l'homme.

C'est la pensée que Platon a exprimée en ces termes :

« La bonne éducation est celle qui peut donner au corps et à l'âme toute la beauté, toute la perfection dont ils sont capables.

« Pour acquérir cette beauté, il faut tout simplement que le corps se développe dans une parfaite régularité dès la première enfance.

« Le premier développement est toujours le plus grand et le plus fort.

« Lorsque le corps se développe davantage, s'il ne prend pas des exercices fréquents et proportionnés à ses forces présentes, il devient sujet à je ne sais combien d'infirmités (*Républ.* vii). »

C'est bien ; mais pour obtenir ce résultat, il fallait connaître l'instrument ; il fallait d'abord étudier le mouvement gymnastique en lui-même et dans ses rapports avec l'anatomie et la physiologie du corps vivant, sinon tout était incertitude, ignorance, et le gymnaste ne pouvait avoir conscience ni des moyens qu'il mettait en œuvre, ni des résultats qu'il voulait obtenir. Guts-Muths en a bien dit quelques mots dans la première édition de son manuel; mais dans la seconde il n'en est plus question. La gymnastique pédagogique va donc, malgré les enseignements de Frédéric Hoffmann, commencer en Allemagne par où elle a fini dans l'antiquité, par des exercices dont on ne se rend point une raison précise et scientifiquement déterminée; et ce système se répandra dans toute l'Europe comme le prototype de la gymnastique rationnelle!

Le seul élément gymnastique que Guts-Muths veut mettre en jeu pour l'éducation de l'homme, est le mouvement rayonnant du centre à la circonférence, le mouvement d'évolution et d'expansion, en un mot le mouvement *actif* ou *libre*.

D'abord, il considère ce mouvement à peu près de la même manière qu'il est dit dans Oribase, relativement à la *force*, à l'*adresse*, à la *grace*, et le divise en trois ordres.

Le PREMIER ORDRE, qui a pour but le développement de la force, se compose de trois genres : le *saut*, la *course*, la *lutte*.

Premier genre, ou art de sauter :

1° *Saut proprement dit*, 2° *Saut sans prendre d'élan*, 3° *Saut en prenant un élan*, 4° *Saut de la barrière à l'aide d'un bâton*, 5° *Saut en profondeur à l'aide d'un bâton et sans son secours*, 6° *Saut en longueur avec ou sans le secours du bâton*, 7° *Saut continu*, 8° *Saut sur un seul et même pied ; marelle*, 9° *Jeu du cheval fondu*.

Deuxième genre, ou art de courir :

1° *Course accélérée*, 2° *Longue course*, 3° *Traineau*, 4° *Barres*, 5° *Quatre coins et Colin-Maillard*.

Troisième genre, ou art de la lutte :

1° *Combat léger*, 2° *Demi combat*, 3° et 4° *Combat proprement dit et combat redoublé*, 5° *Combat compliqué*, 6° *Lutte pour une balle ou un bâton.*

Le DEUXIÈME ORDRE, ou développement de la force et de l'adresse, contient quatre genres : l'art de *nager*, l'art de *lancer*, l'art de *grimper*, l'*équilibre* et le *balancement*.

Premier genre, ou art de nager :

1° *Bains et leur utilité*, 2° *Natation et son usage chez les anciens*, 3° *Différentes manières de nager*, 4° *De plonger*, 5° *Joûte sur l'eau.*

Deuxième genre, ou art de lancer :

1° *Jet avec la main*, 2° *Fronde*, 3° *Javelot*, 4° *Arc*, 5° *Disque.* A ce genre se rapportent encore les espèces suivantes : 1° *Le ballon*, 2° *La balle au mur*, 3° *La paume*, 4° *La longue paume*, 5° *Le palet*, 6° *Le petit palet*, 7° *Le tonneau*, 8° *Les galets*, 9° *Les boules*, 10° *Le jeu de quilles*, 11° *Le jeu de siam*, 12° *Le jeu de billard*, 13° *Le volant*, 14° *Le cerf-volant*, 15° *Le sabot et la toupie*, 16° *La chasse.*

Troisième genre, ou art de grimper :

1° *S'accrocher avec les bras et les mains*, 2° *Se tenir avec les jambes et les cuisses*, 3° *Grimper simplement*, 4° *Grimper au mât de cocagne*, 5° *Grimper au haut d'une échelle*, 6° *Grimper au cable isolé*, 7° *Grimper à l'échelle de corde.*

Quatrième genre, ou équilibre et balancement :

1° *Équilibre sur une seule jambe*, 2° *Marche sur une poutre arrondie*, 3° *Bascule*, 4° *Balançoire*, 5° *Voltige*, 6° *Échasses*, 7° *Patins*, 8° *Équilibre et balancement de corps étrangers*, 9° *Sauter dans la corde et dans le cercle*, 10° *Semelle, culbute et roue.* 11° *Cerceau.*

Le TROISIÈME ORDRE, ou développement de la grace, contient trois genres : l'*équitation*, la *danse*, la *marche* et les *exercices militaires*, l'*escrime*.

Premier genre, ou équitation :

1° *Position et tenue à cheval*, 2° *Manége et course de la bague*.

Deuxième genre :

1° *De la danse en général, chez les anciens*, 2° *De la marche et des manœuvres militaires*.

Le troisième genre traite de l'*art de l'escrime*.

Tel est le plan général de la *Gymnastique de la jeunesse*, d'après la traduction française d'Amar-Durivier et Jauffret.

Ce système, que l'auteur ne voulait composer que de mouvements *actifs*, contient aussi des mouvements *passifs* et des mouvements *mixtes;* en sorte que ces éléments d'espèces différentes se trouvent indistincts et confondus.

Une autre espèce de confusion se rencontre dans la division du mouvement par rapport au développement de la *force*, de l'*adresse* et de la *grace*. En effet, tout mouvement gymnastique doit tendre à produire non-seulement ce triple résultat, mais aussi les autres conditions de parfaite harmonie entre toutes les fonctions, tant intérieures qu'extérieures du corps vivant. La force, l'adresse, la grace ne sont, comme la beauté, la santé, la vigueur, que des manifestations de cette harmonie.

Pour pouvoir provoquer la réalisation de ce développement normal, il fallait d'abord, comme l'a fort bien dit Frédéric Hoffmann, étudier la nature de l'organisme vivant et celle de chaque mouvement artificiel en lui-même et relativement à ceux qui s'accomplissent naturellement dans l'économie.

Non-seulement Guths-Muths n'a pas tenu compte de ces prénotions fondamentales; il les a même rejetées, afin d'éviter toute apparence médicale, comme si tout mouvement gymnastique, de quelque nature qu'il soit, avait une explication possible en dehors des lois mécaniques et physiologiques.

Le système de Guths-Muths ne nous apparaît donc que comme un assemblage d'éléments matériels, non étudiés, incohérents et privés de lien scientifique. Cependant, il a son utilité réelle en tant que recueil de jeux de la jeunesse et d'exercices généraux.

L'auteur indique encore d'autres exercices, comme la lecture à haute voix, la déclamation. Il traite de la possibilité d'exercer les sens, instruments de la pensée. Un dernier chapitre comprend les travaux manuels, et sous le titre de récapitulation anatomique, il note vaguement les effets généraux des exercices sur les diverses parties du corps.

Il reprend en détail toutes les divisions de son système, définit chaque genre et chaque espèce d'exercice, établit les rapports entre les exercices des anciens et ceux qu'il a classés, et donne des préceptes pour leur parfaite exécution, et pour éviter tout danger. Il insiste sur la bonne tenue du corps et la pose esthétique des membres. Des figures complètent les explications, qui, du reste, ne reposent pas sérieusement sur des principes scientifiques.

On doit encore à Guts-Muths :

Spiele zur Uebung und Erholung, etc., c'est-à-dire *Jeux pour l'exercice et la récréation physique et intellectuelle de la jeunesse*, Schnepfenthal, 1796 (4e édit. 1845).

Lehrbuch der Schwimmkunst, ou *Manuel de la natation*, Weimar, 1798 (2e édit. 1833).

Mechanische Nebenbeschæftigungen, ou *Occupations mécaniques pour les jeunes gens et pour les hommes, après leurs études*, Altenbourg, 1801 (2e édit., Leipsig, 1816).

Turnbuch, ou *Livre de gymnastique*, Francfort, 1817. — Ouvrage remarquable, dans lequel l'auteur traite de la gymnastique non-seulement au point de vue purement pédagogique, mais aussi au point de vue national et populaire.

Dans le même temps, de 1800 à 1820, il publiait un journal sous le titre de *Bibliothek fur Paedagogik*, qui eut un grand succès.

(La science géographique lui doit aussi des travaux considérables et estimés).

C'est dans ces diverses publications que Guts-Muths complète ses idées sur la rénovation de la gymnastique. Il y traite des gymnases, des appareils, du commandement militaire en gymnastique, des maîtres pour l'enseignement, de l'introduction des exercices du corps dans toutes les écoles normales de la Prusse. Il trace, quant au temps, l'organisation de la vie et de l'éducation de la jeunesse, et établit une connexion intime entre les exercices du corps et ceux de l'esprit selon l'âge, la constitution, l'habitude ; de sorte, par exemple, qu'à partir de la douzième année, les enfants n'aient plus que six heures d'études et six heures d'exercices et de travail manuel.

Guts-Muths voulait même que l'adulte, l'homme qui étudie ou exerce un emploi quelconque, consacrât trois heures par jour aux exercices réguliers du corps.

Que l'on partage ou non les idées de ce plan d'éducation et d'hygiène, elles n'en sont pas moins infiniment sages, et d'une exécution facile, si toutefois l'on veut bien renoncer à quelques préjugés, et faire choix d'une vraie méthode d'exercices.

Les élèves qui fréquentaient l'institut de Schnepfenthal étaient peu nombreux, et l'activité de Guts-Muths devant se partager entre ses occupations littéraires et ses fonctions de gymnaste, il ne put faire l'application de sa méthode à une grande réunion de jeunes gens ; mais ses idées sur la gymnastique se popularisèrent ; ses exercices s'introduisirent dans beaucoup de familles et d'institutions, jalouses d'imiter celle de Schnepfenthal. La Moravie, Lubeck, Zurich, eurent bientôt aussi des établissements pour les exercices corporels, et le vénérable Pestalozzi en fit une des parties essentielles de son institution. *La gymnastique de la jeunesse* devint un livre classique en Allemagne. Il répondait si bien à un besoin social, qu'il fut traduit dans presque toutes les langues de l'Europe.

En France, Amar Durivier et Jauffret le publièrent sous le même titre, Paris, an XI (1803) (1) ; les trois traités de M. Clias : *La gymnastique élémentaire*, Paris, 1819 ; *La somascétique naturelle*, Besançon, 1842, et *La callisthénie*, Besançon, 1843, sont des formes variées du système de Guts-Muths. Il en est de même du *Manuel d'éducation physique, gymnastique et morale* de M. le colonel Amoros, Paris, 1830 ; ce sont les mêmes éléments et, généralement, les mêmes préceptes.

En Angleterre, il donna naissance à tous les manuels de Walker. En Danemark, il inspira à Nachtigall la création d'un établissement de gymnastique, qui s'ouvrit, en 1799, à Copenhague, sous la protection du gouvernement. Copenhague, foyer des sciences et des arts dans le nord de l'Europe, fut donc la première ville où fut officiellement rétablie l'éducation corporelle. Mais si l'idée de Nachtigall est due à Guts-Muths, son système est plus particulièrement déduit de celui de Vieth, dont nous parlerons ci-après. Nachtigall était un homme distingué ; on a de lui quelques écrits en danois, entre autres : *Progrès de la gymnastique en Danemarck*, depuis son origine, 1799-1831 ; *Manuel de gymnastique à l'usage des écoles savantes de Danemarck*, Tondren, 1837. — De cet institut central, l'action de la gymnastique s'était étendue, dès l'année 1803, sur l'éducation civile et militaire du royaume, et s'était propagée en Norwège et en Suède quelques années avant que le poète Ling, qui avait étudié sous Nachtigall, se fit connaître comme maître d'escrime et de gymnastique.

Telle fut, en général, l'influence de l'œuvre de Guts-Muths, que, déjà en 1804, cet homme dévoué disait que « son idéal d'une éducation gymnastique passait dans les habitudes popu-

---

(1) Il y a une circonstance que nous devons signaler à propos de la traduction de ce livre. La traduction est littérale, et pourtant, les traducteurs se bornent à dire dans une note (p. 31) : « Salzmann est l'auteur allemand qui, sous le nom de Guts-Muths, a publié sur la gymnastique d'excellents ouvrages, dont nous avons pris l'idée et quelquefois les détails de celui-ci ! »

laires et marchait vers sa réalisation. » Il contribua, en effet, à réveiller l'idée de la gymnastique dans sa signification pédagogique et populaire, à remettre en œuvre, dans ce but déterminé, les formes palestriques qui s'étaient conservées dans les habitudes de la jeunesse et du peuple.

Il ne voulut que cela ; il l'obtint, laissant à d'autres la tâche de la reconstitution scientifique. Certes, ce n'est pas sa faute, si ce côté extérieur et pédotribique de l'art grec a été pris si longtemps dans toute l'Europe pour l'art lui-même. Ce n'est guère qu'aujourd'hui, après plus d'un demi-siècle d'applications décevantes, que partout on commence enfin à reconnaître l'erreur !

11.

Cependant, dès l'origine, il était venu de Dessau même une sorte de protestation.

Gérard-Ulrich-Antoine Vieth, professeur de mathématiques au collége de cette ville, depuis 1786, et membre du conseil des écoles du duché, avait continué l'enseignement des exercices corporels. Il avait préparé un traité semblable à celui de Guts-Muths ; mais lorsqu'il apprit qu'il avait été devancé, il changea son plan, et essaya de lui donner une base plus solide, sous ce titre : *Essai d'une encyclopédie des exercices corporels.*

1re partie : *Documents pour servir à l'histoire des exercices corporels*, Berlin, 1794.

2e partie : *Système des exercices corporels*, Berlin, 1795.

3e partie : *Additions aux deux premiers volumes*, Leipzig, 1818.

La première partie est une esquisse historique de la gymnastique des anciens. Cette esquisse est assez semblable à celle que Sabbathier avait extraite des travaux considérables exécutés par le médecin français Jean-Pierre Burette, mort en 1747 (*Mémoires de l'Acad. des inscrip. et bel. lett.*, t. I, II, IV).

La deuxième partie contient une classification des exercices, qu'il divise en *passifs* et en *actifs*.

1° Au nombre des exercices passifs, il range :

Etre couché, assis, balancé, porté par un autre ; le bain, la voiture, la friction, l'endurcissement du corps.

2° Les exercices actifs sont partagés en exercices des sens et en exercices du corps.

Les exercices des sens s'adressent à la *vue*, à l'*ouïe*, etc.

Les exercices du corps se divisent en deux sections :

La première section comprend les attitudes et les mouvements libres du corps entier, comme : *se tenir debout, marcher, courir, grimper, se balancer, sauter, voltiger, nager, patiner, danser*, et des mélanges de ces exercices.

La seconde section se compose des mouvements libres des membres, comme : *porter, soulever, tirer, balancer des corps pesants, lancer des traits, tirer des armes à feu ;* puis la *lutte* et le *pugilat*, l'*escrime*, l'*équitation*, et des mélanges d'exercices divers.

Evidemment, ce système repose sur des notions moins incomplètes que celui de Guts-Muths. Guts-Muths n'avait envisagé dans les exercices que leur effet actif, centrifuge, que le rayonnement de la vitalité de l'intérieur à l'extérieur, sans raisons anatomiques et physiologiques déterminées. Il avait rejeté l'idée de mouvement passif qui provoque un effet diamétralement opposé, et le résultat composite si puissant du mouvement mixte ou actif-passif et passif-actif, toutes choses correspondantes à des fonctions spéciales de l'organisme vivant. Vieth rencontre ces formes distinctes dans Tissot, mais il les repousse, comme son émule de Schnepfenthal, « parce qu'elles ont un but médical et chirurgical ; » et, pourtant, ce sont ces formes mêmes qu'il prend pour base de sa classification ! Il distingue les exercices passifs des exercices actifs. Quant aux exercices mixtes, qui provoquent deux états physiologiques différents, l'un d'activité, l'autre de passiveté, il n'en parle pas, mais il en compose la seconde section des exercices actifs !

Cette simple observation n'a point échappé au professeur de Copenhague, chez lequel Ling conçut l'idée du perfectionnement de la gymastique.

Le système de Vieth est incomplet; mais il est en progrès sur celui de Guts-Muths. Déjà il introduit la distinction des positions et des attitudes, l'exercice des sens et l'étude anatomique des mouvements dont les membres du corps sont susceptibles. Vieth reproduit d'ailleurs tous les arguments relatifs à l'importance de l'éducation corporelle et aux moyens de l'introduire dans les mœurs germaniques. Pour compléter ses vues pédagogiques, il publia un traité de physique amusante en dix petits volumes, sous le titre de *Physikalischer Kinderfreund*, Leipzig, 1815.

12.

Jusqu'ici, nous avons montré les commencements de la rénovation de la gymnastique en Allemagne. En 1708, Frédéric Hoffmann en pose les principes scientifiques, en marque toute l'étendue dans sa signification pratique. Hoffmann nous apparaît comme le fondateur de l'école allemande. Un siècle après, Guts-Muths en devient le vrai propagateur dans sa signification purement pédagogique, en même temps que Vieth cherche à dégager l'élément sientifique de son enveloppe matérielle et purement palestrique.

L'idée est entrée dans la conception et dans les mœurs de l'Allemagne; elle s'y développera comme un des principaux éléments des sociétés modernes.

Aux travaux d'Hoffmann, de Guts-Muths et de Vieth vont succéder ceux d'un grand nombre d'autres hommes dévoués, qui dirigeront leurs efforts vers le perfectionnement de la gymnastique. On s'occupera longtemps encore de la forme matérielle, on imaginera de nouveaux exercices, on multipliera les appareils; ce côté pratique de l'art acquerra de notables développements; mais en même temps on commencera à étudier d'abord l'effet physiologique général de l'exercice, et sa graduation ; puis l'attention se portera sur la forme anatomique du mouvement, et sur ses effets physiologiques spéciaux, enfin, l'on songera sérieusement à les mettre en rapport avec les lois de l'organisme vivant. L'école allemande arrivera ainsi peu à peu, de l'idée obscure et enveloppée, à l'idée simple et élémentaire, à une connaissance claire et certaine des propriétés du mouvement et de leur application scientifique, en un mot, à la réalisation du système *mécanico-dynamique*, qu'il serait plus exact de nommer *organo-mécanique*, de Frédéric Hoffmann.

Nous sommes en 1810.

Sous l'influence des événements de cette époque, la gymnastique allemande fut un moment détournée de son vrai but. Destinée de sa nature au perfectionnement de l'organisme humain, Basedow l'avait considérée à ce haut point de vue humanitaire ; Guts-Muths en avait fait, comme dans l'éducation antique, le lien de l'amour de la patrie, et cette idée, fausse dans nos sociétés modernes, s'était répandue dans toute l'Europe, avec sa méthode ; elle devint, à Berlin, entre les mains de Frédéric-Ludwik Jahn, un simple instrument de politique. Jahn fut surnommé Père des exercices, *Turnvater*. Ce titre fut réellement justifié par l'enthousiasme que les idées de Jahn excitèrent parmi la jeunesse des écoles, et par le nombre des exercices et des appareils qu'il imagina, et pour lesquels il créa une technologie nouvelle. Du reste, son système ne diffère guère de ceux de Guts-Muths et de Vieth, qu'en ce que les observations diététiques et méthodiques y sont exposées dans un style plus net et plus énergique. Jahn, né à Lantz, en 1778, est mort à Freibourg, en 1852. Ses ouvrages ont pour titre : *Das deutsche Volksthum*, ou *La nationalité allemande*, Lubeck, 1810, 2ᵉ éd. 1817 ; *Runenblaetter*, ou *Feuilles runiques*, Naumb., 1814 ; *Neue Runenblaetter*, Naumb., 1828 ; *Merken zum deutschen Volksthum*, Hildburgh, 1833 ; *Die deutsche Turnkunst*, Berlin, 1816. Consulter *Conversations-Lexikon*, 10ᵉ édit., 1853, et *Neue Jahrbücher für die Turnkunst*, 1ᵉ vol., 3ᵉ p., Dresde, 1855.

Les figures des exercices de Jahn ont été réunies au nombre de quatre cent dix-sept dans *Abbildungen von Turn-Uebungen*, par H. Robolsky et A. Toeppe, revu par E.-W.-B. Eiselen, Berlin, 1845.

Il existe un grand nombre d'autres écrits sur ces premiers temps de la gymnastique allemande, dont la bibliographie se trouve dans le *Bücherkunde des Turnwesens*, par le docteur O. Seidenschnur, Dresde, 1851.

Un ouvrage publié à Paris, en 1821, seconda le mouvement évolutionnaire de la gymnastique en Allemagne : nous voulons parler de la *Gymnastique médicale*, ou *L'exercice appliqué aux organes de l'homme, d'après les lois de la physiologie, de l'hygiène et de la thérapeutique*, par Charles Londe, docteur en médecine de la faculté de Paris. On rencontre déjà dans cet ouvrage une critique sévère des livres et des institutions de gymnastique, qui s'étaient répandus en France d'après les idées de Guts-Muths : « Mon but, dit l'auteur, n'est pas, comme on doit bien le présumer, de composer un traité élémentaire de gymnastique, et de faire une démonstration d'exercices. Assez d'ouvrages modernes rempliront plus ou moins parfaitement cet objet. Semblable, d'ailleurs, à ces théories de manœuvres militaires, une pareille production (fût-elle même exécutée sans blesser les règles de la physiologie) pourrait-elle être de quelque utilité sous le point de vue médical, si, loin d'indiquer les circonstances dans lesquelles on doit prendre les exercices, elle ne lie pas même à ceux-ci l'effet produit par chaque série de mouvements dont ils se composent (*Introd.*, p. 15)? »

M. Londe fait donc une étude savante de l'effet général de l'exercice sur le corps humain ; mais, comme Mercuriali qu'il imite, il oublie l'effet radical simple, que nous avons rencontré dans le *Cong-Fou* des Tao-Ssé, qui se trouve dans les traditions grecques, que Frédéric Hoffmann avait nettement indiqué, et dont Ling a constitué la base de son système. Aussi, les indications thérapeutiques de M. Londe sont nécessairement complexes, vagues et indéterminées. Cet ouvrage, bien recommandable, du reste, est plutôt un traité des exercices au point de vue philosophique, qu'une méthode pratique de gymnastique médicale. Nous en ferons l'analyse dans le chapitre destiné à l'école française.

C'est un ouvrage du même genre que le docteur C.-F. Koch publia à Magdebourg, en 1830, sous ce titre :

Die Gymnastik aus dem Gesichtspuncte der Diaetetik und Psychologie, ou *La gymnastique au point de vue de la diététique et de la psychologie, accompagné d'un rapport sur l'institut gymnastique de Magdebourg.*

Dans le premier chapitre, l'auteur établit la différence qui existe entre les exercices auxquels le corps est soumis dans les jeux désordonnés des enfants et dans la pratique des professions manuelles, et les exercices gymnastiques qui, ayant uniquement pour objet la culture de l'organisme, doivent être basés sur des règles certaines. Il critique aussi les travaux de Guts-Muths et de Vieth, et confirme ce que nous avons dit précédemment : « Dans la dernière période décennale, dit-il, la gymnastique allemande n'était pas, à proprement parler, de la gymnastique : le but était de populariser certaines idées sociales et politiques ; les exercices corporels n'en étaient qu'un moyen. »

L'ouvrage du docteur Koch n'est pas moins estimé de l'école suédoise que de l'école allemande. Toutefois, il ne contient encore que des préceptes généraux ; et pour que la gymnastique se reconstitue définitivement comme science et comme art, il faudra que non-seulement l'exercice, mais aussi le mouvement, sa forme et ses éléments mécaniques soient spécifiquement étudiés dans leurs rapports avec l'anatomie, la physiologie et la pathologie.

Déjà le progrès est plus manifeste dans la publication suivante :

Erster Bericht über die orthopædische Heilanstalt zu Kœnigsberg, ou *Premier rapport sur l'établissement sanitaire d'orthopédie de Kœnigsberg*, comprenant une période de dix années du 1er octobre 1826 au 1er octobre 1836, par le docteur J.-C. Werner, Kœnigsberg, 1837.

Un livre qui parut à cette époque vint en aide; il est intitulé :

Mechanik der menschlichen Gehwerkzeuge, etc., ou *Mécanique des organes de la locomotion ; recherches anatomico-physiologiques*, par les frères Wilhelm Weber, professeur à Gœttingen, et Edouard Weber, prosecteur à Leipzig, 1836 (traduit en français par A.-J.-L. Jourdan, Paris, 1843).

Ce beau travail répandit en Allemagne de vives lumières sur la science du mouvement. La théorie gymnastique en fut éclairée, et les vagues généralités qui l'environnaient commencèrent à se dissiper. L'idée du mouvement fut plus distincte, ses lignes mieux dessinées, et la gymnastique prit un caractère plus déterminé.

Ce fut encore de Dessau, la terre natale de la gymnastique allemande, que partit un nouveau mouvement de progrès.

Ce mouvement est clairement indiqué dans le titre de l'ouvrage suivant :

Medicinische Gymnastik, etc., ou *Gymnastique médicale ; art de corriger les vices de conformation et de rétablir la forme et les proportions du corps humain, d'après les principes de l'anatomie et de la physiologie*, par le docteur J.-A.-L. Werner, professeur, directeur de l'établissement sanitaire d'orthopédie gymnastique du duché d'Anhalt-Dessau, et de l'école normale de gymnastique de Dessau, 1838; 3e édit., avec 100 figures, Leipzig, 1850.

Ce livre traite de l'utilité de la gymnastique médicale, de l'éducation corporelle de la jeunesse, de l'organisme humain, de ses difformités, de ses maladies, et des différentes espèces d'exercices appropriés. Un dernier chapitre est consacré à la description d'appareils destinés à corriger les courbures de l'épine dorsale. — Ces premières tentatives sont certainement très-estimables; les exercices y révèlent un caractère scientifique, mais l'élément de l'exercice, n'y est point encore nettement déterminé, et l'auteur a cru devoir recourir à des appareils constricteurs, bien qu'il ne puisse ignorer qu'en général, toute compression permanente, quelque faible qu'elle soit, appauvrit les tissus et diminue la vitalité. Qui peut ignorer, en effet, que la compression est une des formes passives les plus énergiques pour provoquer la résorption dans un grand nombre d'états pathologiques?

Deux ans après la publication de ce traité, M. J.-A.-L. Werner a publié :

Bericht ueber die Einricht., etc., ou *Rapport sur l'organisation et les effets de l'établissement sanitaire d'orthopédie gymnastique du duché d'Anhalt-Dessau, et de l'école normale gymnastique de Dessau*, avec deux figures, Dessau, 1840.

Le même ouvrage parut ensuite sous le titre :

Die gymnastisch-orthopaedische Heilanstalt zu Dessau, deren Einricht und Wirksamkeit, avec une lith., Dessau, 1843-1844.

Une nouvelle édition fut publiée à Leipzig en 1845, en même temps qu'une traduction en français :

L'institut gymnastico-orthopédique de Dessau, son organisation et ses effets, avec une lith., Leipzig, 1845.

Depuis les travaux de Koch, des frères Weber, de J.-C. Werner et de J.-A.-L. Werner, le domaine de la gymnastique prend des proportions plus précises, sa culture devient plus intelligente, sa richesse littéraire plus considérable. Comme nous aurons souvent dans la suite occasion de nous en occuper en détail, nous nous bornerons désormais à noter, par ordre chronologique, quelques-unes de ses productions.

Nous citerons d'abord :

Ueber das Turnen Geisteskranker, ou *De la gymnastique dans la folie*, par J.-T. Lœschke, Leipzig, 1840. Cet ouvrage donne le résultat des expériences faites à l'établissement de Sonnenstein, à Pirna. — La gymnastique est encore appliquée avec succès à l'établissement des aliénés à Hubertusburg, et dans celui du docteur Kern, à Leipzig.

Die Gymnastik und Agonistik, etc., ou *La gymnastique et l'agonistique des Hellènes, d'après les monuments écrits ou figurés de*

l'antiquité, etc., par le docteur J.-H. Krause, Leipzig, 1841.
— Cet ouvrage contient plus de 900 pages in-8° et 183 figures;
c'est une histoire de l'art antique, considéré spécialement au
point de vue de l'éducation et des jeux publics. C'est l'*Agonisticon* de Pierre Faber (du Faur de Saint-Jorri), Lyon, 1590;
mais l'ordonnance en est plus savante et les détails bien plus
complets.

Die deutsche Turnkunst, ou *La gymnastique allemande*, par
Adolf Spiess, 4 parties, Bâle, 1840-1846.

Turnbuch für Schulen, ou *Manuel de gymnastique pour les
écoles*, par le même, Bâle, 1847.

Le nombre infini des exercices du corps n'est exposé nulle
part aussi complétement et systématiquement que dans les
traités de Spiess, l'un des principaux promoteurs du perfectionnement de la gymnastique allemande au point de vue pédagogique et hygiénique.

Das Turnen von ærtzlichem Standpunkte, ou *La gymnastique
au point de vue médical*, par le docteur G.-M. Schreber, Leipzig, 1843.

Recept zu einem gesunden und langen Leben, etc., ou *Recette
pour une vie saine et longue*, etc., avec 8 figures, Leipzig, 1843.

Die geregelten Leibesübungen, etc., ou *Exercices organisés
dans le rapport du développement physique de la jeunesse*, par
le docteur Gustave Rasmus, de Dessau, 2e édit., Leipzig, 1849.
Ce petit livre populaire est, à juste titre, fort estimé.

Das Turnen, etc., ou *La gymnastique, essai d'hygiène*, par le
docteur Plessner, 1844.

Das Turnen als Schutz, etc., ou *La gymnastique comme moyen
de préservation et de guérison, pour les malades des deux sexes*,
par le docteur G. Friedrich, Reutling, 1847.

Die Gymnastik der Hellenen, ou *La gymnastique des Hellènes,
dans son influence sur toute l'antiquité, et dans sa signification
relative à l'état actuel de l'Allemagne; essai pour servir de base
historique et philosophique à une éducation nationale esthétique,*

par le docteur Otto Heinrich Jaeger (ouvrage couronné), Esslingen, 1850.

Reform der Orthopœdie, 60 thèses, par le docteur J.-C. Werner, directeur de l'établissement orthopédique de Kœnigsberg en Prusse, Berlin, 1851.

Grundzüge einer wissenschaftlichen Orthopœdie, ou *Bases d'une orthopédie scientifique,* par le docteur J.-C. Werner, auteur de la *Réforme de l'orthopédie;* deux parties :

1re. — *Déviations des os et thérapie de la scoliose habituelle et de la scoliose statique.*

2e. — *Suite de la thérapie des scolioses.*

La première partie commence par ces mots :

« L'orthopédie est la science des déviations du corps humain. Toutefois, son fondateur, le professeur Andry, en 1741, la considéra comme l'*art de prévenir et de corriger dans les enfants les difformités du corps.* » En effet, Nicolas Andry, doyen de la faculté de Paris, fut réellement, comme Frédéric Hoffmann en Allemagne, le fondateur non-seulement de l'orthopédie, mais aussi de la gymnastique en France ; et c'est par lui que nous verrons s'ouvrir l'école française de gymnastique.

Die Heilkraft, etc., ou *La force médicatrice de certains mouvements du corps jusque dans l'âge le plus avancé ; moyen de guérir radicalement l'hypochondrie obstinée, la goutte, le rhumatisme, les oppressions de poitrine, les aigreurs d'estomac, les hémorroïdes et plusieurs autres maladies,* etc., par un Non-Médecin, 5e éd., Leipzig, 1852. — Ce petit livre a une grande popularité en Allemagne.

Kinesiatrik, ou *Méthode de gymnastique médicale, à l'usage des médecins et des gens du monde, d'après ses propres expériences,* par le docteur Daniel-Gottlieb-Moritz Schreber, directeur de l'institut orthopédique de Leipzig, 1852.

Die Erschütterung, etc., ou *La vibration considérée comme moyen de diagnostic et de guérison ; auxiliaire de la pathologie et de la thérapeutique physique, avec un appendice sur la vibration considérée comme action et réaction, ou principe fondamental de la vie dans la nature*, par le docteur C.-J. Heidler, premier médecin des eaux de Marienbad, Braunschweig, 1853.

Elemente der therapeutischen Physik, par le docteur Heidenreich, Leipzig, 1854. — Ce livre, qui traite des agents thérapeutiques empruntés à la physique, n'appartient pas seulement à la littérature gymnastique, mais aussi à la littérature médicale et chirurgicale.

Handbuch der Diaetetik für Freunde der Gesundheit und des langen Lebens, ou *Manuel d'hygiène pour les amis de la santé et de la longévité*, par le docteur K.-W. Ideler, professeur de médecine à l'université, et médecin dirigeant de l'hôpital de la charité à Berlin, 1855.

Aerztliche Zimmer-Gymnastik, ou *Gymnastique médicale de chambre ; représentation et description des mouvements gymnastiques n'exigeant ni appareil ni aide, et pouvant s'exécuter en tout temps et en tout lieu, à l'usage des deux sexes et pour tous les âges ; applications à diverses affections*, par le docteur D.-G.-M. Schreber, 45 figures dans le texte, Leipzig, 1855. — Traduction française par H. Van Oordt, librairie de Victor Masson, Paris, 1856.

Die weibliche Turnkunst, etc., ou *Gymnastique de la femme, moyen éducationnel pour le développement de la santé et de la grace ; conseils aux parents, aux instituteurs et aux institutrices. — 140 figures, 12 chants à une et à deux voix, et 4 morceaux de musique pour l'accompagnement des jeux et des exercices*, par M. Kloss, directeur de l'institut royal de gymnastique de Dresde, Leipzig, 1855. — Cet ouvrage, où l'auteur met à contribution les formes de mouvements d'ensemble et tout le luxe de la typographie allemande, peut donner une idée de l'importance avec laquelle ces questions sont traitées en Allemagne.

Nous rendrons compte de ces dernières productions de l'école allemande.

Cette école est encore représentée par des publications périodiques parmi lesquelles nous citerons :

Der Turner, publié à Dresde ;

Turn-Zeitung, publié à Karlsruhe, et plus récemment à Esslingen, par Théodore Georgii;

Neue Jahrbücher für die Turnkunst, ou *Nouvelles annales de la gymnastique allemande,* publié par M. Kloss, directeur de l'institut royal de gymnastique allemande, à Dresde, avec la collaboration de MM. E. Friedrich, docteur-médecin à Dresde, D.-G.-M. Schreber, médecin et directeur d'un établissement orthopédique, à Leipzig, A. Spiess, assesseur des études supérieures du duché et directeur de l'école centrale de gymnastique de Darmstadt, et Wassmannsdorff, directeur de l'établissement de gymnastique de Heidelberg.

C'est ce journal qui nous paraît être aujourd'hui le principal organe de l'école allemande traditionnelle, *Die deutsche Turnkunst,* dans son expression progressive vers la réalisation de la doctrine de Frédéric Hoffmann. Fondé en mars 1855, le *Neue Jahrbücher* a déjà publié quatre numéros, qui contiennent des articles et des notices d'un haut intérêt, dus à la plume des rédacteurs et de beaucoup d'autres personnes distinguées dans l'ordre médical, professoral ou gymnastique.

Nous ferons plus tard la traduction de quelques-uns de ces articles.

13.

Pendant que l'école allemande dirigeait toute son attention vers le perfectionnement de sa méthode traditionnelle, Ling, de Stockholm, profitant des travaux allemands, et prenant de plus haut la tradition, constituait l'école suédoise. Lorsque ses disciples arrivèrent en Allemagne avec la prétention d'être les seuls maîtres de la vraie doctrine, ce fut comme d'une invasion étrangère. Les praticiens allemands, jaloux des prérogatives de leur patrie et des traditions nationales, se sentirent blessés. Pourtant, la rivalité ne fut d'abord excitée de part et d'autre que par le noble sentiment du vrai dans la théorie et du réel dans la pratique ; mais elle finit par se produire avec plus ou moins d'aigreur dans les livres et dans les journaux des deux écoles. La lutte est aujourd'hui fort animée entre l'*Athenæum de gymnastique rationnelle* et les *Nouvelles annales de la gymnastique allemande*. Une brochure, *Die Heilgymnastik in Schweden und Norwegen*, etc., ou *La gymnastique curative en Suède et en Norvége ; exposition faite è visu aux médecins et aux gymnastes*, publiée à Dresde, en 1855, par le docteur Edmond Friedrich, est extrêmement hostile à l'école suédoise ; pourtant, il nous a semblé que l'auteur, tout en voulant renverser les principes de cette doctrine, tend, au contraire, à en confirmer la vérité en citant des traditions fragmentaires conservées chez tous les peuples du monde.

Cette critique ne peut nous éclairer.

Qu'importe au monde que la vraie doctrine gymnastique vienne de Hoffmann ou de Ling, de Spiess ou de Rothstein, de Schreber ou de Neumann, des grecs ou des chinois ! Ce qui importe ici, ce ne sont point les nationalités ou les personnalités, les vaines disputes des partis, mais la discussion libre des principes et des procédés méthodiques, et surtout les témoignages irrécusables de l'expérience, afin que la vérité soit mise en toute lumière.

Or, c'est en partie dans cet esprit que le docteur Berend, qui appartient à l'école allemande, a fait un essai critique de l'école suédoise. M. Neumann lui répond. Nous traduirons en entier les documents de la discussion, afin de faire connaître en France les raisons, plus ou moins fondées, qui tiennent encore les deux écoles divisées.

Et comme nous considérons cette question, moins dans les intérêts des savants estimables qui l'agitent, que dans ceux de l'humanité qui est en cause, nous examinerons sérieusement les éléments de la discussion, et nous ajouterons les notes que nous croirons propres à en éclairer quelques points obscurs, à dégager quelques faits parfois mal appréciés, à dissiper quelques préjugés d'école ou de personne. Nous le ferons avec d'autant plus de sévérité, que nous voulons, avant tout, donner à la vérité le témoignage de notre expérience, quelque faible qu'il soit.

14.

M. H. W. Berend, chevalier de l'ordre de l'Aigle rouge de 4e classe, conseiller et directeur sanitaire du royaume de Prusse, est un des médecins les plus considérables de l'Allemagne. Fondateur d'un institut d'orthopédie gymnastique à Berlin, depuis 1840, il en publie un bulletin annuel. Celui de l'année 1853 contient un article intitulé :

DIE HEIL-GYMNASTIK, ETC., OU LA GYMNASTIQUE MÉDICALE ÉTUDIÉE AU POINT DE VUE DE LA MÉTHODE DU GYMNASTE LING.

A. — Ce qu'on va lire est une partie des comptes-rendus de mes expériences faites au mois d'avril 1853, en présence d'un grand nombre de jeunes médecins. La nouveauté de ce sujet important, mais encore peu connu, et le peu de temps que j'avais pour écrire, font que ces comptes-rendus ne doivent être considérés que comme des aperçus très-superficiels, sur lesquels j'aurai à revenir.

Je remercierai d'abord le directeur de l'institut royal de gymnastique de Stockholm, M. Branting, qui est actuellement, sans contredit, le représentant le plus distingué de la kinésithérapie de Ling, pour le dévouement vraiment amical avec lequel il m'a aidé lui-même à pratiquer dans mon établissement la gymnastique médicale suédoise. J'avais déjà fixé, en 1847, mon attention sur cette méthode (V. 3e *Compte-Rendu de mon Etablissement*, Berlin, 1847, chez Hirschwald, p. 8 ; 4e *Compte-Rendu*, 1849, p. 10), lorsque M. Branting, se trouvant à Berlin au mois de juin de la même année, eut la bonté de m'enseigner à moi et au personnel que je dirigeais, la technique de Ling, et de nous exercer nous-mêmes à exécuter une série de mouvements des plus variés. J'ai profité de cette occasion pour éprouver, sur un grand nombre de malades atteints de difformités que je l'ai prié de traiter, l'influence de la nouvelle méthode, et j'ai cherché à me rendre compte, par un mutuel échange d'idées, de la valeur qu'avait la méthode suédoise comparée aux données que nous possédions sur la gymnastique. M. Branting ne m'en voudra donc pas si je n'adopte pas dans son ensemble la méthode suédoise de Ling, et si j'ai gardé dans mon cœur les mots qu'il m'adressa au moment de son départ : « Essayez tout, et conservez ce qui est bon (1). »

B. — La gymnastique médicale (*kinésithérapie, kinésiatrique*) est le traitement des maladies par des mouvements qui ont lieu sur place (*motio, Umbildung*) ou par des mouvements de locomotion.

La gymnastique est employée en médecine depuis les temps les plus anciens. Platon nous apprend qu'elle était mise en usage par Herodicus, dans les temps antérieurs à ceux d'Hippocrate. Pline raconte qu'un Asclépiade, qui vivait sous le grand Pompée, suspendait les lits des malades et les berçait; il calmait ainsi les douleurs et combattait l'insomnie. Celse nous assure qu'il a guéri lui-même de cette manière les maladies les plus aiguës, et Galien (*De sanitate tuendâ, lib. 2, c. 12*) dit avoir guéri par des mouvements seuls diverses personnes atteintes de maladies douloureuses des membres. Les Indiens, dit Strabon, ont tellement l'habitude des frictions exercées sur

______

(1) Il ne suffit pas d'essayer, il faut *bien essayer*. — Il n'y a pas de système qui ne soit fondé sur l'expérience des faits ; mais comme nous ne voyons guère dans les faits que les rapports que nous y montrent nos connaissances, il s'en suit que tout système, quelque solide qu'il paraisse, s'il n'est pas l'expression même des faits et de leurs rapports absolument vrais, sera nécessairement renversé par suite du mouvement progressif de l'intelligence humaine vers la vérité, qui est une et absolue. Un raisonnement semblable s'appliquerait aux traditions, dans lesquelles nous ne voyons, en réalité, que ce qui est en nous dans l'actualité. — L'observation et l'expérience sont bien les instruments de l'intelligence et du progrès ; mais à combien d'erreurs et de discussions frivoles elles exposent les plus savants, dans leur état d'ignorance et de préjugés. — Essayez tout, mais essayez bien.

le corps, au moyen de légères étrilles d'ivoire, que les rois se
font frictionner ainsi, même pendant qu'on leur expose les
plaintes de leurs sujets (1).

Bien que la gymnastique fût regardée par les peuples de
l'antiquité comme un puissant moyen de former la jeunesse,
de fortifier et d'entretenir la santé, et comme un moyen de
guérir, cette méthode tomba malheureusement dans l'oubli à
la chute de Rome et à la disparition de la civilisation ancienne (2).
Le moyen-âge la négligea complètement, et ce ne fut que plus
tard que vinrent des hommes, tels que Mercuriali au seizième
siècle, Sydenham au dix-septième, Fuller (*Med. gymnast.*, trad.
de l'anglais Lemgo, 1750), et Tissot (*Méd. gymnastique*, trad.
en 1782), qui rendirent un vrai service en s'occupant de nouveau de ce sujet important. Un grand nombre de manipulations curatives étaient restées cependant en usage, depuis un
temps immémorial, chez les peuples les plus sauvages. On pratique encore dans l'Orient les mouvements passifs, tels que
massages, percussions, ébranlements. Ils ont été décrits par
François Paullini, en 1698, dans son livre intitulé : *Flagellum
salutis*, qui contient la description des moyens de guérir,
souvent, promptement et bien, toutes espèces de maladies
longues, et presque incurables (3).

Notre siècle s'est fait remarquer par des études sérieuses,
entreprises avec un zèle infatigable sur la gymnastique médicale, dont les progrès ont été essentiellement favorisés par

---

(1) Ces généralités sur la gymnastique médicale du monde ancien ont été mille fois
répétées, sans que l'on se soit enquis sérieusement des principes scientifiques sur lesquels
cet art fondait ses règles et ses applications. Ce sont précisément ces traditions oubliées
que nous essayons de remettre en lumière, pour éclairer la sphère actuelle de la gymnastique dans son évolution progressive.

(2) La gymnastique tomba d'autant plus facilement dans l'oubli au temps de la disparition de la civilisation romaine, qu'elle n'était venue dans Rome que mutilée et viciée,
comme tous les éléments des civilisations antérieures. Ces éléments s'y heurtèrent pour
se diviser de plus en plus, sans pouvoir se coordonner dans une certaine unité, — car la
vie s'était retirée du monde antique, devant un monde naissant, — qui devait peu à peu
reconstituer dans un esprit nouveau tous ces éléments désassociés et mis à nu.

(3) Voir p. 246.

ceux de la gymnastique pédagogique et militaire. Il est d'ailleurs incontestable que c'est depuis que Delpech nous a fourni les précieux matériaux de son *Orthomorphie*, que l'orthopédie est devenue une nouvelle branche de médecine, en même temps que la *ténotomie* et la *myotomie*, découvertes ou retrouvées, en ont fait une spécialité importante. Ling a fait faire de nouveaux progrès à la science, en introduisant l'usage des mouvements *doubles*, et en étendant celui des mouvements *passifs* (1).

C. — Les mouvements employés dans un but médical ont lieu dans les muscles, les os, les tissus tendineux, et dans toutes les parties molles; ils se divisent en trois genres qui sont susceptibles de varier beaucoup sous le rapport de la quantité et de la qualité : mouvements *actifs*, *demi-actifs* (passivo-actifs ou activo-passifs; ils portent tous le nom de mouvements doubles), et mouvements *passifs*.

1. — Les mouvements actifs d'une ou de plusieurs parties du corps sont produits sous l'influence de la volonté propre de la personne qui les exécute avec ou sans appareils (exercices libres, ou exercices avec des poids, des massues, etc.).

2. — Les mouvements demi-actifs consistent en ce qu'un individu exécute un mouvement, tandis qu'une autre personne oppose de la résistance et cherche à empêcher le mouvement

---

(1) Il y a bien des objections à faire à ce sujet. Elles trouveront leur place dans le cours de notre publication. En attendant, on peut consulter : *Mémoire sur la valeur réelle de l'orthopédie et spécialement de la myotomie rachidienne dans le traitement des déviations latérales de l'épine; précédé d'un mémoire sur l'abus et le danger des sections tendineuses et musculaires dans le traitement de certaines difformités*, par le docteur Malgaigne, Paris, 1845. — Après avoir lu ce Mémoire, on se prend à douter très-sérieusement de l'importance de la ténotomie, de la myotomie, et surtout de l'orthopédie actuelle. Delpech a certainement rendu d'immenses services à l'art de la chirurgie; mais nous pensons que son *Orthomorphie*, loin d'avoir été utile à l'orthopédie, l'a fait, au contraire, dévier de la direction aussi simple que vraie que Nicolas Andry lui avait tracée antérieurement (V. *Ecole française*).

(m. *activo-passif,* m. *double-concentrique*); ou bien c'est le gymnaste qui cherche à exécuter le mouvement, tandis que le patient lui résiste (m. *passivo-actif,* m. *double excentrique*); la résistance peut aussi être produite par des machines (1).

3. — Dans les mouvements passifs ou communiqués, l'action vient toute entière du gymnaste : le malade n'oppose aucune résistance.

D. — Examinons maintenant l'effet de l'action des muscles dans les mouvements actifs : nous sommes obligés de distinguer un effet primitif produit dans les parties qui sont mises en mouvement, et un effet secondaire produit dans les organes internes et sur l'organisme entier. Ces deux sortes d'effets ne semblent cependant pas pouvoir être séparés d'une manière bien nette chez l'individu vivant (2). Le relâchement consécutif à la contraction musculaire active provoque un afflux plus considérable des liquides, une exhalation plus abondante de plasma du sang, ce liquide qui est employé à nourrir la fibre musculaire par échange d'éléments. C'est pour cela que la contraction active, mise en jeu avec modération et d'une manière continue, doit être considérée comme régénérant le muscle lui-même (3). Un autre effet s'ajoute à celui-ci : les parties voisines sont également modifiées sous le rapport de la forme

(1) Voir à ce sujet l'observation de M. Neumann dans sa réponse insérée à la fin de cet article, p. 316.

(2) Cela *semble* ainsi à M. Berend ; mais cela *n'est* point ainsi dans la pratique suédoise, ni dans l'organisme.

(3) Il faut bien se garder de croire que la régénération du muscle soit une propriété spéciale du mouvement actif, qui en jouirait à l'exclusion des autres formes de mouvement. M. Neumann a su mieux apprécier les propriétés du mouvement actif (Voir p. 171 et suiv.).— Il importait, avant tout, d'étudier la composition organique de ce que l'on appelle *muscle,* dont plus de la moitié consiste en tissus non musculaires et en liquides, lesquels participent à l'action tout autrement que la fibre musculaire. C'est, sans doute, pour n'avoir point fait cette distinction, que M. Berend ne sort point ici des vagues et incomplètes notions que l'on a si souvent données de l'effet du mouvement actif sur le système musculaire.

et de la qualité ; la nutrition des os est en raison de celle des muscles, et dépend ainsi de la contraction musculaire ; les organes situés à l'intérieur, dans le voisinage (poitrine, abdomen) sont modifiés par suite de l'action des muscles qui concourent à former les grandes cavités. Si l'on doit considérer la vie du corps animal comme le concours des actes propres à divers systèmes organiques qui déterminent réciproquement leur manière d'être et leur activité par leurs fonctions respectives, la respiration et la contraction musculaire, ces fonctions indispensables à la vie, semblent être l'une vis-à-vis de l'autre dans une indépendance particulière, car les expériences de M. G. Liebig sur la *respiration dans les muscles* (*Archives* de Müller, 1850, nᵒˢ 4 et 5), ont prouvé que l'effet de la respiration est de diminuer la proportion d'oxygène et d'augmenter la proportion d'acide carbonique contenus dans le sang. G. Liebig conclut de là (V. loc. cit., p. 414) que la formation de l'acide carbonique par une portion de l'oxygène inspiré, telle qu'elle a lieu dans les muscles disséqués, lorsque leur propriété vitale (irritabilité) se manifeste encore, a lieu aussi dans le corps, non pas à l'intérieur des vaisseaux capillaires, mais hors de ces vaisseaux, dans le tissu des muscles.

Une excrétion plus abondante d'acide carbonique a aussi pour conséquence naturelle d'activer les mouvements respiratoires et ceux du cœur ; il résulte de là une augmentation de la chaleur animale, de la sécrétion cutanée, et par conséquent une diminution de la sécrétion urinaire. La force plus grande donnée à ces actions vitales doit enfin produire un besoin plus vif d'aliments réparateurs, des digestions plus promptes ; la nutrition doit être en général plus complète, et le sommeil provoqué par les exercices est une condition essentielle de la réparation (1).

---

(1) Toutes ces actions organiques sont bien le résultat du mouvement actif ; mais l'auteur les présente d'une manière vague et indécise. L'école suédoise les détermine avec plus d'exactitude anatomique et physiologique (Voir l'article de M. Neumann, p. 164 et suiv.).

E. — Ces effets de la contraction musculaire ne sont pas les seuls que nous ayons à constater. Un des éléments importants de la vie organique, le système nerveux, est modifié profondément dans ses sphères motrices, sensitives et ganglionnaires, et nous savons que l'harmonie de ces trois parties du système nerveux est la base de la santé, sinon absolue, du moins relative. C'est par conséquent dans une activité bien réglée du système moteur, qu'il faut chercher le moyen de faire équilibre à l'activité maladive du système sensitif et du système ganglionnaire. Nous ne connaissons pas encore parfaitement la vie des nerfs, mais nous pouvons cependant nous faire une idée assez juste de la grande influence des nerfs de mouvement, en étudiant la vie elle-même. Nous considérons donc comme très-heureuses les propositions formulées par Richter (V. *Organon de la thérapeutique physiologique*, 1850, p. 194) comme des indications thérapeutiques : Richter dit que des exercices gymnastiques généraux et prolongés déterminent la production d'un courant très-fort d'innervation et de volonté, allant du cerveau aux nerfs moteurs. Ces nerfs peuvent être excités ainsi (lorsqu'il n'y a pas fatigue excessive) et fortifiés ; l'organe central lui-même est soulagé (dérivation du courant de sensibilité), calmé, porté au sommeil, ou bien excité, fortifié, exercé (mouvements qui rendent plus adroit, plus propre à certains travaux, qui fortifient la volonté et forment le caractère). Tous ces effets se font sentir soit dans le domaine des fonctions psychiques, soit dans celui des fonctions réflexes (1).

---

(1) Ces propositions formulées par le docteur Richter sont fondées en principe et en fait ; mais seulement eu égard à l'éducation en général, et ce n'est qu'à ce point de vue qu'elles ont été formulées : leur compréhension est restreinte, parce qu'elles ne sont pas d'un ordre assez élevé. En thérapeutique, elles sont le plus souvent fausses et d'ailleurs inapplicables, ne fût-ce que par l'impossibilité où se trouve un malade de faire des mouvements actifs. Encore, les mouvements passifs ou doubles produisent des effets physiologiques semblables, plus directs, mieux déterminés, et sans fatigue pour le malade. D'ailleurs, nous ne pensons pas du tout avec M. Berend que ce soit dans une activité bien réglée du système moteur qu'il faut chercher le moyen de faire équilibre à l'activité maladive du système sensitif et du système ganglionnaire ; nous pensons, au contraire, que c'est dans l'activité du système ganglionnaire ou du système sensitif qu'il faut chercher un équilibre parfait entre les deux autres. Il y a là des nuances délicates que l'auteur aurait dû mettre au jour.

F. — Les mouvements demi-actifs ou doubles, accompagnés de résistance offerte par des machines ou par des poids, étaient connus dès longtemps; quelques-uns de ceux dans lesquels un gymnaste est chargé de résister sont déjà mentionnés dans la gymnastique ancienne; mais Ling est le premier qui en ait fait une méthode et qui l'ait appliquée à la médecine (1). Ces mouvements demi-actifs possèdent, en général, les propriétés des mouvements actifs, mais ils en ont aussi de particulières, fort importantes, et qu'il est nécessaire d'étudier ici avec soin.

a. — Les mouvements doubles s'exécutent selon un certain rythme; ils sont toujours séparés les uns des autres par un intervalle de repos. Le déploiement de forces, d'abord très-faible va en augmentant, puis en diminuant; il pourra être approprié à la nature de la maladie, à l'âge, à la constitution et à la force du malade.

b. — La direction du mouvement musculaire est mieux déterminée; la gymnastique demi-active est donc tout-à-fait spécialisée: elle agit sur certains muscles, sur certains groupes de muscles, elle met en jeu la force de volonté du malade. Si je n'admets pas que cette méthode agisse comme on l'a dit, sur les moindres faisceaux isolés de fibres musculaires, — cette assertion ne me paraissant pas fondée, — si je crois encore que l'on peut agir dans le même sens au moyen de la gymnastique simplement active, je reconnais cependant que les mouvements doubles nous ont paru très-utiles au point de vue thérapeutique, et qu'il nous semble qu'on peut les employer fréquemment avec succès. Si la valeur de ces mouvements, en

---

(1) En effet, les mouvements demi-actifs ou doubles étaient en usage dans la gymnastique médicale des anciens. Ling n'est pas le premier qui en ait fait une méthode ; il en a reconstitué la méthode. C'est aussi une erreur de dire qu'il en a le premier fait une application à la médecine : Hoffmann, Stahl, Boerhaave, Fuller, Sydenham, Tissot, le plus grand nombre des médecins antérieurs à l'époque de Ling les ont recommandés en thérapeutique. D'ailleurs, ils n'ont point cessé d'être en usage dans la thérapie des peuples de l'Orient.

orthopédie surtout, a été exagérée au détriment de celle des mouvements actifs, elle n'en est pas moins considérable (2).

G. — L'action des mouvements passifs ou communiqués produit des effets très-variés, selon qu'on emploie telle ou telle forme de mouvement. Beaucoup de ces mouvements peuvent rentrer, lorsqu'on les exécute soi-même, parmi les mouvements purement actifs ou demi-actifs (m. de rotation, action de rouler, d'étendre). Il est un certain nombre de ces mouvements qui ont une action mécanique ; ils améliorent la forme et la position des parties, ils leur rendent la mobilité qu'elles ont perdue, et ce sont ceux dont la chirurgie orthopédique peut tirer le plus d'avantages. A l'effet mécanique se joint le travail de résorption qui s'opère dans les veines et dans les lymphatiques, la dissolution des produits exsudés et des adhérences.

Une autre série de mouvements passifs comprend les pressions, les frictions, les passes légères, etc. Ces mouvements sont plutôt excitants : ils agissent sur les nerfs sensitifs, et, par action réflexe, sur les nerfs moteurs. Les formes de mouvements passifs dont nous venons de parler sont pour la plupart connus depuis très-longtemps et constituent une partie de la médecine populaire ; d'autres, comme les torsions du tronc, les vibrations, certains modes de percussions, les mouvements de rotation, ont été employés pour la première fois par Ling, dans un but médical.

H. — Avant de parler des divers exercices répondant à chaque maladie en particulier, il serait intéressant, vu l'importance que la gymnastique suédoise a prise, de rechercher encore avec plus de soin jusqu'à quel point elle peut réellement

(2) Tout en reconnaissant ici le mérite de la méthode suédoise, M. Berend l'accuse d'exagérer la valeur des mouvements doubles au détriment des mouvements actifs, en orthopédie surtout. Nous ne savons pas où se rencontre cette exagération dans les écrits de M. Neumann. Ce que nous y avons rencontré, c'est que tout mouvement, soit actif, soit passif, soit double, a sa valeur spéciale et nettement déterminée, et que c'est cette valeur qu'il faut nécessairement connaître pour pouvoir en faire une application convenable.

·passer pour un système de thérapeutique, et par quels points elle diffère de la gymnastique médicale que nous connaissions avant Ling.

Les principes fondamentaux de philosophie naturelle, de pathologie et de thérapeutique d'après lesquels le système de la gymnastique suédoise a été institué par Ling, homme très-estimé comme poète national et comme gymnaste, mais étranger au corps médical, se présentent avec l'apparence de l'œuvre conçue par un amateur de médecine (1); mais ils ne sont pas au niveau de la science exacte, telle qu'elle existe aujourd'hui (2). C'est ainsi que Ling (V. son ouvrage sur *Les exercices du corps*, traduit par Massmann, Magdebourg, 1847, p. 64) définit la maladie de la manière suivante : « Lorsque la forme fondamentale dynamique est l'agent principal, la maladie revêt la forme dynamique; lorsque c'est la forme mécanique qui prévaut, la maladie se présente sous l'aspect chimique; lorsqu'enfin la forme chimique l'emporte, la maladie se manifeste dynamiquement. » Il serait tout aussi peu scientifique de vouloir faire provenir exclusivement les guérisons du système musculaire, et de l'influence des mouvements sur les organes internes (3). Lorsque les hommes qui s'occupent de faire connaître la méthode suédoise prétendent qu'elle a pour base des principes physiologiques qui manquent à la gymnastique précédemment mise en usage, nous ne pouvons faire autrement que de dire

(1) Ling, étranger au corps médical, n'était point étranger à la médecine. Loin de lui reprocher cette situation, M. Berend se fût à la fois montré plus habile et plus juste s'il ne l'eût point mentionnée. En effet, M. Berend rappelle involontairement à l'esprit, que ce n'est point par des découvertes purement médicales, c'est-à-dire dans le sens des systèmes actuellement pratiqués, que l'art de guérir a pu faire des progrès; c'est, en général, par voie indirecte que des systèmes nouveaux et meilleurs se font jour, et même assez souvent malgré les gardiens des doctrines antérieures.

(2) Le terme *science* désignant un ensemble de raisonnements ou d'observations coordonnés, à l'aide desquels on arrive à la certitude, il n'est pas possible que M. Berend ait sérieusement pesé la valeur des mots en qualifiant de *sciences exactes,* les deux parties de la médecine qui précisément possèdent au moindre degré le caractère scientifique, à savoir : la *pathologie* et la *thérapeutique.* La thérapeutique, surtout, est de nos jours tellement en dehors des conditions nécessaires aux sciences les moins précises, que l'assertion de M. Berend nous semble le plus étrange abus de langage.

(3) Nous attendions ici de la part de M. Behrend une définition de la maladie.

hautement qu'ils se trompent (1). Les principes tout à fait vrais et tout à fait justes qu'on invoque en faveur de la méthode de Ling, dans les ouvrages qui ont été publiés sur ce sujet, peuvent aussi être invoqués à bon droit en faveur de la gymnastique rationnelle usitée parmi nous. Ce que nous avons dit au sujet des diverses formes de mouvement est d'autant plus vrai, que l'on peut rapporter aux mouvements passifs et actifs déjà connus les mouvements doubles qui caractérisent la gymnastique suédoise. Ce serait fort injustement que la méthode de Ling s'appropriât les grandes et immuables vérités mises en lumière par les travaux de tant de siècles, alors que tous les meilleurs auteurs qui ont étudié et pratiqué la gymnastique ont appuyé leurs principes sur ces vérités. Ce que la gymnastique suédoise nous offre de vrai sous ce rapport, n'est pas chose nouvelle (2).

1. — Mais il y a un autre point à élucider : il s'agit de savoir si la méthode suédoise se distingue par une appréciation particulièrement juste et bien fondée de l'action physique et organique des muscles, et si elle a fait faire un progrès réel à la gymnastique spéciale.

Lorsque nous parcourons les ouvrages que Ling a laissés et tout ce que Rothstein a publié sur ce sujet (*Die Gymnastik*, etc. — *La gymnastique*, d'après la méthode du gymnaste P.-H. Ling, exposée par H. Rothstein, Berlin, 1847), ouvrages dans lesquels la méthode devrait être exposée d'une manière originale, telle que l'auteur l'a conçue, nous y trouvons peu de matériaux. Le livre de Neumann contient beaucoup plus de choses (*Die Heilgymnastik*, etc... *La gymnastique médicale, ou l'art des exercices du corps appliqué au traitement des maladies*, d'après la méthode du suédois Ling, etc., Berlin, 1852) ; ce livre renferme une exposition du sujet, faite avec un soin

----

(1) Ce qui le prouve, cependant, c'est le fond de la discussion actuelle.

(2) Cette assertion est juste ; mais aussi on ne peut nier que c'est Ling qui a, le premier parmi nous, reconstitué les éléments de ces grandes et immuables vérités des temps anciens.

digne d'éloges, mais avec trop de détails. On y distingue difficilement ce qui appartient à l'auteur et ce qui appartient à
Ling, d'autant que l'auteur a utilisé une quantité de travaux
allemands et étrangers qui se rapportent à son sujet, et qui
l'entraînent hors du cercle de la gymnastique suédoise (1). Tout
en reconnaissant que l'école de Ling a eu le mérite de chercher toujours à se servir de l'anatomie et de la physiologie
comme d'un fil conducteur, il ne faut pas oublier que des médecins gymnastes, agissant d'après une méthode rationnelle,
et surtout des chirurgiens orthopédistes, ont suivi le même
chemin, cherchant à se rendre compte de la manière dont il
fallait s'y prendre pour analyser les mouvements au point de
vue anatomique et physiologique (2). C'est dans ce sens que je me
suis exprimé dans le premier compte-rendu que j'ai publié sur
mon établissement de gymnastique orthopédique, Berlin, 1842,
p. 14 : Une gymnastique sans principes, qui n'enseigne au malade que l'art des tours de force, des poses théâtrales et co-
quettes, est non-seulement inutile, mais nuisible. La gymnastique est un puissant moyen de guérir. Le criterium de son
utilité est la simplicité de la méthode : employée à propos et
avec mesure, elle fait beaucoup de bien ; mais elle doit être
appropriée à la nature de la difformité, au rôle physiologique
du muscle malade. La gymnastique doit être spéciale et médi-
dicale non-seulement par son nom, mais par son action. La

(1) Ces études de MM. Rotsthein et Neumann nous ont paru, en effet, les entraîner hors
du cercle de la gymnastique suédoise, mais pour lui donner, — pour donner à la gymnastique scientifique, — le caractère spécialement allemand.

(2) Il ne nous paraît point exact de dire que *des médecins gymnastes et des chirurgiens orthopédistes* de l'école allemande aient suivi le même chemin que l'école de Ling
pour analyser les mouvements et se rendre compte de leurs effets. Ling exclut généralement
les machines et les appareils dans l'application des mouvements, tandis que les gymnastes
et les orthopédistes dont parle M. Berend en font un usage habituel ; cela établit entre
les uns et les autres des différences radicales. — M. Berend a pu juger si l'application
d'un mouvement faite par une main intelligente, qui peut, à tout moment, en modifier la
forme et le but, tenir compte de l'état général d'un malade et parer à tout incident, est
ou non supérieure à l'emploi d'une machine qu'on ne peut diriger qu'imparfaitement, et
dont l'action est aveugle et uniforme, ou d'un appareil orthopédique qui, dans les scolioses
surtout, produit des résultats contestés et traîne à sa suite un si grand nombre d'infirmités
et de maladies.

tâche du gymnaste est difficile : il doit réunir aux connaissances techniques, la science profonde du médecin, et ne pas se contenter de quelques notions vagues d'anatomie et de physiologie. C'est à ce point de vue que j'ai voulu expérimenter la gymnastique, et sans pouvoir me vanter d'avoir fait des découvertes merveilleuses, je dirai que la voie que j'ai suivie me paraît la plus sûre.

C'est en poursuivant les conséquences de cette indication, que je suis arrivé, comme on peut le voir dans mon 4e *Compte-rendu* (p. 9 et 10), et dans le 5e (p. 6), en travaillant toujours dans la même direction, à regarder les secours de la gymnastique, en tant qu'ils sont utiles en orthopédie, comme des médicaments dans toute l'étendue du terme. Si l'on veut qu'ils rendent de véritables services, il faut qu'ils soient prescrits à propos par le médecin, et que l'action en soit rigoureusement contrôlée. En 1845, j'adressai un rapport sur mon établissement à S. E. le ministre des cultes et de l'instruction publique de Prusse, qui voulut bien me témoigner sa reconnaissance. Dans ce rapport, j'exposai toute une méthode de gymnastique propre à redresser les déviations de la colonne vertébrale, méthode que je n'ai pas encore publiée jusqu'à présent, parce que je voulais mûrir mon travail. Bien d'autres médecins ont encore produit sur ce sujet des ouvrages importants, et ils ne regardaient pas la méthode suédoise comme indispensable et comme la seule vraiment utile (1). Je citerai seulement, parmi les modernes, Richter, Hirsch, Koch, Schreber ; ce dernier a rassemblé des documents (*Kinesiatrik*, etc., ou *Méthode gymnastique*, Leipzig, 1852) qui nous permettent de revendiquer pour nous une gymnastique méthodique, scientifique et pratique,

---

(1) Cela est vrai ; mais tous se sont montrés plus ingénieux à inventer des appareils orthopédiques, qu'à exécuter eux-mêmes le mouvement. Or, de l'avis des hommes compétents, ces appareils ont été généralement plus nuisibles qu'utiles à la guérison des difformités. Soit que ces appareils condamnent la partie déviée à l'immobilité, soit qu'ils obligent les malades à la production de mouvements dans la direction voulue ; il y a toujours nécessairement un point de résistance qui finit par s'atrophier ; aussi, les effets obtenus ne sont pas ordinairement ceux que l'on se promettait en réalité. Aucun instrument orthopédique ne peut remplacer la main d'un gymnaste habile.

en dehors de la gymnastique de Ling; l'expérience nous a prouvé que cette méthode était incontestablement utile dans le traitement des déviations de la taille et de beaucoup d'autres maladies (1).

Lorsqu'on veut se rendre compte d'une manière trop minutieuse de l'action de la gymnastique sur chaque muscle, lorsqu'on a la prétention de donner cette étude comme une chose extraordinairement utile et nouvelle, ainsi que l'ont fait un certain nombre d'écrivains qui ont traité de la gymnastique suédoise, on tombe facilement dans l'exagération, on s'occupe de chaque petit faisceau de fibres musculaires; tout cela n'est que le jeu de l'esprit, puisqu'on ne peut ordinairement agir que sur des groupes entiers de muscles. Ce n'est pas le biceps seul qui fléchit l'avant-bras : d'autres muscles, tels que le brachial antérieur, le radial antérieur, le long supinateur et le rond pronateur, concourent à produire ce mouvement; lorsque la main est fixée, les extenseurs du carpe y concourent aussi (Valentin, *Physiologie*, t. II, p. 221). C'est vraiment une chose vaine que de parler de l'action isolée et de l'excitation gymnastique du muscle *moyen fessier*, comme le fait Ling; ce muscle agit en même temps qu'une foule d'autres (Valentin, ibid., p. 232). On sait que l'action du grand dentelé est renforcée par celle du petit pectoral et du coraco-brachial. Telle est la manière de voir de notre grand anatomiste Schlemm, qui a fait avec moi les expériences les plus soigneuses dans le but de déterminer plusieurs points obscurs relatifs à l'action des muscles (2).

(1) Nous avons déjà établi, page 157, qu'il ne peut y avoir deux méthodes différentes : c'est celle de Schreber, ou celle de Ling ou de tout autre; c'est la vraie et unique méthode de gymnastique qu'il faut chercher et reconnaître.

(2) Contester que le mouvement gymnastique puisse avoir une action nette et parfaitement déterminée sur un muscle déterminé, c'est contester dans son essence la gymnastique scientifique tout entière : c'est, en effet, sur cette donnée qu'elle repose. Si l'on ne peut point dire absolument qu'un organe ou un muscle ait une action tout-à-fait indépendante, on ne peut point nier que chacun d'eux possède, en quelque sorte, une action élémentaire, dont les mouvements soient la *résultante physiologique*. D'ailleurs, les expériences si précises que l'on a faites dans ces derniers temps, à l'aide des courants électriques, ont démontré la spécificité d'action des muscles les plus grêles.

Mais si je n'attends pas l'impossible d'une gymnastique médicale quelconque et des mouvements doubles par conséquent, si je ne partage pas l'enthousiasme de beaucoup de personnes, je considère cependant les formes de mouvement imaginées par Ling comme un complément utile de notre arsenal thérapeutique. Je ne veux pas leur faire un crime de ce qu'elles n'ont pas réalisé ce que l'imagination de quelques auteurs avait créé (1).

Si maintenant nous examinons l'idée qu'avait Ling d'agir sur les organes internes par l'intermédiaire des muscles, nous verrons que ce principe ne peut être établi scientifiquement qu'avec de grandes réserves : les expériences exactes nous montrent que ce principe admis dans toute son extension n'est pas juste en théorie, et qu'il n'est pas entièrement justifié par la pratique. Il y a bien quelques mouvements qui dilatent le thorax, d'autres qui agissent particulièrement sur les organes contenus dans l'abdomen, mais ces exercices n'ont rien de spécifique à l'égard de tel ou tel organe. Nous voyons, en effet, chez les personnes qui ont la poitrine faible, une gymnastique générale qui n'a pas la prétention d'agir *isolément* sur les pectoraux, les scalènes, les dentelés, les intercostaux, produire les mêmes effets que la gymnastique de Ling, et l'on peut observer dans tous les gymnases, que, chez beaucoup de personnes, divers exercices actifs du thorax produisent au bout de peu de mois une augmentation des forces et une dilatation de la poitrine. Stromeyer l'avait déjà fait remarquer dans son ouvrage sur la *Paralysie des muscles inspirateurs* (Hanovre, 1836, p. 132), et il ajoute que cela peut se comprendre lors-

(1) M. Berend veut bien considérer les formes de mouvement imaginées par Ling comme un complément utile à l'arsenal thérapeutique de l'école allemande. Qu'a donc fait Ling, en définitive ? Il a coordonné, d'une manière fort habile et savante, les rapports que Frédéric Hoffmann avait indiqués. Or, les progrès de l'école allemande la conduisent naturellement à la doctrine d'Hoffmann, qui ne diffère point de celle de Ling, qui est l'expression la plus avancée de l'*organo-mécanisme vivant*. Il doit donc arriver un moment où l'école allemande, atteignant son but, se confondra avec l'école suédoise, et son arsenal thérapeutique n'aura plus de raison d'être. — Quant à l'impossible, on ne doit pas plus l'attendre d'un traitement *gymnastique*, que d'un traitement *psychique* ou *chimique*.

qu'on réfléchit au grand nombre d'exercices dans lesquels on emploie la suspension par les mains. Nous voyons de même des constipations opiniâtres, des tympanites, des vertiges, des troubles de la menstruation, se guérir sous l'influence de mouvements très-divers dans lesquels les muscles du dos et des extrémités sont mis en mouvement (V. Schreber, loc. cit., p. 68). Combien sont étendus les effets de presque tous les exercices (1)!

J. — Nous allons maintenant étudier particulièrement le traitement des déviations de la colonne vertébrale.

L'opinion qui consiste à regarder la *scoliose* comme une maladie primitive des muscles, doit nécessairement entraîner une haute estime de la gymnastique (2). En examinant les mouvements doubles du système de Ling, je reconnais comme très-utiles les diverses attitudes succédant aux mouvements, avec extensions des extrémités en direction diagonale, et j'ai déjà employé ces attitudes depuis longtemps. Les diverses formes des mouvements doubles ne nous offrent rien qui diffère de nos exercices ordinaires : les tractions latérales, les flexions du dos et les extensions unilatérales, ainsi que beaucoup d'autres mouvements, sont connues depuis longtemps. La gymnastique pratiquée jusqu'à ce jour est aussi riche que la gymnastique suédoise en moyens kinésithérapiques; elle agit aussi sur les groupes de muscles en les régénérant, les étendant, les re-

(1) On peut établir scientifiquement, sans aucune réserve, le principe que M. Berend conteste avec un mélange étonnant d'assurance et d'hésitation, à savoir: qu'on peut agir sur les organes internes par l'intermédiaire des muscles ; ce principe, théoriquement vrai, n'a donc à subir aucune restriction dans la pratique. L'étude de ces actions, qui, du reste, ne fait pas le seul vrai fond de la gymnastique médicale, peut bien être l'objet d'une discussion. Mais comment nier que la course ait une action sur les systèmes circulatoires et respiratoires? De plus, comment nier que la gestation ait une action spéciale sur l'intestin? Que la walse n'agisse principalement sur la circulation cérébrale? Que certaines attitudes dépendantes du système musculaire volontaire ne déterminent l'accélération ou le retard de la digestion; nous croyons qu'une gymnastique qui « aurait la prétention d'agir isolément » sur les muscles de la région thoracique déterminerait, beaucoup plus rapidement qu'une gymnastique générale, l'ampliation du thorax, mais c'est selon les cas, qu'il faut juger si elle est ou non indiquée. Néanmoins, le principe reste vrai.

(2) La scoliose peut aussi dépendre d'une perturbation de la nutrition d'autres tissus.

lâchant. La gymnastique de Ling a une précision qui en fait
le mérite : c'est ce qu'on peut voir par la formule suivante des
mouvements propres à combattre la scoliose du côté droit (1).

1. Tension des muscles à gauche, précédée de rotation à
droite.

2. Flexion du bras gauche sous le sein gauche, pressions
à droite sur le dos.

3. Flexion en arrière de la tête avec extension à gauche
(résistance du gymnaste), accompagnée de tractions du
bras gauche.

4. Flexion et tension après une traction à droite.

5. Bras étendus à droite, flexion en arrière après une traction à droite.

6. Extension à gauche, angle à droite, flexion du dos en
arrière avec position oblique du côté gauche (résistance
du gymnaste), pressions sur la tête, le côté gauche, la
main et l'épaule droite.

7. Extension à gauche, angle à droite, traction à gauche
avec appui de la hanche du côté droit (résistance du
malade).

8. Flexion à gauche avec jambes écartées, sacrum appuyé,
angle à droite, extension à gauche (résistance du gymnaste), pression du bras gauche en même temps.

9. Repos à gauche, angle à droite, rotation du tronc, côté
gauche obliquement élevé.

10. Extension à gauche, tension de la poitrine à droite (résistance du malade).

11. Tractions du bassin à droite (résistance du malade),
angle à droite.

12. Abaissement du bras gauche.

13. Elévation de la jambe droite horizontale et tendue.

____

(1) Comment M. Berend, après avoir cherché à combattre cette précision, vient-il en
faire l'éloge ?

14. Attitude fléchie en arrière et à droite.
15. Rotation sur un plan horizontal, côté gauche tendu, en même temps tractions du bras gauche.
16. Elévation de l'épaule gauche, flexion à droite.

Si l'on veut chercher à se rendre compte de chaque exercice, on réussira difficilement à expliquer dans tous leurs détails les phénomènes qui se passent dans les muscles (1).

Le système de Ling s'élève de la manière la plus prononcée contre le traitement mécanique des scolioses. Je répondrai que ce système n'est pas exempt de toute influence mécanique, et je demanderai, par exemple, si, dans l'usage de l'appareil à suspension de la tête, la mécanique joue un rôle plus ou moins grand que dans l'attitude de soulèvement de la tête et des talons (2).

Quant aux résultats que m'a donné la gymnastique de Ling, employée seule et sans le secours d'aucun autre moyen mécanique au redressement des déviations latérales du rachis, je puis maintenant me prononcer, puisque j'ai fait des expériences sur plus de cent personnes, en suivant précisément les règles de la technique suédoise, et en me faisant aider par des gymnastes exercés. Je puis affirmer que les résultats obtenus surpassent d'aussi peu que possible ceux que m'avaient offert la méthode précédemment employée. Je ne prétends pas m'arrêter irrévocablement à ce jugement, mais ceci coïncide tout-à-fait avec ce que le premier des gymnastes de l'école de Ling, M. Branting, m'a appris lorsque je lui montrai un certain nombre de malades atteints de scoliose, et qu'il ne me donna pour capables d'être guéris radicalement ou mis dans une situation meilleure, que les seuls malades dont je considérais l'affection

(1) C'est précisément parce que le système de Ling rend compte de l'effet de chaque mouvement et de chaque série de mouvements, qu'il peut appliquer ses formules avec une exactitude vraiment mathématique. — La traduction que nous avons faite de la formule précédente ne reproduit que très-imparfaitement le texte allemand, à défaut d'expressions techniques en français. — C'est dans notre *méthodologie* que nous préciserons toutes choses.

(2) Dans sa réponse, M. Neumann établit une différence complète entre les effets mécaniques et physiologiques de ces deux modes d'extension de la tête, p. 317.

comme curable ou susceptible d'amélioration par les moyens
ordinaires. Si l'expérience et une pratique de plusieurs années donnent le droit de juger, je ne me ferai aucun scrupule
de dire que pour le moment toutes les déviations latérales de
l'épine dorsale qui sont susceptibles d'être guéries ou améliorées, peuvent l'être par la méthode que j'ai toujours suivie,
et je suis d'autant plus porté à mettre les résultats que j'ai
obtenus en regard de ceux de la gymnastique suédoise, que
j'ai toujours évité d'employer les appareils à extension, à suspension et à pression ; je n'ai cherché qu'à fournir des points
d'appui et à donner de bonnes positions, et je me suis prononcé,
dès le début de ma carrière chirurgicale, contre toute théorie
trop mécanique des déviations de la colonne vertébrale (1).
J'exposerai, du reste, avec détails les recherches et les expériences que j'ai faites au sujet de la gymnastique de Ling appliquée à ces déviations (2).

Les observations suivantes prouveront que le traitement
gymnastique et orthopédique présente des avantages spéciaux
dans certains cas.

Il y a environ six semaines, on me chargea de traiter Sophie
Schmidt, âgée de huit ans, demeurant Alexanderstrasse, 9,
chez laquelle il était survenu depuis quelque temps une maladie du dos qui avait attiré l'attention de ses parents. J'avais
affaire à une paralysie du grand dentelé, affection que j'avais
déjà eu l'occasiou de voir souvent sans l'avoir observée toujours à un degré aussi complet. La fonction respiratoire (organique) du muscle s'exécutait bien, mais sa fonction animale
était altérée. Le muscle affaibli ne pouvait plus fixer, comme
à l'état normal, l'omoplate contre le thorax et comme les muscles antagonistes (angulaire et romboïde) l'emportaient, ils

(1) N'est-il pas singulier qu'après avoir défendu la cause de l'orthopédie, M. Berend
avoue qu'il en supprime habituellement les appareils dans sa pratique ?

(2) Ces recherches et ces expériences ne peuvent guère aboutir, s'il est vrai, comme
le dit M. Neumann, que M. Berend n'a point une connaissance exacte de la théorie et
des procédés de l'école suédoise.

entraînaient vers la ligne médiane l'omoplate, qui était aussi d'un pouce et demi plus élevé que l'autre. Le bord spinal de l'os était un peu oblique seulement de bas en haut et de dehors en dedans ; il n'y avait alors aucune trace de scoliose. Je prescrivis donc seulement deux exercices, répétés plusieurs fois pendant les heures consacrées à la gymnastique, c'étaient :

L'extension en avant du bras ;

Les mouvements actifs de haut en bas et en avant, exécutés avec le bras chargé de poids.

Au bout de quatre mois, toute difformité avait disparu : on n'avait employé aucune machine ; mais il est vrai que la maladie ne s'était pas développée et que la colonne vertébrale avait conservé sa direction normale (1).

Voici un cas tout opposé au précédent. Chez une jeune fille de onze ans, traitée auparavant par M. le docteur Riedel, la colonne vertébrale s'était infléchie à gauche ; la flèche de courbure avait son maximum de longueur au milieu du dos, elle était de trois quarts de pouce ; il y avait en même temps une difformité singulière de l'épaule droite ; cette épaule était de trois pouces environ plus élevée et plus en dehors que celle du côté opposé ; la difformité était donc considérable. Les exercices gymnastiques diminuèrent la scoliose, et la guérirent en six mois ; mais pour faire reprendre à l'omoplate la position qu'elle avait abandonnée, on s'était servi d'appareils de fixation après avoir vaincu la résistance des muscles. Il s'agissait sans doute ici d'une contracture heureusement peu ancienne du grand dentelé et du petit pectoral ; l'orthopédie fut ici d'un grand secours, tandis que l'excitation des muscles antagonistes était insuffisante. — M. le conseiller Schlemm, qui visita la malade lors de son entrée dans l'établissement,

---

(1) Le cas n'était pas très-grave ; encore a-t-il fallu quatre mois pour le résoudre ! Si, au lieu de se servir de poids qui empêchent en grande partie l'effet utile, le gymnaste eût simplement placé le sujet dans une attitude convenable et opposé une certaine résistance à ces mouvements du bras, fortement tendu jusqu'au bout des doigts, la guérison se fût accomplie en quelques jours.

supposait que le grand dorsal était pour quelque chose dans la production de la difformité, car il pensait que ce muscle avait perdu son point d'attache à l'angle inférieur du scapulum. J'ai présenté cette malade, complètement guérie, à la Société de médecine scientifique, dans sa séance de novembre 1851.

On nous accusera, si l'on veut, d'avoir agi sans discerne-ment ; mais nous avons voulu nous fier uniquement à une or-thopédie réglée d'après des indications sévères et éprouvée par une longue pratique ; nous nous en sommes donc tenus au traitement gymnastique. Les déviations latérales de la colonne vertébrale sont d'ailleurs une affection si difficile à guérir chez les enfants, que l'on ne doit négliger aucun des moyens dont on peut attendre même le plus faible résultat. Nous sommes donc autorisés à employer les moyens médicaux capables d'améliorer la constitution, et parmi lesquels l'usage rationnel de l'eau froide me paraît tenir une place importante, aussi bien que les lits orthopédiques. Dans les cas difficiles, je me ser-virai aussi des appareils de sustension ; tous ces moyens sont pour moi d'une utilité démontrée. Si la gymnastique suédoise n'a pas fait *plus* pour la guérison de la scoliose que n'ont fait les moyens que j'emploie, elle n'est pas en droit de prétendre seule pouvoir guérir les déviations de la colonne vertébrale, et de mépriser les autres méthodes. Lorsque M. Branting visita, dans l'été de 1852, mon établissement, dans lequel je puis dire que l'on a cherché, non sans quelque succès, à combattre les déviations par tous les moyens que l'art nous fournit, il put voir par lui-même combien il y avait de ces moyens que les médecins suédois n'avaient jamais pris en considération, et combien j'en employais d'autres que la gymnastique. J'es-time les mouvements doubles institués par Ling ; mais je ne les regarde que comme un moyen auxiliaire adopté par l'or-thopédie, et qui ne peut être donné comme la seule ressource de cet art important. J'espère, au contraire, que les médecins orthopédistes qui savent rester maîtres du terrain de la science sauront apprécier les progrès que les Suédois ont fait faire à la gymnastique, mais sans pour cela renoncer à l'emploi des moyens plus anciens (1).

K. — C'est ce qui devient encore plus frappant lorsque nous considérons l'emploi de la gymnastique, et surtout celui des mouvements doubles et des passifs, dans les paralysies avec ou sans courbure, et dans les courbures des extrémités. Je dois reconnaître que les mouvements doubles, qui agissent spécialement sur certains groupes de muscles, me paraissent avoir une importance particulière, bien que je n'aie pas pu renoncer complétement aux mouvements actifs. Les paralysies qui surviennent chez les enfants, et qui proviennent le plus souvent de méningites, de convulsions, de la présence d'helminthes dans l'intestin, sont le plus souvent si difficiles à guérir, que l'on aurait grand tort de n'avoir ici recours qu'à la gymnastique seulement. Des essais nombreux et variés m'ont appris que la gymnastique suédoise produisait en pareil cas *à peu près* les mêmes améliorations que celles qu'on obtient au moyen de la gymnastique active, des douches, de l'électricité, des frictions, etc. Je ne vois donc pas pourquoi nous abandonnerions une partie de nos ressources, lorsque l'ensemble de tous nos moyens nous donne, dans le traitement des paralysies, des résultats toujours imparfaits. Il serait fort heureux que l'on pût se passer d'appareils orthopédiques pour les enfants, et que l'on pût espérer de voir la guérison obtenue par les exercices et l'augmentation des forces. Les paralysies des membres sont suivies de courbures ou se compliquent de cette altération. Lorsqu'on enlève

---

(1) L'auteur ne considère les mouvements doubles que « *comme un moyen auxiliaire adopté par l'orthopédie.* » — Ainsi, ce qni en ferait le vrai fonds, ce seraient les corsets, les appareils à extension forcée, les vis à compression, les brodequins métalliques ! — Ici, M. Berend nous paraît s'éloigner complètement des saines doctrines qui en appellent à la tendance naturelle de l'organisme vers la santé, plutôt qu'à la contrainte des organes, pour la guérison des difformités. Aucun moyen ne doit être négligé, nous en convenons ; mais les mouvements sont le vrai fond de la science, et n'en sont point des auxiliaires. — Et M. Berend sait très-bien que la méthode suédoise traite avec succès les scolioses sans employer d'appareils mécaniques, et qu'il ne résulte jamais de ce mode de traitement aucune des infirmités nouvelles qu'il signale en orthopédie.

aux parties ainsi affectées l'appui que leur prêtent les appareils, il se produit aussitôt des contractures, et celles qui existaient déjà augmentent (1). L'usage des extrémités malades n'est pas, du reste, empêché complètement par les appareils de contention lorsque la paralysie n'est pas trop complète ; ces appareils aident, au contraire, le malade à se mouvoir, et personne ne contestera que l'usage, l'exercice des membres, ne constitue la meilleure des gymnastiques, et que la nature elle-même ne soit notre aide le plus puissant (2).

Je citerai les exemples suivants, choisis parmi beaucoup d'autres.

Frédéric Schmidt, âgé de quatre ans et neuf mois, avait joui jusqu'à sa deuxième année d'une très-bonne santé, lors-

(1) Ainsi, après avoir déclaré que la gymnastique n'est qu'un auxiliaire de l'orthopédie, voici M. Berend qui déclare que les appareils, loin de guérir des difformités, les augmentent ou en occasionnent de nouvelles! Nous ne nous attendions pas à trouver, à quelques lignes de distance, de pareilles contradictions. M. Berend n'a donc fait usage de l'orthopédie que pour condamner cette funeste aberration de la science.

(2) Nous ne devons pas laisser s'introduire en France, sans examen, des idées si étranges, et qui tiennent des plus mauvais jours de la gymnastique. Tout en cherchant à défendre le domaine ingrat de l'orthopédie, où tant d'intelligences ont travaillé à grand labeur avec peu de fruit et beaucoup de déceptions, on sent, à ses paroles incertaines et contradictoires, que M. Berend est vaincu par l'ascendant de la vérité. Il reconnaît l'importance des mouvements doubles et des passifs ; il dit franchement les funestes conséquences de l'emploi des appareils mécaniques; il y revient pourtant, mais pour confondre les applications pathologiques et les applications physiologiques : « Personne ne contestera, dit-il, que l'exercice des membres ne soit la meilleure gymnastique : » dans l'état de santé, *oui ;* dans l'état de maladie, *non ;* car il y a un très-grand nombre de cas où les mouvements actifs, en supposant même que le malade puisse les exécuter, seraient essentiellement nuisibles.

Certes, personne ne doute que la nature ne soit notre aide le plus puissant, et c'est bien là un des principes fondamentaux de l'organo-mécanisme, selon Frédéric Hoffmann. Personne n'en doute, si ce ne sont les orthopédistes, qui placent les organes dans des conditions telles, que leur action est tout-à-fait anti-physiologique. On crée ainsi une sorte de fonction artificielle qui doit nécessairement disparaître avec les moyens à l'aide desquels elle se produit, c'est-à-dire avec les appareils orthopédiques. C'est ainsi, comme le constate M. Berend lui-même quelques lignes plus haut, « qu'il se produit des rétractions musculaires, et que celles qui existent augmentent. » Comment se fait-il que les orthopédistes, si ingénieux d'ailleurs, ne se soient pas encore aperçus que c'est la persistance d'un même point d'appui qui affaiblit et détériore, au lieu de fortifier et de guérir En organo-mécanisme, au contraire, la main de l'opérateur choisit, dans la production du mouvement, ses points d'appui, partout où ils sont nécessaires, et toujours momentanément, en sorte qu'il n'est pas un point de l'organisme, soit à l'intérieur, soit à l'extérieur, qu'il ne puisse, en vertu des lois de la nature, rappeler à des conditions de force et d'harmonie.

qu'il fut atteint d'une maladie grave des yeux qui devait être une ophthalmie purulente, d'après la description de la mère; cette maladie se guérit au bout d'un an, et il survint alors, sans cause connue, une paralysie très-notable de l'extrémité inférieure gauche. Cette paralysie ne se modifia nullement jusqu'en juillet 1852, époque à laquelle le malade me fut confié par le médecin communal Schœffer; l'enfant s'était beaucoup étiolé. Le côté gauche du bassin était incliné d'un pouce et demi, et le membre inférieur gauche paraissait par conséquent plus long que le droit; il était aussi plus maigre et plus froid que celui du côté opposé. Lorsque le malade marche, il ne traîne le pied qu'avec peine, le tibia et le péroné se luxent en arrière; le pied est placé comme un pied-bot. Le membre tout entier ne peut être élevé que par une espèce de mouvement de saut; tous les muscles de la cuisse et de la jambe gauche sont paralysés; le seul mouvement qu'on y observe consiste en une élévation à peine appréciable de la cuisse.

Je mis à profit le cas que j'avais sous les yeux pour essayer l'emploi exclusif de la méthode suédoise : je prescrivis des hachures pour exciter les nerfs, des ébranlements, des pressions et des mouvements doubles autant qu'il était possible de les exécuter.

Au bout de six mois, nous constatâmes, le trois janvier 1853, l'état suivant :

La température du membre malade ne s'était pas élevée; la cuisse était un peu plus forte; les fléchisseurs surtout avaient pris de la force, et la cuisse pouvait former un angle droit avec le tronc. Tous les autres muscles : adducteurs, abducteurs, extenseurs, et tous les muscles de la jambe sont complètement paralysés. Lorsque le malade veut porter la cuisse en adduction, ce mouvement s'opère par l'intermédiaire d'un mouvement de rotation du tronc en dedans; le côté gauche du bassin est ainsi porté en avant et en dedans. Lorsque le malade veut porter la cuisse en abduction, il laisse la cuisse retomber en dehors par son propre poids. Dans les efforts presque infructeux que le malade fait pour marcher, il n'est pas question de soulever le membre ; le malade jette sa jambe en avant par une secousse brusque. Heureusement, le pied n'est pas encore difforme.

Le traitement gymnastique seul fut encore continué pendant trois mois; mais le quinze avril, je remarquai de nouveau que les fléchisseurs avaient pris de la force : la cuisse pouvait être amenée jusqu'au tronc. Tous les autres groupes de muscles étaient dans le même état qu'auparavant.

Comme, après neuf mois de traitement, la gymnastique suédoise n'avait donné aucun résultat différent de ce que l'on obtenait dans des cas analogues au moyen des exercices actifs, des frictions, des douches, de l'électro-magnétisme, etc., et comme le malheureux enfant pouvait à peine se mouvoir sur des béquilles, je ne me crus pas autorisé à me priver plus longtemps du secours des autres moyens thérapeutiques. Je ne voulus pas que le malade restât plus longtemps sans se servir des appareils de sustentation qui aident beaucoup, en pareil cas, les malades à marcher. L'enfant apprit bientôt à courir à l'aide de bottes à attelles. Le traitement continue, et j'en donnerai plus tard le résultat (1).

Dans le traitement des courbures des membres, provenant de paralysie ou de toute autre cause, acquises ou congénitales, la gymnastique active n'est que le complément des opérations orthopédiques et du traitement médical proprement dit; on prescrit cette gymnastique dès le début du traitement, ou bien seulement pendant la convalescence.

Je crois que c'est une grande faute que de faire suivre im-

---

(1) Nous ignorons le résultat final de ce traitement ; mais il est fort probable que par les bottes à attelles et les béquilles, ou plutôt à cause de ces instruments, cet enfant n'a point été guéri. C'est par d'autres mouvements doubles et passifs qu'il fallait continuer le traitement des muscles restés à l'état de paralysie. Il fallait en même temps procéder, par des mouvements spéciaux, à l'innervation générale du sujet. — Des bottes à attelles et des béquilles ! M. Berend n'a donc pas lu tout ce qu'on a écrit sur ces instruments dangereux, et notamment John Pugh, dans son livre intitulé : *Physiological, theoretic and pratical treatise, on the utility of the science of muscular action, etc.*, 1794 ; pl. XIII et XIV.

médiatement la ténotomie d'exercices gymnastiques dans les cas de pied-bot ; c'est à tort que l'on croit toujours remplacer ainsi les appareils par les exercices actifs. Les personnes qui manifestent un si grand enthousiasme pour la gymnastique n'ont pas eu, sans doute, à traiter beaucoup de pieds-bots arrivés à un degré avancé, car ils sauraient si cela était que ce n'est pas ici le cas de trancher lestement la question. Je ne saurais trop répéter encore que l'on n'obtiendra la guérison des difformités rebelles qu'en sachant individualiser sagement tous les moyens que l'art nous fournit.

L. — L'application de la gymnastique au traitement des roideurs, des ankyloses succédant à des inflammations chroniques, était connu avant Ling ; ce n'est pas lui non plus qui nous a appris combien nous pouvons augmenter la mobilité d'un membre dans les cas d'ankyloses et de pertes du mouvement survenues à la suite de luxations, de fractures, de fractures d'extrémités articulaires surtout. Il y a longtemps que nous employons les mouvements actifs, passifs et même demi-actifs, avec avantage. Je rappellerai ici que l'on connaissait dans tous les gymnases médicaux l'exercice qui consiste à soulever des poids gradués. La machine de Shaw, dont on se sert beaucoup dans mon établissement, et au moyen de laquelle la tête est maintenue droite par l'action des muscles postérieurs du cou qui résistent, tandis que la chaise à extension agit d'une manière passive et mécanique, constitue un véritable mouvement double (V. J. Shaw, *Sur les courbures de la colonne vertébrale et des os du thorax*, traduit de l'anglais, Weimar, 1825, planche VI).

Lorsqu'on traite une difformité du bassin, on pratique des mouvements de rotation du bassin au moyen d'un appareil particulier qui consiste en une partie du lit orthopédique pour le bassin ; je traite ainsi les ankyloses résultant d'inflammations chroniques, de suppurations, et cette combinaison de l'orthopédie mécanique avec la gymnastique me semble avoir fait faire des progrès à l'art de traiter les difformités. Au début d'un pareil traitement, je ne pouvais pas, à cause de la roideur des articulations, exécuter le mouvement au moyen de la machine comme l'indique Heine (V. son *Mémoire sur les luxations spontanées et congénitales*, Stuttgard, 1852, planche V), et le concours du gymnaste était nécessaire jusqu'à ce que la tête du fémur eût repris une certaine mobilité. J'ai quelquefois combiné les tractions avec les mouvements de rotation. Le même procédé m'a servi plus tard, au moment de la convalescence, lorsque l'extrémité raccourcie avait été ramenée au niveau de l'autre, pour relâcher les muscles roides, tandis qu'on fortifiait les muscles au moyen de la gymnastique. Un grand nombre de médecins qui ont visité mon établissement, ont pu se convaincre de l'utilité de cette pratique technique.

J'ai rencontré chez une dame de vingt-sept ans une atrophie résultant d'une tumeur blanche de l'articulation coxo-fémorale. Le cas était difficile : on pouvait à peine songer à un traitement orthopédique proprement dit, parce qu'il y avait une ankylose considérable, et la malade ne voulait pas, d'ailleurs, en entendre parler. Je cherchai donc à améliorer son état au moyen de mouvements actifs, passifs et doubles (mixtes), et je réussis, contre toute attente, au bout de trois mois, à rendre un peu de mobilité à la tête du fémur, à étendre un peu les muscles du bassin qui étaient contractés, et à diminuer du tiers le raccourcissement de la cuisse qui était de cinq pouces au début. Je parvins à faire que la pointe du pied touchât le sol, et la malade, jetant les béquilles qu'elle avait portées pendant bien des années, se mit à marcher à l'aide d'un bâton. Elle retourna fort satisfaite à Magdebourg, sa patrie, bien que j'eusse désiré vivement, dans son intérêt, que le traitement eût été continué quelque temps encore ; j'aurais pu savoir si l'art aurait pu faire faire encore un progrès considérable à la guérison (1).

(1) On peut remarquer qu'ici, comme dans la plupart des autres cas cités, c'est principalement à la méthode suédoise que M. Berend doit ses succès.

Un grand nombre de beaux résultats m'ont été donnés par les mouvements de rotation et les ébranlements, dans des cas d'ankyloses résultant de fractures intra-articulaires, et je rapporterai ici un cas dans lequel un jeune garçon qui avait eu une fracture intra-capsulaire de la tête de l'humérus, et ne pouvait pas lever le bras, recouvra complétement la faculté de mouvoir son bras en tous sens. Ce malade, âgé de quatorze ans, m'avait été adressé par un magistrat du cercle de Niederbarnim.

L'orthopédie gymnastique m'a réussi très-bien dans le traitement de la roideur consécutive à la tumeur blanche des vertèbres, affection que l'on regardait comme un *noli me tangere*. Lorsque je me fus convaincu que cette difformité consistait, comme toutes celles qui sont produites par des tumeurs blanches, en un raccourcissement des muscles et des tendons, en une ankylose résultant de la présence d'un produit d'exsudation (V. 5e *Compte-rendu*, p. 11), je cherchai à combattre le mal au moyen d'extensions opérées avec la machine de Glisson, de tractions latérales, de flexions, de rotations de la tête; je combinai ces moyens avec l'emploi des émollients appliqués à l'extérieur, de pommades iodées et fit porter au malade un bandage en carton très-haut d'un côté. La méthode que je viens d'exposer a répondu à toutes mes espérances dans sept cas de ce genre; je procédai avec beaucoup de ménagements, après avoir d'abord combattu l'état de dyscrasie et l'inflammation (V. plus loin, p. 22).

La gymnastique rationnelle est extrêmement utile pour guérir les contractures des doigts, suite de goutte, de rhumatisme, de paralysie; la main-bot congénitale ou acquise; j'ai obtenu de beaux résultats dans un bon nombre de cas de ce genre, depuis environ deux ans. La section des tendons n'a pas été pratiquée, car les appareils orthopédiques unis à la gymnastique suffirent parfaitement. Parmi les malades qui ont été guéris ainsi, il y avait une dame âgée de vingt ans, née sur les bords du Rhin, qui avait eu, à la suite d'un rhumatisme chronique, des contractures du troisième, du quatrième et du cinquième doigt de chaque main, une ankylose de la colonne vertébrale, de l'articulation de l'épaule et de celle du coude. Je la traitai par l'orthopédie et par la gymnastique, à l'aide d'un appareil construit exprès pour elle ; je lui donnai aussi de l'huile de foie de morue (V. p. 22) ; elle est maintenant très-bien et va terminer sa cure aux bains de Rheme.

J'ai obtenu un résultat analogue, quoique moins brillant, chez une jeune fille âgée de dix-huit ans, affectée de contractures rhumatismales invétérées de la main et des doigts.

Un cas observé par moi m'a fait voir que l'on ne doit jamais désespérer, même au milieu des circonstances les plus tristes : une dame de cinquante ans avait complétement perdu l'usage des mains et des genoux par suite de la goutte ; elle ne pouvait se tenir, ni saisir aucun objet avec ses mains. Après avoir fait usage pendant deux ans des eaux de Carlsbad et avoir pris environ cent bains sulfureux, elle éprouva un grand soulagement, elle put marcher à l'aide d'un bâton, les articulations des premières phalanges étaient devenues libres. La gymnastique ne fut pas mise en usage. J'ai réussi, au contraire, à guérir chez deux malades une flexion permanente des doigts consécutive à une rétraction de l'aponévrose palmaire, en employant l'instrument tranchant, puis la gymnastique orthopédique (V. *Journal de la société de médecine prussienne*, 1852, n° 20, et *Journal central de médecine*, 1852, n° 29). J'ai obtenu d'excellents résultats de l'emploi de la gymnastique orthopédique dans des cas de pied-bot, chez une petite fille qui m'avait été confiée par S. M. le roi, et chez un garçon de six ans.

La gymnastique ne peut agir que dans de certaines limites sur les difformités congénitales, et l'on ne doit pas oublier que ces affections sont souvent compliquées de lésions matérielles des muscles, des tendons, des os, et même des nerfs (V. Longet, *Anatomie et physiologie du système nerveux*, t. I, p. 358), auxquelles l'art ne peut pas remédier. Je rapporterai, à ce point de vue, le fait suivant. J'ai vu à Paris, dans la collection de M. Duval, le moule d'un pied-bot pour lequel Delpech avait pratiqué, vingt ans auparavant, la section du tendon d'Achille. La forme, les fonctions du membre, tout était bien rétabli, et cependant la jambe et le pied du côté malade étaient atrophiés jusqu'à un certain point, comme M. Duval me l'assura (V. mon mémoire intitulé : *Die orthopædischen Institute*, etc., *Les établissements orthopédiques de Paris, d'après mes observations propres, et réflexions sur l'état actuel de l'orthopédie, Rust's Magazin*, t. LIV, 3e livr., 1842).

Le fait suivant, que j'ai observé l'an dernier, dans mon établissement, prouve l'utilité de la gymnastique médicale employée après une opération.

J'ai opéré un enfant de Wittstock, âgé de sept ans, qui était devenu paraplégique à l'âge de deux ans, à la suite d'une méningite. Il présentait de chaque côté un pied équin. Quelques mois après la section du tendon d'Achille, je remarquai, à mon grand regret, qu'une difformité opposée à celles qu'on avait guéries, s'était produite malgré le soin qu'on avait apporté au traitement orthopédique. Auparavant, les calcanéums étaient tirés en haut, et la pointe du pied dirigée en bas : maintenant, au contraire, les extenseurs des phalanges avaient été les plus forts, et le pied faisait en avant un angle aigu avec la jambe ; la déviation abandonnée à elle-même aurait dégénéré en stréphanopodie incurable, le plus mauvais de tous les résultats. Je cherchai à y remédier au moyen des mouvements doubles, destinés à fortifier les muscles du mollet qui s'étaient allongés et relâchés à la suite de la section du tendon. Le malade opérait tous les jours de cent à deux cents fois l'extension du pied (avec résistance de la part d'un aide), et je rétablis ainsi une harmonie visible entre les fléchisseurs et les extenseurs du pied, lequel reprit ainsi sa forme normale. La paraplégie ne put être guérie complètement, bien qu'on eût employé la gymnastique et l'électricité, mais elle diminua cependant (*Journal central de médecine*, 1852, n° 30).

J'ai obtenu un succès par une voie toute opposée chez le fils d'un comte de la Poméranie, enfant âgé de douze ans ; le tendon d'Achille commençait à se raccourcir par suite d'une paralysie, et il se serait formé un pied équin si on ne s'y était opposé. Je fis exécuter des mouvements doubles du pied (extension et traction en haut), afin d'établir un rapport convenable entre la force des extenseurs et celle des jumeaux. J'employais cependant, jour et nuit, dans les intervalles des exercices, la machine dont je me sers pour combattre la rétraction du tendon d'Achille. La guérison fut complète, sans que l'on eût été obligé d'opérer. Je suis fermement convaincu que dans un cas de cette nature on ne doit pas négliger les appareils mécaniques, car si le membre est abandonné à lui-même dans les intervalles qui séparent les exercices, on verrait bientôt se perdre tout ce qu'on aurait gagné par les mouvements. Il est donc raisonnable d'associer les deux méthodes et de ne pas mépriser les bains, l'électricité et d'autres modes de traitement (1).

M. — La gymnastique mécanique, au sujet de laquelle J. Heine (V. ses *Observations sur les paralysies des extrémités inférieures et sur les moyens de les guérir*, Stuttgard, 1840), et récemment Bonnet (*Traité de thérapeutique des maladies articulaires*, Paris, 1853) ont donné des renseignements précieux, conservera toujours une place importante à côté des moyens employés par les gymnastes. Je me base pour affirmer ce qui précède sur les données suivantes :

1. — Les appareils mécaniques, que l'on peut, du reste, simplifier beaucoup, constituent un moyen commode de traitement. On épargne, en les employant dans les hôpitaux dans lesquels il y a beaucoup de malades, les forces d'un grand nombre d'aides.

---

(1) C'est une grave erreur de croire que le bien obtenu par le simple mouvement naturel puisse se perdre dans les intervalles qui séparent les exercices : il persiste ; mais nous l'avons vu se dissiper à la suite d'imprudentes applications d'appareils mécaniques. Aussi, nous ne croyons point que ce soit chose raisonnable d'associer les deux méthodes.

2. — Les exercices que l'on pratique au moyen des machines fournissent au malade l'occasion d'une diversion agréable; il peut se livrer à ces exercices quand il veut, selon le degré de ses forces, et sans être obligé d'attendre le moment où le gymnaste pourra s'occuper de lui.

3. — La gymnastique mécanique peut être adoucie sous quelque rapport par le malade, et rendue plus supportable que les mouvements exécutés malgré la résistance du gymnaste; ce point mérite d'être pris en considération lorsqu'il s'agit de traiter une personne très-impressionnable (1).

Je ne vois donc rien qui s'oppose à ce que la gymnastique mécanique ne conserve sa place à côté des autres traitements par le mouvement; les deux méthodes, employées d'après des indications exactes seront utiles aux malades.

Ce serait être injuste et montrer de l'ingratitude envers tous ceux qui ont étudié cet art dans l'intérêt de la science et de l'humanité, que de faire dater l'ère de la gymnastique des travaux de Ling seulement. Je suis persuadé, au contraire, que Ling a connu et utilisé les travaux de ses prédécesseurs, et que sa gymnastique employée à l'exclusion de tous les autres moyens de traitement n'est pas en rapport avec l'état actuel de l'orthopédie (2).

N. — Il me resterait encore à parler du mode d'action de la gymnastique suédoise dans les maladies internes, mais c'est là un sujet difficile, sur lequel je ne possède pas des données suffisantes pour pouvoir me prononcer d'une manière définitive. Les études bibliographiques nous montrent qu'on a reconnu

(1) Toutes ces raisons en faveur de l'emploi de machines orthopédiques dans les hôpitaux, sont purement spécieuses. Du reste, nous examinerons ultérieurement l'ouvrage de M. Bonnet et sa méthode où les appareils mécaniques jouent le rôle le plus important dans la résolution des maladies articulaires.

(2) L'école de Ling considère l'orthopédie de la même manière que M. Berend lui-même, c'est-à-dire comme une aberration de l'esprit humain.

depuis longtemps combien la gymnastique, tout en constituant un des éléments importants de l'hygiène, pouvait être utile comme moyen de donner de la force, dans certaines maladies; sous ce rapport encore, l'ouvrage de Ling ne peut être considéré comme le premier en date. Les exercices gymnastiques tels que Ling les prescrit, non-seulement passifs, mais demi-actifs, exercent une influence heureuse sur les personnes qui ont la poitrine faible, certaines maladies de l'abdomen, ou qui sont atteintes d'hypochondrie, d'hystérie, de scrofules, de rachitisme et de chlorose. Ce fait est connu depuis longtemps (V. Schreber, *loc. cit.*, 4e division. — Koch, *La gymnastique considérée sous le rapport de la diététique et de la physiologie*, Magdebourg, 1830, 5e chapitre sur la gymnastique médicale). Nous avons appris récemment les bons résultats obtenus sous la direction de M. Blache, à l'hôpital des Enfants de Paris, par M. Laisné qui a employé la gymnastique ordinaire, sans faire exécuter un seul des mouvements spécifiques de Ling; les succès ont été obtenus dans les affections les plus diverses des glandes, dans des ankyloses, des paralysies, des cas de rachitisme, de chorée. Cette dernière maladie a guéri très-souvent sans qu'on eût donné de médicaments, par l'effet des frictions douces (*passes*) (1) que l'on fit alterner avec d'autres exercices lorsque la guérison eut commencé à se manifester (V. *Journal des maladies des enfants*, p. Berend et Hildebrand, 1851, septembre et octobre; *Mémoire sur la gymnastique médicale pratiquée à Paris*, par M. Guersant et les autres médecins de l'hôpital des Enfants) (2).

J'ai eu moi-même l'occasion d'observer sur des centaines d'enfants traités dans mon établissement pour des difformités, combien les mouvements actifs (employés à l'exclusion de tout mouvement caractérisant la gymnastique de Ling) pouvaient

---

(1) *Streichung*, de *streichen*, caresser.

(2) A l'article de l'*école française*, nous examinerons ces intéressants essais de traitement gymnastique entrepris à l'hôpital des Enfants. à Paris.

agir efficacement, sans que l'on donnât de médicaments, dans la scrofule, la chlorose, la faiblesse des muscles et des nerfs. Nous attribuons cette propriété médicatrice de la gymnastique à l'influence que les mouvements musculaires exercent sur le système nerveux, à la régularisation des phénomènes de l'hématose et de la nutrition; mais nous ne nous sommes flatté en aucune façon de posséder des mouvements pouvant agir spécifiquement sur tel ou tel organe. La gymnastique suédoise croit pouvoir aller beaucoup plus loin; elle nous parle de traitements fortifiants, dérivatifs, excitant l'absorption, etc., et prétend diriger les mouvements musculaires de telle sorte qu'elle puisse agir sur un organe interne déterminé. Il peut y avoir du vrai dans tout cela, mais presque tout est encore fondé sur des données vagues et repose sur des principes patholologiques difficilement acceptables pour des médecins instruits (1).

Que peut-on penser, par exemple, de ce que Ling dit du scorbut (*l. c.*, p. 77):

Le scorbut appartient à la prédominance de la forme fondamentale chimique; il peut donc se guérir par la puissance des agents mécaniques. Cette maladie peut aussi bien provenir de mouvements trop forts que de mouvements trop faibles. Dans le dernier cas, le malade commencera par des mouvements

---

(1) L'école suédoise admet, en effet, des mouvements *spécifiques*, c'est-à-dire agissant spécifiquement sur tel ou tel organe. Le terme est impropre. Ces mouvements sont *spéciaux*, mais non *spécifiques*; la spécificité appartient aux mouvements naturels de l'organisme vivant, et non aux mouvements artificiels, dont l'action se borne à provoquer, non point *spécifiquement*, mais *spécialement*, tels ou tels mouvements inhérents à l'organisme. Or, plusieurs espèces de mouvements artificiels peuvent provoquer un même effet physiologique; et c'est précisément ce qui fait que l'on obtient des guérisons au moyen de mouvements différents de ceux qui caractérisent la méthode de Ling. Il est bon de le noter; mais s'en prévaloir serait de l'ignorance. — Du reste, la même chose a lieu relativement aux médicaments pharmaceutiques: il n'y en a point, il ne peut y en avoir qui soient *spécifiques*. Comme dans l'ordre des mouvements gymnastiques, il n'y a en médecine chimique que des spécialités. — Mais, de l'aveu même de M. Berend, les mouvements *spéciaux* de l'école suédoise sont plus en rapport avec ceux qui s'accomplissent *spécifiquement* dans l'organisme humain; semblables à ceux de l'école chinoise, ils sont mieux déterminés que ceux de toute autre école, soit dans leur forme, soit dans leur action, spéciale ou générale. Leur effet en est mieux apprécié, et leur résultat plus certain et plus efficace. — « Il peut y avoir du vrai dans tout cela, » dit M. Berend. Nous ajouterons que tout médecin, quelque instruit qu'il soit, ne peut s'en faire une idée juste et précise, s'il n'en a pas fait une étude sérieuse et complète.

demi-actifs que l'on rendra toujours plus forts et qui seront enfin tout-à-fait actifs. Dans le deuxième cas, on commencera le traitement par des mouvements passifs généraux exercés sur le ventre, les bras et les jambes, puis sur les autres parties du corps; on prescrira ensuite des mouvements actifs, en alternant tous les trois jours avec des mouvements tout-à-fait passifs. Ce n'est qu'avec une grande prudence qu'il faut en venir aux mouvements actifs; il faut éviter surtout les exercices qui se font le malade étant debout, et les efforts violents.

La gale (*l. c.*, p. 78) est une maladie de la peau consistant dans un excès de l'agent chimique; on peut donc la traiter par les mouvements, c'est-à-dire par l'exaltation de l'agent mécanique.

Nous citerons encore quelques définitions conformes à ce système données par le docteur Neumann. Cet auteur s'exprime de la manière suivante (*l. c.*, p. 362) :

Phthisie pulmonaire. Cet état pathologique provient le plus souvent d'une rétraction du tissu fibreux du poumon et des bronches. Le sang s'arrête en même temps dans les vaisseaux capillaires des voies respiratoires, ce qui nous est démontré par la présence de crachements de sang vermeil.

L'*emphysème du poumon* provient de ce que le tissu fibreux et le tissu élastique des organes contenus dans la poitrine se relâchent et que cet état se complique d'une réplétion des vaisseaux capillaires et d'une destruction des artères.

La *constipation habituelle* provient (*l. c.*, p. 371) le plus souvent, — excepté dans les cas rares dans lesquels des produits pathologiques volumineux compriment le canal, — de l'oblitération des capillaires artériels qui se trouvent dans les cavités glandulaires du rectum et du cœcum, de la rétraction des aponévroses des muscles de la paroi antérieure de l'abdomen, du péritoine (du feuillet antérieur surtout) de l'aponévrose pelvienne et de l'aponévrose iliaque. Il survient en même temps des désordres plus ou moins considérables dans le système nerveux sympathique, désordres qui sont causés vraisemblablement par la *rétraction du névrilème* (1). Tout ceci nous montre que le traitement le plus rationnel consiste en une dérivation artérielle et une tonification des nerfs.

J'abandonne ces citations au lecteur, sans ajouter de commentaires; il verra lui-même si de pareilles manières de voir en pathologie peuvent être basées sur des principes d'anatomie et de physiologie, et si l'on peut prétendre fonder là dessus une méthode de traitement rationnel (2). Je ne me refuse pas à croire que plusieurs des mouvements prescrits par les Suédois ne soient quelquefois très-utiles dans des cas de constipation habituelle : ces mouvements sont des tractions du dos, des frictions douces concentriques faites sur l'abdomen, des rotations sur un plan horizontal, des hachures sur le sacrum, etc. J'ai expérimenté moi-même ces mouvements, et je les ai vus réussir et faire cesser des accidents nerveux, tels que : vertiges, douleurs de tête, palpitations de cœur, mais dans des cas où il n'y avait pas d'affection matérielle des organes contenus dans l'abdomen. C'est ainsi que j'ai traité une dame d'Ascherleben, âgée de quarante ans, qui avait eu une hémorrhagie utérine accompagnant un avortement. La circulation était gênée dans l'abdomen, il y avait des obstructions, de la tympanite, des douleurs nerveuses dans la tête, une détente générale. Au bout

(1) Peut-être M. Neumann aurait-il dû donner quelques explications anatomiques sur la *rétraction du névrilème.*

(2) A entendre M. Berend, on dirait que l'art médical possède une méthode rationnelle et sûre pour le traitement de la constipation habituelle, de l'emphysème du poumon, de la phthisie pulmonaire. Tant s'en faut! Ici, comme dans la plupart des autres maladies chroniques, elle en est toujours à la recherche des moyens, et ne procède qu'en tâtonnant, et par voie d'empirisme. Est-ce bien là l'allure d'une doctrine fondée sur l'anatomie et la physiologie, et autorisée à juger de celle de l'école suédoise ? — Nous ne ferons aucune observation de détail sur les citations que M. Berend a choisies pour donner une idée de la pathologie de Ling. Sans doute on pourrait adresser beaucoup de reproches à ces théories exclusives sur des points encore si obscurs; mais, outre qu'elles satisfont aussi bien l'esprit que les nombreuses hypothèses étiologiques auxquelles ces maladies ont donné lieu, qu'importent, en définitive, quelques vues un peu hasardées, si la thérapeutique qui en découle est couronnée de succès! Sait-on, en effet, d'une manière quelconque, quelle est l'origine de la phthisie, la cause du scorbut, la raison pathologique de la constipation? Possède-t-on quelques remèdes chimiques pour guérir ces maladies, et bien d'autres? — Du reste, les médecins n'ont pas la prétention de connaître les causes essentielles des maladies : ils se bornent à rechercher les conditions au milieu desquelles elles se produisent.

de trois jours de traitement, la malade eut une selle sans avoir
employé les laxatifs qui depuis longtemps ne produisaient
presque aucun effet. Elle se trouva beaucoup mieux; les accidents nerveux, la céphalalgie surtout, ne disparurent pas cependant, et il faudra que la malade prenne des bains et des
eaux minérales.

Un enfant de huit ans entré dans mon établissement, présentant une paralysie incomplète des membres inférieurs, qui
étaient devenus difformes, apprit à courir au bout de deux ans
de traitement, mais resta atteint de constipation, sans que la
gymnastique suédoise pût modifier son état; et nous étions
obligés d'avoir recours à l'huile de ricin. Peut-être que les
exercices que nous avons cités sont-ils utiles seulement lorsque
la constipation dépend d'un relâchement des muscles du ventre.
C'est ce qu'on observe souvent dans des cas de paralysie; on
a vu ces muscles pendre comme une bourse vide (Romberg,
Manuel des maladies nerveuses de l'homme, t. I, p. 628). Je n'ai
pas observé ce symptôme chez l'enfant dont je viens de parler.

Mais sans parler des cas dans lesquels l'action de cette méthode nous fait défaut, même lorsque la constipation est légère
et n'est pas causée par une lésion matérielle, nous ne pouvons
admettre l'hypothèse selon laquelle la constipation serait produite par une rétraction des aponévroses et du péritoine. Les
gymnastes discutent pour savoir s'il existe des mouvements
spécifiques propres à guérir la constipation ou la diarrhée;
mais comme les mêmes formes de mouvements ont réussi dans
les deux cas opposés, il est permis de ne les considérer que
comme des régulateurs de l'activité de l'intestin (1).

(1) En effet, les mêmes formes de mouvement sont employées dans le cas de constipation et dans celui de diarrhée; seulement, dans le premier cas, il importe que les muscles
abdominaux soient tendus, et dans le second, relâchés. C'est de cette différence de position que résulte la différence des effets physiologiques des mêmes formes de mouvements,
qui, dans l'un et dans l'autre cas, régularisent diversement l'activité normale de l'intestin. Or, c'est ce que M. Berend ne nous paraît pas avoir compris. Cependant, puisqu'il
reconnaît que la plupart des formules de Ling n'ont point été sans résultats essentiellement utiles, on peut conjecturer que, si dans certains cas elles n'ont point réussi, c'est
qu'elles ont été mal exécutées.

Ling a donné (*l. c.*, p. 75) un diagnostic des maladies du cœur qui ne pourra jamais être admis dans la science : « Lorsque, dit-il, le malade est placé contre une colonne d'appui, sa main gauche est élevée et la poitrine un peu penchée obliquement et en avant. Le gymnaste presse avec précaution sur la dernière côte et applique le bord externe de l'autre main, plié en forme d'arc, tantôt entre les côtes pectorales, tantôt entre la sixième et la septième vertèbre dorsale, tandis que les aides contribuent à augmenter cette pression très-doucement ou bien s'efforcent de pencher le malade lentement en avant et de côté ; c'est alors que l'on produit ordinairement le signe de la maladie. Si le malade éprouve une légère sensation de chaleur plus extérieure dans la même région, la maladie est rhumatismale ; s'il éprouve des étourdissements et une sensation d'arrêt du cœur, le cœur est atrophié. S'il perçoit une sensation de roulement, il y a chez lui une accumulation de gaz ; s'il ressent enfin des mouvements très-forts, il s'agit d'une crampe de cœur (1).

Je crois cependant posséder quelques preuves de l'action calmante des mouvements doubles des extrémités inférieures dans les maladies du cœur, mais le sujet est trop important pour qu'on puisse se contenter de quelques preuves. — De jeunes malades qui étaient atteints d'hyperthropie du cœur ou d'irritation simple, et qui avaient de l'oppression, de la difficulté à monter un escalier, etc. Les résultats du traitement gymnastique furent peu évidents, car je prescrivis en même temps l'application d'une bouteille de métal pleine d'eau froide sur la région du cœur ; je crois cependant que l'amélioration, la diminution de l'état irritable du cœur, ont été produites en partie par les exercices gymnastiques.

(1) Sans doute, ce moyen de diagnostic paraît au premier abord aussi délicat à pratiquer que peu scientifique dans ses résultats ; mais M. Berend l'a-t-il bien mis à l'épreuve, et a-t-il pu l'étudier comparativement d'une manière suffisante avant de le condamner irrévocablement ? Depuis quand les sensations qu'éprouve le malade, placé dans des conditions spéciales, doivent-elles être éliminées des éléments du diagnostic ? — D'ailleurs, il convient de noter que Ling écrivait à une époque ou ni la *percussion* ni l'*auscultation* n'étaient encore pratiquées méthodiquement en médecine.

On trouve dans les comptes-rendus de l'établissement de gymnastique suédoise à Vienne, par M. Melicher, l'histoire de la guérison de beaucoup de maladies internes parmi lesquelles se trouve l'épilepsie. Le lecteur pourra lui-même parcourir le recueil et porter un jugement impartial sur les faits contenus dans ce travail. Je ferai une remarque au point de vue de l'orthopédie : c'est à tort que l'on regarde comme un prodige le fait que pendant ce traitement, et je pourrais dire malgré ce traitement, des abcès par congestion dépendant de la tumeur blanche des vertèbres se sont guéris. Il y a, toutefois, des cas dans lesquels la cyphose est tellement torpide, que la gymnastique elle-même sera utile, mais je dois avertir les médecins qu'il ne faut pas se tromper en pareil cas : la cyphose rachitique apparaît bien rarement après l'âge de trois ans, et la plupart des courbures de la colonne vertébrale en arrière sont produites par des affections organiques dont la présence contre-indique formellement l'emploi de la gymnastique.

Le professeur Branting me recommanda de faire faire tous les jours quelques exercices de gymnastique respiratoire aux enfants atteints de maladie vertébrale (spondylarthrocace), que je traitais en les faisant coucher sur le ventre d'une façon permanente dans l'appareil que j'ai imaginé (V. *Cinquième Compte-rendu*, p. 15 et 15. J'ai suivi fidèlement ce conseil, mais je n'en ai pas retiré d'avantage particulier. Lorsque ces enfants sont bien soignés et bien nourris, la position ne trouble pas la fonction respiratoire ni aucune autre fonction. Je dois ajouter, au contraire, que ces mouvements, exécutés avec la plus grande prudence, a souvent épuisé ces enfants qui avaient surtout besoin de repos, et je vis qu'il ne fallait pas continuer (1).

---

(1) Les mouvements respiratoires dont il est ici question sont l'*inspiration* et l'*expiration*, mouvements très-puissants dans ce cas. Nous avons vu que les médecins grecs en faisaient de fréquentesapplications, et que les différentes manières de respirer forment aussi un des éléments essentiels du *Cong-Fou* des Tao-Ssé. M. Poiseuille vient de faire sur la dilatation des poumons par l'inspiration de curieuses expériences, qui confirment toute la puissance de ce mouvement lorsqu'il est appliqué avec discernement (*Académie des sciences*, 17 décembre 1855' M Berend en a-t-il bien fait l'application?

Je regarde comme une extravagance l'idée d'avoir voulu traiter par la gymnastique la gale, la blennorrhagie et l'hémorrhagie utérine, affections à l'égard desquelles la médecine est suffisamment pourvue de moyens curatifs (1).

0. — Je terminerai par deux réflexions.

Les personnes qui ne connaissent pas la gymnastique suédoise ont été effrayées souvent par la multitude de noms des divers exercices. Je ne puis pas partager leurs craintes, et je crois, au contraire, que les noms proposés à l'origine par M. Branting sont forts justes et bien faits; lorsqu'on s'y est habitué, on éprouve une grande difficulté à y renoncer. L'idée de formuler des séries de mouvements est une idée pratique, et, pour ma part, il y avait déjà longtemps que j'avais adopté cet usage. On comprend, du reste, que ces formules ne sont pas magistrales et absolues, et qu'on doit les modifier selon les exigences de chaque cas. Mais je ne puis reconnaître à

(1) Pour ne parler ici que de la gale, si on la guérit aujourd'hui en *deux heures*, ce n'est. selon M. Vleminkx, président de l'Académie de médecine de Belgique, que par un procédé mécanique, qui est du domaine de la gymnastique. Voici ses propres paroles : « L'opinion que je vais émettre paraîtra peut-être paradoxale ; mais je la tiens pour *vraie*. Si l'on était bien sûr que les *acarus* ne se trouvent que dans des régions déterminées à l'avance, il ne faudrait pas même deux heures pour un traitement de gale ; il ne faudrait pas non plus de pommade d'Helmerich, de sulfure calcaire, etc. ; il suffirait d'écraser ces parasites à l'aide d'un peu de pierre ponce, par exemple, dans les sillons qui les recèlent ; car pour moi, le traitement rapide n'est autre chose que la destruction *mécanique* du sarcopte. C'est la pression suffisante de la main qui amène ce résultat. Malheureusement, les acarus se nichent partout, et voilà pourquoi il conviendra toujours de recourir aux frictions d'une certaine durée et d'une certaine force sur toute la surface du corps, et le savon noir me paraît ici le meilleur des adjuvants. (*Gazette hebdomadaire de médecine et de chirurgie*, Paris, 25 janvier 1856). »

Quand donc Ling vient nous dire la gale peut être traitée par l'*exaltation de l'agent mécanique*, ne dit-il pas en principe ce que M. Vleminckx dit en fait ?

De quel côté est l'extravagance ?

A l'époque où Ling écrivait, l'existence du ciron de la gale, vieille tradition populaire, déjà posée en dogme par un médecin allemand, Jean-Pierre Frank, était à peine envisagée à Paris comme une hypothèse digne d'attention (Requin, *Éléments de pathologie médicale*, III, 179). Le mode de traitement que Ling propose paraît être autant en rapport avec le diagnostic qu'avec la cause du mal, avec la constitution psorique qu'avec la présence du parasite. La guérison intégrale de la gale serait donc essentiellement du ressort de la gymnastique.

Ajoutons que c'est aussi par des procédés gymnastiques, semblables, mais moins expéditifs, que les anciens traitaient cette maladie et toutes les autres qui ont leur siége dans la peau (Voir Oribase, II. 429; Mercuriali, IV, 7 ; V. 4).

Ling le mérite d'avoir créé la gymnastique pédagogique; car les éléments qu'il a utilisés étaient déjà connus, et les exercices décrits et indiqués par Spiess (*Die Freiübungen*, etc... *Les exercices libres pour les deux sexes*, Bâle, 1840) dépassent les siens sous le rapport du nombre et de la variété. Bien d'autres auteurs ont d'ailleurs mis en pratique une gymnastique pédagogique destinée à développer régulièrement et à redresser le corps, et c'est ce que j'ai fait moi-même depuis longtemps (1).

Dr BEREND.

15.

Après avoir lu le Mémoire de M. Berend, il est difficile de ne pas être convaincu que l'école allemande n'est point encore arrivée à l'expression complète de la méthode organo-mécanique tracée par son fondateur, tandis que l'école suédoise semble pratiquer cette méthode avec une supériorité que ce savant ne nous a pas paru contester d'une manière péremptoire.

Voici, du reste, la réponse de M. Neumann au Mémoire de M. Berend sur *La gymnastique médicale étudiée au point de vue de la méthode du gymnaste suédois Ling.* Elle se trouve dans l'*Athenæum*, 1er n°, p. 79.

C'est avec un grand plaisir que j'ai lu le titre de cet ouvrage; j'espérais que l'auteur serait enfin revenu sur les opinions qu'il avait mises en avant, qu'il aurait renoncé aux attaques diri-

---

(1) Ces deux réflexions contiennent évidemment un haut témoignage en faveur de l'école suédoise ; toutefois, avec certaines réserves sur la priorité de l'invention en faveur de l'école allemande. Tel est, en effet, tout l'esprit de l'article de M. Berend. — Cela ne suffit pas ; c'est le fond de la question qui reste à examiner : il importe d'étudier, franchement et sans prévention, quelle est des deux écoles celle dont la doctrine et l'application sont le plus conformes aux lois de l'organo-mécanisme humain. Alors seulement toute discussion sera close, et la rivalité tournera au profit de l'unité de la science et de ses variétés fondées sur les mêmes principes, en même temps qu'au profit de ceux qui souffrent.

gées contre la méthode de Ling, et que, mettant de côté le riche appareil de machines dont son institution était pourvue, il aurait enfin ouvert la porte à la gymnastique suédoise après l'avoir mieux étudiée. Je me réjouissais de voir bientôt s'élever à Berlin plusieurs établissements de gymnastique médicale. Les personnes qui ont suivi attentivement la marche de mes travaux penseront comme moi, que c'était bien ce qu'il y avait de mieux à faire. — Mais combien j'ai été déconcerté lorsque j'ai vu, en lisant l'ouvrage de Berend (comme aussi en voyant un autre ouvrage publié récemment sur la gymnastique médicale) (1), que l'auteur ne possédait pas même les notions fondamentales de la méthode de Ling. J'espère pouvoir démontrer combien le reproche que je lui adresse est fondé.

L'auteur nous dit, page 275, que depuis l'an 1847, il s'est occupé de la gymnastique suédoise : on pourrait donc attendre de lui, sans se montrer trop exigeant, qu'il connût la nature des mouvements actifs, passifs et doubles, et les différences qui existent entre les trois formes de mouvement. On voit pourtant, page 278, qu'il n'a pas bien saisi les différences que l'on doit établir entre les mouvements doubles concentriques, et la nature de ces mouvements. Sa définition est la suivante :

« Les mouvements demi-actifs ont lieu lorsqu'une personne fait un mouvement, tandis qu'une autre lui résiste et cherche à empêcher le mouvement (m. *activo-passif* ou *double concentrique* ou bien lorsque la force musculaire du gymnaste qui fait un mouvement est contrecarrée et surmontée par la résistance qu'oppose le patient (m. *passivo-actif* ou *double concentrique*). La résistance peut être aussi le résultat de l'action d'une machine. »

Dans la première partie de sa définition, l'auteur met en scène deux personnages, sans les désigner d'une manière spéciale; il leur fait exécuter un mouvement et ne paraît pas s'apercevoir que dans un cas pareil il se produit en même

1) Il s'agit ici probablement de la *Kinésiatrique* de M. Schreber, Leipzig, 1852.

temps deux mouvements, l'un double excentrique et l'autre double concentrique, mais que chacun d'entre eux se produit seul chez l'un des deux hommes qui sont en présence, tandis que le mouvement opposé est exécuté par l'autre personnage. Dans la seconde partie de sa définition, l'auteur appelle l'un des deux hommes le gymnaste, l'autre le patient; mais il ne nous apprend pas quel est celui d'entre eux qui joue l'un ou l'autre rôle dans la première partie de la phrase. Une personne qui n'aurait aucune notion à l'égard des mouvements doubles pourrait s'imaginer que l'exécution d'un mouvement double nécessite le concours de quatre personnages, et la lecture de cette phrase ne lui donnerait pas des idées bien nettes sur la nature des deux sortes de mouvements (1). La confusion est ici d'autant plus grande, que, d'après la définition de Behrend, c'est le patient qui doit chercher à résister au gymnaste dans le mouvement double excentrique. Il doit résulter de là que le mouvement n'a pas lieu si les deux forces se neutralisent, ou bien que le patient exécute un mouvement double concentrique. C'est le contraire qu'il fallait dire: dans le mouvement double excentrique, la force du gymnaste surmonte celle du patient qui oppose une faible résistance tout en se laissant vaincre.

L'auteur ajoute, de plus, que la résistance (du gymnaste) peut être opposée par une machine. Je suis le premier auteur qui ait proposé le mot *mouvement double,* ce qu'on peut voir à la page 16 de mon ouvrage: « *La gymnastique médicale,* » déjà souvent cité; et j'ai distingué et séparé, p. 24 et 25 du même livre, les mouvements doubles d'avec ceux que l'on exécute à l'aide de poids et de machines. Ne pourrais-je donc pas supposer que Berend a voulu fausser à dessein la notion de mouvement double.

Pour prouver qu'il a réellement l'intention de faire rentrer plus ou moins les traitements par les machines dans le cadre

____

(1) V. la définition donnée dans l'article de M. Neumann, p. 164.

de la gymnastique médicale, je citerai encore ce qu'il dit p. 292 : « Le système de Ling s'élève de la manière la plus absolue contre l'emploi de toutes les machines dans le traitement des scolioses. Je répondrai à cela que la gymnastique suédoise ne s'abstient pas complètement de l'emploi de ce moyen, et je demanderai, par exemple, si dans l'usage de l'appareil à suspension de la tête, la mécanique joue un rôle plus ou moins grand que dans l'attitude prolongée de soulèvement des talons et de la tête. »

Comme l'auteur ne voit pas la différence qui existe entre ces deux exercices, je vais me donner une peine inutile pour tout lecteur qui connaît les principes de la gymnastique médicale, et je vais chercher à faire ressortir cette différence. Dans la suspension pratiquée au moyen de l'appareil suspenseur de la tête (*Kopfschwebe*), le corps est retenu d'une part par la force mécanique (cohésion) mise en jeu par l'appareil, et d'autre part, il est soumis à l'action de la pesanteur. Toute force musculaire cesse alors d'agir, non pas immédiatement, mais lorsque la personne soumise à cet exercice est restée longtemps suspendue au moyen de l'appareil. Dans l'attitude de soulèvement des talons et de la tête (1) la pesanteur tend à entraîner le corps en arrière, tandis que la force des muscles qui se contractent activement d'une manière concentrique tend à maintenir le corps dans une attitude normale, tant que les muscles peuvent agir. Le premier exercice consiste dans une extension toute mécanique ; le second fait agir les muscles. Berend n'a pas réfléchi que dans toutes les attitudes (station debout, assise, à genoux, suspension par les mains) il y avait un déploiement d'action comme dans l'attitude dont nous venons de parler, et que ses explications ne tendaient à rien moins qu'à expliquer toutes les attitudes du corps par la mécanique générale, et à réduire à rien l'organisme et sa puissance musculaire.

(1) Le corps est placé de manière que le dos est dirigé en bas ; la partie postérieure de la tête et les talons sont appuyés sur des chaises ou des appareils qui les soulèvent, tandis que le reste du corps n'est soutenu par rien.

Il n'est pas étonnant que sous l'influence d'idées aussi peu arrêtées, aussi singulières, Berend n'ait reconnu à l'emploi des mouvements doubles que des avantages faibles ou nuls sur l'usage des mouvements actifs et des machines.

Je crois donc pouvoir dire avec connaissance de cause que l'établissement dont il s'agit n'est pas du nombre de ceux dans lesquels on pratique la gymnastique rationnelle. J'ajouterai que ce serait avec un vrai plaisir que je verrais Berend, qui jusqu'à présent s'était présenté à moi comme un écrivain digne d'estime, étudier à fond la méthode suédoise; s'il fait autant de cas qu'il le dit du professeur Branting, de Stockholm, que ne va-t-il, comme je l'ai fait, passer quatre ou cinq mois auprès de lui. Je suis certain qu'il porterait un jugement tout autre sur la gymnastique médicale.

Dr NEUMANN.

16.

Nous n'avons rien à ajouter aux paroles de M. Neumann, et son dernier conseil est d'un homme qui a conscience de la vérité. Cependant, M. Berend ne s'était pas montré trop hostile à la gymnastique médicale de Ling; il voulait bien la considérer comme digne de compléter l'arsenal de la gymnastique allemande en tant que médicale. Quant à la gymnastique pédagogique, nous avons vu, par ce qu'il affirme, que les exercices décrits et indiqués par Spiess dépassent ceux de Ling sous le rapport du nombre et de la variété.

Qu'importent le nombre et la variété? C'est la qualité qui constitue toute la valeur du mouvement.

Il y a donc ici une nouvelle face de la question à examiner.

Cet examen, fait par un gymnaste de l'école allemande converti à l'école suédoise, se trouve dans l'*Athenæum*, t. II, p. 36, sous ce titre :

LA GYMNASTIQUE ALLEMANDE ET LA GYMNASTIQUE SUÉDOISE,

Par Robert NITSCHE, directeur des établissements destinés à l'enseignement de la gymnastique médicale à Freiberg, en Saxe, et à Tœplitz, en Bohême.

A. — On sait que la gymnastique allemande, *Die deutsche Turnkunst*, a pris un nouvel essor sous l'influence des travaux d'Adolf Spiess qui, le premier, l'a systématisée, lui a ouvert un vaste champ d'action et l'a vulgarisée. Comme ce système s'est répandu dans toute l'Allemagne, nous le prendrons ici pour type et nous appellerons gymnastique allemande l'ensemble des exercices libres, tels qu'on les pratique dans les sociétés de gymnastique et dans les écoles (en Saxe).

Tous les mouvements que l'on exécute dans ces exercices ont pour condition l'action des muscles; on les appelle mouvements actifs, c'est-à-dire mouvements des muscles de la vie animale ayant lieu seulement sous l'influence de la volonté de la personne qui les exécute (Neumann). Les personnes qui examineront sans préjugés ces exercices s'apercevront facilement que ce système, bien que perfectionné par Spiess et donnant, sous sa direction surtout, des résultats utiles, est défectueux en plusieurs points, qu'il ne forme pas un tout complet, et qu'il ne répond pas entièrement au but que l'on se propose.

Les considérations suivantes fourniront la preuve de ce que j'avance.

On distingue dans la gymnastique allemande les exercices libres et les exercices accomplis à l'aide de machines, qui doivent tous rendre les articulations souples, donner de l'adresse et de la force. Jusqu'à présent, on n'a recommandé la gymnastique qu'aux jeunes gens, aux petits garçons; on a fait aussi quelques essais de gymnastique pour les vieillards, les femmes et les jeunes filles, mais ce ne sont que des essais, et l'on a vu bientôt combien les exercices qu'on pouvait leur faire faire étaient défectueux. C'était cependant un progrès que d'avoir songé à choisir des exercices qui leur convinssent. On a défendu complétement l'usage de la gymnastique aux vieillards.

Il y a cependant beaucoup de circonstances dans lesquelles on se trouve dans la nécessité de donner au corps d'un homme adulte, d'un vieillard ou d'une femme, une bonne attitude, de lui communiquer de la souplesse, de l'agilité ou de la force.

Les mouvements que l'on a adoptés pour les jeunes filles et les femmes sont défectueux en ce qu'ils ne sont qu'une partie d'un grand système, et parce qu'on rencontre chez les femmes des dispositions individuelles qui s'opposent à l'exécution de divers mouvements.

Un homme avancé en âge ne peut pas faire un grand nombre des mouvements qui sont la base de la gymnastique allemande; c'est en vain qu'il chercherait à s'élever par la force des bras, à tourner autour de la barre de reck, qu'il s'efforcerait de se soutenir sur les barres parallèles, car ses fibres musculaires ont perdu l'habitude des contractions énergiques et les ligaments de ses articulations n'ont plus leur souplesse. Les exercices des jambes, ceux des muscles abdominaux sont impraticables pour les femmes. Il nous suffira d'avoir signalé ce fait, car il n'entre pas dans notre plan d'y insister davantage.

Notre gymnastique allemande est donc très-incomplète : d'un côté, chaque âge et chaque sexe ne peut y prendre part, et d'autre part, dans un grand nombre de cas où il serait nécessaire de prescrire des exercices, on n'en trouve pas qui puissent convenir.

Considérons d'abord la jeunesse, nous verrons d'abord que pendant cette période de la vie, on fait réellement très-peu de gymnastique. Dans les colléges, les séminaires et les écoles, la gymnastique est prescrite par le réglement d'après lequel se font les études, et pourtant, parmi les jeunes gens qui fréquentent ces établissements, il y en a au moins un sur dix qui ne prend aucune part aux exercices. Si l'on recherche la cause de cette abstention, on la trouve dans les dispenses accordées pour raison de santé, sur l'avis des médecins. Les affections qui motivent ces dispenses sont les hernies, les vertiges, la faiblesse de la poitrine, la disposition à la phthisie pulmonaire, etc. Voilà donc des jeunes gens qui auraient besoin de recouvrer la santé, de se fortifier, auxquels une bonne attitude du corps serait utile, et qui ne peuvent boire à la source qui leur rendrait la vie.

Qui donc voudra ou pourra nier que notre gymnastique allemande soit défectueuse? La gymnastique doit être un moyen d'action pour le médecin, et nous la voyons lui faire défaut dans le cas où il aurait le plus besoin de s'en servir. Considérée ainsi, la gymnastique n'est plus qu'un moyen fictif de guérir et de fortifier les malades, car le meilleur médicament devient inutile lorsque le malade ne peut pas le prendre. La gymnastique ne doit pourtant pas servir seulement à entretenir la santé, mais encore à placer les infirmes et les malades dans les meilleures conditions possibles pour qu'ils se guérissent; les exercices actuels ne peuvent pas donner un pareil résultat.

Lorsque nous examinons les exercices de la gymnastique allemande, nous voyons bientôt qu'ils sont trop généraux, qu'ils ne s'appliquent pas à des cas spéciaux, et qu'ils n'ont pas d'action spéciale. C'est à peine si parmi les personnes qui se livrent aux exercices gymnastiques dans une ville ou dans un établissement, on en trouverait dix dont le corps fût confectionné de la même manière, et cependant elles exécutent toutes les mêmes mouvements. On a bien senti ce qu'il y avait là de vicieux, et l'on a classé les sujets par catégories, sans atteindre cependant le but que l'on se proposait. On sait, en effet, combien il est difficile de former ces classes : tel homme saute bien, tel autre a des bras très-forts, celui-ci se distingue dans l'exercice du reck, celui-là dans celui des barres parallèles. Lorsqu'on veut former des séries, on ne peut donc avoir égard à la faiblesse de telle ou telle partie du corps chez l'une ou chez l'autre des personnes qui s'exercent; les exercices ne pourront donc pas être appropriés aux facultés de chacune d'entre elles.

Considérons un peu les jeunes gens faibles et maladifs auxquels les exercices ne sont pas absolument interdits par les médecins, nous trouvons parmi eux des myopes, des sujets dont les muscles abdominaux sont peu développés, etc. C'est lorsqu'il s'agit de ces personnes-là que la gymnastique allemande est réellement insuffisante, et ne s'accomode pas aux cas particuliers. Si la série se livre à l'exercice du saut, le myope ne voit pas la corde ou la barre par dessus laquelle on saute; mais une seule personne ne doit pas arrêter les exercices, on continuera donc à s'y livrer sans lui.

Le jeune homme dont les muscles abdominaux sont faibles aurait besoin d'exercices particuliers: il sera pourtant obligé de se livrer à ceux qui sont prescrits à toute la série; si, par hazard, il s'en trouve un qui soit approprié à la disposition de ses muscles, ce ne sera qu'un exercice isolé, insuffisant, et ne se rapportant à aucune méthode. Nous pourrions ajouter beaucoup d'exemples à ceux que nous venons de citer; mais en voilà assez pour démontrer l'insuffisance de cette gymnastique.

Supposons même que le professeur de gymnastique s'attache particulièrement à développer les sujets faibles et malades, et leur consacre une partie de son temps, comme cela se fait dans quelques institutions, et comme j'ai voulu le faire moi-même, cette gymnastique lui fait défaut, et ne lui fournit aucun moyen d'action applicable aux cas spéciaux. Parmi tous les mouvements qui constituent la gymnastique allemande, il y en a très-peu qui puissent guérir les maladies contre lesquelles on voudrait employer un traitement par les exercices.

Nous allons chercher à voir s'il est réellement possible d'agir sur un organe déterminé au moyen de la gymnastique ordinaire.

Le docteur Neumann dit dans son ouvrage intitulé *Gymnastique médicale à l'usage des hommes éclairés qui ne sont pas médecins* (page 9): « Dans les mouvements actifs des membres, dans les flexions et les extensions du bras, par exemple, les muscles situés aux deux côtés du bras sont toujours en action, les uns comme les autres; ceux qui sont situés du côté vers lequel le membre est porté, exécutent le mouvement en se raccourcissant, tandis que les muscles antagonistes s'allongent tout en résistant un peu, afin que le mouvement soit harmonique et non pas brusque. Plus le nombre des membres qui agissent dans un temps donné est considérable, plus ces actions contraires se croisent. Mais comme le raccourcissement d'un muscle s'accompagne d'autres phénomènes tels que la stase du sang dans les veines et dans les vaisseaux lymphatiques, comme l'allongement d'un muscle favorise le cours du sang dans les artères, comme aussi, dans le premier cas, la nutrition des muscles et des organes voisins est augmentée, tandis qu'elle est diminuée dans le second; il est clair que les mouvements actifs de la gymnastique actuelle ne peuvent avoir une influence déterminée sur les muscles ou sur les organes dont la nutrition est trop ou trop peu active. » — C'est ce que la pratique de la gymnastique nous démontre aussi.

Ce que nous disons des muscles peut s'appliquer au poumon; cette espèce de gymnastique ne possède aucun mouvement capable d'agir spécialement sur le poumon. La respiration peut être accélérée par les exercices, mais aucun de ces exercices n'a d'influence exclusive sur l'inspiration ou sur l'expiration, et cependant une pareille influence pourrait être utile. La constitution particulière de l'homme qui s'exerce peut être telle qu'il y aurait avantage à pouvoir agir sur l'une ou sur l'autre des portions de l'acte respiratoire. Le cours du sang peut également être activé par les exercices, mais sans que l'on puisse modifier spécialement la marche du sang dans les artères ou bien le courant veineux : la pratique nous l'enseigne, et Neumann confirme, comme on l'a vu, notre opinion à ce sujet. Aucun de ces exercices ne peut diriger le sang vers telle ou telle partie du corps ou bien l'en éloigner; les exercices gymnastiques ne produisent qu'un déplacement général et rapide des liquides du corps, ce qui est plus souvent nuisible qu'utile, comme on peut le prouver par des exemples.

Les mouvements actifs n'exercent pas non plus une action déterminée sur les différents nerfs. Les nerfs sont excités seulement en tant que leur concours est nécessaire pour l'exécution d'un mouvement, et si l'on ne peut agir sur des groupes déterminés de muscles, on ne peut pas agir non plus sur des nerfs déterminés. Lorsque les nerfs sont paralysés de manière que le mouvement est devenu impossible, le traitement par la gymnastique est d'autant plus inapplicable. Dans les cas où le courant d'innervation sensitive ou motrice est affaibli ou détruit, la gymnastique allemande ne possède aucun moyen de le rétablir ou de le régler.

Nous avons montré les imperfections de la gymnastique normale allemande : nous allons voir maintenant qu'elle peut être réellement nuisible dans certains cas.

On ne peut nier que les exercices gymnastiques n'aient pour résultat de développer les parties qui servent à exécuter les mouvements, les muscles, les tendons, les ligaments et les os ; mais s'ils fortifient les muscles, ils leur donnent une forme lourde et trop accentuée (1). Lorsqu'on examine un gymnaste nu, on voit que la partie supérieure de son corps est trop forte relativement à la partie inférieure ; bien que les exercices intéressent le corps tout entier, la partie supérieure y prend une part bien plus grande, elle se développe d'une manière toute particulière. Dans les exercices du membre inférieur, une seule jambe peut agir à la fois, et l'on se soutient sur l'autre, et dans cette position, les muscles de la partie supérieure agissent dans le but de faire contrepoids à la jambe qui exécute des mouvements, et dont l'action est réellement moindre que la leur. — Dans l'exercice du saut, les muscles des jambes agissent seulement en tant qu'ils donnent au corps une certaine position, car l'impulsion résulte de l'action des muscles du pied.

On comprendra combien tout cela est nuisible pour tout le reste du corps, si l'on réfléchit que les parties que les exercices

(1) C'est là aussi ce qui empêche beaucoup de parents de faire faire de la gymnastique à leurs filles. *(Note de l'auteur.)*

développent enlèvent aux autres des éléments qui leur sont nécessaires. Ce que nous venons de dire s'applique également aux bras, dont les gros muscles sont nourris aux dépens des petits muscles des mains, car ce ne sont pas ces derniers qui assurent la position. Un homme qui s'est livré à la gymnastique pendant trente ou quarante ans, et qui ne s'est pas exercé au maniement du sabre, aura beaucoup de peine à faire exécuter au poignet le mouvement de circumduction nécessaire pour parer quarte; une personne qui n'aura pas fait de gymnastique aura beaucoup moins de peine. D'un autre côté, les muscles de la main, destinés à des fonctions délicates, ne peuvent plus les remplir, parce qu'ils sont beaucoup trop développés, ou parce que les articulations des doigts se sont relâchées, ou enfin parce qu'il s'est formé, à la surface interne des doigts, des productions cornées. L'expérience de chaque jour témoigne en faveur de ce que nous disons: les écrivains, les musiciens, les personnes qui travaillent à des ouvrages très-fins, ne peuvent faire de gymnastique; car il faut remarquer, en outre, que la transformation cornée de l'épiderme, la lourdeur des doigts, affaiblissent la sensibilité et le tact. C'est ce qu'on peut constater sur le premier ouvrier venu, et c'est aussi ce qui fait l'objet des plaintes continuelles des maîtres d'écriture et de musique.

On peut encore accuser la gymnastique allemande de prédisposer à certaines maladies, et même de développer des maladies chez des sujets prédisposés à les contracter.

Nous avons déjà montré combien il était difficile, parmi tant d'exercices, d'en trouver qui eussent la prétention d'agir sur telle ou telle fonction physiologique ou de produire un effet déterminé. Il est vrai que l'on fait mouvoir, d'après une certaine règle, les muscles des bras, des jambes et du tronc, et que l'on sollicite ainsi l'action des nerfs qui se distribuent à ses parties, mais aucun de ces mouvements n'a un but bien déterminé. Un sujet affecté d'une déviation de la colonne vertébrale à droite, s'exercera comme un homme bien conformé, au reck, à l'échelle, il se suspendra à l'appareil du *pas gym-*

nastique; il exécutera, par conséquent, des mouvements du bras droit, qui augmenteront la déviation, et qui sont capables même de produire une scoliose chez un sujet bien conformé (1).

De même que les mouvements s'exécutent sans règle et sans mesure, de même aussi le système circulatoire est excité d'une manière désordonnée. La gymnastique ne peut pas exciter une fonction par l'intermédiaire de la circulation : elle détermine seulement un déplacement des liquides; ce déplacement est soudain et n'est d'aucune utilité pour l'organe malade. Le maître de gymnastique s'efforcerait en vain, s'il en avait l'intention, de modifier, par exemple, les poumons d'un phthisique par des mouvements, de manière à soulager et surtout à guérir le malade. Tout exercice actif sera plutôt nuisible qu'utile à un phthisique (tuberculeux), lors même que la maladie n'en serait qu'à son premier degré de développement. En voici la raison : la formation de tubercules altère les vaisseaux, les canalicules bronchiques et les vésicules pulmonaires, qui ne donnent plus passage au sang et à l'air; les exercices du reck et des barres accélérant beaucoup la circulation, le sang pénètre avec force dans les poumons, et il se peut alors que tous les vaisseaux altérés se rompent, que le poumon tout entier s'enflamme ou qu'il se produise une véritable inflammation des tubercules. En pareil cas, le malade ne sera nullement soulagé par les exercices gymnastiques, et la maladie arrivera à son troisième degré. On pourrait croire que les exercices gymnastiques conviennent aux emphysémateux (dont on dit vulgairement qu'ils ont la poitrine étroite), mais si l'on réfléchit que dans cette maladie il y a réellement augmentation des diamètres de la poitrine, dilatation des vésicules pulmonaires, dont les parois ont perdu leur élasticité, et que les mouvements d'expiration sont difficiles à exécuter, on comprendra facilement que dans le cas même où l'on instituerait pour les emphysémateux des

(1) Dans plusieurs établissements célèbres, on fait faire à tous les sujets atteints de scoliose ces exercices que l'on décore du nom de *gymnastique médicale,* et l'on vient dire ensuite que la gymnastique est moins efficace que les machines comme moyen de traiter la scoliose.

(Note de la Rédaction)

mouvements particuliers, on n'en trouverait aucun qui pût agir sur la dilatation du thorax, sur celle des vésicules pulmonaires et rendre à celles-ci leur élasticité. Des hémorrhagies surviennent souvent pendant les exercices, et nous voyons, par conséquent, que les douleurs de poitrine, l'oppression, les vertiges et les éblouissements sont les suites naturelles des exercices actifs.

La gymnastique allemande peut déterminer une maladie dangereuse dans des cas où il existait une prédisposition morbide, qui serait demeurée à l'état latent si l'influence des mouvements n'avait pas agi sur elle. C'est ainsi qu'une prédominance de l'état veineux du sang peut dégénérer en une véritable maladie sous l'influence de la gymnastique. On sait, en effet, et on peut le constater facilement, combien les veines sont turgescentes à la suite des exercices gymnastiques; cet état s'annonce par un état de relâchement du corps et de l'esprit (somnolence), et on conçoit que si ces phénomènes se reproduisent souvent, ils peuvent avoir des conséquences physiques et morales très-fâcheuses (1). Si maintenant il est démontré que les exercices gymnastiques peuvent accroître la prédominance de l'état veineux du sang (la vénosité) et jettent le corps dans un état d'affaissement qui s'étend jusqu'aux plus petites parties, nous n'aurons pas besoin d'autres faits pour être assurés que les veines, dont les parois sont naturellement molles et faciles à distendre, pourront se rompre aisément sous l'influence de l'accélération du cours du sang, et qu'on verra se produire des hémorrhagies sérieuses (epistaxis, hémoptysies, etc.).

Nous allons examiner en peu de mots quelle est l'action de la gymnastique sur l'intelligence.

Parmi les buts que l'on se proposait en instituant les exercices gymnastiques, nous pouvons compter le développement de l'intelligence. Lorsqu'on a introduit la gymnastique dans

(1) L'expérience nous prouve que les maîtres de gymnastique, les personnes qui s'exercent beaucoup n'ont pas l'air d'être en bonne santé, bien qu'ils soient fortement musclés ; ils sont pâles, maigres, et leurs traits sont détendus.   (*Note de l'auteur.*)

l'éducation publique, on avait, sans doute, en vue l'adage connu : *Mens sana in corpore sano,* et l'on pourrait croire, en effet, que la gymnastique doit donner la santé au corps et à l'esprit ; mais cela n'a lieu que dans certaines limites. On sait que les individus sains acquièrent, au moyen des exercices énergiques et soutenus, une constitution forte, et que leurs muscles et les nerfs moteurs qui s'y distribuent ne laissent rien à désirer sous le rapport du développement. Les muscles de la partie postérieure du cou, par exemple, sont très-puissants et leurs nerfs moteurs doivent participer à cet accroissement de forces. On sait que ces nerfs ont leur origine dans la moëlle épinière, qui est en rapport immédiat avec le cervelet, siége de la volonté.

Nous sommes autorisés à penser que la substance d'où proviennent les nerfs fortifiés et mieux développés doit participer aux effets de la gymnastique, car il est impossible de supposer qu'une moëlle épinière et un cervelet affectés d'une maladie quelconque puissent donner naissance à des nerfs sains et fonctionnant bien. Les fonctions du cervelet deviennent donc plus actives relativement à celles du cerveau, et l'on sait que ce dernier organe est peu développé chez les gymnastes ; la vie végétative prédomine, par conséquent, sur l'autre. La physiologie nous apprend que le cerveau est nourri par le sang artériel ; il est donc certain que lorsque le cervelet reçoit plus de sang artériel que le cerveau, les fonctions cérébrales ou intellectuelles doivent être relativement affaiblies. Le sang veineux, au contraire, s'accumule en plus grande quantité dans le cerveau, pendant et après les exercices, et il résulte de là une tendance au sommeil et une sensation de détente.

Il nous reste à dire quelque chose au sujet de la pratique de la gymnastique.

Les jeunes gens qui se livrent aux exercices gymnastiques ne cherchent pas seulement à se développer physiquement, mais ils considèrent, qu'on le reconnaisse ou non, les exercices des barres parallèles, du reck, comme un jeu dans lequel ils cherchent à se distinguer, à déployer des talents d'artiste qui tendent à les rabaisser (quelques maîtres de gymnastique diront : à les élever) au niveau des saltimbanques. Nous croyons que l'on peut désirer, sans être taxé de pédanterie ou de pusillanimité, de voir les jeunes gens s'amuser à des exercices actifs moins dangereux que ceux auxquels on se livre dans certains gymnases. Le désir de se distinguer et de montrer du sang-froid dans des exercices périlleux est un danger pour les jeunes gens et un sujet de craintes pour leurs parents, et il serait à désirer, dans l'intérêt de tout le monde, que l'on cherchât à développer d'une autre manière le courage et l'adresse.

B. — Il ne suffit pas de montrer les défauts et les inconvénients d'une méthode : il faut encore indiquer les moyens de la remplacer. Les partisans de la gymnastique active ne voient dans les muscles qu'un simple organe de mouvement, et ne s'inquiètent pas des vaisseaux et des nerfs qui les parcourent, ainsi que des tissus élastiques et fibreux qui les entourent.

Le suédois Ling reconnut le premier l'importance de ces parties accessoires, il les prit en considération et institua un nouveau système de mouvements qui peut compléter notre gymnastique et la rendre propre à remplir son but. Avant de chercher à prouver ce que nous venons d'avancer, nous allons donner une idée de la gymnastique suédoise (c'est ainsi que nous appellerons la méthode de Ling) (1). Lorsque l'on considère un muscle au moment où il se contracte, il est évident qu'on voit ses fibres se raccourcir, et les enveloppes fibreuses se plisser et comprimer les veines qui les traversent, ce qui donne lieu à une stase du sang. Lorsque cette compression ne dure qu'un instant, le sang recommence à circuler avec plus de rapidité, et la contraction des muscles tend à établir dans les parois des vaisseaux un travail de résorption. Si, d'un autre

---

(1) Je pourrais, il est vrai, considérer les lecteurs de cet article comme connaissant déjà la méthode de Ling, mais les personnes auxquelles ce rapport était d'abord adressé n'étaient pas dans ce cas, et les preuves que je vais donner en faveur de cette méthode seront nécessaires pour persuader les gymnastes qui accorderont une attention particulière à la seconde partie de mon travail.　　　　　　　　　　　　　　　　　　　(L'auteur.)

côté, le muscle qui s'est contracté est distendu par l'effet d'une cause extérieure, les enveloppes sont distendues aussi ; elles compriment, en vertu de leur élasticité, les vaisseaux situés au-dessous d'elles, et cette pression uniforme agit à la fois sur les artères et sur les veines en en chassant le contenu, ce qui égalise la circulation et favorise l'exsudation du plasma.

La gymnastique suédoise peut exciter ces fonctions d'une manière toute spéciale. Elle met à profit la résistance d'un autre individu (le gymnaste) et différentes attitudes, pour faire contracter telle ou telle partie du système musculaire sans que d'autres muscles (les antagonistes surtout) entrent en contraction. Lorsqu'elle se donne pour but de mettre certains muscles en état de contraction extensive, elle emploie les forces de deux hommes. L'activité des muscles antagonistes est remplacée par la résistance apportée par la main du gymnaste, et tous les autres muscles sont alors dans un état de non-activité, par suite des positions que prend le patient. Comme, en pareil cas, l'action de deux hommes est nécessaire à l'accomplissement des mouvements, on appelle ceux-ci mouvements doubles ou doublés ; ceux de la première espèce sont appelés *doubles concentriques* (ils provoquent la résorption) ; ceux de la seconde, mouvements *doubles excentriques* (ils favorisent le cours du sang et, par conséquent, la formation de tissus nouveaux). La gymnastique suédoise possède encore d'autres moyens propres à produire ces deux effets : ce sont les mouvements passifs. Dans ces derniers, la personne qui désire en éprouver les effets bienfaisants demeure entièrement inactive (passive), tandis que son corps subit les effets de mouvements dont le principe est toujours la pression et l'extension, et qui sont exécutés par une seconde personne (pressions, passage léger de la main, frictions, etc.).

Les mouvements doubles concentriques s'accompagnent toujours d'un plissement des enveloppes élastiques des nerfs. L'innervation est, par conséquent, suspendue momentanément pour devenir ensuite plus puissante et plus rapide (on peut du moins se représenter ainsi ce qui se passe dans les nerfs).

Dans les mouvements doubles excentriques par lesquels, au contraire, le fluide nourricier est porté en plus grande abondance dans les nerfs, le courant nerveux est sollicité d'une manière uniforme et modérée.

Tel est l'ensemble de procédés au moyen desquels la gymnastique suédoise agit sur l'organisme et de manière à constituer un système beaucoup plus complet que la gymnastique allemande, comme nous allons le démontrer bientôt.

Nous avons vu dans la première partie de ce travail que la gymnastique allemande ne convenait pas à tous les âges, et que les femmes devaient le plus souvent s'abstenir d'y prendre part. La gymnastique suédoise convient à tout le monde. Elle nous offre un choix d'attitudes telles, qu'elles permettent d'agir exactement sur telle ou telle partie sans intéresser les autres qui restent inactives et dans un état de repos complet. Le corps est placé de telle manière que l'on peut rendre possible ou faciliter un acte physiologique déterminé. Les attitudes de la tête, du tronc et des extrémités sont : la station assise, couchée, à genoux, la suspension ; on les produit au moyen d'appareils très-simples. Nous pouvons ainsi fortifier certains organes, sans qu'il soit nécessaire d'imposer au patient des attitudes pénibles ou des mouvements impossibles, et, pour nous en tenir aux exemples que nous avons déjà cités, nous dirons que les femmes peuvent fortifier leurs muscles postérieurs de la jambe, ceux de la région externe ou ceux de la région postérieure, au moyen de diverses attitudes (*spaltalb-liegende Beinzusammenfürhung*, etc.). Le fait que ces mouvements contribuent plus que les exercices actifs à fortifier les muscles ressort déjà de ce que dans les mouvements actifs (où plusieurs muscles agissent à la fois) l'exhalation du plasma et le travail de composition et de recomposition sont augmentés, mais ensuite interrompus brusquement par les actions musculaires qui se contrarient l'une l'autre. — Dans les mouvements doubles, au contraire, un groupe de muscles bien déterminé est mis en action de manière qu'il acquière bientôt de la force. La même chose a lieu à l'égard des nerfs. — Il faut bien se rappeler que les mouvements doubles s'exécutent toujours très-lentement, que dans ces mouvements chaque fibre musculaire se contracte ou s'étend, et que les phénomènes physiologiques et les réactions ont le temps de se produire complètement. Nous avons fait voir plus haut combien peu les exercices libres pouvaient fortifier les muscles de l'abdomen; la pratique de la gymnastique démontre que cela est vrai. Quant aux mouvements exécutés à l'aide de machines, les femmes ne peuvent pas s'y livrer; la gymnastique suédoise possède, au contraire, des exercices qui leur conviennent et qui fortifient précisément ces muscles-là. Parmi le grand nombre de mouvements qui jouissent de cette propriété, nous citerons surtout les extensions doubles du tronc en arrière, la flexion en avant avec résistance appliquée sur le sternum, les torsions du tronc en arrière, etc., qui agissent sur les muscles droits ou obliques de l'abdomen. Les attitudes que ces mouvements réclament ne sont pas de nature à empêcher les femmes de s'y livrer. Ces mouvements sont faciles à exécuter; la résistance y est proportionnée aux forces de la personne qui s'exerce; des jeunes filles, des femmes âgées peuvent prendre part aux exercices prescrits par la méthode de Ling.

Certaines circonstances font que souvent, chez l'homme adulte, il est nécessaire d'exercer certains groupes de muscles ou certains organes, et cependant la roideur des articulations empêche la personne qui en aurait besoin de faire de la gymnastique. La méthode de Ling nous offre des exercices capables de donner de la souplesse aux membres et de les rendre propres à exécuter des mouvements répondant à un but déterminé. La roideur articulaire provient soit d'un manque de synovie, soit d'un défaut d'élasticité des ligaments. Les extensions passives et les mouvements doubles excentriques agissent à la fois sur la sécrétion et sur la disposition des tissus et améliorent l'état de l'articulation.

Si la gymnastique allemande exclut de ses exercices les personnes malades, celle de Ling, au contraire, se présente à eux comme un moyen de traitement. Les hernies, les vertiges, la faiblesse de la poitrine, la phthisie et d'autres maladies chroniques empêchent les malades atteints de ces affections de se livrer aux exercices actifs, et sont, au contraire, pour eux un motif de s'abandonner à la gymnastique suédoise. Les hommes qui ont une hernie ne peuvent ni sauter, ni grimper, ni s'exercer au reck et aux barres; ils sont à cause de cela dispensés de faire de la gymnastique. La gymnastique suédoise qui peut guérir les hernies (en faisant contracter les muscles de l'abdomen dans de certaines conditions, afin d'amener les fibres à fermer les orifices), fortifie celui qui se fait traiter, et elle le fait sans causer aucun accident. La méthode de Ling n'impose jamais au malade des attitudes et des mouvements capables de causer des vertiges, mais elle possède des exercices qui exercent une influence profonde sur le système nerveux et sur la circulation, et qui peuvent modifier avantageusement l'état pathologique d'où proviennent les vertiges. Les mouvements qui constituent la gymnastique allemande sont presque toujours de nature à donner le vertige, tandis que les mouvements ordonnés suivant la méthode de Ling sont très-innocents.

Les exercices actifs, dont on dit qu'ils fortifient la poitrine, sont de nature à exercer une influence favorable sur une poitrine saine, mais à produire des effets fâcheux sur des organes respiratoires naturellement faibles. Je rappellerai la suspension du corps par la ceinture, par exemple, à la suite de laquelle il se produit souvent des douleurs vives dans la poitrine, qui empêchent la personne qui les éprouve de continuer à se livrer aux exercices. Les mouvements administrés par la gymnastique suédoise sont si doux et si bien déterminés, qu'ils font cesser l'état de faiblesse.

Nous rappellerons les mouvements doubles de la poitrine, les bras étendus; le mouvement est transmis, selon l'état du malade, à la partie supérieure ou inférieure du thorax.

Les fractures sont un motif d'exemption relativement aux mouvements actifs, parce qu'elles laissent après elles un certain engourdissement et parce qu'on craint de voir l'os se casser une seconde fois. La gymnastique suédoise présente cet avantage qu'elle peut diminuer l'engourdissement et la roideur des membres, tout en agissant sur l'ensemble de l'organisme.

Si la gymnastique allemande ne peut être modifiée pour chaque cas particulier, il n'en est pas de même de celle de Ling. Il nous reste à examiner par quels procédés elle obtient ce résultat. Elle présente pour chaque cas des exercices appropriés à l'état de l'individu malade, mais qui peuvent être modifiés et remplacés par d'autres, et ce passage d'un mouvement à l'autre, tout en répondant au but que l'on se propose, présente encore l'attrait de la nouveauté.

Le gymnaste qui est obligé, selon la méthode allemande, d'abandonner les sujets maladifs, pourra, adoptant le système de Ling, agir sur eux comme médecin. Il y a dans la gymnastique de Ling tant de moyens divers d'agir sur un grand nombre d'affections, et cela d'une façon appropriée à l'état du malade, qu'elle est en cela bien supérieure à la gymnastique allemande, dont les exercices grossiers et uniformes sont souvent nuisibles. Ce que nous avons dit suffit pour montrer que la méthode de Ling développe harmoniquement les organes. Nous remarquerons, de plus, qu'elle peut détruire certaines dispositions morbides, tandis que la gymnastique ordinaire ne fait à cet égard aucun bien, et peut même produire le mal ou l'augmenter s'il existe déjà.

Nous avons vu que la gymnastique allemande ne pouvait pas guérir une déviation de la colonne vertébrale légère, provenant d'une cause quelconque. Admettons qu'elle soit due à une rétraction et à un relâchement du tissu musculaire, et que la rétraction consiste en ce que la contraction permanente des tissus musculaire et tendineux a amené une atrophie, en mettant obstacle à l'endosmose et à l'exosmose; admettons que le relâchement des muscles antagonistes provienne de ce que l'extension empêche le travail de nutrition d'avoir lieu, et de ce que le courant artériel et celui d'innervation sont arrêtés : dans une déviation latérale à droite, des mouvements doubles excentriques des muscles antérieurs du cou rétractés des deux côtés, des muscles du côté droit de la poitrine, de ceux de l'omoplate à gauche, des intercostaux et des surcostaux à gauche, des muscles abdominaux antérieurs à droite, des muscles de la cuisse et de la jambe du côté droit, et des mouvements doubles concentriques des muscles situés du côté opposé, seront mis en usage. Si l'on place le malade dans des attitudes favorables (attitudes oblique à gauche, extension à gauche, etc., *linksschief, rechtsgang, linksstreck-stehende*, etc.), et si l'on fait agir les muscles comme nous l'avons dit, l'effet du traitement s'étendra jusqu'aux os, dont l'état sera changé.

Les idées de relâchement et de rétraction peuvent servir à expliquer plusieurs états pathologiques, la phthisie pulmonaire et l'emphysème, par exemple : dans la première de ces affections, le tissu fibreux du poumon est en état de rétraction; dans l'autre, il est relâché. On peut donc songer à employer le traitement gymnastique; mais nous ne pouvons ici entrer dans des détails pratiques. — Disons seulement que la série des maladies que l'on peut traiter ainsi est assez considérable, et que l'on n'a pas à redouter avec la nouvelle méthode les inconvénients attachés à l'ancienne. Mais il est tout-à-fait nécessaire que le maître de gymnastique suédoise possède nonseulement un coup-d'œil pratique, mais encore des connaissances particulières qui lui servent de base. Les notions d'anatomie et de physiologie sont indispensables, car la méthode de Ling est toute physiologique. Le gymnaste doit aussi prendre en considération les idées des pathologistes au sujet des affections qu'il a à traiter. Le domaine thérapeutique de la gymnastique suédoise n'est pas encore bien limité, mais il est constant que l'on peut, au moyen des procédés qu'elle emploie, agir d'une manière certaine sur des organes et des systèmes déterminés, métamorphoser, exciter, fortifier et produire des dérivations. Il y a loin de là aux effets généraux et souvent nuisibles de la gymnastique allemande.

Nous avons vu combien la gymnastique de Ling agit sur le corps sain ou malade : il nous reste à examiner quelle est l'influence de cette méthode sur l'esprit. L'esprit et le corps exercent l'un sur l'autre une action réciproque : l'un est la condition de l'autre. Nous savons maintenant que la gymnastique allemande tend à faire prédominer la vie végétative sur la vie intellectuelle, parce que les mouvements actifs fortifient surtout les muscles du cou. Pour développer la partie antérieure du cerveau, il faudrait instituer une gymnastique purement intellectuelle ; mais une pareille gymnastique sera imparfaite si l'on n'agit matériellement sur le corps, et l'on devra employer la méthode qui permet seule d'exercer une influence sur les organes par lesquels la pensée se manifeste. La méthode de Ling présente d'ailleurs le double avantage d'agir ainsi directement et d'occuper l'esprit, car dans les exercices suédois il n'y a pas une seule volonté, mais deux qui agissent et sont en opposition l'une avec l'autre. On ne peut donc méconnaître l'influence morale de cette méthode.

La gymnastique suédoise peut même guérir des maladies mentales déterminées, mais surtout l'hypochondrie, dont les causes sont principalement des causes physiques. On sait que cette affection est produite soit par des maladies de certains organes (le foie, par exemple), soit par des irrégularités survenues dans les fonctions des nerfs abdominaux. Nous avons montré que la gymnastique pouvait éloigner les causes physiques ; or, il est également possible d'exciter ou de diminuer l'action de ces nerfs. Le résultat du traitement est certain, si l'on s'en rapporte à l'aphorisme : *Cessante causâ cessat effectus.*

On pourra guérir de même les autres maladies mentales résultant de causes physiques.

Il est à peine nécessaire d'ajouter que les exercices de Ling sont fort innocents, puisqu'ils consistent en mouvements simples, accomplis avec l'aide d'un gymnaste. Il ne s'agit pas, pour l'homme qui les exécute, de chercher à devenir habile, à acquérir un talent; il ne s'agit pas d'apprendre, mais de s'exercer pour recouvrer la santé. La méthode de Ling remplit ce but d'une manière bien plus parfaite que la gymnastique allemande, et le temps n'est pas éloigné où la méthode suédoise, qui renferme tout ce qu'il y a de bon dans les exercices ordinaires, sera généralement adoptée en Allemagne (1).

NITSCHE.

17.

EXTRAIT DU SEPTIÈME COMPTE-RENDU DE M. BEREND,

RELATIF A L'ÉCOLE ALLEMANDE ET A L'ÉCOLE SUÉDOISE.

Nous continuons de rapporter les termes de la discussion établie entre MM. Berend et Neumann, au sujet de la méthode suédoise.

Dans le *Septième compte-rendu de son institut d'orthopédie gymnastique*, Berlin, 1855, M. Berend cite, page 4, les paroles suivantes de Richter (*Schmidts Jahrbücher*, XXI, 359-381), auteur qui a beaucoup contribué à répandre en Allemagne la gymnastique de Ling.

---

(1) NOTE DE L'AUTEUR. Nous aurions pu ajouter bien des choses à la dernière partie de notre travail, mais cela nous aurait entraîné trop loin, et d'ailleurs on trouvera des détails suffisants dans les nombreux ouvrages publiés au sujet de la méthode de Ling.

NOTE DE MM. ROTHSTEIN ET NEUMANN. L'auteur nous avertit dans la conclusion qu'il n'a pu examiner sous tous ses points de vue la question de la supériorité que possède la gymnastique de Ling sur la gymnastique allemande. Les rédacteurs auraient cependant désiré trouver dans son travail une indication plus complète et plus précise des diverses causes de cette supériorité. M. Nitsche ne développe dans sa seconde partie qu'*un seul* des avantages de la méthode suédoise, avantage qui consiste en ce qu'elle peut servir de base à un traitement rationnel, réglé d'après des indications et d'après l'état particulier du malade. Si grand que soit cet avantage, il n'est pas le seul que l'on puisse attribuer à la gymnastique de Ling, et nous trouvons que l'auteur n'a pas signalé aussi complètement que nous l'aurions attendu de lui, les différences qui existent entre les deux méthodes.

« La gymnastique médicale n'est pas une invention nouvelle, un évangile apporté au monde par Ling et ses disciples. L'école suédoise n'a pas créé une physiologie nouvelle. Quant à nous, s'il nous fallait choisir entre les exercices libres ou compliqués de l'usage des appareils, qui sont si fortifiants et donnent tant de fraîcheur au corps, entre nos exercices en commun qui sont si gais, si utiles à l'esprit, et les exercices passifs et doubles de la gymnastique suédoise, nous aimerions mieux, dans l'intérêt de l'humanité malade, conserver la gymnastique allemande, en la subordonnant aux règles de la médecine. Elle se développerait ainsi, remplissant son but général et populaire, et contribuant à prévenir et à guérir certaines maladies, mais surtout les endémies qui appellent aujourd'hui l'attention des hygiénistes : les tubercules, la faiblesse musculaire, l'anémie, la dyspepsie. Mais, heureusement, nous n'avons pas à choisir l'une des méthodes à l'exclusion de l'autre : on peut les fondre ensemble et employer les trois genres d'exercices (1). »

Le professeur Ideler (*De la gymnastique médicale, dans les Compte-rendus de la Société prussienne de médecine*, 1855, n° 15), dit avec raison : « Je dois protester contre les idées d'après lesquelles on voudrait exclure les mouvements actifs du domaine de la gymnastique médicale, comme l'ordonne la méthode suédoise. La gymnastique de Ling se prive d'un avantage immense, et rétrécit beaucoup le cercle de son action (2). »

---

(1) Ces paroles du docteur Ritter ne nous paraissent guère favorables à la gymnastique allemande : celle-ci ne possède, en effet, que les exercices libres que possède aussi la gymnastique suédoise, plus l'orthopédie et les machines que ne peut admettre la théorie de Ling. La gymnastique suédoise est complète ; elle peut bien se perfectionner, mais elle ne peut s'additionner avec une autre méthode de nature différente.

(La Rédaction.)

(2) Où donc M. Ideler a-t-il vu que l'école suédoise exclut les mouvements actifs du domaine de la gymnastique médicale ? Elle les soumet, au contraire, à des lois physiologiques mieux déterminées et les utilise avec discernement, aussi bien comme matière thérapeutique, que comme matière pédagogique.

(La Rédaction.)

Il me suffira, du reste, de citer une lettre qui m'a été adressée par le célèbre professeur Retzius, de Stockholm, et dans laquelle ce savant désavoue la *divinisation* de Ling, et rend justice aux travaux des orthopédistes allemands. Un grand nombre de médecins suédois, qui ont visité mon établissement, se sont prononcés dans le même sens : je citerai entre autres le docteur Saeterburg, directeur de l'institution orthopédique soutenue par le gouvernement suédois; le docteur Andrée, de Wisby, élève de Ling, et le docteur Soeberg. Tous protestèrent contre les opinions d'après lesquelles un grand nombre de médecins de leur pays, et certains médecins allemands, voudraient anéantir la chirurgie orthopédique et notre gymnastique nationale.

Dᵣ BEREND.

18.

EXAMEN DU SEPTIÈME COMPTE-RENDU DE M. BEREND,

Par M. NEUMANN.

Cet examen se trouve dans le IIIᵉ v., 1ʳᵉ partie, page 68, de l'*Athenæum für rationnelle Gymnastik.*

Voici les paroles de M. Neumann.

Bien que ce travail soit peu étendu, il mérite d'être pris en considération, à cause du nom de l'auteur, dont un journal, bien connu, a dit qu'il est célèbre dans les annales de l'orthopédie allemande. On pourrait se demander peut-être si le journaliste a voulu plaisanter ou s'il a parlé sérieusement; mais nous prendrons les choses au sérieux, et nous allons examiner si le célèbre auteur a fait des progrès dans la science depuis la publication de son dernier bulletin, s'il est resté stationnaire ou s'il a fait des pas en arrière, et mérité ainsi la gloire qu'on lui attribue. Son rapport contient une introduction (p. 1-5) dans laquelle on trouve l'histoire, une chronique et une statistique de son institution (p. 5-8), et des observations cliniques sur la scoliose, la spondylarthrocace, les maladies de la hanche, les luxations congénitales, les déviations de la colonne vertébrale, le pied-bot, le *genu valgum*, les paralysies, les courbures rachitiques des os longs, etc.

Ce compte-rendu peut être étudié sous trois points de vue différents : gymnastique médicale, opérations chirurgicales, traitement par les machines, toutes choses qui sont mises en pratique dans cette institution.

Quant à ce qui concerne la gymnastique médicale, on se rappellera que M. Berend avait donné dans son sixième compte-rendu (qui a paru en 1853, et qui a été publié dans l'*Athenœum*, t. I, p. 79), un résumé de la gymnastique médicale (1), et qu'il l'avait présenté comme une introduction à un travail plus considérable qu'il devait publier. Aussi voyons-nous l'auteur déclarer, dans l'introduction à sa dernière publication, que son compte-rendu mentionnera spécialement les progrès de la gymnastique médicale. — Que trouvons-nous ensuite? Sur les 35 pages dont se compose l'ouvrage, à peine y en a-t-il deux de consacrées à cet objet, et encore faut-il, pour les remplir, relever avec soin des remarques détachées et faites en passant. Voilà donc deux ans que l'auteur promet de donner un ouvrage étendu traitant de cette méthode, et il nous offre aujourd'hui *deux pages* de réflexions, tout en disant à ses confrères (car l'ouvrage leur est pourtant aussi adressé) qu'il a expérimenté et mis en usage cette méthode. — Mais, nous dira-t-on, on trouve peut-être dans ces réflexions détachées les trésors de l'expérience acquise par M. Berend? Un grand homme comme lui n'a pas le temps d'écrire des livres épais.

(1) Ce résumé est l'article de M. Berend que nous avons donné précédemment, p. 275.

— Cela est vrai, si l'on peut qualifier de trésor les insinuations malveillantes dirigées contre les médecins qui s'occupent de gymnastique, et l'interprétation fausse des faits, car on trouve de tout cela dans le compte-rendu.

Nous arrivons maintenant à ce qui concerne les opérations. Nous savons que M. Berend a la réputation d'être un grand opérateur, qu'il est aussi adroit que hardi, et nous ne lui contestons pas ce mérite. Nous ferons seulement quelques observations relativement aux indications rigoureuses d'après lesquelles doivent être faites les opérations que l'on a pratiquées dans l'institution de M. Berend. La fréquence des opérations ne témoigne pas pour nous d'un haut degré de perfection de la médecine scientifique, et nous espérons que l'application de la gymnastique au traitement des maladies restreindra un peu le champ de la médecine opératoire.

Nous sommes forcés, pour être compris, de mettre en avant notre propre personne, ce qui n'a rien de bien intéressant. — Nos lecteurs savent peut-être que Dieffenbach, dans son *Traité de médecine opératoire*, t. I, p. 794, nous a désignés, M. Berend et moi, comme les deux seuls médecins qui eussent pratiqué en Allemagne la section sous-cutanée des muscles du dos pour traiter la scoliose. Ceux qui ont lu le journal hebdomadaire de Casper (1841-1847) se rappelleront peut-être que nous avons donné dans ce journal le compte-rendu d'un grand nombre d'opérations que nous avons pratiquées, et dont plusieurs étaient alors nouvelles : ténotomie dans des cas de strabisme, enlèvement d'un énorme lipôme, dix-neuf opérations de lithotritie, etc. — Nous ne rappelons ces faits que pour faire voir que nous avons eu aussi quelques succès dans la carrière que M. Berend parcourt avec tant d'éclat.

Nous pratiquons maintenant très-peu d'opérations, soit parce que nos fonctions actuelles (celles de médecin de département et d'hôpital dans une des villes principales de Prusse), soit aussi parce que nous trouvons que les indications d'après lesquelles on doit opérer se présentent beaucoup plus rarement qu'on

ne le croit en général. M. Berend affirme, dans son compte-
rendu, qu'il y a indication d'opérer lorsqu'il s'agit de rétablir
les formes extérieures altérées, et qu'il n'y a pas à s'inquiéter
de savoir s'il sera possible de rétablir les fonctions des organes
internes altérés ou détruits par suite du vice de conformation.
Nous relevons ici ce qu'il a dit de mauvais dans cette proposition, parce que cette indication fausse (que M. Berend cherche à faire accepter en nous présentant de brillantes images)
satisfait au plus haut degré le public et les médecins. Quant à
nous, qui avons autrefois partagé cette fureur d'opérations,
nous avons changé de manière de voir, et nous pouvons nous
appliquer (mais seulement à nous-mêmes), ces paroles du *Faust*
de Goëthe (1ʳᵉ partie) : « Je suis forcé de survivre aux louanges
que l'on adresse aux assassins (ou opérateurs).

Nous espérons que lorsque la gymnastique médicale aura
gagné du terrain, et qu'elle sera généralement pratiquée, un
chirurgien ne trouvera plus les occasions d'opérer que Dieffenbach a rencontrées, et que lors même qu'il possèderait les
talents de ce maître, il ne sera pas tenté de l'imiter. Les occasions lui manqueront, parce que la foule des malades qui
s'offrent d'eux-mêmes aux grands opérateurs, aimeront mieux
avoir recours au traitement plus doux que leur offre la gymnastique. Mais le chirurgien ne sera d'ailleurs que fort peu
tenté de pratiquer des opérations, il trouvera peu digne de
lui de déployer tant d'habileté pour torturer inutilement des
malades (avec ou sans l'emploi du chloroforme), il ne daignera
plus même employer dans les maladies de la hanche l'effroyable
brisement forcé. Nous nous permettrons d'ajouter que M. Berend aurait été plus utile qu'il ne l'a été à plusieurs de ses
malades, s'il avait mieux connu la gymnastique médicale, et
s'il y avait eu recours plutôt qu'aux opérations sanglantes.

Nous arriverons maintenant au troisième point : au traitement par les machines. Nous en dirons peu de chose, car c'est
là ce qu'il y a de plus triste dans le compte-rendu. Bien que
M. Berend connaisse peu la gymnastique, l'influence que cette

méthode a eue sur sa pratique est évidente, puisque l'auteur nous dit naïvement (p. 9) qu'il a été conduit à n'employer dans son établissement, en fait de lits à extension, que des lits dans lesquels le corps du patient ne subit aucune extension. M. Berend dit une chose qui prouve bien peu en faveur des appareils orthopédiques, lorsqu'il soutient (p. 5) que les enfants qui sont soumis à l'action des machines supportent ce mode de traitement beaucoup mieux que les enfants qui demeurent chez leurs parents; la société exerce une heureuse influence sur les premiers. — Nous avons été pendant longtemps médecin d'une prison, et nous avons constaté qu'un prisonnier dépérissait lorsqu'on l'avait isolé dans une cellule, tandis qu'il se portait bien, même étant chargé de chaînes, lorsqu'il vivait dans la société d'autres prisonniers. La même chose a lieu à propos de machines orthopédiques. Du moment que l'enfant est condamné à subir leur action, nous sommes de l'avis de M. Berend : il vaut mieux qu'il souffre au milieu d'autres enfants, qu'isolé dans la maison paternelle. Mais nous espérons que la gymnastique médicale et physiologique brisera bientôt les chaînes dont on charge notre jeunesse et renversera ces bastilles qu'on nomme établissements orthopédiques. En voilà bien assez sur ce sujet, qui affectera péniblement l'esprit de tout médecin physiologiste.

Nous laisserons le lecteur décider si, depuis deux ans, l'auteur du compte-rendu a fait des progrès, s'il est resté stationnaire ou s'il a fait des pas en arrière dans le domaine de l'orthopédie.

Dr NEUMANN.

19.

M. Berend a fait intervenir le docteur Richter dans la discussion; nous rapporterons aussi l'opinion de ce savant médecin qui, pour le moment, mettra fin aux discussions agitées entre les deux écoles.

Dans son livre, si estimé en Europe: *Organon de la thérapie physiologique*, Berlin, 1830 (déjà cité, p. 129), M. Richter consacre un long chapitre à la méthode de *Traitement par le mouvement* (*Bewegungskuren*, p. 185-225). Ce chapitre aurait besoin d'être revu et modifié sous plusieurs rapports. Toutefois, il reconnaît formellement toute la valeur thérapeutique du mouvement, dont il cherche à préciser les effets.

C'est à la page 190, que jetant un coup-d'œil rapide sur l'histoire de la gymnastique, M. Richter est conduit à l'appréciation des procédés des deux écoles.

« Cette méthode de traitement, dit-il, est extrêmement ancienne : elle est une des plus naturelles. On la retrouve, avec ses mouvements actifs et ses manipulations thérapeutiques, chez les peuples les plus anciens : une grande partie de la médecine et de la chirurgie des Grecs est née de l'expérience de leurs gymnastes, et tous les médecins anciens font mention de pareils traitements. Nous la rencontrons encore aujourd'hui chez les peuples de toutes les régions : le massage et l'usage d'étrilles sont pratiqués dans tout l'Orient, en Turquie, en Perse, dans les Indes orientales et dans les Indes occidentales, comme aussi dans les îles éparses de l'Océanie.

« Dans l'Europe centrale, en Allemagne particulièrement, ces méthodes de traitement étaient tombées en désuétude sous l'influence de la médecine officielle du moyen-âge et des temps modernes, et par suite de la grande confiance qu'on eut dans les agents chimiques.

« Le peuple en a cependant conservé quelque chose, comme le massage et les frictions dans le rhumatisme, la cardialgie (*Herzgespann*), l'extension des membres douloureux, l'action de frotter dans le bain, l'exercice de la promenade, celui de fendre du bois, etc.

« Les orthopédistes et les gymnastes furent les premiers à remettre en honneur l'art de guérir par le mouvement. Mais l'homme qui a rendu le plus de service à cet égard est le professeur Ling, de Suède, qui a mis, ainsi que ses successeurs, MM. Branting et Georgii, soutenus par le célèbre professeur Retzius, la gymnastique active et passive en rapport avec la physiologie scientifique moderne, l'a employée au point de vue de l'éducation, de l'esthétique, de l'art de la guerre, et l'a aussi utilisée sous le rapport médical et pratique. On a vu, depuis, à l'Institut central de Stockholm, différentes maladies, des maladies internes surtout, contre lesquelles on n'avait agi jusqu'alors que par des moyens chimiques, céder sous l'influence d'un traitement purement diététique et gymnastique bien dirigé. — Dans ces derniers temps, les gymnastes allemands ont obtenu, et j'ai obtenu moi-même des guérisons semblables. Ce que je dis ici s'appuie surtout sur mes expériences. — Les gymnastes suédois mettent encore plus de tact et d'habileté dans la manière de saisir les indications, et les spécifient davantage ; mais tout cela ne peut s'apprendre complètement qu'à l'Institut de Stockholm. »

De ces dernières paroles de M. Richter, on peut inférer que la méthode suédoise a une supériorité considérable sur la méthode allemande. Cet écrivain confirme, du reste, ce jugement dans le cours de son ouvrage, et il étend aussi loin que M. Neumann lui-même la sphère d'action et d'efficacité du mouvement physiologique.

Après tout, la méthode suédoise est complète et essentiellement scientifique.

C'est la méthode des Tao-Ssé, ces prêtres primitifs de la nation chinoise.

C'est celle des prêtres persans des plus anciens âges.

C'est celle des brahmanes de l'Inde.

C'est celle des prêtres égyptiens.

C'est celle des Asclépiades.

C'est celle de Pythagore, qui étudia vingt-deux ans chez les prêtres de l'Égypte, et douze ans chez ceux de Babylone.

C'est celle d'Hérodicus de Sélymbrie, en Thrace, l'un des

maîtres d'Hippocrate, et dont la doctrine, au rapport de Pline, n'était intelligible qu'à ceux qui étaient savants dans la musique et dans la géométrie.

C'est celle dont Hippocrate, Asclépiade de Bithynie, Celse, Galien, Rufus d'Ephèse *(De prodagrâ)*, et les autres médecins grecs et romains nous ont conservé quelques fragments, — fragments que les médecins arabes ont propagés dans l'Occident pendant le moyen-âge, et qui ont ensuite formé toute la matière thérapeutique des corporations de guérisseurs.

C'est cette méthode, toute mutilée, dégradée et méconnaissable, que les *iatro-mécaniciens* et les *iatraleptes* ont voulu réinventer *à priori*.

C'est cette méthode dont le génie de Frédéric Hoffmann a retrouvé les vrais principes scientifiques, dont Nicolas Andry à commencé à faire une application à l'orthopédie, et que Ling nous paraît avoir complètement remis en lumière et en pratique.

Ainsi, la doctrine du mouvement appliqué à la guérison des maladies et des infirmités, à la conservation de la santé et à l'éducation, tient aux origines de l'homme, et arrive jusqu'à nous en suivant toutes les phases successives de grandeur et de décadence, de transformation et de progrès des sociétés, des sciences et des arts.

Or, la méthode allemande serait , de l'aveu même de ses partisans, encore incomplète ; elle ne se compose, en effet, que d'une fraction de l'unité scientifique primitive, dont la méthode suédoise serait aujourd'hui la parfaite expression dans l'Occident.

Il nous paraît donc évident que, lorsque MM. Berend, Idler et autres savants propagateurs des procédés de l'école allemande proposent d'admettre ceux de l'école suédoise comme un *utile auxiliaire à leur arsenal thérapeutique*, ils ne proposent rien moins que de préparer l'élimination de l'élément allemand, qui est inférieur en raison et en puissance à l'élément suédois, et par conséquent d'accélérer la ruine même

de la méthode allemande actuelle, c'est-à-dire d'élever définitivement cette méthode à la hauteur de la conception de
Frédéric Hoffmann, son fondateur, à la hauteur de celle qui
fut manifestée dès les premiers âges de l'humanité.

Ce mouvement de transformation progressive sera noté
dans le cours de notre publication.

Nous étudierons aussi l'école suisse, l'école anglaise, l'école
italienne et toutes celles qui nous paraîtront offrir quelque
importance.

Recherchons maintenant les origines de l'école française.

ÉCOLE FRANÇAISE. — NICOLAS ANDRY.

1.

Nicolas Andry, doyen de la Faculté de médecine de Paris
(1658-1742), nous paraît être, comme Frédéric Hoffmann le fut
en Allemagne, le véritable fondateur de l'école française de la
doctrine du mouvement appliqué à l'hygiène et à la thérapie.

Avant de produire ses droits à ce titre, il convient d'examiner les écrits où se trouvent les origines même de l'œuvre
d'Andry.

Ces origines, ici, comme en Allemagne, datent du seizième
siècle.

Ce que nous avons dit de l'Allemagne à cette époque
(p. 284), rappelle ce qui se passait alors en France ; car, à
toutes les époques de l'histoire, les conditions sociales des
peuples sont, en général, semblables et solidaires.

L'habitude des exercices s'était donc aussi conservée parmi
nous, principalement chez les grands. Il ne s'agissait guère
non plus du perfectionnement harmonique du corps, ni de la
stabilité de la santé ; on voulait, avant tout, chose bien différente, des corps vigoureux, adextres et dispos, propres aux
joûtes, aux tournois, aux entreprises périlleuses. Le restaurateur des lettres et des arts, François Ier, et ses successeurs
furent très-adonnés à tous les genres d'exercices ; ils y bril-
laient parmi les plus habiles.

Archange Tuccaro, qui écrivait sous Charles IX, Henri III et Henri IV, dit dans la préface de son livre dont nous parlerons tout-à-l'heure :

« Ce seroit un discours trop long, si ie m'estendois sur une narration des braues capitaines et des grands princes, lesquels auec certaine industrie ont adextré leur corps par le moyen des exercices necessaires à l'art de la guerre. Toutefois ie representeray icy ce magnanisme roi, et qui iamais ne sera assez loué, Charles IXᵉ du nom, lequel en quelque exercice du corps que c'eust esté s'exercitoit de grande affection auec certaines regles et mesures : il domptoit le cheual le plus fier et rebours qui eust pu estre, avec telle prudence que l'art et son bon iugement luy enseignoient : il s'esprouvoit contre le plus fort et robuste luicteur qui fust : il s'estudioit à la course : il s'adonnoit à tout espèce de saut, s'y monstrant fort adextre et dispos : il tiroit fort proprement des armes avec les plus grands maistres d'escrime : il étoit merveilleusement agile à se manier et voltiger sur vn cheval de bois. Il estimoit estre chose très-honorable de sçauoir toutes sortes de bals et de dances, esquels par dessus tout la mesure et cadence est nécessaire. Il estoit désireux au possible de s'exercer à ces sauts périlleux, esquels i'auois cest honneur de lui servir de maistre : il prenoit à grand plaisir tous les ieux de bals (balles) : il ressembloit un nouveau Mars en toute manière de tournoy : il estoit chasseur infatiguable, et y estoit tres-expert. »

Ce sont des exercices semblables qui, d'après les *Mémoires* de Sully, faisaient les plus chères occupations de Henri IV.

C'était donc là à cette époque l'éducation physique des rois et des seigneurs, éducation si plaisamment décrite par le médecin Rabelais dans celle de *Gargantua*. (François Iᵉʳ ?)

« Un jeune gentilhomme de Touraine, nommé l'escuyer Gymnaste, lui montroit l'art de chevalerie. Changeant doncques de vestements, montoit sus un coursier, sus un roussin, sus un genet, sus un cheval barbe, cheval léger, et lui donnoit cent quarrières, le faisoit voltiger en l'aer, franchir le fossé,

saulter le palis, court-tourner en un cercle, tant à dextre
comme à senestre. Là rompoit, non la lance; car c'est la plus
grande resverie du monde, dire : « J'ai rompu dix lances en
tournoi ou en bataille ! » un charpentier le feroit bien ; mais
louable gloire est d'une lance avoir rompu dix de ses ennemis.
De sa lance donc acérée, verde et roide rompoit un huis, enfonçoit un harnois, aculoit un arbre, enclavoit un anneau, en-
levoit une selle d'armes, un haubert, un gantelet. Le tout faisoit armé de pied en cap. Au regard de fanfarer et faire les
petits popismes sus un cheval, nul ne le feit mieulx que lui.
Le voltigeur de Ferrare n'estoit qu'un singe en comparaison.
Singulièrement estoit apprins à saulter hastivement d'un cheval sus l'aultre sans prendre terre (et nommoit-on ces chevaulx
désultoires) ; et, de chascun costé, la lance au poing, monter
sans estrivières ; et sans bride guider le cheval à son plaisir.
Car telles choses servent à discipline militaire. Un autre jour
s'exerçoit à la hasche, laquelle tant bien coulloit, tant verde-
ment de tous pics resserroit, tant soupplement avaloit en taille
ronde, qu'il fut passé chevalier d'armes en campagne, et en
touts essais.

« Puis branloit la pique, saquoit de l'espée à deux mains,
de l'espée bastarde, de l'hespagnole, de la dague et du poi-
gnard ; armé, non armé, au boucler, à la cape, à la rondelle.

« Couroit le cerf, le chevreuil, l'ours, le daim, le sanglier,
le lièvre, la perdrix, le faisan, l'otarde. Jouoit à la grosse balle
et la faisoit bondir en l'aer aultant du pied que du poing.

« Luctoit, couroit, sautoit, non à trois pas un sault, non à
clochepied, non au sault d'alleman. « Car, disoit Gymnaste,
tels saults sont inutiles et de nul bien en guerre. » Mais d'un
sault persoit un fossé, voloit sus une haie, montoit six pas encontre une muraille, et rampoit en ceste façon à une fenestre
de la haulteur d'une lance.

« Nageoit en profunde eau, à l'endroict, à l'envers, de
costé, de tout le corps, des seuls pieds, une main en l'aer, en
laquelle tenant un livre transpassoit toute la rivière de Seine

sans icellui mouiller, et tirant par ses dents son manteau, comme faisoit Jules Cesar. Puis d'une main entroit par grande force en un basteau : d'icellui se jectoit de rechef en l'eau, la teste première ; sondoit le parfond, creusoit les rochers, plongeoit ès abysmes et goulphres. Puis icellui basteau tournoit, gouvernoit, menoit hastivement, lentement, à fil d'eau, contre cours, le retenoit en pleine excluse, d'une main le guidoit, de l'autre s'escrimoit avec un grand aviron, tendoit la voile, montoit aulx mats par les traicts, couroit sur les brancards, ajustoit la boussole, contreventoit les boulines, bandoit le gouvernail. Issant de l'eau roidement, montoit encontre la montagne, et dévaloit aussi franchement ; gravoit ès arbres comme un chat, saultoit de l'une en l'autre comme un escurieux, abattoit les gros rameaux comme un aultre Milon ; avec deux poignards acérés et deux poinsons esprouvés, montoit au hault d'une maison comme un rat, descendoit puis du hault en bas, en tel composition des membres, que de la cheute n'estoit aulcunement grevé.

« Jectoit le dard, la barre, la pierre, la javeline, l'espieu, la hallebarde, enfonçoit l'arc, bandoit ès reins les fortes arbalestes de passe, visoit de l'arquebuse à l'œil, affustoit le canon, tiroit à la butte, au papegai, du bas en mont, d'amont en val, devant, de costé, en arrière, comme les Parthes.

« On lui attachoit un cable en quelque haute tour pendent en terre : par icellui avecques deux mains montoit, puis dévalloit si roidement et si asseurément, que plus ne pourriez parmi un pré bien égalé. On lui mettoit une grosse perche appuyée à deux arbres, à icelle se pendoit par les mains, et d'icelle alloit et venoit sans des pieds à rien toucher, qu'à grande course on ne l'eust pu aconcepvoir.

« Et pour s'exercer le thorax et pulmon, crioit comme touts les diables. Je l'ouï une fois appelant Eudemon depuis la porte Sainct Victor jusques à Montmartre. Stentor n'eut onques telle voix à la bataille de Troie.

« Et pour galentir les nerfs, on lui avoit faict deux grosses

saulmones de plomb, chascune du poids de huict mille sept
cents quintaulx, lesquelles nommoit haltères. Icelles prenoit
de terre en chascune main et les eslevoit en l'aer au-dessus
de sa teste, les tenoit ainsi sans soi remuer trois quarts
d'heure et d'advantage, qu'estoit une force inimitable.

« Jouoit aux barres avec les plus forts. Et quand le poinct
advenoit, se tenoit sus ses pieds tant roidement qu'il s'aban-
donnoit ès plus adventureux en cas qu'ils le feissent mouvoir
de sa place : comme jadis faisoit Milon. A l'imitation duquel
aussi tenoit une pomme de grenade en sa main et la donnoit
à qui lui pourroit oster.

» Le temps ainsi employé, lui frotté, nettoyé et refraischi
d'habillements, tout doulcement retournoit. . . .

« S'il advenoit que l'aer fust pluvieux et intempéré, tout le
temps devant disner estoit employé comme de coustume, excepté
qu'il faisoit allumer un beau et clair feu, pour corriger l'intempérie de l'aer. Mais, après disner, au lieu des exercitations,
ils demouroient en la maison, et par manière d'*apothérapie*,
s'esbatoient à boteler du foin, à fendre et scier du bois, et à
battre les gerbes en la grange...

« Semblablement, ou alloient voir comment on tiroit les
métaulx...

« Alloient ouir les leçons publiques...

« Passoit par les salles et lieux ordonnés pour l'escrime : et
là contre les maistres essayoit de touts bastons, et leur montroit par évidence, qu'aultant, voire plus, en sçavoit qu'iceulx. »

OEuvres de Rabelais, nouv. édit., par Louis Barré,
(Paris, 1854, p. 46 et suiv.)

Si nous faisons la part du but de l'ouvrage et de l'esprit de
l'auteur, nous reconnaîtrons que c'est bien là l'ensemble des
exercices et le mode d'éducation corporelle des seigneurs du
seizième siècle, qui avaient encore personnellement tant de
luttes héroïques à soutenir. Mais ce mode d'éducation, tout
athlétique, se modifiait peu à peu sous l'influence du canon

qui changeait l'art de la guerre, et sous celle des lettres grecques, dont le retour donnait une nouvelle direction à la culture
de l'intelligence.

———

Voulons-nous prendre une idée de l'éducation publique au
seizième siècle, et des modifications que les meilleures intelligences voulaient y introduire, ouvrons les *Essais* de Michel
Montaigne, qui vécut pendant toute la période de réformation,
sous les règnes de François Ier, Henri II, François II, Charles
IX, Henri III et Henri IV. Le chapitre de l'*Institution des enfants* est rempli de curieux documents sur cette matière.

Nous en extrayons le passage suivant :

« La sagesse françoise a esté anciennement en proverbe,
pour une sagesse qui prenoit de bonne heure, et n'avoit guères
de tenue. A la vérité, nous veoyons encores qu'il n'est rien si
gentil que les petits enfants en France ; mais ordinairement ils
trompent l'esperance qu'on en a conceue ; et, hommes faicts,
on n'y veoid aulcune excellence : i'ay ouy tenir à gents d'en-
tendement que ces colléges où on les envoye, dequoy ils ont
foison, les abrutissent ainsin.

« Au nostre, un cabinet, un iardin, la table et le lit, la solitude, la compaignie, le matin et le vespre, toutes heures luy
seront unes, toutes places luy seront estude : car la philosophie, qui, comme formatrice des iugements et des mœurs,
sera sa principale leçon, a ce privilege de se mesler partout.....
Quant à la philosophie, en la partie où elle traicte de l'homme
et de ses debvoirs et offices, ç'a esté le iugement commun de
touts les sages, que, pour la doulceur de sa conversation, elle
ne debvait être refusee ny aux festins ni aux ieux ; et Platon
l'ayant invitée à son Convive, nous veoyons comme elle entretient l'assistance, d'une façon molle et accommodee au temps

et au lieu, quoyque ce soit de ses plus haults discours et plus
salutaires.

> Æque pauperibus prodest, locupletibus æque;
> Et, neglecta, æque pueris senibusque nocebit.

HORACE, Epist. I, 1, 25

« Ainsin, sans doubte, il choumera moins que les aultres.
Mais, comme les pas que nous employons à nous promener dans
une galerie, quoyqu'il y en ayt trois fois autant, ne nous las-
sent pas comme ceulx que nous mettons à quelque chemin
desseigné : aussi nostre leçon, se passant comme par rencontre,
sans obligation de temps et de lieu, et se meslant à toutes nos
actions, se coulera sans se faire sentir ; les ieux mesmes et les
exercices seront une bonne partie de l'étude ; la course, la
luicte, la musique, la danse, la chasse, le maniement des chevaulx et des armes. Ie veulx que la bienscance exterieure et
l'entregent, et la disposition de la personne, se façonne quand
et quand l'ame. Ce n'est pas une ame, ce n'est pas un corps,
qu'on dresse, c'est un homme : il n'en fault pas faire à deux ;
et comme dict Platon, il ne fault pas les dresser l'un sans l'aultre, mais les conduire également, comme un couple de che
vaulx attelez à mesme timon ; et à l'ouyr, semble il pas prester
plus de temps et plus de solicitude aux exercices du corps, et
estimer que l'esprit s'en exerce quand et quand, et non au
contraire ?

« Au demourant, cette institution se doibt conduire par une
sévère doulceur, non comme il se faict : au lieu de convier les
enfants aux lettres, on ne leur présente, à la verité, que horreur et cruauté. Ostez moi la violence et la force : il n'est rien,
à mon advis, qui abastardisse et estourdisse si fort une nature
bien nee. Si vous avez envie qu'il craigne la honte et le chastiment, ne l'y endurcissez pas : endurcissez-le à la sueur et au
froid, au vent, au soleil, et aux hazards qu'il luy fault mespriser ; ostez lui toute mollesse et delicatesse au vestir et coucher,
au manger et au boire ; accoustumez le à tout ; que ce ne soit pas

un beau garson et dameret, mais un garson vert et vigoreux. Enfant, homme, vieil, i'ay tousiours creu et iugé de mesme. Mais entre aultres choses, cette police de la plus part de nos colleges m'a touiours desplu : on eust failly, à l'adventure, moins dommageablement, s'inclinant vers l'indulgence. C'est une vraye geaule de ieunesse captive : on la rend desbauchee, l'en punissant avant qu'elle le soit. Arrivez y sur le poinct de leur office; vous n'oyez que cris et d'enfants suppliciez, et de maistres enyvrez en leur cholere. Quelle manière pour esveiller l'appétit envers leur leçon, à ces ames tendres et craintifves, de les y guider d'une trongne effroyable, les mains armées de fouets ! Inique et pernicieuse forme ! Ioinct, ce que Quintilian en a tresbien remarqué, que cette imperieuse auctorité tire des suittes perilleuses, et nommeement à nostre façon de chastiment. Combien leurs classes seraient plus décemment ionchees de fleurs et de feuilles, que de tronçons d'osier sanglants ! I'y ferois pourtraire la Ioye, l'Alaigresse, et Flora, et les Graces, comme feit en son eschole le philosophe Speusippus. Où est leur proufit, que là feust aussi leur esbat : on doibt ensucrer les viandes salubres à l'enfant, et enfieller celles qui luy sont nuisibles. C'est merveille combien Platon se montre soingneux, en ses loix, de la gayeté et passetemps de la ieunesse de sa cité, et combien il s'arreste à leurs courses, ieux, chansons, saults et danses, desquelles il dict que l'antiquité a donné la conduicte et le patronnage aux Dieux mesmes, Apollon, aux Muses et Minerve : il s'estend à mille preceptes pour ses gymnases; pour les sciences lettrees, il s'y amuse fort peu, et semble ne recommander particulierement la poësie que pour la musique. »

Les idées de Montaigne, qui, deux siècles plus tard, devaient avoir une si grande influence sur l'*Education d'Emile,* furent accueillies avec faveur, et plusieurs ouvrages sur l'art d'élever les enfants parurent vers cette époque. Nous citerons entre autres :

Pædotrophia, ou de l'éducation des enfants, poème latin, par Jules Alessandrini de Neustain, médecin de l'empereur Ferdinand Ier, etc.; Zurich, 1559, in-4°.

Cinq livres de la manière de nourrir et de gouverner les enfants dès leur naissance, par Simon de Vallembert, médecin du duc d'Orléans, etc.; Poitiers, 1565, in-4°.

Pædotrophia, poème en trois chants sur l'éducation des enfants, par Scévole de Sainte-Marthe, maire de Loudun ; Paris, 1584. Ce poème écrit en beaux vers latins, comme celui d'Alessandrini, fut accueilli avec les plus grands éloges par tous les savants de cette époque. Il fut lu dans les plus célèbres universités avec la même vénération que les ouvrages des anciens. Il eut plus de vingt éditions, et fut traduit en plusieurs langues. La dernière édition française est datée de Paris, 1777.

Cet ouvrage a bien peu d'importance aujourd'hui ; cependant on y lit encore avec intérêt les préceptes sur la nécessité de faire marcher de concert l'éducation physique et l'éducation intellectuelle et religieuse des enfants. — Combien de temps encore avant que s'introduise enfin parmi nous la pratique de cette simple et vraie doctrine de l'antiquité : éducation des facultés de l'esprit et de celles du corps dans le rapport de l'union intime des deux natures qui constituent l'homme : *ce n'est pas une ame, ce n'est pas un corps qu'on dresse ; c'est un homme : il n'en fault pas faire à deux ; il ne fault pas les dresser l'un sans l'aultre !*

Depuis bien des siècles il n'y avait plus d'éducation physique spéciale. Il est vrai que dans les écoles le jeu de paume, *pila palmaria* et quelques autres exercices des anciens étaient toujours en usage (*Erasmi colloquia*, Bâle, 1527). Il n'y avait plus de gymnases publics ; mais Paris et les autres villes de France comptaient un grand nombre de corporations, pour le jeu de paume, l'escrime, l'arc, l'arbalète, l'arquebuse... On avait bien certaines règles empiriques pour chacun de ces exercices; mais ces exercices étaient isolés, et ne formaient plus un ensemble méthodique fondé sur la science des mouvements, et celle de leurs rapports entre eux et avec l'unité de l'organisme. En un mot, la cinésiologie, comme les autres doctrines de la Grèce, était entièrement oubliée... Ces Sociétés, qui eurent une si grande influence sur les mœurs de l'Occident, prirent naissance au moyen âge ; quelques-unes subsistent encore aujourd'hui ; nous les étudierons au chapitre de la cinésie de cette période. Nous y étudierons aussi d'autres corporations, chez lesquelles s'étaient perpétués quelques procédés du mouvement thérapique, et qui, sous Louis XIV, ont été reconstituées par *Lettres patentes en forme de statuts pour toutes les communautés des maîtres barbiers, perruquiers, baigneurs et étuvistes établis dans le royaume;* Paris, 1757.

Toutes ces choses, qui semblaient briller d'un nouvel éclat, détériorées, se dissolvaient peu à peu. Il en était de même de l'astrologie, de la magie, de la cabale, des amulettes, des talismans qui s'étaient glissés dans l'hygiène et la thérapie, en même temps que les remèdes secrets, les spécifiques, les panacées, le grand œuvre. Toutefois, il faut bien avouer que cet aveuglement, ces superstitions, qui atteignirent la plupart des hommes éminents du moyen âge, ne sont pas encore entièrement effacés de nos jours.

Après la chute de Constantinople, en 1453, les écrits oubliés des médecins grecs reparaissent parmi nous. On rejette les enseignements des Arabes pour revenir à ceux de la Grèce (1).

---

(1) Au commencement du seizième siècle, Cornarius, cité par Le Clerc : *Hist. de la méd.*, p. 783, a justement dépeint en quelques lignes la nature des études que l'on faisait aux écoles de cette époque, et probablement longtemps avant lui. D'après cet auteur, les médecins arabes étaient en possession exclusive des honneurs de l'enseignement ; — on expliquait Rhazès, Avicenne et quelques modernes, *« mais l'on ne tenait pas plus de compte des médecins grecs que s'il n'y en avait jamais eu. »*

Le Clerc ajoute : « Ce ne fut proprement qu'après que la ville de Constantinople eût été prise, en 1453, que l'on commença à voir plus communément dans notre Occident des livres grecs : *Théodore Gaza, Argyropyle, Lascaris* et d'autres, qui se retirèrent alors de cette ville et vinrent se réfugier en Italie, en avaient apporté plusieurs..... Ce n'est pas qu'il

On ignorait alors que les Arabes, qui avaient des communications avec l'Inde, eussent ajouté aux traditions grecques des notions puisées dans l'Ayur-Yêda de Susruta et de Charaka, de cinq siècles au moins antérieurs à Hippocrate et plus avancés que lui dans les doctrines médicales et dans les procédés chirurgicaux (1). Il faudra bien un jour revenir aux écrits des arabes. (V. *Gaz. hebd. de m. et de ch.*, Paris, 9 mai 1856.)

En attendant, un nouveau champ d'études s'ouvre à l'intelligence du seizième siècle; de nouvelles inspirations jaillisent de toutes parts. Dans l'ordre médical on s'arrêta d'abord aux sources de l'hygiène.

2.

Dans son *Traité du régime*, Hippocrate trace le cadre des connaissances qui doivent entrer dans la composition d'un bon livre sur cette matière. Toutes les connaissances humaines doivent y concourir. Il se résume en disant : « S'il était possible de trouver pour chaque nature individuelle une mesure d'aliments et une proportion d'exercices sans excès ni en plus ni en moins, on aurait un moyen exact d'entretenir la santé. » Telle est l'idée principale sur laquelle roule le *Traité du régime*,

Les médecins qui vinrent après lui suivirent son exemple. Les choses dites non naturelles : l'air, le manger et le boire, l'inanition et la réplétion, le sommeil et la veille, le mouvement et le repos, les perturbations morales, ces six choses qui composaient l'hygiène des anciens, leur *diététique* (2), furent

---

n'y en eût dès avant ce temps-là quelques-uns dans des bibliothèques, mais on les tenait cachés et presque personne ne les lisait ni ne les entendait... Mais dès que leurs livres se rendirent communs, on les reçut avec empressement à l'exclusion de ceux des Arabes, qui ne laissèrent pourtant pas d'avoir encore des partisans. »

La première édition imprimée de Galien est de 1525, et celle d'Hippocrate ne parut que l'année suivante.

(1) Voir p. 115 et suiv.

(2) Nous avons déjà parlé de cette division de la matière de l'hygiène en choses *naturelles*, *non naturelles* et *extra-naturelles*. Elle remonte à Galien. Elle a duré presque jusqu'à nos jours, mais ordinairement accompagnée d'un commentaire. Ainsi Laurent Joubert explique les choses *non naturelles* de cette manière : « On dirait (paravanture) plus elegament, choses necessaires et inevitables, ores saines, ores malsaines, selon qu'on en use ou abuse. (*Traité du Ris*, liv II. c. 14) »

bientôt, comme dans l'antiquité, subordonnées aux considérations des aliments et des exercices. Quelquefois même il n'y eut que la gymnastique qui, avec toutes ses manipulations passives, ses onctions et ses bains, fut envisagée comme la base essentielle de la conservation de la santé.

C'est dans l'hygiène qu'Hippocrate place les origines de la médecine. « Encore aujourd'hui, dit-il, ceux qui s'occupent de la gymnastique et du développement des forces ajoutent sans cesse quelque nouveau perfectionnement, cherchant quelles boissons et quels aliments, digérés le mieux, accroissent le plus les forces *(De l'ancienne médecine, 4)*. »

Ce fut donc aussi par l'hygiène, que les écrivains du seizième siècle commencèrent à tirer de l'oubli les doctrines de la médecine des anciens.

Quelques-unes sont antérieurs à Mercuriali, qui ne publia son traité de gymnastique qu'en 1569. Le nombre en est considérable (1). Nous examinerons seulement les écrits des plus anciens, quel que soit leur pays.

3.

Antoine Gazi, de Padoue, florissait à la fin du quinzième siècle et au commencement du seizième. C'est lui qui, le premier en Europe, recueillit dans un ordre méthodique et dans un style clair et précis, les observations des médecins grecs, latins et arabes, des philosophes, des écrivains sacrés et des poétes, sur l'art de conserver la santé et de prolonger la vie des hommes.

Son livre est intitulé :

FLORIDA CORONA, *quæ ad sanitatis hominum conservationem ac longævam vitam producendam sunt necessaria, continens, ab* ANTHONIO GAZIO, *patavino medico doctissimo composita.*

---

(1) Eoban (1533), Ficin (1538), Launa (1550), Lemmens (1554), Fernel (1554) Caius (1555), Katsch (1557), Lommius (1558).

L'exemplaire que nous possédons est daté de Lyon, 1514,
in-4°, goth. (1).

Ce livre, dit l'auteur, est une *couronne* des plus belles fleurs
cueillies dans les champs d'Hippocrate, d'Aristote, de Galien,
d'Avenzoar, de Rhasès, d'Haliabas, de Dioscoride, d'Hali, de
Sérapion, d'Avicenne, d'Isaac, d'Averroès, de Damascène, de
Mesué et d'autres anciens auteurs et même de quelques modernes. Telle était, en effet, la tâche qui incombait aux écrivains du seizième siècle, tâche d'érudits, tâche rude et in-
grate, qui fut, on le sait, remplie avec dévouement.

D'abord, Gazi place son œuvre de compilation sous la protection divine ; craignant ensuite qu'on ne l'accusât de plagiat,

(1) C. J. Kestner, *Bibliotheca medica*, Jéna, 1746, p. 712, fait mention d'une édition
de Venise 1491, in-fol. Il ajoute que depuis longtemps il est hors de vente.

Ce livre était, en effet, tellement rare à cette époque, que James Mackensie *(The history
of health*, Londres, 1758 ; édit. franc., Paris, 1761, p. 243) dit que « quelque peine qu'il
se soit donnée pour se le procurer, il lui a été impossible de le déterrer nulle part. »

Cet ouvrage, très estimable sous tous les rapports, est devenu de plus en plus rare, et
pourtant il a eu un grand nombre d'éditions. Le nom même de son auteur a été altéré par
quelques biographes modernes, qui ne citent point les autres écrits de ce médecin.

Voici le résultat de nos recherches à ce sujet.

Dans Van der Linden, *De scriptis medicis*, 2° édit., Amsterdam 1651, on trouve l'indication suivante :

ANTONII GAZII, PATAVINI.

*Florida corona, quæ ad sanitatis hominum conservationem ac longævam vitam per-
ducendam sunt pernecessaria continens*, Lugduni, apud Scipionem de Gabiano, 1534, in-8°.

Ærarium sanitatis. Ejusdem de vino et cerevisia tractatio. Augustæ, 1546, in-8°.
Patavii apud Jacob. Fabianum, 1549, in-8.

De somno et vigilia libellus. Extat cum Constantini Aphricani operibus reliquis, Basileæ
apud Henr. Petri, 1539, in-fol.

*Quo medicamentorum genere purgationes fieri debeant, sive de ratione evacuandi
libellus.* Basileæ, apud Henr. Petri, 1541, in-fol., cum methodo medendi Albucasæ,
aliisque.

D'autres éditions de ces mêmes ouvrages de Gazi sont indiquées par des notes manus-
crites sur le titre de notre *Florida corona*, Lyon, 1514 ; on y lit :

Extat apud Maittaire, t. 1, *Annal. typogr.*, p. 162, indicatio 1ᵃˢ edit. hujus libri, Venetiis, per Joan. de Forlivio et Gregor. fratres, 1481, fol.

Ibid., p. 365, Lug., 1500, 4°.

Est alia edit. Lugdini, 1526, fol.

Une autre note manuscrite sur la page qui précède le titre porte :

Hic liber Lugduni editus fuit in-8°, an. 1541, et Venetiis 1490. — Lugduni in-fol. cum
Ærario sanitatis et tractatu de vino et cervisia (probablement l'édition de 1526). Ejusdem
De ratione evacuandi libellus; Basileæ, 1541, in-fol., cum scholiis Pictorii.

La *Nouvelle Biographie universelle* de Firmin Didot, mentionne encore, sous le nom
altéré de *Basi*, une autre édition de la *Florida corona*, datée de Lugo Emporio, 1510.

Il résulte donc de ces indications que cet ouvrage aurait eu au moins huit éditions
1481, 1490, 1500, 1510, 1514, 1526, 1534 et 1541.

il cherche à se disculper, et rappelle cette maxime, que la connaissance des choses du passé est indispensable aux progrès de l'avenir. Il ajoute que c'est dans cet esprit qu'il s'est appliqué, dès sa jeunesse, à recueillir et à classer les préceptes des anciens sur la diététique, et que, s'il publie aujourd'hui ce travail, c'est moins dans l'intérêt de sa propre gloire, que dans celui de l'utilité publique et de la santé de ses amis.

Il le divise en trois cents chapitres, dont onze sont consacrés aux exercices du corps. Ce sont les seuls dont nous ayons à parler. Ils commencent au vingt et unième.

Voici leurs titres :

XXI. — De l'exercice et de son contraire.

XXII. — De l'excès du repos et de l'osiveté.

XXIII. — Des avantages de l'exercice relativement à l'esprit et au corps.

XXIV. — L'exercice conserve très bien la santé, et même mieux que la diète et les solutions purgatives.

XXV. — Quels sont les corps qui ne doivent pas s'exercer et ceux qui ne doivent pas être exercés. Par quoi remplacer l'exercice ?

XXVI. — Que doit-on faire avant de commencer l'exercice ?

XXVII. — L'exercice ne convient ni à jeun ni immédiatement après le repas.

XXVIII. — De l'heure propre à l'exercice.

XXIX. — Quels genres d'exercices conviennent et sont nécessaires à chaque constitution, à chaque âge, à chaque sexe ?

XXX. — De la quantité et de la mesure, ou de la fin de l'exercice pour chacun.

XXXI. — Quelles sont les choses à observer après l'exercice fait selon la qualité et la quantité ?

Sous ces titres, l'auteur a coordonné avec art une multitude de préceptes tirés de nombreux volumes, dont la plupart étaient encore à l'état de manuscrits. On y trouve tout ce que les anciens ont dit de l'exercice comme moyen de conserver la santé. Ce travail fut utile, sans doute, à une époque où les exercices n'avaient guère d'autre but que l'acquisition de la force et de l'adresse, deux choses bien différentes de ce qui constitue la santé ; la santé ne se maintient, comme le rappelle l'auteur, que par une juste proportion de mouvement et de repos, d'aliments et de boissons, *bonitate mensurationis motûs et quietis, atque comestionis et potûs.*

L'auteur traçait ainsi la voie qu'il avait à suivre, et son premier objet était évidemment de traiter, non de l'exercice *(exercitium, exercitatio),* mais du mouvement *(motus)* ; et cependant, à la fin du premier chapitre, il modifie la thèse et transforme l'idée de mouvement en celle d'*exercice et de travail.* Il continue l'élimination, et dit qu'il n'a pas l'intention de s'occuper de l'art de l'exercice *(exercitium)* et de ses différents genres, qui sont au nombre de cinq cent cinq, ni de leurs différentes espèces, qui sont presque infinies.

Pourtant, il fût arrivé par cette voie à l'expression la plus simple de l'exercice, au mouvement artificiel, à la cinèse correspondante aux lois de l'organisme, et dont la notion élémentaire constituait dans l'antiquité toute la théorie et la pratique de l'exercice du corps.

Gazi ne s'occupe donc ici ni des lois de chaque mouvement ni de celles de chaque exercice ; il se borne à colliger et à classer tout ce que les anciens ont dit des avantages que procure l'exercice, en tant que modéré et soumis à toutes les conditions hygiéniques qu'ont déterminées l'expérience et les observations des siècles antérieurs.

Il est vrai que tout cela, traduit en langage moderne, est encore aussi juste et rationnel qu'autrefois ; et c'est bien à la même source qu'ont puisé tous les médecins qui, jusqu'à nos jours, ont traité de l'hygiène. Mais qu'importent ces principes généraux, si l'on ignore les moyens de les mettre en pratique ? L'œuvre de Gazi est donc réellement dépourvue du caractère d'utilité pratique ; elle pouvait d'autant moins remplir ce but, que le petit nombre d'exercices conservés dans les mœurs de son époque, étaient, en général, outrés ou faussés,

et ne formaient plus un ensemble scientifique d'éléments cinésiques.

Cependant nous devons reconnaître qu'il y a un mérite réel
dans le *choix des fleurs* et dans la contexture de la *Couronne
fleurie*. En effet, si c'est sous la forme synthétique et générale
que la médecine des anciens, leur philosophie, leur littérature,
leur architecture, reparurent parmi nous ; c'est aussi sous une
forme semblable, que Gazi nous présente une idée de l'influence
bienfaisante de la cinésie, oubliée depuis tant de siècles.

Mais combien de temps encore avant que cette idée, si
obscure, s'élucide et se manifeste jusque dans ses parties les
plus élémentaires, et que vérifiée et sanctionnée, elle puisse
s'assimiler à nos mœurs et s'y réaliser enfin sous une nouvelle
forme scientifique et populaire ! Les temps modernes n'accep-
teront rien du passé que sous bénéfice d'inventaire.

4.

Déjà Champier, tout en se bornant à des extraits de Gazi,
son contemporain, y ajoute cependant quelques notions sur
les différents genres d'exercices.

Symphorien Champier, né en 1472, à Saint-Symphorien-le-
Château, près de Lyon, fut médecin des rois Charles VIII et
Louis XII, et premier médecin du duc Antoine de Lorraine,
qu'il suivit en Italie. De retour dans sa patrie, il fut élu con-
seiller-échevin de Lyon, où il mourut en 1533. Champier a
beaucoup écrit sur diverses matières, notamment sur l'histoire
et sur la médecine. Quelques-uns de ses ouvrages sont fondés
sur ses propres observations ; les autres ne sont, comme la
plupart de ceux de son époque, que des compilations, où l'é-
rudition tient la place de l'expérience et de l'observation (1).

---

(1) Consulter sur les ouvrages de Champier la *Biographie médicale du Dictionnaire
des sciences médicales*, Paris, 1821, et la *Nouvelle biographie universelle* de F. Didot,
Paris, 1854. — Champier, l'un des premiers qui écrivirent une biographie des médecins,
fut le premier auteur d'un vocabulaire des termes de médecine, qui fut successivement mis

Un jour, il détacha de la *Couronne* de Gazi une *fleur*, qu'il nomma :

Rosa Gallica *aggregatoris lugdunensis, domini Symphoriani Champerii, omnibus sanitatem affectantibus utilis et necessaria,* etc., — *la Rose gauloise du collecteur lyonnais, le seigneur Symphorien Champier, utile et nécessaire à tous ceux qui désirent la santé, contenant les préceptes, les autorités et les aphorismes dignes de mémoire, tirés des livres d'Hippocrate, de Galien, d'Erasistrate, d'Asclépias, d'Isaac, d'Avicenne et de beaucoup d'autres hommes célèbres; choses non moins importantes pour l'art médical que pour la santé.* — Ensemble, *sa précieuse Marguerite, ou du devoir du médecin et du malade.*

Ce livre a eu plusieurs éditions; notre exemplaire est daté de Nanci, 1512, in-12.

Il est divisé en deux parties.

La première traite des six choses non-naturelles, en sept livres.

La seconde, à laquelle il donne le nom de *sa précieuse Marguerite*, Marguerite du Terrail, sa femme, de l'illustre famille du chevalier Bayard, contient, en deux livres, ce qu'il croit nécessaire de connaître pour traiter les maladies.

Cette seconde partie est une compilation purement médicale; nous n'avons pas à nous en occuper ici. Mais dans la première partie, le septième chapitre du premier livre appelle notre attention.

Il montre, dit-il, que les exercices sont très avantageux à la santé : *Exercitationes ad sanitatem prodesse plurimùm ostendit.*

L'auteur commence par résumer quelques traditions sur les avantages généraux que procurent les exercices. Il note ensuite différents genres d'exercices, rappelant que Galien préférait le

au courant du progrès des sciences par Blankaard, Castelli, Capuron, Nysten, Bricheteau, Henri, Briand, Jourdan, et enfin par Littré et Robin, en 1855, sous le nom de Nysten.

N'oublions pas non plus, que c'est à Champier que la ville de Lyon doit la fondation de son école de Médecine, qui subsiste encore aujourd'hui. C'est à la même époque que Linacre fondait le Collége des Médecins à Londres.

jeu de la petite balle à tous les autres ; que Platon divise la gymnastique en *orchestique* et en *athlétique* ; que la réunion des cinq exercices : le disque, la course, le saut, le jet et la lutte, constituait le *penthalte*, et celle de tous les exercices le *pancrace*. Il conseille à ses contemporains de reprendre l'habitude de tous les exercices du corps, au lieu de se borner à la lecture à haute voix, qui, dit-il, est presque le seul dont nous fassions encore usage, *quotidiè publicis lectionibus contentissimè boantes et ravim exertâ voce repurgantes.*

Il pose ensuite et résoud deux problèmes de physiologie, à la façon de son temps, et termine ce septième chapitre par une collection de cinquante-sept préceptes concernant le mouvement et le repos, l'exercice libre, utile à tous ceux qui veulent conserver leur santé, et la friction, convenable surtout aux personnes faibles, aux vieillards et aux enfants.

Les collections de Champier sont beaucoup moins complètes que celles de Gazi, qu'il ne nomme pas, et à qui cependant il les avait empruntées, plutôt qu'aux écrivains anciens auxquels il renvoie.

5.

Léonard Fuchs, en traitant le même sujet, devient un peu plus explicite. Professeur à l'université de Tubingue, de 1535 à 1566, époque de sa mort, il fut un des premiers médecins qui, passant de l'empirisme des arabes à celui des grecs, commencèrent à faire renaître exclusivement la doctrine d'Hippocrate et de Galien. Ses *Institutiones medicæ*, Bâle, 1565, réimprimées dans ses *Operum didacticorum pars prima et secunda*, Francfort, 1605, in-folio, contiennent un résumé de l'art des exercices. Il est en sept chapitres, qui composent la section III du livre II, sous ce titre : *De motu et quiete*. Nous en ferons une analyse succincte.

Du mouvement et du repos.

Le premier chapitre traitre *des genres d'exercices et de leurs différences.*

L'auteur commence ainsi :

« Par le terme de *mouvement*, en ce lieu, nous entendons les exercices de tout genre, parce que c'est au mouvement, comme à une sorte de genre, que se rapportent tous les modes d'exercices. »

Cela est vrai.

Mais pourquoi, à l'exemple de Gazi, transporter l'idée générique de mouvement à l'idée générique d'exercice ? Pourquoi ne pas étudier d'abord le mouvement en lui-même et dans ses diverses espèces, qui font la matière de l'exercice et constituent ses différences ? Nous n'aurons donc encore que des généralités à enregistrer.

Quoiqu'il en soit, Fuchs ajouta quelques compilations d'ordre nouveau à celles de ses prédécesseurs.

« Les exercices des anciens formaient, dit-il, des genres nombreux et variés. Il y en avait de deux sortes : les uns étaient simplement des exercices ; les autres étaient à la fois exercice et travail. »

Il note d'abord les exercices qui se pratiquaient dans la palestre ; il y ajoute une courte définition. Il nomme le *pancrace,* composé de la lutte et du pugilat ; le *penthalte,* réunion de la lutte, du pugilat, de la course, du jet et du disque ; puis le saut, le ballon suspendu ou *corycus ;* l'*acrochirisme,* sorte de lutte des doigts et des poignets ; l'*ecplethrisme,* sorte de course en ligne droite en avant et en arrière, faite dans le *plèthre,* sixième partie du stade ; le *pitylisme,* qui consistait à marcher sur la pointe des pieds, tout en agitant les bras, l'un en avant, l'autre en arrière ; la *sciamachie,* combat contre son ombre ; enfin les différentes espèces de jeux de balles, qu'il décrit plus au long, et sur lesquels il fait une digression pour relever une erreur de François Vallériolan, qui avait écrit sur le même sujet. Plus haut, il avait aussi noté une erreur de deux autres écrivains, Hermolaus Barbarus et Raphaël Volaterranus, qui, avant lui, avaient parlé des exercices des anciens, occupation littéraire très-commune à cette époque de renaissance. Il décrit ensuite les *haltères,* masses de pierres, de plomb ou d'autre métal, façonnées de telle sorte, qu'on puisse les prendre avec les mains; les unes destinées à être levées de terre en l'air, en les maintenant longtemps dans cette position; les autres à être tenues dans les mains pour aider à l'exercice du saut. Il dit, en passant, un mot de l'édifice du *gymnase,* où les athlètes s'exerçaient et se faisaient oindre et frictionner.

Le reste du chapitre est consacré: — partie aux exercices qui laissent après eux quelque ouvrage exécuté, comme bêcher, ramer, labourer, tailler la vigne, porter un fardeau, moissonner, voyager à pied ou à cheval, combattre armé, chasser, pêcher et autres occupations professionnelles; — partie à la vociération, *qui exerce le thorax et les organes de la voix,* à la gestation dans un bateau, une litière, un char, un lit suspendu, *dont les oscillations atténuent les maladies et invitent au sommeil;* — partie enfin, à la distinction des exercices en rapides ou lents, en forts ou faibles, en véhéments ou doux.

Quelle confusion!

L'auteur n'eût-il pas été plus simple et plus intelligible, s'il eût emprunté à Aristote et à Galien la classification des mouvements en *actifs* ou *volontaires,* en *passifs* ou *involontaires,* et en *mixtes,* classification qui comprend tous les mouvements dans chaque espèce et dans chaque genre d'exercices?

Le même esprit se retrouve dans les compilations qui forment le deuxième chapitre.

L'auteur cite d'abord quelques axiomes sur l'utilité de l'exercice régulier pour la conservation de la santé.

Il dit ensuite:

L'exercice offre trois avantages principaux: l'endurcissement du corps par l'attrition mutuelle de ses parties, l'augmentation de la chaleur naturelle et celle de l'énergie vitale, *spiritus citatior vehementiorque motus.*

Consécutivement, il en déduit des conditions meilleures dans l'état général de l'organisme et de ses fonctions, et en particulier dans chacun des organes, selon qu'ils sont plus spécialement exercés.

C'est bien.

Mais, pour obtenir ces effets, quels seront les éléments de l'exercice, ses formes, son mode, son rhythme ?

L'auteur ne nous enseigne rien de précis.

« D'abord, dit-il, des exercices robustes et violents donnent plus de force aux muscles et aux nerfs. »

C'est là une grosse erreur, qui conduit droit à la forme athlétique ; mais la forme athlétique n'est que la forme humaine exagérée, et Fuchs qui n'avait en vue que l'hygiène, aurait pu apprendre dans Hippocrate et dans Galien, que ni la vraie force, ni la santé, ni l'intelligence ne furent le partage des athlètes. Ce préjugé et ses funestes conséquences se sont perpétués jusqu'à nos jours.

« D'autres exercices, dit-il ensuite, fortifient les bras, d'autres l'épine dorsale, le poumon ou le thorax, d'autres plus spécialement les lombes ou les jambes. »

Voici ses exemples :

« L'acrochirisme et le combat de l'ombre sont des exercices propres aux bras et aux mains. »

Mais comment exécuter les mouvements qui constituaient ces exercices oubliés ?

« Les haltères exercent spécialement les muscles droits et les transverses du dos : soit deux haltères posées à terre à la distance d'une aune l'une de l'autre ; celui qui veut s'exercer se plaçant, debout, entre les deux, se baisse et lève de la main droite le poids qui est à gauche, et réciproquement de la gauche celui qui est à droite. Puis il les remet l'un et l'autre à leur place. »

Mais les jambes seront-elles tendues ou non, et quel en sera l'écartement? à quelle hauteur et dans quelle direction faudra-t-il lever les poids? les bras seront-ils ployés ou non? quelle sera la pesanteur de ces poids? et la mesure du mouvement, etc.? toutes choses qui en modifient la forme et les effets, et en rendent les propriétés utiles ou nuisibles, selon les cas.

L'indication est donc encore tout-à-fait incomplète, et ne peut être d'aucune utilité pratique, sans être soumise à des études et des expériences spéciales.

Il ajoute :

« L'exercice de la respiration est propre à fortifier le thorax et le poumon. Celui de la vocifération y ajoute le jeu des organes de la voix, et les asthmatiques s'en trouvent bien. Les muscles lombaires se fortifient par l'action d'incliner le haut du corps et de le redresser, soit en relevant des poids, soit en les portant dans les mains. La marche ou la course sont utiles aux jambes. La gestation convient aux convalescents et refait leurs forces; elle procure aussi le sommeil et aide dans plusieurs maladies. L'équitation modérée est utile aussi bien dans certains états morbides, que dans l'état de santé, et, mieux que tout autre exercice, elle fortifie l'estomac et les intestins. »

Tout cela n'est point déterminé, et n'est guère propre à nous donner une idée du vaste ensemble de l'édifice grec, où l'architecture physiologique, les lois de l'esthétique et l'usage spécial des diverses parties étaient unis entre eux dans de justes proportions.

Néanmoins, nous devons tenir compte de ces premières tentatives

Le troisième chapitre traite *de la préparation aux exercices*, le quatrième *de l'heure convenable à l'exercice*, le cinquième *de la nature de l'exercice*, le sixième *de l'apothérapie*, et le dernier *du repos et de l'oisiveté*.

Dans ces pages, nous rencontrons toujours des compilations distribuées selon les variétés du sujet. Mais l'auteur ne se dissi-

mule pas que les mœurs de son temps ne peuvent admettre toutes les habitudes des anciens ; il voudrait du moins, qu'on leur
empruntât ce qu'elles ont d'utile et d'hygiénique, et qu'on
en fît une application raisonnable. — Par exemple, après
avoir décrit, d'après Galien, les différentes espèces de frictions, il dit qu'elles sont tombées en désuétude, et que pourtant elles étaient d'un usage général chez les anciens, et con-
venaient surtout aux vieillards et à ceux qui mènent une vie sédentaire. — Il reproche fortement aux étudiants de l'Allemagne la funeste habitude de se livrer, immédiatement après le
repas, à l'exercice du saut, de la course, de la balle, du
disque et à d'autres jeux. Il en dit les inconvénients, et cite, à ce
propos, le précepte d'Hippocrate, que les exercices doivent
précéder les repas, *labores cibis antecedant.* — « Comme les
exercices du corps, dit-il ensuite, ceux de l'esprit doivent être
faits en temps convenable, sinon l'étude détruit la santé d'une
manière incroyable. L'aurore est l'amie de l'étude ; les heures
du matin et les trois ou quatre premières de l'après-midi, sont
les plus favorables aux travaux sérieux. Quant à celles du soir
et de la nuit, elles finissent par énerver et les forces du corps
et celles de l'esprit. »

Mais ce sont surtout les procédés de l'*apothérapie* qu'il voudrait voir renaître, *tutissimum est apotherapiá semper uti.* Cette
dernière partie de l'exercice, dont nous avons déjà parlé
(p. 124 et suiv.), consistait en manipulations diverses et en onctions accompagnées d'enroulements dans des bandes d'étoffe,
de rétentions du souffle, de distensions et de contensions du
corps entier ou seulement de l'une de ses parties. Ce qui donne
une valeur réelle à ce fragment de la cinésiologie des anciens,
c'est que nous y voyons chaque mouvement décrit dans ses
rapports avec les connaissances anatomiques et physiologiques
de leur temps. Fuchs reconnaît les propriétés curatives de ces
mouvements ; et pourtant il se borne à un extrait, et renvoie
au troisième livre de Galien, *De tuendá valetudine,* pour apprendre à bien faire l'apothérapie !

Certes, il comprenait toute l'importance de la thérapie cinésique ; mais son Épitome d'anatomie, tiré des écrits de Galien,
et éclairé des récentes observations d'André Vésale, lui avait
coûté des peines infinies. C'était un travail du même genre qu'il
aurait dû faire pour la cinésie, qui emprunte à l'anatomie et à
la physiologie ses premières bases scientifiques ; et il paraît
que Fuchs était alors le seul médecin de l'Allemagne capable
de l'entreprendre (1). Peut-être a-t-il reculé devant les difficultés d'une telle entreprise, difficultés d'autant plus grandes,
que la plupart des écrits anciens où cette matière était traitée
ex professo, ne sont pas parvenus jusqu'à nous.

6.

Nous venons de nommer André Vésale. Ce fut lui qui, l'un
des premiers, le scalpel à la main, interrogeant la nature selon
le précepte des anciens, osa contredire quelques assertions de
Galien. En 1543, il publia, à Bâle, son grand ouvrage : *De humani corporis fabricâ libri septem*, avec des figures gravées
d'après le Titien. De cette époque datent les premiers progrès
de l'anatomie. Le mouvement ne s'arrêta plus, et la cinésie,
comme les autres branches de la thérapie, trouvera un jour
dans cette science renouvellée ses principes fondamentaux
mieux déterminés.

Cependant, à Paris, la Faculté persistait à enseigner d'après
l'autorité exclusive de Galien, et en latin, langue que la plupart des chirurgiens ne comprenaient point. Elle voyait même
avec peine que l'on commençât à publier des livres de médecine en langue vulgaire, prétendant que la *Medecine en seroit
tenüe à mespris*. Jean Canape, médecin de François Ier, pro-
testa et déclara hautement, qu'il traduirait autant d'ouvrages

____

(1) En effet, il dit à propos de son Épitome d'anatomie : *ut id ardentiùs cuperem me
in primis impulit, quod hanc medicinæ partem, quæ tamen ad artis tractationem summé
est necessaria, ab omnibus ferè Germaniæ nostræ medicis neglectam esse, perspectum
haberem.* — D'ailleurs, l'art médical était alors tellement déchu, que la doctrine du pouls, *ars
sphygmica*, perdue depuis douze cents ans, venait seulement d'être retrouvée par Joseph
Struthius.

de Galien qu'il en trouverait d'utiles aux chirurgiens. C'est à lui que l'on doit la première traduction française de *l'Anatomie des os du corps humain et des deux livres du mouvement et des muscles de Galien*, Paris, 1541.

Un maître barbier chirurgien, Ambroise Paré, qui mérita le titre de Restaurateur de la chirurgie en France, suivit son exemple. Il fut aussi l'un des premiers en France, comme Fuchs en Allemagne, qui mirent à profit les travaux anatomiques d'André Vésale, *homme rare*, dit-il, *et le premier de son siècle en ceste partie de la Medecine*.

C'est dans ses *OEuvres* que, pour la première fois, nous trouvons en langue française une notice sur l'application du mouvement à l'hygiène. A ce titre nous la reproduirons en entier.

Elle se trouve dans l'*Introduction* de ses *OEuvres*, 1re édition, Paris, 1575; dernière édition par J.-F. Malgaigne, Paris, 1840, chapitre XV :

DV MOVVEMENT ET REPOS.

Par mouuement en ce lieu (comme dit Fuchsius en son Introduction de Medecine), se doit entendre toute espece d'exercices, comme cheminer, danser, courir, aller à cheual, iouer à la paume, porter fardeau, et autres semblables : et sous iceux est comprise la Friction, l'vsage de laquelle a esté des anciens en grande estime, et est encores à présent. Lesquels en ont fait plusieurs espèces et differences qui se peuuent reduire en trois, c'est à sçauoir, dure, molle, mediocre.

Friction dure est, quand l'on frotte tout le corps, ou vne partie seule, fort et asprement, soit auec la main ou toile neufue, esponges, ou d'autres choses. La vertu et qualité d'icelle est de condenser et astraindre, et rendre la chair dure. Et si elle est longuement et souuentesfois continuée, rarefie, euapore, resoult, extenue, et diminue la chair et autre substance de nostre corps. Outre plus, fait reuulsion, et diuertit la fluxion des humeurs d'vne partie en autre. La molle est, quand l'on frotte doucement, laquelle fait le contraire de la dure : pource qu'elle amollit et relaxe, et rend le cuir doux et poly : toutes fois si elle est briefue ou peu longue, ne rend aucun effect. La mediocre tient le moyen entre les deux susdites, pource qu'elle fait augmentation d'aliment et nutrition, à cause qu'elle retient le sang et les esprits qui ont esté par icelle attirés sans les euaporer et resoudre,

ainsi qu'il est testifié par Galien, chapitre 3, liure 2, *de Sanitate tuenda*.
Voila les effects des frictions en général, lesquelles ne faut nullement
mespriser.

Pareillement, les commodités de l'exercice sont grandes, ainsi que dit
Galien aux deuxiesme livre *de Sanitate tuenda* : c'est qu'il augmente
aussi la chaleur naturelle, dont s'ensuit la meilleure digestion, et par
consequent bonne nourriture et expulsion des excrements, et les esprits
plus prompts à leur office, à cause que leurs conduits sont par ce moyen
purgés, et d'abondant ledit exercice laisse l'habitude du corps et la respiration et autres actions plus fortes, dures et robustes, au moyen de
l'attrition mutuelle des parties qui se heurtent l'vne contre l'autre, dont
ne sont si fort et si tost travaillées : ce qui est manifeste aux rustiques,
et autres manieres de gens qui sont de grand trauail. Voila les commodités de l'exercice, moyennant que l'on le face en temps opportun, en
quantité legitime, en qualité competente et par repétition et reïteration
raisonnable.

Le temps opportun sera auant le past, pour exciter la chaleur naturelle à appeter les viandes, et aprés auoir mis hors les excremens, de
tant que nature affamée pourroit attirer par les veines mesaraïques, pour
porter au foye, vn suc mauuais, et en ce faisant l'habitude du corps pourroit estre viciée. Aussi n'est conuuenable faire exercice tost après le repas,
et l'estomach estant rempli, de peur qu'il ne se face attraction des viandes
non encore cuittes.

La mesure et quantité legitime de l'exercice est, quand le corps se
tumefie et enfle, dont apparoit vne couleur rouge et vermeille, et qu'il
survient vne petite sueur : et quand la respiration commence à se changer et à estre grande et frequente, et quand aussi les membres ont leurs
mouuements libres sans grande lassitude : et alors que ces signes se monstrent, faut desister, de peur de trop grande lassitude, et resolution de la
substance de nostre corps : à cause qu'auec vne grande sueur, le bon suc
substantifique et les esprits se resoluent et consument, dont aduient que
le corps deuient maigre et froid.

La qualité competente est mise en la mediocrité des qualités excessiues
d'agitation du corps : tel est l'exercice qui n'est ny trop leger, ny trop
tardif et lent, ny trop robuste, ny trop debile, ny trop vehement, ny trop
remis et lasche, ny trop gaillard et brusque, ny aussi trop assoupi, et qui
trauaille par egale proportion toutes les parties du corps. Tel exercice
est propre pour les corps sains et temperés : mais s'ils sont intemperés,
il faudra choisir exercices qui soient propres de leur qualité à corriger la
qualité de leur intemperature : car les corps remplis d'humeurs froids
et epais, choisiront vn exercice plus vebement, robuste et de plus longue
duree : tellement toutesfois qu'ils ne s'y addonnent, que la premiere et
seconde coction ne soit en eux parachuée : ce qu'ils cognoistront à leur
vrine, laquelle lors, et non deuant, apparoistra teinte quelque peu de

iaune: mais s'ils sont bilieux, ils choisiront exercices legers, et plustost gais que brusques, et contentieux, et sans attendre que la seconde coction soit parachuée en leur foye et veines : car la chaleur de leurs parties solides, qui est acre, requiert telle matière non du tout cuitte, de laquelle autrement ne feroit son profit la rotissant : de sorte qu'il ne resterait humidité et glutinosité competente, pour estre agglutinée aux parties.

Quant à la repetition de l'exercice, il faut tant de fois retourner au trauail que nous auons envie de faire de repas : car si ainsi est que l'exercice resueille la chaleur naturelle sans laquelle la coction des viandes ne pourrait estre faite, s'ensuit que ne sçaurions faire nostre profit de l'aliment, si l'exercice n'a précédé. Or la dernière partie d'exercitation parfaite et conuenable, est vne friction mediocre, de laquelle usent les joueurs de paulme, le ieu estant fini, quand ils se chauffent, frottent et essuyent. Ladite friction expurge, nettoye et seiche la sueur, et autres excremens qui sont demeurés entre cuir et chair, et prohibe les lassitudes. Et comme d'exercice deuëment fait aduiennent grandes vtilités, aussi fait grand detriment le repos oiseux : car il engendre crudités, humeurs gluans, obstructions, pierres, tant ès reins que dedans la vessie, gouttes, apoplexies, et autres mille maux.

Telle est l'opinion d'Ambroise Paré quant à la friction et à l'exercice. Ces idées simples et nettement exprimées résument bien toute la question générale au point de vue de l'hygiène. Il les a tirées, dit-il, des compilations de Fuchs ; qu'importe ? On sent qu'elles sont d'un homme d'intelligence, d'expérience et de conviction, et certes, elles ont dû contribuer à rendre plus populaires la nécessité et les bienfaits des exercices réguliers du corps.

Il a fait plus pour la rénovation de l'art antique. En effet, on retrouve dans ses procédés chirurgicaux la vraie science du mouvement et des opérations, mise en rapport avec les progrès des connaissances anatomiques et physiologiques, que son génie a encore fécondées d'observations nouvelles.

C'est par des séries de travaux semblables que doit renaître un jour l'art tout entier.

7

Nous n'avons point à nous occuper ici de la cinèse chirurgicale, qui forme une branche parfaitement distincte de celle qui s'applique soit à l'éducation, soit à l'hygiène, soit à la thérapie. Nous voulons seulement noter qu'à partir de l'époque où l'anatomie et la chirurgie commencèrent à devenir des sciences plus exactes, on commença aussi à étudier le mouvement avec plus d'intelligence et de précision, dans ses phénomènes soit naturels, soit artificiels.

Laurent Joubert, professeur à l'Université de Montpellier, fut un des premiers qui ouvrirent cette voie nouvelle par son *Traité du Ris*, publié d'abord en latin, en 1558, traduit en français en 1560, et augmenté de deux livres en 1579.

On ne s'étonnera point de trouver ici la mention d'un tel écrit, si l'on se rappelle que l'action de rire, aussi bien que celle de pleurer, faisait partie de la minique des anciens, de l'éducation physique des enfants et de la thérapie par le mouvement (1).

L'édition la plus recherchée est celle qui est dédiée à Marguerite de Valois, sous ce titre :

TRAITÉ DU RIS, *contenant son essance, ses cavses et mervelheus effais, curieusement recerchés, raisonnés et observés par M. Laurent Joubert,* Conselier et Medecin ordinaire du Roy, et du Roy de Nauarre, premier Docteur regeant, Chancelier et Juge de l'Vniversité an Medecine de Mompelier.— Item, *La Cause morale du Ris de Democrite expliquee et temognee par Hippocras.* — Plus, *vn Dialogue sur la Cacographie Fransaise, avec des Annotacions sur l'Orthographie* de M. Joubert. — Paris, 1579, in-12.

L'auteur veut établir, que toute émotion de l'âme, provenant d'un fait *ridicule,* soit d'actualité, de réminiscence ou de titillation, provoque, par l'intermédiaire d'instruments corporels spéciaux, la faculté de rire, qui réside au cœur, siége des affections ; que les mouvements du cœur se transmettent par le péricarde au diaphragme, et de celui-ci au poumon, qui excite les contractions saccadées de la glotte, l'expiration étant alors

(1) Voir Mercuriali : *De arte gym.,* III, 7 et VI, 6 ; Mars. Cagnatus : *De sanit. tuend.,* II, 16.

continue et le diaphragme passif ; que ces contractions se propagent, d'un côté, aux muscles faciaux, et de l'autre, aux muscles abdominaux qui en sont fortement ébranlés ; et qu'ainsi se répand dans tout le corps le phénomène involontaire du rire, selon les rapports physiologiques des divers organes.

Or, substituez au mot *glotte* celui de *muscles thyréo-aryténoïdiens*, et ajoutez, avec Müller *(Man. de physiol.,* l. II, p. 89), que la modification actuelle de l'état de l'âme provoque, des parties cérébrales, une décharge du principe nerveux vers les muscles respiratoires de la face et du tronc : — et vous aurez à peu près l'ensemble des notions que nous possédons encore aujourd'hui sur la production physiologique du rire.

Mais pour prendre une idée plus complète de la théorie de Laurent Joubert, il faudrait lire son traité tout entier. L'étrangeté de l'orthographe qu'il affecte en rend la lecture difficile. Nous en reproduisons cependant le résumé qu'il en donne luimême.

Recapitulacion, concluant le premier livre.

Donques le Ris et meu des fais ou dis, qui ont apparance de laideur, et et ne sont pitoyables, sinon (peut etre) de prime face. Il faut qu'on y prenne garde, et qu'ils soint counus : autremant les ridicules n'ont pas leur efficace : et ne peuvet toucher à l'ame, s'ils ne penetret au sens commun. Là ils ne sont recounus pour tels, ains seulemant ressus comme tous les autres objets. Car les sans ne sont que portes ou fenetres, par lequelles on antre vers l'ame, cachee au dedans. L'ame et toute d'vne fasson, simple, indiuisible, et sans distinccion de parties : dont les objets l'emeuvet toute, mais pour autant qu'elle peut faire diverses choses, on luy attribue plusieurs facultés ou puissances, qu'elle pratique et exerce de fait, aus instrumans convenables à la chacune. Et de-là vient, que les Philosophes assignet à tel mambre tel pouvoir : comme s'ils vouloint dire, que l'ame touchee, tantee, ou emuë des objets (parvenus à elle par les fenetres du cors) demoutre sà et là an diverses parties, ce qu'elle ba puissance de faire, operant diversemant par divers instrumans, ainsi qu'il avient mieus au chacun. Elle donques emuë de la matiere ridicule, agite le mambre plus accommodé à exprimer sa passion : qui et le cœur, vray siege des affeccions. Cettuy-cy peu souvant obeït à raison, ains ordinairemant contre la volonté, et notre jugement, il se trouble comme une beste. La faculté qui y preside, et nommee desir sansuël privé d'attouchemant,

lequel n'et du cerveau, ja-soit que le cerveau ressoive son objet. L'affec-
cion risifique approche fort de la joye : toutesfois il y ha differance, tant
an leur matiere que an l'emocion du cœur : parce que la joye vient d'vne
chose serieuse, et ne fait que dilatacion : le Ris nait de folatrerie, dont il
y ajoute contriccion. De sorte que le Ris ha deus mouvemans contraires :
l'vn et fait de liesse, et l'autre de tristesse, mais toujours la dilatacion surmonte au Ris, comme le fait et plus plaisant, que miserable. Le cœur
ebranlé de telle sorte, l'ame sentant passion aggreable, ne peut (à-peine)
dissiper tant d'espris, que la mort s'an ansuive : ce que par joye souvant
et avenu. La coutume du cœur et, de decouvrir toutes affeccions par
quelque changemant au visage. Durant la joye il an balbe de fort voya-
bles et apparans indices : car des esprits et sanguines vapeurs qui gai-
gnet le haut, la part qui ramplit les yeus, y rand vne claire lueur : le
surplus demeure an la peau, amboutissant et coulourant la face. Les
bolievres s'etandet jolimant par les muscles retirés quasi de convulsion,
faite d'abondance d'espris. Le Ris ha tous ces accidans communs aveques
joye. Ses propres sont, les maimes augmantés, ja-soit qu'il n'y ha pas
plus grand' dissipacion des matieres sutiles : mais d'autres choses y ay-
det. Car le cœur riant, mù impetueusemant d'alternative contrarieté,
agite sa couverture, nommee Pericarde. Cettuy-cy ne faud pas à tirer
brusquemant le diaphragme, auquel il est attaché d'vn fort lien. Le diaphragme vacillant et emù, secout de maimes la poitrine : dequoy s'ansuit
vne samblable compression de poumon, qui rand la vois entreronpuë.
Tout celà n'avient gueres, qu'an l'expiracion, etant pour lors le diaphragme detandu. Par le Ris la bouche et bâlhante des muscles retirés
d'une replecion de vapeurs ou espris, tout ainsi qu'au vray bâlher. C'et
aussi pour le grand besoin de frequante respiracion, qui fait tenir la
bouche ouverte : et pour l'agitacion de la poitrine, laquelle tire à soy le
muscle large, abbatant la machoire. Quelquefois on ne fait que decouvrir les dans, et comme rechigner : ce que provient desdites causes plus
legieres, et de la contraccion du diaphragme, qui rand toujours cet effet
an diverses occasions. Le Ris fait rider le visage (mais surtout au coin
des yeux) à cause des plis que ses muscles reïteret souvent. Les yeux
pleuret de rire, pour ce qu'ils sont pleins de vapeurs, et les pores sont
adonc fort ouvers, comme par la liesse : ansamble pour l'eprainte des
humeurs, causeè de tristesse, car nous disons que le Ris tient de ces
deus affeccions. Les veincs s'anflet au front et au cou, de ce qu'ambou-
tit le visage. La tous vient à force de rire, quand les poumons sont ir-
rités de leur humeur sutil, ou d'vn autre tombant d'anhaut. La tous vient
aussi, de rire en mangeant ou beuvant, parce que de la bouche quelque
brisette ou goute va dedans la gargamelle. Quelquefois on rand par le
nez, quand la bouche et ampechee, et le Ris nous contraint d'expirer.
Les bras, les jambes et tout le cors s'emeut, quand la poitrine et tour-
mantee : parce que d'elle sorlet des muscles qui vont à tous quartiers.

Le vantre deult bien fort de la frequante, vehemante, et longue concussion ou batterie qu'anduret les antralhes, peaus, et manbranes, que le diaphragme tourmante, luy etant ancor plus tourmanté. (On ne se retient plus de rire), pource que la vessie et le boyau culier, sont pressés des muscles epigastrins, et du diaphragme, à la force dequels ne peuvet resister les deus Sphincteres : lequels pour lors sont autremant bien laches de telle agitacion, comme tout le reste du cors. La sueur vient de peine d'halener, et du traual qui echauffe. Elle sort plus abondamment au visage, pour la rarité de sa peau, pour la mollesse et humidité de ses parties, voisines du cerveau. La notable perte d'espris, avec telle difficulté de respiracion, qu'on an et pres d'etouffer, peuvet assés causer l'evanouïssemant, an ceus qui riet de trop grand' vehemance. Quant à mourir de tel excés, il n'et pas fort aisé : car la contraccion empeche la prodigue dissipacion d'espris, toutesfois quelques vns en sont mors, comme l'on dit : mais nous verrons si ce Ris et d'vne autre fasson, aus livres qui s'ansuivet.

Dans les deux livres suivants, l'auteur traite des diverses espèces du rire et de leurs propriétés. Il rapporte quelques cas de guérison par ce mouvement : « Donques, dit-il, la dignité et excellance du Ris et fort grande, puisque il ranforce tellement l'esprit, qu'il peut soudain changer l'état du malade, et de mortel le randre guerissable. » Il rappelle comment, pendant et immédiatement après le repas, le rire immodéré *(cachinnus)* est aussi nuisible, que le rire modéré et la gaie conversation sont utiles à la bonne digestion. Il note ensuite les maladies que le rire peut occasionner, et celles dans lesquelles ce mouvement peut-être conseillé avantageusement. Les dernières pages disent comment on peut mourir de rire.

En somme, cette théorie et ces observations sont en grande partie tirées des opinions et de l'expériénce des anciens.

Après Joubert, André du Laurens, autre professeur de l'Université de Montpellier, publia aussi un traité *De risu ejusque causis et effectibus libri duo,* Francfort, 1603, in-8°. Un grand nombre d'écrivains s'occupèrent de la même question au point de vue de la santé et de la maladie, ou simplement de la physiologie (1).

(1) Nous nommerons entre autres :
Jossius (1580), Mancinius (1591), Laurentius (1603), Bezellarius (1603), Goclenius (1607), Schmid (1630), Lysorius (1643), Mappus (1684), Tudécius (1690), Lanzoni (1694), Kaisin

8.

Pour rechercher les causes du phénomène du rire et se rendre compte de ses effets, Laurent Joubert avait dû s'enquérir des traditions et étudier les rapports physiologiques des organes entre eux. Ce sont des monographies semblables, et plus savantes, qu'il faudra faire pour chaque espèce de mouvement, avant que la cinésie renouvellée s'introduise réellement dans nos mœurs. Mais on ne s'en doutait pas alors. Au retour vers le passé, on n'aperçut d'abord que des formes vagues et incomplètes ; il restait tant de choses à faire encore, avant d'arriver à une connaissance mieux déterminée de l'art antique !

A l'étude des modes de l'exercice et de ses effets généraux, on joignit celle de ses formes générales, de ses grandes divisions et des lieux qui lui avaient été consacrés. On fit simultanément le même travail sur les bains, dont l'usage avait toujours été associé à celui des exercices. Aussi, Gazi, Champier, Fuchs et la plupart de ceux qui traitèrent du mouvement et du repos dans leurs livres sur l'hygiène, n'oublièrent point le chapitre des préceptes traditionnels sur l'usage des bains.

Mais déjà Vitruve, retrouvé dans la Bibliothèque du Mont-Cassin, et imprimé pour la première fois en 1497, avait renouvellé l'idée de la structure des *Thermes* (l. V, c. 10 et 11) ; Guillaume Budé, le fondateur du Collège de France et de la Bibliothèque du roi, avait donné, dans ses *Annotations sur les Pandectes*, Paris, 1508, une notice des gymnases, des bains, des exercices athlétiques et de la saltation ; Cælius Rodingius, dans ses *Lectiones antiquæ*, Venise, 1516, et quelques autres avaient aussi publié des notes sur les mêmes matières.

(1733), Franc de Frankenau (1683), Lypichius (1733), Platner (1738), Alberti (1746), Nicolai (1746 , Poinsinet de Sivry (1768), Roi (1812), etc.

M. Reydellet a inséré dans le *Dictionnaire des sciences médicales*, Paris, 1820, un résumé de ces travaux ; mais il n'a point connu celui de Poinsinet de Sivry, de Versailles : *Traité des causes physiques et morales du rire, relativement à l'art de l'exciter*, Amsterdam, 1768. Ce petit livre, plein d'esprit, de goût et d'érudition, répand quelques lumières sur des points importants que Reydellet a laissés dans l'obscurité. Son but est de prouver que « l'amour propre flatté est dans tous les cas la source cachée, le ressort constant, en un mot le principe physique et moral du rire. »

Laurent Joubert, et, avant lui, Guillaume du Choul, célèbre antiquaire de Lyon, furent les premiers qui considérèrent enfin cette grande institution du passé dans l'ensemble de ses parties.

Le travail de du Choul, qui lui avait été commandé par Henri II, est concis, plein d'intérêt et d'érudition (1). Il est aujourd'hui peu connu ; nous le reproduirons en entier.

DISCOURS des Bains et antiques Exercitations grecques et rommaines, escript par Noble Seigneur Guillaume du Choul, Gentilhomme Lyonnais, Conseiller du Roy, et Bailly des Montaignes du Daulphiné. 1ᵉ édit., Lyon, 1567 ; 2ᵒ édit., Vezel, 1672.

A TRES CHRESTIEN ET TRES PUISSANT PRINCE HENRI SECOND DE CE
NOM, ROY DE FRANCE.

Sire, ces iours passés estant en vostre royale maison de Fontainebleau, je me prins à regarder ce qui a mis souventesfois les espris des bons Architectes en admiration : et, entre les autres choses, vostre galerie, et les personnages qui y sont, faicts par telle diligence, et si bien retirés du naturel, qu'à les bien voir l'on penseroit que ce fust la nature mesme. D'avantage, si la peincture est belle, la decoration du stuc n'est pas moindre, pour raison de ses fruicts, estans plus plaisans que les naturels : d'autant que ceux-cy se despouillent de leurs fleurs, et, en changeant leur couleur, s'envieillissent et laissent leur beauté : et ceux-là monstrent une primeuere perpetuelle, et les fleurs immortelles : de sorte que ceux, qui s'en approchent, cuidans recevoir l'odeur suaue des fleurs et des fruicts, reçoyuent la senteur par grand risee. Là ne se treuue rien d'affecté, ny de trop, ny chose que l'on puisse reprendre. Quant à la doreure, le peinctre en a mis à suffisance, sans superfluité. Ce qui enrichit le lambris par si grand grâce, que l'on iugeroit que ce fust un Ciel accoustré de ses estoiles : avec certains espaces tellement distans de l'un à l'autre, qu'ils font monstrer que l'or n'y demeure point otieux, mais y est mis pour rendre le lieu (quand le soleil se jette dedans) plus delectable. Outre toutes ces choses là, si nous voulons parler de son regard, il est decouvert, sans qu'il soit empesché d'aucune part, et si bien disposé, que la maison en est plus belle, plus elegante, et digne de plus grand louange. Pource que vostre verger royal (qui est ac-

___

(1) Ce travail fait partie du grand ouvrage de l'auteur : *Discours de la Religion des anciens Romains, — de la Castramentation et Discipline militaire d'iceux, — des Bains et Antiques exercitations Grecques et Romaines* ; illustré de Médailles et Figures retirées des marbres Antiques, qui se treuuent à Rome, et par nostre Gaule. In-4°.

coustré d'ambulations spatieuses pour se pourmener) et sur le jardin, se voit l'estang, par ses bors garni d'une saussaye, qui presente aux regardans une grâce de verdure si grande, que l'on iugeroit estre une demeurance divine, et que les Dieux seroyent venus choisir ce lieu, pour inviter les Nymphes à la musique. Dequoy ne se faut ebahir. Car le regard des choses belles a eu grand force et pouvoir d'attraire à soy le cueur des Dieux. Et entre les autres singularités de vostre bastiment, voz thermes, Sire, et voz bains, sont faicts par telle diligence, et somptuosité, que, à les bien regarder, peuuent combattre de comparaison avecques ceux de M. Agrippe. Parquoy quand ie suis venu à considerer combien de beauté pour le contentement de l'œil, et d'utilité et proffit ilz apportoyent aux anciens pour la santé du corps : ie me suis mis au deuoir, suyvant vostre commandement, de vous en donner la congnoissance par la lecture de ce petit liure : que je vous presente, accompaigné du vouloir treshumble du Bailly des Montaignes, vostre tresobeissant serviteur : qui vous supplie treshumblement de luy faire tant de faueur et de bien, que de le mettre au nombre de ceux que vous tenez en obeissante seruitude aupres de vous.

Ὑγιαίνε Βασιλεύ.

DISCOURS des Bains et antiques Exercitations grecques et rommaines.

Pour avoir, Sire, la congnoissance du premier vsage des bains, thermes, et gymnases, où se lauérent iadis les anciens, l'on pourra sommairement voir par ce petit discours, ou abregé, ce que nous en lisons es Histoires Grecques et Latines. Chose, qui tousiours servira pour l'intelligence de l'antiquité sacrosaincte. Il faut donc entendre pour le commencement, que les thermes publicques furent ordonnées aux anciens Grecs et Rommains pour se laver, et pour la santé : comme furent les thermes Agrippiniénes, Néroniénes, Domitiénes, Antoniénes, et autres : la grandeur et magnificence desquelles se voit par les ruines, qui sont à Romme, lesquelles pouoyent estre comparées à l'un des sept spectacles du monde : tant elles estoyent construites avecques grand labeur, et prodigieuse despense, et enrichies d'vne infinité de colomnes de marbre different, qui avoyent esté amenées des dernieres regions, et quasi de tout le monde : de maniere que les montaignes, desquelles ont esté tirées ces grosses pierres, se plaignent encores auiourdhuy de la puissance des Rommains : et pleure encores la mer du grand fais, et de la charge qu'elle a portée. Toutesfois devant Agrippa, Nero, Domitian, et Antonin, la chose estoit bien venue jusques à tel poinct, que les gentilshommes Rommains les faisoyent edifier en leurs maisons par somptuosité singuliere : comme

nous monstre Cicero en ses epistres à Terentia sa femme, et à Quintus
son frere, quand il leur escrit, qu'ils donnent ordre que la cuue soit en
ses bains, et qu'ils le rendent certain en Asie (ou il estoyt Proconsul)
de la diligence que l'on faisoit a bien edifier ses bains en sa ville Arpi-
nate. Depuis lequel temps semblable chose fut continuée : comme plus
clairement nous enseigne Pline le Ieune, en la description de sa ville Lau-
rentine : de laquelle, outre les autres structures et edifices, il loue le
gymnase : et de ses bains la celle frigidaire, les baptisteres, l'vnctuaire,
l'hypocauste, la piscine chaude, les zetes, le stibade, et l'heliocamine.
Or, pource que tous ces noms sont tirés de la fontaine Grecque, ie me
mettray au devoir de les declairer particulierement, et de monstrer ce
qu'a tiré souventes fois les gens doctes en admiration : c'est qu'auecques
les bains se faisoyent les ieux et exercitations : et si estoyent entremes-
lées auecques les bains, les disputations des gens doctes et vertueux. Ie
ne doute pas que l'on ne le trouue estrange : mais si fut il toutefois
observé et gardé des anciens : comme Pollio l'escrit au cinquiéme de son
Architecture, et comme encores fait Iosephe, parlant du Roy Herodes,
quand il dit qu'il auoit edifié à Tripoli et à Damas bains publicques (qui
furent nommés gymnases) et à Bibli exedres, fores et portiques. Encores
Herodian au premier de ses liures, recite que Cleander (serf premierement de Commode, par lequel il fut poussé si haut, qu'il le feit Capitaine
de sa garde, et luy donna la superintendance de sa gendarmerie) des
grans richesses qu'il auoit amassé, feit bastir un gymnase, ou escole
fort magnifique, pour exerciter vn chacun à la luitte, et aux autres armes:
et des bains, qu'il donna au peuple, où l'on pouuoit aler se lauer sans
rien payer. Ainsi donc, pour monstrer que les Philosophes aloyent aux
gymnases pour disputer, escoutons Vitruve, qui dit, parlant d'Aristippus,
Philosophe Socratique, ietté par fortune de mer au port de Rhodes, qu'a-
pres qu'il eut veu des figures de Geometrie, commença à crier à ses compagnons, qu'ils deuoyent esperer quelque bonne chose, pource qu'il auoit
veu la trace des hommes : et soudainement s'en ala à la ville de Rhodes,
et tout droit au gymnase : ou apres qu'il eut disputé en Philosophie, luy
furent faicts plusieurs presens. A ce propos seruent les paroles de Cicero,
au second de l'Orateur : qui escrit que les auditeurs du Philosophe, aux
gymnases, estoyent trop plus aises de veoir le disque, que le Philosophe :
lequel, s'il commençoit à disputer de choses graues et ardues, ils le
laissoyent, pour s'aler oindre, au milieu de son oraison. Par ces mots,
et par la sentence de ces Auteurs, facilement l'on pourra congnoistre
que les gymnases furent en usage pour l'exercitation du corps et de l'esprit : et que les bains et gymnases furent une mesme chose : et que la
disputation estoit au nombre des autres exercitations, pour garder la
bonne santé. Au demeurant nous escrirons particulierement les parties
de noz thermes et bains, pour apres suyure les exercitations du gymnase,
de la palestre et des lieux necesssaires où s'exerciloyent les palestrites :

et commencerons à l'Hypocauste : qui estoit le lieu où l'on faisoit le feu pour échaufer les vases estans aux bains, à la façon des fourneaux que l'on voit encores pour les barbiers et teinturiers. La bouche se nommoyt **Præfurnium,** comme l'escrit Cato au liure de la chose rustique, quand il nous enseigne de quelle hauteur et largeur se doit faire la fournaise de la chaux. Toutesfois, pour savoir le nom de ces vases, où, pour l'usage des bains, l'eaue se gardoit, le plus diligent de tous les Architectes, Vitruve, le nous enseigne, quand il escrit de ces bains la disposition, le lieu, la situation, et structure : disant que par dessus l'Hypocauste il faut mettre trois vases d'airain : l'un nommé Caldaire, ou soit l'eaue chaude : l'autre Tepidaire, pour l'eaue tiede : et le troisiéme Frigidaire, receuant l'eau froide, qui venoit par le dessus des thermes tomber dedans une cuue de marbre : dont elle descendoit par accord au vase Frigidaire, du Frigidaire au Tepidaire, et consequemment au Caldaire (1).

Toutefois Galien a divisé les bains en quatre lieux separés : desquels le premier estoit l'Hypocauste : que Senecque nomme Sudatoire : par la chaleur duquel l'on provoquoit la sueur, comme nous faisons en nos estuves d'aujourdhuy. Le second lieu estoit le Lauacre, où estoit la cuue, nommée **Labrum :** qui estoit ordonnée pour laver tout le corps avecques l'eaue chaude. Le troisiéme servoit pour se laver d'eaue froide : et au quatriéme ils abbatoyent la sueur, et nettoyoyent avecques les strigiles et esponges. Ie cuide que l'eaue venoit par tuyaux, des vases desquels a parlé Vitruve : et se prenoit dedans ces lieux, l'eaue avecques les fontaines de bronze. Qui a fait dire audict Galien, au livre troisiéme, qu'il a fait pour garder la bonne santé, que le bain estoit divisé en chaud, en temperé, et en froid : qui sont les trois vases desquels nous avons parlé ci-dessus. Et servoyent ces lieux anciénnement pour quatre choses. La premiere, pour nettoyer le corps : la seconde, pour la chaleur : l'autre, pour la santé : et la derniere pour la volupté : comme dit Alexandrinus (2) : qui rejette cette derniere, disant qu'il faut prendre le bain pour se nettoyer, et pour la santé seulement. Le Baptistere se souloyt edifier aux celles (c'est à dire, au lieu le plus secret de la maison) dont les unes estoyent chaudes, et les autres froides. Ce que monstre Pline **ad Appolinarem,** qui dit que le Baptistere grand, et spatieux, se trouuoit en la celle frigidaire : et là les anciens se plongeoyent entierement pour se laver : dont est venu le nom de Baptistere, que nous auons en noz eglises, où, selon notre religion Chrestiéne, sont baptisés les enfans, et reçoyuent leurs noms, apres qu'ils ont esté par trois immersions purgés. Parquoy ne sera point mauvais de monstrer la coustume des anciens à ceux qui

---

(1) Le livre contient la figure de ces trois vases superposés.

(2) Clément Alexandrinus, probablement J. C. Alexander, nommé aussi Alessandre Alessandro, qui, au commencement du seizième siècle, publia un livre intitulé : *Miraculum Tritonum et Nereidum quæ variis in locis compertæ sunt.*

l'ont ignoré jusques à present, que, neuf jours apres qu'ils estoyent nés, on les nommoit par leurs noms : et ce iour estoit appelé Lustrique, comme Macrobe le tesmoigne, escriuant que les Rommains auoyent une Deesse de grande religion, qu'ils nommérent, pour le neufiéme iour de ceux qui estoyent nés, Nundina, à cause des enfans, qui estoyent lustrés, et prenoyent leurs noms en ce jour là. La raison estoit, suyuant l'opinion d'Aristote, pource que, deuant le septiéme iour, les enfans demeurent exposés à plusieurs inconueniens : et, au contraire, la coustume des Athéniens, et quasi de toute la Gréce, estoit d'imposer le nom à leurs enfans au dixiéme iour de leur natiuité.

Les Piscines au commencement furent lieux ordonnés pour tenir le poisson. Depuis la coustume vint que tous lieux natatoires, où l'on pouuoit se baigner, estoyent nommés des anciens Piscines : et, combien que les Rommains les eussent en leurs thermes publiques, toutesfois la piscine seruoit de lauacre froid et chaud, aux maisons priuées, pour nager, et pour se lauer : comme nous congnoissons par Cicero : qui demandoit en ses bains plus grande Piscine, où les bras en nageant ne se fussent point rencontrés : et l'Empereur Heliogabalus (ainsi que nous lisons en Lampridius) fut si dissolu, qu'il ne voulut oncques se lauer ou nager en piscines, qu'elles ne fussent teinctes de saffran, ou d'autre composition bien noble.

Les Zetes, comme l'on pourra congnoistre par le ieune Pline (qui les a nommées ses delices) estoyent lieux edifiés aux maisons pour la recreation de l'esprit, et plaisir du corps. Dont les unes estoyent quarrées, les autres exagones, et octagones : c'est à savoir à six, et à huit pants : de maniere que le Soleil y battoit temperément, depuis qu'il se leuoit, iusques à ce qu'il se couchoit, par le cours qu'il fait tout le jour : combien que, de la partie du midi, les Rommains y feissent mettre contrefenestres, pour temperer l'ardeur du Soleil, iusques à ce qu'il s'en aloit. Par ce moyen le lieu, bien architecté, estoit aorné triomphamment, plein de iour et odorifere, comme vne demeurance diuine : et là s'ebatoyent les anciens Rommains auecques delices et plaisirs secrettement. Pource que le lieu estoit secret et separé du bruit de la maison, accompagné de plaisans et gracieux vergers, de portiques ou galeries pour se pourmener. Des zetes, l'entree n'estoit permise qu'aux Princes, ou bien au maistre de la maison, qui demeuroit en ce lieu, accompagné de sa femme, de ses amis, de Gentilshommes et de Damoiselles : et souuentefois les Princes vertueux y faisoyent venir gens de sauoir, et de vertu, pour parler des bonnes lettres, de la peinture, de l'architecture, et autres arts excellens. Par ces moyens iouissoyent les Rommains de la felicité de ce monde.

Les antiques eurent les Stibades, ainsi nommés pour les herbes que les Grecs nommérent στιϐάδας, desquelles les anciens auoyent de coustume faire de petits licts de terre couuerts de verdure, pour auoir l'ombre et pour repousser en l'esté l'iniure du Soleil, comme nous faisons encores auiourdhuy : et, au lieu qu'ils sont faits de bois à la façon de petites chambres ou cabinets couuerts de vigne, de jasmin, de smilax, ou autre verdure, ils les edifioyent de marbre blanc enuironné d'ouurage topiaire, pour y manger non seulement auecques leurs amis, mais encores auecques leurs municipes et estrangers, en grande somptuosité de delices.

Heliocaminus estoit un lieu incrusté et vouté, et totalement exposé au Soleil : dont il receuoit la chaleur du iour la plus vehemente : et le seul nom Grec nous fait congnoistre que c'est une fournaise du Soleil.

Il se trouuoit encores en ces bains le Spheristere, faict en forme ronde, commode pour le ieu de la paume, et autres diverses exercitations. En ce lieu (comme recite Tranquillus) Vespasian l'Empereur ne faisoit autre chose que de frotter ses membres, pour garder sa bonne santé. Les autres principales mansions des bains estoyent appelées des Grecs ἀποδυτήριον, ἐλαιοθήριον et λουτρὸν.

L'Apodytaire estoit le lieu ordonné pour se despouiller et déuestir, deuant que d'entrer aux bains : où se tenoit un officier nommé des anciens Capsaire : qui auoit la charge de garder les robes et accoustremens de ceux qui venoyent de la palestre.

Au plus pres de l'Apodytaire estoit l'Vnctuaire, habitation améne et elegante : qui se trouuoit pleine de delicates et pretieuses vnctions : qui estoit garnie de deux entrées, pour receuoir ceux qui venoyent de la palestre.

La tierce mansion seruoit pour se lauer d'eaue froide (que les Grecs ont nommée λουτρὰ) et deuoit, sur tout, le lauacre froid auoir le regard sur boreas (que nous appelons le vent de bize) et fuïr le Soleil du midi : et tout au contraire, la lauation chaude (qui demandoit un grand Soleil et plus de chaleur) estoit mise contre les vens de Nothus, Eurus, et Zephirus : et si estoit accompagné des lieux propices pour suer, qui estoyent faits de forme ronde, et que les Grecs ont nommés λακονικὰ, pour les Lacedemoniens, desquels l'on receuoit à l'entrée, par une alée, le chaud si suaue et si doux, que les personnes n'estoyent point surprises ny suffoquées de la chaleur.

Aucuns ont voulu aiouster vne quatriéme demeurance aux thermes, appelée Escole, ample, et spatieuse pour receuoir ceux, qui estoyent vestus, et attendoyent es bains leurs familiers et compagnons. En ces thermes, l'on trouuoit des sieges pour se seoir el pour se reposer : les uns faits en forme d'hemicicle, et les autres quarrés, pour seruir les Rommains, qui prenoyent le soleil et l'ombre de matin et de soir, tout ainsi que la commodité le requeroit. Le lieu, ordonné pour les bains, se trouuoit triomphant, et l'habitation interieure pleine d'aménité et elegance, clere et resplendissante, et toutes les appartenances illustrées de lumiere et de grand iour, de portiques peincts au frais, pour se pourmener, et propices pour se réiouir : qui passoyent de magnificence et de beauté, pour les coulonnes et peintures, toutes les autres habitations. Quant à la decoration du frontispice, il estoit enrichi de deux statues de marbre, ou de bronze : dont l'une estoit consacrée à Æsculapius, et l'autre dediée à la Santé : lesquelles monstroyent une face elegante et splendide, que les Grecs ont nommée ἐυρυθμία, que nous disons forme venuste et bien proportionée : qui monstre par destination des membres la chose belle auecques delectation. Les autres parties, necessaires pour la commodité des bains, sont assés congnues pour ce que Vitruve en escrit au cinquiéme liure de son Architecture. Quant à la cuue, nommée **Labrum,** la semblance se voit par celles, qui sont deuant la Rotunde de Romme, et celle de porphire, qui est en l'eglise de saincts Denys en France (1).

Il demeure à veoir par figure les Strigiles (que nous pouuons nommer Estrilles à estuues) à ceux qui n'ont veu celuy que i'ay presenté à vostre majesté (qui est faict selon la description d'Apulée, au commencement du liure second de ses Florides) et par celui de bronze doré que i'ay entre mes mains, fort antique (2).

Et, pource que ceux qui verront les strigiles, en pourroyent demander l'usage : il faut qu'ils entendent que les anciens Rommains les faisoyent porter au bains par leurs pages, quand ils alloyent aux thermes, auec les guttes (comme l'on pourra veoir ci-apres) pour abbatre la sueur, au lieu que nous usons de couurechefs : et les faisoyent faire d'or, d'argent, et de bronze : combien que Strabo, au quinziéme de sa Geographie, recite que les Indiens, entre les autres exercitations, auoyent coustume de se polir le corps avecques strigiles legéres d'hebéne. Les plus delicats des anciens Rommains (comme nous lisons en Pline) vsérent d'esponges pour les strigiles : qu'ils faisoyent teindre en escarlatte, pour leurs delices : et souuentefois les faisoyent blanches, par grande singularité.

Guttus, ou le gutte, fut ainsi nommé, pource que la liqueur en descendoit goutte à goutte (3). Les grands Princes et les plus nobles les auoyent de licorne, et la plus grande partie de voirre, ou de corne de buffle. De ce vase vsérent les Rommains en leurs bains pour tenir les huiles odoriferans : desquels, apres qu'ils estoyent lavés, ils se faisoyent oindre, vnir, et adoucir la chair.

Les mixtions, toutefois, et compositions en furent differentes. Car les uns demandoyent les huiles composés de fleurs : comme le **Rhodinum,** qui estoit des Roses, et le **Lirinum,** des fleurs du lis : ou du **Ciprinum,** qui estoit faict de la fleur d'un arbre nommé **Ciprus** : qui a la fleur blanche et de bien fort odoriferante. Il vient en plusieurs lieux : mais en l'isle de Cipre passe d'odeur suaue tous les autres. Les Anciens eurent encores

---

(1) L'auteur en reproduit la figure, qui est semblable à celle de nos baignoires.

(2) Ces strigiles, dont l'auteur donne l'image, sont longues et recourbées, pour mieux s'appliquer à la forme des membres.

(3) L'auteur donne la figure de cette espèce de *fiole.*

entre les huiles, le Baccarin : duquel parle Aristophane. L'herbe est nommée **Baccar** : qui porte une fleur de couleur de pourpre : dont la racine en quelque chose porte la senteur du cinnamome. Il s'en treuue assez en nostre France : lequel est appelé vulgairement Cabaret par transposition de lettres. Ils eurent aussi l'huile Gleucin et Myrrhin en grands delices. Le Gleucin se faisoit de moust, que les Grecs appellent Γλεῦκος, combien que Columelle, au cinquantiéme chapitre de son treiziéme liure, le compose de simples odoriferans. Pline a mis cest huile entre les especes des artificiels, disant, qu'il est froid, au vint-et-troisiéme livre de son histoire naturelle, ce qui est contre l'opinion de Theophrastre et de Dioscoride. Le Mirrhin se composoit de mirrhe et désechoit suffisamment. Nous avons perdu l'vsage de telle composition. Pource que la mirrhe, que l'on apporte aujourdhuy d'Alexandrie est entierement contrefaicte et sophistiquée : et en vient bien peu de la vraye en France et en Italie. I'enten de celle que Dioscoride a laissé par escript, transparente comme la corne de beuf. Les autres huiles se faisoyent des feuilles d'herbes : comme ceux qui estoyent de mariolaine, de lauande, et de la fleur de vigne sauuage : qui furent dicts **Amaracinum, Nardinum,** et **Oenanthinum.** Les autres se composoyent de la racine et escorce des arbres : comme le **Cinnamominum,** qui estoit précieux et de grande despense, qui se faisoit anciénement avecques l'huile de been, le bois du baume, nommé **Xylobalsamum,** et du squinanthe : qui est la fleur du jonc odoriferant, aromatizé, comme recite Dioscoride, avecques le cinnamome et le **Carpobalsamum** (qui est le fruict du baume) y adioustant quatre fois autant de myrrhe que de cinnamome, et du miel autant qu'il suffisoit, pour detremper le tout ensemble. Auiourdhuy seroit chose bien difficile, et quasi impossible, de faire tel vnguent. Car le vray cinnamome est du tout incongnu : comme disent ceux qui vont querir les espiceries jusques au Leuant : et desia du temps des Empereurs (qui estoyent obeis par tout le monde) estoit rare et difficile à recouurer. Pour le cinnamome l'on prend aujourdhuy la casse odoriferante (que nous appellons canelle) pour aiouster à la composition de noz vngens : et, quand Galien fit le theriaque pour M. Aurelius Antoninus, il ne se trouuoit point ailleurs qu'au cabinet des Empereurs : qui le faisoyent garder bien chérement entre leurs pretieuses choses. Ledict Empereur fit monstrer à Galien plusieurs vases de bois remplis de cinnamome : lesquels avoyent esté mis en son palais : les vns du temps de Trajan, et les autres d'Adrian, qui adopta Antonin Pie : lequel succeda à l'Empire, et recouura du cinnamome frais : qui passoit de bonté et de senteur tous les autres. Depuis, Commode l'Empereur (incommode à tout le monde) se souciant bien petit du cinnamome et du theriaque, laissa perdre tout ce qui estoit demeuré de bon, et que les bons Empereurs, ses predecesseurs, auoyent amassé de long temps par grande singularité : de sorte que, quand Galien vint à composer le theriaque pour l'Empereur Seuerus, il fut contraint de prendre le plus vieil cinnamome qu'il trouua de reste au palais desdits Empereurs : qui estoit (ainsi comme il dit) fort foible de senteur et de force : et si ne passoit pas trente ans qu'il auoit esté raporté à Romme. Quant aux autres huiles, le Narcissin (qui se fait de la fleur de *Narcissus*, que les François nommerent fleur de Pasques) et l'Irin, de la racine du glaieul, se faisoit au temps de Pline, bon en Pamphilie, mais meilleur, plus suaue, et plus odorant, en Elide, cité d'Arcadie : combien que l'Iris de Florence tienne aujourdhuy le premier lieu. L'huile Rhodin a esté tousiours le meilleur à Naples et et à Capoue, et, du temps des anciens, à Malthe : à cause de la bonté des roses, desquelles on fait aujourdhuy la meilleure conserue et la plus belle que l'on puisse trouuer : et duquel, comme recite Possidonius, vsoyent les Carmaniens pour reprimer les vapeurs du vin. Le Nardin se trouuoit le meilleur à Rhodes, qui se composoit d'huiles Omphacin, de been, bois de baume, fleur du ionc odorant, calame odoriféfe aromatisés, avecques l'*Amaracus* (qui est la mariolaine) coste, amome, nard, casse odorante, du fruict de baume et de mirrhe. Et ceux qui le vouloyent rendre plus pretieux, y aioustoyent du cinnamome : qui a esté perdu depuis le temps que Galien en print, qui auoit ia trente ans, au cabinet de Marcus Aurelius Antoninus, pour luy faire sa theriaque : de laquelle il vsoit tous les iours. Car, à ce que dit Galien, il ne sceut auoir la patience qu'il n'en prist deux mois apres qu'il l'eut fait : et, à ce que recite Dion en la vie dudict Marc Aurele, il estoit si subiet à maladie, qu'il ne prenoit rien sus iour, outre ce medicament, qu'estoit le theriaque : et, ne prenoit pas tant ce pharmaque pour crainte qu'il eust d'estre empoisonné, que pource qu'il auoit l'estomac debile. Il y a long temps que telle composition n'a esté vrayement faicte, pour avoir esté les noms de plusieurs simples corrompus par les Arabes. L'huile Balanin, que les Anciens ont ainsi nommé, se faisoit du gland vnguentaire nommé des Grecs μυροβάλανος. Les Perfumeurs l'ont appelé l'huile de Been : pour ce que le fruict a esté ainsi nommé des Arabes. Sa propriété toutefois porte (combien qu'il soit fort vieil) qu'il ne ransit point. Qui est la cause que lesdits Perfumeurs s'en seruent pour incorporer leurs mixtions, qu'ils font pour perfumer gands, faire pommes de senteurs, et patenostres, avec le musc, ambre, et zybed, et autres senteurs odoriferentes. Ce gland s'apportoit autrefois de la region Barbarique (qui est au jugement des doctes, l'Æthiopie en general, ou la Troglodytique partie d'icelle) et vsoyent de la liqueur tirée de la chair de son fruict les Perfumeurs, comme recite Galien. Et n'est pas de merveille si le fruict, duquel se prend cest huile, a esté nommé des Anciens Gland vnguentaire : pource que sa liqueur est la plus propre et la plus frequentée es compositions de leurs vnguens pretieux et odiferes. C'est grand' chose qu'en toutes les liqueurs vnctueuses ne se trouue que l'huile de Been, qui ne soit suiet à ransir : et pour sa vertu particuliere, detrempent les vnguentaires toutes leurs compositions odoriferentes en cest huile de Been : pource qu'ils sont assurés qu'elles se peuuent garder sans craindre l'injure du temps. L'Amaracin estoit le meilleur en l'isle de Coo (que nous avons depuis nommee le Langou) et, selon la diuersité et propriété de tous ces huiles, les Anciens en vsèrent en leurs bains, pour garder et entretenir leur bonne santé : et, à ce que nous lisons, ils se faisoyent frotter les sourcils et les cheveux, le col et le reste, d'huile de Serpolet (qui est autrement nommé Polliot) dict *Serpillinum,* et les bras de celuy de Sisymbre (qui est Mente aquatique), et de celuy de Cresson, et de l'Amaracin ou Mariolaine, les os et les nerfs L'Amaracin estoit le meilleur de tous, principalement pour l'hyuer, et pour ceux qui habitoyent es regions froides. Les plus delicas des Atheniens (comme recite Cephisodorus) se faisoyent oindre les pieds d'vnguents : et telle estoit la coustume en Athenes comme il dit. Nous lisons que les Thoriciens, peuple d'Attique, se frottoyent les iambes depuis le genoil en bas, et iusques à l'extremité des pieds, μύρῳ Ἀιγυπτίῳ, les ioues et les mammelles, φοινικήῳ, l'vn des bras, σισυμβρίῳ, les sourcils, et les cheueulx, ἀμαρακήνῳ, les genoils et le col, ἑρπυλλίνῳ, De l'huile baccarin, duquel nous auons parlé cy-dessus, ont escrit plusieurs Comiques, et principalement Hipponax, quand il a dit : Βαχχάρει δὲ τας ρίνας ἤλειφον, dont le sens est tel : Ie me perfumoye le nez et visage du Baccarin. Toutefois Æschyus a mis difference du baccarin aux autres vnguents, disant ainsi : Ἐγώγε τὰς βαχχάρεις τε καὶ μύρα, c'est à dire, Ie demande le baccarin et les perfums. Par resolution les Æoliens nommerent τὰ μύρα, les vnguents, que les autres Grecs σμύρνα, parce que la plus grand partie de la composition des vnguents, se faisoyent à Smyrne: et, ce qu'ils nommerent *Stacte,* est faict de la seule mirrhe, comme dit Athenæus. Par ces compositions nous congnoissons la grande recommendation, où furent ces huiles à l'endroit des anciens Rommains : veu que les Italiens en ont gardé les noms et l'vsage, iusques à ce iour : et, outre ceux cy, de l'huile Imperial, de l'huile de fleur d'Oranges, de Iasmin, du Benioin, et du Stirax : mais principalement de l'huile Royal nommé des Grecs βασίλειον, dont vserent les Roys des Parthes, comme nous lisons en Pline : qui en escrit la composition, et de plusieurs qui se vendent par les Myropoles et Vnguentaires, que nous auons nommés Perfumeurs. Les montagnes de Perse portent des noix Persiques, desquelles l'on faisoit l'huile pour le Roy, comme dit Amyntas. Et en Carmanie (auteur Ctesias) estoit composé l'huile Acanthin, duquel le Roy du païs se faisoit frotter le corps. De l'huile, qui a esté nommé des Grecs ὠμοτριβές, a fait mention Theophraste au liure qu'il a fait des odeurs : lequel afferme qu'il se faisoit des oliues non encores meures, et amandes. Les autres compositions, seches et arides (que les Grecs ont nommées διαπάσματα) seruoyent, selon Pline, pour arrester et secher la sueur de ceux, qui sortoyent des bains, pour apres se lauer d'eaue froide. Ie croy que ce peuuent estre poudre semblables à celles de violettes et de Cypre : dont l'on vse encores auiourdhuy.

Toutes ces compositions liquides se faisoyent auecques huiles : et, d'autant que l'huile estoit plus gras, elles estoyent meilleures et plus vtiles. Qui fut cause que l'huile d'amandes fut le plus propre et le plus estimé anciennement. Et parlant des huiles, Dioscoride dit que ceux qui se font sans y aiouster autre chose que ce que l'on prend du fruict des arbres, ou de la semence, sont nommés huiles, et tous les autres, vnguens : qui sont composés d'huile, et d'autre matiere : comme les huiles Rosat, Sansucin, Amaracin, Melin, Telin, Eleatin, Oenanthin, Anetin, Crocin, Megalin, appellé des Grecs μεγάλιον, comme dit Sosibius, et de l'vnguent duquel a parlé Epilycus, dict Sagdas, et de plusieurs autres, que ie passeray, n'ayant pas deliberé d'escrire en ce petit Traicté si grand nombre de compositions, et encore moins de parler des bains salés, sulphurés, alumineux, bitumineux, ferruginés, et plusieurs autres : et des composés auecques plantes, et fleurs : ny de ceux qui sont faits pour restorer et remettre sus les personnes, qui sont consumées et extenuées par maladie, remettant ce demeurant aux Médecins. Ains i'ay voulu sommairement escrire de ceux, qui estoyent du temps des anciens Grecs, et Rommains : qui les frequenterent pour conseruer la santé, et pour obuier à plusieurs maladies. Car c'est vn reméde singulier pour les gens de lettres, que le bain : si nous voulons croire Galien, au troisiéme liure, qu'il a fait pour entretenir la bonne santé. Pour obuier à toutes ces grandes despenses, Athenæus recite que les Lacedemoniens chaçoyent les vendeurs de toutes ces delicates compositions : pource qu'ils perdoyent et consumoyent inutilement l'huile, comme les teinturiers des laines, qui corrompoyent la blancheur : et Pline dit qu'il est certain que les Rommains n'en firent pas moins, apres la defaite du Roy Antiochus, et que l'Asie fut suppeditée, l'année, depuis que la cité de Romme fut fondée, cinq cens soixante cinq : et alors que Publius Licinius Crassus, et L. Iulius Cesar estoyent Censeurs, fut faict vn edict que personne ne vendist huiles et vnguens exotiques : ainsi nommerent les estrangéres et peregrines compositions. Or, pour monstrer en quelle reputation estoyent à l'endroit des bons Empereurs, ceux qui en portoyent, ie reciteray, en passant, les paroles de l'Empereur Vespasian à vn ieune adolescent, bien perfumé : qui le venoit remercier d'vn magistrat, dont il auoit esté pourueu : auquel il dit, tout fasché : l'aimeroye mieux que tu sentisses les aux : faisant reuoquer les lettres de l'office, qu'il luy auoit donné. En cela le sage Empereur suyuoit la mousche à miel : qui ne peult endurer la senteur, ains picque aigrement ceux, qu'elle sent perfumés. Suyuant aussi l'opinion de Cicero : qui dit que les odeurs, qui sentent la terre, sont plus gratieuses que celles, qui tiennent de l'odeur du saffran. Par la lecture de ce, que nous auons dit ci dessus, l'on congnoistra les grandes despenses, que firent les Rommains, à bien edifier leurs bains : où ils ne gardèrent ny moyen ny mesure. Ce qui se voit par les ruines des thermes d'Antonin, et de Diocletian, à Romme : où se treuuent coulomnes de marbre de couleur differentes, et

lieux infinis appropriés à plusieurs vsages : qui estoyent entretenus
curieusement par les Anciens : qui se lauoyent quasi tous les iours, en
prouoquant la sueur, pour entretenir la bonne santé. Ce que monstre
Seneque en ses Epistres à Lucille, quand il dit que Scipio l'Africain, qui
s'estoit retiré voulontairement à Linterne, en vne sienne maison, qui estoit
construicte de pierre quarrée : auoit en sa ville vn bain estroict et obscur,
lequel ne luy eust point semblé chaud, sans qu'il eust esté obscur : et en
ce petit bain l'horreur de Carthage Scipion lauoit son corps lassé, apres
qu'il auoit trauaillé tout le iour en ses œuures champestres et rustiques.
Depuis, les Rommains tournerent les bains en delices, et firent les thermes pour aider à la digestion crue de l'estomac. Qui a fait dire à Pline,
chastiant une si mauuaise façon de faire, que pour ceste cause en son
temps auoyent ordonné les bains chauds les Medecins : qui auoyent persuadé aux Rommains que la concoction et digestion de la viande se faisoit par ce moyen dedans l'estomac : combien qu'au saillir des bains ils
se trouuassent si mal, qu'ils se faisoyent porter, par trop croire les Medecins, tous vifs en leurs sepultures. Pour les bons Capitaines et Empereurs Rommains, nés au labeur, furent ordonnés les bains, et non pour
les delices, dont vsa depuis le peuple de Romme. Car ils furent à la fin
si communs, que les Princes se lauoyent auecques le peuple : et fut le
premier Hadrian : lequel en se lauant vn iour aux bains, et regardant
vn vieux soldat (qu'il auoit autrefois congneu en la gendarmerie) qui se
frottoit le dos contre les murailles, apres auoir entendu de luy que cestoit
par necessité, luy donna seruiteurs et argent par grande liberalité. Vne
autrefois plusieurs gens d'armes vindrent aux bains, pour ainsi prouo-
quer la liberalité du Prince : et alors Hadrian leur commanda que chacun
frotast son compagnon, par grande risée.

Novs auons asses demeuré sur les Bains, Thermes et Lauacres. Nous
escrirons presentement des Gymnases de la Palestre : que les Grecs firent
pour exerciter les ieunes gens, les vns à luiter, à iouer de l'espée, à la
picque, et les autres à sauter, à tirer de l'arc, à lancer le dard, à pic-
quer cheuaux, à voltiger, à courir au stade, et à toutes autres militaires
exercitations. Et pour inciter les ieunes enfans à la vertu, ils faisoyent
dreçer statues aux Gymnases, pour la memoire de ceux qui estoyent par-
uenus à la sommité de ces exercitations et disciplines : lesquelles statues reposoyent sur bases esculpées et grauées des inscriptions et excellence de leurs exercices. En ces Palestres deuoyent estre mis les ieunes
enfans (comme dit Aristote au huitiéme des Polytiques) pour les rendre
plus forts et plus robustes. Encores Plato ne reprouuoit point que les
vierges s'exercitassent toutes nues à ietter le Disque, à courir, à luiter :
et fut son opinion que non seulement les ieunes filles, mais encores les
femmes d'aage, luiteroyent auecques les hommes, pour entreprendre, auec
la patience de ces labeurs, choses ardues et difficiles. Ce que Xenophon a

monstré en la politie des Lacedemoniens : qui dit que Lycurgus pensa
que les esclaues suffiroyent pour faire les robes, et accoustremens, et
que les femmes libres (qui vaqueroyent à faire des enfans) exerciteroyent
leurs corps comme les hommes. Depuis, il ordonna que le combat de force
et de courir seroit entre les femmes, comme il estoit entre les hommes :
cuidant que de tous deux les enfans se feroyent plus robustes et plus
forts. Suyuant l'opinion des Grecs, Cicero ne reprouue point toutes ces
choses, quand il escrit que ceux, qui donnérent la façon de viure aux
Republiques de Gréce, voulurent fortifier le corps des ieunes hommes,
auecques le labeur. Ce que les Spartiates auoyent traduit aux femmes :
lesquelles aux autres villes viuoyent serrées dedans les murailles deli-
cieusement. Parquoy Properce, perdu d'impatience d'amour, se plaignant
que les filles Rommaines n'estoyent point vcues publiquement, loue la
Palestre Spartiane, auecques vne vehemence d'amour et fureur de ieunesse, tout ainsi (III, 14) :

> *Multa tuæ, Sparte, miramur iura palæstræ,*
> *Sed mage virginei tot bona gymnasii ;*
> *Quòd non infames exercet corpore ludos*
> *Inter luctantes nuda puella viros,*
> *Cùm pila veloceis fallit per brachia iactus,*
> *Increpat et versi clauis adunca trochi ;*
> *Puluerulentaque ad extremas stat fœmina metas,*
> *Et patitur duro vulnera Pancratio.*
> *Nunc ligat ad cæstum gaudentia brachia loris,*
> *Missile nunc disci pondus in orbe rotat,*
> *Gyrum pulsat equis, niueum latus ense reuincit,*
> *Virgineumque, cauo protegit ære caput.*

Pour retourner à nostre propos, les Princes frequentoyent non seulement les Gymnases, pour plaisir et pour congnoistre les bons Athletes,
mais aussi pour ouir les disputations des Philosophes, et de ceux qui dis-
putoyent aux autres facultés et disciplines. Parquoy falloit qu'en ces
Palestres fussent diuerses habitations, grandes places, et Portiques (que
nous auons nommés galeries) et aux Portiques Exedres spatieuses : qui
estoyent lieux semblables aux escholes publiques, et mieux aux chapitres des cloistres de noz Religions : et là estoyent sieges ordonnés : où
estoyent assis les Philosophes, et ceux qui prenoyent plaisir à disputer.
Outre les Exedres se trouuoyent Peristiles quarrés (qui estoyent garnis
et enuironnés de coulomnes, qui auoyent douze cens piéds de tour) pour
se pourmener, que les Grecs nommerent δίαυλον. L'vn des Portiques, et
celuy qui regardoit sur la region du midi, estoit double, pour euiter que
le vent ne portast la pluie iusques au dedans
De ce double portique tenoit le milieu l'Ephebeum : qui estoit la place
où les adolescens auoyent sieges pour estudier (1), comme nous pourrions

---

(1) Pour s'exercer et disputer le prix, dit Mercuriali, I, 8.

dire les sieges extrémes des chores ecclesiastiques. Et deuoit auoir ce Portique plus de longueur, la troisiéme partie, que de largeur. Au plus pres estoyent lieux ordonnés pour le seruice de ceux, qui s'exercitoyent en la Palestre : comme le Coricée (qui estoit le ieu de la grosse bale, nommé *Coricum*) et le Conistere : qui seruoit à tenir la poudre de ceux qui luittoyent à force de bras : et aux Geometriens, pour designer, en estudiant, leurs figures. Entre ces portiques auoit petits bois, iardins, et vergers, plantés en quincunce, ou à la ligne : dont les arbres estoyent lauriers, ciprés, palmes, myrthes, pins, sabines, ieneures, cedres, tamaris, houx, bouis, et oliviers : qui sont tous arbres qui ne se despouillent point de leurs fueilles, et rendent pour cela les vergiers plaisans : et si donnoyent aux Athletes et à ceux, qui les regardoyent, outre l'ombre, senteur et verdure, confort et consolation. Parmy ces arbres se faisoyent pourmenoirs et hipetres ambulations: qui les Grecs ont nommées παρα-δρόμιδες, et que nous pouuons interpreter descouuertes et soubs le Soleil, ausquelles l'hiuer (quand le temps estoit cler et beau, et le ciel serein) les Athletes, appelés Xystiques, pour le Xyste, qui estoit couuert, descendoyent pour se pourmener, exerciter, et courir. Apres le Xyste estoit le Stade, lieu de la course : qui estoit faict par telle maniere que chascun, à son plaisir, pouuoit regarder courir les Athletes : qui estoyent (comme dit Iulius Pollux) tous ceux qui s'exercitoyent au Gymnase de la Palestre.

Apres que nous auons eu congnoissance des habitations diuerses de la Palestre, il faut exposer, à ceste heure, qui estoyent les noms de ces Athletes. Et premierement nous escrirons de ceux, qui de celerité passoyent tous les autres : lesquels les Grecs nommérent δρομεῖς, c'est-à-dire Coureurs : qui couroyent legérement et longuement : et si auoyent la force et le pouuoir, en courant, de pousser et retenir leur aduersaire. De ces coureurs les vns estoyent Stadiodromes (pource qu'ils couroyent au stade) et les autres Diaulodromes : qui redoubloyent leur course : c'est à sauoir que, quand ils auoyent couru iusques aux metes, retournoyent dont ils estoyent partis. Les Dolichodromes couroyent six courses au stade : toutefois il est à presumer que c'estoyent ceux, qui le plus longuement continuoyent une couse : et les Athletes, qui se exercitoyent nus à la luitte, furent nommés Palestriques. Telle coustume de monstrer au Gymnase le corps nud, et de le frotter d'huile, vint des Lacedemoniens : ainsi que nous lisons en Thucidide. Les autres aioustérent de la terre auecques l'huile : et telle composition fut depuis nommée *Ceroma :* qui seruoit pour fortifier les nerfs et les membres (pource que l'huile mollifie le corps : et lui donne force et vigueur) selon Pline qui dit : *Duo sunt liquores corporibus humanis gratissimi, intus vini, foris olei : arborum é genere ambo præcipui, sed olei necessarius.* C'est-à-dire, qu'il y a deux liqueurs gratieuses pour le corps humain, le vin pour le dedans, et l'huile pour le debors : l'huile toutefois fort necessaire. Encores parlant ledit Pline d'Auguste Cesar, qui s'enqueroit de Romulus Pollio son hoste (qui auoit passé cent ans) du moyen qu'il auoit tenu, pour garder la vigueur et force de son corps, il luy respondit : ***Intus mulso, foris oleo*** : qui nous fait congnoistre, que l'huile de tout temps a esté meilleur pour les parties exterieures, que pour les interieures. Combien que anciennement l'on seruoit l'huile à la premiere table, comme l'on fait encores auiourdhuy, Et celuy se trouuoit en plus grand' estime, qui estoit le plus blanc : comme est à-present entre nous l'huile vierge : duquel a parlé Antiphanes auteur Grec, qui l'a nommé huile Samique. La renommée dure encores de Democritus Abderites qui auoit deliberé de donner fin à sa longue vieillesse : et pour ce faire, iournellement il appetissoit son manger : parquoy il fut prié de ses femmes domestiques de ne se laisser point mourir aux iours, qui estoyent consacrés à Ceres : ce qu'il accorda, commandant qu'on luy apportast vn vase plein de miel, qu'il mangea : et par ce moyen prolongea sa vie iusques à ce que les Cereales, iours consacrés à la Déesse, fussent passés. Et interrogé de ses amis, comme pourroit vn homme en santé viure longuement : il leur feit responce, s'il vsait du miel par le dedans, et de l'huile par le dehors. A ce propos seruent les paroles de Themistocles : qui se mit en cholere contre son argentier (qui luy rendoit compte de sa despence) d'vne bien petite somme d'argent, qu'il auoit emplié pour achepter de l'huile : et regardant les assistans, qui s'ebahissoyent bien fort de son espargne, il commença à leur dire, qu'ils auoyent mal entendu la cause de son courroux, qui estoit pource que son cuisinier luy auoit fait trop manger de l'huile assés mauuais pour le dedans du corps de l'homme.

Quant aux oliues, on les seruoit anciennement à la seconde table : desquelles les vnes estoyent nommées des Grecs δρυπεταί, et des Latins ***drupæ***, quand les bacques (comme tesmoigne Pline) commençoyent à noircir. Diphilus a dit qu'elles sont de bien petit nourrissement, et engendrent douleur de teste : et que les noires sont pernicieuses à l'estomac. Les plus saines et les meilleures sont celles, qui ont esté nommées des anciens κολυμβάδες. Les autres qui sont confictes auecques le fenoil, ont esté dictes ἀλμάδες, et celles, qui estoyent pilées dans vn mortier, furent appelées des Atheniens ςέμφυλα, comme recite Athenæus. Quoy que disent les Grecs, les Rommains vsérent des oliues depuis le commencement de table iusques à la fin : comme dit Martial,

> *Hæc, quæ Picenis venit subducta trapetis,*
> *Inchoat, atque cadem finit oliua dapes.*

Plusieurs autres especes ont esté nommées de Macrobe et de Pline : comme les Africaines, Liciniénes, Sergianes, Salentines, et Royales. Et certainement de toutes les oliues la plus grosse est meilleure pour manger, que la petite, qui est plus conuenable pour faire l'huile : comme Columelle l'escrit au sixième liure de la chose rustique. A l'oliue firent cest

honneur les Rommains, qu'ils en couronnerent ceux qui triomphoyent en
leurs petits triomphes : et la Gréce couronnoit les victimes à Olympe d'oli-
vastre. Les Atheniens en leurs monnoies accompagnerent la cheuesche
(consacrée à Minerue) d'vne branche d'oliue. Aucuns ont voulu dire que
l'huile seruoit pour rendre le corps des Palestrites plus lubrique, et pour
prendre les bras auecques vne plus grande difficulté : toutefois les Grecs
(qui furent les premiers inuenteurs de tous vices) le tournoyent à luxure,
en le publiant aux Gymnases : et l'huile, qui seruoit pour les Athletes,
fut à la fin mixtionné de choses odoriferentes, si nous voulons croire
Pline : qui dit que aucuns mestoyent aux Gymnases senteurs auecques
l'huile, mais plus vtiles et de moindre valeur. Apres que les Luitteurs s'estoyent faits oindre, ils estoyent arrousés et couuerts d'vne poudre, ou
sable (qui estoit nommé Aphé) pour aider à fortifier le corps. Ce que nous
enseigne Lucain : quand il dit, en parlant du combat d'Hercules et d'An-
teus :

Auxilium membris calidas infundit arenas.

Qui nous fait congnoistre que les Luitteurs et Pugiles combattoyent
auecques la poudre : dont est venu le prouerbe, que l'on disoit entre les
Grecs ἀκονιτὶ νικᾶν, qui veut dire emporter la victoire, sans s'estre mis
en besongne, sans peine et sueur, ne se presentant personne au combat.
Ce que nous lisons en Pausanias : qui parle de Dioreus Athlete : qui auoit
esté victorieux à Olympe ἀκονιτὶ, que Pline a interpreté sans poudre,
c'est-à-dire, sans que nul se presentast pour l'attendre, et sans qu'on le
mist en peine de prendre la poudre pour faire son deuoir, quand il escrit
au trentecinquiéme de l'Histoire naturelle, qu'Alcimachus auoit peint ou
pourtrait Dioxypus : qui estoit demeuré victorieux à Olympe, sans auoir
combattu : que les Grecs auoyent dit ἀκονιτὶ, et à Nemée κονιτὶ, c'est-
à-dire, de force apres auoir combattu, pour le nom de la poudre : qui
estoit nommée κόνις : dont est venu au Gymnase le nom de Conistere :
duquel nous auons fait mention ci-dessus : qui seruoit pour garder la poudre palestrique : laquelle fut de si grande curiosité aux Anciens, qu'ils la
faisoyent venir d'Ægypte : comme recite Tranquillus, quand il monstre
l'indignation du peuple de Romme contre Nero : qui auoit fait venir, au
temps de la famine publique, vn nauire, chargé de ceste poudre, pour les
Athletes de la court. Son vsage, nous enseigne Pline : qui escrit que la
difference estoit bien petite de la poudre Puteolane à la plus subtile partie du sable du Nil : non qu'elle seruist pour resister aux ondes de la
mer, comme la poudre de Pussol : mais bien pour effeminer les corps des
Athletes en la Palestre : et d'Ægypte la faisoit venir à Romme Patrobius
liberte de Nero. Leonatus, Craterus et Meleager, Capitaines d'Alexandre
le Grand, comme il dit, la faisoyent porter apres eux auecques leur
bagage. Les Pictes ou Plectiques, que les Latins nomment **Pugiles**, com-

battoyent à coups de poing : et, en frappant leurs aduersaires, comme dit Cicero au second des Tusculanes, ils se plaignoyent en iettant les Cestes, non par faute de courage, ou pour douleur qu'ils sentissent, mais pource qu'auec le cry et la voix ils auoyent le cuœur plus grand, et donnoyent le coup plus véhement. Et pour venir au combat, ils s'accoustroyent les bras et les mains de Cestes, qui estoyent faicts de cuir de buffle, remplis de plomb par le dedans. De ce combat escrit la façon Virgile, au cinquième des Æneides : qui en donnera aux lecteurs la congnoissance (1).

Les Pancratiastes estoyent Luitteurs et Pugiles tout ensemble, et les Discoboles iettoyent une boule ronde de pierre ou de cuyure, persée par le milieu, appelé le Disque : et, d'autant que celuy qui le iettoit estoit plus fort, il le receuoit de plus haut à force de bras. Quant aux Sailleurs, ils portoyent en leurs mains, pour mieux saillir, des Alteres : qui estoyent petites maces, ou boules de plomb, faictes à la façon d'vn cercle, qui auoit la moitié plus de longueur que de largeur : et si auoyent des boucles pour y mettre les mains à l'aise, comme dedans vn bouclier. Le lieu dont partoyent les Sailleurs, les Grecs le nommerent βάπτιρα, et la mesure κανὼν, et le saut ἐσκαμμένα, c'est-à-dire, fossé, pource que le saut le plus souuent se faisoit à sauter sur vn fossé, pour seruir à l'exercitation militaire, et pour garder l'ennemy à la guerre, en sautant vn fossé, de se sauuer. Tous ceux qui s'exercitoyent en ces cinq especes de ieux (c'est à sauoir à courir, à luitter, à saillir, à ruer la barre de fer, et aux Cestes) furent nommés des Grecs πένταθλοι, et des Latins *Quinquertiones,* desquels a parlé Pline, en parlant de Myroné : qui auoit fait vn Discobole, Minerue, les Penthales Delphiques, et les Pancratiastes.

Les autres exercitations furent differentes : car les vnes estoyent lentes, et les autres robustes et legeres tout ensemble. La robuste, de laquelle les Grecs s'exercitoyent violentement sans celerité, fut par eux nommée ἔντονον et la violente σφοδρόν. La valide estoit comme de monter par vne corde à force de bras : et à telle exercitation faisoyent exerciter les ieunes enfans ceux, qui les preparoyent à la force. Car il est certain que si l'on monte par une corde à force de bras, que c'est une robuste et valide exercitation, outre toutefois la celerité : et si est meilleure celle, qui se faisoit en iettant les Alteres, ou bien de tenir en vn lieu le pié ferme, et à la main vne pomme, qui ne se puisse oster : comme le faisoit Milo Crotoniates, pour monstrer vne grande ostentation de force. Et Sostratus Sicyonius, Athlete Pancratiaste, estoit si fort, que Pausanias recite qu'il fut surnommé Acrochersites : pource qu'en prenant son aduersaire auecques les mains, il le froissoit de telle sorte, qu'auant que de le laisser,

---

(1) L'auteur reproduit ici, d'après l'antique, la figure du combat des cestes entre Dares et Entellus, selon la description de Virgile.

il le contraignoit à mourir. Au contraire, les exercitations legeres estoyent sans force et violence : comme τὸ ἐκπλεθρίζειν et πυτιλίζειν, dont πυτιλίζειν se faisoit marchant sur le bout des piés, et remuant continuellement les mains, l'vne par deuant en haut, et l'autre par derriere en bas : et τὸ ἐκπλεθρίζειν, quand en la sixiéme partie d'vn Stade appeléc πλέθρον, on couroit s'auançant et reculant alternatiuement, sans se tourner ça ni là : et à chasque course on gagnoit quelque auancement, iusques à ce qu'on fust venu au bout. La Pile ou la Paume, la petite Bale, l'Harpastum (qui est la grosse Bale, ou Pelotte), la Sciamachie (qui est vn combat vmbratile) que nous disons le ieu de l'escrime, lequel, les Lanistes et Maistres d'espée monstrent et enseignent auiourdhuy, par tout le monde, et le Phenis estoyent toutes exercitations legeres : desquelles a parlé Galenus, au second liure, qu'il a fait, pour garder la bonne santé. Le ieu de Phenis estoit (comme dit Alexandrinus) quand celuy, qui tenoit vne Bale faisoit semblant de la ietter à celuy de ses compagnons, qui le regardoit : toutefois il la iettait à vn autre : et fut ce ieu nommé Phenis de l'inuenteur (qui estoit nommé Phenestius) ou bien ἀπὸ τῶν φεναχίζειν, qui signifie deceuoir, pource que ce ieu n'estoit autre chose que de tromper son compagnon. Les exercitations, qui estoyent composées (comme nous auons dit) de la robuste et de la legere, estoyent ietter le Disque (qui est vne grosse pierre ronde et percée au milieu) sauter sans se reposer, et ietter incessamment vne grosse barre de fer. Si ceux qui s'exercitoyent ainsi, se reposoyent, cela faisoit la difference de l'exercitation continuelle à l'interposée, qui nous fait congnoistre la varieté de ces exercices : qui seruoyent les vns pour les os, comme la course : ἀκροχειρισμὸς, et la sciamachie pour les bras et pour les mains. Ceux, qui demandoyent l'exercitation du corps, faisoyent mettre les Alteres deuant eux l'espace d'vne aune. Depuis qu'ils estoyent au milieu, sans remuer les piés d'vne place en pliant le corps ils les dreçoyent, pour les mettre l'vn en la place de l'autre : et par ce moyen ils exercitoyent tout le corps, auecques ces mouuements : qui furent tous introduits et trouués des Grecs, pour entretenir leur bonne santé. Les gens de lettres s'exercitoyent à lire à haute voix : que les Latins ont nommé *assa voce*. Pittacus, Roy des Mytileniens, auoit vne estrange façon de s'exercer : qui estoit de tourner vne meule : et tel exercice il trouuoit bon pour sa santé. Les autres tiroyent de l'eaue, et portoyent et couppoyent du bois. Ce que i'ay veu faire souuentesfois à l'vn des plus doctes hommes de nostre Europe. Il ne se treuue chose, qui tant entretienne la bonne santé que l'exercitation. C'est le vray bain que le labeur, qui ne passe point la sueur, car le labeur trop grand est mauuais. Parquoy suffit à plusieurs personnes le pourmener, aller doucement à pié, depuis la ville iusqu'aux champs.

Pour satisfaire aux lecteurs, ie me suis mis au deuoir de mettre par escrit les exercitations Gymniques, desquelles vsèrent les Grecs : car les

Rommains eurent autres ieux pour passer le temps : comme les Circenses, le ieu de Troye (que nous appelons le tournay) (1) et, pour l'exercitation, Portiques et Deambulations, pour se pourmener. Aussi sans difficulté il n'est chose au monde qui tant maintienne et garde le corps que l'exercitation : que Celsus nous enseigne faire auant que de manger, et à celuy, qui moins a trauaillé, plus grande. Au contraire, l'homme, qui est las et fasché, la doit faire moindre, et la prendre plus gratieusement. Car commodement s'exerciter, lire haut, manier les armes, iouer à la paume, courir, se pourmener, et plus tost sous le soleil qu'à l'ombre, sont toutes choses qui gardent la bonne santé : que les Philosophes ont estimée entre la felicité et biens diuins. Ledit Celsus escrit que l'homme, qui est sain et qui se porte bien, et qui vit en liberté, ne doit point obliger sa vie aux loix des Medecins : et est necessaire qu'il prenne vne differente façon de viure, vne fois demeurant aux champs, l'autre à la ville, à la campagne, aller par eaue, à la chace, se reposer quelquefois, mais le plus souuent s'exerciter. Car il ne se treuue chose, qui tant rende hebeté le corps que la paresse, qui haste la vieillesse, et le labeur rend la longue ieunesse. Il profite encores de ne fuir point la diuersité des viandes, desquelles le peuple mange. Il conuient se treuuer aux festins, et d'autresfois s'en retirer : et manger deux fois le iour plustost qu'vne : combien que Cicero, aux Questions Tusculanes, escrit que Plato souloit reprendre la vie des Italiens : pource qu'ils mangeoyent deux fois le iour. Qui est contre l'opinion dudict Celsus : qui dit que le plus salutaire est de largement disner, et souper sobrement, et de la meilleure opinion, il s'en faut rapporter aux Physiciens et Medecins.

Telle est la première esquisse qui fut publiée en Europe sur l'ensemble de l'institution des gymnases et des bains chez les anciens ; c'est encore aujourd'hui l'une des meilleures.

Peu de temps après, Jules-César Scaliger consacra quelques chapitres de sa Poétique, *Poetices libri septem*, Lyon, 1561, à la saltation, à ses variétés, aux exercices et aux jeux gymniques ; et Laurent Joubert, reprenant la pensée de Guillaume du Choul, son parent, lui donna des proportions un peu plus considérables, en deux mémoires qui se trouvent dans le deuxième tome de ses *OEuvres latines*, Lyon, 1582.

(1) D'autres pensent que le mot *tournay* ou *tournoi* est, comme la chose, d'origine germanique. Il est encore usité pour désigner la gymnastique allemande, *das Turnen, die Turnkunst*, le tournoi, l'art de s'agiter, de faire des *tours* : de la racine sanscrite TWAR ou TUR, s'agiter, courir en foule, tourner en tous sens, *Turânga*, un coursier. (*Lexiologie indo-européenne*, par H. G. Chavée. Paris, 1849.)

Le premier est intitulé :

DE GYMNASIIS ET GENERIBUS EXERCITATIONUM APUD ANTIQUOS CELEBRIUM.

L'auteur commence par faire, d'après Celse, Galien, Pline, un exposé rapide des origines de la médecine et de la chirurgie, de la clinique, de la diététique et de l'art des exercices du corps *(somascie)*, qui dans la suite fut appelé *gymnastique.* Ce terme impropre, dit l'auteur, était inconnu au temps d'Homère. Il nomme Prodicus (Hérodicus), qui, selon Pline, fut l'instituteur de la *iatraleptique.* On s'habitua peu à peu à considérer la gymnastique comme une partie importante de la médecine, comme la gardienne de la santé, la conciliatrice de la force et de la bonne constitution. Il ajoute qu'en effet, elle n'est pas la moindre partie de la médecine conservatrice ou *prophylactique,* qui explique, dit-il, les différents modes des exercices, des frictions et des onctions, et enseigne non-seulement à conserver le corps dans un parfait état de santé, mais aussi à le dégager de ses superfluités sous-cutanées, de prévenir les lassitudes et de les guérir, de réparer les défectuosités, de diminuer la maigreur ou l'obésité, et de fortifier les parties faibles.

On remarquera que Joubert confond ici la notion de conservation avec celle de guérison, et qu'il oublie de rappeler que tous les médecins anciens employaient habituellement certaines formes de mouvements dans le traitement des maladies.

Le corps de l'ouvrage se compose de vingt-sept chapitres, dont nous nous bornons à donner les titres :

I. — Des gymnases, lieux publics destinés aux exercices.
II. — De la structure des gymnases.
III. — Des autres parties du gymnase.
IV. — Du préfet des gymnases et des pédotribes.
V. — Quels furent ceux que l'on appelait Athlètes, et quel fut leur régime ?
VI. — Des genres d'exercices usités dans la palestre.
VII. — De la lutte.

A ces titres, on reconnaît que le travail de Joubert n'est réellement autre chose, qu'une ampliation de celui de du Choul, ampliation, toutefois, pleine de recherches nouvelles, de savoir et de critique.

Le quatrième chapitre donne une idée juste de la composition du personnel des gymnases. C'est la première fois que nous rencontrons cette notion.

Le *gymnasiarque,* préfet ou principal du gymnase, était un magistrat (annuel) chargé de la police générale de l'établissement. Sous ses ordres étaient les *gymnastes,* hommes savants et lettrés, qui avaient une parfaite connaissance de la nature et de la structure du corps humain, de la forme et des propriétés de chaque exercice et de chaque mouvement, *doctos quidem et litteratos fuisse gymnastas, ut qui naturæ corporis scientiam structuramque, et exercitiorum ac motuum singulorum facultates optimè callerent.* On distinguait, à leur toge de pourpre, le premier, le second, le troisième gymnaste, chargés chacun d'un ou de plusieurs genres d'exercices. Sans les faire exécuter eux-mêmes, ils les enseignaient aux *pédotribes*, et les prescrivaient selon les cas particuliers. Les pédotribes étaient des *dresseurs* ou aides, qui, sans avoir besoin de comprendre les effets physiologiques des mouvements et des exercices, devaient en connaitre parfaitement les formes, pour pouvoir les administrer selon les prescriptions des gymnastes.

« Ainsi, dit Joubert, l'organisation du personnel des gymnases était semblable à celui de nos colléges actuels (1). Il ajoute, d'après Galien, qu'il y a eu autrefois un grand nombre d'ouvrages composés par les gymnastes les plus estimés, l'un entre autres, par Dionis, qui avait écrit un *Traité des frictions et des exercices*. Tous ces ouvrages sont perdus ; mais il nous en reste quelques fragments dans les écrits des médecins grecs, romains et arabes. » — Jusqu'ici, l'étude élémentaire et scientifique de ces fragments n'a pas été entreprise, et le travail de Laurent Joubert est de peu de chose sous ce rapport ; mais certes il ne sera pas inutile pour la reconstitution de l'art et de ses formes générales. C'est, du reste, tout ce qu'il nous semble qu'on puisse en tirer.

Le second mémoire de Laurent Joubert est intitulé :

DE BALNEIS ANTIQUORUM, TUM GRÆCORUM, TUM
ROMANORUM LIBELLUS.

Il se compose de huit chapitres.

> I. — Notions sur les thermes des Romains et les bains des gymnases grecs.
> II. — Du luxe des bains ou thermes chez les Romains.
> III. — De la construction des bains ou thermes.
> IV. — De l'usage des quatre principales salles de bain, et de l'habitude de la lotion froide.
> V. — De la cuve.

(1) Dans les gymnases des anciens les exercices de l'esprit étaient associés à ceux du corps. De là sans doute la dénomination de *gymnases* conservée dans quelques pays, en Allemagne par exemple, aux institutions qu'en France on nomme *colléges*.

VI — De la cuve froide, des piscines et des baptistères.
VII. — Des autres parties des thermes.
VIII. — Comment et quand les anciens faisaient usage des bains.

Il manque ici un ou deux chapitres, que l'auteur n'a pas eu le temps de rédiger.

9.

Ces deux mémoires de Laurent Joubert étaient probablement écrits longtemps avant leur impression. Il y est fait mention de celui de du Choul et de ceux qui l'avaient précédé ; mais il n'y est pas question de deux grands ouvrages sur la même matière, qui, quelques années auparavant, avaient paru en Italie ; et rien n'indique qu'il les ait connus ou qu'il en ait fait usage.

Ils sont écrits en latin ; voici la traduction de leurs titres :

DE L'ART DE LA GYMNASTIQUE, *en six livres, — expliquant avec soin tous les exercices anciens, leurs genres, leurs lieux, leurs modes, leurs propriétés, en un mot tout ce qui concerne les exercices du corps humain ; — ouvrage très utile aux médecins et à quiconque désire connaître les choses anciennes et les moyens de conserver la santé ;* dédié à l'Empereur Maximilien II, par JÉROME MERCURIALI, de Forli, professeur à l'Université de Padoue, etc. ; Venise, 1569 (308 pages in-4°).

DES THERMES, *en sept livres. — Ouvrage riche de faits, nécessaire aux médecins et à ceux qui s'appliquent à l'étude de la nature ; — traitant de la nature des eaux, de leurs différences et de leurs mélanges avec les terres, la chaleur, les métaux, — des lacs, des fontaines, des rivières ; — des bains de tout le globe et de la méthode de traitement par les bains ; — ainsi que des lotions et des exercices institués dans les admirables thermes des Romains,* par ANDRÉ BACCIO, de Saint-Elpidio, premier médecin du pape Sixte-Quint, etc. ; Venise 1571 (509 pages in-folio).

Le traité de Mercuriali réunit le triple caractère de celui de Gazi, qu'il ne nomme pas; de celui de Fuchs, dont il relève une erreur, et de celui de du Choul, sur lequel il fait une observation que nous avons notée. Ce beau travail justifie les éloges que ses contemporains lui ont donnés, et Boerhaave dit que son auteur s'est acquis une gloire immortelle. Cependant, près d'un siècle après, Jean Antonide van der Linden, professeur à l'Université de Leyde, fait cette observation critique : « Beaucoup d'écrivains ont cultivé la gymnastique, mais médiocrement. Elle l'est mieux par Mercuriali, par Joubert et par Cagnati (1), qui pourtant ne l'ont pas encore pleinement élaborée. Ils n'ont, ni eux ni d'autres, distingué ou décrit avec précision les différentes espèces d'exercices; ils n'ont pas enseigné la règle certaine de conserver la santé par ce moyen, ni de la préserver des maladies, dont pourtant l'exercice peut si bien la garantir ; car *il est à peine un état ou une propension morbide que quelque exercice propre ne puisse corriger* (2). »

Que demande donc ici van der Linden ?

Un traité didactique et pratique ?

Mais tel ne fut point le but de Mercuriali, qui n'a pas même eu l'intention de constater l'état général de l'art de la gymnastique dans l'antiquité ; il a voulu seulement, comme il le dit lui-même, « réduire en un commentaire, et comme en un seul corps, tout ce qu'il avait recueilli à ce sujet dans ses lectures de chaque jour (3). »

C'est précisément parce que l'on a cru y trouver autre chose, que, pendant plus de deux cents ans, la rénovation de cet art

---

(1) Nous parlerons tout à l'heure de l'ouvrage de Cagnati.

(2) *Gymnastica multorum quidem studio mediocriter culta, sed Mercurialis potissimum, et Jouberti, et Cagnati, exercita ; et si nondum plenè elaborata. Neque enim illi ipsi, neque alius quisquam, exercitationum species benè distinxit aut annotavit ; neque per has sanitatis tuendæ certum modum docuit, neque à venientibus morbis præcavendæ, ad quam plurimùm tamen pollent. Nam vix aliqua in morbum inclinatio invenitur, quæ non exercitatione quâdam propriâ corrigi possit.* (Manuductio ad medicinam ; Amsterdam, 1637, p. 92.)

(2) *Quæque inter legendos auctores hùc pertinentia observaveram, in unum veluti corpus collecta, in commentarium redegi.* (Dédicace de l'édit. de Venise, 1573.)

dans le rapport de nos mœurs n'a pas avancé d'un degré. A tout champ, quelque bien cultivé qu'il soit, il ne faut pas demander plus qu'il ne doit produire (1).

Ce n'est point ici le lieu d'analyser l'œuvre de Mercuriali : elle appartient spécialement à l'école italienne, et aux faits généraux qui rentrent dans l'esprit de notre premier article. Elle nous sera, du reste, utile pour la reconstitution de la théorie et de la méthode des anciens.

Il en sera de même de l'œuvre d'André Baccio, qui est conçue dans un esprit semblable à celle de Mercuriali.

Le septième livre se compose d'innombrables fragments bien coordonnés sur la structure des thermes, sur les exercices que tous les habitants de Rome, jeunes ou vieux, riches ou pauvres, y venaient prendre chaque jour en commun, ce qui n'empêchait pas que chacune des grandes maisons de Rome et chaque villa eussent leurs thermes particuliers. — Les thermes, c'était la vie romaine : ces vastes et somptueux édifices, où s'unissaient à toutes les recherches de la volupté romaine toutes les délicatesses de l'art hellénique, étaient à la fois le bain, la palestre, l'école, la tribune, le salon de la Rome païenne. Les thermes, les cirques et les amphithéâtres, ces suprêmes magnificences des maîtres de l'Occident, en furent aussi la honte et le tombeau. La gymnastique n'y était plus un art, un ensemble d'exercices propres à développer les belles proportions du corps, ses facultés et celles de l'esprit. On s'exerçait pour acquérir des bras musculeux, pour se grossir le cou et s'affermir les reins. « Vous avez beau, dit Senèque, vous engraisser et fortifier vos membres, vous ne serez jamais si forts qu'un bœuf et n'égalerez jamais son poids; outre que le muscle trop épais comprime l'esprit et le rend lourd (2). » On s'exerçait pour combattre avec avantage dans les amphithéâtres ou pour bien souper et mieux supporter l'orgie. On voulait répa-

(1) Voir nos observations précédentes sur le traité de Mercuriali, p. 84, 211, etc.
(2) *Epit*. *XV*.

rer par les jeux de la palestre, par les bains, par les onctions parfumées, par la *psellaphie*, les désordres que la mollesse et l'intempérance avaient apportés dans la constitution des dernières générations romaines ; et c'était le plus souvent en vue de sensualités nouvelles, dit Columelle : *mox deindè, ut apti veniamus ad ganeas, quotidianam cruditatem laconicis excoquimus, et exuto sudore sitim quœrimus.*

Ces hideux excès des derniers jours du monde antique sont, du moins, un immense témoignage en faveur de la puissance du mouvement appliqué à l'hygiène et au traitement des infirmités.

Mais c'était en vain : le désordre persistait, et ce monde, qui se condamnait lui-même, allait se décomposant de plus en plus.

Ces thermes, avec leurs palestres, ont été renversés à Rome et dans toutes les provinces de l'empire en Europe. Ils ne se relevèrent plus. Contraires à nos mœurs, qui sont devenues, d'ailleurs, plus individuelles et domestiques, ils n'ont plus de raison d'être. Mais la foule de serviteurs qui y étaient attachés : *iatraleptes, aliptes, alipiles, tonsores, psellaphes* ou percuteurs, dispersés, continuèrent leur métier séparément pour leur propre compte, et, sous les noms d'*étuvistes, barbiers* et autres, formèrent des corporations qui se perpétuèrent jusqu'à la Révolution française de 1789. Ces thermes se maintinrent, comme simples établissements d'hygiène et de thérapie, en Egypte et en Asie, d'où les Grecs et les Romains en avaient pris l'exemple.

L'ouvrage de Baccio nous aide à comprendre cette institution romaine, barbare et grandiose, où se résumèrent au profit de la santé, de la sensualité et des joies féroces de l'amphithéâtre, les plus sages traditions des temps anciens. Sous le premier aspect, il renferme des documents utiles à nos études historiques, ainsi qu'aux établissements modernes de la thérapie par le mouvement, par l'eau et par les bains de toutes sortes.

A ces premières compilations sur l'art de la gymnastique, vinrent s'ajouter celles d'un jurisconsulte de Toulouse, Pierre du Faur de Saint-Jorri (Petrus Faber San-Jorianus), sur une des branches spéciales de cet art.

AGONISTICON, ou *de l'athlétique et des jeux du gymnase, de la musique et du cirque chez les anciens, en trois livres* (684 pages in-4°) Lyon, 1590 et 1595 (réimprimé dans le t. VIII du *Thesaurus antiquitatum græcarum* de Gronovius).

Cet ouvrage, sorte de marqueterie littéraire, *opus tessellatum, farrago quædam,* comme le dit l'auteur lui-même, était destiné à répandre parmi la jeunesse des écoles la connaissance des mœurs de l'antiquité, qui était alors l'objet des recherches les plus sérieuses. Avec plus d'ordre dans la classification des faits, moins de diffusion et d'obscurité dans le style, ce livre eût mieux, sans doute, rempli les intentions de l'auteur. Cependant il est plein de savantes recherches, et l'on peut encore le consulter avec fruit après l'excellent traité de J. H. Krause, publié en 1841 (voir p. 269).

10.

Après tant de collections laborieuses sur l'art de la gymnastique chez les anciens, on finit par s'apercevoir qu'elles étaient purement historiques, et, dans cet état, inapplicables aux mœurs modernes. Cependant elles avaient mis à découvert les avantages que les anciens en avaient retirés ; en même temps, dit Mercuriali, on remarquait que l'extinction progressive de cet art coïncidait avec la décadence de la force militaire et de la vraie santé individuelle, et avec l'apparition d'un grand nombre de maladies nouvelles, inconnues des anciens. « Toutefois, ajoute-t-il, il ne faut pas désespérer qu'il se rencontrera un jour des hommes d'intelligence et de talent, qui, mettant à profit tant de travaux, parviendront à régénérer cet art salu-

taire et à l'approprier aux besoins de la société nouvelle. » C'est
en 1573, qu'il adressait ces paroles à l'empereur Maximilien II,
en lui dédiant une nouvelle édition de son livre.

Deux ans après, Jules Alessandrini, de Neustain, dédiait aussi
à Maximilien II, dont il était le premier médecin, un grand
ouvrage qui semblait devoir répondre aux vœux de Mercuriali.
Il est intitulé :

SALUBRIUM, ou *l'art de conserver la santé, en trente-trois
livres.* — Cologne, 1575 (791 pages in-folio).

L'auteur, grand helléniste et critique habile, avait une prédilection particulière pour Galien. Son ouvrage n'est qu'une
reproduction de la doctrine de ce médecin sur l'hygiène et
sur les exercices, mais exclusivement dans ses rapports avec
les habitudes et les besoins de la société moderne. Trop volumineux et diffus, il n'est guère sorti des bibliothèques publiques, et nous l'avons bien rarement vu cité dans les traités spéciaux subséquents. — Pourtant, il est très recommandable,
non-seulement pour la distribution des matières, mais aussi
pour l'attention avec laquelle il prescrit les exercices spéciaux,
actifs, passifs ou mixtes, relativement à l'éducation, à l'hygiène
des différents âges, des diverses professions, et au traitement
d'un grand nombre de maladies. On y découvre aussi le souvenir
des éléments scientifiques qui, chez les anciens, formaient la
base des mouvements et des exercices.

Plus connu et mieux étudié, ce savant ouvrage eût certainement avancé l'époque de l'introduction des exercices rationnels dans les mœurs de l'Europe. Aujourd'hui même une traduction du sixième livre, du vingt-huitième et des suivants,
ne serait pas sans utilité.

Nous retrouverons cet ouvrage parmi ceux de l'école italienne.

A cette école appartient encore le traité de Louis Cornaro,
Discorsi della vita sobria, Padoue, 1558; celui de A. Botton,
De vita conservandá, Padoue, 1582; celui de Castor Durante, *Il*

tesoro della sanità, Venise, 1586, et beaucoup d'autres du même genre, parmi lesquels nous remarquons plus particulièrement :

De sanitate tuenda, ou *de l'hygiène, en deux livres :*

L'un sur la continence, où l'auteur, après avoir passé en revue les opinions des anciens touchant les aliments et les boissons, leur usage, leur temps et leur mesure, discute la règle à observer aujourd'hui à ce sujet.

L'autre fait connaître les différents genres d'exercices, et traite de leurs avantages et de l'usage des bains. — Ouvrage nécessaire non-seulement aux médecins, mais à tous, cuilibet viventi ; dédié au pape Paul V, par Marcel Cagnati, médecin de Vérone. Rome, 1590, in-4°.

Ce travail est toujours une compilation, un résumé de ce qu'ont dit les anciens ; l'auteur y ajoute les observations qu'il a recueillies dans sa pratique, et, sous une forme moins volumineuse que celle d'Alessandrini, il voulait le rendre accessible à tous. Mais en réalité, c'est un écrit de pure spéculation, peu propre à atteindre le but que son auteur s'était proposé. Par exemple, lorsqu'il cherche quel est le meilleur genre d'exercice pour l'entretien de la santé, il dit fort bien que c'est celui qui rend le corps sec et robuste, et conserve la force de chacune des parties et une juste pondération de l'ensemble. Et, pour cette raison, il recommande, avec Galien, le jeu de la petite balle, et, avec Socrate et Lucien, la danse ; ce sont là, il est vrai, des exercices généraux, mais rarement proportionnels, et ne remplissant point, aujourd'hui surtout, des conditions de pondération et d'équilibre suffisantes.

Ce qui distingue particulièrement cet ouvrage de ceux qui l'ont précédé, c'est que l'auteur ne s'attache guère qu'aux exercices dont il est question dans Hippocrate. Encore ne fait-il que les mentionner, sans les expliquer ou les enseigner.

« Aprés tout, dit-il (p. 143), la connaissance de ces choses est moins utile que curieuse. Les formes des exercices sont infinies. Elles sont de tous les temps, de toutes les nations, de tout âge, de tout sexe, de tout art, de tout métier. Ce qui importe à un médecin, c'est de connaître quelles propriétés ont les exercices, soit qu'ils intéressent le corps tout entier, une seule ou plusieurs parties, les membres inférieurs ou les supérieurs : alors, il ne lui sera pas difficile de prescrire tel exercice ou tel mouvement dans un cas donné quelconque. »

Cette pensée est juste quant au fond : ce ne sont pas les formes infinies du mouvement qu'il s'agit de connaître, c'est la science de ces formes et celles de leurs propriétés. Pourquoi donc l'auteur, éclairé par l'œuvre d'Alessandrini et par le souvenir de ce qui s'était fait chez les anciens, n'a-t-il pas essayé de rédiger un traité méthodique du mouvement et de l'exercice ? Certes, ce traité eût été plus nécessaire aux médecins et à tous, que son livre plein de choses utiles sans doute, mais qu'il faudrait, avant tout, étudier dans les parties élémentaires qui les constituent.

Jusque-là, la question, agitée depuis le commencement du seizième siècle, ne sera pas résolue.

C'est à cette époque que nous rencontrons une monographie de la *cubistique*, par Archange Tuccaro, de l'Abbruze, au royaume de Naples. Ce maître fameux dans l'acrobatique, d'abord attaché au service de l'empereur Maximilien II, et ensuite à celui du roi de France Charles IX, dédia à Henri IV l'ouvrage dont nous avons donné précédemment un extrait :

Trois dialogues *de l'exercice de sauter et voltiger, avec les figures qui servent à la parfaicte demonstration et intelligence dudict art*, Paris, 1599.

Le premier dialogue traicte des exercices gymnastiques dont les anciens vsaient, auec leur déclaration et distinction, et vne dispute du blasme et de la loüange du bal et de la dance.

Le deuxiesme contient plusieurs beaux discours du saut appellé par les anciens cubistique, et l'art et les reigles qui s'y doiuent observer pour en auoir la parfaicte intelligence, auec les figures et demonstrations, comme le corps en vn mesme temps fait trois diuersitez de temps, sauoir, le leuer, le volter ou tourner, et le finir ou acheuer.

Au troisiesme et dernier est fort amplement discouru des exercices que l'homme peut faire, tantost plus, tantost moins, selon sa nature et complexion ; et comme pour se maintenir en santé, il doit vser d'vn exercice, qui est la vraye medecine pour rendre le corps agile, gaillard, vigoureux et sain.

Pour prendre une idée de cet ouvrage, il est bon de se rappeler que les Grecs, qui avaient fait un art de chaque espèce de mouvement, divisaient l'art de sauter en trois parties :

La *sphéristique*, ou le jeu de balle ; l'*orchestique*, ou la danse ; et la *cubistique*, qui comprenait non-seulement les différentes espèces de sauts, mais aussi les tours de force et d'adresse, comme se tenir en équilibre sur la tête, faire la roue, passer dans des cercles en sautant, sauter au moyen du tremplin, etc. Ces curieux exercices acrobatiques n'étaient guère, du reste, plus estimés des anciens qu'ils ne le sont des modernes.

A l'exception du deuxième dialogue, où Tuccaro traite de la *cubistique*, après avoir, dit-il, « remercié le ciel, si benin en son endroit, de ce qu'il a trouvé le moyen de réduire ce saut merveilleux soubs regles et mesures certaines, » les deux autres ne sont que des extraits de Mercuriali, et l'ouvrage entier est si diffus, que la lecture en est à peine supportable.

———

Un grand nombre d'autres traités sur l'art de conserver la santé et de prolonger la vie, furent publiés dans les dernières années du seizième siècle. Ils redisent les mêmes choses avec plus ou moins de détails, insistant généralement sur la nécessité de reprendre l'habitude des exercices, de la friction et des lotions froides. Alexandrini et Cagnati nous paraissent avoir été les plus explicites à ce sujet ; mais le premier est trop indigeste, et l'autre trop négatif.

Un médecin anglais, nommé Timothy Bright, de Cambridge, simplifia la question en la divisant :

Hygieine, *sive de sanitate tuendâ medicinæ pars prima*. Londres, 1583.

Therapeutica, *hoc est de sanitate restituendâ pars altera*. Londres, 1583.

L'auteur considère l'exercice comme le principe de la santé, et les frictions, les onctions, les ablutions, comme les moyens de la rétablir. C'est bien la méthode des anciens; mais il ne l'explique pas, il n'en décrit pas les procédés, pour les rendre praticables.

Nous trouvons dans Haller *(Bibl. med. pract.*, t. II. p. 250) une note sur ce livre ; elle est ainsi conçue : *Liber ex veteribus collectus est, etiam unctiones et lotiones à nostris moribus alienas imperat.*

Cependant sept ans après, Prosper Alpinus, célèbre naturaliste de l'Université de Padoue, rapporta d'Egypte la sanction de la doctrine hygiénique et thérapeutique de Bright, avec la description de la manière d'opérer, qui s'était perpétuée chez les habitants du Nil.

Le deuxième volume d'Alpinus, *De medicinâ Ægyptiorum*, Venise, 1591, donne à la fin du chapitre XIV, la formule cinésique qui s'était conservée héréditairement chez quelques empiriques pour le traitement des *flux dysentériques*. L'auteur dit avoir été témoin des effets véritablement curatifs de ces mouvements, qui consistent en une friction circulaire sur la région des hypochondres et en une vibration sur le point de l'ombilic. Nous avons nous-mêmes étudié ces mouvements, et les expériences que nous en avons faites ont toujours réussi. Cette méthode est l'objet d'un Mémoire qui se trouve à la fin de cette publication.

Les six chapitres suivants contiennent la description des thermes, *presque innombrables*, construits au Caire et à Alexandrie, celle des bains, des onctions, des frictions et autres cinèses passives, que l'on y administrait, soit pour embellir le corps

ou pour l'engraisser, soit pour entretenir la santé ou pour traiter les maladies.

On retrouve une grande partie de cette description dans les
Lettres sur l'Egypte, par Savary.

11.

Le seizième siècle avait simplement constaté l'état général
de la gymnastique et de ses applications chez les anciens : sa
tâche était accomplie. On avait bien fait aussi des vœux, quelques tentatives même, pour le renouvellement de cet art; seulement on oubliait qu'avant de prescrire le mouvement comme
les anciens, il fallait d'abord le connaître au moins comme eux.

Cette étude était réservée aux siècles suivants.

Mais dès le commencement du seizième siècle, Paracelse,
à la voix de l'esprit cabalistique qui agitait les savants de cette
époque, s'était levé, pour protester contre les doctrines médicales des Grecs et des Arabes, au nom de la magie, de l'astrologie et de l'alchimie (1). — Ces choses étaient comme l'épanouissement du mazdéisme primitif, que l'école d'Alexandrie
et les Arabes avaient contribué à raviver dans l'Occident. —
Paracelse fut le précurseur de la chimie et de la thérapeutique
modernes et des nouveaux systèmes de physiologie, où reviennent pourtant, mais plus éclairées par le progrès des sciences,
les idées de Galien et d'Hippocrate ; — ces idées ne sont d'ailleurs, par Pythagore et par Démocrite, que d'autres effluves
plus anciennes des doctrines de l'Orient.

(1) Voir Barchusen, *De medi. orig. et prog. diss.: De doctrinâ Paracelsi,* Utrecht,
1723, p. 364 ; — Pouchet, *Hist. des scien. nat. au moyen-âge,* etc., Paris, 1853, p. 558
et suiv. ; — Auber, *Traité de la science médicale,* Paris, 1853, p. 174. — Voir aussi
Kurt Sprengel, *Histoire de la médecine,* 3e et 5e vol., où il est question de l'esprit mystique, cabalistique et théurgique de cette époque, et des innombrables ouvrages auxquels
ont donné lieu ces sciences occultes, l'hermétisme ou spagyrisme, la transmutabilité des
métaux, les panacées, les breuvages de santé et d'immortalité. Toutes ces choses-là ont
duré environ deux cent cinquante ans ; elles sont étrangères à notre sujet, et nous les
laissons de côté. — D'ailleurs nous avons commencé dans notre premier article (page 131
et suiv.) à étudier le mazdéisme dans son origine, ses doctrines et leurs rapports avec les
institutions cinésiques.

On dirait qu'en ce temps-là, les deux mondes tendissent, à leur insu, à s'équilibrer symétriquement dans leur activité intellectuelle, comme ils le sont naturellement dans leurs fonctions cosmogoniques.

On dirait toujours que plus la science grandit, plus elle nous ramène aux enseignements que l'homme reçut dès l'origine (1).

Quoi qu'il en soit, ce double travail d'érudition, d'analyse et de synthèse, sorte de *spagyrisme* en sens opposé et hostile, qui s'est manifesté dans les sciences et les arts de cette époque, se retrouve sous des aspects différents à toutes les époques de l'histoire.

Toutes ces théories, loin d'affaiblir l'idée de l'utilité du mouvement gymnastique, tendirent, au contraire, à faire mieux ressortir, et l'importance de l'emploi de cet art, et la nécessité de l'étude de ses éléments.

Un des premiers vulgarisateurs de la doctrine de Paracelse, à Paris, fut Joseph du Chesne, médecin ordinaire de Henri IV. Parmi ses œuvres, nous trouvons un traité sur l'hygiène. Il est écrit en français, « en faueur de la France, ma patrie, dit-il : afin qu'on l'entende, et que iusques aux moindres on s'en puisse seruir. »

Il est intitulé :

LE POVRTRAICT DE LA SANTÉ, *où est au vif représentée la regle universelle et particuliere, de bien sainement et longuement viure; enrichy de plusieurs preceptes, raisons et beaux exemples, tirez des Medecins, Philosophes et Historiens, tant Grecs que Latins, les plus célebres.* Par Joseph du Chesne, sieur de la Vio-

---

(1) Ainsi, par exemple, nous en sommes arrivés, en 1856, à ces deux opinions qui régnaient du temps du médecin Dioclès, environ 350 ans avant notre ère : 1° que l'action des médicaments est due à leurs propriétés physiques et à leurs qualités élémentaires ; 2° que nous ignorons la cause de cette action, et que l'expérience est le seul guide dans l'emploi des remèdes (Galien, *De facult. alim.*, I, p. 303). On sait que ces deux opinions dissidentes remontent, avec le *vitalisme* et l'*organicisme*, avec le *macrocosme* et le *micocosme*, aux âges les plus reculés de l'Orient (voir p. 19, 73 et suiv.)

lette, Conseiller et Medecin ordinaire du Roy. Paris, 1606,
in-8 (1).

« Œuure, dit-il, que nous auons voulu faire de mesme en
latin souz le nom de *Diæteticon polyhistoricon*, pour les nations
estrangeres : et qu'auons mesme enrichy des plus belles fleurs,
qu'on trouue dans les iardins et des Dogmatiques et des Her-
metiques (2). »

Ce livre, parsemé d'une foule d'idées superstitieuses et
d'*exemples tirez des bonnes histoires*, traite des six choses non
naturelles, à la manière des anciens combinée avec celle de
Paracelse. Nous n'en eussions pas parlé, s'il ne s'y fût trouvé,
sans mélange hétérogène, un parallèle entre les exercices des
anciens et ceux qui étaient usités en France à cette époque.
C'est le premier document de ce genre que nous rencontrons ;
il est contenu dans le onzième chapitre de la deuxième section :

DE L'EXERCICE ET DU REPOS.

Effects de l'Exercice. — L'exercice est vne des choses salutaires, vtiles
et necessaires pour entretenir en bonne habitude et disposition le corps
humain, et le garantir de beaucoup d'infirmitez et maladies, à quoy l'oysiueté et le repos le rendroit sujet : Car l'exercice fortifie la chaleur naturelle, consume les superfluitez excrementeuses, dont tous corps abondent : empesche la plenitude, rend dispos et agile le corps : fortifie les
nerfs et les ioinctures ; maintient les pores et conduicts du corps ouuerts,
et fait que les vapeurs, fumées et superfluitez produictes et du sang et
des esprits, qui sont les conseruateurs de nostre vie, sortent dehors et
s'euaporent. De la vient que toutes les facultez en sont fortifiées et res-
taurées, tous nos sens interieurs et exterieurs, en font mieux leurs fonctions : nos poulmons en soufflent mieux, et la respiration en estant meilleure, le cœur en est restauré et plus fortifié ; et quant aux parties de
la nutrition, elles preparent, cuisent et digerent mieux la viande, distri-

(1) Ce livre a eu plusieurs autres éditions : Saint-Omer, 1608, in-8, et 1618, in-12,
(c'est celle que nous possédons ; on y lit, p. 178, que ce livre a été écrit en 1605) ; Paris,
1620, in-8 ; Lyon, 1692, in-12. — Traduction allemande, par Jean-Adolphe Ringelstein,
Strasbourg, 1692, in-12.

(2) Les éditions latines sont de Paris, 1606, in-8° ; Leipzig, 1607, in-8° ; Francfort,
1607, in-4° ; Paris, 1615, in-8° ; Genève, 1607 et 1626.

buent et font meilleure assimilation, et donnent yssue plus aysée à toutes superfluitez qui en viennent. Voila les grands biens et vtilitez qu'apporte l'exercice, quand il est moderé et prins en temps et lieu, comme nous dirons cy apres. Voyez ce qu'escrit de l'exercice Paul Æginete *(Lib. I. de re med. c. 16)* qui confirme à plus pres nostre opinion. L'exercice est un mouuement vehement ; le bout de la vehemence est, quand la respiration change et deuient plus frequente et espesse ; Or les exercices preparent et disposent les parties instrumentales à estre fortes contre toute offense, ou pour n'en estre pas si aysement abbatues ; et les renforçent pour bien faire leurs actions ; ils rendent aussi l'attraction de l'aliment plus forte, et font le changement et digestion d'iceluy plus prompt, dont la nutrition s'en fait meilleure par la chaleur qui en prouient. Ils repurgent aussi les conduicts de leurs superfluitez, et les euacuent par vn fort mouuement.

Oribase en escrit presque en la mesme façon *(Lib. I. Synops. cap. 2)*. L'exercice, dit-il, est vn mouuement vehement. Le bout et la fin de la vehemence, est quand le souffle et la respiration redoublent. Dauantage les exercices laborieux, preparent les membres organiques, et les rendent plus robustes à bien faire leurs fonctions, à attirer la nourriture par tout le corps, et à la changer et digerer plus promptement ; comme aussi ils suscitent vn bon appetit, à cause de la chaleur, qui esmeut, nettoye les conduicts, et par vn effort de l'esprit, vuide plustot les excrements.

Plusieurs differences d'exercices distinguez en trois sortes. — Au reste, par la definition que fait Oribase de l'exercice, et par le tiltre laborieux, qu'il luy a donné, nous pouuons comprendre qu'il y a plusieurs differences d'exercices, que nous reduirons ou distinguerons en trois sortes ; aux exercices laborieux, forts et violents, aux exercices mediocres, et en ceux qui sont petits et legers : C'est la difference generale des exercices qu'il nous faut diuiser particulierement, et approprier chasque difference à l'age diuers des personnes, qui peuuent et doiuent supporter, ou plus grands ou moindres exercices, tant pour les conseruer en bonne santé, que pour les deliurer de plusieurs maladies, dont ils pourront estre attaincts.

Sur quoy il faudra de mesme auoir esgard aux exercices qui sont propres à tout le corps en general, et qui exerçent particulierement quelques membres, soit la teste, soit le col, la poictrine, les espaules, les bras, la main, les reins, les cuisses ou iambes, et telles autres parties particulieres.

Et nous faudra de mesme traicter des exercices plus propres à quelques saisons, qu'aux autres.

Item, de ceux qui sont plus coustumiers en vn lieu qu'en l'autre, tant sur la terre que sur l'eau, qui sont les elements plus fermes, et ou les hommes peuuent frequenter le plus. Item, du temps plus conuenable qu'on les doit practiquer, soit le matin, seit le soir, apres ou auant le repas. Approprier le tout selon le naturel et qualité des personnes, sans oublier mesme les exercices particuliers, qui remuent autant ou plus l'esprit, que le corps.

C'est ce qui nous contraindra d'estre plus longs d'auanture, qu'il ne seroit requis; et de rechercher l'antiquité, auec ceux de nostre temps, dont ie ne doute point que quelques Momes ou mordants ne prennent occasion de me taxer : mais les lecteurs de bonne volonté, prendront le tout en bonne part, et en pourront tirer du plaisir et de l'vtilité.

L'art Gymnastique. — L'art Gymnastique a esté practiqué de toute antiquité, et de temps en temps, selon que l'opulence s'est accruë et augmentée. Ledit art auec le luxe, s'est accreu de telle façon, que nous en retenons encore auiourdhuy beaucoup de traces, comme nous le ferons voir cy apres en son lieu.

Dudit art entre les modernes, Hierome Mercurial tres-celebre et tres-docte.medecin, a escrit vn beau et docte liure.

Cest art a esté premierement inuenté des Grecs, comme l'escrit Ciceron *(I. de oratore)* en ces termes : Les gymnasies ont esté premierement instituez des Grecs, pour recreation et exercice, et ne signifie autre chose le mot de *Gymnasium* en Grec, qu'exercice en François. *Gymnasium* est aussi pris pour le lieu de tous exercices, soit à luicter, courir, disputer, et traicter des lettres selon Plaute. Et *Gymnasiarchus* ou *Gymnasiarcha* est appellé celuy qui a la principale charge du lieu de l'exercice, par Ciceron.

Deux chefs principaux des exercices. — Or quand aux differences des dits ieux ou exercices, on en faict plusieurs qui sont pourtant reduictes à deux chefs, et l'vn et l'autre mis et colloqué sur le mouuement naturel : l'art y estant apres employé et adiousté. L'vn d'iceux est simple, et l'autre est auec emulation ou imitation; Le simple estoit, quand on saultoit, ou couroit-on, ou faisoit-on sans compagnon, tel autre ou semblable exercice qui venoit à gré.

L'emulation a suiuy de pres, c'est à dire vne enuie d'imiter et tascher à contrefaire aussi le mesme exercice, voire à surmonter son compagnon; de là suruient l'obtrectation ou mesdisance ; de la mesdisance le combat, qui ne peut estre moins que de deux; l'vn desirant de vaincre et de surmonter l'autre; Le nombre de tels combatans, s'est en fin beaucoup accrue, et ont esté appellez de diuers noms, tant selon la diuersité des exercices, que de la remuneration ou pris honorable, qui leur en reuenoit; Tels luicteurs ou combatans s'appelloient Palestrites luicteurs ou ioueurs de barres; car le mot le porte ainsi. Pausanias attribue l'inuention de ceste discipline à Theseus ; mais par la fin de l'exercice, ils furent appelez Athletes du nom Athlon, qui signifie prix d'honneur. Au commencement tels combats, ieux ou exercices, furent seulement de cinq sortes; à sçauoir, la course, la luicte, le pugilat ou combat à coups de poings armez de gantelets, le sault et le iect d'un pallet, d'vne grosse pierre ou d'vn fort dard. Ceux qui auoient esté vainqueurs en cinq sortes de ieux, exercices ou combats, et qui en auoient receu la couronne, estoient appellez Pantathles, comme l'escrit le tres-docte et celebre Scaliger *(Lib. I. poem. cap. 22)* ; les Latins les nomment Quinquertiones.

Course. — Nous parlerons de ces cinq sortes de premiers ieux et exercices des anciens, par ordre, d'autant qu'ils sont encores coustumiers auiourd'huy parmy nous, et commencerons par la course. Il y auoit vn lieu public destiné à ladite course, qui contenoit en longueur deux cens vingt et cinq pas, ou deux cens coudées, lieu dit des Latins *stadium,* et en François stade; et ceux qui vacquoient à tel exercice, s'appelloient *Cursores,* postes ou coureurs en general ; mais particulierement aucuns d'eux estoient nommez Stadiodromes, qui ne faisoient qu'vne course dudit stade, sans se reposer qu'au bout d'iceluy. Virgile fait mention de sept tels Stadiodromes *(au 7e de son Æneide),* qui assisterent aux ieux et courses, que le Religieux Enée fit celebrer en Sicile, sur la tombe d'Anchises son pere. Mais ceux qui auoient acheué leur course iusqu'au but, et recouru sans repos et relasche, iusques au lieu d'où ils estoient partis, estoient appellez Diaulodromes. Et ceux qui par six fois continuelles s'estoient mis en deuoir de courir iusques au bout dudit stade, et de retourner par six fois d'vne mesme course sans relasche, s'appelloient Dolichodromes. Or on nommoit ceux-là Hemerodromes, qui sans intermission et relasche, couroient et recouroient tout le long du iour, depuis le matin iusques au soir, sans quitter le ieu.

Ceste sorte d'exercice est encore vsitée parmy nous en beaucoup de lieux de la France, en nostre Gascogne mesmement, ou il n'y a village qui n'ait sa feste particuliere, aussi bien qu'ez autres endroits. Au iour de la feste d'vn desdits villages, les circonuoisins s'assemblent, et l'apresdinée on y voit exercer les ieunes gens à beaucoup de sortes de ieux ; à sçauoir, à tirer de l'arquebuse, de l'arbaleste, de l'arc, et beaucoup d'autres tels exercices ; et chasque ieu a son pris, que le vainqueur en rapporte. Entre lesdits ieux et exercices, celuy de la course n'est pas oublié, où accourent les meilleurs, et plus vites coureurs de diuers endroicts. La course est pour le moins d'vne grande demye licuë de Gascogne, qui dit vne bonne lieue Françoise de long. Ils seront par fois dix ou douze coureurs, plus ou moins, qui à vn signal qu'on leur donne, partent ensemble de l'vn des limites : à l'autre limite y aura attaché ou vn veau, ou vn mouton gras, ou vn chappeau, ou quelque autre pris, qui sera pour loyer du premier qui y paruiendra ; là on voit vser de beaucoup de ruses, pour deuancer l'vn l'autre. Les plus experts, qui se fient en leur vitesse, ne vont pour le commencement que le grand pas, pour se mettre en haleine, et puis ils courent à demy, et quand il est temps courent si viste, qu'on diroit qu'ils ont des aisles aux talons, et les voit-on en peu de temps laisser en arriere, ceux qui les deuançoient de plus de mille pas, et ausquels les spectateurs donnoient dés-ia en apparence, le pris et l'honneur de la course.

Ceux qu'on appelloit Palæstrites coureurs, sont maintenant nos bons ioüteurs de barres. Ce ieu appartient particulierement à l'exercice de la course, et est fort coustumier en France, en nostre Gascongne mesmement, et est l'exercice dont vsent communément les escoliers, qui se peut mettre entre les violens, d'autant que le ieu dure long temps, et qu'on n'en vient pas seulement iusques aux premieres sueurs : mais on est le plus souuent tout trempé, comme si on sortoit de l'eau.

Luicte.— Pausanias en ses Attiques, attribue l'inuention de l'art Palæstrite à Thesée, qui mesme appartient aux luicteurs, qui estoient dits Palæstrites des Latins, mot qui est deriué du Grec signifiant luicte. De là est venu la Palestrique, signifiant le mesme que Palæstrite, c'est à dire luicteur, qui en luictant, ne tasche qu'à renuerser son compagnon, soit en tirant, poussant, pressant, ou en le supplantant, pour le faire choir à bas, sans frapper ny battre. Voyez ce qu'en escrit ledit Scaliger, au mesme liure et chapitre que dessus. On voit ceste sorte de luicte encore auiourd'huy fort coustumiere en France, en Gascogne, et mesmement en la basse Bretaigne, voire en autres regions. Où mesme on peut obseruer les deux sortes de luicte diuerses, qui nous sont representées par l'antiquité. Car quelquefois la luicte se faict en se prenant au corps d'vn costé, et d'autre, par les flancs et espaules, quelquefois en se prenant des mains par les bras.

Au reste, ceux qui deuoient luicter, se despouilloient anciennement, et se mettoient tous nuds s'oignans d'vn Ceroyne, c'est à dire auec quelque liniment faict d'huile et de cire, tellement que les ministres qui estoient appellez pour prendre garde à telles ceremonies, estoient appellez Ceromatistes. C'est pourquoy Stat. l'appelle la grasse luicte et Claud. l'appelle coulante : Ouide la nomme vaste et ample, et d'autres Poetes la nomment moette et sale, comme l'escrit Rauise.

Or selon Thucidide, ce sont les Lacedemoniens qui les premiers ont introduit en tels ieux gymnastiques, de s'oindre le corps, voire de se despouiller tous nuds, et de fait à cause de ce despouillement, tel art fust nommé *Gymnasia*, qui est à dire nudité.

Cœlius *(lib. 7. cap. 26. ant. lect.)* et Alexandre *(lib. 2. cap. 25)* escriuent comme les filles mesmes desdits Lacedemoniens, n'estans pas encore de l'age d'adolescence, s'exerçoient à la iouste ; ce qui n'a esté rejetté de Platon, qui a mesme estimé que non seulement les filles, mais les vieilles mesme se deuoient exercer à iouster, auec les hommes, afin qu'estans exercées à choses laborieuses, elles peussent aysement supporter des choses ardues et plus difficiles ; Ausquels exercices lesdits Lacedemoniens se sont tellement addonnez, et ont appliqué leurs esprits, qu'ils ont mieux aymé estre appellez bons Palestrites et Athletes, que bons soldats.

Sabellicus confirme le mesme desdites filles *(Lib. I. Ænead.)*. Les Lacedemoniens adioustent que ceste nudité n'a eu aucune marque de licence excessiue ; mais quoy qu'on les veuille excuser, ie trouue quant à moy, que c'est vne chose trop honteuse, et qui surpasse toute modestie. soit hommes, soit femmes ou filles, d'user de tels exercices tous nuds. Ceste coustume fut introdnicte, comme le luxe accreust, car elle n'estoit pas de toute antiquité. Car d'ancienneté les Athletes, comme l'esclit Thucidide *(I. Histor.)*, combatoient couuerts, ou de robbes, ou bien d'armes, comme il en est aussi faite mention dans Hippocrates. Et de fait Auguste, recogneut ceste coustume si honteuse, qu'il defendit expressément, que les femmes ne se trouuassent point en telle sorte de ieux. Nous vsons en France, de telles sortes d'exercices plus modestement, on se despouille bien parfois, et met en pourpoint, et pour luicter, et pour courre aux barres, pour auoir le corps tant plus libre, mais on ne se met pas tout nud.

Pugilat. — Le troisiesme exercice desdits anciens estoit le pugilat, d'où sont nommez les pugilles, et les ioustes des pugilles, qui se faisoient à coups de poings, auec gantelets, iusques à ce qu'on peust ietter par terre son ennemy, ou le blesser de telle façon, qu'il se rendit : c'est ce que nous disons en François se battre à coups de poings : c'est vn trop rude et indecent exercice, fort commun en France, entre les lacquais, et autre telle quanaille de gens : suiet qui merite plustost d'estre oublié que d'estre appris, et en parler d'auantage.

De cest exercice de coups de poings, et de celuy de la luicte, il s'est composé vn combat que les anciens nommoient Pancratium, et les combatans Pancratiastes. Car ceux là estoient ainsi nommez, qui de toute leur force, soit en donnant des coups de pieds, de genoux, des dents, ongles, et de toutes les armes de leur corps, qu'ils pouuoient employer, se bandoient de ceste façon contre leur ennemy, pour le vaincre. Cœlius *(Lib. 13. ant. lect.)* en attribue l'inuention à Theseus, quand il assaillit en Candie, sans glaiue le Minotaure ; quoy que ce soit, c'est vn exercice de faquin, et dont les lacquais se sçauent bien ayder auiourd'huy, qui n'oublient auec le poing, quand ils s'entrebattent, d'employer et les dents, et les pieds et les genoux, se seruans de tous leurs membres, pour vaincre leurs compagnons. Ce beau ieu fust introduict à la 28. Olymp. Il est fort commun en ceste ville de Paris, où accourent infinis badaux, pour en estre les spectateurs, et iuger de pres du plus vaillant.

Danses. — Le quatriesme plus grand et vsité exercice de l'antiquité, estoient les danses, desquelles et de leurs diuerses differences Athenée (*l. 14. cap. 12.*), Alexandre (*l. 2. cap. 25.*), Cœlius (*l. 5. cap. 3. ant. lect.*), Iulius Scaliger *(l. I. poët c. 18.)*, ont amplement escrit, où ie renuoye les Lecteurs, et me contenteray seulement d'en toucher les choses plus remarquables en passant, afin qu'on scache combien cest exercice qui est encore et en nostre France, et presque par tout le monde, si frequent et vsité, a esté pareillement tenu en singuliere recommandation de toute l'antiquité. Les danses ayant esté ordonnées, premierement par Orphée et Musæe, deux de plus excellens danseurs et baladins de leur temps, qui ont, comme si c'estoient loix du pays et chose tresdecente et honneste, ordonné et authorisé les gentilesses, courtoisies et ceremonies qui se voyent aux danses, accompagnées de musique et saltation (s'il m'est permis d'ainsi parler) mesurée et bien reglée, comme l'escrit Lucian *(lib. de Saltatione)*.

Or la plus ancienne sorte de danses, au commencement estoit vn seul et simple bondissement, trepignement, branslement ou remuement du corps, qu'on faisoit, ou seul ou accompagné de plusieurs autres, qui suiuoient, et mesme s'entretenoient par la main, que les Grecs appelloient *orchisin,* les Latins *saltationem,* et les François bal ou danse, qui n'estoit accompagnée, ny de chant, ny d'instrument. Ceste mesme façon de danse continuë auiourd'huy encore en plusieurs endroicts : Puis elle fust accompagnée du chant de la bouche, on la nomme *choreian,* qui est fort frequente encore auiourd'huy entre le populaire.

Depuis y furent adioustez les instruments musicaux de toutes sortes, comme ils le font encore auiourd'huy : voirs en plus grand nombre qu'ils ne furent iamais : car auec le temps, les inuentions, et les arts accroissent touiours peu à peu.

Ledit Scaliger reduict lesdictes differences des danses, en deux principales, l'vne desquelles il appelle Statariam : l'autre motoriam ; non qu'en l'vne et en l'autre il n'y ait mouuement, autrement cela ne se pourroit dire proprement saltation, bal ou danse, où il faut necessairement que le corps s'exerce touiours peu ou prou, mais c'est pour monstrer qu'en l'vne desdites differences il y a plus de mouuements et bondissemens des membres du corps, qu'en l'autre ; comme par exemple les voltes, les courantes, les gaillardes, qui sont coustumieres en France et ailleurs, sont exercices, ausquels il y a plus grand mouuement et agitation de corps (comme le nom qu'on leur donne, le demonstre et signifie assez) qu'en beaucoup d'autres sortes et especes de bals et danses qui ne sont que comme des pourmenades, et où on n'esmeut le corps, que tant soit peu, comme aux Alemandes. De ces deux generales differences, plusieurs autres en deriuent, selon que le corps en est ou plus ou moins trauaillé et exercé, et selon qu'elles sont plus ou moins decentes ou ridicules.

On faisoit en outre anciennement d'autres differences de tels exercices, prins tant des païs et regions, où elles auoient esté inuentées premierement, et y estoient les plus vsitées, que de la sorte ou façon du mouuement des parties, qui estoient les plus exercées. Telles differences estoient prinses aussi de l'imitation de la diuersité des instruments musicaux, et de la façon de l'habit ou accoustrement, duquel on vsoit en telle sorte d'exercice. Il y auoit d'ailleurs d'autres sortes de danses qui pourtoient le nom, ou des inuenteurs, ou de ceux pour lesquels elles estoient instituées, comme on disoit anciennement *Pyrrhicam saltationem,* que les ieunes gens destinez aux armes exerçoient, et dont Pyrrhus en fut inuenteur, tant il fut celebrateur des danses, ainsi que l'escriuent Pline *(lib. 7.)* et Lucian *(lib. de Saltatione).* Et comme on voit aussi, qu'on faisoit mention anciennement du trepignement de Castor, qui estoit vne danse qui fut instituée en l'honneur de Castor, tué par Lynceus.

Il y auoit en outre, deux sortes de danses generales et signalées, qu'on nommoit vulgaires et theatrales ; On vsait des vulgaires aux nopces, et aux sacrifices : Car on ne faisoit anciennement presque nul office sacré, sans ladite danse, et sans musique. Car, comme l'escrit Cœlius *(lib. 5. c. 5. ant. lect.),* les danses de garçons marchoient deuant les harpes, haults bois et flustes qui sonnoient, esquelles on eshoisissoit les plus experts pour la saltation : Leurs chansons, à cause de l'vsage de ladite danse, estoient appellées hyporchemata, dictes ainsi, pource qu'en saultant et dansant ils gardoient et monstroient quelque generosité virile. Mais lorsqu'ils chantoient assiz sans danser ou baler, cela estoit appellé *Stasima.*

Quant aux danses theatrales, elles estoyent diuersifiées selon le subiect, et le genre des fables, qui estoient representées sur les theatres : Car si c'estoit vne Tragedie, qui touiours est un subiect triste, la danse en estoit graue, et à pas mesurez tesmoignant vn dueil, et nommoient telle danse Emmelie : En la comedie, la danse estoit plus licentieuse, et plus recreatiue, que triste. qu'on nommoit Cordax : Mais aux Satyres, elle estait du tout inconstante, lasciue et desbordée, dicte Sikinnis.

Voila à plus pres toutes les differences et diuerses sortes des danses des anciens : que si elles sont bien et de pres considerées, on trouuera que nous en auons retenu et retenons encore auiourd'huy, et en nostre France, et en plusieurs autres lieux, la plus grande et meilleure part.

Ceste sorte de danses et exercices, voire accompagnées de chants et d'instrumens musicaux, n'a pas esté vsitée et tenuë en grand pris par toute l'antiquité seulement : comme nous l'auons dit : mais aussi nous en voyons mesme en l'histoire saincte, l'approbation et l'vsage.

Dauid estant ceinct d'vn ephod de lin, saultant de toute sa force, et auec luy toute sa maison, auec cry de resiouyssance, et iouänt de tous instruments de musique, comme violons, musettes, tambours, lyres, cymbales et trompettes, accompagna l'Arche de l'Eternel, iusques en Hierusalem. *(Au 2 liure de Samuel, chap. 6.)*

La braue Iudith, apres auoir couppé la teste à Holoferne, et ayant par ce moyen déconfit les Assyriens, et deliuré sa ville du siege, fust vsitée et beniste de toutes les femmes d'Israël : laquelle estant couronnée d'vn rameau d'oliue, et portant un tyrse, la premiere marchant à la trouppe des femmes, chanta en dançant auec tous les Israëlites, vn hymne triomphal, au Seigneur, en luy rendant graces de leur deliurance.

Ceste sorte d'exercice ne fut seulement estimée et vsitée du commun, et des ieunes gens : mais les plus grands Roys, et les plus sages d'entre les Philosophes, en ont fait vn tres grand cas, et l'ont voulu apprendre et practiquer.

On escrit comme Socrates n'a pas seulement loüé et exalté l'art de sçauoir danser : mais il a voulu apprendre, et n'a pas eu honte mesme estant ia grand de danser et colloqner la danse entre les disciplines serieuses : attribuant beaucoup de louange à ceux qui de bonne grace et gentilesse, et auec vn mouuement beau et plaisant, se sçauoient dextrement manier, puis s'arrester bien à propos, quand il estoit temps. Et de fait nous voyons encore auiourd'huy, qu'en apprenant la danse, vn des principaux points est de façonner les ieunes gens, et les filles à auoir vne bonne grace, vne bonne façon, entregent et contenance, qui leur est chose merueilleusement bien seante : et trouuerez qu'il y a grand difference entre ceux, et celles qui y sont appris et exercez, et ceux qui n'y ont pas esté duits ny dressez.

Le mesme Socrates, comme l'escrit Athenée (***Lib. I. c. 16***), auoit de coustume de dire à ses familiers, pour exalter la danse, qu'elle estoit l'exercice des membres de tout le corps. Et Lucian escrit (***Lib. de Saltatione***) que le mesme Socrates disoit, que ceux qui sçauoient bien et dextrement danser, estoient fort propres à la guerre : C'est pourquoy on luy attribuë ces vers :

> *Qui reclè sciuere choris decorare deos, hi*
> *Optimi et in bello.*

Entre les grands Roys, qui anciennement ont aymé et estimé les danses, il y a vn Antiochus le grand, et infinis autres : Voire cet exercice estoit iadis en si haut prix et grande estime, que les Poetes pour le haut leuer, ont mesme voulu decorer leurs Dieux du tiltre de baleurs. Pindare et Homere, appellent Apollon Orcheste, saulteur ou danseur : Vous verrez attribuer le mesme tiltre à Iupiter, comme on le voit en Athen. (***lib. 10. cap. 16***), et Cœlius *(lib. 5. cap. 5)*. Et le mesme Homere, en quelque endroict dit que les danses faites auec mesure, et conformes aux temps proportionez des cadences de la musique, sont plustost vn vray don et grace des Cieux que de la terre : Don vrayement digne de l'homme, et non d'autre animal, d'autant qu'il est entre les animaux viuans comme vn Dieu, bien que mortel.

Ie n'entens pas pourtant, en haut louant de la sorte que ie fais les

danses en general, approuuer particulierement celles qui sont sales,
impudiques, et qui surpassent les degrez de l'honnesteté : non plus que
celles qui sont accompagnées de gestes, mouuemens, agitations impe-
tueuses, auec cent singeries absurdes et des-agreables, danses illicites et
propres à des basteleurs et à des bouffons, que tous gens de bien ont
reprouuées : que toutes bonnes republiques, voire anciennement, ont
condamnées et bannies, les reputans viles, infames, et indignes des hommes vertueux : que ie deteste et abhore de ma part (auec quelques autres
sortes de ieux gymnastiques, cruels et damnables), ainsi que la parole
de Dieu, que plusieurs saincts peres et graues autheurs les abhorrent et
detestent : comme choses indignes d'vn vray Chrestien et homme craignant Dieu. l'entens donc parler des danses licites, honnestes et louables, et où Dieu n'est pas offensé, qui seruent à ciuiliser les personnes,
leur faire auoir une bonne et modeste façon, grace et contenance, et à
rendre par tel modeste exercice, non seulement plus dispos, et plus
sain le corps, ains aussi plus alaigre, agile, vigoureux, et capable à souffrir la peine, quand il en est besoin, et à fuyr par consequent toute oysiueté et faineantise. Ce sont telles danses que Socrates, Platon, Sopho-
cle et autres sages ont approuuées, et ont voulu sçauoir, et apprendre
comme nous l'auons dit : que si se sont glissez auec le temps, par la
malice et corruption des hommes, en telle sorte d'exercice, beaucoup
d'abus, l'art n'en est pas pourtant à blasmer : autrement tous autres arts
le seroient de mesme. Les abuz qui s'y commettoient dés-ia anciennement,
n'estoiént pas supportez par les sages.

Voicy ce qu'on escrit de Platon, c'est que ayant vn iour esté commandé
par Denis le Tyran (comme le mesme commandement fut fait et donné à
infinis autres) de se vestir en vn certain conuiue qu'il faisoit, d'une robbe
longue d'escarlatte : dont les seuls Roys se vestoient pour lors, et de
danser : Platon refusa de ce faire en alleguant ces vers iambiques, tirez
de quelque fable :

> *Muliebri ego haud quaquam indui queam stola,*
> *Vir natus ipse et ex virili germine.*

Estimant que de danser en habit de femme, estoit chose totalement
ridicule, et plustost digne d'vn bateleur, ou d'vn bouffon, que d'vn Philosophe. Et Demades, Orateur tres-facond, ayant veu vn iour, comme le
Roy Philippe de Macedone, apres auoir trop beu, se mit à danser, voire
parmy vne quanaille de gens et troupe de captifs, deuant lesquels il faisoit apparoir sa honte et misere : Voyez les mots qu'il luy dit, et qui
seruirent en apres à reformer la vie dudit Philippe, pour la vergongne
qu'il en eut (*Eras. in Apopht.*) : O Roy, veu que la fortune t'a reuestu
de la personne d'Agamemnon, n'as tu point d'honte par tes gestes, de
iouer le personnage de Thersite.

Par cecy on peut voir, que comme plusieurs grand personnages, tant

Philosophes qu'autres (de l'auctorité desquels nous nous sommes seruy cy dessus) ont approuué, exalté, et practiqué eux mesmes l'exercice des danses loüables, l'ont tenu pour chose vtile et necessaire à la santé du corps, et mesme aux bonnes mœurs, qu'ils ont detesté du contraire, comme nous detestons auecques eux toutes autres danses illicites, voluptueuses et pernicieuses, tant au corps qu'à l'ame.

Ie passe souz silence exprés ce qu'appartient à l'exercice de sauter et voltiger en l'air qu'on pourroit dire appartenir, en quelque sorte, au fait de la saltation, d'autant que ce sont exercices violents et trop hazardeux, plus propres à certains bateleurs pour en donner du plaisir sur quelque theatre, qu'vtiles au public, et à la santé. Et ne m'estonne pas si Platon, si Hippocrate, et si Galien entre autres crie, et se cholere ardamment contre tels saulteurs, et quelques athletes, et condamne beaucoup d'autres ieux gymnastiques, veu qu'il s'y estoit glissé ia de leur temps, tant d'abuz, desordres et confusions, que l'vsage ancien, qui en auoit esté si louable, n'y estoit plus recogneu.

Nous nous sommes estenduz trop au long sur ceste sorte d'exercice, et en attends vne dure reprimende de quelque Censeur Critique, qui me reprochera que ie bats vn chemin qui a esté ia frayé par plusieurs autres. Ie confesse cela, et sçay comme c'est le commun prouerbe, que rien ne se peut dire, qui n'ait esté ia dit premierement : mais ce n'est pas hors de propos, que sur le suiet que ie traicte en general de ceste chose non naturelle, qu'on dit exercice, i'aye parlé si auant des danses, pour estre vn des plus communs ou vsitez exercices en nostre France, et aye faict voir sommairement la concordance des exercices des anciens, auec ceux d'auiourd'huy, et qui estoient les plus recommandez et approuuez comme vtiles et louables en la Gymnastique : ayant entrelié et disposé d'vn tel ordre, et approprié de sorte le tout à mon suject, que les Lecteurs benins et doux en pourront receuoir du plaisir et de l'vtilité, et ne me priueront pas du talent, qui verront estre deu à mon labeur. Aussi accompare-ie iustement ceux cy aux abeilles, qui transmuent en doux miel tout ce dont elles se repaissent : Et mes autres Censeurs aux chenilles qui conuertissent au contraire en poison, tout ce qu'elles succent de fleurs et d'herbes les meillieures.

Ject. — La cinquiesme sorte d'exercice, qu'il nous reste à traicter, c'est le iect, ou de pierre ronde et percée au milieu, dicte discus, ou du dard

On attribuë l'inuention du iect de ladite pierre à Perseus. Ceste sorte d'exercice à qui plus iettera et fera aller loin la pierre (bien pesante) est encore vsitée en plusieurs lieux, mesme en nostre Gascogne.

Quant au iect du dard, il est fort commun aussi en Biscaye mesmement.

Mais en lieu qu'anciennement on ne se seruoit, pour ietter le dard, que de la main (exercice dont on se sert encore auiourd'huy en plusieurs lieux) on s'est aydé depuis des instruments propres, pour auec plus grand force practiquer cest exercice, et en lieu de dards qui sont assez longs, on a vsé de flesches et de traicts, et des arcs et des arbalestes, pour les tirer, qui est vn exercice fort frequent auiourd'huy, mesme en nostre Gascogne, qui entre toutes autres nations, semble auoir retenu le plus de traces de l'antiquité, en toute sorte d'exercices.

Tels ietteurs de dards, de flesches, et de traicts estoient nommez anciennement, Iaculatores, qui vaut autant à dire, que lançeurs ou dardeurs de l'vn et de l'autre desdits instruments, ou semblables.

Les Sarmates et les Parthes anciennement, comme encore auiourd'huy les Scythes et Tartares estoient fort adextres en telle sorte d'exercices, si qu'on en escrit merueilles. Et c'estoient mesme les armes, dequelles ils se seruoyent le plus à la guerre, voire estans à cheual, et y estoient tellement adroicts, que mesme en fuyant et tournant le dos, ils dardoient si bien leurs iauelots, qu'ils en blessoient beaucoup de leurs ennemis, qui les suiuoient, voire comme s'ils les eussent attaquez par deuant.

> *Sarmaticæ maior Geticæque frequentia gëtis*
> *Per medias in equis itque reditque vias,*
> *In quibus est nemo qui non coryton et arcum*
> *Telaque viperea lucida felle gerat.*

Les Ithuriens y furent aussi forts experts, et de là est venu, que les Poëtes ont appellé tantost l'arc Ithurien, tantost les flesches Partiques, nerfs Getiques, carquoys Sarmatiques.

Les Candiots estoient de mesme tres-experts Archers, et entre autres ceux du village de Cydon, d'où est venu l'Epithete que Virgile attribuë et donne aux traicts, les nommant Cydoniens.

> *Ire libet Partho torquere Cydonia cornu*
> *Spicula, tanquam hæc sit nostri medicina doloris.*

Les Romains coustumiers à faire exercer leur ieunesse en toutes sortes de disciplines seruans à l'art militaire, les vouloient rendre principalement bons tireurs d'arc et de dards, comme l'escrit Alexandre (***Lib. I. c. 20***), iugeans tel exercice le plus propre pour ceux qui doivent faire profession des armes.

Voire cest art a esté en telle recommandation anciennement, que les Ethniques l'ont donné en tiltre d'honneur à leurs Dieux, et aux plus forts demy-Dieux, et personnes heroiques de leur temps : les Poëtes appellent Apollon, porte flesche.

> *Mars clypeo melior : Phœbus præstantior arcu.*

Et Hercules qui auoit appris d'vn Roy de Oechalie, nommé Eurytus, à tirer de l'arc, y fut si expert, qu'il transperça le Centaure Nessus, quoy qu'il fut bien eslongné en l'autre riue du fleuue Archelous : ensemble la biche au pied d'airain, et tua semblablement les Harpyes (especes d'oyseaux viuans de proye) dans le milieu de l'air.

Il y a de mesme plusieurs grands Monarques, Princes, Ducs, et grand Capitaines, qui reputoient à grand honneur, d'estre des premiers, et plus experimentez en telle sorte d'exercice.

Vn Cyrus, Roy de Perse : vn Teridates, ce braue Duc et Prince des Parthes, qui fut vaincu par Neron : vn Constantius : vn Gratian, Empereurs Romains, sont tous celebrez par les histoires, pour auoir esté tres-experts à tirer des dards et des flesches, et d'auoir fait en cest art des preuues incroyables et admirables.

Que dirons nous d'vn Commodus (celuy qui degenera si fort, comme on sçait, de la bonté et pieté de son pere) qui cependant estoit si robuste, et si fort, qu'il pouuoit d'vn iect de laueline transperçer de part en autre vn Elephant : et si adroict, que de cent coups icttez il mit cent lyons par terre, et pouuoit mesme atterrer et mettre à bas plusieurs bestes sauuages ? Voire il auoit la main si asseurée, que tout ce qu'il marquoit de l'œil pour le tirer, il ne failloit de l'atteindre de son dard ou de sa flesche, comme l'escrit Sabell.

La force et l'adresse de l'Empereur Dominitian en telle sorte d'exercice (**Lib. 5. Ænead. 7**) n'est pas moindre que celle de Commode : car il aymoit merueilleusement l'exercice de l'arc, à quoy il s'appliquoit principallement. Plusieurs luy ont veu tuer souuentesfois cent bestes sauuages de diuerses especes, aux montagnes d'Albanie, et mesme expressément percer les testes de quelques vnes en deux coups, qu'il sembloit qu'elles eussent deux cornes de deux flesches qu'il y fichoit si dextrement : Mais ce que Sueton en escrit de plus esmerueillable, ce sont ces paroles : « Quel-« que-fois (dit-il) il tiroit si seurement et dextrement ses flesches, qu'en « faisant tenir vn peu loing de soy vn enfant, pour but et pour visée, et « tendre la main eslargie, et les doigts esparpillez, il passoit ses flesches « par l'interualle des doigts, sans luy faire aucun mal. »

Quelqu'vn me reprochera, que ie m'estens trop au long sur ceste sorte d'exercice plus propre à quelques particuliers (comme aux guerriers) qu'à tout vn general, auquel principalement les bras y sont exercez, et non tout le corps. Nous voyons pourtant, comme plusieurs artisans du menu peuple s'exercent toutes les apresdinées les iours des festes, et lors qu'ils en ont le loisir, à tirer et de l'arc et de l'arbaleste : et qu'il y a dans presque toutes les bonnes villes, voire en plusieurs bourgades des lieux publics, destinez à tels exercices, ce qui nous a seruy du suject et d'argument de les pouuoir à propos colloquer entre les exercices, mesme propres pour la conseruation de la santé, veu qu'ils sont en si grand vsage, et si communs par tout et à vn chacun.

Variétés des cinq genres d'exercices. — Escuyere, vectation, escrime, etc. — Nous auons assez parlé de cinq genres des exercices, qui ont esté inuentez et practiquez des premiers dés toute antiquité : de ceux-là auec le temps en sont deriuez infinis autres. Car en lieu de courir à pied, on est monté sur des cheuaux, et on a fait des courses sur iceux : puis on les a de telle façon domptez et dressez, qu'on les faisoit bondir et saulter ainsi qu'on vouloit, et les faisoit-on seruir mesme non aux exercices seulement à cheual, ains aux combats aussi, qu'on nommoit ioustes à cheual. Virgile au 5 de son Æneide, parle de l'origine de tels exercices : trop experimentez en France et ailleurs, tellement que nous n'en dirons pas d'auantage : non plus que des combats et ieux, qu'on fit auec deux cheuaux accouplez en vn chariot, et en fin auec quatre, qu'on appeloit combats de chariots, à deux et quatre cheuaux. On se sert maintenant, et en toute Alemagne, et en France, et autres pays des coches, carosses, chariots, pour aller et venir par les champs, par les villes, pres et loing, à couuert, et contre toute iniure de temps, comme si on estoit dans quelque chambre.

Si on en reçoit de la commodité, on en rapporte aussi souuent du dommage, quand on en abuse : c'est à dire, qu'on ne veut faire un pas, que ce ne soit en carosse : car les membres ne s'exerçent pas en ceste façon comme il faut, et n'vsent pas d'vn mouuement qui leur soit propre et naturel, mais qui est contrainct et forcé. Ioinct que tout le corps en fin s'en engourdist et deuient lasche, voire s'en enpoltronit, outre que le rude mouuement et secouement desdites carosses ou coches, esbranle merueilleusemet les reins, les eschauffe, et est fort contraire à ceux qui sont suiets aux calculs.

Si ie voulois raconter toutes les autres sortes et differences d'exercices, dont on vsoit, et qu'on practiquoit anciennement, et lesquels sont en grand vsage encore auiourd'huy, comme le ieu d'escrime et autres, ie n'aurois iamais fait.

Paulme. — Ie diray donc seulement quelque chose des principaux, et plus frequens, tels qu'est le ieu de la paulme, qui fut en grand estime anciennement : plusieurs en ont escrit, et entre autres vn Pollux (***Lib. de rerum vocab, 9***) qui en fait de quatre sortes ou especes, nommant la premiere Episcyron : la 2. Phanidan : la 3. Aporraxin : la 4. Vranion, d'autant que l'vn des ioüteurs en se renuersant le ventre en haut, iettoit la paulme le plus qu'il pouuoit, vers le ciel. et les autres ioueurs la deuoient prendre, auant que toucher à terre.

Nous auons encore auiourd'huy quatre sortes de ieux de paulme differens, et qui ne sont du tout semblables à ceux des anciens. L'vn se ioue auec la main, et la pelotte en est grosse comme une boule de palmar, et assez molle, c'est un ieu fort familier mesmement entre les escoliers et ieunes gens de la Gascogne, et qu'on dit ieu de la pelotte.

Le second s'appelle le ieu de la longue paulme, et se sert on des estœufs, et d'vn bastoir de bois.

Le troisiesme, et le plus beau, et le plus vsité, c'est ce qu'on appelle simplement le ieu de paulme, qu'on ioue dans les lieux exprez, et communs, auec des raquettes, qui est l'excrcice, où et les grands, et toutes autres personnes de moyenne et basse qualité, s'exercent le plus auiourd'huy, et auquel l'adresse et apprentissage sert beaucoup, pour faire distinction des bons et mauuais ioueurs.

La quatriesme difference du ieu de paulme, c'est le ieu du balon, qu'on pousse auec des brassars, qu'on appelle, ieu fort coustumier aussi en aucuns endroits, mesme parmy la noblesse. Auec tous lesquels ieux se iouent beaucoup de belles parties, deux à deux, trois à trois, et voire parfois en beaucoup et plus grand nombre.

Il y a en outre entre les ieux et exercices vsités, le ieu de quilles, celuy de la longue et de la courte boule : le ieu du palmar, et tels autres eux commus par toutes parts, tant en France qu'en autres lieux, entre le commun populaire.

Chasse. — La chasse est entre tous autres exercices le plus recommendable, et le plus frequent. Donc Paton in Sophista en met beaucoup de differences. Nous entendons parler icy seulement de celle qui appartient en quelque chose à la vie rustique, et qui est vn exercice employé à poursuiure et chasser les bestes, exercice doué de trois belles qualités, pour estre tres-necessaire, tres-vtile, et tres-plaisant tout ensemble, comme nous le ferons voir cy apres par plusieurs exemples.

Il est necessaire, d'autant que par ce moyen on dépeuple beaucoup de païs, de plusieurs bestes sauuages, comme lions, ours, loups, renards, et autres rauissantes, dommageables, et qui ne seruent qu'à faire du degast et du mal.

Elle est tres-vtile aussi non seulement à la santé du corps de l'homme, qui s'en exerce en diuerses sortes et comme il luy plaist, soit à pied, soit à cheual, auec plus ou moins de temps et de trauail : chaque personne en pouuant vser selon sa force et portee : mais tel exercice est tres-vtile de mesme d'autant qu'il remplit et les marchez des villes, et les tables des grands, de plusieurs mets, bons et delicieux.

Au reste c'est vn exercice approprié à la noblesse principalement, voire où les plus grands Monarques et Princes ont prins anciennement, et prennent encore auiourd'huy le plus de plaisir, en temps de paix, et que leurs armes sont pendues au croc (comme on dit) en leur maison. Car estant priuez de faire voir la grandeur de leur courage, force et adresse enuers les ennemis, ils le font apparoir enuers les bestes farouches. Ce qu'il nous reste à faire voir par plusieurs exemples.

Cyrus fut accoustumé en sa tendre ieunesse estant esleué en la maison d'Astiages Roy des Medes son ayeul, à bien dompter vn cheual, et de tuer à la chasse les bestes sauuages enfermees dans vn parc : apres qu'il eust attein l'age d'adolescent, adiouste Xenophon en son premier

liure de sa Cyropedie, il alloit attaquer vn lyon, ou sanglier dans les fo-
rests. Et le mesme autheur, pour monstrer comme la chasse des bestes
sauuages estoit en singuliere estime parmy tous les autres Roys de Perse,
voicy ce qui en escrit : « Quand le Roy de Perse sort pour aller à la chasse,
« ce qu'il fait beaucoup de fois le mois, il mene auec soy la moitié des
« ieunes adolescens. Or la raison (pourquoy ils s'appliquent publiquement
« à la chasse, où le Roy exerce l'office d'vn Capitaine, comme s'il estoit
« à la guerre, chassant soy-mesme, et mettant peine que les autres
« chassent de mesme) est ceste-cy, pource que l'exercice de la chasse
« semble estre vne vraye meditation et escole, pour estre stilé à la guerre.
« Car elle accoustume à se leuer matin, à endurer le froid et le chaud,
« et exerce les personnes à aller et courir. D'auantage il faut par néces-
« sité attaquer la beste auec flesches et dards ou le cas y eschet. Aussi
« faut-il que le courage s'aiguise à la chasse. Car quelque beste farou-
« che qui se presente, il la faut tuer, et si il se faut garder de celles qui
« se iettent contre le veneur, tellement que par ce que dessus on peut
« comprendre, comme l'adiouste le mesme autheur en la suitte de son
« propos, que tout ce qui se pratique au fait de la guerre, se pratique
« aussi en la chasse, et qu'il y a vn grand symbole et rapport de l'vn à
« l'autre. »

C'est aussi pourquoy Lycurge ce grand legislateur des Lacedemoniens
(en imitant les Candiots) a voulu que ceux qui auoyent desia passé l'age
de puberté, fussent principalement exercez à la chasse, afin qu'estans
accoustumez à cet exercice, ils fussent rendus plus propres à la guerre,
comme l'escriuent Xenophon (*in repuls. Lacon.*) et Stobæus *(serm. 42)*.
Or Strabo en son liure 10. et Alexandre en son liure 2. chap. 25. monstre quelle estoit ceste coustume de ceux de Candie : Qui endurcissoyent
leurs enfants dés le commencement de leur age à continuels trauaux,
de peur qu'estans deuenus vieux, ils n'estimassent que ce leur seroit
chose honeste de ne rien faire. et de fait nous lisons dans les mesmes
autheurs, qu'ils ont touiours passé leur ieunesse auec exercices laborieux, soit à la course, à la chasse, à endurer le froid et le chaud, à
entreprendre voyages fascheux et fort difficiles, voire mesme leurs enfants estoient diuisez en classes, qu'ils appelloyent troupeaux, qui auoyent
vn maistre qui ne failloit à les mener certains iours à la chasse.

Plutarque nous fait voir comme vn Alexandre le grand, vn Antiochus,
et autres grands estoyent si adonnez à l'exercice de la chasse, que mesme
sans craindre ny peine ny labeur, ils s'exposoient souuent à beaucoup
de grands perils et dangers.

Le mesme autheur nous represente en outre en la vie de Pompee le
grand, comme apres qu'il eut vaincu les Numides, et eut rendu terrible
et redoutable, parmy ces barbares nations, le nom et la force de l'Empire Romain : il ne se contenta pas d'auoir vaincu les hommes, mais
scachant comme ce pays abondoit en bestes les plus cruelles et indomp-

tables, sur tout autre pays du monde, il leur voulut faire la guerre, et leur faire sentir et l'heur, et la vertu des Romains, qui estoit de tout vaincre et surmonter, et passa par ce moyen quelques iours à la chasse des lions, et des Elephants.

Vn Mithridates Roy de Pont en Asie, et vn Adrian Empereur Romain ont tant aymé et prisé l'exercice de la chasse, qu'on en escrit choses merueilleuses. On dit que l'vn a esté si attentif à tel exercice qu'il demeura sept ans sans vser de toict ny de couuert, ny en champs, ny en ville. Et que l'autre voyant son cheual Borystene mort, le fit enseuelir, et fit eriger et dresser vne colomne, y grauant vn Epigramme pour eterniser sa memoire, d'autant que ce cheual l'auoit bien et longuement seruy à la chasse. Ces grands Monarques pourtant ne laissoyent pas (quand il en estoit besoin) de vacquer aux affaires publiques, et qui concernoyent l'administration de leur Empire, et d'estre aussi prests et prompts à chasser les ennemys (qui eussent osé entreprendre contre eux) qu'ils estoient auides et coustumiers à dompter et chasser les bestes sauuages.

L'Empereur Albert auoit ces mots le plus souuent en la bouche, que la chasse estoit vn exercice viril, ou propre pour les hommes, voire belliqueux; comme la danse estoit plus propre et conuenable aux femmes: qu'il se pouuoit bien passer de toute autre volupté, mais non de celle qu'on prend à la chasse.

Et Charlemagne (comme le confirme Cuspian) ne mesprisa mesme en son vieil age l'exercice de la chasse, comme chose fort salubre: Et s'y plaisoit de telle sorte, qu'il ny auoit neige, ny temps froid, ny temps chaud, ny aspres rochers, ny penibles et inaccessibles montaignes, ny haliers espais, qui l'en pussent destourner.

Qu'auons-nous affaire pour la decoration de l'exercice de la chasse de nous seruir, et rechercher les exemples d'vn Alexandre le Grand, d'vn Antiochus, d'vn Mithridates, d'vn Charlemagne, et tels autres, qui ont esté les premiers et plus grands Monarques de leur temps, tous grands guerriers et grands chasseurs, veu que nous pouuons faire voir en vn seul grand Henry quatriesme, le Monarque des François, viuant encore auiourd'huy, estouffees toutes les grandeurs et victoires de tous autres, soit à conquerir et dompter les ennemys par les armes, soit à supporter en tout temps et en toute saison, voire auec tout plaisir, l'indicible trauail et fatigue, presque à tout autre insupportable de la chasse?

La fauconnerie ou vol des oiseaux, est vne sorte de chasse ou exercice propre aussi pour les grands Princes, et pour la noblesse: exercice où on prend de mesme vn singulier plaisir. Nous auons escrit de la fauconnerie bien au long au 6. Liure de nostre grand Miroir du monde, c'est pourquoy nous ne nous estendrons pas d'auantage pour le present sur ceste sorte d'exercice.

Natation. — Il nous reste à parler de l'art et industrie de bien nager, exercice qu'on pratique dans l'eau, qui est aussi bien necessaire et vtile, et digne d'estre sçeu de toutes personnes, voire des plus grands, qui par ce moyen se peuuent garantir et preseruer de beaucoup de grands perils et hazards : outre que ceste sorte d'exercice prins en temps et lieu, à propos et comme il faut, est tres bon et salutaire pour la santé des hommes, voire sert à la cure de plusieurs maladies chaudes et seiches, où l'humectation est requise, à quoy sert le bain vniuersel, ou de la mer, ou des riueres comme on le practique aux morsures des chiens enragez, et à beaucoup de melancholiques et pthisiques.

Les Grecs et les Romains, qui sur toutes autres nations ont excellé à bien instruire leur ieunesse, en toutes sortes de bonnes disciplines et exercices decens, et propres à personnes qui deuoient ensuiure les belles traces de la vertu, n'ont pas oublié, mesme selon les preceptes d'Aristote, à leur faire apprendre l'art de sçauoir nager, comme chose necessaire et fort vtile, et afin qu'ils fussent plus robustes et capables à exercer les plus grandes charges, comme l'escrit Alexandre.

La noblesse Romaine, comme l'escrit aussi le mesme autheur (*l. 2. cap. 25*), en son premier liure cap. 20. qui estoit destinee pour les functions de la guerre, entre autres exercices martiaux qu'on luy faisoit faire pour rendre les ieunes gens apprentifs plus agiles, propres et disposts, c'estoit de s'appliquer principalement à bien sçauoir nager. De là est venu le prouerbe contre les enfants de nulle esperance, Il ne sçait ne nager ne lire.

Si Iulius Cesar n'eust sçeu l'art de bien nager, il n'eust pas sauué, ny sa vie, ny ses commentaires, quand il fut contraint de se precipiter et ietter en mer, et y nager plus de deux cens pas, pour aller gaigner vne nef prochaine, lors qu'il se vit à l'improuiste trop pressé de ses ennemis en Alexandrie.

Vn Quintus Sertorius, vn M. Scæua, pour sçauoir bien nager se sont de mesme, auec grand admiration, voire auec leurs armes, sauuez de l'inuasion de leurs ennemis : l'vn, bien que fort blessé, ayant passé à nage le Rhosne (fleuue tres-roide) à la veuë de ses ennemis : Et l'autre s'en voyant entouré de toutes parts, et n'ayant pour retraict que la mer, s'y estant ietté pour gaigner l'armée de Cesar son chef. Voilà la grande vtilité qu'apporte cest exercice, mesme aux gens de guerre. Exercice qui fut en telle estime anciennement, que les Agrigentins (peuple adonné aux delices et despens inutiles et superflus, plus qu'autres de leur temps, (comme Platon le tesmoigne) firent edifier auec une immense despense en faueur de Gelon (qui de satellite, estoit deuenu grand Roy et Capitaine) vne nageoire, de laquelle l'entour estoit de sept stades, et la profondité de vingt coudees : en laquelle on faisoit passer plusieurs eaux de riuiere, et ruisseaux des fontaines, pour rendre l'eau plus viue. L'abondance des Cignes dont ce lieu fut peuplé, et les diuerses sortes de pois-

sons qu'on y mit (outre l'vtilité qui en prouint) le rendoit et plus beau,
et plus delectable. Tellement que ce nageoir estoit mis entre les merueilles de ce temps-là : mais il fut en fin mis en ruine, comme l'escriuent
Athenee (*l. 12, c. 2.*), et Diodore (*l. 11. c. 1*).

Appropriation et préceptes. — Nous auons au plus pres espluché toutes
les sortes des exercices les plus propres et communs, pour l'vsage des
hommes. Mais d'autant qu'ils sont fort differens, il nous reste à les approprier conuenablement selon l'age, selon le naturel ou complexion, et
selon la qualité et dignité des personnes.

Or il faut noter, que le general et commun office de toutes lesdites
sortes d'exercices qu'auons mis en auant, selon l'opinion d'Æginete (*l. 1.
de re medica. cap. 17.*), et d'Orisbase (*l. 1. Synops. c. 5*), c'est d'exciter accroissement de chaleur, à l'animal. Desquels nous auons fait cy
dessus trois distinctions, à sçauoir de ceux qui sont les plus laborieux
et violens, des mediocres et des doux ou legers.

Le fort et laborieux exercice, est celuy qui rend la respiration violente,
sans qu'elle en soit plus subite, lequel fortifie les muscles et les nerfs.
De telle sorte d'exercice est fouyr la terre, se charger de quelque pesant
faix, de se tenir arresté sous iceluy en quelque lieu, ou de marcher et
se pourmener bellement en le portant.

Mais pour le regard des exercices mediocres, ils se prennent sans
trop grande violence et force : comme sont la course, manier, et tirer
des armes, la luicte, et l'exercice de la longue ou petite paulme.

La plus legere exercitation, est la lecture, la musique vocale et ins-
trumentale, les ieux de cartes, du tablier, et les modernes deambulations et pourmenades.

Tous ces diuers exercices ont quelque proprieté particuliere pour estre
appropriez à certaines parties, à certaines personnes, et à certains ages,
les vns plus que les autres.

Les violens en general, renforcent les muscles et les nerfs, selon lesdits
autheurs. Et ce qui est de plus propre aux deux autres differences, eu
esgard aux parties, c'est que les vns exercent plus les flancs, que les
mains et iambes : les autres l'espine du dos, ou le col tout seul : les
autres la teste, les autres la poictrine, et les autres les pieds. Mais pour
l'esgard et des qualités des personnes, et de l'age, la distinction qu'il
y a, c'est que les exercices violens sont appropriez plustost aux ieunes
gens qu'aux vieux, et plustost à ceux qui sont destinez à gaigner leur vie
en trauaillant de leur corps, comme sont laboureurs, crocheteurs, porte-
faix, et semblables gens de mestier, qu'aux autres qui peuuent viure
de leur cheuance et reuenu : d'autant qu'il faut accoustumer de bonne
heure telles pauures gens à violens exercices.

Les mediocres sont pour toute autre sorte et condition de gens, qui ont
moyen de viure du leur, et mesme pour tous ceux qui font profession des
lettres et des armes.

Il est bien vray que la noblesse et tous autres, qui sont nez et addonnez à suiure telle profession, qui est de plus penibles et laborieuses, doiuent estre accoustumez, mesme de leur ieune age, à tous laborieux et penibles exercices, plustost qu'à estre nourris mollement et delicatement. C'est comme en vsoyent les Lacedæmoniens : Car soudain qu'ils entendoient que leur ieunesse s'amusoit les apres disnees à des douces et plaisantes pourmenades, les Ephores mandoyent tout aussitost à ceux qui en auoyent charge, et leur commandoyent, que quittans ceste oysiueté ils s'appliquàssent à quelque bonne besongne et honneste exercice (*Ælian l. 2. de varia hist.*). D'autant qu'il ne faut pas, disoyent ils, que les Lacedæmoniens perdent le temps à se pourmener inutilement : mais qu'ils prennent vn exercice qui puisse apporter et conseruer au corps vne bonne et ferme disposition mesme pour estre tant mieux preparez au besoin à supporter le faix penible de la guerre.

Voire Lycurge leur legislateur, comme l'escrit Iustin (*lib. 3*), commanda que les ieunes enfans ne fussent point menez aux marchez et places publiques, mais aux champs, pour ne passer point leurs premiers ans en vanitez et bombances : mais à quelque bon labeur et trauail. Ordonna aussi, qu'ils n'eussent lict, ny aucune chose sous eux pour dormir à leur aise, ny vser de saulces pour apprestage de leur viande, ne qu'ils n'eussent à retourner en la ville, qu'ils ne fussent premierement deuenus forts et robustes.

On dira que ceste coustume Lacedæmonienne estoit trop rude, et qu'elle surpassoit les regles de la mediocrité, qui sont touiours les meilleures, et que s'estoit tenir et nourrir la ieunesse auec trop de crainte, et exercer en son endroit trop de seuerité. I'y desirerois quant à moy vne mediocrité : mais il est plus requis touiours, de nourrir la ieune noblesse et tous autres qui sont nez et appellez pour porter les armes austerement, que mollement : afin de les accoustumer de bonne heure (soit à la chasse, ou en leur faisant faire tel autre exercice penible) à soufrir toutes iniures de temps, et ce plustost à pied qu'à cheual, de iour et de nuict, en esté, en hyuer, parmy les plus grandes chaleurs, et parmy les plus grandes froidures, neiges et pluyes.

A personnes de telle qualité l'exercice du iect, des flesches, et du dard mesmement : ensemble l'exercice de bien courir (non pour fuir, ains pour suiure les ennemis) est tres-necessaire : comme celuy de bien danser, de bien ioüer à la paulme, pour rendre prompt et agile tout le corps : mais leur plus conuenable exercice est à bien tirer des armes, à bien dresser et manier vn cheual, courir la bague, combattre à la barriere, et sçauoir tels autres exercices propres aux armes. Que si on leur a fait plustost apprendre les bonnes lettres, qui sont l'exercice de l'esprit, ce sera pour les rendre du tout accomplis : Car les lettres donnent vn grand lustre aux armes : comme il se voit par tant de grands Capitaines, qui ont iadis fleury entre les Grecs, et les Romains, qui estoient gens lettrez, et Senateurs

pour la plus part. En estudiant, ils auront moyen d'apprendre aussi beau
coup d'exercices vtiles et propres à la condition scholastique : comme
sont l'exercice de la luicte, de sauter, et ioüer aux barres, et semblables
exercices mediocres qui sont propres à infinis autres personnes de toute
qualité et condition,

Les exercices les plus moderez, dont nous auons fait mention cy dessus,
qui sont chanter en musique, la lecture, et les ieux qu'on peut faire
sans sortir et se leuer de la table, qui sont exercices du corps et de l'esprit, et sur tous les longues et grandes pourmenades, voire iusques à la
sueur, le matin et le soir, tels exercices, dis-ie, et semblables, sont propres pour des femmes, pour personnes delicates, de petite complexion :
pour ceux mesmement qui ont ia atteint l'age de la vieillesse, qui se
doiuent pourtant touiours pourmener, tant que leurs iambes les pourront trainer et porter. Car demeurant oysifs en leur vieillesse, sans exercer
le corps, ce seroit le remplir de corruption et de cruditez, seminaires de
beaucoup de maux, qui pourroit en abbreger le cours de leur vie : qu'ils
conserueront par telles douces pourmenades, à l'imitation de ce grand
personnage Socrates, ayant accoustumé de se pourmener tousiours, ius
ques à la vespre : et estant vn iour interrogé par quelqu'vn, pourquoy
il le faisoit, il respondit, afin de mieux soupper. Par lesquelles paroles,
ce sage personnage, monstra quelle doit estre l'vtilité de la pourmenade,
qui tend principalement à ce que par ce moyen on prenne mieux son
repas, et qu'il se digere mieux comme l'escrit Ciceron liu. 5. de ses
Questions Tusculanes.

Or sur ceste particuliere sorte d'exercice de pourmenades, dont nous
venons de parler, exercice qui n'est seulement commun aux gens vieux,
ains à toutes personnes qui en vsent d'ordinaire, plus que de tout autre : Il
y a quelques choses qui meritent d'estre obseruées, qui ont esté remar-
quées particulierement par Celse (*liu. 1. de la medecine, chap.* 2), que i'ay
voulu inserer en ce lieu, d'autant qu'vn chacun en pourra tirer quelque
profit. Il distingue donc le pourmenoir, par la situation du lieu, par l'heure
et le temps, et autres circonstances les plus propres à faire vn tel exercice.
Ou il monstre que la pourmenade faicte en lieu plain, n'est pas si propre et
vtile, que celle qui est faicte en lieu où il faille vn peu monter et descendre : pour ce, dit-il, que le corps en est exercé diuersement : mais cela
ne se doit pas entendre pour ceux qui ont dés-ia vn corps trop foible et
debile, comme sont ceux qui ne font que sortir de maladie, ou qui sont
goutteux, ou autrement foibles et mal dispos : d'autant qu'à ceux-là, les
pourmenades des lieux plains, sont les meilleurs. Quant aux autres circonstances sur telle sorte d'exercice, voyez ce que ledit Celse adiouste :
« Il est meilleur, dit-il, de se pourmener à l'air, que souz le toict : et si
« le cerueau le peut permettre, il vaut mieux se pourmener au Soleil,
« qu'à l'ombre : Et à l'ombre, que les murailles ou fueillages et bayes
« verdes donnent, qu'à celle qui est faicte d'vn toict : Et meilleure est
« celle qui se fait droictement, qu'obliquement, ou en tournant. »

Quant aux autres diuerses differences d'exercices que nous auons mises en auant, il y a beaucoup de choses aussi à esplucher et considerer, pour faire qu'elles soient vtiles et profitables : Car il faut que ceux qui ont prins de la viande plus forte à digerer, vsent aussi d'vn exercice plus fort et violent, qu'ils se pourmenent plus roidement, et qu'ils s'exercent à la chasse, à la luicte, à la course, au palet, et à la petite paulme, comme l'escrit Actuarius, *lib. de Spirit. animal nutri. cap. 11,* où il adiouste à ce que dessus, ces paroles : « Bref toute sorte d'exercice, qu'on pense esmou-
« uoir la respiration, et la rendre plus vehemente, comme aussi celle
« qui peut augmenter la chaleur, en causant vne douce sueur qui humecte
« la peau, est fort propre à telles personnes. » Il faut en outre adapter tous les susdits exercices, selon le naturel et complexion d'vn chacun. Car les personnes grasses, charnuës et massiues, pituitueuses et abondantes en beaucoup d'excremens, ont besoin d'exercices plus grands et violens, que les maigres, descharnez, et qui estant secs de leur naturel, n'abondent en tant de superfluitez excrementeuses, ce qui requiert la prudence d'vn medecin.

Il faut auoir esgard aussi aux exercices qui seruent à la conseruation de la santé, et à ceux qu'on ordonne pour la curation des maladies longues et chroniques, desquelles on est dés-ià atteinct, comme gouttes, epilepsies, et semblables.

Le temps qu'il faut prendre pour les exercices, doit estre sur tout et en toutes sortes, de mesme consideré : Et faut, s'il est possible, que on s'exerce touiours auant le repas, soit le matin, soit le soir.

Oyons confirmer notre dire par celuy des anciens, voire des plus fameux autheurs, et mettons en auant les raisons qu'ils en alleguent.

Æginete dit ces mots, sur le temps qu'il faut prendre les exercices (*lib. 1. de remed.*) : « D'autant donc qu'ils aydent à la distribution de
« l'aliment, il ne faut pas que le ventre, ny les veines soient remplies de
« viande cruë et indigeste, ny d'vne abondance d'humeurs : car il seroit
« à craindre qu'ils ne fussent attirez tous cruds de toutes lés parties du
« corps, et par consequent qu'ils fussent plustost nuisibles qu'vtiles. Il
« appert donc aussi, de là, qu'il faut vser d'exercices auant le repas. Or
« pour bien sçauoir, quand le temps y sera propre et opportun : il faut
« regarder à la couleur de l'vrine, qui en sera l'enseigne : Car si elle est
« aquee ou de couleur d'eau, elle monstre que l'humeur, que le suc ou
« chyle, n'est sorty du ventre, ny n'est distribué aux parties du corps :
« ains est encore indigeste : Si elle est iaune et bilieuse, elle monstre qu'il
« y a ia long temps que tout est digeré : Mais quand elle est moderé-
« ment pasle, c'est signe qu'il n'y a pas long temps, que la digestion
« est faicte : lors est le temps qu'il faut prendre exercice, apres auoir
« deschargé le ventre et la vessie. »

Oribase (*Synops. lib. 10. c. 2*) confirme le mesme en paroles presque semblables : « Veu que donc ils aydent à faire la distribution par le corps,

« il ne faut pas que le ventre et les intestins soient farcis des sucs et
« humeurs cruds de la viande : Car il. seroit dangereux, qu'auant qu'ils
« fussent bien cuicts et digerez, pour estre vtiles au corps, ils ne fussent
« rauis par tootes les parties du corps. De-là il est notoire que les exercices
« doiuent marcher auant le repas. » Or afin que non seulement le medecin : mais qu'vn chacun puisse cognoistre par inspection de son vrine,
quand sa concoction sera faicte, afin de tant mieux à propos, vser du
dict exercice, voicy ce que Oribase adiouste aussi bien que l'Æginete :
« Pour la vraye marque du temps opportun, la couleur de l'vrine en sera
« iuge : Car celle qui est semblable à l'eau, monstre assez que le chyle
« et suc de la viande, est encore crud et indigeste dans l'estomach. Celle
« qui est rousse et bilieuse, monstre qu'il y a ia long temps que la di-
« gestion est faicte, et celle qui a la couleur moderément pasle, enseigne
« que la concoction est faicte de nagueres, qui est le vray temps de
« prendre exercice, ayant premierement repurgé le corps des impuretez,
« qui sont dans la vessie, et au ventre. »

Ce sont les beaux et clairs preceptes qu'enseignent à toutes personnes, ces deux grands medecins antiques, sur le temps des exercices, et
sur ce qu'il y faut odseruer : afin qu'il en puisse reussir le bien, et la
commodité qu'on en doit esperer. Cecy n'est pas dict pourtant pour les
laboureurs, ny pour les gens de mestier, qui faut qu'ils gaignent leur
vie du labeur de leurs mains, et qui n'ont nulle heure precise, ains sont
contraincts de mettre la main à l'œuure, et trauailler tout aussi tost qu'ils
ont prins leurs repas : sans se donner du relasche du matin iusques au
soir, mais cela se doit entendre, pour ceux à qui Dieu a donné des moyens,
et qui ont leur vie toute gaignée : pour les personnes de qualité et de
respect : pour les grands mesmement, qui regissent, gouuernent, et tiennent le tymon des Republiques, la preservation de la bonne santé, desquels ne leur touche seulement particulierement, mais en general à tout
le public, qui en leur perte peut tout perdre. C'est à ceux-là, dis-ie, à
qui telles regles appartiennent, et qui doiuent estre tres-soigneux à les
obseruer. Et particulierement tous ceux qui sont ia suiects à quelque
indisposition, qui s'accroist beaucoup par les fautes qu'on commet, à ne
sçauoir prendre à propos le temps des exercices.

Voicy ce que Celse (*lib. 1. de re medica. c. 2*) veut qu'obseruent en
outre particulierement tous ceux qui ont l'estomach debile : « Or le pre-
« mier remede, dit-il, en cure d'iceluy, est l'exercice, qui se doit tous-
« iours faire auant le repas, lequel doit estre plus grand en celuy qui a
« moins trauaillé et mieux digeré, qu'en celuy qui est lassé, et a plus
« mal digeré sa viande, qui doit plus doucement vser d'exercice. »

Voila toutes les considerations requises, sur le fait de l'exercice : et
comme la continuation est vne chose des plus vtiles et necessaires pour
la conseruation de la santé et prolongation de la vie, comme nous l'auons

dit : aussi l'intermission en est dangereuse, comme estant cause de plusieurs grandes maladies, qui suruiennent au corps humain, selon le mesme dire d'Aëce.

12.

Du Chesne, à l'exemple de ses prédécesseurs, ne nous apprend rien du mécanisme du mouvement et de ses lois ; mais la comparaison qu'il fait entre les exercices des anciens et ceux des modernes répand quelque lumière sur cette question, et semble clore momentanément la série des travaux d'ordre général entrepris pendant tout le seizième siècle.

Avec le dix-septième commencent une autre série d'études, un nouveau courant d'idées, des essais de formes nouvelles dans l'art de la cinésie, comme dans toutes les autres branches des sciences et des arts.

Ce siècle, riche des choses colligées du passé, se met à observer ces choses en ce qu'elles sont en elles-mêmes : on les divise, on met à nu leurs éléments ; on les étudie mieux ; on découvre des faits jusqu'alors inobservés ou mal observés. Les systèmes et les théories des anciens se confirment ou se modifient, se détruisent ou se remplacent. Et, chose notable, en ce temps-ci comme dans les temps antérieurs, c'est encore par une étude plus approfondie des six choses dites non-naturelles, que commencent ces nouvelles observations.

Les expériences de Sanctorius en sont le premier témoignage.

Prenons-les comme exemple.

Les anciens reconnaissaient que la peau qui recouvre le corps entier et le met en un contact permanent avec le monde extérieur (1), se continue sans interruption dans l'intérieur en formant toutes les membranes muqueuses, et entretenant ainsi

---

(1) Cette notion est tellement ancienne, que c'est d'après elle que le mot corps, *corpus*, a été formé. Ce mot appartient à la famille sanscrite KR, causatif KRP, façonner, donner une configuration extérieure.

avec les viscères des sympathies nombreuses et variées ; en sorte que les modifications survenues dans la manière d'être de la peau déterminent nécessairement des modifications correspondantes dans les fonctions de tous les organes intérieurs, et réciproquement. Aussi avaient-ils donné une attention toute particulière aux fonctions excrémentitielles, et spécialement à celles de la peau, sous le double rapport de la santé et de la maladie ; et comme l'exercice du corps était l'élément principal de l'hygiène, c'était un précepte que l'exercice devait être ordinairement poussé jusqu'à la sueur : *exercitationis plerumquè finis esse debet sudor* (1).

« La sueur, dit Galien, entraîne avec elle les produits de la transpiration insensible, cette vapeur excrétoire, qui s'exhale de petits orifices que les Grecs appellent *pores*, lesquels se trouvent répandus dans tout le corps, spécialement sur la peau, et dont peu de gens savent l'existence (2). »

Ces notions, qui, au temps de Galien, continuaient, ce semble, à se perdre, remontent à Aristote et à son successeur dans le lycée d'Athènes, Théophraste, d'Érèse, dont le traité *Des sueurs* a été traduit pour la première fois en latin par Daniel Furlani, Paris, 1576. On y lit une théorie de la sueur, de la transpiration insensible et de la différence de ces deux espèces d'exhalations. Or, sauf la notion des glandes *sudoripares* que le microscope nous a permis de découvrir, cette théorie se rapproche de celle de nos jours. Théophraste cherche en même temps à résoudre plusieurs problèmes physiologiques relatifs à cette excrétion, tels que les suivants :

« Pourquoi les moribonds sont-ils souvent inondés de sueur ?

« Pourquoi sue-t-on davantage pendant le sommeil que pendant l'éveil ? »

Depuis la renaissance, la plupart des médecins s'étaient occupés du phénomène de la transpiration insensible, des sueurs

(1) Celse, I, 2.
(2) *De valetudine lucndá*, II, 12.

et des autres excrétions. Nous citerons entre autres, Antoine Gazi, en 1541, Jean-Pierre Merenda, en 1547, Janus Matthæus, en 1556; mais leurs écrits sont de simples compilations.

Cependant l'importance de cette question si complexe avait été entrevue un siècle auparavant par le cardinal Nicolas, de Cusa, bourg sur la Moselle. Ce savant est mort en 1464. On le trouve à la tête de presque tous les mouvements intellectuels de cette époque; il écrivit un dialogue sur les expériences statiques et sur les avantages que les médecins pouvaient retirer de leur application au corps humain, pour connaître les proportions des évacuations tant sensibles qu'insensibles. Cet écrit ne fut publié qu'en 1514 à Paris, et en 1565 à Bâle, sous ce titre : *Idiotæ de staticis experimentis dialogus.*

Ce n'était qu'un projet, une simple indication.

Nous pourrions rappeler d'abord les pesées quotidiennes de Louis Cornaro, ce noble vénitien que l'intempérance avait doté de nombreuses infirmités. Voyant que les remèdes étaient inutiles et la mort prochaine, il se rattacha à la vie, selon la méthode d'Hippocrate, par la sobriété, par une juste proportion entre la qualité et la quantité de ses aliments et celles de ses exercices de corps et d'esprit. Sa nourriture de chaque jour fut invariablement fixée à douze onces de substances solides et à quatorze de vin. En moins d'un an, il fut affranchi de ses souffrances, et consacra à sa nombreuse famille, à ses amis, aux beaux arts et au bien public le reste de sa longue carrière. On croirait, en lisant ses *Quatre discours sur les avantages de la sobriété* (1), lire le beau dialogue de Cicéron *Sur la vieillesse*, écrit par un philosophe chrétien. Cornaro, plus que centenaire, s'endormit, comme un patriarche, dans le Seigneur, en 1566.

Assurément voilà une des expériences les plus belles et les

---

(1) Ces discours ont été reproduits en plusieurs langues. Léonard Lessius l'a traduit en latin et l'a joint à son *Hygiasticon*, Anvers, 1613, in-8. Sébastien Hardy a traduit le tout en français sous le titre de *Vray regime de vivre*, Paris, 1642. Il y a une autre traduction française datée de Paris, 1701, par De la Bonandière, etc.

plus concluantes qui aient été faites en l'hygiène. Pourquoi cette règle de conduite ne serait-elle pas d'une application générale? Ne suffirait-il pas de suivre le précepte de Cornaro, qu'un même régime ne convient pas à tous, que les aliments doivent être appropriés aux forces digestives de chacun, et que les exercices ou le travail du corps et de l'esprit doivent être également proportionnés (1)?

Un demi siècle plus tard, Sanctorius, professeur à l'université de Padoue, reprit l'idée de Nicolas, de Cusa, et fit, sur son propre corps, des expériences suivies patiemment pendant trente années consécutives. Il fut conduit à inventer plusieurs instruments, entre autres un thermomètre, qui l'aidèrent à préciser ses observations. Chaque jour il se pesait à des heures fixées. Le poids de son corps bien connu, il évaluait aussi par des pesées scrupuleuses, la quantité de ses aliments et de ses boissons, et celle de ses excrétions; puis comparant l'une à l'autre, il crut trouver ainsi, dans leurs différences, la quantité du fluide qui s'était échappée par la transpiration cutanée. Il remarqua que cette quantité varie selon l'influence des six choses non-naturelles, et que la santé est dans un rapport toujours constant avec la quantité de la transpiration insensible. Son livre *De medicinâ staticâ aphorismi*, Venise, 1614, contient les résultats de ses expériences réduits en aphorismes.

Le célèbre Boerhaave considère cette statique comme le premier livre de médecine qui revête un caractère de perfection (2), et Baglivi déclare que cette découverte et celle de la circulation du sang (qui eut lieu quelques années après), sont les deux pôles autour de l'axe desquels se meut désormais toute la sphère de la médecine (3). Sanctorius mourut à l'âge de 75 ans, et sa patrie récompensa, par une statue de marbre, les services qu'il avait rendus à la science.

---

(1) C'est précisément cette thèse que développa vers le même temps un médecin chinois, et que le P. d'Entrecolles a traduite en français. (Voir précédemment, p. 75.)

(2) *Meth. stud. med.* Londres, 1726, p. 406.

(3) *Canon de med. solid. in Opp.*, p. 476.

Pendant deux siècles et demi, des médecins estimés renouvellèrent les expériences de Sanctorius en France, en Angleterre, en Irlande, en Hollande, en Amérique; et comme des lois d'hygiène, ces idées s'introduisirent dans les habitudes de beaucoup de personnes, qui, chaque jour, pesaient comparativement les quantités de leurs ingestions et celles de leurs excrétions. Toutes ces vérifications confirmèrent ou modifièrent les aphorismes de Sanctorius. On s'aperçut aussi qu'il n'avait tenu compte ni de la perspiration pulmonaire, ni de la secrétion de l'humeur grasse ou sébacée qui lubréfie la peau, ni de celle de la salive, etc. Il sembla même à Bichat que chercher à déterminer rigoureusement la quantité de l'exhalation insensible était une chose aussi vaine, qu'il le serait à un physicien de spécifier quelle quantité d'eau est vaporisée à chaque heure sous l'influence d'un foyer dont on fait à chaque instant varier l'énergie (1).

Et pourtant ce n'était ni chose vaine ni impossibilité.

A l'époque de la Révolution française, l'illustre Lavoisier et Armand Seguin, recommencèrent, d'après la nouvelle théorie chimique, les expériences de Sanctorius et celles de ses imitateurs, en vue d'expliquer les phénomènes de la respiration et de la transpiration.

Cette question n'a point cessé d'être l'objet de l'attention des savants, et l'on est arrivé à déterminer d'une manière plus approximative la quantité de matière que perdait le corps par le double phénomène de la transpiration sensible et de la transpiration insensible. En même temps on a cherché à évaluer, dans l'un et dans l'autre cas, la proportion des éléments chimiques différents qui entrent dans leur composition. On peut consulter à ce sujet le *Traité de chimie pathologique* de L'Héritier, Paris, 1842, (page 600 et suiv.); les analyses de Liebig, etc.

On conçoit que ces expériences ont dû conduire aussi à une

(1) *Dict. des sci. méd.*, Paris, 1819, art. *Peau*, p. 588.

étude plus détaillée, plus minutieuse, de l'appareil cutané et de celle des membranes ou enveloppes viscérales. Dans l'appareil cutané on a découvert un grand nombre de petits organes complets, ayant chacun leur fonction propre, tels que les glandes sudoripares, les glandes sébacées, les bulbes pileux, les papilles nerveuses, intermédiaires entre le monde extérieur et l'encéphale. Dans les enveloppes viscérales on a découvert de petits organes semblables, tels que follicules, cryptes muqueux, destinés aussi à la production de fluides utiles, les uns à la digestion, les autres à la lubréfaction des tissus, d'autres à l'absorption des matières assimilables, et recevant tous aussi des vaisseaux et des nerfs qui leur sont particuliers, et qui les mettent également en rapport avec les choses extérieures. De ces observations comparatives, on a conclu, comme les anciens, qu'il existe des rapports nombreux de sympathie entre l'appareil périphérique extérieur et les appareils périphériques intérieurs ou viscéraux. Ces considérations sont donc encore venues confirmer la doctrine des anciens sur l'importance de la peau, au point de vue de la santé et de la maladie. Les lois de l'hygiène s'en sont améliorées, et des méthodes spéciales de traitement en ont été renouvellées : l'inhalation pulmonaire, l'absorption cutanée, l'excitation de la sueur, l'action de l'eau froide (1) leur ont servi de bases, et, comme dans l'antiquité, on en a, de nos jours, quelquefois abusé, dit-on.

Nous n'avons pas à donner ici l'histoire, mais seulement une rapide indication des travaux et des systèmes qu'ont suggérés successivement les expériences de Sanctorius.

En ce moment même où nous écrivons, on nous remet un livre allemand intitulé :

DIE NORMAL-DIÆT. — *Essai chimico-physiologique sur la*

---

(1) La médication par l'eau froide, qui remonte aux plus hautes époques de la médecine, fut introduite à Rome, sous l'empereur Claude, par un médecin de Marseille, nommé Charmis, (Pline, XXIX, 5, 4.) Il eut une très-grande vogue. De nos jours cette méthode renouvellée porte le nom de *hydrothérapie,* mot impropre, faux, car il ne peut signifier autre chose que *traitement, guérison* ou *purification de l'eau.*

normalité des besoins alimentaires des hommes, en vue d'établir une diététique normale, en relation spéciale avec le régime du nouveau réglement des hôpitaux de garnison en temps de paix, avec l'alimentation naturelle des soldats, et avec celle des pauvres, par le Dr W. Hildesheim, Berlin, 1856.

L'auteur a profité de tous les travaux antérieurs. Il donne non-seulement les résultats, mais aussi le détail de ses expériences ; il en montre l'application à toutes les conditions de l'existence individuelle, dans l'état de santé et dans l'état de maladie, et déclare que ces expériences ont un caractère de *précision mathématique ;* il faudrait ajouter : bien entendu selon l'état actuel des sciences chimiques, physiques et physiologiques. Du reste, nous avons remarqué que l'auteur est arrivé, par la science moderne, à établir avec plus de précision, des résultats semblables à ceux que les anciens avaient obtenus par d'autres modes d'expériences.

On dirait que cette idée, comme toute idée vraie et fondamentale, rayonne, plus ou moins diffuse et incertaine, à travers les générations des hommes, pour se manifester peu à peu dans ses formes mieux déterminées et dans sa splendeur originelle.

Cette conclusion nous ramène plus étroitement à notre sujet.

Après avoir lu, dans la Statique de Sanctorius, les trente-trois aphorismes qui composent la cinquième section intitulée : *De l'exercice et du repos ;* après avoir noté les observations critiques qui ont été faites sur cette section, nous avons pu nous convaincre que ces aphorismes sont en général semblables à ceux des anciens.

A l'appui de cette assertion, nous traduirons quelques-uns de ces aphorismes.

I. — Dans un exercice violent, la transpiration insensible du corps est moindre que le matin, neuf ou dix heures après le souper.

II. — Ce qui s'exhale de la peau pendant un exercice violent est à la fois de la sueur et de la transpiration insensible...

III. — La sueur provient toujours d'une cause violente, et comme telle, elle s'oppose à l'exhalation insensible des matières perspirables, digérées.

IV. — Le corps transpire beaucoup mieux lorsqu'il repose tranquille dans un lit, que lorsqu'il s'y remue fréquemment.

V. — Des voyageurs alègres et animés se fatiguent moins, que leurs compagnons timides et tristes, parce que les premiers transpirent mieux que les autres.

VI. — Manger immédiatement après un excès d'exercice, est nuisible, parce que fatigué et chargé d'aliments, on transpire moins.

Arrêtons-nous.

Ces aphorismes confirment ceux des anciens, à tel point que chacun d'eux pourrait être attribué à Hippocrate, à Asclépiade, à Celse, à Galien. L'auteur mentionne les différents genres d'exercices, et, selon qu'ils sont faits activement, comme dans le disque, le saut, la danse, ou passivement, comme en voiture, en bateau, il note leur influence spéciale dans la production de la transpiration sensible ou insensible ; il note aussi l'influence des passions, comme la joie, la colère et autres actes moraux d'expansion organique qui augmentent la transpiration, tandis qu'elle est diminuée, au contraire, par la tristesse, la peur et autres affections concentrées et dépressives des facultés morales. Ces phénomènes sont toujours évalués en fonction du bien-être ou du malaise, de la santé ou de la maladie.

Il a même observé que les parties, qui dans un ensemble de mouvements sont les plus exercées transpirent aussi davantage. Il touchait au mécanisme du mouvement, aux formes élémentaires de l'exercice, mais il n'en dit pas un mot ; et cependant il semble que c'est dans ces éléments mêmes, que cet homme, aussi ingénieux que patient, eût pu trouver un autre point fixe pour ses évaluations comparatives, mais peut-être plus spécialement pour la qualité de la transpiration, que pour sa quantité.

Si, maintenant, nous portons nos regards sur les autres branches des connaissances humaines, nous reconnaîtrons qu'elles se sont ravivées de la même manière.

En effet, ce que Cornaro et Sanctorius firent pour l'homme, Copernic le fit pour le monde. De l'étude comparative des systèmes des anciens en astronomie, il s'est arrêté, dit-il, à ce qui lui parut le plus vraisemblable : il le vérifia, et nous réapprîmes le *mouvement de la terre et des autres planètes autour du soleil immobile* (1), vieille idée que Pythagore avait rapportée de l'Orient au sixième siècle avant notre ère, et qu'Aristarque, de Samos, avait renouvellée trois cents ans après (2). Avant Copernic, le cardinal de Cusa avait appelé l'attention sur cette ancienne tradition (3). Le système de Copernic, longtemps combattu, fut successivement confirmé et enrichi par les découvertes de Galilée, de Kepler, de Descartes, de Newton ; et la science de l'harmonie du monde et de ses lois devint un des principaux éléments de la civilisation moderne. Or, cette science est applicable à la mécanique du corps humain, comme à celle des corps célestes. — Mais n'oublions pas que les principales découvertes de ces grands hommes sont, ainsi qu'ils l'ont dit eux-mêmes, des notions anciennes (4) qui s'étaient réfugiées parmi les philosophes de la Grèce, au sixième siècle avant notre ère, c'est-à-dire à l'époque où l'antiquité païenne, après la chute de Thèbes, de Jérusalem, de Babylone, essayait de rassembler, au profit de l'Occident, les souvenirs épars des vérités primitives obscurcies (5).

En ces temps-là, François Bacon, grand chancelier d'Angleterre, voulut, dit-il, *redresser la marche fausse et tortueuse de*

(1) *De revolutionibus orbium cœlestium, libri IV*, Nuremborg, 1543.

(2) *Ency. nouv.*, Paris, 1836, au mot *Aristarque*.

(3) *Nouv. biog. gén.* de Firmin Didot, Paris, 1855, au mot *Cusa*.

(4) Consulter Louis Dutens : *Recherches sur l'origine des découvertes attribuées aux modernes, où on démontre que nos plus célèbres philosophes ont puisé la plupart de leurs connaissances dans les ouvrages des anciens, et que plusieurs vérités importantes sur la religion ont été connues des sages du paganisme ;* 2 vol., Paris, 1766.— La quatrième édition, considérablement augmentée, est de Paris, 1812, in-8°.

(5) Ces notions historiques, tout étrangères qu'elles paraissent à l'œuvre que nous avons entreprise, en sont, au contraire, un des éléments fondamentaux. — C'est dans les suites de notre premier article que nous essaierons de présenter sous un plus grand jour les résultats de nos études sur l'histoire du genre humain : nous en avons donné une idée générale, p 60 et suivantes.

l'esprit humain (1). Il lui traça son itinéraire encyclopédique, et montra ce qu'il y avait encore à faire en toutes choses ; en même temps il rappela que le vrai moyen d'atteindre le but, est toujours l'expérience et l'observation, ces deux vieilles compagnes de tous les errements de l'humanité.

L'expérience est trompeuse, dit Hippocrate, *et le jugement difficile.* Bacon chercha donc à réduire l'expérimentation en une méthode régulière et systématique (2). Quelques années après, cette idée fut mieux déterminée par Descartes, qui s'était approprié les principes d'Aristote et de Démocrite. Mais cette ancienne méthode, fondée sur le doute, l'évidence, la division portée jusqu'aux parties les plus élémentaires, la coordination ou synthèse, pour être généralement vraie relativement aux choses physiques, *objectives,* ne l'est plus du tout relativement aux choses spirituelles, *subjectives.* C'est parce que cette distinction n'a pas été faite, que les partisans de Descartes sont arrivés à renouveller, dans l'ordre religieux et social, la doctrine de l'autorité de soi-même, laquelle avait conduit logiquement les plus sages de l'antiquité à l'idolâtrie du moi, à toutes les hontes de l'humanité déchue, à la dissolution de toutes choses (3).

Cependant l'intelligence humaine, fécondée par le génie chrétien, poursuivait son œuvre de retour vers la connaissance des vérités matérielles. Toutes les sciences furent renouvellées, les arts industriels prirent de merveilleux développements, et la notion du corps humain fut mieux déterminée par les découvertes de Toricelli sur la pesanteur de l'air, de Harvey sur la circulation du sang, de Malpighi, de Duverney, de Winslow sur l'anatomie, etc.

Ajouter à l'étude des livres l'étude de la nature, vérifier par

---

(1) *Œuv. de F. Bacon,* par Buchon, Paris, 1844, p. 423.

(2) *On the advancement of learning,* Londres, 1605. traduit en latin sous le titre de : *De augmentis scientiarum, libri IX,* Paris, 1624.

(3) *Discours sur la méthode,* Leyde, 1637.

Consulter l'*Encyclopédie nouvelle,* et la *Nouvelle biographie,* au mot *Descartes.*

de nouvelles expériences les expériences du passé, saisir de nouveaux rapports, étendre de plus en plus l'empire de la science sur l'homme et sur l'univers : tel fut l'esprit et l'œuvre du dix-septième siècle, et ce mouvement a continué parallèlement à celui de l'expansion de l'Occident sur toute la surface du globe : — après tout, c'était nécessité, car l'homme est appelé à cultiver et administrer le globe terrestre, son propre domaine, dans ses rapports avec lui-même et avec toutes les autres créatures.

Nous n'avons pas à nous occuper ici de ces grandes choses. Il nous suffit de noter que ces innombrables découvertes ont leurs identités ou leurs analogies dans les siècles antérieurs à notre ère, et qu'elles ont spécialement concouru au renouvellement de la cinésiologie moderne.

Nous nous bornerons à quelques exemples.

Ne nous arrêtons pas à Descartes, qui réduit le corps humain au mécanisme hydraulique de Marly et de Versailles mis en mouvement par les esprits vitaux, ni à ses idées sur le perfectionnement de la nature humaine au moyen de remèdes qui rendraient les hommes plus sages, qui les exempteraient d'une infinité de maladies tant du corps que de l'esprit, et peut-être même, dit-il, de l'affaiblissement de la vieillesse. Vraiment lorsqu'on lit ces choses en détail dans son *Traité de l'homme* et dans son *Discours de la méthode,* on est forcé de reconnaître que l'auteur n'a pu les dire sérieusement, que sous l'influence des préjugés de son temps (1).

Plus rationnelles sont les idées de Bacon sur le même sujet.

« Cette composition, dit-il, et cette structure si délicate et si variée du corps humain en a fait une sorte d'instrument de musique d'un travail difficile et exquis, et qui perd aisément son harmonie. Ainsi, c'est avec beaucoup de raison que les poètes réunissent, dans Apollon, l'art de la musique et celui de la médecine, attendu que le génie des deux arts est pres-

---

(1) Consulter : *Nouvelle Biographie générale,* au mot *Descartes.*

que semblable, et que l'office du médecin consiste proprement à monter et à toucher la lyre du corps humain, de manière qu'elle ne rende que des sons doux et harmonieux (1).

Lorsqu'il recherche les moyens de prolonger le terme ordinaire de la vie, il exprime cette pensée : « L'homme vivant perd continuellement, et continuellement aussi il répare ses pertes ; mais cette faculté réparatrice s'épuise, et l'homme meurt. Diminuer l'activité des causes qui dissipent, atténuent et détruisent ; maintenir la faculté qui répare, amollir et assouplir les parties dont l'induration s'oppose aux effets de la faculté réparatrice : ce serait prolonger la vie humaine, autant que le permet l'organisation du corps (2) ».

Un des principaux moyens qu'il croit utiles à cette fin, consiste dans les exercices, la malaxation, les frictions, les onctions (3).

Il dit encore :

« Quant aux différentes espèces d'exercices qui contribuent le plus à conserver la santé, aucun médecin ne les a encore suffisamment distingués et spécifiés, quoi qu'il n'y ait presque point de disposition à quelque maladie qui ne puisse être corrigée par certains exercices bien appropriés. Le jeu de boules est bon pour les maladies des reins, celui de l'arc pour les poumons, la promenade, soit à pied, soit celle où l'on se fait porter, pour la faiblesse d'estomac, et d'autres exercices pour d'autres maladies (4). »

Chaque chose en son temps.

Encore deux siècles, et le *desideratum* de Bacon sera rempli.

---

(1) *Œuvres de F. Bacon*, p. 109.
(2) *Dict. des sci. médi.*, art. *Hygiène.*
(3) *Œuvres de F. Bacon*, p. 117.
(4)   Id.   id.   p. 111.

13.

Déjà les progrès de l'anatomie ont fait connaître moins imparfaitement la structure du corps humain et son économie ; des études considérables sont bientôt entreprises sur la *mécanique animale*, comme sur la *mécanique céleste*, et les idées de mouvement, de forme et d'harmonie qui s'étaient éteintes aux dernières heures de l'antiquité, on les retrouve non-seulement dans les débris des monuments écrits ou sculptés, mais aussi dans le temps et dans l'espace, sans pouvoir toutefois les dégager entièrement de quelques réminiscences de paganisme, comme l'âme universelle, l'archée, les esprits intelligents (1) ; enfin on étudie les organes et les fonctions mécaniques et chimiques, d'abord au point de vue physiologique, puis au point de vue mathématique ; on veut enfin tout expliquer par le calcul : on dépasse le but.

Les hommes qui dirigèrent leur intelligence vers ce but sont appelés *iatro-mécaniciens* ou *iatro-mathématiciens*, par opposition aux *iatro-chimistes* qui ne considéraient le corps vivant que comme un simple appareil de chimie (2). Le nombre des

---

(1) Du reste, c'était l'esprit du siècle : à côté des Corneille, des Racine, J.-B. Rousseau voit dans la Sagesse suprême *le jeu de l'aveugle hasard réglant nos destinées ;* Fontenelle refait, après Orphée, la pluralité des mondes ; Fénélon décrit un autre Odyssée ; Rubens peint au Luxembourg un Mercure nu avec un cardinal en habits rouges ; les sculpteurs taillent des faunes pour tous les jardins, des tritons pour toutes les fontaines, des déesses pour toutes les églises ; et tandis que Louis-le-Grand se fait représenter en Hercule grec avec une tête agencée de la royale perruque, Colbert, s'assimilant les conceptions monumentales de l'Egypte et de l'Assyrie, creuse des ports et des canaux, encourage les sciences, les arts, l'industrie, indique à la France les voies de l'avenir.

(2) *Iatro* est le mot grec ἰατρὸς, médecin. La dénomination de *iatro-mathématicien* n'était pas nouvelle. Vers le milieu du seizième siècle, un médecin de Bretten, en Souabe. Samuel Eisenmenger, dit Sidérocrates, avait publié une dissertation sous ce titre : *De methodo* ἰατρομαθηματικῶν σύνταξεων. Strasbourg, 1563 (Haller : *Bibl. med.*, t. II, p. 147). Il y prouve que les médecins anciens et ceux de son temps employaient la méthode *iatro-mathématique*. Nous n'avons pu nous procurer ce livre ; mais, pour autant que nous ayons pu nous renseigner, nous pensons qu'il s'agit ici de la méthode *astrologique*, qui se servait des mathématiques pour expliquer l'influence des astres dans le traitement des maladies. Cette pratique des astrologues a peut-être donné l'idée de l'application du calcul aux phénomènes mécaniques de la vie animale.

iatro-mécaniciens est considérable ; les seuls titres de leurs ouvrages formeraient bien la matière d'un gros volume.

Cette phalange de travailleurs, auxquels Sanctorius avait ouvert la voie, poussèrent jusqu'à l'exagération la plus déraisonnable les conséquences d'un principe rationnel ; ils n'en ont pas moins la gloire d'avoir principalement contribué à renouveler parmi nous les lois fondamentales de la physiologie.

Nous en avons déjà dit quelques mots précédemment (1). En ce moment il convient d'y revenir, et de faire une revue rapide de ces travaux qui ont des relations intimes non-seulement avec la physiologie moderne, mais aussi avec la cinésiologie qui fait l'objet de nos propres études. Sans doute nous serons forcés de constater une fois de plus l'inconséquence de ces hommes qui, prenant pour base de leurs théories le phénomène organique le plus constant, le plus appréciable, le plus nécessaire, le *mouvement,* allèrent chercher leurs moyens thérapeutiques dans le laboratoire de leurs antagonistes, dans l'agent le plus incertain, le plus hypothétique, le plus exceptionnel, *le médicament.* Quoi qu'il en soit, les travaux des uns et ceux des autres furent utiles au progrès. *Non omnia possumus omnes.*

Nous n'avons à nous occuper ici que des travaux des iatro-mécaniciens.

Ils posent en principe, que les propriétés des corps sont dues aux modifications atomistiques et géométriques des molécules ; que les fonctions ne sont que le résultat d'un mouvement intime dont ces propriétés sont imprégnées ; et que par conséquent le corps vivant est un mécanisme dont il faut chercher les lois physiologiques dans les lois mêmes de la physique expérimentale (2).

____

(1) Page 82.

(2) Ces principes sont empruntés à Démocrite, d'Abdère, qui florissait dans le cinquième siècle avant notre ère. On lit deux excellents articles sur la doctrine de ce philosophe dans le *Dictionnaire de la conversation,* 2ᵉ édit., Paris, 1854, et dans la *Nouvelle biographie générale* de Firmin Didot, Paris, 1855.

Ainsi, ils admettaient que le mouvement est le phénomène primordial par lequel la *vie* se manifeste ; mais ils ne tenaient compte que du mouvement, et dans leurs spéculations sur le mécanisme des animaux, ils ne virent guère qu'un mécanisme automatique perfectionné.

De prime-abord, on conçoit que, pour expliquer le mouvement en dehors de la vie, ils ont dû recourir au *ferment* des iatro-chimistes, et à leurs médicaments.

Lorsqu'on examine, même superficiellement, les écrits des maîtres de cette école, on s'aperçoit bientôt qu'ils diffèrent de sentiments dans les questions particulières, et qu'ils n'ont point cette orthodoxie d'opinions qui, née des rayonnements purs de la vérité, constitue une école, et la perpétue.

Les plus hautes intelligences de cette époque s'occupèrent de cette question. Nous citerons entre autres :

Jérome-Fabrice d'Aquapendente : *De musculi artificio et ossium articulationibus.* Vicence, 1614.

— *De motu animalium secundum totum.* Padoue, 1618.

Chrétien Fromann : *De consensu partium corporis humani.* Cobourg, 1658.

Walter Charlton : *Œconomia animalis, novis anatomicorum inventis, indeque desumptis modernorum medicorum hypothesis physicis superstructa, et mecanicè explicata.* Londres, 1658.

Antoine Deusing : *Exercitationes de motu animalium, ubi de motu musculorum et respiratione, itemque de sensuum functionibus, ubi et de appetitu sensitivo et affectibus.* Groningue, 1661.

Réné Descartes : *Traité de l'homme et de la formation du fœtus.* Ouvrage posthume, Paris, 1664.

Nicolas Sténon : *Elementorum myologiæ specimen, seu musculorum descriptio geometrica.* Florence, 1667.

Claude Perrault : *Essais de physique.* Paris, 1680, 4 vol. in-12. — Le troisième volume contient un traité de la *Mécanique des animaux* (1).

(1) Qui de nous ne connaît les vers satiriques de Boileau contre Claude Perrault ? Ce médecin n'en fut pas moins dévoué aux pauvres, à ses amis, à la science, et l'un de ces

Dans l'*Avertissement* de ce traité on lit ces paroles :

« Je me contente d'expliquer ce que c'est que la machine du corps des animaux, sans prétendre à m'élever plus haut dans la recherche du principe qui la fait agir. C'est beaucoup que de pouvoir pénétrer les secrets de l'art dont l'Auteur de cet excellent ouvrage s'est servi pour en rendre toutes les parties commodément disposées au mouvement qui leur est donné par ce qui les anime. C'est la seule chose qu'il nous est permis de connaître dans la nature ; mais il faut avouer que si on la considère bien, elle ne mérite pas moins d'admiration que celles dont les causes sont cachées. Comme il n'est pas raisonnable que l'ignorance soit réputée la mère de toutes les admirations, et qu'il y a des choses assez excellentes pour se faire d'autant plus admirer qu'on les connaît plus parfaitement, on peut dire que si nous avons sujet d'admirer le principe qui remue les machines des animaux parce que nous ne le connaissons point, ces machines sont telles, que nous les devons d'autant plus admirer que nous en connaissons mieux l'édifice incomparable. »

Or, si l'on se reporte au temps où ces paroles furent écrites, alors que la physiologie était envahie par l'archée de Paracelse, de Séverin, de Croll, de Scheunmann, de van Helmont, par les intelligences et les génies mazdéens de Robert Fludd, par les esprits mécaniques de Descartes, par le matérialisme, ou par les prétentions exagérées de tout expliquer au moyen de la mécanique, on comprendra mieux la nouveauté et l'importance des idées de Perrault, qui les avait puisées dans les études d'anatomie comparée faites avec Duverney au Jardin-des-Plantes. Peut-être aussi s'est-il inspiré aux pages éloquentes du traité *De la Connaissance de Dieu et de soi-même,* où Bossuet, vers la même époque, expose avec une admirable clarté tout

hommes supérieurs que le génie de Colbert sut utiliser à la réalisation de ses grands projets. On ne peut oublier que c'est à lui que l'on doit *la Colonnade du Louvre,* ce beau monument de la Renaissance, dont la ligne droite et superbe contraste si bien, dans sa double signification artistique et historique, avec les courbes humbles et gracieuses du monument de l'autre âge qui est en face.

ce qui concerne le mécanisme du corps humain, et, sauf les progrès de détail, presque toutes les vérités d'observation de la science moderne (1).

Claude Perrault, laissant donc au-dessus de ses considérations Dieu et l'âme immortelle qui est en nous, pose les principes et les divisions de son ouvrage en ces termes :

« La *vie animale* qui fait la différence essentielle par laquelle les animaux sont distingués des plantes qui n'ont qu'une *vie végétale*, consiste dans le mouvement et dans le sentiment, deux fonctions par lesquelles leur être surpasse tout ce qu'il y a de plus parfait dans la nature. Ils ont encore une troisième faculté qui leur est commune avec les plantes, par laquelle ils exercent les *fonctions végétales ;* mais c'est d'une manière plus parfaite et avec des organes beaucoup plus industrieusement construits.

« Ces trois fonctions seront le fondement de l'ordre que je me propose pour le dessein que j'ai d'expliquer les fonctions des animaux, en faisant voir combien la nature a donné à chacun, selon son espèce, des moyens différents de connaître ce qui leur est propre ou contraire par les *sens ;* de le chercher ou de le fuir par le *mouvement* et d'entretenir leur vie par les actions de la *nourriture* (2). »

Nous ne pouvons entrer dans les détails ; d'ailleurs, toutes les observations de Perrault sont aujourd'hui plus complètes et les phénomènes mieux connus. Cet ouvrage fut estimé de son temps, et Haller en a fait une juste critique en disant qu'il contient beaucoup de choses bonnes et nouvelles, beaucoup d'hypothétiques, *multa hic bona et nova, multa hypothetica* (3).

---

(1) Ces pages éloquentes de Bossuet sur la mécanique de l'homme ont des analogies remarquables avec celles de saint Augustin sur la même matière (*Cité de Dieu,* l. XXII, chap. 24).

(2) Cette division est, en d'autres termes, assez semblable à celle qui fut admise par les philosophes chinois des premiers âges. Voir pages 20, 73 et 107.

(3) *Bibl. anat.,* t. I, p. 550. — Quant aux choses bonnes et nouvelles qui se rencontrent dans cet ouvrage, voici ce qu'en dit l'auteur lui-même : « Les nouveautés qui ont été introduites depuis peu dans la physique, ne sont la plupart que l'explication des opi-

L'ouvrage de Perrault est pour nous d'un autre intérêt : en rappelant, l'un des premiers, les études physiologiques à leurs vrais principes, il a contribué à détruire les systèmes qui obscurcissaient la science et entravaient ses progrès ; il a en même temps restreint la mécanique animale aux seuls phénomènes naturels, appréciables, par lesquels se manifeste la vie, et tracé les limites générales de la physiologie et de la cinésiologie, limites au-delà desquelles il n'y a plus rien à découvrir (1).

Il n'a pas toujours été écouté.

L'année même de la publication en France de la *Mécanique des animaux,* paraissait en Italie :

De motu animalium, par Jean-Alphonse Borelli, de Naples, médecin et professeur de mathématiques ; ouvrage posthume, 2 vol in-4°. Rome, 1680 (2).

Pour prendre une idée générale de ce livre, il suffit de lire la préface, où l'auteur explique la manière dont il envisage la question.

En voici la traduction littérale :

« J'entreprends, dit Borelli, la physiologie du mouvement des animaux, travail difficile, que beaucoup de savants parmi les anciens et parmi les modernes ont tenté avant moi ; mais aucun d'eux, que je sache, n'a abordé ni même soupçonné le

nions anciennes que les modernes ont poussée plus loin que les premiers auteurs n'avaient fait ; car on n'a guère pensé de choses qui ne se puissent trouver dans ce que Diogène Laërce et Plutarque ont rapporté des opinions des philosophes. Il est vrai qu'il faut un peu aider à quelques-uns de ces anciens auteurs, et les considérer comme des oracles, qui demandent qu'on devine une partie de ce qu'ils veulent dire. J'en ai usé ainsi à l'égard de quelques-uns de mes systèmes nouveaux, que j'ai pris dans les auteurs anciens, où personne, que je sache, ne les avait encore vus (t. I, *Préf.*). »

(1) Dans le traité *du Bruit,* 2ᵉ v., p. 288, Perrault ne se montre pas conséquent avec ses principes : il confond la notion de l'*âme immortelle* avec celle de l'*âme vivante* ou la *vie animale,* et s'efforce d'expliquer comment elle préside aux différents actes de l'économie, par l'intermédiaire d'esprits, à la façon de Van Helmont.

(2) Borelli, mort en 1679, est un de ces illustres disciples de Galilée qui, vers le milieu du dix-septième siècle, s'étaient réunis dans la ville de Florence, en vue de poursuivre les travaux de leur maître, et d'appliquer la physique expérimentale à tous les phénomènes de la nature. C'est cette société qui, en 1657, fut instituée sous le titre d'académie *del Cimento,* par le cardinal Léopold de Médicis. Ses travaux durèrent dix années.

nombre infini des problèmes, aussi beaux qu'intéressants, auxquels cette question peut donner lieu ; aucun n'a eu le pouvoir ou ne s'est donné la peine d'en faire l'objet de démonstrations mécaniques.

» C'est ce travail dont je me suis chargé : j'ai voulu que cette partie de la physique, soumise au calcul, puisse être, aussi bien que l'astronomie, classée au nombre des sciences physico-mathématiques. Que si mes efforts ne sont pas couronnés d'un plein succès, du moins d'autres, après moi, viendront, avec plus de sagacité et de savoir, perfectionner l'œuvre que j'ai commencée.

« Les deux ouvrages que j'ai publiés précédemment, l'un *Sur la force de percussion* (1), l'autre *Sur les mouvements naturels dépendants de la gravitation* (2), étaient les prolégomènes de celui *Du mouvement des animaux*.

« Dans cet ouvrage principal nous exposons les causes et les modes qui rendent possibles les mouvements naturels ; nous recherchons les rapports et les proportions des facultés motrices, les lois mécaniques des mouvements de l'organisme, et l'art et les raisons qui ont présidé avec une si grande sagesse à la coordination naturelle de ce magnifique ensemble.

« Ce traité est ensuite divisé en deux parties.

« La première contient la discussion des mouvements visibles des animaux, c'est-à-dire des parties externes, des flexions et des extensions des membres, et enfin de la marche, du vol, de la natation et d'autres phénomènes semblables.

« La seconde partie traite des causes du mouvement des muscles, de celles du mouvement des humeurs dans les vaisseaux et dans les viscères des animaux. — Et d'abord, relativement aux causes du mouvement des muscles, nous ne procédons pas selon l'ordre même des choses, mais selon une méthode plus nette et plus claire, en cherchant quelle est la constitution des

(1) *De vi percussionis*. Bologne. 1667, in-4°.
(2) *De motionibus naturalibus à gravitate pendentibus*. Bologne, 1670, in-4°.

muscles et en démontrant par quelle puissance motrice et par quels organes mécaniques se meuvent toutes les parties du corps vivant.

« Nous exposons ensuite le mode d'opérer du muscle, et nous en déduisons la force motrice distribuée dans les nerfs et par laquelle les muscles sont mis en mouvement. — Après cela, nous traitons des mouvements internes qui sont indépendants de la volonté, comme la pulsation du cœur, la circulation du sang, la respiration, son usage, ses modes et ses organes producteurs. Nous agitons ensuite les questions relatives aux esprits vitaux ou sucs nerveux (1) distribuant le mouvement et la sensation et provoquant la nutrition ; aux mouvements de ces esprits et à leur force locomotrice, à la nécessité de la nourriture et aux causes de la coction ; à la digestion des aliments, à la dépuration du chyle et à la manière dont s'opère la nutrition et dont les résidus excrémentitiels sont rejetés par les pores, par les glandes et les reins ; à la circulation de la bile dans l'abdomen et à l'espèce de mouvement circulatoire de la substance séminale ; au sommeil et à la veille, et enfin à quelques perturbations maladives des mouvements internes, comme dans la convulsion, la fatigue et la fièvre. »

Tel est l'ensemble des matières traitées par Borelli. Tous les organes, toutes les fonctions de la vie animale sont soumis aux lois de la statique, de la mécanique et de l'hydraulique.

Il pose en principe que toute cause de mouvement est une *force*, que cette force réside dans les propriétés des nerfs, et se manifeste par l'intermédiaire des muscles.

Dans la première partie, il fait la description du muscle, de ses usages, de ses variétés. Il compare les muscles à des cordes qui mettent en jeu les os qu'il considère comme des leviers ; le milieu physiologique de l'articulation en est le point d'appui ; la résistance est dans le bras du levier et proportion-

---

(1) C'est la première fois que nous rencontrons les *esprits vitaux* transformés en *sucs nerveux* : une hypothèse en remplace une autre, et les mots changent.

nelle à sa longueur ; la puissance est dans les muscles contractés. La comparaison s'étend à des mouvements sollicités par
plusieurs forces. Il distingue aussi dans la machine humaine
les trois genres de leviers, et constate que, si dans quelques
dispositions corrélatives des os et des muscles, il y a quelquefois des pertes de force, cependant, toujours, et partout, les
dispositions sont combinées de manière à obtenir le maximum
d'effet utile. Il considère le mouvement en tant qu'uniforme,
accéléré ou retardé, il note sa vitesse, sa durée, sa quantité.
Il décrit toutes les formes du mouvement des os et leur étendue,
selon que le mouvement des articulations est sphérique, circulaire, ou fait sur une surface conique autour d'un centre
imaginaire. Il recherche le centre de gravité et l'équilibre du
corps dans diverses positions. Il fait ensuite l'application de
ces principes à la locomotion, à la marche des bipèdes, à l'allure des quadrupèdes, au saut, au voler des oiseaux, au nager
des poissons, au ramper des vers, etc.

Les anciens avaient déjà fait des études semblables, et Borelli rappelle à ce sujet l'opinion d'Aristote, de Galien, de
Lucrèce, dont il cite deux vers, où la force du levier est comparée à celle du gouvernail d'un navire :

> Et manus una regit, quanto vis impetu euntem
> Atque gubernaculum contorquet quolibet unum.

Et deux autres relatifs aux poulies et aux roues hydrauliques :

> Multaque per trochleas, et tympana pondere magno
> Commovet, atque levi sustollit machina nisu.

Borelli a mieux fait, et la première partie de sa mécanique
animale suffirait à sa gloire ; mais, d'un autre côté, il a le premier fondé la mécanique céleste en découvrant le principe de
l'attraction, qui devait plus tard immortaliser Newton (1); tant

---

(1) Avant Borelli, on croyait les planètes portées par des génies immédiatement ou à
l'aide des cieux solides. Descartes y avait substitué la théorie des tourbillons. Borelli supprima et tourbillons et génies en démontrant que les planètes peuvent se maintenir et
circuler dans l'espace par le seul effet d'une force qui les entraîne vers le soleil, et d'une
force qui les en écarte : *Theoricæ medicæarum planetarum ex causis physicis deductæ.*
Florence, 1666.

il est vrai que l'étude de l'homme est inséparable de celle de l'univers.

Toutes les fois que Borelli se borne à déterminer les conditions physiologiques des mouvements des animaux, il reste presque toujours dans les limites de la vérité, et ses méthodes ont de la précision. Mais lorsqu'il applique les mathématiques à ces phénomènes de la vie, il oublie trop qu'il est impossible de calculer rigoureusement les forces d'un mobile *vivant*, dont la nature complexe, l'énergie morale, les modifications incessantes échappent incessamment à toute appréciation de cette nature.

C'est principalement dans la seconde partie de son traité qu'il tombe dans les plus graves erreurs.

Sans doute dans les mouvements des corps organisés il y a de la mécanique, de la statique et de la dynamique, de l'hydrostatique et de l'hydrodynamique; il y a de l'air, de la lumière, de la chaleur, de l'électricité atmosphérique, du magnétisme terrestre, de la chimie, et ces mouvements y sont soumis en partie aux lois de ces phénomènes considérés dans les corps inorganisés; mais si l'on vient à appliquer le calcul à l'appréciation des forces mises en jeu dans l'économie animale et des effets produits en elle, on n'obtient que des résultats fautifs ou tout au plus approximatifs, déduits le plus souvent de phénomènes hypothétiques.

Pourquoi?

C'est qu'il y a quelque chose de plus dans le mouvement des corps organisés; et ce quelque chose, c'est la vie et ses mystères.

On peut très-bien, dans de certaines conditions données, déterminer, anatomiquement et physiologiquement, le point de départ, la direction, les angles, la vitesse, le temps, le rhythme, l'étendue et la forme du mouvement, sa force et ses effets, — Dieu merci, c'est assez, pourvu que l'on sache s'en servir; — mais calculer tous ces éléments du mouvement vital avec une précision mathématique, cela est impossible.

Cependant, de ce qu'il est impossible de calculer la force motrice de l'homme qui marche, qui court, qui saute, parce que chaque mouvement intime de la vie fait varier l'énergie de cette force, qui s'accroît encore en raison des obstacles qu'on lui oppose ; de ce que cette précision est tout à fait impossible relativement à l'appréciation des forces réparties dans chacune des fonctions intérieures de l'économie, il ne s'ensuit pas qu'elle ne puisse être apportée, jusqu'à un certain degré, dans l'appréciation des forces motrices de l'homme et des animaux considérés comme moteurs mécaniques ou industriels ; car ici la quantité de mouvement qui sert à la mesure de la force employée peut être évaluée avec une exactitude mathématique, encore n'est-ce que dans le cas où le moteur *vivant* sera simplement considéré comme un moteur *inerte*, n'exerçant aucune volonté pour augmenter son énergie (1) ; le moindre acte volitif dérangerait toute l'exactitude des calculs.

Or, c'est ce dont n'a pas tenu compte le savant médecin de Naples. Le corps vivant est considéré comme une machine inerte. La pression du cœur est évaluée à un poids de 180,000 livres. La force triturante, supposée, de l'estomac s'élève à 1,350 livres. Il explique les secrétions par le rapport des diamètres des vaisseaux avec la forme des molécules. Le système circulatoire est entièrement soumis aux lois de l'hydraulique, les vaisseaux sont des tubes inertes, le cœur est le piston d'une pompe ; un fluide circule dans les nerfs, du cerveau à toutes les parties par une certaine voie, et de ces parties au cerveau par une autre voie, etc.

L'état de santé, dit Borelli, est le juste rapport du mouvement des fluides à la réaction des solides.

Un dérangement quelconque de cet équilibre est la cause des maladies.

---

(1) Sous ce rapport, les calculs de Borelli n'ont pas été sans influence sur l'étude des moteurs animés. Voir le *Traité théorique et pratique des moteurs*, etc., par C. Courtois, ingénieur en chef des Ponts-et-Chaussées, Paris, 1846, t. I, p 27.

Donc toute la thérapeutique consiste à rendre aux solides leur degré normal et naturel de tonicité, d'élasticité et de force ; à maintenir libre et facile le parcours des divers fluides ; à prévenir les dépôts ou les engorgements qu'ils pourraient former en s'amassant ; à délayer ou à épaissir le sang selon qu'il est surchargé de parties rouges, ou dissous dans une sérosité trop abondante ou morbide ; à régulariser la circulation des liquides, enfin, et à les maintenir dans une bonne température.

Jusqu'ici, Borelli nous paraît conséquent avec ses principes de mécanique, d'hydraulique et de mathématiques. Une observation de plus, et la thérapeutique par le mouvement artificiel eût été renouvelée. En effet, Borelli démontre, comme Sténon, qu'à l'occasion des simples déviations que l'on détermine dans les angles des muscles, il se passe des changements notables dans leurs mouvements, dans l'action et même dans la force de la fibre (p. I, c. 14). Il s'arrête là, et pourtant il n'avait plus qu'à déterminer les conséquences de ces changements par rapport à la circulation des fluides, à l'artérialité, à la vénosité, à tous les autres phénomènes de l'économie, tant partiels que généraux, et après avoir ainsi déterminé les effets physiologiques du mouvement artificiel, il eût sans peine trouvé les moyens mécaniques propres à ramener, sous l'influence de la vie, toutes les parties de l'économie à leurs conditions d'équilibre et d'harmonie.

Malheureusement la science médicale de cette époque était dominée par l'idée des *ferments* que l'on prétendait exister dans le corps, et dont l'archée se servait pour allumer la vie et entretenir les phénomènes merveilleux qui la caractérisent. Borelli consacra le deuxième et le troisième chapitre de la seconde partie de son livre à prouver que la contraction musculaire exige deux causes pour se produire, l'une dépendante de la nature même du muscle, et l'autre qui lui est étrangère ; que cette cause étrangère est *nécessairement* une *ébullition,* une *intumescence,* un *principe fermentescible,* qui, quelque faible qu'il soit, n'en a pas moins une force immense. Il prétend que c'est cette puissance qui met en jeu la force motrice de la machine et en provoque toutes les fonctions ; que c'est à elle qu'il faut remonter pour expliquer le dérangement de l'équilibre des mouvements, l'altération des propriétés des solides et des fluides, et celle du suc nerveux qui fermente, devient âcre et irrite le cœur, ou qui, s'arrêtant dans les glandes, s'y vicie et y détermine la périodicité fébrile.

Que fit donc Borelli pour remédier à ce désordre ?

Il consacra la dernière proposition de son livre à prouver, par toute la puissance de sa raison, les bons effets des propriétés hypothétiques des agents de la chimie, sur sa machine physique et mathématique mise en jeu par quelque chose comme une ébullition, une vapeur.

Cette nouvelle doctrine, exposée avec tant de clarté, séduisit le monde scientifique, et la mémoire de Borelli fut entourée d'une grande considération. Un médecin de Montpellier légua une somme considérable destinée à la fondation d'une chaire pour l'explication du *Mouvement des animaux*. Ses intentions ne furent pas remplies.

Du reste, presque tous les savants de l'Europe assumèrent spontanément une tâche qui répondait si bien à l'entraînement général des esprits vers l'étude de la physique expérimentale appliquée à la mécanique animale et à la médecine.

Certes, ce serait une grande et utile entreprise que celle de l'histoire de ces travaux qui ont duré plus d'un siècle. On y retrouverait bien des choses oubliées, dédaignées, qui, pourtant, ne seraient pas aujourd'hui sans importance pour l'avancement des sciences médicales. Nous n'avons ni le temps ni les connaissances nécessaires pour accomplir ce dessein ; et d'ailleurs ce serait trop nous écarter de notre but. Après la rapide exposition que nous avons faite de la doctrine du maître, nous nous bornerons à un petit nombre d'observations.

D'abord on conçoit que cette méthode passa naturellement dans l'enseignement de la médecine. Pour en avoir une idée, il suffit de lire un curieux document communiqué à l'Académie de médecine de Paris, dans sa séance du 7 avril 1855.

Le voici :

« **M. Bérard** présente à l'Académie un exemplaire de la thèse de *Boissier de Sauvages,* au nom de M. le baron d'*Hombres-Firmas,* arrière-petit-neveu de l'illustre médecin de Montpellier. Cette thèse soutenue devant cette école fameuse, *in augusto Monspeliensi Apollinis fano,* en l'année 1724, porte pour titre : *Dissertatio medica atque ludicra de amore.* L'auteur se propose de résoudre cette question : « *Utrum sit amor medicabilis herbis.* »

« Cette thèse, ajoute M. Bérard, est charmante de style et de pensées. Sauvages, alors âgé de vingt ans, nous fait déjà pressentir qu'il sera plus tard un zélé disciple d'Apollon. Séduit par les principes de la secte iatro-mécanique ou iatro-mathématique, Sauvages explique tout, même en amour, par la vibration synchrone ou isochrone de fibres plus ou moins tendues. C'est ainsi que l'allongement et la tension des fibres des organes de la génération deviennent les premiers aiguillons de l'amour... *(tenduntur eorum nervi : ex quâ tensione prima prodeunt amoris irritamenta).* Suit la démonstration mathématique, et par A $+$ B, de cette proposition, à la manière d'un théorème de géométrie.

« La partie métaphysique de cette thèse est conçue d'après les mêmes doctrines. On voit qu'il y a loin des principes de Sauvages aux doctrines actuelles de l'école de Montpellier.

« Après avoir décrit l'amour : *morbus ille qui inter puellas et adolescentes serpit, cum delirio circa objectum amatum, honestoque intimæ unionis desiderio,* Sauvages passe à la thérapeutique de cette maladie, et conclut contre Apollon lui-même *(invito Apolline)* que *l'amour peut être guéri par des remèdes tirés des plantes (amor est medicabilis plantis).* La thèse est suivie d'une courte analyse de la discussion, où l'on voit figurer les noms d'Antoine Deidier, de Haguenot et d'Astruc. »

Le jeune médecin subissait l'influence de l'esprit de son époque, et la sanction d'hommes revêtus d'un caractère officiel. La raison humaine se condamne à bien des écarts en remontant, sans appui suffisant, les degrés qui conduisent à la vérité. Ne jugeons pas ; nos doctrines médicales actuelles, nées directement de celles-là, tout éclairées qu'elles soient par le progrès des sciences et des arts qui leur servent d'auxiliaires, ne sont pas encore l'expression de la vérité, ni en théorie, ni en pratique.

Boissier de Sauvages et Jean-Frédéric Schreiber, de Saint-Pétersbourg, sont classés parmi les derniers disciples de l'école iatro-mathématique. Schreiber déclare que la maladie est incompréhensible sans lésion organique, et que toute lésion organique a sa cause dans le mouvement, phénomène dont la dernière raison est contenue de quelque manière dans ses propres éléments. Cette opinion d'Erasistrate se retrouve dans la doctrine de l'organicisme de nos jours. L'un des premiers aussi il formula une nouvelle nomenclature, toute géométrique, déduite de la structure et du mécanisme du corps humain. Ce travail fut publié en 1730 et 1731. L'année suivante, Boissier de Sauvages établit une nosographie médicale sur la distinction des maladies en classes, en ordres, en genres et en espèces. Ces deux classifications différentes auraient peut-être pu s'aider réciproquement; mais d'un côté, elles renfermaient beaucoup d'hypothèses, et d'un autre, chaque professeur voulait avoir la sienne et y attacher son nom : le travail, toujours fait, reste donc toujours à faire ; — c'est la grande route qui conduit à la vérité.

Résumons.

D'abord, on remarque qu'à cette époque toutes les sciences, renouvelées et perfectionnées, ont été tour à tour interrogées pour découvrir le mystère de l'économie du corps humain et son merveilleux mécanisme. Ainsi, l'on était revenu, sans s'en douter, à l'opinion des philosophes et des médecins grecs, qui considéraient la physique, la mécanique, l'histoire naturelle, la chimie et surtout les mathématiques comme des connaissances préliminaires, indispensables à l'étude rationnelle de la médecine (1).

(1) Hipp. : *Epist. ad Thessalum filium ;* Gal. : c v. *De ord. lib. su.;* Cic. l, *De oratore.*

Mais l'erreur fondamentale de la plupart des disciples de l'école iatro-mathématique fut de considérer le mécanisme *vivant* comme un mécanisme *inerte*, et d'appliquer à l'un, purement et simplement, les calculs et les considérations qui appartiennent à l'autre. Après tout, cette méthode fut peut-être primitivement nécessaire : les mille inconnues du corps vivant eussent arrêté à chaque pas. « J'ai connu, dit Maupertuis, un médecin fameux qui avait calculé mathématiquement tous les effets des différentes sortes de saignées ; les nouvelles distributions du sang qui doivent se faire, et les différents degrés de vitesse qu'il acquiert ou perd dans chaque artère ou dans chaque veine. Son livre allait être donné à l'imprimeur, lorsque, sur quelque petit scrupule, l'auteur me pria de l'examiner : je sentis bientôt mon insuffisance, et remis la chose à un grand géomètre qui venait de publier un ouvrage excellent sur le mouvement des fluides. Il lut le livre sur la saignée. Il y trouva résolus une infinité de problèmes insolubles, dont l'auteur n'avait pas soupçonné la difficulté, et démontra qu'il n'y avait pas une proposition qui pût subsister. Le médecin jeta son livre au feu, et n'en continua pas moins de faire saigner ses malades suivant sa théorie (1). » — A la fin, on s'aperçut aussi de l'erreur de l'école iatro-mathématique et de ses déceptions ; mais en même temps on reconnut que l'on était en possession, non-seulement de la vraie *mécanique des animaux*, qui fut ensuite perfectionnée par Barthez, par les frères Weber et commentée par Maissiat ; mais encore d'une physique médicale, d'une physiologie, d'une hygiène, d'une séméiotique, d'une pathologie, d'une thérapeutique nouvelles.

Réellement nouvelles ?

Nous ne le pensons pas.

D'abord, les principes philosophiques de cette école étaient ceux d'Asclépiade de Bithynie, disciple d'Epicure, disciple de Démocrite ; et Celse fait remarquer que, si Asclépiade eut, à

---

(1) *Œuvres de Maupertuis*, 2ᵉ édit. Lyon, 1756. 2ᵉ vol., p. 286.

Rome, des succès si prodigieux, c'est qu'il vint renverser l'art de la Magie qui régnait de son temps : *les vanités de la Magie lui servirent plus que tout le reste* (1) ; circonstance qui n'est point non plus étrangère au succès des iatro-mathématiciens. Nous avons peu de renseignements sur cette secte, dite des Méthodistes ; mais il nous reste les problèmes d'un médecin méthodiste, nommé Cassius, qui explique les causes et les effets de la transpiration, du mouvement des humeurs, des vertiges, des ulcères, des fièvres, d'une manière mécanique et géométrique (2). « Cassius, dit Celse, son contemporain, était le plus ingénieux des médecins de son siècle. » — On convient d'ailleurs que la théorie de la fibre resserrée ou relâchée, *stricta vel laxa* des Méthodistes, mêlée aux théories d'Hippocrate, de Celse, de Galien, compose tout le fond des doctrines qui sortirent des spéculations iatro-mathématiques. Ces doctrines ne sont guère, en effet, que différentes formes syncrétiques ou eclectiques des traditions grecques et romaines, élucidées et perfectionnées en beaucoup de points, d'autres points restant dans l'obscurité.

Par exemple :

Boerhaave, l'un des plus sages entre les iatro-mécaniciens, résume assez bien dans sa doctrine l'ensemble des théories de son époque, lorsqu'il divise toutes les maladies en celles qui sont produites par *fibre relâchée* ou par *débilité*, par *fibre sèche* ou par *excès de force*, enfin par *excès du mouvement circulatoire*. Or, cette division conduisait à placer l'effet prochain ou la maladie dans l'obstruction des vaisseaux, dans l'engorgement des tissus. Ajoutez à cette classification les maladies véritablement *humorales*, que Boerhaave divise selon le degré

(1) Le Clerc : *Hist. de la médecine*, 1ʳᵉ p., 302 et suiv.

(2) *Naturales et medicinales questiones LXXXIV, circà hominis naturam et morbos aliquos, Conrado Gesnero interprete.* Zurich, 1562, in-8. — Le 1ᵉʳ problème, le 7ᵉ, le 27ᵉ, le 67ᵉ, le 72ᵉ, le 79ᵉ sont tout-à-fait semblables à ceux que cherchaient à résoudre les iatro-mathématiciens ; seulement Cassius reconnaît comme cause première l'*esprit vital*, et comme cause seconde la *chaleur* ou le *froid*.

d'acidité ou d'alcalinité des humeurs, enfin les obstructions originelles et les plaies, et vous aurez toute la pathogénie de cette époque. — Boerhaave avait déduit les maladies de causes mécaniques naturelles, sans chercher à calculer mathématiquement la puissance et les effets de ces causes. C'était bien aussi ce qu'avaient fait la plupart des médecins grecs; et comme eux sans doute, il cherchera à détruire ces causes morbifiques par l'agent mécanique, par l'application des mouvements infiniment variés de la mécanique vivante ?

Non.

On calcula l'effet mécanique de la pesanteur, de l'équilibre, d'une attitude, d'une pression, d'un choc, d'une vibration, d'une oscillation, de la force centripète et de la force centrifuge, d'une abduction, d'une adduction, d'une flexion, d'une extension, d'une rotation, d'une torsion, d'un frottement, d'un mouvement quelconque soit intérieur, soit extérieur, exécuté avec ou sans surcharge ou résistance, sur le système nerveux, musculaire, viscéral, ou sur quelques-unes des parties seulement. Mais le mouvement n'étant considéré que comme *un produit de mécanique inerte*, on ne chercha point, on ne songea pas même à étudier ses effets physiologiques ; en un mot, on n'imagina pas de s'élever à l'idée du mouvement en tant que *produit de la vie*.

En conséquence, il ne s'est point agi de déterminer physiologiquement des attitudes, des formes de mouvements artificiels correspondantes à celles des mouvements *naturels* qu'emploie l'organisme pour dissiper des obstructions, résoudre des engorgements, ralentir les mouvements circulatoires, exagérer ou diminuer l'afflux des humeurs dans les membres, dans les articulations, dans les glandes, dans les viscères, régulariser l'action des nerfs et des muscles de la vie animale et ceux de la vie végétale ou organique; en un mot, détruire une lésion dans l'un ou dans l'autre des éléments imprégnés de vie, et rétablir par le mouvement organique lui-même l'unité et l'équilibre dans la machine animale.

On eut donc, comme les anciens, des théories, des systèmes et des méthodes de thérapeutique par les *agents chimiques;* mais on n'eut pas, comme eux, une théorie, un système, une méthode de thérapeutique par les *agents physiques* et *mécaniques.*

Ce n'est pas, toutefois, que parmi les iatro-mathématiciens il ne se soit rencontré quelques bons esprits qui conçurent la possibilité de déterminer mécaniquement certains mouvements organiques pour obtenir la résolution de quelques affections : si nous avions le loisir d'étudier tous les écrits des mécaniciens, de parcourir tous les Mémoires du temps, nous trouverions sans doute quelques tentatives de cette sorte. — Ainsi, nous nous rappelons, que c'est à l'auteur du *Projet de paix perpétuelle,* au bon abbé de Saint-Pierre, membre de l'Académie française, que l'on doit l'invention d'une sorte de fauteuil élastique, qu'il nomme *trémoussoir,* et sur lequel on peut exécuter des mouvements hygiéniques semblables à ceux de l'équitation (1). Maupertuis, son successeur à l'Académie, rapporte l'anecdote suivante : « Un géomètre proposait une fois que pour dégager quelques parties où le sang se trouverait en trop grande abondance, ou pour le faire couler dans d'autres parties, on se servit de la force centrifuge : le pirouettement et la machine qu'il fallait pour cela firent rire une grave assemblée, et surtout les médecins qui s'y trouvaient ; — il aurait mieux valu en faire l'expérience, » ajoute Maupertuis (2).

C'était, en effet, une idée fort rationnelle que celle d'exciter dans l'organisme humain la force centrifuge et la force centripète, pour modifier à son gré cet organisme, que Ruysch, dans son enthousiasme d'anatomiste, déclarait n'être qu'un tissu de vaisseaux ; seulement, l'emploi de machines était chose

(1) *Esprit des journaux,* 1786, t. III.

(2) *Œuvres,* 2ᵉ vol., p. 382. — Kurt Sprengel rapporte aussi cette anecdote dans son *Histoire de la médecine,* v. V, p. 193, mais pour en altérer les termes et l'esprit. Ce grave historien fait chorus avec les médecins dont parle Maupertuis, et avec le peintre Hogarth qui a dessiné une lourde charge contre un iatro-mathématicien.

inutile (1). Le méthodiste Cassius, expliquant la différence physiologique entre la course rectiligne et la circulaire, dit aussi qu'à tout mouvement corporel correspond exactement en nous un mouvement circulaire des fluides, *motui corporeo respondet ad unguem circularis in nobis humorum motus* (2). Le point de départ du mouvement, *motûs initium*, est celui vers lequel confluent les fluides, dit-il encore, expliquant ainsi la cause du refroidissement des extrémités dans les accès de fièvre, dont il plaçait le centre dans les viscères, *in mediis viscerum penetralibus* (3). C'est sur cette idée de mouvement *centripète* ou *centrifuge* qu'il fondait sa thérapeutique. N'est-ce pas cette même pièe que le Dr Neumann, de Berlin, a si savammment développée sous le titre de *mouvement concentrique* ou *excentrique*, et qui sert de base principale à ses procédés thérapeutiques (4) ? — Triste condition des sciences humaines : avant qu'une idée vraie se renouvelle, se développe et prenne droit de cité, il a toujours fallu qu'elle excitât, au moins, la risée !

Et pourtant, quels que soient les agents employés en thérapeutique, quel est, en définitive, le dernier mot, la dernière explication des modifications qu'ils ont pu déterminer ?

— Un mouvement :

Un mouvement produit de la vie et pénétré de son essence ; un de ces mouvements intérieurs, invisibles, qui créent incessamment la forme du corps, en même temps qu'ils engendrent d'autres manifestations vivantes extérieures, visibles ; — un de ces mouvements, en un mot, par lesquels l'unité organique individuelle manifeste sa vie intellectuelle et morale, physique et chimique, s'entretient, se détériore, se répare ou se résout en ses éléments matériels (5).

(1) Voir précédemment, p 278 et 286, *notes*.

(2) *Probl.* XXVII.

(3) *Probl.* VII.

(4) Voir ci-dessus, p. 164 et suiv.

(5) Consulter à co sujet : *Œuvres de Galien*, trad. de Ch. Daremberg. Paris, 1856. 2° vol. *Des facultés*, p. 212.

Sans parler ici de la *parole* et des autres agents moraux qui, quoique dépourvus de toute vitalité propre, sont, en beaucoup de cas, les agents thérapeutiques les plus puissants, parce qu'ils s'adressent directement à la volonté, à la conscience, *à la lumière qui illumine tout homme venant en ce monde ;* — y aurait-il dans les autres agents, dans leurs formes et dans leur poids commensurables ou non, dans leur propre nature, dans leur essence la plus intime, quelque vertu spécifique ou vitale ? en d'autres termes : dans un mouvement artificiel appliqué, dans un agent physique, chimique, électrique ou magnétique, dans une chose matérielle quelconque, fût-elle aussi ténue que les atômes de l'éther d'Herschell, *l'akash* des philosophes indiens, y a-t-il en cela quelque principe doué d'une certaine spécificité, d'une certaine vitalité correspondante à celle des atômes d'un organisme vivant ?

Les iatro-mécaniciens ne le croyaient pas quant au mouvement artificiel ou à tout autre agent mécanique ; ils le croyaient quant aux médicaments, d'accord en ceci avec les chimiatres et les magiciens.

Nous devons le dire, cependant, les derniers mécaniciens, Boerhaave (1), Frédéric Hoffmann (2), Boissier de Sauvages (3), se sont élevés avec force contre cette absurdité, et ont ramené l'intelligence dans la doctrine des anciens, qui professaient que les médicaments ont des propriétés spéciales, et non spécifiques, que ce ne sont point les médicaments qui guérissent, mais bien les mouvements vitaux qu'ils provoquent dans l'économie.

Non-seulement ces médecins combattirent l'idée de la spé-

---

(1) *De viribus medicamentorum*, Paris, 1723. Ce passage est formel : *Unus ille, de viribus medicamentorum apté dixerit, qui mutatam ab illis naturam, et mutantem alia, observavit caulé. Ope horum adjuta natura morbos sanat immedicabiles.*

(2) *Opuscula med.-pract.* Halle, 1736. *Decad.* II, *Dissert.* 7 : *De imprudenti medicatione multorum morborum et mortis causâ,* § 54.

(3) *Les chefs-d'œuvre,* etc., 2 v. in-12. Lyon, 1770. Vol. 2 : *Dissertation dans laquelle on recherche s'il y a des médicaments qui affectent certaines parties du corps humain plutôt que d'autres ; et quelle serait la cause de cet effet.*

cificité vitale des médicaments, mais ils reconnurent aussi, comme Hippocrate (1), que les mouvements vitaux provoqués par les médicaments sont souvent obscurs, inconstants et sans lien nécessaire avec ce qui les a produits ; qu'ils varient avec les conditions du sujet ; qu'en un mot, les médicaments n'offrent, dans leur application, rien de ce qui peut guider la raison, affermir la croyance et constituer une science thérapique. La seule loi qui en dirige l'application, c'est l'expérience, et, ici, c'est l'expérience qui est impossible et contradictoire : c'est la géologie et le climat qui changent, c'est le tempéramment qui n'est pas identique, c'est le médicament lui-même qui varie, ce sont les modifications successives de la maladie elle-même, ce sont les mille circonstances physiques et morales au milieu desquelles vit un malade, circonstances incessamment modifiées, qui rendent nul ou hypothétique, ainsi qu'on le constate chaque jour, le résultat de l'expérience des siècles.

Voici ce qui s'est passé : — ils ont constaté que, dans la machine animale, les mouvements naturels sont les phénomènes essentiels les plus saisissables de la vie ; ils ont observé et calculé les formes physiques de ces mouvements ; quelques-uns même en ont entrevu l'utilité par rapport à la santé et à la maladie (2). Tous ont, d'ailleurs, reconnu que l'exercice est

---

(1) *Des lieux dans l'homme.* — Ce traité est un tissu d'idées contradictoires. On y voit, ici, que la médecine est toute découverte et toute constituée, qu'elle renferme les plus belles doctrines et les plus sûres, et là, que la médecine est difficile, variable, hors d'état d'assigner des règles fixes, et qu'elle réclame, pour chaque cas, le tact et l'expérience du praticien. Ailleurs, c'est la sanction de la méthode des *contraires par les contraires* et de celle des *semblables par les semblables.*

Ailleurs encore, il dit :

La gymnastique et la médecine sont de nature contraire ; la gymnastique n'a pas besoin de procurer des changements, mais la médecine en a besoin. A l'homme sain, il ne convient pas de changer la condition présente, mais cela convient à l'homme malade (§ 35).

Autre contradiction, contre laquelle l'auteur s'est inscrit lui-même dans tous ses autres écrits. N'y prouve-t-il pas, en effet, que l'excès ou le mauvais usage du mouvement gymnastique, dans l'athlétique, par exemple, change les constitutions, et, de bonnes qu'elles étaient, les rend maladives et sujettes à toutes sortes d'infirmités ? et, dans cent endroits différents, n'emploie-t-il pas aussi ce mouvement pour provoquer des changements organiques qu'il ne pouvait obtenir par les médicaments ?

(2) Par exemple, Benjamin Broekhuizen, médecin et philosophe cartésien, écrivit un livre intitulé : *Œconomia corporis animalis, sive cogitationes succinctæ de mente*

indispensable au jeu des fonctions du corps et de l'esprit, mais sans s'apercevoir que cette affirmation renferme *virtuellement* les éléments principaux de l'art de traiter les maladies, au même titre que celui de les prévenir et d'entretenir la santé. Nous le répétons : les iatro-mécaniciens, captivés par les mystiques doctrines des chimistes de ce temps-là, peut-être même par les assertions d'Hippocrate, aussi inconséquentes à ce sujet (1), et, surtout, par l'étrange obstination de vouloir expliquer la vie sans la vie, ces hommes, dans leur positivisme négatif, se sont trouvés incapables de formuler une méthode de thérapeutique qui fût en connexion intime avec leur doctrine : ils ont dû être mécaniciens en théorie et chimistes en pratique.

Borelli avait dit :

« L'état de santé est le juste rapport du mouvement des fluides à la réaction des solides.

« Un dérangement quelconque de cet équilibre est la cause des maladies. »

Ces deux définitions étaient bien applicables à l'*Homme automate* de Le Cat (2), à une machine inerte, où l'on emploie l'huile et l'axonge pour aider au jeu régulier et normal du piston, des leviers, des poulies, des roues, des courroies de transmission du mouvement ; elles ne l'étaient plus à la ma-

---

corpore et utriusque conjunctione. Nimègue, 1672 ; ouvrage publié aussi sous le titre de *Rationes philosophico-medicæ, theoretico-practicæ.* La Haye, 1687 ; on y lit :

Utinam modificationem partium caperem, et eamdem juxtà genuinos motus, et mixturæ conciperem respectus ; tunc sané quam raro et parum aberrarem in cognitione causarum et effectuum è corporis nostri machinâ resultantium, mentique et oculo sese offerentium, et nemo non experictur meam in praxi industriam, cùm jam XX, annis præter propter sedulam navaverim operam corporis ut compositum, et ejus partium ad se invicem perspicerem relationem ! (cap. V, p. 69).

Voilà la première aspiration véritablement cinésique que nous ayons rencontrée depuis l'époque de la Renaissance.

(1) Voir la note de la page précédente.

(2) *Description d'un homme automate, dans lequel on verra exécuter les principales fonctions de l'économie animale, la circulation, la respiration, etc. ; au moyen duquel on peut déterminer les effets mécaniques de la saignée, et soumettre au joug de l'expérience plusieurs phénomènes intéressants, qui n'en paraissent pas susceptibles.* — Cette description fait partie du *Traité de la saignée* annoncé dans les journaux de 1739, (Portal : *Hist. de l'anat. et de la chir.*, vol. V, p. 183.

chine humaine, qui, dans une suite non interrompue d'actions
et de réactions psychologiques, chimiques, physiques et mécaniques, coordonnées dans l'unité de son être et de son existence, secrète elle-même ses substances onctueuses, renouvellé sans cesse ses particules élémentaires, ses tissus, ses
formes, ses appareils, élimine elle-même ce qui nuit au jeu
régulier et normal de ses fonctions, se conserve elle-même,
répare elle-même, par ses propres mouvements, les désordres
qui ont pu se produire dans l'une de ses parties ou dans
toutes, — désordres d'autant plus imminents, que cette machine est, de toutes les machines vivantes, la plus forte, la plus
délicate, la plus parfaite.

De quoi donc s'agissait-il ?

Evidemment, de provoquer les mouvements physiologiques,
naturels, vitaux ou *organo-biologiques*, par lesquels la machine
fonctionne, s'entretient et se répare elle-même.

Par quel moyen provoquer ces mouvements ?

Par l'agent psychologique et moral ? — Les mécaniciens ne
s'en sont pas occupés.

Par l'agent chimique ? — Ils l'ont emprunté aux chimiatres ;
et nous avons vu que, de l'aveu d'autorités médicales considérables, le médicament est, de tous les agents, le plus obscur,
le plus équivoque, le moins propre à constituer une science
thérapeutique.

Par l'agent physico-mécanique ? — Sans doute ; et ce fut
bien le but des mécaniciens. L'action physique et mécanique
est le moyen le plus direct, le mieux *déterminable*, le plus sûr,
pour provoquer les mouvements physiologiques, naturels,
vitaux ou organo-biologiques par lesquels la machine fonctionne, s'entretient et se répare elle-même (1).

Restait l'art de ces mouvements.

____

(1) C'était aussi la pensée de Galien, lorsqu'il dit : *Innumeræ quando quidem exercitationes, opportuné et prudenter administratæ, errores tum naturæ in corporis temperie
factos, tum hominum in victus ratione commissos, emendare, prorsùsque delere natæ
sunt* (De tuend. valet., II, c. 7).

Or, les iatro-mécaniciens avaient déterminé et calculé tous les mouvements physiologiques du corps, tant intérieurs qu'ex. térieurs, et leurs rapports ; seulement, ils avaient négligé de déterminer les modifications qu'ils produisent dans l'économie ; par exemple : celles d'un mouvement actif, passif ou mixte, dans l'état sain et dans l'état malade. Ils n'avaient point recherché quelle forme de mouvement convient à telle fibre, à tel nerf, à tel vaisseau, à tel viscère, dans telle ou telle condition ; quelles sont les métamorphoses progressives ou regressives que l'on provoque par telle ou telle forme de mouvement, dans toutes les parties de l'organisme ou seulement dans l'une d'elles, etc.

Après tout, cette négligence tient sans doute au même aveuglement qui avait conduit ces hommes, si profondément savants et ingénieux, à faire du médicament la base de leur thérapeutique. Peut-être aussi fallait-il que le progrès des sciences fût plus marqué, et que l'on eût le temps et l'occasion de soumettre à des expériences plus complètes les médicaments empruntés aux peuples récemment découverts, comme le quinquina, le gayac, le sassafras, le colchicum, etc., ou ceux que le progrès de la chimie faisait découvrir chaque jour. — Il faut bien que la chimie apporte aussi son contingent à l'explication des phénomènes de la vie. Au dix-septième siècle, ses tentatives furent au-dessus de son intelligence et de ses moyens. Aujourd'hui, après les travaux des Berzélius, des Dumas, des Liebig ; après les belles expériences de M. Flourens sur l'*Action déterminée de certaines substances sur certaines parties du cerveau* (1) ; après le système considérable que M. Mialhe vient de développer dans sa *Chimie appliquée à la physiologie et à la thérapeutique* (2), où, à l'exemple des iatro-mécaniciens, il

(1) *Recherches expérimentales sur les propriétés et les fonctions du système nerveux dans les animaux vertébrés ;* 2e édit., Paris, 1842, c. XXIII. — Nous aurons souvent occasion de citer cet ouvrage, car c'est principalement dans les résultats des expériences de M. Flourens, que nous avons puisé nos formules cinésiques pour la résolution des affections nerveuses.

(2) Chez Victor Masson, Paris, 1856

semble ne point tenir compte de la présence de l'action vitale ;
après tant d'autres études expérimentales qui se poursuivent
avec patience et sagacité, nous devons espérer que les temps
ne sont pas éloignés où la chimie fournira, enfin, comme la
physique et la mécanique, des agents précis et rationnels pour
le traitement des infirmités humaines.

Alors, nous l'espérons aussi, la connaissance de l'être vivant
étant plus avancée, on s'élèvera à la conscience claire et distincte de ce principe, que tout l'art de guérir consiste à provoquer des mouvements vitaux ou organo-biologiques appropriés à la résolution des désordres de l'économie ; — et la
science saura déterminer la nature et l'espèce de mouvements
artificiels propres à cette fin.

C'est la thérapeutique de l'avenir (1).

« Toutes les circonstances, dit le Dr Barbier, qui ont la faculté
de causer un mouvement, une mutation, une révolution dans
l'état actuel de l'économie vivante, font quelquefois l'office
d'un médicament : on a vu une grande peur guérir la fièvre
d'accès ; la privation totale d'aliments est une ressource diété-
tétique dont on s'est servi pour déraciner des maladies chroniques invétérées ; une indigestion est devenue plus d'une fois
un accident salutaire ; des maladies nouvelles ont été évidemment le remède de maladies anciennes (2). » — Tout récemment,
à propos d'une discussion médicale relative aux *propriétés fébri-
fuges* du sel marin et du sulfate de quinine, M. Champouillon
a inséré dans la *Gazette des Hôpitaux*, du 10 juillet 1856, la
description que fait l'abbé Huc des commotions infernales
employées par les lamas du Thibet pour traiter la fièvre intermittente. Ce médecin ajoute :

(1) M. Bonnet, professeur de clinique chirurgicale à Lyon, a exprimé une pensée semblable dans son traité : *Des appareils de mouvement et de leur utilité dans le traitement des maladies articulaires,* Paris, 1848. « Ce mémoire, dit-il, page 104, est le premier
pas fait dans une grande voie qui s'ouvre à la thérapeutique : *le traitement des maladies
par l'exercice des fonctions.* »

(2) *Dict. des sci. médic.,* Paris, 1819, art. *Médicament,* p. 119.

« Ce n'est pas en Chine seulement que des impressions vives et soudaines peuvent troubler ou suspendre la marche de la fièvre intermittente. La pathologie militaire est en mesure de fournir de nombreux exemples de guérison définitive ou temporaire se produisant dans des circonstances analogues. Une alerte, la générale battue à l'improviste, le bruit de la fusillade ou du canon en temps de guerre, déterminent quelquefois chez nos jeunes soldats une surexcitation qui suffit à elle seule pour délivrer de la fièvre bénigne ceux qui en sont atteints. »

Nous pourrions citer beaucoup d'autres faits semblables.

Il convient donc de chercher, parmi tous les moyens que la Providence a mis, de quelque manière que ce soit, à la disposition de la raison et de ses patientes recherches, ceux qui peuvent nous conduire le plus efficacement au soulagement des infirmités humaines. « Pour le vrai praticien, comme pour les malades, dit Renouard, la thérapeutique est le couronnement de la science, le critérium des progrès réels de l'art (1). »

Boissier de Sauvages avait parfaitement compris qu'il fallait faire concourir toutes choses à l'avancement de l'art de guérir. Il reprit les études et les calculs de ses prédécesseurs, et trouva d'autres résultats (2). Il adopta les idées de l'animisme de Stahl, et chercha à les combiner avec celles des iatro-mécaniciens (3). A peine avait-on parlé du fluide électrique, qu'il écrivit que le fluide nerveux lui était analogue, et qu'on pourrait l'appliquer aux membres paralysés, et il en fit l'applica-

(1) *Hist. de la méd.*, vol. II, p. 37.

(2) *Theoria febris*, 1738 ; — *Inflammationis theoria*, 1740 ; — *Nova pulsus et circulationis theoria*, 1742 ; — *Hæmastatique ou statique des animaux*, traduit de Hales, 1744 ; — *Dissertatio de vasorum capillarium corporis humani succione*, 1747 ; — *Recherches sur les lois du mouvement du sang dans les vaisseaux*, 1753, — *Dissertation sur le mouvement des muscles*, 1753 ; — *Dissertation dans laquelle on recherche s'il y a des médicaments qui affectent certaines parties*, etc. (déjà cité).

(3) *De motuum vitalium causâ*, 1741 ; — *De animæ imperio in cor*, 1760 ; — *De animâ redivivâ*, 1761 : — *De viribus vitalibus*, 1764.

tion dans beaucoup de cas (1). Il rechercha les effets de l'air
sur le corps (2). Il établit que, si l'ignorance avait abusé de
l'astrologie, ce n'en était pas moins une véritable science à
reconstituer d'après les progrès des sciences, dévançant ainsi
l'opinion récente de l'illustre Arago (3). Les missionnaires de
Pékin venaient d'envoyer en Europe des mémoires sur la médecine des Chinois : De Sauvages s'empressa d'examiner cette
singulière découverte, rechercha en quoi elle pouvait être utile,
et en fit l'objet d'une publication (4). Enfin, il résuma les notions acquises sur la physiologie (5), et composa sa Nosologie
d'après les idées de Sydenham et la méthode des botanistes
(6), ouvrage que Linné et beaucoup d'autres professeurs adop-
tèrent dans l'enseignement de la médecine.

Le professeur de Montpellier, ardent pour la vérité, interro-
geait tout ce qu'il pensait devoir éclairer sa raison, et communiquait avec empressement ce qu'il avait appris. En considérant
de haut la vie qui anime l'organisme, il rapprocha des notions
qui paraissaient n'avoir aucun lien entre elles, et concilia les
doctrines diverses qui se multipliaient de son temps. Un des
derniers analystes de la machine animale, il fut un des premiers qui renouvela la définition des fonctions d'après leurs
effets, et les maladies d'après leurs symptômes, et non d'après
leurs causes, presque toujours inconnues. Il rapporta aussi
l'effet des médicaments aux propriétés mécaniques de leurs
parties et à celles des parties de l'organisme qu'ils affectent
plus spécialement ; mais il n'a pas nettement distingué que

(1) *Dissertation sur la cure de la paralysie par l'électricité*, 1747 ; — *De hemiple-
gia*, 1749.

(2) *Dissertation dans laquelle on recherche la manière dont l'air, suivant ses différentes qualités, agit sur le corps humain*, 1754.

(3) *De astrorum influxu in hominem*, 1757.

(4) *Medicinæ sinensis conspectus*, 1759.

(5) *Conspectus physiologicus*, 1751.

(6) *Nosologia methodica sistens morborum classes, genera et species, juxta Syden-
hami mentem et botanicorum ordinem*, 1763. Cet ouvrage est le développement de l'essai
ublié en 1732.

« les frictions, les impulsions faites avec des baguettes ou des courroies, à la façon des Italiens, dit-il, produiraient le même effet (1). » Il n'a pu faire cette distinction : les mécaniciens n'ayant point reconstitué la science des mouvements spéciaux thérapeutiques, et le mémoire du P. Amiot sur le système chinois n'étant pas encore, à cette époque, parvenu en Europe.

Quatre hommes célèbres, De Sauvages en France, Boerhaave en Hollande, Cheyne en Angleterre, et Frédéric Hoffmann en Allemagne, marquèrent les derniers jours de l'école iatro-mécanique.

Nous venons de voir les travaux du premier. On doit à Boerhaave deux ouvrages : l'un, *Sur la mécanique rationnelle en médecine*, Leyde, 1703 ; l'autre, *Sur les vertus des médicaments*, Paris, 1722. Le praticien hollandais n'attribue plus la cause des phenomènes vitaux aux lois mathématiques. Il n'en considère pas moins le mouvement, non comme le produit, mais comme la cause de la vie. Il est évident qu'avec ce principe, il ne pouvait s'élever à la conception d'une thérapie par le mouvement. Toutefois, il prescrivit les exercices du corps et le régime comme le meilleur moyen de conserver la santé et de prolonger la vie.

Cheyne dit : « Mon traité de géométrie abstraite et d'algèbre, *Méthode inverse des fluxions*, 1722, est un livre que l'ambition enfanta et que la vanité mit au jour. Il a quelque chose de tolérable pour le temps où les méthodes de quadratures, le mesurage de la raison, et la transformation des courbes en lignes d'autres espèces n'étaient pas poussées si loin qu'elles le sont à présent. Mais il y a longtemps que j'ai été obligé d'abandonner ces études creuses et stériles pour m'attacher à des spéculations plus essentielles et plus convenables » — Après ce *meâ culpâ*, Cheyne confesse que la cause éloignée de

----

(1) *Diss. sur les méd.*, p. 15.

la plupart des maladies est dans l'intempérance et dans le défaut d'exercices réguliers du corps et de l'esprit, et commence
son *Essay on health and long life*, Londres, 1724, qui fut publié
l'année suivante, à Paris, sous le titre d'*Essai sur la santé et
sur les moyens de prolonger la vie*. Cet ouvrage est encore
aujourd'hui considéré comme l'un des meilleurs sur cette matière ; or, il est divisé de la même manière que ceux du même
genre que nous avons vus précédemment, et ne contient guère
autre chose qu'un résumé des préceptes des anciens ; mais
comme ces préceptes sont mis en rapport avec les mœurs
modernes, nous examinerons plus tard si ce n'est pas à Cheyne
que se rattachent, en Angleterre, les commencements de la
rénovation de l'art du mouvement appliqué à la conservation
de la santé.

Frédéric Hoffmann, enfin, dont nous avons résumé les doctrines et les travaux, et qui s'est présenté à nos regards comme
le chef de la cinésie allemande, *deutsche Turnkunst*, recueillit
aussi tout ce que les anciens et les modernes avaient écrit sur
l'hygiène, et le formula dans une dissertation intitulée :

LES SEPT RÈGLES DE SANTÉ.

Nous mettrons la rédaction du professeur de Halle en regard
de celle des anciens.

I. — Fuyez tout excès ; l'excès est contraire à la nature.

En tout l'excès est l'ennemi de la nature (Hipp., Aph. 51, sect. 2).

II. — Ne changez pas subitement les choses accoutumées, parce que l'habitude est une seconde nature.

Les choses auxquelles on est accoutumé depuis longtemps, lors même qu'elles sont moins bonnes que les choses inaccoutumées, nuisent moins d'ordinaire (Hipp., Aph. 50, sect. 2).

III. — Soyez toujours d'un esprit gai et tranquille ; c'est la meilleure sauve-garde de la santé et de la longévité.

La joie répand la chaleur dans tout le corps ; le mouvement de la vie en est plus expansif, et le pouls meilleur (Gal., De caus. puls., IV, p. 3);

IV. — Recherchez avec empressement un air pur et tempéré, parce que cet air importe beaucoup à la vigueur du corps et à celle de l'esprit.

L'air est pour les êtres mortels la cause de la vie et des maladies. — Selon toute vraisemblance, la source des maladies ne doit pas être placée ailleurs que dans l'air souillé de miasmes morbifiques (Hipp., Des vents, 4 et 5).

V. — Choisissez avec la plus grande attention les aliments convenables au corps, et ceux qui digèrent facilement et s'éliminent de même.

Les meilleurs aliments pour la santé sont ceux qui, introduits en très-petite quantité, suffisent pour calmer la faim et la soif, qui sont reçus par le corps pendant le plus de temps, et auxquels les évacuations alvines correspondent (Hipp., Des affections, 47).

VI. — Cherchez toujours la mesure exacte entre les aliments et le mouvement du corps.

S'il était possible de trouver, pour chaque nature individuelle, une mesure d'aliments et une proportion d'exercices sans excès ni en plus ni en moins, on aurait un moyen exact d'entretenir la santé (Hipp., Du régime, I, 2).

VII. — Fuyez les médecins et les remèdes, si vous avez à cœur votre santé.

L'homme sain et bien portant, ne doit avoir besoin ni de médecin ni de iatralepte... (Celse, I, 1).

Voilà donc où aboutit l'école iatro-mécanique et mathématique : elle aboutit, en hygiène, à professer les doctrines des anciens, à nier l'utilité du médecin et des médicaments, à redouter même leur intervention.

— Est-ce tout ?

— Non.

Sur cette tombe où dorment les déceptions de la *raison pure*, il y eut une grande *sciamachie* thérapeutique, à la manière d'Homère : Stahl et Leibnitz combattirent en faveur de deux chimères ; l'un soutenant l'autocratie absolue de l'âme, l'autre celle des démonstrations mécaniques et mathématiques (1).

(1) Stahl : *Negotium otiosum, sive sciamachia adversùs positiones aliquas fundamentales theoriæ veræ medicæ enerrata*. Hallo, 1720.

14.

Pendant tout le dix-septième siècle, les sciences positives s'étaient dégagées des traditions classiques, et des traditions théosophiques qui, sous le nom de sciences occultes, avaient dominé le moyen-âge.

Tout ce qui n'avait point été établi comme un fait matériel, perceptible aux sens, et appuyé d'une démonstration rationnelle, avait été impitoyablement rejeté et relégué dans le monde de l'imagination et des chimères.

Cependant, il faut bien le reconnaître aussi : en général, et spécialement en anatomie, en physiologie et en pathologie, la plupart des faits se composent de tant d'éléments divers qu'il est bien difficile de constater ces faits en ce qu'ils sont réellement en eux-mêmes ; et puis, toute interprétation, toute systématisation de faits, quelque solidement établie qu'elle paraisse être, n'est réellement vraie que dans les rapports de nos connaissances actuelles, de l'exactitude de l'observation et de l'expérience, ainsi que des moyens d'investigation que nous possédons (1).

A mesure que l'intelligence avance dans l'avenir, elle s'éclaire de plus en plus, le champ de l'observation s'agrandit, les moyens d'investigation se multiplient, et les théories se perfectionnent par voie d'élimination ou d'expansion. Ainsi, la science tend progressivement à se reconstituer dans l'universalité des vérités primitives, dans l'unité cosmologique de la création. C'est le but scientifique du christianisme sur la terre, et toutes les puissances de l'activité de l'homme dans l'Occident conspirent manifestement à cette fin.

Jusque-là, le théosophisme ne sera pas entièrement détruit,

____

(1) Cette question a été souvent traitée, et dernièrement encore par le Dr Amédée Latour, dans le feuilleton de l'*Union médicale*, du 9 août 1856, sous ce titre : *Humble supplique aux expérimentateurs.*

car il faut que toutes les vérités qu'il cache encore, obscurcies par les sacerdotes, soient remises en lumière.

En effet, pendant que les mécaniciens et les chimistes soumettaient les phénomènes de la nature à des expériences rationnelles, Robert Fludd, professeur de médecine à l'université d'Oxford, et l'un des derniers représentants de la Société fraternelle des Rose-Croix (1), condensait en énormes in-folio toutes les traditions sur l'*anatomie visible* et *invisible*, sur l'*astrologie*, la *magie*, la *cabale*, l'*alchimie*, et en exprimait la *médecine catholique*, le *mystique sanctuaire de l'art de guérir* (2). Les chimistes et les mécaniciens avaient rendu d'immenses services aux sciences accessoires de la médecine, sans avoir fait faire un seul pas à la thérapeutique; aussi le public ne prêta-t-il pas une attention sérieuse à leurs travaux. Mais à la voix de Fludd qui prétendait guérir toutes les maladies par les procédés de la vraie science des mages, le public s'émut, et la plupart des écrivains de cette époque s'agitèrent pour ou contre cette prétention. Képler, Libavius, Gassendi, le P. Mersenne se permirent des objections: Fludd *pesa*, dit-il, *toutes les critiques dans la balance de la justice, et les lava dans les flots de la vérité* (3)! Ce système avait partout de nombreux partisans, et Descartes lui-même, lorsqu'il voyageait en Allemagne, en 1621-1622, chercha, selon le bruit qui courut alors, à se faire initier à cette confrérie. A son retour à Paris, il crut devoir se justifier (4). Quoi qu'il en fût, ses esprits mécaniques

(1) *Tractatus apologeticus integritatem Societatis de Rosea Cruce defendens. — In quo probatur contra D. Libavii, et aliorum ejusdem farinæ calumnias, quod admirabilia nobis à fraternitate R. C. oblata, sine impostura aut diaboli præstigiis et illusionibus præstari possint.* La Haye, 1617, in-8.

(2) *De anatomia triplici, etc.;* Francfort, 1623, in-folio.

Medicina catholica, seu mysticum artis medicandi sacrarium, etc.; Francfort, 1829, deux tomes in-folio.

C'est dans le premier tome que se trouve le *Summum bonum, quod est verum magiæ cabalæ et alchymiæ veræ, ac fratrum Roseæ-Crucis verorum subjectum, etc.*

(3) *Veritatis proscenium;* Francfort, 1821.

Clavis philosophiæ et alchymiæ, etc.; Francfort, 1633, in-folio.

(4) *Nouv. biog. gén.;* Paris, 1855, art. *Descartes,* p. 761.

auxquels il confie le jeu des fonctions de l'économie, sont tout-à-fait dans le goût mazdéen. Perrault, Stahl puisèrent à la même source, et Swedenborg s'y inspira du spiritualisme le plus exalté (1).

Quel est donc le système de Fludd ?

Ce système est développé dans son livre qui a pour titre : *De la philosophie de Moïse, où sont expliquées la sagesse et la science de la création*, Gonda, 1638, in-fol. Il faudrait un volume pour en faire l'analyse. Nous nous bornerons à quelques données générales.

A l'origine des choses, il y eut une seule substance, éthérée, éminemment subtile et élastique, remplissant l'espace, élément constitutif de tous les corps dans le monde de la matière et dans celui de la pensée ; principe de l'harmonie des mondes dans l'unité de la création et dans la diversité de ses phénomènes. Cette substance première, Fludd la nomme *universelle* ou *catholique*, et ses émanations sont magnétiques ou de la nature de l'aimant. Chaque sphère, chaque corps se comporte donc comme une espèce d'aimant, et toutes les parties de l'univers sont unies entre elles par la puissance attractive et répulsive des rayons magnétiques. — Mais comme il y a un astre particulier pour chaque corps matériel sublunaire, il y en a un aussi pour chaque animal. — Considéré comme petit monde ou *microcosme*, l'homme a sa vertu magnétique propre, qu'il nomme *magnetica virtus microcosmica*. Cette vertu du petit monde est soumise aux mêmes lois que celles du grand monde ou *macrocosme*, et comme chaque sphère, ce petit monde a ses pôles, son axe, son équateur, etc. — Ces divers phénomènes ne sont pas purement physiques, ils sont essentiellement spirituels : les hiérarchies des génies mazdéens qui adhèrent à la substance première et à ses émanations, ont pour mission de faire naître tous les phénomènes ou de s'opposer à leur manifestation. —

(1) *Essai de philosophie spéculative sur l'infini, la cause finale de la création et le mécanisme de l'opération de l'âme et du corps ;* Dresde, 1734, in-8. Voir aussi les autres ouvrages de Swedenborg.

Tout l'art de guérir consiste donc à savoir mettre le magnétisme animal, *corporel* et *spirituel* ou *moral*, en rapport avec le magnétisme minéral, végétal et sidéral. Certaines positions, certains mouvements, l'insufflation, le regard, des paroles, la transplantation des maladies dans certains arbres, l'onguent magnétique des armes, constituaient principalement la *médecine universelle* de Robert Fludd. Ce médecin eut dans sa pratique une réputation extraordinaire, surtout parmi les hommes les plus éclairés, qui, à cette époque, étaient peut-être aussi les plus crédules, les plus superstitieux.

Tel, en général, nous a paru son système, sorte de synthèse, comme il le dit lui-même, des doctrines astrologiques, alchimiques, cabalistiques et magiques de l'Egypte et de l'Orient.

Du reste, ce ne furent pas seulement la crédulité et la superstition qui donnèrent consistance aux idées de Fludd ; ces idées étaient encore appuyées par l'influence magique des *anneaux constellés* de Paracelse, par ses *deux onguents sympathiques*, par *l'onguent magnétique* de Goclénius, par la *cure magnétique des plaies* de van Helmont, par la *lampe magnétique* de Burgraave, et surtout par les expériences du P. Kircher sur l'aimant et sur les différents magnétismes. Les derniers disciples de Fludd, Digby en 1658, Wirdig en 1672, Maxwel en 1679, perfectionnèrent successivement la médecine occulte de Fludd, et l'on vit paraître, surtout en Allemagne, un grand nombre d'ouvrages fort érudits sur le magnétisme animal ou sur des opinions analogues, et d'autres remplis de récits de cures merveilleuses opérées par la puissance des esprits magnétiques.

Vint ensuite un médecin de Vienne, nommé Mesmer, qui supprima d'abord les génies de Fludd, et publia, à Paris, en 1779, un *Mémoire sur la découverte du magnétisme animal,* où il soutient l'existence de ce fluide essentiellement distinct de l'aimant et de l'électricité.

Le mesmérisme a son histoire, ses livres, ses journaux. Nous n'en parlerons pas. Nous nous demanderons seulement si la théorie du magnétisme animal, séduisante hypothèse, possède, du moins, des procédés justifiés par des raisons sérieuses et parfaitement appréciées.

Nous ne le pensons pas.

Cette imposition des mains et des doigts, ces pressions, ces frictions, ces passes en contact ou à distance sur les différents viscères, sur les vaisseaux sanguins, sur les plexus et les rameaux nerveux, et en général sur le siége de la douleur, ces manipulations diverses et variées appartiennent évidemment à la physique et à la mécanique animale ; et nous n'y voyons autre chose que cette partie de la gymnastique où le sujet, étant purement passif, subit l'influence de mouvements communiqués. Aussi, les effets physiologiques produits par ces mouvements ne diffèrent en rien de ceux que produisent les mouvements de la gymnastique dite passive ; et, dans notre conviction, les procédés de ce système fantastique, derniers vestiges du théosophisme de l'antiquité, ne sont guère aujourd'hui qu'une méprise, un quiproquo, pour le public, comme pour les adeptes (1).

(1) Les *gestes impératifs,* le *regard,* les *paroles* elles-mêmes dont se sert le magnétiseur, et qui agissent directement sur la volonté ou sur l'imagination passive, rentrent aussi dans l'ordre des actions physiques et mécaniques, provoquant des effets psychiques ou moraux et physiologiques. Le commandement militaire, un discours, la simple conversation ordinaire en sont des preuves suffisantes ; ces preuves seraient, d'ailleurs, étayées par les recherches cliniques de M. Bouillaud, *Sur le siége du principe coordinateur des mouvements de la parole,* par celles de M. Flourens, *Sur le siége de la volonté,* par celles de M. Parchappe, *Du siége de l'intelligence, de la volonté et de la sensibilité chez l'homme,* Paris, 1856.

Quant au *somnambulisme artificiel,* on a, pensons-nous, surabondamment démontré que c'est un état névro-pathique cérébral provoqué, et ne différant point de l'état cataleptique ordinaire. (Voir *Encyclop.* de Firmin Didot, Paris, 1853, art. *magnétisme animal.*

C'est par des pratiques semblables que les *salmadores* et les *saludadores* espagnols ; l'irlandais Greatrake, vers 1662 ; le prêtre allemand Gassner, vers 1752 ; le belge Driesken Nypers, en 1856, et beaucoup d'autres, non initiés au magnétisme animal, obtinrent tout naturellement, par des mouvements passifs, des guérisons si merveilleuses, qu'elles passaient pour des miracles ou des œuvres diaboliques.

Ces procédés, qui se retrouvent encore aujourd'hui en Chine, chez les tao-ssé, et dans l'Inde, chez une certaine classe de brahmanes, étaient aussi en usage chez les druides et les bardes. (Voir H. Martin, *Hist. de France,* t. I, p. 61, et *Éclaircissements,* VI, p. 470.) Nous établissons dans la première partie de notre publication, que ces procédés cinésiques constituaient principalement le système de thérapeutique pratiqué dans le secret des temples. Ces guérisons, naturelles, passaient pour des phénomènes dus à l'intervention de la divinité.

Ce qui nous paraît avoir merveilleusement servi à fausser l'explication du phénomène et à perpétuer l'erreur, c'est que les mouvements artificiels, organisés, en vertu même de leur action mécanique sur les molécules vivantes, y augmentent ou diminuent le développement et l'action de la lumière, de la chaleur, de l'électricité et du magnétisme, fluides dits impondérables, sous l'influence desquels se régularisent ou se troublent les fonctions de l'économie (1)

Nous devons ajouter que les procédés prétendus magnétiques doivent avoir des effets utiles en quelques cas, mais décevants ou dangereux en d'autres, parce que ce ne sont que des lambeaux détachés de l'art primitif du mouvement appliqué au traitement des maladies.

Cependant, au fond du système de Robert Fludd, il y avait autre chose que le magnétisme animal ; il y avait l'aimant ou le magnétisme et l'électricité physiques, agents parfaitement connus dès les premiers âges, et que les sacerdotes avaient entourés de religion et de mystères (2).

La physique expérimentale n'est point parvenue à constater l'existence du magnétisme animal comme une chose essentiellement distincte de l'aimant et de l'électricité ; mais elle a constaté celle de l'aimant et de l'électricité répandus dans toute la nature, ayant leurs affinités, leurs pôles, leur équateur, et

---

(1) On sait que ces fluides ne sont dits *impondérables*, que parce qu'on n'est pas encore parvenu à les peser ; mais on doit y parvenir un jour, car ce sont des substances *matérielles*. Les belles expériences de Richard Laming : *Matter and force,* etc., Londres, 1851. tendent à ce but. Ce sont les prêtres mazdéens de l'Ancienne-Loi, qui, les premiers, en ont imposé à la crédulité, en enseignant que ces fluides sont des êtres de nature *spirituelle et intelligente.*

(2) Nous citerons un exemple : — Numa, initié aux mystères des prêtres de l'Etrurie, originaires de l'Orient, érigea, vers l'an 700 avant notre ère, un temple à Jupiter-*Elicius* ou l'attireur, dans lequel il produisait, par l'électricité, des phénomènes merveilleux qui faisaient croire à son commerce avec les dieux. « Le roi Tullus-Hostilius, son successeur, ayant trouvé dans les commentaires de Numa, dit Tite-Live, l'indication de certains sacrifices mystérieux faits par ce législateur à Jupiter-Elicius, s'enferma en un lieu secret pour essayer cette pieuse expérience ; mais, n'ayant pas exactement observé les rites prescrits, soit au commencement, soit dans le cours de l'opération, lui et toute sa maison furent consumés par la foudre.»

pouvant être excités et modérés par des actions physiques et mécaniques. Plus tard, Œrsted découvrit l'action des courants électriques les uns sur les autres et sur les aimants, et Ampère établit les lois de ces actions *électro-dynamiques, électro-magnétiques,* — découverte qu'Arago place à côté de celles de Képler pour le mérite et l'importance.

C'est à ce point de vue purement physique, qu'on avait repris, dès l'année 1628, les expériences de Paracelse, de Goclénius, de van Helmont, de Fludd : un grand nombre de médecins-physiciens obtinrent de l'application des aimants artificiels et de l'électricité des résultats heureux dans le traitement des maladies nerveuses (1). Puis vinrent les *aimants artificiels* de Le Noble (1754), dont les bons effets furent constatés par une commission de la Société royale de médecine, en 1783 ; les *fers aimantés* du P. Hell (1774) ; les *tracteurs métalliques* de Perkins, dont l'utilité fut attestée par l'élite des médecins de Philadelphie (1792) et de Londres (1798) ; les *plaques galvaniques* de Raspail ; les *chaînes galvaniques* de Gage ; l'appareil *galvano-électrique portatif* du professeur Récamier ; les *buscs magnétiques* de Nicole ; les *aiguilles japonaises* de Cloquet ; les *chaînes hydro-électriques* de Pulvermacher ; les *armatures métalliques* du Dr Burq (1853). C'est à cette époque que le journal *Le Siècle*, du 9 octobre, publia une lettre de M. Cadet-Gassicourt, dans laquelle il rappelle une ancienne tradition, rapportée par Plutarque, sur l'emploi du cuivre comme médicament (2). — En général, lorsque des connaissances nouvelles viennent à se développer de nos jours, on les retrouve profondément enfouies, altérées et frustes, dans les ruines du monde antique.

Or, le Dr Burq a développé, dans un écrit très-substantiel la théorie et l'application de sa méthode (3). On y lit (p. 31) :

---

(1) Kurt Springel : *Hist. de la méd.*, v. V, p. 521 et suiv.

(2) *Les propos de table*, 3ᵉ liv., 10ᵉ quest.

(3) MÉTALLOTHÉRAPIE. — *Traitement des maladies nerveuses, paralysies, rhumatisme chronique, spasmes, chlorose, hystérie, hypochondrie, délire, monomanie, etc., des convul-*

« De tous les moyens de traitement, les plus réellement efficaces, ce sont précisément ceux qui, agissant avec le plus de bonheur pour le médecin et pour le malade, à la façon de nos armatures, sont le mieux propres à ramener ces deux fonctions à leur état normal. » Parmi ses exemples, il mentionne : « les *frictions sèches* ou *excitantes, de toute nature*, particulièrement celles qu'on pratique sur les membres ; — les *voyages*; les *différents exercices du corps*, parmi lesquels il faut, dit-il, distinguer ceux d'une *gymnastique appropriée.* »

Ainsi, M. Burq déclare que les exercices, ceux que le corps subit passivement et ceux qu'il exécute activement, agissent à la manière de l'électro-magnétisme ; et dans cette conviction, il ouvrit, pendant quelque temps, un cours public sur les maladies nerveuses et leur traitement par les applications des métaux, de l'électro-magnétisme et de la gymnastique (1).

Liebig avait dit en effet :

« On n'a jamais essayé de déterminer par l'expérience les rapports qui existent entre les mouvements organiques et la chaleur, l'électricité et le magnétisme, ou le degré de dépendance dans lequel se trouvent les mouvements organiques vis-à-vis de ces forces. On sait seulement que *les forces physiques y ont une certaine part*, et voilà tout (2). »

Depuis, M. de Humboldt est venu constater, devant l'Académiedes sciences de Paris, qu'*une contraction musculaire produit un courant électrique susceptible de faire dévier l'aiguille du galvanomètre.* Nous ignorons si l'on est parvenu à constater *le rapport de la déviation à la contraction.* Nous ignorons aussi si l'on a démontré l'existence de *courants différents dans les muscles suivant leurs fonctions.* Toutefois, ces expériences ont établi

sions de l'enfance, du choléra, des crampes des cholériques, etc., par les applications métalliques. — Abrégé historique, théorique et pratique, extrait de vingt-deux Mémoires ou Notes aux deux Académies, par le Dʳ V. Burq, docteur-médecin de la Faculté de Paris. Paris, 1853.

(1) Rue Saint-Honoré, 123, cour d'Aligre.

(2) *Nouvelles lettres sur la chimie.* XXIX, p. 53, édit., Gerardt ; Paris, 1852.

une *différence essentielle entre le fluide électrique et l'action nerveuse*. Les belles expériences de M. Matteucci, sur l'électricité,
ont aussi démontré *la transmission de la contraction musculaire
d'un animal à un autre par le moyen d'un nerf*. — Enfin les travaux de MM. de La Rive, Duchenne de Boulogne, Laverine,
Becquerel ; les ingénieuses applications de l'électricité à la
physiologie et à la thérapeutique, ouvrent à la science des
horizons nouveaux, que sembleraient devoir agrandir un jour
les expériences de Richard Laming (*Matter and force,* Londres,
1851), celles de John Bovee Dods (*The phylosophy of electrical
psychology,* New-York, 1853), et celles de A.-J.-P. Philips (*Elec-
tro-dynamisme vital* ou *relations physiologiques de l'esprit et de
la matière,* Paris. 1855). Ces expériences portent sur les phénomènes *électro-biologiques* ou *électro-vitaux* qui se manifestent
dans l'économie animale par suite des actes inhérents à la vie,
et qui, selon ces auteurs, sont essentiellement différents de ceux
que l'on attribue au mesmérisme ; mais que l'on excite également par des actions psychologiques, physiques ou mécaniques.

Aussi, comme l'a fort bien dit M. Burq : tous ces procédés
d'électricité et d'électro-biologie agissent à la manière du *mouvement artificiel approprié*. Conséquemment, il nous faudra
plus tard analyser tous ces travaux et indiquer avec précision
les formes de mouvements ou *cinèses* qui provoquent des effets
identiques ou semblables. Nous l'avons déjà dit : de quelque
manière qu'on agisse sur l'économie, par l'agent psychologique, alimentaire, atmosphérique, hydrique, chimique, igné,
électrique ou cinésique, on ne peut avoir en vue que de solliciter le rétablissement des fonctions par le *dynamisme vital* ou
organo-vitalisme ; et qui sait si le mode d'action de chacun de
ces agents n'est pas essentiellement le même ? A ce point de vue
élevé, il n'y aurait plus d'école, mais un principe général de
thérapeutique : Descendez aux détails, et, selon le cas, choisissez
le moyen.

Continuons :

M. Claude Bernard, dans un mémoire intitulé : *Recherches*

expérimentales sur le grand sympathique, et spécialement sur l'in-
fluence que la section de ce nerf exerce sur la chaleur animale,
Paris, 1854, tire de ses expériences la conclusion suivante :

« Je n'ai voulu dans ce travail établir qu'un seul point de
l'histoire si complexe du grand sympathique, à savoir que la
section de filets ou de ganglions appartenant à ce nerf a constamment le privilège d'augmenter la calorification des parties
auxquelles il se distribue.

» *Ces phénomènes de caloricité qu'on produit en agissant sur*
le sympathique ne sont en réalité que l'exagération de ce qui se
passe dans la production de la chaleur animale.

» *En donnant les moyens d'accroître les actes calorifiques et*
de les localiser dans des parties extérieures faciles à observer
(1), j'ai eu la pensée de rendre plus accessible à nos moyens
d'investigation, l'étude de cette importante fonction encore si
peu connue, mais qui ne saurait toutefois être recherchée
ailleurs que dans la plus ou moins grande activité des métamorphoses chimiques que le sang éprouve dans les tissus
vivants sous les influences spéciales du système nerveux. »

(1) L'auteur touche ici à la localisation du mouvement artificiel. En effet, tout mouvement
artificiel s'exécute sur une partie déterminée quelconque de l'extérieur du corps pour provoquer dans un organe intérieur un effet physiologique précis. Veut-on, par exemple, répéter
cinésiquement l'expérience de M. Bernard, on s'y prendra de la manière suivante :

Le patient se place dans une attitude telle, que toute la région abdominale soit dans
un grand état de tension ; par exemple : couché, le haut du corps un peu en arrière,
et les bras élevés et bien tendus. Alors l'opérateur se place devant lui, il porte un
doigt sur le point ombilical, les autres doigts formant un point d'appui, et par une
légère pression vibratoire perpendiculaire au plan du corps, et continuée pendant dix
ou quinze secondes, il communique aux ganglions du grand sympathique les vibrations
du doigt. Après un temps de repos égal à celui de l'action, il répète trois fois le même
mouvement.

L'effet immédiat de ce mouvement est de provoquer un léger accroissement de chaleur
dans les parties auxquelles se distribuent les ramifications du nerf sympathique ; en d'au-
tres termes, de régulariser, en certains cas, les fonctions naturelles de la région mésen-
térique.

Est-il nécessaire d'ajouter que ce mouvement d'innervation du grand sympathique paraît
éminemment utile pour la résolution des diathèses morbides, spécialement des maladies chroniques dans lesquelles on a constaté le trouble habituel des fonctions de ce nerf ?

Nous retrouverons ces observations méthodiques en leur lieu. Nous n'avons donné une si
grande étendue à cette note, que pour faire comprendre toute l'importance que nous attachons
à l'indication de M. Bernard dans l'application du mouvement artificiel à la thérapeutique.

Des observations semblables se retrouvent dans les études de M. Gavarret : *De la chaleur produite par les êtres vivants.* Paris, 1856, dans et par celles de M. C. Bernard : *Recherches sur la température animale. (Acad. des sci.,* séance du 18 août 1856.) Nous devons encore rappeler ici les études d'Ampère, consignées dans sa *Note sur la chaleur et la lumière considérées comme résultant de mouvements vibratoires* (1).

Concluons :

1° Les agents physiques et mécaniques excitent, augmentent ou diminuent, dans les corps organiques, comme dans les corps inorganiques, la *lumière*, la *chaleur*, l'*électricité* et le *magnétisme*, fluides dits impondérables dont l'existence distincte remonte *probablement* à un principe générateur commun, mais encore inconnu.

2° Les relations intimes de ces fluides, encore trop inappréciées elles-mêmes, ont donné lieu aux applications partielles et incomplètes du fluddisme, du mesmérisme, de l'électro-vitalisme, de l'électro-thérapisme, et, tout récemment, du tellurisme et de l'oddisme.

3° Enfin, le mouvement artificiel, déduit de la connaissance de la physique et de la mécanique, de la physiologie et de la pathologie, est réellement de tous les agents, le plus rationnel et le plus puissant pour modérer, par son action au sein des organes, dans les gaz, les liquides, les tissus, le développement des fluides dits impondérables, essentiels à la vie. — Nous revenons ainsi par une autre voie au principe fondamental que nous avons posé précédemment : *Le mouvement artificiel est l'agent le plus spécialement propre à provoquer ces mouvements intérieurs invisibles, qui créent incessamment la forme du corps, en même temps qu'ils engendrent d'autres manifestations vivantes extérieures, visibles ; mouvements naturels par lesquels l'unité organique individuelle manifeste sa vie intellectuelle et*

(1) *Ann. de chim. et de phys.,* t. LVIII, p. 432.

morale, physique et chimique, se développe, s'entretient ou se dété-riore, se répare ou se résout en ses éléments. Là se retrouve l'être humain tout entier, dans sa triple unité, spirituelle, animale et matérielle. Le mouvement y est un des produits primordiaux de la vie et le modérateur de toutes les conditions biologiques. — En d'autres termes, et par élimination de l'élément intellectuel et moral : *Le mouvement artificiel est l'agent le plus spécialement propre à provoquer les mouvements physiologiques naturels, vitaux ou organo-biologiques, par lesquels la machine humaine fonctionne, se développe, s'entretient et se répare elle-même.* Là sont les bases ordinaires de l'éducation physique, de l'hygiène et de la thérapeutique, bases traditionnelles que les expériences modernes sont venues confirmer d'une manière plus analytique et plus positive, et qu'à leur point de vue essentiellement médical, M. Bonnet distingue par cette belle et légitime expression : *traitement des maladies par l'exercice des fonctions* (1).

15.

La science avait fait de brillantes conquêtes sur l'erreur. Il est vrai cependant, que les mathématiciens, qui s'étaient en quelque sorte chargés de reconstituer la iatrique par le mouvement, s'étaient égarés ; mais la reconstitution de cet art se préparait lentement par le concours de toutes les connaissances humaines renouvelées. Aussi, parallèlement au grand mouvement scientifique du dix-septième et du dix-huitième siècle, des écrivains, mus par leur admiration pour les choses classiques de l'antiquité, reprirent l'étude de la cinésie grecque, et y apportèrent de nouvelles lumières. En même temps on inventa des machines à exercices ; on groupa en un certain ensemble les jeux et les exercices en usage ; on étudia les diverses espèces de mouvements ; on chercha ceux qui étaient

____

(2) Voir la note 1, page 475.

le plus convenables dans certaines maladies; et dans toutes les universités de l'Europe, il y eut un grand nombre de thèses académiques soutenues sur des questions relatives au mouvement, au repos et à l'exercice. Nous devons nous borner à citer les titres des principaux de ces écrits.

D'abord les traités généraux :

Encyclopædia, par Jean-Henri Alsted, pasteur et historien, Herborn, 1610, 2 vol. in-4°. La 32e section du 35e livre est consacrée à un résumé de la gymnastique des Grecs.

De quatuor artibus popularibus, de philologiá et scientiis mathematicis, cui operi subjungitur chronologia mathematicorum, libri tres, par Gérard-Jean Vossius, Amsterdam, 1650, in-4°. — Les quatre arts populaires sont la *grammatistique,* la *gymnastique,* la *musique* et la *peinture.* Le chapitre qui traite de la gymnastique est un des résumés les plus érudits et les plus méthodiques qui existent sur cette matière.

Inscriptiones athleticæ, par Octave Falconieri ; Rome, 1668, in-4°. — Les notes qui accompagnent ces inscriptions répandent un nouveau jour sur l'athlétique.

Dissertationes IX. — Antiquitatibus, quin et marmoribus, cùm romanis, tûm potissimùm græcis, illustrandis inservientes, par Antoine van Dale, Amsterdam, 1702, in-4°. — La huitième dissertation intitulée : *Des gymnasiarques,* contient des documents archéologiques d'un grand intérêt sur toutes les parties de l'institution de la gymnastique religieuse et sociale de la Grèce.

Quelques années après, un des plus savants antiquaires de France, de l'Académie des inscriptions et belles-lettres, le médecin Pierre-Jean Burette, écrivit plusieurs mémoires sur diverses branches de la gymnastique des anciens. Ces mémoires font partie de la collection de cette académie sous les titres suivants :

De la gymnastique des anciens, t. I, Paris, 1717, p. 80.

Des bains considérés dans leurs rapports avec les exercices du gymnase, ibid., t. I, p. 93.

De la danse des anciens, en deux mémoires, ibid., p. 93 et 117.

De la sphéristique des anciens, ibid., p. 153.

Histoire des athlètes, en trois mémoires, ibid., p. 211, 237 et 258.

Du pentathle dans la gymnastique, t. II, p. 218.

De la lutte des anciens, ibid., p. 228.

Du pugilat et du pancrace, ibid., p. 255.

De la course à pied, à cheval et dans les chars, ibid., p. 280.

Le mémoire de Vossius avait pour but de populariser la connaissance de la gymnastique des anciens; celui de van Dale d'éclaircir un grand nombre de notions qui étaient restées obscures et incomplètes; et celui de Burette de présenter des faits d'une manière plus exacte et mieux coordonnée, pour aider à l'intelligence plus parfaite, soit des auteurs grecs ou latins, soit des inscriptions, des médailles, des pierres gravées, des bas-reliefs, des édifices et des autres monuments qui nous restent de ces anciens peuples. C'est à ces beaux travaux que s'est inspiré un autre membre de l'Académie des inscriptions et belles-lettres, l'abbé Barthélemy, dans son *Voyage du jeune Anacharsis en Grèce,* dont la première édition est de 1788. La science et la critique ont rempli leur tâche au point de vue de l'histoire et de l'influence des institutions gymnastiques dans le monde grec et dans le monde romain, et sous ce rapport, MM. Krause et Jaeger trouvèrent les matériaux tout préparés pour leurs beaux ouvrages sur la gymnastique de l'Hellénie (1).

L'idée de la gymnastique des anciens avait pénétré dans toutes les classes de la société. C'étaient les siècles de Louis XIII, de Louis XIV et de Louis XV. Au souvenir de la Grèce et de son intelligence revêtue des plus belles formes humaines que

(1) Voir pages 269 et 278.

l'art avait reproduites avec une si grande supériorité, on se préoccupa d'autant plus sérieusement de l'utilité du retour de la gymnastique dans les mœurs nouvelles, qu'on avait déjà remarqué l'appauvrissement de la constitution de l'homme. Mais il n'existait plus de système d'exercices dont tous les éléments fussent coordonnés physiologiquement entre eux. Il fallait d'abord étudier ces éléments. Jusque-là rien ne pouvait se reconstituer d'une manière rationnelle et satisfaisante.

Or, ces études préliminaires avaient aussi commencé depuis le dix-septième siècle ; et, certes, si les travaux des iatro-mécaniciens n'ont pas été stériles sous ce rapport, il faut bien reconnaître aussi que le traité de Léonard de Vinci *Sur la peinture*, publié en 1651, n'a pas peu contribué non plus à la rénovation de la cinésie en Europe. Ce beau livre contient les règles de l'attitude et du mouvement, d'après l'antique.

Nous nous bornerons à mentionner les titres de quelques-uns de ces écrits dans l'ordre chronologique, à partir du dix-septième siècle.

Nous trouvons d'abord des traités sur l'escrime, art qui était à cette époque en si grand honneur. Saint-Didier avait publié en français, en 1573, les écrits des premiers maîtres italiens, les deux Marozzo et Grassi, sous le titre de : *Traité de l'épée, seule mère de toutes les armes.* Girard Thibault, d'Anvers. fit faire à cet art des progrès remarquables, et dédia à Louis XIII, en 1628, son grand ouvrage, in-folio, sous ce titre :

Académie de l'espée, où se démontrent par reigles mathémati-ques, sur le fondement d'un cercle mystérieux, la théorie et la pratique des vrais et jusqu'à present incognus secrets du manie-ment des armes à pied et à cheval. — Conception ingénieuse où la noblesse d'alors put apprendre à tuer d'une façon plus mé-thodique et savante. — Chose remarquable, l'escrime, ce san-glant héritage du gladiateur, la suprême personnification de la dégradation du monde antique, fut l'une des premières bran-ches cinésiques qui se perfectionnèrent parmi nous. Hâtons-

nous d'ajouter que c'est dans le perfectionnement de cet art
impie, que Ling retrouva les premiers éléments de l'art qui
donne les belles proportions du corps et la santé (1).

Ce sont ensuite des thèses académiques :

Ergo parvœ pilœ gymnastica omnium saluberrima, par Charles;
Paris, 1626.

Ergo senibus exercitatio, par Le Sacq ; Paris, 1627.

Ergo in curru vectatio salubris, par Jean Berault; Paris, 1630.

Ergo labor ante cibum, par Merlet ; Paris, 1635.

Ergo pulchritudo sanitatis effectus, par Leconte ; Paris, 1641.

Non ergo sola gymnastica salutis tutrix, par Regnauld ; Paris,
1643.

An gravidis exercitatio ? par Jowin ; Paris, 1649.

Ergo aulicis mulieribus sanitas firmior ab equestri venatione,
par Jonquet ; Paris, 1666.

Ergo pituitosis exercitatio, par Guérin ; Paris, 1667.

L'étude des mouvements naturels dans l'état sain et dans
l'état malade donna lieu à d'autres écrits :

*Traité des mouvements sympathiques, avec une explication de
ceux qui arrivent dans le vertige, l'épilepsie, l'affection hypochondriaque et la passion hystérique*, par Pierre Brisseau; Valen-
ciennes, 1682.

Du mouvement involontaire, par van Hoorne; La Haye, 1692.

Viennent ensuite les dissertations de Georges-Ernest Stahl :

Des commotions actives et passives du sang ; Halle, 1698.

De l'équitation, nouveau spécifique antiphthisique ; Halle, 1699.

De l'usage médical du mouvement volontaire ; Halle, 1708.

*Du mouvement médical du corps humain, spécialement propre
à conserver la santé et à la rétablir ;* Erford, 1733.

____

(1) Voir p. 140 et 149.

Puis, celles de Frédéric Hoffmann, que nous avons traduites ou mentionnées précédemment :

Du mouvement, la meilleure médecine du corps ; Halle, 1701.

Du mouvement, de la diète et de l'eau froide, la plus simple des médecines ; Halle, 1736.

La doctrine de Frédéric Hoffmann est exposée d'une manière assez complète dans deux dissertations, dont l'une a pour titre :

Idée fondamentale de la médecine universelle déduite du mécanisme de la circulation du sang ; Halle, 1707.

Et l'autre :

Du duodenum, siége de beaucoup de maladies ; Halle, 1708 (1).

C'est principalement dans l'esprit de ces deux écrits, que la thérapie d'Hoffmann, par le mouvement artificiel, diffère peu de celle de Stahl, selon ses dissertations citées plus haut et celle qu'il a publiée sur le *Système de la veine porte, source des maladies chroniques* ; Halle, 1698.

Boerhaave aussi, et l'un des premiers, était entré dans cette voie qu'avaient réouverte, à leur insu, les iatro-mécaniciens. De-là ces belles et légitimes paroles rapportées par M. Charles Daremberg : « Stahl, Hoffmann et Boerhaave, ce triumvirat du dix-huitième siècle, cette triade éminente des systèmes dans lesquels le mouvement était l'expression la plus immédiate de la vie, amenait un nouveau développement de la médecine, qui passait à une conception plus nette et plus libre de la biologie (3). »

À partir de cette époque, les meilleurs esprits prêtèrent une attention plus sérieuse à l'étude du mouvement artificiel et de ses éléments anatomiques et physiologiques. Nous citerons seulement les titres de quelques ouvrages du célèbre Tüchner :

---

(1) Les auteurs de la *Biographie* du *Dictionnaire des sciences médicales*, trouvent dans cette dissertation sur le *duodenum* le germe de la doctrine de Broussais.

(2) Cette dissertation a pour titre : *De venæ portæ portá malorum hypochondriaco-splenico-suffocativo-hysterico-hæmorrhoïdariorum.* Elle a eu beaucoup d'éditions.

(3) Voir p. 199.

Bases de la physiologie déduites des principes de la physique et de la mécanique ; Halle, 1746.

Bases de la pathologie générale, déduites des principes de l'anatomie, de la physique et de la mécanique ; Halle, 1746.

Sur quelques espèces de mouvements passifs corporels appropriés à certaines maladies ; Halle 1745.

Sur le danger des mouvements corporels appliqués mal à propos ; Halle, 1747.

Sur les dangers du mouvement volontaire excessif; Halle, 1748.

On inventa ensuite des machines pour s'exercer dans les salons : l'une reproduisait les mouvements de l'équitation ; l'autre ceux de la scie ; celle-ci communiquait des vibrations ; celle-là une rotation à effet excentrique, etc. (Haller : *Littérature médicale,* art. *Motus.*)

Maintenant, si l'on considère l'ensemble des doctrines et de la pratique médicale, dans cette première moitié du dix-huitième siècle, on demeure convaincu qu'après toutes les tentatives qui ont été faites pour s'affranchir des enseignements classiques des anciens, et de leurs expériences, on se retrouve dans les mêmes voies que celles qu'ils ont foulées pendant tant de siècles. Un des plus illustres médecins de cette époque, Haller, publia même un discours dans lequel il cherche à établir combien les anciens surpassent les modernes en connaissance et en habileté, *Quantum antiqui eruditione et industriâ antecellant modernos ;* La Haye, 1734 (1). — Jusqu'à eux d'abord, puis au-delà, — car les Arabes, Rome et la Grèce ne se

(1) D'autres ouvrages furent publiés dans le même esprit ; nous citerons entre autres :

Justification des anciens, où l'on fait voir qu'ils ont su ce que les modernes nous débitent en médecine comme des nouvelles découvertes, par Laurent Joubert, Paris, 1690.

Medicina vetus restituta, par David de Grœbner, Leipzig, 1695.

Judicia de inventis medicis nuperorum, apud veteres dudùm latentibus, par Charles Drelincourt, Leyde, 1697. — Né à Paris, en 1633, Drelincourt, ami de Turenne, médecin ordinaire de Louis XIV, professeur à l'Université de Leyde, fut le maître de Boerhaave. Il a beaucoup écrit sur le sujet des découvertes modernes qui appartiennent aux anciens.

De novis inventis, quorum accuratiori cultui facem prœtulit antiquitas, par Georges Pasch ; Kiel, 1695 ; Leipzig, 1700. — Ouvrage fort curieux et savant, présentant l'état de la médecine, de la chirurgie et de la chimie de cette époque, dans ses rapports avec celles des

constituèrent que des ruines des civilisations plus anciennes, plus grandioses et savantes ; et nous, *héritiers de toutes les vérités altérées par les enfants des hommes*, nous avons mission, nous, pénétrés de l'esprit vivifiant de Jésus-Christ, d'accomplir, nécessairement et selon l'ordre même des degrés de la décadence, l'œuvre de retour progressif au foyer de la révélation.

16.

La réaction se manifesta dans toutes les contrées de l'Europe.

En 1756, un des disciples de Boerhaave, Tronchin, président du collége de médecine d'Amsterdam, fut appelé à Paris pour inoculer le duc de Chartres et les autres enfants du duc

anciens. — On y trouve de curieux documents sur l'école des iatro-mathématiciens, sur celle des Rose-Croix, sur Paracelse, sur les expériences de Sanctorius, sur la médecine superstitieuse, sur la guérison royale des écrouelles.

Nous pourrions continuer jusqu'à nos jours une liste d'ouvrages qui ont été publiés sur cette question.

M. Dezeimeris, dans ses *Lettres sur l'Histoire de la médecine et sur la nécessité de l'enseignement de cette histoire*, Paris, 1838, nous paraît avoir confirmé toutes les observations précédentes ; chapitre III : *Fragments de l'histoire intrinsèque de la philosophie médicale et de celle des doctrines ou des systèmes de médecine* ; chapitre IV : *Fragments de l'histoire intrinsèque de la médecine pratique* ; et chapitre V : *Fragments de l'histoire intrinsèque de la chirurgie pratique.* — A ce propos, nous rapporterons l'anecdote suivante : « Hacam, médecin de Damas, en passant devant la boutique d'un chirurgien-barbier, vit un homme que ce dernier avait saigné à la veine basilique. L'artère avait été ouverte, et le barbier ne connaissait aucun moyen d'arrêter le sang, les compresses et les toiles d'araignées n'ayant réussi à rien. Hacam demanda une pistache, la fendit, jeta l'amende, prit une moitié de l'écorce, la plaça sur le lieu de la saignée, puis coupa une bande de toile avec laquelle il serra l'écorce sur la blessure. Après avoir solidement arrêté la ligature, il fit conduire le malade près du fleuve Barada, lui fit placer le bras dans l'eau, et le laissa ensuite dormir sur le bord de la rivière, en le confiant à la garde d'un de ses disciples. Il défendit qu'on le laissât retirer de l'eau son bras, à moins que l'excès du froid ne mît ses jours en danger. Cela dura jusqu'au soir, où l'on ramena le malade à sa demeure. Hacam défendit de défaire le bandage avant cinq jours. L'écorce tomba d'elle-même le septième jour, et à sa place il resta du sang sec. Hacam défendit encore d'enlever ce caillot, qui se détacha peu à peu et laissa voir la plaie cicatrisée, après plus de quarante jours. Ce malade fut complètement guéri.

» Voilà, si je ne me trompe, dit le Dr René Briau, une particularité bien intéressante de l'histoire des plaies artérielles et une application bien heureuse de la compression jointe à une espèce d'irrigation continue. On ne s'attendait guère, assurément, à trouver dans un auteur arabe la compression méthodique appliquée rationnellement à la guérison des plaies artérielles. » (*Feuilleton de la Gaz. hebd. de méd. et de chir.*, 9 mai 1856 : *Histoire des médecins, par Ibn Aby Oceïbiah*, par le Dr Sanguinetti.

d'Orléans (1); il se fit bientôt dans cette capitale une réputation considérable. C'est de lui que Jean-Baptiste-Louis Chomel, dans son *Essai sur l'histoire de la médecine en France*, Paris, 1762, écrivit ces paroles : « Ce que les historiens nous disent des différents caractères des médecins les plus accrédités de Rome aurait lieu de nous étonner, si nous ne voyions pas reparaître, comme par intervalle, des hommes aussi singuliers. La postérité aura peine à croire qu'on ait vu à Paris un médecin étranger, fort à la mode et fort couru, qui cependant rejetait de sa méthode, saignées, purgations, lavements, quinquina, opium, émétique, lait, bains, eaux minérales, vésicatoires, etc. Toute sa pratique se bornait à conseiller des frictions, du mouvement, de l'exercice, de longues promenades à pied, l'usage du vin, de la viande froide. » Cette pratique était, en effet, trop simple, trop naturelle pour la thérapeutique de cette époque. Elle choquait tous les préjugés médicaux.

« L'arrivée d'un médecin célèbre dans une capitale, dit Condorcet, est presque toujours l'époque d'une révolution dans la médecine. Il apporte avec lui un autre régime, des remèdes inconnus ou inusités, et de nouvelles méthodes. On n'adopte pas toujours tout ce qu'il propose ; mais il force d'examiner de nouveau, de revenir sur des principes qu'on croyait incontestables ; et, qu'on suive ou non ses méthodes, l'art doit nécessairement y gagner (2). » Tronchin attaqua de front toutes les habitudes médicales quand il les jugea vicieuses : ce fut ainsi qu'il prescrivit le renouvellement plus fréquent de l'air autour des malades ; il adoucit le régime des femmes en couches, et s'occupa beaucoup des enfants sous le point de vue du développement de leurs forces et de toutes les branches de leur éducation physique. Il fit une application plus étendue de

(1) L'inoculation de la petite vérole, méthode fort ancienne qui avait laissé des traces chez tous les peuples, revint en Europe par l'intermédiaire du P. d'Entrecolles, qui, le premier, décrivit les procédés de cet art pratiqué en Chine depuis un temps immémorial. (*Lett. édif. et cur.*, t. XXI, p. 5.)

(2) *Éloge de Tronchin*, par Condorcet, *Mémoires de l'Acad. des sciences*, 1782. — Voir *Biog. du Dict. des sci. médi.*, 1825.

l'hygiène en traitant plusieurs maladies par le régime et par l'exercice, plutôt que par les médicaments. C'est dans les maladies de longue durée que l'art déploie toutes ses ressources et manifeste le plus évidemment sa puissance ; aussi Tronchin obtint, surtout dans le traitement des maladies chroniques, les plus grands succès, et, de toutes parts on vint lui demander le soulagement de ses infirmités. Médecin du duc d'Orléans, il le fut aussi de Voltaire, qui, d'après ses avis, alla habiter Fernay. L'amitié du vieux malade a immortalisé son médecin. Tronchin mourut, en 1781, sans avoir eu le loisir de rédiger par écrit les principes de sa méthode et les formules spéciales de mouvements qu'il prescrivait dans les différents cas.

La Faculté de médecine de Paris n'avait pas accueilli favorablement la méthode de Tronchin, et pourtant cette méthode avait son origine dans la doctrine de Boerhaave, qui, lui-même, l'avait recueillie des enseignements de son maître, Charles Drelincourt, célèbre médecin français ; elle la désapprouvait même hautement, tant on avait alors perdu le souvenir des effets salutaires des exercices spéciaux et réguliers du corps.

17.

Cependant l'idée avait commencé à pénétrer au sein même de cette faculté, et l'on vit à cette époque Nicolas Andry, son doyen, s'en montrer le plus ardent propagateur. Dans cette vue, il rédigea lui-même une thèse académique, à laquelle il attachait une si grande importance, qu'il la fit soutenir deux fois, à vingt années d'intervalle, et en donna lui-même la traduction. C'est un écrit semblable à celui de Frédéric Hoffmann, sur le même sujet, et le premier qui présente un ensemble d'exercices propres à reconstituer la base de l'art cinésique en France. Les notions physiologiques de ce temps ne s'y montrent pas fort avancées ; mais, comme le dit l'auteur, *l'excel-*

lence de l'exercice pour la conservation de la santé y est clairement démontrée. Nous la reproduisons en entier.

**Thèse soutenue aux écoles de la Faculté de médecine de Paris, le
4 mars 1723 et le 23 mars 1741, sous la présidence de M. Andry,
docteur-régent de la même Faculté, lecteur, professeur et censeur
royal ; savoir :**

L'EXERCICE MODÉRÉ EST-IL LE MEILLEUR MOYEN DE SE CONSERVER EN SANTÉ ?

1. — De tous les moyens propres à éloigner, et même à
guérir un grand nombre d'infirmités auxquelles le corps humain est sujet, il n'en est point qui ne le cède à l'exercice. Il
réveille la chaleur naturelle (1), dissipe les humeurs superflues,
corrige les mauvaises, donne de l'agilité aux muscles, fortifie
les nerfs et les jointures, ouvre les pores, et favorise la transpiration : avantages qui doivent nécessairement procurer de
la force à tout le corps, faciliter les fonctions des sens, entretenir la respiration libre, conserver les mouvements réguliers
du cœur, aider aux organes de la digestion et de la nutrition
à dissoudre les aliments, à les assimiler, et à chasser ce qui
en reste d'inutile.

Le grand repos suspend l'action des esprits animaux, qui
sont les principaux auteurs du mouvement, et il engourdit les

____

(1) L'auteur suit ici la doctrine des anciens : — La chaleur naturelle, normale, était
pour eux la condition fondamentale de l'existence de l'homme à l'état sain. Les perturbations
de cette chaleur étaient les causes des maladies. De cette doctrine résultait l'application des
mouvements actifs, passifs et mixtes, en vue d'augmenter ou de diminuer, selon les cas, la
production de la chaleur animale, et d'aider à sa distribution régulière.

Cette doctrine a été reproduite de nos jours, avec toute la supériorité des connaissances actuelles, notamment par M. le D⁽ʳ⁾ Wanner, dans un mémoire intitulé : *Du degré constant de
la chaleur animale, considéré, dans l'homme, comme loi de santé ; des effets morbides
produits par les variations de cette chaleur et des applications à en déduire pour la thérapeutique.* (Acad. de méd., séance du 25 septembre 1855.)

nerfs (1). Alors le sang ne peut être poussé jusqu'aux extrémités des artères; les obstructions s'accumulent, et bientôt ce précieux liquide, intercepté dans son cours par des obstacles qu'il rencontre, n'a de force que ce qui lui en faut pour entretenir quelque temps une vie languissante, où la mort ne trouve presque plus rien à détruire; au lieu que par l'exercice modéré, il se fait une distribution de la chaleur naturelle à toutes les parties du corps, comme il paraît d'abord par la couleur vermeille que prend le visage. En un mot, on ne doit attendre du défaut d'exercice, qu'un amas d'humeurs croupissantes, dont les effets ordinaires sont des catharres, des rhumatismes, des paralysies, des gravelles, des gouttes, et autres maladies sans nombre.

2. — Les secours qui se tirent de l'exercice pour l'entretien de la santé, sont, dans toutes leurs circonstances, infiniment au-dessus de ceux qui se tirent des médicaments; les médicaments sont rebutants, et l'exercice est agréable; l'effet de ceux-là est incertain, et l'effet de l'exercice est toujours immanquable; ceux-là n'agissent, pour l'ordinaire, que sur les parties fluides, et encore, avant qu'ils aient pénétré jusque dans le sang, ils subissent tant d'altérations, que lorsqu'ils y arrivent, ils ont perdu presque toute leur vertu (2). Mais l'exercice porte son action tant sur les parties solides que sur les parties fluides, et agit immédiatement sur les unes et sur les autres. L'exercice, outre cela, est un secours toujours prêt, et qu'on a pour ainsi dire, sous la main, toutes les fois que l'on veut; de plus, ses effets salutaires s'étendent presque à tout. Est-il question, par exemple, de rendre une grossesse heureuse, et de faire

(1) L'auteur n'entend point par *esprits animaux* ces esprits ou génies intelligents de Van Helmont, de Paracelse et autres théosophes; mais une matière infiniment ténue et active, éthérée, de nature lumineuse ou ignée, que l'on a aussi nommée *fluide nerveux*. et que, pour éviter l'hypothèse, on nomme aujourd'hui *influence nerveuse, action des nerfs, innervation*.

(2) Sous un autre point de vue, chaque espèce de médicament, dont on ignore, du reste, le mode d'action, paraît agir électivement sur certaines parties de l'organisme.

qu'elle soit suivie d'un accouchement facile? qu'y a-t-il de plus efficace pour ce dessein, qu'une douce promenade? Faut-il procurer le sommeil à un enfant qui a peine à dormir, ou appaiser des tranchées qui le tourmentent? quel moyen plus prompt et plus infaillible en cette occasion, que de le bercer? Cette sorte de mouvement est même si sain de sa nature, qu'il convient dans toutes sortes d'âge, pour la guérison de plusieurs maladies; témoin ce qui se pratique en quelques pays où l'on ne connaît pas d'expédient plus sûr pour faciliter la circulation du sang, et rétablir promptement ceux qui relèvent de maladies longues et dangereuses, que de les bercer dans des lits suspendus en l'air. S'agit-il d'arrêter dans un enfant qui se noue, le progrès de la chartre, ou de prévenir absolument ce mal, il n'y a pas de conduite plus sûre pour venir à bout de l'un et de l'autre, que d'agiter l'enfant par le moyen d'une espèce d'escarpolette, dans laquelle on lui engage le corps, à l'aide d'un cordon plat qui lui embrasse la poitrine, lui passe sous les aisselles, et venant en même temps tourner sous le menton, lui soutient la tête : on balance l'enfant de de côté et d'autre dans cette machine, et alors la pesanteur de son corps suspendu, oblige les ligaments à se relâcher et à s'allonger; mais ce qui contribue encore à cet allongement, c'est la joie que ressentent quelques enfants de se voir ainsi bercés : cette joie leur fait faire des mouvements extraordinaires, qui sont d'un grand secours pour leur dégager l'épine, les bras et les jambes; car tous les muscles en ce temps-là sont en action (1).

Veut-on renouveler la vigueur dans un corps robuste, diminuer le volume des humeurs qui surabondent, aider la coction de celles qui sont crues, rappeler l'appétit perdu? l'exercice de la chasse convient. Est-il besoin de donner du

______

(1) La *chartre* est le nom vulgaire du *carreau*, espèce d'*atrophie mésentérique*. — Nous n'avons pas expérimenté le procédé décrit par l'auteur ; cependant nous le croyons utile dans le cas de prédisposition à cette affection. Lorsque cette affection est plus développée c'est à d'autres formes de mouvements qu'il convient de recourir.

ressort aux fibres trop lâches de l'estomac, d'affermir l'épine, de fortifier les extrémités supérieures et inférieures? on en trouve un moyen aisé dans l'exercice du cheval (1), et dans celui de la danse; ce dernier particulièrement donne de la flexibilité aux cuisses, aux jambes et aux pieds, et rend tout le corps agile et dispos. Il inspire, outre cela, de la gaieté, et produit dans toute la personne une contenance qui plaît; mais quand je parle de danses, je n'entends parler que de celles qui sont licites, et non de ces danses plus dignes de bateleurs, que d'honnêtes gens.

A-t-on en vue de rendre encore le corps plus vigoureux, de fortifier les viscères, d'exténuer une complexion trop replète? l'exercice de la paume, du mail, du ballon, du fleuret, est alors convenable. La paume agite tout le corps; le mail a cela d'avantageux, qu'étant inséparable de la promenade, il n'est pas seulement bon pour l'affermissement des bras, des jambes et des pieds, mais encore pour procurer à toute l'habitude du corps une grande mobilité. Le ballon contraignant de courir avec légèreté et la tête levée, rend aussi le corps extrêmement souple et droit. Pour ce qui est du fleuret, il est peu d'exercices qui contribuent plus à l'accroissement et à l'agrandissement de toutes les parties, surtout des bras et des jambes. Le jeu de quilles est encore à propos; comme il demande qu'on se courbe sans cesse, et qu'on tourne les bras en divers sens, il ne peut qu'être très-favorable.

Voulez-vous fortifier le bras droit et les bouts des pieds, qu'y a-t-il de plus propre à ce dessein, que le billard?

Tous ces exercices, et autres que nous passons, ont une grande vertu pour prévenir bien des infirmités, et pour donner de la vigueur. Il ne faut pas oublier ici les exercices que sont obligés de faire les habitants de la campagne, et certains ouvriers; comme de fouir la terre, de labourer, de porter des

______

(1) L'équitation ne fortifie pas les extrémités inférieures; elle les affaiblit, au contraire, surtout si elle est trop fréquente. Un de ses principaux avantages, c'est de placer le cavalier dans un air incessamment agité et renouvelé. (Voir la note p. 237.)

fardeaux, de ramer, etc. Si les paysans sont si forts et si infatigables, s'ils ne savent ce que c'est que la goutte, ni tant d'autres infirmités qui obsèdent les maisons des grands, c'est à leurs travaux journaliers qu'ils doivent ce privilége (1).

3. — Ce qui montre bien le pouvoir de l'exercice, c'est l'avantage de la main droite sur la gauche. D'où vient, en effet, qu'elle est supérieure en force, sinon de ce qu'elle a été accoutumée à de plus grands exercices? Mais si la main droite, objectera-t-on, tenait du surplus d'exercice auquel elle a été accoutumée, le surplus de force dont elle jouit, il s'en suivrait que l'œil droit et la jambe droite ne devraient pas avoir plus de force que l'œil gauche et la jambe gauche; ce qui est cependant contraire à l'expérience. Je réponds que si l'œil droit et la jambe droite, sans avoir éprouvé plus d'exercice, ont

(1) L'auteur oublie de dire que tous ces exercices et ces travaux, pris isolément, sont les plus actifs désorganisateurs des justes proportions du corps, et par conséquent de la santé, parce qu'ils n'engagent dans l'action que quelques groupes de muscles. Pour qu'ils soient réellement utiles et fortifiants, il faudrait qu'ils fussent combinés entre eux, de manière à faire fonctionner proportionnellement tout le système musculaire. L'un des jeux les plus complets sous ce rapport, et qui est ici oublié, c'est celui de l'*arc*. L'archer se tient droit, le corps et les jarrets tendus, les deux bras roidis avec un effort égal pour tendre l'arc, l'œil au but; puis la vibration de la détente se communique au corps entier. — L'auteur oublie aussi de rappeler que, quand le corps est affaibli ou déformé, les mouvements qu'exigent ces exercices et ces travaux sont le plus souvent faussés, et ne peuvent produire que des effets contraires à ceux qu'on en attend. Dans ce cas, ce ne sont pas des mouvements *actifs* qu'il faudrait appliquer, mais des mouvements *passifs* ou *doubles*, que l'on peut diriger sur une partie quelconque de l'organisme : cette observation ne lui a pas échappé dans son traité de l'*Orthopédie*, que nous analyserons plus tard.

Une autre erreur de Nicolas Andry, c'est de croire que les habitants de la campagne et les ouvriers sont moins accablés d'infirmités que les habitants des villes et les grands. Les campagnards sont, il est vrai, moins exposés à la goutte, mais ils n'en sont pas absolument exempts ; ils sont d'ailleurs affligés de rhumatisme, de phthisie, et de bien d'autres maladies.

En général, et sans parler de l'influence des milieux dans lesquels nous vivons, tous tant que nous sommes, oisifs ou actifs, ouvriers de corps ou d'esprit, hommes et femmes, jeunes et vieux, riches et pauvres, nous sommes par le fait même de notre mode de vie habituelle, confondus dans l'égalité d'une ruine physiologique précoce. Toute oisiveté, toute occupation habituelle, toute profession, dans l'état actuel des choses, est un poison qui attaque, épuise et décompose insensiblement telle ou telle partie de l'organisme, et finit par l'envahir tout entier, poison d'autant plus sûr, qu'il est lent dans son action, compliqué dans sa marche, insaisissable dans ses effets, indispensable au perfectionnement des organes et à l'accomplissement de notre destinée sur la terre. Si le travail, désharmonisé, a nécessairement de si funestes résultats, n'est-il pas évident que, physiologiquement organisé, il produirait les effets les plus salutaires ? (Voir la note de la page 516.)

néanmoins plus de force que l'œil gauche et la jambe gauche, c'est que les esprits animaux déterminés par l'exercice surabondant de la main droite, à venir en plus grande quantité vers le côté droit, refluent sur toutes les parties de ce même côté, et par conséquent sur l'œil et sur la jambe. Il y a des peuples chez lesquels les enfants sont élevés à se servir de la main gauche, comme ils sont élevés à se servir ailleurs de la droite, et les nourrices ne souffrent pas qu'ils prennent d'une autre main que de la gauche, la plupart des choses qu'on leur présente. Or, ces peuples ont la main droite beaucoup plus faible que la gauche, qui est celle dont ils se servent pour écrire, pour porter leurs armes, pour travailler, en un mot, pour toutes les choses auxquelles nous employons la droite, qu'en langage de leur pays, ils appellent d'un nom qui veut dire la *faible main* (1).

C'est un fait connu, que dans ceux qui ont perdu le bras droit, cette perte est abondamment réparée par le surplus de force et d'agilité dont jouissent alors le bras et la main gauches. On voit nombre de ces manchots écrire, dessiner, coudre, et faire plusieurs autres ouvrages de la main gauche avec la dernière perfection : or, d'où peut provenir cette compensation, que de ce que la partie qui supplée à l'autre, est plus exercée qu'elle n'était? Ceux qui, à cause de quelque fracture, d'une luxation, d'une inflammation, etc., demeurent longtemps sans agir, ne manquent point de contracter un engourdissement qu'ils ont beaucoup de peine à vaincre, quand ils veulent se remettre à leurs premières occupations. On en voit qui, pour avoir tenu pendant un trop grand nombre de jours le bras plié sur la poitrine, de peur qu'une saignée ne vint à se rouvrir, ne peuvent plus étendre le bras quand il s'agit de s'en servir.

---

(1) Depuis, on a constaté que, primitivement, c'est moins l'habitude, qu'une *prédisposition congénitale* développée par une certaine position du fœtus dans le sein de la mère, qui nous porte à donner, dans ces mouvements, la préférence aux membres de l'un ou de l'autre côté (A. Comte : *Org et phy. de l'homme*, Paris, 1845, p. 161 et suiv.)

On a l'exemple d'une infinité de gens qui, menant une vie sédentaire, étaient sujets à toutes sortes d'infirmités, et qui ensuite, obligés par des procès inattendus, à se donner du mouvement, à visiter leurs avocats, à solliciter leurs juges, ont acquis une santé que tous les régimes et tous les remèdes du monde n'avaient pu leur obtenir.

Il entre tous les jours dans les hôpitaux, au service des malades, un grand nombre de filles délicates, qu'on ne croirait jamais à l'épreuve du moindre travail, lesquelles cependant acquièrent dans peu, par les fatigues qu'elles sont contraintes d'essuyer, un tempéramment si fort, qu'on aurait peine à se persuader que ce fussent les mêmes personnes.

La plupart des médecins jouissent d'une excellente santé; on ne la saurait attribuer à aucun remède qu'ils fassent; ils n'ont pas le temps d'en faire. Les règles même qu'ils prescrivent aux autres pour le régime, sont par eux violées, ne leur étant presque jamais permis de prendre, aux heures nécessaires, le repos que demande la digestion. A quoi donc attribuer leur santé, qu'à l'exercice qu'ils font continuellement, allant et venant sans cesse, montant, descendant, et étant toujours en action. C'est à cet exercice, sans doute, que les médecins qui, dans les dernières pestes de Marseille, d'Aix, de Toulon, de Marjevols et de la Canourgue, se sont livrés avec tant de courage au traitement des pestiférés, doivent le bonheur qu'ils ont eu d'échapper à un mal si terrible, et qui pardonne si peu.

L'exercice, outre une infinité d'avantages qu'il renferme, a encore celui de distraire l'esprit de l'application qu'on donnerait au danger que l'on court dans un temps de contagion, et diminuant par ce moyen, la crainte, dont le propre est de concentrer le sang et les esprits, il devient un des meilleurs préservatifs de la peste. En effet, les corpuscules pestilentiels ne trouvent jamais les pores de la peau, et les autres voies du corps, plus en état de les recevoir, que dans le cas de la concentration dont nous parlons; d'où il suit que ce qui empêche cette concentration, et entretient le mouvement de dedans en dehors qui, pendant la santé, se fait à toute heure du jour et de la nuit, est le plus grand obstacle que la maladie dont il s'agit, puisse trouver pour s'introduire. Or, l'exercice produit cet effet, tant par l'éloignement de la crainte, que par l'action du corps (1).

Les eaux minérales que l'on boit pour la guérison de tant de maladies, ne réussissent qu'à l'aide de l'exercice dont on accompagne leur usage ; cet exercice est la *promenade*, et on en tire de si grands secours en cette rencontre, qu'il y a souvent lieu de douter si cette promenade n'est point la principale cause, pour ne pas dire l'unique, de la guérison qu'on attribue à ces eaux (2).

4. — La promenade dont nous parlons, est un exercice modéré, composé du mouvement alternatif des jambes et des pieds, par lequel on se transporte doucement, et par récréation, d'un lieu à un autre. A ce mouvement contribuent les articles des cuisses, conjointement avec ceux des jarrets, de talons, et des orteils, ce qui le rend un des plus propres mouvoir généralement tout le corps ; ces sortes de parties ne pouvant être agitées que presque toutes les autres ne s'en ressentent : d'où il arrive que la promenade ne favorise pas seulement les fonctions des extrémités, mais qu'elle aide à cracher, qu'elle fortifie l'estomac, qu'elle empêche les aliments de s'aigrir, qu'elle détourne les eaux qui ont coutume d'accabler la tête, qu'elle détache le sable des reins, qu'elle affermit

(1) La crainte, tout sentiment d'inquiétude et de tristesse, produit en effet, un mouvement concentrique et dépressif des facultés. Elle affaiblit l'énergie vitale, qu'accroît, au contraire, l'effet excentrique et expansif de l'activité physique volontaire. Aussi, beaucoup de médecins ont fait, pendant l'invasion du choléra asiatique, des observations semblables à celles de l'auteur. On en trouve aussi de semblables dans les écrits des anciens : Par exemple, Rhazès a constaté que, pendant une certaine peste, il n'y eut d'épargnés que ceux qui se livraient habituellement à l'exercice de la chasse. (Mercuriali, III, 15)

(2) Ce doute est loin encore d'être levé ; il est même aujourd'hui le sujet de vives discussions. Il est clair que les eaux minérales, saturées de substances médicamenteuses diverses, doivent provoquer des changements dans la marche de l'organisme. Mais qui dira si c'est à l'ensemble de ces substances, à quelques-unes, ou seulement à l'une d'elles, que sont dus ces effets ? (Durand-Faradel : *Mémoire sur la part que les eaux minérales prennent à la guérison des maladies chroniques. Gaz. méd. de Paris, 1855, n° 16 et 20.) — Voir p. 223.

les membres tremblants, qu'elle dissipe les ventosités, qu'elle éclaircit les yeux et dégage le cerveau. Enfin, la promenade est d'autant plus salutaire, qu'elle est propre à tout âge, à tout sexe, et à toutes sortes de tempéraments. S'il est cependant quelque âge auquel elle puisse être plus utile, c'est aux enfants et aux vieillards. Dans les vieillards, la chaleur naturelle qui décline, serait en risque de s'éteindre tout à fait par l'amas de la pituite qui les surcharge, si quelque exercice doux, tel que celui de la promenade, ne dissipait en eux une partie de cette pituite (1). Dans les enfants, la chaleur naturelle qui ne fait que naître, et qui est, par conséquent, encore faible, ne résisterait pas non plus, longtemps, à l'abondance des sérosités, si l'on ne songeait à dissiper ces sérosités par le même secours, qui est aussi le plus proportionné à la faiblesse de leur âge. C'est faute d'évacuer par un exercice suffisant cette pituite dominante, que tant d'enfants sont sujets, les uns aux écrouelles, les autres à l'épilepsie, etc. Il faut donc que les parents aient soin de laisser beaucoup promener leurs enfants, et lorsque ces enfants sont parvenus jusqu'à un certain âge, de les laisser aller à la chasse, et de les faire souvent monter à cheval, de peur que les sucs destinés par la nature à l'accroissement de leur corps, ne se corrompent par le repos.

Un des meilleurs exercices que les enfants de condition puissent choisir pour leur santé, c'est celui de la course, de la lutte, des ballets, des carrousels. Quant aux enfants qui ne sont pas encore propres à des exercices si forts, on doit leur faire joindre de temps en temps à celui de la promenade, les petits jeux de leur âge, tels que la cligne-mussette, le cloche-pied, le colin-maillard, le volant, la toupie, le sabot, etc. Le sabot qu'ils font tourner à coups de fouet redoublés, rend les cuisses et les bras flexibles. La toupie produit le même effet, mais avec moins d'effort. Le volant oblige le corps à se mouvoir dans tous les sens, ce qui ne sert pas peu à le dégourdir.

(1) Voir la note de la page 240.

Il y a certains jeux, néanmoins, que nous ne saurions approuver, et qui peuvent nuire à la santé des enfants : de ce genre sont tous ceux qui consistent à tourner soit autour d'une table, d'un arbre, ou d'autre chose semblable, soit autour de soi. De tels mouvements dans cet âge tendre, étant capables de déranger les organes du cerveau, de causer des vertiges, de troubler la vue. On peut mettre aussi de ce rang les escarpolettes, lorsque les enfants ont de la disposition à égarer les yeux (1).

5. — On objectera contre ce que nous venons d'avancer en faveur de l'exercice : 1° qu'il se voit tous les jours une infinité de personnes de l'un et de l'autre sexe qui vivent renfermées dans des cloîtres, et qui ne laissent pas, nonobstant cette vie sédentaire, de jouir d'une santé parfaite ; 2° que le repos est le préservatif de plusieurs maladies ; témoin, entre autres, les pleurésies, qui ne viennent que de s'être exercé ; 3° que le travail mine le corps, ce que le repos ne fait pas.

Quant à la première objection, je réponds : 1° que les personnes cloîtrées trouvent, dans leurs monastères, des jardins propres à l'exercice de la promenade, et qu'il y a même plusieurs de ces ordres cloîtrés qui ont la liberté de sortir certains jours pour aller *s'expacier* en pleine campagne ; tels sont en quelques provinces les Chartreux ; 2° que dans les cloîtres on passe son loisir à divers amusements qui ne servent pas peu à exercer le corps ; les Chartreux, par exemple, outre le soin qu'ils se donnent de cultiver chacun de petits jardins qui sont dans l'enclos de leurs cellules, travaillent à plusieurs ouvrages de la main qui, en les récréant, les exercent, comme sont divers ouvrages de tour et de menuiserie ; 3° que le chœur qui fait l'occupation journalière des cloîtres, est un exercice qui vaut seul tous les autres ; le chant met en action tous les

---

(2) Au temps de l'auteur, l'*escarpolette* ou *balançoire* était fort à la mode. On a fini par s'apercevoir que ce jeu produisait généralement une forte constriction à la poitrine, des anxiétés, des vertiges, un arrêt subit de la transpiration.

muscles de la bouche et des parties voisines, et à cause de la fréquente contraction qui se fait alors dans ces parties, il arrive que la filtration des liqueurs et leur circulation s'opère plus parfaitement. Le mouvement de la voix influe jusque dans les endroits les plus intimes du corps, il met en action tous les esprits animaux, non-seulement pour ce qui concerne le dehors, comme font les frictions, mais pour ce qui concerne les viscères les plus éloignés; c'est la raison pourquoi les personnes cloîtrées, quoiqu'elles ne paraissent pas faire beaucoup d'exercice, ne laissent pas de se bien porter, cet exercice de la voix suppléant à celui qu'elles ne peuvent faire; les esprits animaux poussés par la voix, s'insinuent plus facilement dans les tuyaux des fibres et des nerfs; l'air agité par les organes vocaux, frappe plus fortement tout le système de l'économie animale. De-là vient la fermentation légitime des humeurs; de-là leur fluidité; de-là l'évacuation de la matière transpirable; évacuation que tous les remèdes diaphorétiques ont bien de la peine à opérer. Enfin, l'action de la voix et de la parole a tant de vertu pour exercer le corps, qu'on ne pourrait pas nier que ce ne fût peut-être pour cela que les femmes ont moins besoin d'exercice que les hommes, celles-ci étant plus sujettes à parler, en quoi la nature est admirable (1).

Nombre de prédicateurs et d'avocats doivent leur santé au grand exercice qu'ils font de leur voix. Ils se débarrassent par là d'un surcroît d'humeurs qui les accableraient. Les cris même que les enfants ont coutume de pousser, sont de puissants moyens que la nature emploie pour faire croître plus facilement et plus promptement leur petit corps; ces cris servant à faire aller les sucs nourriciers dans les vaisseaux les plus reculés, ce qui oblige nécessairement les parties à se développer. Nous pouvons citer sur cela l'exemple des Indiens, qui,

---

(1) Cette opinion de l'auteur semble plutôt basée sur une plaisanterie, que sur une observation juste. — Quoi qu'il en soit, la parole et le chant ont certainement les plus heureuses influences sur la santé. A ce point de vue, des exercices spéciaux de la voix étaient institués chez les anciens, et de nos jours on a commencé à étudier sérieusement cette question.

au rapport de Chrétien Warlitz, dans son livre intitulé: *Scru-
tinium lacrymarum*, font tenir toujours, auprès du berceau de
leurs enfants, des orties prêtes, dont on les touche de temps
en temps pour les faire crier, parce qu'ils ne crient presque
jamais d'eux-mêmes. Ces peuples n'allèguent point d'autre
raison de cette conduite, sinon que c'est pour procurer à leurs
enfants une meilleure santé et une plus longue vie (1).

Asclépiade et Erasistrate ont osé condamner toutes sortes
d'exercices, comme nuisibles à la santé, et ont regardé le repos comme le plus sûr moyen de vivre longtemps (2); mais ils
se sont en cela considérablement trompés. Le repos a véritablement ses avantages, il répare les esprits dissipés, et délasse
le corps fatigué, il sert à la guérison d'un grand nombre de

(1) Nous n'avons pu vérifier la réalité de cette singulière coutume. Quoiqu'il en soit, Aristote reconnaît l'utilité des cris chez les enfants, par cela qu'ils excitent des contractions propres à fortifier leur corps *(Polit. 7);* Avicenne partage cette opinion ; Galien la condamne. Ces
cris ont, en effet, tant d'inconvénients physiques et moraux, qu'il est bien plus sage de chercher à les prévenir ou à les modérer, et d'appliquer d'autres exercices plus convenables. —
Dans beaucoup de cas, de légères pressions ou percussions sur les fesses calment instantanément l'irritation nerveuse. Thomas Bartholin dit que « le fouet qu'on donne aux enfants, pour
les punir d'avoir uriné dans le lit, est le moyen le plus efficace de les en empêcher, quoique
les parents ne fassent point d'attention aux effets physiques de ce remède. » Elidée de l'adoue
prescrivait la flagellation avec des orties vertes pour hâter l'éruption de la petite vérole.

(2) L'auteur aurait dû diviser la question : Asclépiade et Erasistrate condamnaient les exercices actifs outrés qui étaient en vogue ; mais ils conseillaient les exercices passifs et les
mixtes pour le traitement des maladies.

Au temps de Galien, il y avait trois opinions contraires à l'exercice actif; l'une prétendait
qu'il était plus nuisible qu'utile à la santé; l'autre, qu'on ne devait jamais en prendre, et
la troisième, que ceux-là seuls qui y étaient habitués, pouvaient continuer à s'exercer. Galien
(De tuend. valet., 5), et Mercuriali *(De art. gym.,* IV, 2), ont réfuté ces opinions d'une manière
plus précise que notre auteur. Par exemple, Mercuriali dit : « Il s'échappe continuellement de
notre corps des molécules désorganisées, qui doivent être constamment remplacées, si non la
vie s'épuise. C'est à ce but que la nourriture est destinée ; mais jamais les aliments nutritifs ne
se convertissent en la substance des organes, et le développement de la chaleur naturelle est
empêché, si les molécules désorganisées y demeurent, et ne sont pas expulsées au dehors, par
les mille voies que la nature prévoyante leur a ouvertes... Or, ces voies sont stimulées par
l'exercice et atrophiées par le repos... La chaleur naturelle, développée par l'exercice, dé-
barrasse le corps de ses produits excrémentitiels et morbides, et le rend ainsi plus robuste et
plus apte à accomplir ses diverses fonctions... L'homme qui mange ne peut vivre sain, s'il ne
travaille ou s'exerce. » — Ajoutons que l'exercice ou le travail modéré, en activant les phénomènes de combustion lente, de rénovation moléculaire et d'élimination excrémentitielle,
retarde l'incrustation minérale et favorise la longévité.

maladies; mais que sous ce prétexte il faille s'abstenir de tout exercice, c'est une grande erreur. Il est plus facile de faire excès de repos que d'exercice : et si l'on dit que la pleurésie vient pour s'être trop exercé, l'expérience montre, au contraire, que c'est moins à l'exercice qu'au subit repos, qu'est due cette maladie. Qu'on ne nous oppose point que le travail mine le corps ; car il en est de nos corps comme du fer, qui s'use étant employé ; mais que la rouille use bien davantage. Qu'on se souvienne que l'abus du repos est beaucoup plus dangereux que celui de l'exercice. Jamais l'exercice n'a rendu les membres perclus, et le repos produit tous les jours cet effet, en une infinité d'occasions. Il y a dans l'espace où s'articulent les extrémités des os, une humeur épaisse et glissante, appelée l'*humeur articulaire* ou *synoviale,* laquelle sert au mouvement des articles : quand cette humeur vient à être, ou trop abondante, ou trop visqueuse, elle est plutôt un obstacle qu'un aide au mouvement dont il s'agit : la partie devient lourde alors, pesante, et sans action. Quelquefois même cette viscosité est telle, qu'elle va jusqu'à la concrétion, ce qui cause alors de grandes douleurs ; or, cette abondance et cette épaisseur sont les effets ordinaires du grand repos.

Rien donc n'est plus avantageux pour la santé, que l'exercice modéré : mais il faut que cet exercice qui doit être proportionné à l'âge, au tempérament et au sexe, soit placé en certain temps, et ne passe pas une certaine mesure. Quant au temps, il est à propos : 1° de ne s'exercer que le moins qu'il se peut, au sortir du repas ; 2° d'avoir soin que les évacuations ordinaires que demandent les intestins et la vessie soient faites ; 3° de se promener en été avant que le soleil soit monté sur l'horizon, et un peu après qu'il est couché ; en automne et au printemps, environ deux heures après le lever du soleil, et quand il se couche ; en hiver, sur l'heure de midi.

Quelques auteurs conseillent de s'abstenir d'exercice le premier de mai et le dernier de septembre et d'avril, comme de

chose très-contraire à la santé : ce principe n'est pas moins
opposé à la saine raison, que celui de l'école de Salerne, de
ne point manger de chair d'oie ou de canard ces jours là ; de
ne point, non plus, se faire saigner ces mêmes jours, et de
fuir, en de tels temps, l'un et l'autre, comme on fuirait une
hydre, c'est le terme du précepte. On peut consulter sur cela
le docte Lommius, qui, dans l'épître dédicatoire de son *Commentaire sur Celse,* ne fait pas difficulté de dire qu'il y a peu de
livres plus remplis d'ignorance que l'ouvrage intitulé : l'*Ecole
de Salerne,*

Deux femmes nommées *Trotusa* et *Rebeca-Guarna,* passent
pour s'être signalées dans cette prétendue école, et y avoir
même enfanté plusieurs livres de médecine : il est plus convenable d'attribuer à ces docteurs femelles l'ouvrage en question, intitulé l'*Ecole de Salerne,* que de l'imputer à des hommes
un peu éclairés (1).

Pour ce qui est de la mesure ou durée de l'exercice, la
règle générale qu'il faut suivre en cela, c'est d'interrompre
l'exercice, non tout d'un coup, mais peu à peu et par degré,
lorsqu'on voit que les vaisseaux commencent à se gonfler, que
la respiration devient moins libre, que la rougeur du visage
augmente considérablement, que la peau est suante, et que
l'on sent de la lassitude.

Tout le monde ne peut pas suivre cette règle ; tels sont
ceux qui, gagnant leur vie à la sueur de leur front, sont con-
traints de travailler sans cesse. Ces gens là, cependant, ne
laissent pas de se soutenir au milieu de leurs travaux continuels, et leur santé s'en trouve même si peu altérée, que lorsque quelques-uns d'eux se voyant parvenus à une meilleure
fortune, veulent mener une vie plus tranquille, ils ne manquent

(1) Ce traité d'hygiène, connu sous le titre d'*Ecole de Salerne,* fut, selon l'opinion la plus
accréditée, rédigé vers l'an 1100 de notre ère, par Jean de Milan, l'un des professeurs de cette
école, au nom de toute la Faculté, et adressé à Robert, duc de Normandie, qui avait consulté
cette Faculté. Nous examinerons ce livre à l'époque de sa publication.

point d'être attaqués de diverses infirmités, dont ils ne peuvent se délivrer parfaitement, qu'en se remettant à leur première vie (1). Admirons en cela la Providence divine, qui, en condamnant l'homme au travail, en punition de son péché, l'a condamné à une peine dont il retire d'ailleurs de si grands avantages (2).

Au reste, ce n'est pas à l'homme seulement que l'exercice est bon, tous les animaux en ont besoin, sans excepter ceux même qui sont les plus lents et les plus endormis de leur nature, tels que les limaçons et les loirs. Il n'est pas jusqu'aux végétaux qui puissent se passer absolument d'exercice. Cet exercice consiste dans l'agitation que le vent donne à leurs branches et à leurs feuilles, agitation qui empêche la sève de

(1) Cela se voit, en effet, bien fréquemment ; mais l'argument de l'auteur n'est que spécieux. Hippocrate en dit mieux la raison ; il indique en même temps le moyen de prévenir ces infirmités : « Les habitudes de longue date, quoique mauvaises, sont ordinairement moins nuisibles que les choses inaccoutumées ; il faut donc changer quelquefois ses habitudes en des choses inaccoutumées (*Aph.*, 2ᵉ sect., 50). » — « Galien dit que, par la fin de cet aphorisme, Hippocrate entend que, si on ne veut pas être incommodé des changements qui peuvent arriver à l'improviste, il ne faut pas rester toujours dans ses habitudes, mais se livrer de temps en temps à des choses inaccoutumées. » (Trad. de M. Daremberg, *note*, p. 527.)

Des occupations diverses, quelques mouvements chaque jour variés dans l'atelier, dans le salon ou en plein air, sont très propres à contrebalancer les funestes effets d'un travail habituel d'esprit ou de corps, et à remplir les conditions d'hygiène indiquées par Hippocrate et par Galien. Telle était aussi l'opinion de ces médecins.

(2) C'est une bien grave erreur de croire que Dieu ait condamné l'homme au travail en punition de sa désobéissance. Avant que de le créer, Dieu destinait l'homme à cultiver la terre (*Genèse,* II, 5) ; il le plaça dans le jardin d'Éden, pour le cultiver et pour l'administrer (*ibid.* 15). L'homme, dit Job, est né pour travailler, comme l'aigle pour voler (V, 7). « La Religion nous apprend donc, dit Mgr. Sibour, que le travail est une loi de notre nature, et que l'observation de cette loi a été un devoir pour l'homme, même dans son état primitif, alors qu'il jouissait de l'intégrité de ses prérogatives, qu'il était comblé de toutes les faveurs célestes (*Mandement* de 1851, p. 34). » Le travail, loin d'être la suite d'une punition de Dieu, est, au contraire, le but de la mission de l'homme sur la terre et le moyen le plus sacré de remplir sa destinée. Le travail, quel qu'il soit, intellectuel ou manuel, c'est le rayon divin de la splendeur de l'homme, de sa liberté et de son bonheur ; c'est le sceau sacré de sa supériorité sur toutes les autres créatures. Si le travail ne produit plus que des ronces et des épines, s'il est la source de tant de déceptions et d'infirmités, c'est qu'il n'est plus en rapport avec les lois de notre nature, lois d'harmonie que l'homme a rejetées et négligées pour y substituer celles de la fantaisie et de l'orgueil. Que l'homme réapprenne à se connaître lui-même intégralement, qu'il revienne aux lois de sa nature, qu'il s'y soumette religieusement, et le travail donnera la vie et la fécondité, la paix du corps et celles de l'esprit.

se ralentir dans son cours, et qui l'aide à circuler. La plus basse violette, comme le plus haut chêne, aime cette agitation des vents.

A la lecture de cette thèse on comprend que l'auteur a eu principalement en vue de raviver l'idée de l'utilité des exercices du corps et d'en rendre la pratique populaire. Il ne prononce pas une seule fois le mot de *gymnastique* : ce mot rappelle essentiellement l'art de l'athlétique, cette forme vicieuse des exercices des anciens et tout-à-fait étrangère à nos mœurs ; mais, à l'exemple de Frédéric Hoffmann, il recueille les exercices et les jeux qui étaient en usage de son temps, et, sans les coordonner toutefois en un système méthodique, il en indique l'application au développement régulier du corps, à la conservation de la santé et au traitement des maladies. On remarque aussi que le sentiment profond qu'il avait du mouvement lui fait imaginer des formes nouvelles appropriées à des cas particuliers. Cependant, si nous le considérons comme le fondateur de la cinésie en France, ce n'est pas seulement pour ces raisons déduites de la thèse que nous avons reproduite, c'est encore pour un autre ouvrage qui le plaça haut dans l'estime de toute l'Europe.

Cet ouvrage a pour titre :

L'ORTHOPÉDIE, ou *l'art de prévenir et de corriger dans les enfants les difformités du corps, le tout par des moyens à la portée des pères et des mères, et des personnes qui ont des enfants à élever*. Par M. Andry, conseiller du roi, lecteur et professeur en médecine au Collége royal, docteur-régent et ancien doyen de la Faculté de médecine de Paris, etc., avec figures, 2 vol. in-12. Paris, 1741.

Ce traité didactique est le premier qui ait été produit sur cette matière. Il exige de notre part une grande étude, que nous ne pourrions insérer ici sans donner à ce volume une étendue trop considérable. Nous réservons cette étude pour le volume suivant, où nous continuerons aussi l'analyse de tous les ouvrages français relatifs à la cinésie et publiés successivement jusqu'à nos jours.

Maintenant, et à partir du dix-neuvième siècle, nous allons rechercher les observations qui ont été faites sur l'emploi du mouvement artificiel, et qui sont disséminées dans les écrits médicaux de ce siècle.

TROISIÈME PARTIE.

TROISIÈME PARTIE.

RECUEIL DE MOUVEMENTS APPLIQUÉS A L'ÉDUCATION, A
L'HYGIÈNE ET A LA THÉRAPEUTIQUE, DISSÉMINÉS DANS
LES ÉCRITS DE MÉDECINE ET DE CHIRURGIE PUBLIÉS EN
FRANCE DEPUIS LE COMMENCEMENT DU DIX-NEUVIÈME
SIÈCLE.

1

Nous avons vu précédemment (1), qu'il ne serait pas impossible de coordonner en un ensemble méthodique les observations qui ont été faites en hygiène et en thérapeutique sur
les effets physiologiques de certains *mouvements*, de certaines
attitudes (qui sont aussi des mouvements actifs ou passifs, selon
qu'elles exigent ou non le concours des muscles). Nous allons
maintenant donner suite à cette idée : nous recueillerons d'a-
bord le plus grand nombre de documents de cette nature à
partir du commencement du dix-neuvième siècle. Ces observations éparses nous fourniront les éléments de la cinésie française ; nous montrerons ensuite le principe qui les unit et leur
sert de lien commun ; ainsi reconstitué sur des données offi-
cielles et sanctionné de toute l'autorité de la science moderne,
cet art, nous l'espérons, reprendra enfin, parmi nous, le rang
qui lui appartient.

(1) Page 87.

En faisant ces extraits, nous n'observerons d'autre ordre que celui de nos lectures successives, nous réservant de les classer plus tard d'une manière méthodique. Cependant nous commencerons par les écrits qui ont été publiés sur la position et l'attitude (1).

Voici d'abord les titres des principaux de ces écrits :

Essai sur l'attitude et la position. Thèse inaugurale de M. Arbey ; Paris, 1816.

De l'influence de la pesanteur sur quelques phénomènes de la vie, par Isidore Bourdon ; Paris, 1819.

Proposition sur les mouvements et l'attitude, par Roulin ; Paris, 1820.

Considérations pathologiques et thérapeutiques sur l'attitude de l'homme. Thèse inaugurale de M. Lacroix ; Paris, 1824.

Dissertation sur la situation. Thèse inaugurale de M. Desgrand ; Paris, 1824.

De l'attitude du corps comme cause et comme signe dans les maladies. Thèse inaugurale de M. Dugat-Estublier ; Montpellier, 1825.

Principes de physiologie médicale, par Isidore Bourdon ; Paris, 1828. — Liv. V, c. 28 : *De l'influence de la pesanteur sur la circulation du sang,* etc.

Attitude, par M. Bouvier ; art. du *Dict. de méd. et de chir. prat.* ; Paris, 1829.

Sur l'attitude, mémoire de M. Gerdy jeune, dans les *Archives générales de médecine,* décembre 1833, et dans le *Dictionnaire de médecine* ; Paris, 1833.

(1) Cette question a occupé les médecins des temps les plus reculés. On lit dans Kurt Sprengel (t. I, p. 39) : « Diodore de Sicile nous laisse à penser que les médecins égyptiens établissaient principalement leur diagnostic sur la position du malade dans son lit, position qui fournit en effet des signes d'après lesquels on arrive dans bien des cas à des résultats plus précis qu'à l'aide de tous les autres réunis. » — Et dans Hippocrate (6ᵉ *Epid.,* 3ᵉ sect., 8) : « *Positions qui soulagent.* De préférence les positions qui soulagent ; par exemple, celui qui tressait ou tournait des sarments avec la main, souffrant cruellement dans le décubitus, saisit l'extrémité d'une cheville fixée au-dessus de lui, et se trouva soulagé. »

Influence de la pesanteur sur la circulation, par M. Piorry ; Paris, 1835.

Études de physique animale, par Jacques Maissiat ; Paris, 1843.

De l'influence de la position dans les maladies chirurgicales. Thèse inaugurale de M. A. Nélaton ; Paris, 1851.

Attitude, par le dr A. Le Pileur ; art. de l'*Encyclop. moderne* de F. Didot ; Paris, 1853.

A l'intérêt de l'attitude comme question de physique animale, de pathologie et de thérapeutique, s'ajoute encore un intérêt d'esthétique et d'éducation, et sous ce rapport il convient de mentionner ici le chapitre *De l'attitude,* par Léonard de Vinci, dans son *Traité de la peinture ;* trad., Paris, 1803.

2.

De tous ces travaux, celui de M. Bouvier nous a paru le mieux coordonné. Nous en extrayons les passages suivants :

ATTITUDE, *situs corporis ;* situation, position que prend le corps par suite de ses mouvements. L'axe du corps est *perpendiculaire, parallèle, ou plus ou moins incliné* à l'horizon. Le premier de ces états est la *station ;* le second est le *coucher* ou *décubitus ;* le troisième se rapporte aux précédents selon qu'il se rapproche davantage de l'un ou de l'autre. La situation diffère suivant que le corps est supporté par l'une ou par l'autre extrémité de l'ovoïde qu'il représente, par une partie des membres inférieurs, fléchis, par l'extrémité inférieure du tronc ou par une certaine étendue de sa surface, par les membres supérieurs ou par plusieurs de ces parties à la fois. Le décubitus offre également des différences pour la manière dont la sustentation s'opère, le corps pouvant être posé sur sa face antérieure, sur sa face postérieure, ou sur sa face latérale, à droite et à gauche.

Dans l'un et dans l'autre état, les axes partiels des différentes sections du tronc et ses membres se confondent dans une même ligne, et le corps est *droit* ou *étendu ;* ou bien ils *s'inclinent diversement* les uns vers les autres. Les inclinaisons, multipliées comme les inflexions des articulations dont elles dépendent, et combinées en cent façons, introduisent des variétés infinies dans l'attitude, soit pendant le coucher, soit dans l'état de station. Tantôt l'inclinaison se fait partout dans le sens de la flexion des jointures, et tout le corps est *fléchi* à un degré variable ; tantôt elle a lieu vers un même côté, et fait décrire au corps en totalité une *courbe* dont le sens varie. Chaque mode de station, chaque espèce de décubitus, ont des attitudes propres, des *poses* qui les caractérisent, et dans lesquelles les membres supérieurs et les inférieurs jouent un grand rôle par la *disposition des angles* qu'ils forment avec le tronc, par les *appuis* qu'ils lui fournissent, par les *positions variées de leurs brisures,* par les *combinaisons diverses de situation entre le côté droit et le côté gauche.*

Les attitudes exercent une influence étendue sur les organes et sur les fonctions qui, à leur tour, impriment à la situatiou du corps des modifications remarquables. Ce rapport réciproque mérite toute l'attention du médecin ; car, à l'aide de cette considération, il peut s'éclairer. dans un grand nombre de cas sur l'*étiologie* et la *séméiologie* de diverses affections ; il peut puiser dans cette connaissance plusieurs moyens *hygiéniques* et *thérapeutiques.*

Ces premières données de physique médicale contiennent les principes fondamentaux des influences physiologiques de l'attitude. M. Bouvier cherche ensuite à apprécier la nature de ces influences et à coordonner les faits qui en dépendent ; il examine successivement :

Les faits communs à tous les tissus,
— propres à l'appareil locomoteur,
— — à l'appareil sensitif,
— — à l'appareil circulatoire et au sécrétoire,
— — à l'appareil respiratoire,
— — à l'appareil digestif.

L'auteur, après avoir rappelé les effets nuisibles d'une longue immobilité ou de la répétition fréquente des mêmes positions, dit la possibilité de remédier à ces effets par des attitudes contraires, par des *tensions* et par des *pressions* dans un sens opposé, opérées à l'aide de *puissances extérieures.* Mais, en général, ses observations portent principalement sur les phénomènes de l'attitude considérée comme génératrice de désordres dans l'économie, comme signes de ces désordres ou comme moyen prophylactique dans la plupart des maladies. Cependant il est bien rationnel que si des attitudes déterminées produisent de tels effets, elles doivent aussi *virtuellement* provoquer des effets thérapeutiques. M. Bouvier le dit bien ; mais il étend peu ses observations jusque-là. Nous ne pousserons donc pas plus loin cette analyse : elle mettrait en relief, une fois de plus, cette sorte d'arrêt de la pensée, qui fait qu'on ne tire pas d'un phénomène observé tous les enseignements qu'il contient. Justes, en effet, vraies, étendues, logiques, savantes dans leur partie négative, c'est-à-dire dans tout ce qui concerne les contre-indications, les observations de M. Bouvier deviennent insuffisantes et incertaines dans leur partie affirmative, alors qu'il s'agit d'en tirer des applications thérapeutiques. Il ne suffit pas, en effet, de dire ce qui est nuisible, encore faut-il dire ce qui est bon, et le dire avec précision. Nous citerons à ce sujet deux observations de l'auteur.

1° La sensibilité est excitée par certaines attitudes...

La compression des nerfs, dans certaines situations du corps, donne lieu à des engourdissements, des fourmillements, des crampes, à la faiblesse, et même à la paralysie des parties qu'ils animent. Ces symptômes cessent ordinairement avec la cause qui les a produits, ou se dissipent d'eux-mêmes quelque temps après qu'elle a cessé d'agir.

Il ne s'agit ici, à la vérité, que de la compression déterminée par certaines attitudes ; mais le sujet pouvait amplement fournir l'occasion d'étudier les effets thérapeutiques de la compression sur les nerfs, dans d'autres attitudes, où l'effet physiologique est d'autant plus différent que les parties sont tendues ou relâchées. — Que si, cependant, on s'arrête ici à la compression qui produit l'*atténuation* des actions nerveuses, pourquoi ne pas l'avoir étudiée dans les affections qui dépendent d'une *surexcitation* de ces mêmes fonctions, telles que la chorée, quelquefois l'hystérie, et même l'épilepsie? N'a-t-on pas cité des cas (voir Tissot, *De l'épilepsie,* Lausanne, 1806), où des épileptiques prévenaient leurs accès en comprimant un membre au-dessus du point d'où semblait partir l'*aura*? (1).

(1) Depuis cet article sur l'*attitude,* M. Bouvier a reconnu l'efficacité du mouvement pour le traitement de la *chorée,* par la méthode de M. Blache. (Voir p. 88.)

2° — La situation la plus favorable à l'ampliation de la poitrine est la rectitude du tronc. Dans la flexion de l'épine en avant, le diaphragme a moins d'*espace* pour s'abaisser; les côtes, plus rapprochées, sont plus gênées dans leur élévation, les omoplates, situées plus antérieurement, resserrent davantage le thorax. Aussi, conseille-t-on, dans la disposition à l'hémoptisie et à la phthisie pulmonaire, d'éviter les mouvements qui portent les bras et les épaules en avant, de se livrer à des exercices qui redressent le corps, comme l'équitation.

Ces observations sont parfaitement justes ; seulement, pour obtenir la rectitude du tronc, l'équitation est plus nuisible qu'utile. Cet exercice porte, d'ailleurs, les bras et les épaules en avant, par suite de la traction des rênes et de la faiblesse du tronc ; de plus, lorsqu'il est trop fréquent, il trouble les fonctions du cœur, appauvrit la nutrition des jambes, etc. Heureusement, il y a pour ce cas des mouvements *actifs-passifs* et *passifs-actifs*, ainsi que des *inspirations* profondes dont nous donnerons plus tard les formules, et qui sont spécialement propres à provoquer, directement et sans le moindre inconnient, la force de sustentation du tronc et l'ampliation de la cage thoracique.

Sur cette importante question, M. Maissiat fait, dans ses *Études de physique animale*, p. 271, les observations suivantes :

Ces études, dans les animaux, et dans l'homme spécialement, dit-il, nous ont conduit à un résultat spécial sur un point si grave, que nous ne pouvons différer de le publier, afin que le contrôle de la statistique puisse s'y appliquer. Il s'agit de la phthisie, de la phthisie pulmonaire surtout, qui fait périr une si grande fraction du genre humain et nombre d'animaux domestiques. — Le résultat théorique dont il s'agit à cet égard, c'est que la phthisie pulmonaire serait produite, en cause seconde, par le silence et par le repos du corps, principalement dans l'enfance : la locomotion et l'effort de la parole, l'exercice de la voix, en seraient les moyens préventifs sûrs. Tel en serait encore le remède s'il était employé à temps, bien entendu avec les conditions naturelles, fortifiantes, de l'alimentation choisie, succulente, de l'influence du grand air et du soleil, et, pour le *parfait*, avec le contentement moral, la gaîté même, qui font si bien se mouvoir, chanter et digérer les heureux qui les possèdent. Rien dans tout ce que nous avons pu nous procurer de renseignements sur l'homme ou sur les animaux, selon qu'ils sont libres ou enfermés, retenus pour nos besoins domestiques, ne nous a montré d'exception évidente à cette règle, et tout semble la confirmer.

Nous ajoutons, comme autres présomptions, selon le même ordre d'idées, que la chlorose est due au repos et à la compression du ventre, soit par un corset, soit par une attitude habituellement infléchie sur l'abdomen.

La première observation de M. Maissiat est tout-à-fait semblable à celle que Galien et les autres médecins anciens avaient faite sur le même sujet. La *gymnastique respiratoire* de M. Marchal, de Calvi, dont nous avons parlé précédemment (p. 103), s'y rapporte également. La plupart des médecins ont aussi envisagé cette question de la même manière. Mais tout cela est trop vague et aurait besoin d'être déterminé de la manière la plus précise, selon les cas et les modifications incessantes de la diathèse phthisique, diathèse dont on doit pouvoir, en effet, lorsqu'elle est prise à temps, obtenir la résolution par des mouvements concentriques ou excentriques qui provoquent doucement l'absorption et la rénovation moléculaire progressive. Quant à l'alimentation *succulente*, elle est d'une utilité d'autant moindre, que, dans la diathèse phthisique, comme dans tout autre diathèse, on a remarqué que les digestions se font mal ou sont anormales, et que le *contentement moral* et *la gaîté* ne sont point, hélas! le partage de cet état, d'autant plus triste qu'on se complaît à se le dissimuler jusqu'au dernier jour.

La deuxième et la troisième observation nous ont paru d'une grande exactitude ; mais comme les affections sur lesquelles elles portent dépendent principalement de l'altération des fonctions de la région abdominale, et surtout du système de la veine-porte, nous eussions désiré que l'auteur eût aussi indiqué les mouvements propres à stimuler les fonctions du plexus solaire et du mésentérique, à régulariser la circulation veineuse et l'artérielle dans cette région si importante, affaiblie par suite de la compression du corset et de l'attitude habituellement infléchie. Nous avons un grand nombre d'observations de cas de chlorose, de constipation, d'hypochondrie, de descentes, de douleurs intestinales, résolus par des mouvements spéciaux sur la région abdominale.

Nous aurons plus tard l'occasion de parler du corset, de cette hideuse machine à compression permanente qui, quelque faible qu'elle soit, déprime à la fois, et la force, et la beauté, et la santé de la femme, et lui donne généralement un aspect rachitique.

M. Gerdy s'attache principalement à établir que les attitudes sont subordonnées à la station. Il entre à ce sujet dans des explications de physique, d'anatomie et de physiologie, d'une utilité réelle pour la thérapeutique par le mouvement organisé. Il donne une juste idée du mécanisme vivant, note aussi les attitudes nuisibles ou favorables en hygiène et en pathologie, et se borne à dire qu'elles peuvent servir de moyens thérapeutiques dans le traitement de certaines difformités. Nous en trouverons un grand nombre d'exemples dans les livres qui, depuis Andry, ont été publiés sur l'*orthopédie*.

En examinant le travail de M. Bourdon, nous remarquons que cet écrivain est l'un des premiers qui ont constaté :

1° — Que les hémorrhagies, les infiltrations et les inflammations sont de beaucoup plus fréquentes dans les parties déclives ;

2° — Que, dans le décubitus latéral, la narine correspondante au côté sur lequel le corps repose, cesse presque entièrement ses fonctions ; ce qui n'est point dû à la présence de mucosités, ni à la compression des vaisseaux de la face, mais au gonflement et à l'engorgement de la veine jugulaire, et qu'il suffisait alors de changer de côté pour dissiper tout malaise ;

3° Que la pnuemonie et l'apoplexie sont plus fréquentes à droite qu'à gauche, ce qui concorde avec l'habitude contractée de coucher sur le côté droit ;

4°. — Qu'il est possible de changer le siége d'une ophthalmie, rien qu'en changeant de décubitus, l'inflammation se localisant à droite ou à gauche, selon le côté sur lequel le malade repose.

Ainsi, une simple attitude, un simple mouvement approprié, peut arrêter le développement d'une maladie.

La thèse de M. Nélaton nous donne aussi des indications utiles.

L'auteur établit, dès le début de son livre, que *la position, sur quelque partie du corps et dans quelques circonstances qu'elle agisse, n'exerce son influence que de deux façons :*

1° En favorisant ou en neutralisant l'action de la pesanteur ;

2° En favorisant ou en neutralisant certaines résistances organiques.

Ce cadre, si étroit en apparence, renferme toutes les indications pratiques que l'on peut tirer de la position. Mais nous devons dire que M. le professeur Nélaton n'a pas non plus déduit de son sujet tout ce qu'il renfermait. Ainsi, il n'a point parlé de l'influence de la position sur les organes internes, sur les fonctions, et pourtant s'il y a quelque chose de clair en tout ceci, c'est que les fonctions sont réellement modifiées par les positions, ainsi que M. Bouvier l'a parfaitement établi.

Dans la première catégorie, M. Nélaton examine les effets de la position relative aux affections congestives, hémorrhagiques et inflammatoires. Il établit d'abord l'action simultanée du cœur et de la pesanteur sur la circulation. Suivant la position du corps, dit-il, l'action de la pesanteur pourra s'ajouter à l'impulsion du cœur, ou lutter contre elle et lui faire obstacle. — Voilà donc un premier point fixé : *On peut modifier les mouvements du cœur par le cours du sang, par la seule position du corps.*

Rappelant ensuite une expérience de Haller, M. Nélaton constate que par des actions mécaniques sur le mésentère et sur les intestins on peut ralentir ou accélérer le cours du sang. — L'action de la pesanteur, sensible dans les veines, l'est à peine dans les artères.

L'auteur examine les influences de la pesanteur dans les congestions, dans les hémorrhagies, dans les phlegmasies et dans les ulcères. — Il déduit de ses observations cette loi générale de thérapeutique : « *Quel que soit l'organe enflammé, il faut lui donner une position telle que la circulation en retour, sur laquelle la pesanteur exerce principalement son action, trouve dans cette puissance un auxiliaire et non un obstacle.* »

Puis, étudiant les maladies du système veineux *(varices, varicocèle,* etc.), M. Nélaton établit ce précepte de thérapeutique : *Combattre les effets de la déclivité par une position élevée de la partie malade.*

L'auteur consacre enfin un article à la cure radicale des hernies par suite de la position horizontale. Il en cite de nombreux exemples ; mais cette méthode est loin de valoir celle du Dr Neumann, de Berlin, qui a obtenu un grand nombre de guérisons par des mouvements appropriés, dont nous donnerons plus tard la théorie et les formules pratiques.

Arrêtons ici l'analyse des travaux qui ont été publiés en France sur l'attitude, la position ou la situation. Tout en étudiant sérieusement les éléments de cette question, personne ne l'a comprise d'une manière assez large, pour qu'il ne reste pas encore un traité à faire sur cette importante matière, spécialement au point de vue de la thérapeutique par le mouvement artificiel.

A ce propos, rappelons ici que les tao-ssé ont fondé sur les attitudes leur système cinésique. On ne relira pas sans intérêt les principes, la théorie et la méthode que nous en avons exposées précédemment (p. 89). Nous avons vu que la méthode grecque et la méthode suédoise n'ont point non plus d'autre base, et c'est aussi celle sur laquelle s'appuient nos propres observations. Cette base est la seule qui soit rationnellement fondamentale. En effet, puisque le même mouvement dans telle position ne produit plus le même effet physiologique que dans telle autre, on conçoit très-bien qu'il est essentiel de déterminer d'abord la position avant d'exécuter le mouvement.

3.

Passons maintenant aux autres espèces de mouvements qui ont été employées en hygiène et en thérapeutique depuis le dix-neuvième siècle, éléments épars et désassociés que nous nous proposons de coordonner ensuite. Nous y joindrons la théorie des auteurs et quelquefois nos observations.

Voici nos premières notes :

N° 1. — *Percussion*. (*Dictionnaire des sciences médicales*, Paris, 1819.)

Palette (instrument de percussion), *palmula, ferula* (1). Nous donnons ce nom à une espèce de spatule en forme de raquette, ayant un long manche, épaisse seulement de quatre ou cinq lignes, et faite avec du bois blanc très-léger. L'usage de cet instrument est trop peu connu, et il nous a paru important de fixer un moment l'attention des médecins sur les avantages qu'on peut en retirer dans un assez grand nombre de circonstances.

L'emploi de la palette rentre dans le domaine du *massage*, et malheureusement cet art n'existe pas en France, et il n'y a encore trouvé ni un maître ni un apologiste qui eût pu l'y naturaliser... (2).

En attendant, nous allons indiquer le parti qu'on peut tirer de notre palette, et citer quelques-uns des cas dans lesquels il conviendrait d'y avoir recours.

Ce mode de percussion était familier aux médecins de l'antiquité, qui probablement l'avaient emprunté à certains *aliptes* et *orthopèdes* dont le métier consistait à corriger les vices de structure et de conformation chez les adultes et chez enfants, ou qui peut-être aussi l'avaient vu pratiquer dans les *promalactérions*, προμαλακτεριον, endroits particuliers où, avant d'entrer au bain, on se soumettait à une sorte de pétrissage tant avec les mains trempées dans l'eau tiède ou dans un mélange d'eau, de sel, de nitre et d'huile : *Madefactis tantùm manibus aquâ, cui sal et nitrum et olei paulùm sit adjectum* (Cels., lib. III, cap. 21), qu'avec des battoirs de diverses formes et de différents bois, lesquels n'étaient maniés que par des

(1) *Palmula*, petite paume, battoir ; *ferula*, férule, plante dont les branches servaient à la percussion. On nommait aussi cet instrument *tabella*, planchette : *erit probanda etiam ferularum tenerarum, vel tabellarum, percussio.* (Cœl. Aurel., *Morb. chroni.*, V, 4.)

(2) Depuis la date de cet article, une sorte de massage, composé de quelques manipulations vagues et indéterminées, a été introduit dans quelques-uns de nos établissements de bains.

personnes bien exercées, et le plus souvent par des femmes, *quia mollior earum tactus est (Ibid.),* parce qu'elles ont la main plus douce et plus légère, dit encore Celse. L'objet de ce double préliminaire était d'amollir le corps, pour le rendre plus susceptible des bons effets du bain. *In eâ parte balnei corpora sic præmolliri solebant* (Mercuriali).

Galien a recommandé l'emploi de la palette ou l'acte de la férulation en plusieurs articles de ses œuvres ; il paraît qu'il avait beaucoup de confiance dans ce qu'il appelait l'exténuation des membres: *Membra extenuata ferulis percutienda (Method. med.,* cap XVI), et il nous apprend que, pour faire réussir le *picacisme* ou l'application des emplâtres contre l'atrophie, il ne fallait pas négliger ce moyen, si propre, selon lui, à ramener les sucs nourriciers dans la partie où ils semblent n'avoir plus accès.

L'art d'embellir, que, selon Haller, Guyon, dit Doloïs, a tant enlaidi par ses misérables recettes (1), le secret de conserver la beauté et le talent de détruire ou de pallier les défauts corporels étaient très-cultivés chez les anciens, et les médecins ne dédaignaient pas tous de s'y livrer : c'étaient ceux de cette classe qui usaient le plus fréquemment de la palette, et on sait que Pline les comparait malignement, pour cette raison, aux maîtres d'école : *Si pedagogis, medicis etiam ferulæ.*

Il y avait dans les principales villes un établissement appelé ἀνδραποδο-κάπηλος, d'autres disent ἀνδροποκαπηλαι, où les esclaves à vendre et ayant quelque difformité trop apparente, étaient envoyés, aux frais du maître, pour y subir des épreuves capables de tromper les acheteurs, ou pour y acquérir réellement les formes et les agréments qui leur manquaient. C'est là surtout que la palette était usitée, et qu'on en favorisait l'effet dans la maigreur partielle ou générale, par les fameux *pianteria,* espèces d'aliments engraissants, *edulia pinguefacientia,* dont on faisait un mystère parmi les entrepreneurs de ces maisons, lesquels étaient comparables aux maquignons d'aujourd'hui, et portaient chez les Romains le même nom que nous donnons encore à ceux-ci, *mangones.* Quelques femmes allaient, mais bien secrètement, chercher de la fraîcheur et de l'embonpoint dans ces lieux, ordinairement mal famés, et leur mollesse, cédant à la vanité, se prêtait aux coups de palette qu'il fallait y endurer. Tantôt c'étaient des fesses plates dont elles voulaient à toute force faire cesser la défectueuse dépression ; tantôt c'étaient des hanches rentrantes ou *ravalées,* comme disent nos hippiatres, qu'il fallait, à tout prix, rendre saillantes et évasées : alors la palette allait grand train, et son exercice n'était interrompu que par la palpation, la contrectation et toutes les ressources manuelles de la *psélaphie,* mot que nous désirerions voir adopter pour

---

(1) Louis Guyon : *Le miroir de beauté et de santé corporelle, contenant toutes les difformités, maladies, tant internes qu'externes, qui peuvent survenir au corps humain avec leurs définitions.* Lyon, 1615

exprimer élégamment, dans un pays où tout est à la grecque, comme autrefois à Rome *(Romæ omnia græcè)*, ce qu'on y appelle lourdement et grossièrement le *massage*, le *massement* (1).

Des hommes usés par les excès se rendaient, avec les mêmes précautions, dans ces maisons plus ou moins suspectes, pour y recouvrer des facultés qu'ils avaient perdues, la palette ne les épargnait pas ; mais le plus souvent elle n'opérait que des miracles passagers, comme ceux des verges de *Meibomius* (2).

Les Arabes, héritiers des préceptes de l'ancienne médecine, ne négligèrent pas celui de la palette, et tout leur en tenait lieu dans l'occasion : ainsi, dans les syncopes, dans les morts apparentes ou présumées telles, ils frappaient à coups redoublés la paume des mains et la plante des pieds, moyen encore en usage parmi nous, et on se souvient que ce fut par une fustigation longtemps continuée, que Rhazès rendit un jour à la vie, sur la principale place de Cordoue, un individu réputé mort, et qu'on allait porter en terre.

On a quelquefois conseillé la percussion de la face plantaire des pieds aux personnes menacées d'apoplexie, et à celles chez lesquelles le sang, la vie, l'excitabilité, tout enfin se précipite par un invincible *raptus* vers l'encéphale, aux dépens du reste de l'économie : c'est en effet attirer énergiquement en bas ce qui se porte trop facilement en haut, et peut-être cet expédient hygiénique, tout singulier qu'il paraisse, n'a-t-il pas été assez apprécié par les gens de l'art.

Nous avons vu battre la plante des pieds pour hâter la fin d'un accès d'épilepsie ; il eût mieux valu le faire avant le paroxysme, et nous pouvons assurer que cette *palétation*, pratiquée avec quelque violence, trois ou quatre jours de suite et d'avance, réussira, chez certains sujets, à prévenir ou au moins à diminuer les attaques épileptiques.

La palette produit, à la manière de tous les excitants, et plus puissamment qu'aucun d'eux, l'afflux du sang et des liqueurs vers la partie soumise à son action ; elle détermine sur cette partie une intumescence plus considérable qu'aucune application connue ; elle y augmente la cha-

---

(1) Un mot d'explication : la *psélaphie* (de Ψηλαφαειν, formé de Ψηλ, action de frapper en mesure, et de ἄφαειν, toucher avec précision et comme en effleurant), est l'art de la *percussion*, tandis que le *massage*, soit que ce terme vienne du grec μασσειν, ou de l'arabe *mass*, pétrir, est l'art du *pétrissage*. L'action de percuter et celle de pétrir sont deux formes différentes, provoquant aussi des effets physiologiques différents. Chaque espèce de mouvement artificiel constituait dans l'antiquité un art particulier qui avait ses principes, ses règles et ses applications. — C'est de l'oubli de ces lois que vint la décadence. — Par extension, chacun de ces deux termes désigne un ensemble de mouvements passifs coordonnés dans une certaine unité physiologique. Mais comme chaque formule cinésique diffère selon le cas, nous pensons qu'il conviendrait de conserver cette distinction, et que chacun de ces deux termes devrait se restreindre à sa signification propre et fondamentale. Aussi nous n'emploierons guère le mot *psélaphie* que dans le sens de *percussion*, et celui de *massage* que dans celui de *pétrissage*.

(2) J.-H. Meibomius : *De flagrorum usu in re medicâ et venereâ* ; Leyde, 1629.

leur; elle y attire de la rougeur, des pulsations et de la sensibilité, en un mot elle y établit une sorte de phlegmasie qui ne cesse pas toujours avec la cause qui l'a occasionnée, mais qu'on est à peu près maître de prolonger, d'augmenter, d'adoucir ou de faire disparaître à son gré.

Les Indous, qui ont besoin d'une pièce de peau avec son tissu lamelleux pour refaire un nez, ne manquent pas, lorsqu'ils doivent la prendre ailleurs qu'au front, de battre longtemps avec la semelle de leur chaussure l'endroit d'où ils se proposent de l'enlever, afin, disent-ils, qu'elle soit plus chaude, plus abreuvée de sang et de sucs nourriciers, par conséquent plus vivante et plus apte à la conglutination. Gaspard Tagliacozzo (Taliacot) a fait entrer comme condition essentielle dans sa méthode de réparer les nez, la percussion préalable avec la palette, ou avec un instrument équivalent, de la partie du bras où l'on doit former le lambeau cutané; et c'est encore un plagiat qu'il a commis envers les *rhinoplastistes* qui l'ont précédé, et dont il n'a pas fait la moindre mention.

Le proverbe, *se battre les flancs*, vient de l'usage où l'on fut autrefois d'exercer, soit avec les mains, soit avec une pièce de cuir épais, soit avec une palette quelconque, des percussions en tous sens sur les hypochondres, dans les engouements du foie et de la rate : usage qu'on a eu grand tort d'abandonner, et que nous ne saurions trop inviter les gens de l'art à renouveler, tant il est utile dans les affections hypochondriaques, ordinairement si rebelles aux autres moyens. On conçoit que les ébranlements imprimés peu à peu et sans bourrasques à des organes naturellement dépourvus de ton et de ressort, et devenus, par l'effet de la maladie, de plus en plus apathiques et engourdis, doivent y réveiller l'action vitale, y ranimer les sécrétions, et y susciter des changements salutaires (1). L'instinct des malades dut mettre les médecins sur la voie. Observez un individu affecté d'hypochondrie, il lui semble que ses côtés sont distendus, tuméfiés, boursouflés ; et dans cette idée, qui n'est pas toujours chimérique, il les comprime avec les poings fermés; et ce n'est qu'en les percutant qu'il se soulage, qu'il se procure ces éructations bruyan-

(1) Cette observation pourrait servir à expliquer le fait suivant rapporté par le journal *Le Droit,* en 1849 :

« Le fait que nous racontons a quelque chose de si extraordinaire, qu'on pourrait le révoquer en doute. Nous en garantissons la parfaite exactitude, et d'ailleurs nous ne voudrions en aucun cas plaisanter sur le cruel fléau qui porte en ce moment le deuil dans tant de familles.

Hier, la femme du nommé B..., ouvrier teinturier, demeurant rue Saint-Guillaume, île Saint-Louis, fut prise d'une attaque de choléra, qui se manifestait d'une manière assez alarmante. B..., en ce moment, était absent ; ce furent des voisins qui donnèrent les premiers soins à la malade ; voyant le mal empirer, ils se décidèrent à aller chercher le docteur Charpentier. Celui-ci donna les prescriptions nécessaires, et, comme il était appelé ailleurs, il se retira.

Les voisines coururent donc chez le pharmacien, et commencèrent le traitement ordonné; mais, loin de s'améliorer, l'état de la malade devenait de plus en plus inquiétant.

Cependant B..., qu'on avait vainement cherché de tous côtés, rentra le soir complètement ivre. On crut qu'il allait être affecté de la situation dans laquelle il trouvait sa femme, mais

tes, et quelquefois ces déjections bilieuses qui sont suivies d'un calme si doux. Voilà ce qu'il faut imiter, et certes, notre palette agira encore mieux que les poings du malade.

Mais ce n'est pas encore dans ces affections qu'elle aura le plus de succès : qu'on l'emploie dans les embarras du bas-ventre, dans ces empâtements, dans ces *infarctus viscerum,* que si peu de remèdes parviennent à dissiper, et on verra si c'est à tort que nous en louons ici les avantages. Quand on est attaqué de ces maux, et que le ventre est bombé, pesant, et comme argileux, on est naturellement porté à le battre avec les mains, et presque toujours on se trouve bien de cette percussion. Que serait-ce si on la pratiquait avec la palette même ? Les coups de cette machine sont plus secs, ils communiquent plus de mouvement, et les oscillations qui en résultent s'étendent plus au loin, et retentissent, pour ainsi dire, plus avant dans les viscères.

C'est presque toujours du côté gauche que les coups de la palette sont les plus sonores; ils sont ordinairement sourds du côté opposé, sans doute à cause du foie, qui, dans les gros ventres, est sujet à descendre plus bas que dans les autres.

Un de nos confrères, et ce n'est pas celui que nous aimons et estimons le moins, a l'abdomen rebondi, mais sans excès, et il se ressent un peu des inconvénients presque inséparables de cet effet local, d'un embonpoint qui d'ailleurs est répandu avec une brillante égalité sur toute sa personne. Jusqu'à présent il ne s'est battu le ventre qu'avec ses mains; mais nous espérons que, lorsqu'il nous aura lu, ce qu'il fera le premier, il se servira de palettes, qui lui sembleront bien plus commodes encore.

Hélas! c'est aussi une de nos infirmités; mais, comme celui du bon confrère, notre abdomen, quoique saillant, se soutient très-bien à sa place; il est ferme et élastique, il résonne sous la main et sous la palette, et nous ne le percutons jamais, soit en mesure cadencée, ce qui nous arrive bien plus souvent, soit à coups irréguliers, sans éprouver un bien-être réel, sans nous trouver plus légers et plus dispos, sans nous apercevoir que la digestion se fait mieux.

Il est des ventres si vastes, si mous, si pâteux qu'on ne peut les regarder sans étonnement, ni les palper sans quelque répugnance : livrés à leur poids, à leur gravitation, tantôt ils couvrent la région abdominale toute

tout au contraire, il entra dans une grande fureur en disant que c'étaient des singeries. Ayant commencé par jeter dans la rue les fioles contenant les médicaments, il vint ensuite arracher sa femme du lit, et ce misérable se mit à la battre à outrance.

Les obligeantes voisines jetèrent des cris d'horreur et voulurent s'interposer; mais il les menaça de leur en faire autant, et les expulsa.

Il était à croire que cette malheureuse devait succomber. Mais, chose vraiment singulière, les violences qu'elle venait de subir opérèrent une réaction salutaire, et, à l'arrivée d'un agent de police qu'on avait été chercher, elle paraissait tout-à-fait mieux, et son état depuis n'a fait que s'améliorer. »

entière, et jusqu'à la moitié des cuisses, de leur masse mobile et diffluente ; tantôt, entraînés à droite ou à gauche, ils forment un énorme sac qu'il n'est pas toujours facile de relever : c'est ici que la palette doit être mise en œuvre, et agir soir et matin plusieurs minutes de suite ; nul autre moyen ne remédiera aussi bien à l'inertie de tous ces viscères enfouis dans l'*adeps*, et ne pourra aussi efficacement suppléer aux forces et au mouvement dont de pareils ventres sont dépourvus. On a proposé des ceintures, des bandages de corps ; mais ces agents compressifs, repoussant vers le diaphragme l'énorme paquet intestinal, occasionnent des étouffements, et sont constamment plus nuisibles qu'utiles. La palette ne fait que du bien, et la préférence est réclamée en sa faveur.

Nous connaissons des personnes accoutumées à manger beaucoup, qui ne digèrent, pour ainsi dire, qu'à coups de poing ; il faut qu'elles se frappent le creux de l'estomac avec la main ouverte ou fermée, autrement les gaz qui les accablent ne pourraient s'échapper, et la digestion n'aurait lieu que très-lentement et très-imparfaitement. Nous conseillons encore à ces personnes l'emploi habituel de la palette, à moins qu'elles n'aient l'épigastre très-enfoncé et peu accessible à cet instrument : en quel cas nous leur proposons un autre moyen, de l'usage duquel elles n'auront guère moins à se féliciter : on attache un peu de loin, au bout d'un petit bâton en forme de manche, une vessie de mouton ou d'agneau qu'on a bien gonflée d'air par l'insufflation, et avec cette espèce de fléau on peut porter partout le bienfaisant effet de la percussion.

C'était ainsi que les anciens battaient le ventre des hydropiques : *Auctoresque multi sunt qui, inflatis vesicis, pulsandos tumores esse opinantur* (Cels. lib. III, cap. 21), et nous ne doutons pas que ce procédé ne puisse produire de très-bons résultats dans une affection où il s'agit de transmettre des secousses indispensables à des organes assoupis, à des viscères noyés dans l'eau, à un appareil de vaisseaux absorbants qui sont dans la stupeur et l'inaction ; mais ces secousses ne doivent être que de douces commotions : c'est pourquoi la palette doit le céder ici à la vessie enflée, quoique, entre les mains d'un homme sage qui en userait avec sobriété et précaution, et qui, au besoin, la couvrirait d'une enveloppe de peau, de satin, ou de velours très-fin, elle puisse rivaliser avantageusement avec elle.

Nous ferons remarquer que, dans plus d'une conjoncture, l'enveloppe dont il vient d'être question, peut être nécessaire, parce qu'elle adoucit le choc et la collision, et qu'elle ménage les téguments qui, chez quelques sujets, et surtout chez les femmes, sont d'une texture si délicate, que le moindre frottement les enflamme et les excorie.

En général, il faut prendre garde à la palétation dans les œdèmes et dans toute espèce d'infiltration de la peau, dont alors la moindre excoriation peut devenir si funeste par la gangrène qu'elle attire avec tant de promptitude. Dans ces cas, la vessie est préférable, et on ne saurait croire combien son usage prudemment dirigé peut contribuer à la guérison de toutes ces enflures froides et séreuses que cause le plus souvent l'état atonique de la fibre.

Notre savant et honoré collègue, le professeur Bourdier, avait proposé pour masser les membres, et spécialement les articulations gonflées par l'effet de rhumatismes anciens et opiniâtres, une baguette terminée, comme celles des grosses caisses de musique turque, par un bouton du volume d'une pomme d'api ordinaire, rembourré de laine et de crin, et recouvert de peau de chamois. Nous approuvons beaucoup cette espèce de baguettage, et nous croyons avec son auteur qu'on peut en tirer bon parti dans plus d'une occasion ; c'est un troisième mode de palétation que nous aimons à ajouter aux deux précédents, et qui a une grande analogie avec celui de la vessie.

Nous avons déjà parlé de l'utilité de la palette dans l'atrophie : c'est contre cette affection qu'on y a le plus ordinairement recours. Ambroise Paré avait en elle une confiance toute singulière pour combattre la maigreur et l'amaigrissement. « Quand il y a, dit-il, émaciation, il est expédient de bien battre la partie, de l'oindre avec de l'huile tiède, d'y appliquer des ventouses sèches et de la tenir chaudement, tandis qu'à la partie opposée il faudra apposer des liens et bandages compressifs et retentifs, pour à cette fin que le sang et la lymphe repoussés de celle-ci reflue par consentement sur l'autre. »

La fausseté de la théorie de Paré appartient à son siècle ; mais ce qui concerne les propriétés de la palette est de lui, quoiqu'il eût pu le trouver dans les vieux auteurs, et que la tradition eût pu aussi le lui faire connaître.

La palette réussit plus souvent dans l'amaigrissement accidentel d'un membre que dans sa maigreur congénitale ; cependant il faut encore la tenter dans cette dernière. Dans l'amaigrissement *(extenuatio)* dont les luxations, les fractures, les grands abcès, les exutoires longtemps entretenus, les douleurs névralgiques des extrémités, les rhumatismes chroniques, etc , ne fournissent que trop d'exemples, on obtient de la percussion des succès plus faciles et plus fréquents : alors on ne risque rien de faire jouer longtemps et souvent la palette ; c'est elle qui attire le plus sûrement et le plus abondamment les sucs qui doivent rendre à la partie son *alimentation normale*.

Les médecins trouveront dans la palette une ressource de plus contre l'endurcissement du tissu lamelleux, chez les enfants ; mais il faut observer que leur peau est tendre, et qu'il importe de la ménager, en ne la battant qu'avec douceur et légèreté, surtout dans le commencement ; il serait même plus sûr de se servir de la vessie, et il faut faire en sorte que le jeu en plaise aux petits malades. Quand aux nouveaunés, on sent bien que cette attention ne peut les concerner.

Il est des mères qui, de leur propre mouvement, battent avec leurs mains, ou plutôt avec leurs doigts, le ventre trop gros et trop tendu de leurs enfants ; une petite palette de bois, de cuir ou de carton vaudrait mieux, et l'expérience nous a appris, comme à ces dernières, combien cette pratique si simple et en général si amusante pour les enfants, est avantageuse à ceux qui, avec un ventre énorme pour leur âge, ont les cuisses et les jambes très-grêles.

Il serait à désirer qu'on pût soumettre les enfants menacés de scrofules à la percussion de la palette, de la baguette ou de la vessie sur toutes les parties du corps. Ce moyen serait un utile succédané de la gymnastique, qui n'est pas du goût de tous (1), et il seconderait efficacement, aidé de frictions sèches et corroborantes, l'effet des remèdes intérieurs, dont nous sommes loin de prétendre qu'il doive dispenser (2).

Nous exhortons les femmes sujettes à la leucorrhée, aux flueurs blanches, au catarrhe utérin, d'essayer de la palette ou de la vessie, persuadés qu'un peu de persévérance dans cet exercice, opèrera, sur un organe devenu le siége d'une sécrétion vicieuse, un changement et une diversion salutaires : qui sait même si son heureuse influence n'irait pas, chez les femmes stériles, jusqu'au bienfait de la fécondité ?

Dans les abcès froids, dans les apostèmes indolents où l'on ne parvient à déterminer une bonne suppuration qu'autant qu'on a réussi à les échauffer, à les convertir en phlegmons, la palette n'est rien moins qu'à dédaigner ; il en est de même de ces glandes engorgées que rien ne peut résoudre ni faire abcéder tant qu'elles n'ont pas acquis un caractère d'acuité.

Mais c'est dans les ganglions lymphatiques situés auprès des tendons, c'est dans les collections albumineuses voisines des articulations, que les bons effets de la palette sont le plus manifestes, et dans ces cas, l'habitude ni l'usage n'en furent jamais interrompus.

A plus forte raison ne cessera-t-on jamais d'y recourir pour la guérison des tumeurs enkystées de toute espèce, et en particulier pour celles des lipomes et de ces loupes à la tête, nommées par les auteurs

(1) Les auteurs exprimaient cette opinion à l'époque même où l'on essayait de remettre en usage à Paris la gymnastique des anciens. Or, cette gymnastique comprenait la marche, la course, le saut, la lutte, le jeu des haltères, des balles, de l'arc, en un mot, les exercices de l'athlétique et de l'orchestique. Si cet art n'était pas alors du goût de tous, c'est qu'il n'est plus assez en rapport avec nos mœurs, avec nos habitudes individuelles et sociales. Il faut modifier ces exercices — Quant à les remplacer par la percussion, cela ne nous paraît point rationnel : les mouvements libres où l'agent est en même temps le patient, où le sujet est à la fois actif et passif, ne peuvent avoir pour succédané la percussion, qui est un mouvement communiqué, où le sujet est seulement passif de l'agent. Dans l'un et dans l'autre cas, les effets physiologiques sont différents.

(2) Cette observation est en opposition avec celle de plusieurs praticiens, entre autres M. Sée, qui, dans le traitement de la chorée par la gymnastique, a constaté que l'association des préparations pharmaceutiques au mouvement artificiel ne donne point de résultats favorables. (*Gaz. hebd. de méd et de chir.*, 15 juin 1855.)

talpa, testudo, etc., contre lesquelles le triomphe de la palette n'a encore été contesté par personne. Ces sortes de tumeurs étant d'une part appuyées sur le crâne, qui ne cède pas, et de l'autre frappées par l'instrument dont chaque coup tend à les aplatir, il en résulte le plus souvent que le kyste se déchire, qu'il laisse échapper l'humeur qu'il renfermait, que les tégumens s'enflamment dans une étendue plus ou moins grande, que la tumeur aboutit à la manière des abcès, que les débris de la poche cystique en sortent sous la forme de bourbillon, et que presque jamais il ne reparaît de loupe en cet endroit.

Ce n'est guère autrement que guérissent les tumeurs à la tête dont il s'agit, et ce que fait sur elle la palette, un chapeau étroit enfoncé brusquement, un coup, une atteinte, une contusion en passant sous une porte base, l'ont quelquefois et fortuitement opéré.

Cependant ces mêmes tumeurs et les ganglions tendineux ou articuculaires qu'on a coutume de battre avec une règle de bois, avec le manche ou la lame d'un couteau, de malaxer avec les doigts, de comprimer avec une plaque épaisse de plomb, ont une autre manière de guérir. En effet, les percussions, le froissement, la compression en enflamment, en désorganisent l'enveloppe sans altérer la peau ; l'absorption de l'humeur épanchée se fait alors complètement, et une sorte de cicatrisation, dans laquelle le kyste a disparu tout entier, a lieu sous œuvre, sans qu'il reste de vestiges d'un mal qui n'est plus.

(PERCY ET LAURENT.)

En écrivant ces lignes, MM. Percy et Laurent, appréciant les avantages que les anciens retiraient de l'usage de la percussion en hygiène et en thérapeutique, ont émis le vœu de voir cet usage se renouveler parmi nous. Et, se mettant à l'œuvre, ils ont essayé de réédifier l'art de la percussion, qui, comme tout autre espèce de mouvement, avait ses principes physiologiques, sa méthode, ses applications spéciales.

C'est un premier essai sérieux ; il appelle un mot d'examen.

Ces médecins ont dit,

1° — Quant aux principes physiologiques :

La percussion produit, à la manière de tous les excitants, et plus puissamment qu'aucun d'eux, l'afflux du sang et des liqueurs vers la partie soumise à son action.

Les ébranlements imprimés peu à peu et sans bourrasques à des organes naturellement dépourvus de ton et de ressort, et devenus, par l'effet de la maladie, de plus en plus apathiques et engourdis, doivent y réveiller l'action vitale, y ranimer les sécrétions et y susciter des changements salutaires.

Un peu de persévérance dans cet exercice opère, sur un organe devenu le siége d'une sécrétion vicieuse, un changement et une diversion salutaires.

Nul autre moyen ne remédie aussi bien à l'inertie des viscères, à l'état de stupeur et d'inaction des vaisseaux absorbants.

Enfin, la percussion, exercée sur l'ensemble du corps, ou seulement sur l'une ou sur quelques-unes de ses parties, attire le plus sûrement et le plus abondamment les sucs qui doivent leur rendre une *alimentation normale*.

Ces principes généraux embrassent la plupart des phénomènes de l'économie, et pourraient s'appliquer également à beaucoup d'autres espéces de mouvements combinés entre eux. Le propre de la percussion est d'exciter avec promptitude et énergie l'absorption veineuse, et consécutivement la circulation artérielle.

2° — Quant à la méthode :

La percussion se produit avec la palette nue ou revêtue d'une enveloppe, la semelle, la vessie gonflée, la baguette à pomme rembourrée, les verges, le poing, la main, les doigts.

Les coups seront le plus souvent cadencés, quelquefois irréguliers, peu nombreux ou redoublés et continus, et toujours appliqués avec douceur et légèreté, de manière à ne produire que de douces commotions.

La palette est préférable; les coups sont plus secs; ils communiquent plus de mouvement, et les oscillations qui en résultent s'étendent plus au loin, et retentissent, pour ainsi dire, plus avant dans les viscères.

Ajoutons à ces indications les conseils de prudence et de précaution que donnent les auteurs, et nous aurons à peu près tout ce que renferme cet article relativement à la manière d'opérer. Quant aux effets de la percussion selon la direction et la position corrélative de chaque organe, la composition variée des tissus, l'intensité, la mesure, le degré de la force du mouvement, toutes choses qui sont de la plus grande importance, il n'en est pas dit un mot, et cependant c'est ce que les auteurs auraient pu déterminer d'une manière bien plus exacte, que les psélaphes de profession, ordinairement plus experts dans l'art que dans la science du mouvement.

MM. Percy et Laurent ne disent rien non plus sur la différence des effets de chaque espèce d'instrument mis en action,
ni sur le mode de percussion. Par exemple, la percussion
faite avec le poing, avec la paume de la main par claquement,
avec le tranchant de la main par hachure, avec le bout d'un
ou de plusieurs doigts produit des effets variés, qui se modifient encore par chacune des autres conditions du mouvement.
Certes, la palette a de bons effets ; mais est-il un instrument
qui puisse modérer, aussi sûrement que la main et les doigts,
la touche, que les Grecs appelaient ἁφή ? Et puis, le mouvement
se transmettant toujours dans la direction de la force agis-
sante, quel instrument plus intelligent que la main et les
doigts, pour faire rayonner, avec précision et selon des proportions déterminées, les vibrations, les déplacements moléculaires, dans une partie quelconque de l'organisme ?

3° — Quant aux applications :

MM. Percy et Laurent affirment que la percussion est utile
et supérieure à tout autre moyen pour l'entretien de la
santé, pour le traitement des difformités et d'un grand nombre de maladies chroniques, assertion qu'ils ont, toutefois,
laissée, dans la plupart des cas, et spécialement dans les plus
importants, à l'état général et indéterminé. Ils ont aussi oublié de faire observer que toute action exercée sur les tissus
vivants y excite des réactions variées comme la nature et
l'élasticité de ces tissus ; et qu'il convient, par conséquent,
d'associer à la percussion d'autres espèces de mouvements
propres à provoquer des réactions particulières en rapport
avec l'effet total que l'on veut obtenir.

Ils ont aussi oublié de noter la position ou les positions
variées que doit prendre le sujet pour que le mouvement produise en lui l'effet physiologique désiré. — Par exemple, lorsque ces messieurs se percutaient l'abdomen pour mieux digérer, ils auraient provoqué un effet tout opposé si, pendant
cette action, ils eussent pris une position telle que les mus-

cles abdominaux se trouvassent dans un état de tension. — Du reste, il y a beaucoup d'autres mouvements, soit passifs, soit actifs, soit mixtes, propres à stimuler les fonctions digestives.

En résumé, nous pensons que si l'art de la percussion, si bien connu et pratiqué dans l'antiquité, n'a point encore été renouvelé parmi nous, on ne peut guère l'attribuer qu'à l'ignorance d'une méthode fondée sur des lois mécaniques, physiologiques et pathologiques exactement déterminées. Toutefois, nous devons reconnaître que cet article de MM. Percy et Laurent a dû contribuer à appeler l'attention sur les applications du mouvement artificiel.

N° 2. — *Guérison d'une collection sanguine par l'écrasement.* (*Journal de médecine et de chirurgie pratiques*, t. XIX, Paris, 1848 ; Art. 3621.

Un ouvrier, couché au n° 15 de la salle des hommes, avait à la jambe une vaste collection sanguine occasionnée par une violente contusion. C'est un de ces accidents si communs qu'il serait superflu de nous y arrêter, si dans cette circonstance M. Velpeau n'avait jugé à propos de modifier le traitement qu'il adopte en pareil cas.

Quand, en effet, ces bosses sanguines ont des proportions peu considérables, il suffit de quelques topiques résolutifs pour les faire disparaître ; mais lorsque la collection dépasse le volume d'un œuf, on peut être tenté d'ouvrir le foyer sanguin et de donner issue au liquide. Eh bien, M. Velpeau ne croit pas cette pratique convenable ; car, non-seulement, dit-il, il est inutile de recourir à l'incision, mais cette incision peut encore avoir des dangers. Ainsi, l'inflammation s'empare quelquefois de la plaie que vous avez faite. Si l'on veut en finir rapidement avec ces tumeurs, il y a, dit-il, un moyen bien meilleur que le bistouri, et qui n'en a pas les inconvénients, c'est l'*écrasement*. Telle collection sanguine qui demande six semaines pour se résoudre sous l'influence exclusive des topiques, peut-être guérie en deux jours par l'écrasement. C'est ce qui est arrivé dans le cas particulier dont il s'agit. En comprimant avec les pouces la collection sanguine, M. Velpeau a forcé le sang à s'infiltrer dans les mailles du tissu cellulaire. Or, on sait que le sang infiltré, extravasé, se résorbe bien plus rapidement que le sang formant dépôt, et il suffit, en effet, pour achever la guérison, de quelques applications résolutives, *dont à la rigueur on pourrait se passer*.

L'écrasement ou plutôt le *massage forcé,* auquel on a recours dans ce cas, est donc véritablement un remède salutaire, et dépourvu d'inconvénients. Il est un peu douloureux, il est vrai, mais au bout d'une demi-heure, toute sensation pénible a cessé. Ce qu'il faut seulement prévenir, c'est la formation consécutive d'un épanchement de sérum exhalé par les parois de la poche qui contenait primitivement du sang. On y parvient aisément à l'aide d'une *compression méthodique* exercée, soit avec des disques d'agaric, soit avec de la charpie ou du linge, le tout imbibé d'une solution d'hydochlorate d'ammoniaque ou de tout autre agent résolutif.

Nous sommes de l'avis de l'auteur. Si la collection sanguine a pu se résoudre par l'écrasement, à plus forte raison les infiltrations dans les mailles du tissu cellulaire, collections de moindre volume, pouvaient aussi se résoudre par un procédé mécanique semblable. Par exemple : de douces pressions digitées, intermittentes, en suivant le cours du sang veineux, de simples frictions en courbes concentriques, comme le peuple les pratique traditionnellement dans des cas de légères contusions, auraient sans doute achevé la résorption aussi activement que tout agent chimique dit résolutif.

Quant au terme de *massage forcé* que l'auteur préférerait à celui d'*écrasement,* nous pensons que cette préférence est d'autant moins juste, que le terme de massage ne signifie radicalement que l'action de *pétrir,* et, par extension, un ensemble de mouvements passifs, variés, qui ont chacun leur effet physiologique différent, et dont l'ensemble, fragment cinésique, constitue un art éminemment salutaire, oublié en Occident, mais perpétué en Orient et chez les insulaires de l'Océanie (1).

N° 3. — *Traitement de l'épistaxis par l'élévation des bras.* (A. Nélaton : *De l'influence de la position dans les maladies chirurgicales ;* Paris, 1851, p. 20.)

M. Négrier, d'Angers, conseille pour arrêter l'épistaxis, de boucher la narine d'où le sang s'écoule et d'élever fortement le membre thoracique du côté correspondant *(Arch. gén. de méd.,* III série, t. XIV, p. 168).

(1) Voir p. 72 et 406.

Voici comment il explique l'effet de cette position : le bras étant élevé, le cœur éprouve une résistance plus grande que dans l'état normal pour faire arriver jusqu'à la main la colonne de sang artériel qu'il lance dans le membre ; la force dépensée pour vaincre ce surcroît de résistance se trouvant en moins du côté de l'impulsion dans la carotide, il en résulte que le sang aborde vers la tête avec moins de violence, et qu'il a moins de tendance à s'échapper par les vaisseaux de la membrane pituitaire. Cette explication, que M. Négrier donne d'ailleurs avec toute la réserve que l'on pouvait attendre d'un esprit aussi éclairé, nous paraît plus que contestable (1), et comme d'ailleurs le moyen échoue souvent, nous pensons, jusqu'à ce que des faits plus nombreux et plus probants que ceux que nous possédons aujourd'hui aient été produits, que l'on pourra conserver des doutes sur la part que la position indiquée a pu prendre à la production du phénomène dans les cas où elle a paru réussir.

Aujourd'hui ces doutes paraissent être levés. On lit dans la *Gazette hebdomadaire de médecine et de chirurgie*, **Paris, 15 juin 1855, p. 453 :**

M. Journez recommande de nouveau un moyen proposé il y a plusieurs années pour combattre les épistaxis, et qui consiste à élever brusquement le bras correspondant à la narine d'où le sang s'écoule, et à le maintenir quelque temps dans cette position. Il a eu l'occasion d'en faire une épreuve très-satisfaisante. Pendant la marche d'un détachement de troupes, au mois de juillet, vingt-huit épistaxis, dont plusieurs très-abondantes, survinrent sous l'influence d'une insolation prolongée. On ne détachait aucune pièce de l'uniforme ni de l'équipement du soldat ; mais, on lui élevait brusquement les bras, en lui faisant tenir la tête haute, le corps droit, les mains jointes par dessus son schako, et continuer sa marche au pas ordinaire, en prenant soin de ne respirer que par la bouche. Si le sang ne s'écoulait que d'une narine, il suffisait de tenir élevé le bras correspondant, l'autre soutenait le fusil. L'hémorrhagie cessait toujours avec une étonnante rapidité, souvent en moins de une à deux minutes. Chez deux soldats, l'épistaxis récidiva à plusieurs reprises, mais encore était-elle immédiatement arrêtée à chaque fois.

Ce mode de traitement est depuis longtemps en usage dans la méthode suédoise :

Des hémorrhagies chroniques du nez très-abondantes, suivies d'un afflux de sang à la face, occasionnées par une faiblesse dans le système sanguin, ont cédé à un mouvement de tremblement appliqué à la partie

---

(1) On eût désiré que M. Nélaton donnât son opinion d'une manière explicite.

supérieure de la racine du nez (1), — ou bien tout simplement en recommandant au malade de *tenir ses bras élevés et roides au-dessus de la tête pendant quelques minutes.*

Ces deux formes de mouvement sont considérées comme *dérivatives.*

Dans cette espèce d'hémorrhagie, Paul d'Egine recommande de tenir la tête haute et de serrer fortement les bras et les jambes avec des bandages, ou de se boucher hermétiquement les oreilles, ou d'exercer les mains par la friction et les pieds par la promenade. *(Sect. XIV et LIX.)*

No 4. — *Théorie ou mécanisme de la migraine,* par M. Auzias-Turenne. (Mémoire lu à l'Institut; Paris, 1849.)

De la migraine, thèse inaugurale, par J.-J. Marc de Molènes. Paris, 1853.

La thèse de M. de Molènes résume l'état le plus avancé de la question. Il convient d'en reproduire la partie essentiellement théorique et pratique.

Après avoir distingué les causes *prédisposantes* et les causes *déterminantes,* l'auteur établit que toutes produisent le même résultat organopathique : *la congestion céphalique veineuse.*

Il dit :

Toutes ces causes ont un mode uniforme d'action : elles jettent la perturbation dans l'organisme, le trouble et la langueur dans la circulation générale ; elles ont pour résultat l'accumulation du sang dans les sinus de la base du crâne, et, par suite, la compression du nerf trijumeau, principalement de sa branche opthalmique, dans la paroi externe du sinus caverneux. (Page 22.)

Qu'est-ce que la migraine ?

La migraine est le symptôme de la compression exercée sur le nerf de la cinquième paire par du sang accumulé dans les sinus de la base du crâne, ou distendant les veines qui se trouvent partout logées, avec les ramifications nerveuses, dans la même gaine inextensible.

---

(1) Ce mouvement s'exécute de la manière suivante :

Le malade étant assis ou debout, la tête haute et passive, l'opérateur lui saisit la partie supérieure du nez avec le pouce et l'index, et y imprime un mouvement de tremblement ou de vibration. — Ce mouvement est aussi appliqué avec succès dans le *coryza.*

Ce n'est donc pas une maladie, mais le symptôme.

Où est la maladie ?

Elle est dans les modifications, soit locales, soit générales, de la circulation, produites sous l'influence de mille causes diverses. (P. 39.)

Or, on a méconnu jusqu'à nous la nature intime de la migraine ; on ne s'est pas même douté de la compression des filets du trijumeau. Quel traitement pourrait-on formuler qui ne fût empirique, hasardé, souvent dangereux ? Et, par exemple, tous ceux qui placent le point de départ exclusif de l'affection dans la lésion fonctionnelle d'un seul organe, faisant ainsi table rase des mille autres causes qui la déterminent, comment peuvent-ils remédier à un état dont ils méconnaissent la raison d'être ? On a formulé contre la migraine toutes les médications dont l'ensemble constitue la thérapeutique, et cela devait être, puisqu'on a épuisé le champ des hypothèses sur la nature et sur le point de départ de cette affection (p. 47).....

Nous distinguerons dans le traitement de la migraine les moyens propres à prévenir le retour des accès, et ceux qui sont propres à pallier les douleurs. Pour atteindre ce double but, il est de toute évidence qu'on doit rechercher avant tout quel est le mode d'action des causes, soit prédisposantes, soit occasionnelles, de l'affection, et tâcher ensuite de soustraire les individus à l'influence de ces causes (p. 48).

1° *Prophylaxie.* — La prophylaxie de la migraine repose sur un ensemble de prescriptions hygiéniques, propres à prévenir les modifications de la circulation qui déterminent la congestion céphalique et la compression du nerf trijumeau. On peut les résumer ainsi : éviter les excès et les fatigues de l'esprit ou des sens, principalement aux heures qui suivent les repas, faire chaque jour un exercice modéré, avoir des habitudes réglées et une alimentation convenable (p. 50).

2° *Traitement palliatif.* — On calme très-souvent ses douleurs en mangeant. Les mouvements de mastication ne manquent pas de soulager chaque fois que ce sont les sinus de la base du crâne qui sont le siége de l'engorgement ; mais on voit presque toujours l'accès redoubler aussitôt après le repas, et se prolonger plus longtemps. Ce ne sont donc pas les aliments qui soulagent ; on ne dira pas davantage que leur présence dans l'estomac y détermine une modification de l'innervation : ce sont les mouvements seuls de la mâchoire qui produisent un soulagement momentané, comme la déplétion qu'ils déterminent. D'une part, à l'intérieur du crâne, le sinus caverneux, et le plexus que j'ai nommé suspétro-sphénoïdal, communiquent largement ensemble, d'où résulte un premier réservoir assez large de sang veineux ; d'une autre part, à l'extérieur du crâne, les plexus ptérygoïdien, massétérin et alvéolaire, communiquent aussi largement entre eux, et constituent un second réservoir de sang veineux. Ces deux réservoirs communiquent l'un avec l'autre par des veines qui traversent la fente sphénoïdale, le trou maxillaire inférieur, le trou sphéno-épineux, le canal carotidien, etc. Dès que les muscles ptérygoïdien, se contractant, impriment des mouvements à la mâchoire inférieure, un vide s'effectue dans le réservoir inférieur, et se trouve à l'instant comblé par du sang qui vient du réservoir supérieur, et par conséquent du sinus caverneux (1).

Ainsi, les mouvements imprimés à la mâchoire inférieure par la mastication déterminent dans les tissus de la base du crâne une déplétion qui permet l'abord dans ces sinus d'une partie du sang qui distendait les veines céphaliques et causait la compression. Nous n'hésitons pas à recommander l'usage de ce moyen. Les aliments étant plus nuisibles que favorables, et du reste l'appétit à peu près nul, on les remplacera par une pâte quelconque, une substance molle et résistante à la fois ; on fera des mouvements continuels de mastication jusqu'à ce que les souffrances soient calmées.

Nous avons déjà dit que les malades se livraient à des baillements qui soulagaient aussi leurs douleurs, parce qu'ils déterminaient l'introduction, dans la poitrine, d'une plus grande quantité d'air et de sang veineux. On sait d'ailleurs que les souffrances sont moindres dans l'inspiration que dans l'expiration ; il faudra donc, dès le début d'un accès, faire souvent de larges inspirations, et des efforts répétés de baillements, en en un mot, seconder cet instinct salutaire qui semble intervenir si à propos.

Sans entrer dans le détail des différentes positions de la tête qui allègent les douleurs de migraine, je dirai que ce sont celles qui désemplissent les sinus caverneux, tandis que les positions contraires aggravent ces mêmes douleurs. Ainsi, qu'on porte la tête en avant, la douleur sera vive ; qu'on la porte en arrière et qu'on l'y maintienne pendant quelques minutes, la douleur disparaîtra, ou tout au moins diminuera. On la combattra plus efficacement encore si, en même temps qu'on porte la tête en arrière, on la dirige du côté douloureux, parce qu'alors le lobe moyen du cerveau cesse de peser sur le sinus caverneux de ce côté. En effet, ce sinus, ainsi que tous les autres, se laisse comprimer ; j'ai pu m'en assurer sur le cadavre en y faisant mouvoir le sang par de très-légères pressions...

Quelle que soit l'explication qu'on doive donner à ce phénomène, il n'en demeure pas moins établi qu'en tenant compte soigneusement de la position, de la direction, de l'inclinaison des sinus, des communications qu'ils ont entre eux et les veines extérieures du crâne, et de leurs variétés anatomiques, on peut arriver à la détermination précise de positions et de mouvements propres à conjurer souvent, à rendre moins intenses toujours, et à faire disparaître quelquefois les accès de migraine. Il ne m'est pas arrivé de manquer de réussir, lorsque j'ai voulu indiquer

____

(1) Auzias-Turenne, p. 6.

aux hémicrâniques une ou plusieurs positions dans lesquelles ils pussent rester durant un accès sans éprouver de vives douleurs. Il m'a maintes fois paru avantageux de leur faire faire des promenades et exécuter des mouvements saccadés, dont l'influence sur le dégorgement des sinus était manifeste.

Pour M. Auzias, il n'y a pas de migraine qui ne soit promptement soulagée par toutes les positions de la tête qui désemplissent les sinus caverneux. Nous sommes entièrement de son avis, et nous n'hésitons pas à croire, comme lui, qu'on réussira toujours à calmer la violence d'un accès en indiquant la position qui facilite la pente naturelle du sang, le dégorgement mécanique des sinus. Mais il arrive, dans les accès moins intenses, que la compression a lieu plus superficiellement, c'est-à-dire sur le trajet des dernières ramifications nerveuses, et dans les parties tégumentaires : il est alors un moyen plus facile et qui demande moins de notions anatomiques précises, je veux parler de la pression exercée avec la main sur la partie douloureuse tout entière. Eh quoi! direz-vous, la migraine provient de la compression des filets nerveux, et vous prétendez la soulager par la compression même? Oui, certes, si l'on appuie modérément la main sur le trajet douloureux, on opère mécaniquement l'évacuation des veines engorgées; la fuite du sang est promptement suivie d'une diminution dans les souffrances. Les veines gorgées et distendues dans leur gaîne commune aux filets nerveux exerçaient sur ces filets une compression bien plus directe et bien autrement efficace que la compression passagère qui résulte de l'application de la main sur la région douloureuse; car les couches tégumentaires ont pour effet, dans cette application, d'amortir la force de pression, qui n'arrive ainsi que très-modérée, de sorte que les veines sont désemplies sans qu'il y ait sensiblement compression des nerfs. Cela est si vrai qu'on augmente les douleurs de migraine si l'on ne fait qu'apposer la main ou un autre objet, sans exercer une certaine pression, tandis qu'on les soulage en appuyant modérément; dans le premier cas, en effet, on ajoute à la compression sans désemplir les veines; et, dans le second, c'est un résultat contraire que l'on obtient.

Avant l'invasion de la migraine, quand l'accès est annoncé par des prodromes habituels, fort bien connus et appréciés des malades, ils doivent quitter aussitôt leurs occupations, faire une promenade sur des lieux élevés, près de la mer ou des courants d'eau, si la localité le permet; l'air y est plus frais, plus vif et plus pur. Ils doivent être vêtus de manière que la circulation céphalique ne soit pas gênée, c'est-à-dire éviter les coiffures lourdes ou étroites, les cols ou les cravates serrées fortement. Les mouvements saccadés, l'action de franchir un fossé; de sauter à la corde, certains exercices gymnastiques, sont très propres à prévenir l'accès ou du moins à rendre les douleurs beaucoup plus supportables. Il faut beaucoup se défier de la tendance qu'on a géné-

ralement à rechercher la solitude et le silence, à s'envelopper enfin
dans le repos le plus absolu, redoutant comme un coup de foudre le
plus léger mouvement. C'est qu'en effet, chaque mouvement s'accompagne d'un froissement du tronc ou du filet nerveux comprimé, d'où
résulte un élancement très-douloureux; l'immobilité procure au contraire
un certain calme exempt de toute exaspération. Cet état ressemble à
celui dans lequel se trouve un animal blessé par une épine; après de
vains efforts pour s'en débarrasser, il se couche et demande au repos
sinon la fin de ses douleurs, du moins un soulagement momentané.
Dans un accès de migraine au début, il faut marcher, courir, sauter,
faire de l'exercice à tout prix; les douleurs seront plus vives un instant, mais elles ne tarderont pas à disparaître dans un grand nombre
de cas, à se calmer notablement toujours.

Les mouvements de mastication, les baillements, les différentes positions de la tête, la pression modérée sur la région douloureuse, et surtout la marche, l'exercice; tel est l'ensemble des moyens mécaniques
les plus propres à prévenir l'invasion de la migraine et hâter sa disparition. Nous en recommandons l'usage avec d'autant plus d'insistance
qu'ils ne sont ni connus des malades ni conseillés par les auteurs. Leur
influence est toute-puissante chaque fois que l'accès n'est pas sous la
dépendance immédiate d'une lésion anatomique ou d'une suppression
de flux. Il n'est peut-être pas d'accès provenant du premier et du troisième ordre de causes que nous avons indiquées, qui ne puisse être
prévenu par ces moyens employés à propos et avec discernement.

Les auteurs qui ont considéré la migraine comme une *maladie* et
non comme un symptôme ont institué contre cette *maladie* tel ou tel
traitement, selon l'idée qu'ils se sont faite de sa nature. Nous avons
analysé rapidement leurs diverses médications, sans pouvoir tirer le
moindre fruit de leurs préceptes (p. 53, 54 et 55)...

L'auteur entre ensuite dans les détails du traitement de la
migraine selon l'ordre qu'il a assigné aux causes *déterminantes*
auxquelles chaque cas peut se rattacher, et procède à la fois
contre ces causes *générales* par des moyens mécaniques, hygiéniques et pharmaceutiques, et contre la cause *spéciale* de la
migraine (compression veineuse des filets du trijumeau) par la
position et par les mouvements artificiels indiqués plus haut.

Quant aux causes *prédisposantes*, il dit :

Des mois et même des années sont le plus souvent nécessaires pour
combattre l'état normal ou pathologique d'où résulte la prédisposition.
Il n'est pas au pouvoir du médecin de faire que telle ou telle modification d'âge, de sexe, de tempéramment, d'hérédité, n'existe pas; mais

son premier devoir est de chercher dans l'hygiène tous les moyens propres à neutraliser ce genre d'influence (p. 49).

En effet, les médicaments sont ordinairement impuissants pour combattre les causes prédisposantes telles que les influences d'hérédité, de tempéraments, de sexes, d'âges, la constipation habituelle, l'hystérie, l'hypochondrie, les gastralgies répétées, etc.; et c'est une observation fort sage que fait ici M. de Molènes d'user d'abord des règles de l'hygiène. Cependant diverses espèces de mouvements artificiels propres à détruire ces causes prédisposantes, les diathèses congénitales ou occasionnelles, sont disséminées, et comme égarées, dans plusieurs ouvrages de médecine que nous consultons. Nous les recueillerons successivement.

Du reste, les observations de M. de Molènes nous ont paru exactes. Il attache à la *position* une grande et légitime importance, et pourtant il ne dit pas que la *compression*, principal mouvement thérapeutique de sa thèse, ne peut produire tout son effet utile que si le malade est à demi-couché, le haut du corps formant un angle extérieur d'environ 45°. Les exercices actifs, comme les promenades, la course, le saut, les mouvements saccadés ne sont pas non plus assez nettement déterminés. Cet exercice *à tout prix* peut être dangereux; il fallait préciser la forme et la mesure. Il fallait aussi tenir compte de la lésion des filets du trijumeau longtemps comprimés. On aura beau désemplir les sinus caverneux; si l'action nerveuse locale reste affaiblie, le soulagement sera rare et momentané.

Les positions, la mastication, le baillement, l'inspiration profonde, la compression, dont il est question dans cette thèse, sont fondés sur le principe de l'augmentation d'activité des vaisseaux veineux de la tête, et sur la dérivation. Conséquemment, il y a beaucoup d'autres mouvements qui provoquent ces effets, plus l'innervation.

Par exemple, le malade étant dans la position indiquée plus haut, on peut appliquer:

1º — *Une compression active-passive,* consistant à poser une main sur le siége de la douleur et à résister à l'inclinaison de la tête du malade du même côté. Ce mouvement augmente beaucoup l'effet de la simple compression.

2º — *Une pression du bout du doigt sur la tempe douloureuse.*

3º — *Une friction digitée d'avant en arrière, en suivant le trajet du sinus longitudinal et du transverse de la dure-mère, pendant une minute environ.*

4º — *Une friction longitudinale du bout des doigts sur les veines jugulaires.*

5º — *Une torsion passive de la tête.*

6º — *Une torsion passive du tronc, les genoux étant fixés.* Ce mouvement augmente le cours du sang veineux dans les veines jugulaires.

7º — *Une flexion active-passive du tronc,* pour dériver le sang artériel vers les muscles dorsaux.

8º — *De légères percussions circulaires sur la tête avec la paume de la main, et, en quelques cas, avec le bout des doigts.*

9º — *Une vibration concentrique du crâne,* exécutée par les deux mains de l'opérateur, posées l'une sur le frontal, l'autre sur l'occipital.

10º — *Une rotation des pieds,* etc.

Chacun de ces mouvements doit être répété plusieurs fois selon les cas ; ils peuvent être associés. On associe avec succès le nº 3, le nº 6, le nº 7 et le nº 10. On conçoit que quelques autres cas de congestions cérébrales doivent aussi céder à l'application de ces mouvements, qu'il importe essentiellement de déterminer scientifiquement et d'administrer avec art. N'oublions pas, cependant, qu'il faut en même temps procéder au traitement des diathèses congénitales ou occasionnelles, et surtout ramener les fonctions digestives à leur état normal : pour cela, il est d'autres formes cinésiques spéciales.

Encore une observation.

Depuis la thèse de M. de Molènes, l'étiologie de la migraine est basée sur des faits clairs et précis, et cette affection, qui avait résisté à tout espèce de traitement par les médicaments, cède aujourd'hui à quelques mouvements bien déterminés et exécutés.

M. de Molènes présente cette méthode comme une chose nouvelle ; c'est un progrès sans doute, mais ne serait-ce pas, encore une fois, un progrès en retour vers le passé ?

Consultons les écrits des anciens.

Arétée, après avoir conseillé, dans la migraine, l'application de différents remèdes propres à dégager la tête, parmi lesquels nous remarquons l'éternument, la mastication, le saignement du nez, la coupe des cheveux, dit (1) :

« On procédera peu à peu aux exercices qui se font debout et meuvent la poitrine et les épaules, tels que la gesticulation, le jeu des haltères, le saut ; intermédiairement on exécutera les *torsions du corps qui se font avec art* (2). — On commencera et finira par des frictions sur les extrémités, et dans l'intervalle on pratiquera aussi des frictions sur la tête. »

Arétée conseille enfin les promenades, la gestation, les périgrinations, les voyages de mer, l'habitation sur les bords de la mer... — Dans le vertige, il prescrit la compression de la tête, *capitis compressio ad prurilis in cute commotionem.*

Cœlius Aurélianus est plus explicite (3) :

Il indique la position à donner au malade. — les frôlements légers qui calment la douleur, — la friction à faire sur toutes les articulations, — la pression de la main et des doigts sur les parties souffrantes, — la gestion, — la promenade.

Si la migraine est devenue chronique, il prescrit d'abord le même traitement pendant l'accès et dans les intervalles de soulagement ; dans ce dernier cas il veut un peu plus d'énergie, *paulo audaciùs.* — Il énumère ensuite les différents modes de vectation, dont il recommande la direction en ligne droite, — la promenade, lente d'abord, puis progressivement plus rapide, les jambes tendues avec effort, *extentis cruribus.*

La tête étant soulagée, on fera une lecture à voix basse avant la promenade ; on se livrera à des exercices qui meuvent proportionnellement toutes les parties du corps et à l'onction générale accompagnée de frictions, — à la gesticulation, à la lutte, à l'ecpléthrisme, à tous les exercices qui ébranlent la tête et y activent la circulation. Il veut que toutes ces choses s'exécutent sous la direction d'un maître habile, *adhibito doctore, cujus præceptis pareat* (4).

---

(1) *De curat. morb. diuturn.*, l. I, c. 1.

(2) *Atque inter hæc perité corpus intorqueatur ;* c'étaient probablement des torsions analogues à celles que nous avons indiquées.

(3) *Morb. chroni.*, l. I, *Cephalæa.*

(4) L'escrime, la danse, le jeu de paume, dans nos sociétés modernes, sont fondés sur des principes scientifiques, jusque dans la production des moindres mouvements. Chez les Grecs, il en était de même pour chaque espèce d'exercice, pour chaque forme de mouvement. La science du mécanisme vivant et de ses conditions physiologiques, aidée d'une longue et minutieuse expérience, avait tout réglé avec science, avec art, *scité, perité.* Aussi il y avait

Viennent ensuite d'autres prescriptions complémentaires, relatives aux lotions, aux aliments, au délassement de l'esprit, *animi laxatio.*

Enfin, le malade était soumis à une sorte d'*entrainement*, à un régime à la fois cinésique et alimentaire, ordonné par séries et nommé *métasyncritique (resumptivus cyclus)*, dont les méthodistes faisaient dépendre la *recorporation* ou régénération atomistique de toutes les parties du corps dans les conditions qu'ils jugeaient les plus favorables à la rénovation moléculaire, naturelle, incessante. Ils espéraient ainsi reconstituer l'homme dans toute sa perfection physiologique.

Nous n'irons pas plus loin. C'est dans les suites de la première partie de notre ouvrage que nous rapporterons toutes les traditions sur les procédés cinésiques des anciens pour le traitement des maladies. Dans l'ignorance de ces traditions, on s'expose à beaucoup d'erreurs, et quelquefois à refaire mal ce qui avait été bien fait.

« Il y a, dit M. Malgaigne, dans les études médicales en France, telles qu'elles sont constituées de nos jours, une lacune qui a été reconnue et signalée par tous les bons esprits : les grandes traditions de la médecine sont, je ne veux pas dire perdues, mais tout au moins interrompues; c'est tout au plus si, dans les chaires de nos facultés, en entretenant les élèves de la science du jour, on remonte à celle de la veille; quant à l'histoire, quant à la philosophie médicale à qui l'histoire prête une si large base, elles ont été complètement oubliées dans l'enseignement officiel, et, s'il faut le dire, dans la distribution des nombreuses sections de cette académie, je regrette de trouver la même lacune que dans nos facultés (1). »

pour chaque espèce d'exercice et de mouvement, des maîtres subordonnés, qu'un maître supérieur, *doctus quidem et litteratus*, dirigeait selon les préceptes de l'art. Nous avons rappelé l'organisation générale des gymnases grecs à la page 401. — Au temps de Cœlius Aurélianus, c'est-à-dire vers le milieu du cinquième siècle après J.-C., alors que le monde romain était en pleine dissolution, il existait encore, comme l'atteste cet écrivain, des hommes versés dans la science et dans l'art des exercices du corps. Les autres médecins, depuis Hippocrate, avaient bien pris l'habitude d'étudier les effets des exercices, de les admettre dans le cercle de leur thérapie pharmaceutique, et de les prescrire d'une manière conforme à l'art dans une foule de cas. (Voir Littré : *Œuv. d'Hipp., Introd*, p. 23) — Mais si tous en connaissaient les principes, il y en avait bien peu qui sussent les mettre en pratique. Cœlius Aurélianus en est ici un exemple : il envoie ses malades à un docte-maître d'exercices, et leur *recommande* de suivre ses préceptes. Aussi, quand l'art se perdit, la science oublia, ou devint impuissante .

(1) *Œuvres d'Oribase*, t. I, p. LIII.

N° 5. — *Traitement du tétanos par une contraction volontaire permanente.* (Cruveilhier : *Anatomie pathologique*, t. I, p. 153.)

Dans le trismus tétanique, M. le professeur Cruveilhier voudrait que l'on substituât à la contraction convulsive et spasmodique des muscles de la respiration, *une contraction volontaire permanente*, et pour ainsi dire *acharnée* de ces mêmes muscles : réalisant ainsi le désideratum de M. le professeur Bonnet, *la guérison par l'exercice des fonctions*, M. Cruveilhier est parvenu à sauver un tétanique d'une mort imminente, alors que tous les moyens ordinaires avaient échoué.

Il rapporte ce cas de la manière suivante :

Je me plaçai au-devant de lui, et je l'engageai à respirer en mesure en faisant des inspirations forcées aussi profondes que possible. Pour le diriger dans ce fatigant exercice, je me mis à battre devant lui la mesure à deux temps. Pendant une heure que je restai là, aucune crise de suffocation, de strangulation n'eut lieu. Je me fis remplacer par des aides qui se relevèrent successivement. — Au bout de quatre heures le malade tomba dans un profond sommeil. A son réveil, on recommença le même moyen, qui fut suivi du même repos. — Cet exercice ayant été suspendu, il y eut quelques exacerbations qui cédèrent bientôt. — Ce malade a parfaitement guéri.

N° 6. — *Compression.* — (*De l'éclampsie des femmes enceintes*, etc. ; mémoire par M. Edouard Robin ; Paris, 1853.)

Nous n'avons point à nous occuper du système hypothétique de chimie physiologique agité dans cette brochure ; nous voulons seulement prendre note de quelques documents rapportés sous le n° 4 de ce mémoire.

Compression des membres dans l'épilepsie. — Une femme de 25 ans est atteinte d'épilepsie depuis son enfance ; les attaques, dites composées, durent 15 à 20 heures, quelquefois même deux jours. Au commencement d'une attaque, M. Piegu, interne de la Salpétrière, appliqua une ligature sur chacun des membres inférieurs à l'aide de deux bandes de toile larges de deux à trois doigts. La constriction est opérée graduellement.

Au bout de dix minutes, les parties placées au-dessous des liens sont rendues violettes par la réplétion des capillaires. Alors la malade, jusque-là en perte absolue de connaissance, soulève assez péniblement les paupières, ouvre les yeux et remue la tête. Son regard, quoique hébété, trahit une certaine attention. La face devient plus pâle ; le pouls se désemplit, et de minute en minute on peut constater une amélioration évidente dans le retour à la connaissance et à la sensibilité. Une demi-heure après l'application des liens, les diverses fonctions ont repris leur cours normal. On attend une demi-heure encore pour enlever les bandes, et on laisse entre chacune de ces opérations un quart d'heure d'intervalle. Lorsque le sang eut repris son cours ordinaire, il revint quelques secousses convulsives, mais elles n'eurent pas de suite. Deux heures plus tard, la malade mangeait et se promenait dans le dortoir... Son attaque avait duré 4 heures et demie au lieu de 12 à 15 heures. (*Annales médico-chirurgicales*, année 1844.

Convulsions et névralgies diverses. — Parry, de Bath, paraît être le premier qui ait employé la *compression de la carotide et des gros troncs artériels.* Dans les faits qu'il rapporte, on remarque surtout un cas de *névralgie de la face* guérie par la compression de la carotide. Une dame était depuis longtemps atteinte de violentes douleurs de tête, accompagnées de dilatations très évidentes des carotides : la compression de ces artères mit fin aux douleurs faciales. Souvent, par le même moyen, il réussit à guérir les *migraines* et les *convulsions.*

Compression des carotides dans les céphalalgies. — Ce moyen a été pratiqué avec succès et recommandé par M. Blaud, de Beaucaire.

Plusieurs années après, le même moyen se trouve conseillé par le docteur Dechange. Pendant le cours d'un voyage dans l'Amérique centrale, l'auteur est atteint d'une fièvre intermittente de mauvais caractère. Dans le stade de chaleur, il ressent de vives douleurs dans la partie gauche de la région occipitale. *Portant alors le doigt sur la carotide droite, dans le but d'explorer le pouls carotidien,* il remarque avec surprise que la douleur cesse brusquement. La compression de la carotide gauche ne produisait pas le même résultat. Il exerce de nouveau la compression, pendant une minute, sur la carotide droite ; le succès est le même que la première fois. Il suspend la compression : les douleurs de tête reparaissent, mais elles ont perdu une grande partie de leur intensité. Pendant plusieurs jours, il recourut souvent au même moyen, et le résultat fut toujours le même.

Quelques jours après la guérison, un matelot qui lui servait de domestique dans le voyage, est atteint d'une fièvre intermittente quotidienne avec vomissements bilieux très-abondants. Pendant le stade de chaleur, il est en proie à un délire si violent que deux hommes robustes ont peine à le retenir sur sa couche. On fait comprimer les carotides : le soulagement est instantané, et bientôt le délire cesse. Les jours suivants, lorsqu'il sentait avancer la période de chaleur, il se comprimait lui-même les carotides, et le délire n'avait pas lieu.

La même pratique fut mise en usage dans des *douleurs sus-orbitaires*, et dans la *céphalalgie* provoquée par l'abus des boissons alcooliques : l'effet lui a toujours paru satisfaisant. *(Annales de la Société de médecine d'Anvers*, juin 1844.

Compression dans le cas de douleurs urétrales. — *Ce moyen*, dit M. Vidal, de Cassis, *m'a été suggéré par ce fait que plusieurs malades affectés de douleurs sur quelques points de l'urètre font cesser momentanément la douleur en comprimant la partie malade.* On pouvait, d'après ce fait, espérer qu'en prolongeant suffisamment la compression, non-seulement on empêcherait la douleur pendant le temps qu'elle serait observée, mais encore qu'on finirait par *détruire la manière d'être morbide des tissus, par changer,* si l'on veut, *leur mode de vitalité,* et empêcher ainsi la douleur de se reproduire après que la compression serait enlevée...

« J'aurais pu joindre aux observations qu'on vient de lire, l'histoire de plusieurs cas dans lesquels la douleur était bornée à la portion balanique de l'urètre, et dans lesquels l'emploi de la compression a été suivi d'un succès complet; mais je pense que ce que j'ai dit suffira pour appeler l'attention des praticiens sur un procédé utile, et c'est là tout ce que je me suis proposé. » (M. Vidal, de Cassis; *Bulletin de thérap.* t. 35, p. 163.)

De la compression artérielle dans les inflammations des extrémités. — La compression s'exerce au moyen du tourniquet et d'une pelote ou de planchettes en bois. Elle paraît avoir produit de bons résultats dans des cas de panaris et de phlegmons diffus de la main : Les douleurs ont été rapidement calmées. *On a trouvé utile, pour éviter la gangrène, de rendre la compression modérée, et même de la suspendre de temps à autre;* mais il n'a pas été pris de précautions pour isoler l'action sur l'artère de l'action sur le nerf correspondant (1).

En 1836 et 1837, la compression des artères fut employée avec succès par plusieurs praticiens qui se présentèrent comme inventeurs de la méthode. A cette occasion, M. Dezeimeris adressa à l'Académie des sciences, le 21 novembre de la même année, une lettre qui nous fournit de nouveaux documents.

« Trois inventeurs viennent se disputer l'honneur d'avoir découvert l'utilité de la compression des carotides dans le traitement de plusieurs maladies. Il y aurait quelque chose de surprenant dans cette apparition de trois inventeurs à la fois, si cette simultanéité ne s'expliquait tout naturellement par la communication que j'ai faite à deux d'entre eux de

---

(1) Cette méthode est assez semblable à celle qui est en usage aux îles Léou-Tchéou : « Dans les maladies inflammatoires, dit le D' Bettleheim qui vécut longtemps dans ces îles, au lieu de pratiquer la saignée, on lie le bras vers le coude, et après avoir mouillé ou enveloppé d'un linge humide la partie comprise entre la ligature et l'épaule, on y applique de vifs claquements avec la paume de la main. » *(Medical Times and Gazette,* Londres, 6 et 13 août, 1853.) — Une des raisons de ces claquements est sans doute d'empêcher les funestes résultats de la compression trop permanente.

cette découverte, à l'un, au mois d'août 1836; à l'autre, un an auparavant, et si le troisième n'avait pu l'apprendre de l'un des quinze ou vingt médecins à l'attention et aux expériences desquels je l'avais recommandée depuis plusieurs années.

« Avant Preston, M. Blaud avait *comprimé la carotide dans la fièvre cérébrale;* avant M. Blaud, Authenrieth avait employé ce moyen dans les *convulsions;* avant Authenrieth, Liston y avait eu recours pour une *névralgie maxillaire;* avant Liston, Earle s'en était servi avec avantage contre l'*épilepsie;* avant Earle, Livington et Kellie avaient employé la *compression artérielle* contre le *rhumatisme;* avant Levington et Kellie, Ludlow en avait usé contre la *goutte;* et avant tous Parry de Bath, le véritable inventeur de la compression des artères, et particulièrement des carotides, avait, non-seulement connu l'utilité de ce moyen pour tous ces cas, mais l'avait encore employé pour plusieurs autres, et avait été, en tout ce qui touche à la connaissance de ce sujet, fort au-delà de ce qu'en ont su ses successeurs, en comprenant dans le nombre les trois inventeurs les plus modernes, venus juste un demi-siècle plus tard. »

Sans nous arrêter à la priorité contestable de l'emploi de la compression dans les différents cas rapportés par l'auteur, remarquons l'observation de M. Vidal, de Cassis, que *la compression, indépendamment de son mode d'action spécial, peut encore, suffisamment prolongée, finir par détruire la manière d'être morbide des tissus, par changer leur mode de vitalité.* — Or, cette observation est applicable à toute forme de mouvement; et c'est précisément ce qui ferait que le mouvement artificiel, approprié, ne serait pas seulement un moyen *palliatif,* mais aussi un des moyens *curatifs* les plus puissants, puisqu'il pourrait arrêter le développement d'une maladie, et provoquer la transformation de l'état morbide, congénital ou accidentel, en un état sain et normal.

Cette opinion est tout-à-fait conforme à celle des anciens. Nous la rencontrons souvent chez les auteurs modernes, mais à l'état de notion isolée, comme celle de M. Vidal, de Cassis, et sans rapport avec quelque grande unité théorique.

Dans plusieurs des cas mentionnés par l'auteur, ou dans des cas analogues, la compression était en usage chez les anciens : Arétée, par exemple, conseille, pour arrêter les accès du vertige, de placer des ligatures au-dessus de la cheville du pied et du genou, en même temps qu'au-dessus de la main et du coude, *porro in accessionibus ita succurrendum est : crura supra talos atque genua, manusque carpi, et brachia infra humeros deliganda juxta cubitos.* C'est dans nos études sur les médecins anciens que nous rapporterons leurs procédés thérapeutiques par le mouvement artificiel.

Les essais, souvent tentés, de la compression artérielle dans le *rhumatisme* et dans la *goutte* n'ont généralement donné que des résultats peu satisfaisants et incomplets ; aussi cette méthode a été abandonnée. — Nous pensons que si l'on combinait la méthode de Rufus, d'Ephèse, basée sur des mouvements actifs et de mouvements passifs (1), avec celle de William Balfour, d'Edimbourg, consistant en compressions et en percussions appropriées (2), et avec un ensemble de mouvements propres à modérer l'action nerveuse et à rétablir l'activité normale des fonctions de tous les organes logés dans la cavité abdominale, on serait, enfin, en possession d'une méthode dont les applications variées ne seraient pas moins palliatives des accès de goutte et de rhumatisme, que curatives de ces affections. L'expérience, ainsi que nous le verrons subséquemment, élève cette probabilité à l'état de fait, et l'observation de M. Vidal, de Cassis, en est, entre autres, la justification : *le mouvement, convenablement appliqué, finit par changer le mode de vitalité des organes, et, conséquemment, de toute l'économie.*

N° 7. — *Influence physiologique des mouvements du tronc.* (*Gaz. hebd. de méd. et de chir.*, 10 octobre 1856.)

Au *Congrès des savants naturalistes et médecins allemands* tenu à Vienne du 16 au 22 septembre 1856, M. Réclam, de

(1) Le traité de Rufus, *De podagrd*, a été retrouvé par M. Littré et publié dans la *Revue de philologie* M. Littré fait vivre ce médecin au temps de Trajan (98-117 après J.-C.); mais il doit être un peu antérieur à cette époque, car il est cité par Andromachus, médecin de Néron (54-68 après J.-C.). (Voir Haller : *Bibl. med..* t I, p. 172.)

(2) William Balfour : *Power of compression and percussion in the cure of rhumatism, gout and debility of the extremities, and in promoting health and longevity ;* 2ᵉ édition, Edimbourg, 1819.

Leipzig, a traité de *l'influence des mouvements du tronc sur la circulation, la perspiration et l'évacuation des matières fécales.*

Nous sommes heureux de voir que les hommes les plus considérables dans la science commencent à prêter une attention de plus en plus sérieuse à la puissance du mouvement artificiel sur le mécanisme vivant ; c'est une chose grande et utile dans l'actualité. Nous n'avons pas encore reçu communication de ce mémoire ; jusque-là nous en faisons note. La plupart des infirmités humaines proviennent de l'état anormal de ces trois espèces de fonctions, et, spécialement, de la circulation paresseuse de la veine porte. Aussi, nous nous sommes appliqués à étudier, selon des positions diverses, diverses formes, actives, passives ou mixtes, de torsion, de flexion, d'extension et d'autres espèces de mouvements du tronc et de la région abdominale, provoquant des effets certains et précis. Nous inscrirons nos observations en même temps que celles du savant allemand.

N° 8. — *Friction abdominale avec pression. — Développement de gaz dans l'intestin. — Epidiaphragmatopie.* (Piorry : *Traité de médecine pratique*, etc., t. XI, n° 4027 et 4028, Paris, 1847.)

Dans le cas où des gaz développés dans l'intestin refoulent en haut le diaphragme, et simulent ou constituent l'asthme, M. Piorry dit :

Des *moyens mécaniques* sont bien autrement utiles que la plupart de ceux dont l'énumération vient d'être faite.

D'abord, lorsqu'on s'est bien assuré qu'il ne se trouve point d'obstacle mécanique à la sortie des fluides élastiques, et lorsqu'on a surtout des raisons pour attribuer l'accumulation des gaz à l'anatomie du tube digestif et à l'extrême dilatation de celui-ci, on peut employer avec succès *les pressions sur l'abdomen.*

On commence par les pratiquer sur la région iliaque gauche et de haut en bas, de sorte que l'on conduise ainsi les fluides élastiques du colon vers le rectum ; ensuite on exécute la même manœuvre, d'abord sur le colon descendant, puis sur la région occupée par les colons transverse et descendant, sur le cœcum, et enfin sur l'intestin grêle. C'est avec assez d'énergie que de semblables pressions doivent être faites. Elles consisteront en des mouvements doux, en frictions dirigées jusque dans la profondeur de l'abdomen. Ce moyen thérapeutique et rationnel est entièrement fondé sur l'anatomie. Si l'on veut qu'il ait de l'utilité, il faut qu'il soit continué pendant quelque temps, et qu'un aide intelligent reste auprès du malade pour le mettre en pratique. Le plus souvent, il procure l'évacuation d'une grande quantité de gaz.

M. Piorry ne considère ici le mouvement qu'au point de vue anatomique et purement mécanique. Mais est-ce bien cette action qui provoque immédiatement l'évacuation des gaz? Sur un tube mort, oui; sur un tube vivant et seulement hyposthénisé ou atonique, nous ne le pensons pas, et nous croyons que l'auteur eût donné de ce phénomène une explication plus complète et plus rationnelle, s'il y eût ajouté les considérations physiologiques. — Ce mouvement est plus précis et mieux déterminé dans la méthode suédoise, où on lit :

Si l'on applique une friction anguleuse, *de bas en haut,* sur le côté droit de l'abdomen, puis transversalement d'un hypochondre à l'autre, et, *de haut en bas,* sur le côté gauche, suivant la direction du gros intestin, il en résulte des contractions également réparties dans les diverses parties de cet intestin. Il faut pourtant alors que le corps soit dans une position telle, que les parois abdominales se trouvent tout-à-fait relâchées.

En effet, si les parois abdominales étaient dans un état de tension, alors les frictions et les pressions pourraient étendre leurs effets spéciaux sur les rameaux des nerfs splanchniques, dont l'excitation, d'après des expériences récentes, suspend les mouvements péristaltiques de l'intestin (1), mouvements péristaltiques ou fonction normale, que, dans ce cas, l'action mécanique est physiologiquement destinée à revivifier pour produire l'expulsion naturelle des gaz. — D'autres considérations se déduiraient encore de l'effet de la chaleur animale développée par l'action mécanique sur les nerfs moteurs de l'intestin, sur la dilatation des gaz, sur l'augmentation de l'artérialité et de la vénosité, etc. — Ces mouvements artificiels ne sont donc réellement efficaces que, s'ils sont *exactement déterminés* et *exécutés* selon toutes les conditions anatomiques, physiolo-

(1) F. P. Flucger : *De l'arrêt des mouvements péristaltiques de l'intestin;* ouvrage cité dans l'*Annuaire des sci, méd,,* par M. Lorain, revu par Ch. Robin, 1re année 1856, p. 83.

giques et pathologiques. Ceci explique les cas de succès ou d'insuccès de l'application de cette espèce ou de tout autre espèce de mouvement artificiel : la science et l'art cinésiques sont unis dans les rapports les plus intimes.

N° 9. — *Palpation de l'abdomen.* — La *Gaz. hebd. de méd. et de chir.*, du 12 septembre 1856, rendant compte de la séance du 9 juillet de la *Société méd. des hôpit. de Paris*, rapporte le fait suivant :

Observation de calcul biliaire retenu dans l'intestin grêle, où il a déterminé des symptômes d'étranglement interne, qui ont rapidement cessés à la suite de la palpation de l'abdomen, par M. Marrotte.

Une dame, âgée de soixante et quelques années, fait le sujet de cette communication. En résumant l'observation, M. Marrotte s'exprime en ces termes :

Considérée dans son ensemble, cette maladie a présenté trois phases distinctes. Pendant la première, qui a été fort longue, l'affection calculeuse du foie n'a manifestée sa présence que par des douleurs revenant à de grands intervalles, de courte durée et assez légères pour ne pas fixer l'attention de la malade. Elles étaient habituellement provoquées par l'ingestion des aliments. C'est en 1855 seulement que s'est manifesté le premier accès violent; encore n'était-il pas très-caractéristique de l'existence des calculs, puisqu'il s'accompagnait d'irradiations évidemment névralgiques sur la peau du ventre et qu'il n'a pas été suivi de coloration jaune, non-seulement de la peau, mais des conjonctives et des urines.

La seconde phase est caractérisée par le développement d'accidents aigus survenus dans l'hypochondre droit, comme les précédents, mais qui en différaient par la nature des douleurs, par leur durée, par la tension de la vésicule et par l'existence de la fièvre. Cette phase doit correspondre à une inflammation ulcérative de la vésicule qui a établi une communication entre elle et le duodénum, et a permis le passage de calculs volumineux qui avaient tenté en vain de se frayer une sortie par les voies habituelles. La composition du calcul me paraît confirmer cette manière de voir, puisqu'il était entièrement composé des matériaux de la bile.

Enfin, et c'est ici que commence la troisième phase, les accidents d'étranglement n'ont été séparés des phénomènes d'inflammation que par un intervalle de quelques semaines.

Les symptômes déterminés par l'arrêt du calcul dans les intestins grêles sont remarquables par leur similitude avec les symptômes énumérés dans les cinq observations dues à MM. Mayo, Monod, Renaut, Broussais et Puyroger.

Invasion subite des accidents, apparition d'une violente douleur abdominale, qui revient d'abord sous forme de colique chez ma malade ; douleur bientôt suivie de vomissements qui surviennent assez brusquement, et qui sont enrayés, mais non suspendus par la glace et par les narcotiques. Les matières vomies, d'abord alimentaires, puis bilieuses, deviennent rapidement verdâtres, d'un jaune verdâtre, et enfin stercorales.

L'identité est plus complète encore par les symptômes locaux. Le résumé très-exact fait par M. Fauconneau-Dufresne des cinq observations qu'il a rassemblées, rappelle exactement ceux de mon observation : abdomen très-douloureux, ballonné à l'épigastre et dans sa partie supérieure, plat et comme empâté dans sa partie inférieure, constipation constante ; on sentait des fèces dans le gros intestin.

Mais *ce qui constitue le véritable intérêt de mon observation, c'est le déplacement du corps étranger après l'exploration de l'abdomen,* comme chez le malade du docteur Mayo, déplacement qui s'est accompagné, dans les deux cas, d'une sensation semblable. C'est enfin le rapprochement à établir entre ces deux faits et qui conduirait à pratiquer, dans un but thérapeutique, une manœuvre qui n'avait pour but que d'arriver au diagnostic. *Si pareil cas se représentait, ne serait-il pas rationnel, non pas seulement de* PALPER *le ventre, mais de le* MALAXER, *en quelque sorte, avec précaution,* afin d'obtenir un résultat bien désirable, puisque tous les moyens rationnels ont échoué quatre fois sur six ?

Après cette communication, quelques médecins firent des objections contre la possibilité de la perforation de la vésicule biliaire et les vomissements. M. Bouvier fit l'observation suivante :

La manœuvre qui a été suivie d'une rapide amélioration chez la malade de M. Marrotte, n'est pas chose nouvelle. C'est un moyen employé usuellement à Stockolm et à Berlin, où l'on prétend méthodiquement traiter, par le massage, et avec succès, la constipation et les étranglements ; on agit d'une façon différente suivant les affections.

M. Marrotte ne paraît pas avoir connu les procédés usités à Stockholm et à Berlin. Mais de sages observations l'ont conduit de la palpation exploratrice à la palpation curatrice. Nous aurons plusieurs fois occasion de faire remarquer que l'exploration, soit par la *pression* dans les affections nerveuses, soit par la *percussion* dans la plessimétrie, produit aussi, en certains cas, des effets salutaires ; mais les praticiens n'en ont pas toujours, comme M. Marrotte, déduit des conséquences thérapeutiques.

Nous regrettons que M. Marrotte n'ait pas décrit la forme de la palpation ni celle de la malaxation qu'il a employées, et dont les espèces sont variées comme les effets physiologiques que l'on veut provoquer, ainsi que l'observe M. Bouvier.

N° 10. — *Respiration artificielle.* — Nous avons vu que, dès les temps les plus reculés, l'acte de la respiration était la base de la méthode des tao-ssé (1), que la loi de Manou en avait fait aux brahmanes un acte de purification religieuse (2), et que les médecins grecs employaient cette forme de mouvement après chaque série d'exercices actifs et dans l'intervalle des mouvements passifs de l'apothérapie (3). Ils y attachaient une grande importance. De cette cinèse, qu'ils appelaient *rétention du souffle*, Galien a fait une étude spéciale sous le rapport de l'anatomie, de la physiologie et de la pathologie. Il distingue quatre espèces de rétention du souffle, suivant que les muscles du ventre sont *doucement tendus*, que ces muscles sont *relâchés ou en repos*, ou qu'ils sont *tendus au même degré que le diaphragme*, ou qu'ils sont *fortement tendus, le diaphragme étant relâché* (4). On conçoit combien ces diverses formes de respiration artificielle, convenablement déterminées et appropriées, devaient être utiles en hygiène et en thérapeutique.

Or, le fil de cette tradition a été rompu, et ce n'est guère que de nos jours mêmes que l'on a commencé des études qui nous y ramènent nécessairement, et comme à l'insu des savants qui s'y livrent.

L'ouvrage suivant attire d'abord notre attention :

De la fatigue de la voix dans ses rapports avec le mode de respiration, (Mémoire présenté à l'Académie des sciences dans la séance du 12 mars 1855), par le docteur Louis Mandl.

(1) Voir p. 89 et suiv.
(2) Voir p. 123 et suiv.
(3) Voir p. 124.
(4) Oribase, t. I, Notes du liv. VI, p. 656

Contradictoirement à la doctrine du Conservatoire de musique de Paris, l'auteur de ce mémoire s'est proposé de démontrer que la respiration diaphragmatique ou abdominale fournit les meilleurs résultats pour la production du son et pour la conservation de la voix. Nous nous bornerons à en extraire le premier chapitre qui contient les éléments scientifiques de la respiration artificielle.

MÉCANIQUE DE LA RESPIRATION.

§ I. — Des mouvements rhythmiques.

La respiration se compose, comme on le sait, de deux actes qui se succèdent d'une manière rhythmique, à savoir de l'inspiration et de l'expiration. Les poumons se dilatent et se remplissent d'air dans l'inspiration. La cage qui les renferme et qui se compose d'os, de cartilages et de muscles, c'est-à-dire le thorax, doit conséquemment se dilater pour lui faire une place suffisante.

L'expiration qui survient fait disparaître cette ampliation du thorax. Elle peut s'opérer uniquement parce que les muscles actifs dans l'inspiration cessent leurs fonctions et retournent au repos; cependant, lorsque ces agents doivent retenir l'air dans les poumons, et lorsque par conséquent ils s'opposent à l'expiration, mais alors seulement, de nouveaux agents, à savoir les muscles expirateurs, entrent en scène et opèrent les resserrements du thorax.

Diverses parties organiques sont mises en jeu suivant la manière dont s'accomplit la respiration, c'est-à-dire suivant les divers types respiratoires que nous allons examiner.

§ II. — Des types respiratoires.

La dilatation du thorax, inévitable dans l'inspiration, peut s'opérer soit à sa base, soit dans sa partie supérieure, soit enfin sur ses côtés. De là trois espèces de respirations ou plutôt de mouvements respiratoires : la respiration diaphragmatique ou abdominale, la claviculaire et la latérale (1).

La première est celle qui se passe à la base du thorax; les parois abdominales sont poussées en avant pendant l'inspiration, avec immobilité

(1) Ces trois types sont analogues, sinon identiques avec ceux établis par MM. Beau et Maissiat (ARCH. GÉN. DE MÉD., 1843). Nous avons substitué le nom de claviculaire à celui de costo-supérieur, et le nom de latéral à celui de costo-inférieur, parce que ces dénominations fixent l'attention sur les parties dont les mouvements frappent la vue. La distinction établie par MM. Beau et Maissiat entre les divers types respiratoires permet d'analyser les mouvements avec plus de précision que la classification des respirations simple, profonde, etc., usitée jusque-là.

presque complète du thorax et des épaules. C'est le diaphragme (1) qui est le principal agent du type respiratoire que nous examinerons, à savoir du type diaphragmatique que l'on appelle aussi abdominal, à cause du soulèvement des parois abdominales.

Dans le second type, l'ampliation du thorax s'opère surtout dans sa partie supérieure; la plus grande étendue des mouvements a lieu sur les côtes supérieures (2), surtout sur la première, et va de là en s'affaiblissant sur les côtes inférieures. La clavicule soulevée par la première

(1) Ce muscle constitue, chez les mammifères, une cloison contractile placée obliquement entre l'abdomen et la poitrine. Il est le principal agent de la dilatation verticale ; en se contractant, il perd sa forme voûtée et tend à devenir plan. Les côtés de ce muscle (les piliers), faisceaux charnus et robustes, prennent leur point fixe sur les vertèbres lombaires ; en se contractant, ils produisent un double effet : a. L'abaissement du centre aponévrotique qui a lieu, quoiqu'il soit fixé au sternum et au péricarde, mais à un bien moindre degré que celui des piliers. b. Le refoulement des viscères abdominaux, qui sont poussés en bas et en avant, ce qui fait que la paroi abdominale s'élève dans la contraction du diaphragme, c'est-à-dire pendant l'inspiration.

On affirme que la contraction du diaphragme est toujours accompagnée d'un soulèvement des côtes inférieures, et on a voulu expliquer ce déplacement de diverses manières. Mais lorsqu'on est parfaitement maître de la respiration diaphragmatique on peut faire de profondes inspirations, sans soulever en aucune manière les côtes, ainsi que le dit déjà M. Magendie.

Le plan de la courbure du diaphragme ne regarde pas directement en bas, mais bien en bas et en avant ; c'est la raison qui fait que pendant la contraction du diaphragme les viscères ne sont pas simplement refoulés en bas, mais en même temps portés en avant et que la paroi abdominale se soulève. Lorsque le nerf phrénique, qui anime le diaphragme, est paralysé ou coupé (Duchenne, de Boulogne, UNION MÉD., 1853), la paroi abdominale s'abaisse pendant l'inspiration et se gonfle pendant l'expiration, c'est-à-dire, il se passe le contraire de ce qui a lieu à l'état normal. Ceci s'explique très-facilement ; en effet, dans cet état pathologique la respiration diaphragmatique ne peut plus s'effectuer ; elle est remplacée par un autre type. D'un autre côté, en excitant le nerf phrénique (par le courant galvano-électrique, par des substances chimiques, etc.), on obtient des contractions du diaphragme et des soulèvements de la paroi abdominale, si le phrénique a été préalablement isolé, et que l'expérience ne soit pas obscurcie par des mouvements réflexes.

(2) Les côtes sont portées en haut et en avant ; en effet, elles exécutent deux mouvements, le centre du mouvement étant dans l'articulation costo-supérieure : a. Mouvement d'élévation. La côte se meut autour de l'articulation costo-vertébrale ; l'extrémité antérieure se relève donc en se portant en avant. L'angle formé par la jonction de la côte avec le cartilage sternal, et qui est saillant en bas et ouvert en haut, cet angle s'ouvre par l'effet de l'inspiration, à mesure que l'extrémité antérieure de la côte s'élève, entraînant le cartilage avec elle. b. Mouvements de rotation. Le médiastin, qui s'étend du rachis au sternum, représente un plan sur lequel sont inclinés les arcs formés par les côtes et leurs cartilages. Pendant l'inspiration, ces arcs se redressent, par suite d'un mouvement de rotation exécuté autour d'une ligne qui est la corde de l'arc et qui passe par l'articulation costo-vertébrale et costo-sternale. Par suite de ce mouvement de rotation, les côtes, d'inclinées qu'elles étaient, deviennent plus horizontales, et les espaces intercostaux s'élargissent presque partout. Ce double mouvement produit une certaine torsion dans le cartilage et la côte plus ou moins flexible. L'arc costo-cartilagineux s'allonge, d'où résulte une distance plus grande entre le sternum et les vertèbres. Suivant Sibson (PHILOS. TRANSACT., 1846, p. 531), les côtes qui, dans l'inspiration, offrent diverses courbures, deviennent presque droites (vues de profil). Certaines côtes s'élèvent plus par leur extrémité que par leur partie moyenne ; chez d'autres, le contraire a lieu (Voy. Magendie, PHYSIOLOGIE, t. II, p. 314 ; Beau et Maissiat, l. c , p. 413 ; Bérard, PHYSIOL., vol. III, p. 248.)

côte, la portion supérieure du sternum, l'épaule, les vertèbres, et dans les inspirations profondes et laborieuses, le crâne même (1) participent à ce mouvement des côtes supérieures. Ce qui caractérise ce type, c'est le soulèvement de la clavicule et de la première côte; aussi l'appelons-nous type claviculaire. La paroi abdominale s'aplatit et s'enfonce à chaque inspiration (2).

Dans le dernier type, enfin, le mouvement respiratoire s'exécute dans la portion latérale et inférieure du thorax par le déplacement des côtes inférieures, des moyennes et de la portion inférieure du sternum (3); les côtes inférieures se portent en dehors et entraînent quelques-unes des côtes supérieures; mais la seconde et surtout la première côte, et avec elle la clavicule, restent complètement immobiles. C'est le mode de respiration latérale.

Les diamètres du thorax éprouvent des changements divers suivant les divers types de respiration. Ainsi, ce sera le diamètre longitudinal qui s'accroîtra dans la respiration abdominale, tandis que, dans la respiration latérale, l'augmentation porte sur le diamètre latéral et dans le type claviculaire sur l'antéro-postérieur.

Les divers types respiratoires peuvent se combiner ou plutôt se succéder les uns aux autres. Ceci s'observe bien dans la respiration latérale, qui se combine soit avec l'abdominale, soit avec la claviculaire. En effet, toute inspiration diaphragmatique profonde finit par une inspiration latérale, de même que l'inspiration latérale profonde se termine par une inspiration claviculaire. Suivant les habitudes prises, l'artiste commencera donc l'inspiration par l'abaissement du diaphragme et la finira par la dilatation latérale du thorax, ou bien la dilatation latérale du thorax sera le pre-

---

(1) La première côte est, suivant M. Magendie (*l. c.*, t. II, p. 317) et M. Bouvier, la plus mobile de toutes. Le déplacement de la partie supérieure du sternum s'effectue par les côtes; elle s'élève, suivant MM. Beau et Maissiat, de la même quantité que la première côte et la clavicule. La courbure que forme la colonne vertébrale, depuis la première jusqu'au niveau des septième et huitième vertèbres dorsales, se creuse et s'éloigne du sternum dans la respiration costo-supérieure. L'épaule s'élève par l'action de la portion moyenne du trapèze (Duchenne).

Le crâne est fixé en arrière, dans les inspirations les plus profondes, par l'action de la portion claviculaire du trapèze (Duchenne), des muscles splenius, complexus, grands et petits droits postérieurs de la tête, etc., pour servir de point fixe au sterno-mastoïdien et aux autres muscles ayant un point d'attache au crâne, et l'autre aux côtes ou à la clavicule.

(2) L'aplatissement des parois abdominales se fait par suite de la contraction des muscles abdominaux, contraction qui empêche le diaphragme de s'abaisser et de fonctionner normalement; c'est ainsi que le type claviculaire produit quelques-uns des résultats observés à la suite de la section des nerfs phréniques. Aussi M. Duchenne pense-t-il que le diaphragme se contracte toujours, même dans les respirations claviculaire et latérale, mais son action est alors gênée et limitée.

(3) Ce déplacement est d'autant plus facile que les individus sont moins âgés. Dans la jeunesse, en effet, il existe, entre la portion supérieure et l'inférieure du sternum, au niveau de la deuxième côte, une symphyse mobile qui permet, suivant M. Magendie, à la portion inférieure du sternum de se porter en avant.

mier temps de l'inspiration, qui se terminera par le soulèvement de la clavicule. Il est rare de voir, dans l'état normal des organes de la respiration, les personnes terminer la respiration diaphragmatique par la claviculaire. Les avantages et les inconvénients de la respiration latérale sont donc ceux des deux autres types avec lesquels elle se combine habituellement et sur lesquels nous fixerons désormais notre attention. Remarquons seulement que la respiration latérale n'est dangereuse que parce que, dans les inspirations profondes, elle se termine, comme nous l'avons dit, par la respiration claviculaire, type de respiration désastreuse pour la voix, ainsi que le démontrera la suite de ces recherches.

Mais ce que nous voulons faire comprendre avant tout ici, c'est qu'il est impossible, quoiqu'on ait affirmé le contraire, que, dans une inspiration très-profonde, la poitrine se dilate, au même moment, dans tous les sens, c'est-à-dire que les trois types de respiration coexistent simultanément. On le comprend du reste aisément : la respiration abdominale exige l'abaissement complet du diaphragme, ce qui n'a pas lieu dans la respiration claviculaire. Ces deux types ne peuvent donc pas s'exécuter au même moment ; mais ils peuvent très-bien se succéder dans une et la même inspiration profonde. En effet, celle-ci peut commencer par la contraction du diaphragme et finir par l'ampliation de la portion supérieure du thorax ; mais tandis que celle-ci s'accomplit, le diaphragme s'est déjà insensiblement relâché. Nous verrons du reste plus tard que la position du larynx ne permet pas non plus la coexistence de ces divers types.

Le type abdominal est plus habituel aux hommes qu'aux femmes, chez lesquelles l'usage du corset fait, sinon naître, du moins se développer le type latéral.

C'est une erreur de croire, avec quelques auteurs, que le type claviculaire est naturel chez les femmes. Au contraire, il n'y existe jamais à l'état normal. Ce qui a pu motiver cette opinion inexacte, c'est la circonstance suivante. Le corset en comprimant les parois abdominales, ou, dans certaines circonstances, le développement des organes abdominaux, met obstacle à la contraction complète et à l'abaissement normal du diaphragme ; alors se développe le type latéral ; les côtes inférieures se portent en dehors et entraînent quelques-unes des côtes supérieures ; le déplacement de ces dernières devient surtout visible par les mouvements imprimés à la glande mammaire, mouvements qui ont fait croire à la respiration claviculaire, comme type normal chez les femmes. Mais on peut s'en convaincre facilement, la clavicule reste immobile et le type naturel de respiration chez les femmes, s'il n'est pas abdominal, n'est que latéral (1).

---

(1) Les faits que nous venons d'exposer nous ont principalement déterminé à substituer le nom de type claviculaire à celui de respiration costo-supérieure, proposé par MM. Beau et

Cependant l'exercice peut faire acquérir à tout âge et aux deux sexes la respiration diaphragmatique. Nos meilleurs artistes en font foi. Du reste, la respiration sera nécessairement abdominale lorsque, dans une position assise, on croise les bras sur le dos de la chaise, aussi haut que possible. Les épaules et les premières côtes restent alors fixes, et le diaphragme se contracte librement (1). On peut arriver au même but par l'usage d'un corset dorsal qui fixe les épaules et dont nous donnerons prochainement la description.

§ III. — Des mouvements du larynx.

Le larynx occupe, au repos, une place située vers le milieu du cou, à distance à peu près égale de la mâchoire inférieure et du bord supérieur du sternum. Il peut changer de place à l'aide de muscles fixés sur lui et les os voisins, appelés muscles intrinsèques et qui sont élévateurs ou abaisseurs du larynx. Les muscles qui abaissent le larynx le tirent aussi en arrière ; le contraire a lieu lorsque cet organe s'élève (2).

La position du larynx est variable suivant les types respiratoires.

Dans la respiration diaphragmatique, le larynx reste complètement immobile pendant le double acte respiratoire, à savoir pendant l'inspiration et l'expiration. Mais dans le type claviculaire, le larynx est nécessairement abaissé pendant l'inspiration (3), et cet abaissement caractérise

Maissiat. En effet, les côtes supérieures peuvent être entraînées partiellement dans les mouvements respiratoires, sans que la clavicule et surtout le larynx y participent, c'est-à-dire sans les conséquences caractéristiques du type que nous appelons claviculaire.

(1) C'est ainsi que procède M. Masset, professeur au Conservatoire, pour donner aux élèves l'habitude de la respiration abdominale. M. Delsarte conseille de porter tout le poids du corps sur la portion antérieure du pied, en se penchant en avant.

(2) Les abaisseurs du larynx sont le sterno-thyroïdien, le sterno-hyoïdien et l'omo-hyoïdien. Lorsque le larynx s'abaisse, le cartilage thyroïde est en même temps tiré en arrière, ainsi que le prouve aisément l'inspection du larynx.

Les élévateurs qui tirent en même temps le larynx en avant sont les muscles : hyo-thyroïdien (si l'hyoïde est fixée par les muscles de la région sus-hyoïdien ; lorsqu'au contraire le cartilage thyroïde est fixé, ce muscle abaisse l'hyoïde), le constricteur inférieur du pharynx (dans les fibres supérieures, appelées muscle thyro-pharyngien), le thyro-palatin (ou pharyngo-palatin), le stylo-pharyngien, le stylo-hyoïdien, l'hyo-glosse, le stylo-glosse, le génio-glosse, le mylo-hyoïdien, le génio-hyoïdien et le ventre antérieur du digastrique.

(3) Cet abaissement s'opère à l'aide des muscles sterno-thyroïdiens et sterno-hyoïdiens (animés par la branche descendante interne du plexus cervical) fixés sur la première côte et le sternum. En voici la raison : dans l'inspiration claviculaire, la première côte et le sternum s'élèvent à l'aide des muscles scalènes, sterno-mastoïdiens, etc. (animés également par les nerfs cervicaux, à savoir les plexus cervical et brachial). Tous les muscles fixés à la première côte et au sternum sont requis pour opérer ce déplacement, par conséquent les sterno-thyroïdiens et sterno-hyoïdiens se contractent également ; mais le second point d'attache de ces deux muscles se trouve sur le cartilage thyroïde et sur l'os hyoïde qui sont mobiles et ne peuvent par conséquent servir de point fixe. Il s'en suit que le larynx s'abaisse lorsque les sterno-thyroïdiens et les sterno-hyoïdiens se contractent pour élever la première côte et le sternum. Rien de pareil ne s'observe dans la respiration abdominale parce que la première côte et le

la respiration exécutée avec la portion supérieure du thorax. La constatation de ce fait était très-importante pour le sujet de ces études et établit une différence essentielle entre les deux types signalés, différence qui, jusqu'à présent, a passé inaperçue des auteurs, puisqu'on affirme généralement que le larynx s'abaisse dans toutes les inspirations et particulièrement dans celles qui précèdent le chant ou toute émission forte de la voix.

§ IV. — De la glotte.

La glotte, située à l'intérieur du larynx et formée par les cordes vocales, éprouve des changements divers, suivant que ces cordes sont tendues ou relâchées, rapprochées ou éloignées les unes des autres. Ce résultat est obtenu par l'action de muscles fixés uniquement sur les cartilages laryngéens et appelés muscles intrinsèques (1).

Examinons maintenant les dimensions de la glotte, suivant le type de respiration.

Dans la respiration abdominale, la glotte reste à peu près immobile pendant l'inspiration et l'expiration (2).

Lorsqu'au contraire, dans l'inspiration claviculaire, le larynx s'abaisse,

sternum restent immobiles ; aussi le larynx ne change-t-il pas de place, pas plus que lorsqu'on ne fait qu'élever l'épaule et la clavicule sans la première côte, c'est-à-dire sans respirer.

(1) Le plus important de tous est le crico-thyroïdien, animé par la branche interne du spinal ou le laryngé supérieur (le rameau interne suivant Longet). C'est le principal tenseur des cordes vocales ; par son action, le cricoïde peut s'engager derrière les thyroïdes, tandis que les aryténoïdes s'en éloignent, ce qui produit la tension des cordes. Ces crico-aryténoïdiens postérieurs dilatent la glotte dans toute son étendue ; les crico-aryténoïdiens latéraux et les aryténoïdiens, au contraire, sont des constricteurs, les premiers de la partie antérieure de la glotte (glotte vocale, interligamenteuse), les derniers de sa partie postérieure (glotte respiratoire, intercartilagineuse). Les thyro-aryténoïdiens remplissent les plis des cordes elles-mêmes. La tension rapproche les cordes, le relâchement les éloigne les unes des autres ; mais la glotte peut être également élargie et rétrécie par l'action des muscles intrinsèques seuls ; ainsi, lorsque, par exemple, le larynx est abaissé et que les cartilages thyroïdes sont éloignés les uns des autres, la glotte s'élargit sans coopération des intrinsèques.

(2) Parce qu'alors, avec la mobilité complète du larynx, les muscles extrinsèques et intrinsèques restent complètement inactifs. Si sur le chat vivant on attire l'ouverture supérieure du larynx en dehors, et si l'on attend quelques instants, l'animal se calme peu à peu et finit par respirer tranquillement. « Alors, dit M. Bernard (Du nerf spinal, p. 54), la glotte respiratoire reste dans une dilatation pour ainsi dire permanente, et les mouvements de resserrement et d'écartement excessivement bornés, qui s'accomplissent dans l'inspiration et l'expiration, sont à peine appréciables. » C'est qu'alors le type respiratoire est le type diaphragmatique.

Du reste, la section des laryngés supérieurs amènent une dilatation constante de la glotte, sans altérer en rien la respiration, comme il résulte des expériences de M. Bernard. M. Longet avait déjà dit (Système nerveux, t. II, p. 274) que la section des laryngés supérieurs ne compromet point la respiration et n'apporte aucun obstacle à l'introduction de l'air dans les voies respiratoires. Le resserrement rhythmique de la glotte n'est donc point nécessaire à l'accomplissement des mouvements respiratoires.

alors la glotte se dilate (1), tandis que dans l'expiration elle se rétrécit en s'élevant (2). Cette dilatation et ce rétrécissement de la glotte, rhythmiques comme les mouvements respiratoires, ont été observés sur les animaux et sur l'homme vivants, lorsque la respiration s'effectue avec le type claviculaire.

L'auteur n'est entré dans tous ces détails anatomiques et physiologiques qu'au point de vue de l'art du chant. Mais ce travail minutieux et savant contient aussi la plupart des éléments nécessaires pour faire revivre la théorie et l'application du mouvement d'inspiration et d'expiration artificielles. Des trois types principaux : le *diaphragmatique* ou *abdominal*, le *latéral* ou *costo-inférieur*, et le *claviculaire* ou *costo-supérieur*, on déduit toutes les espèces de ce mouvement, ainsi que les effets physiologiques provoqués dans les organes qui y sont intéressés. Mais des expériences variées doivent être instituées pour apprécier exactement ces effets, et aussi pour déterminer l'attitude la plus favorable à la production de chaque type et de chaque espèce. Déjà l'auteur a noté que *la respiration sera nécessairement abdominale si, dans une position assise, on croise les bras sur le dos de la chaise, aussi haut que possible.* On conçoit, en effet, que *dans cette position les épaules et les côtes supérieures étant fixées, le diaphragme est forcé de se contracter, et l'acte respiratoire devient nécessairement abdominal.*

(1) Les cartilages thyroïdes, tirés en bas et en arrière, s'éloignent les uns des autres en entraînant les cordes vocales. Il y a donc élargissement de la glotte, accompagné d'un relâchement considérable des cordes vocales. (On peut facilement constater ces faits sur le cadavre en abaissant le larynx). La colonne d'air qui fait irruption pendant l'inspiration pourrait, en pressant sur le cul-de-sac que forme le ventricule du larynx au-dessus de la corde vocale, pousser celle-ci vers l'axe du larynx et par conséquent vers la corde du côté oppssé ; ceci amènerait une occlusion de la glotte et empêcherait l'air de pénétrer dans les poumons. Aussi, suivant M. Bérard, l'action des crico-aryténoïdiens postérieurs, qui sont les principaux dilatateurs de la glotte, est-elle nécessaire pour combattre ce rétrécissement. (Cette action est d'autant plus efficace que le relâchement des crico-thyroïdiens est plus complet.)

(2) Les muscles intrinsèques, en élevant le larynx, rapprochent les thyroïdes et par conséquent les cordes vocales. Il s'ensuit un rétrécissement de la glotte, auquel contribue également l'action des aryténoïdiens et des crico-aryténoïdiens latéraux et qui est d'autant plus considérable que le larynx s'élève davantage ; en effet, les intrinsèques, en poussant le larynx en haut et en avant, le compriment en même temps. Ainsi, dans la déglutition, on voit la glotte fermée uniquement par suite de l'élévation du larynx et de la compression produite par les pharyngiens, et la présence de l'épiglotte n'est pas indispensable pour empêcher les aliments de pénétrer dans la tranchée-artère, ainsi que le démontrent les observations de MM. Magendie, Longet, etc.

De cette seule expérience nous pouvons déduire un moyen fort simple de déterminer physiologiquement les trois types principaux de la respiration artificielle et toutes leurs espèces.

En effet, supposons que si, pendant que quelqu'un respire, on exerce de la main une légère pression sur les côtes inférieures de sa poitrine, qui sont ainsi fixées, alors l'acte respiratoire s'accomplit forcément dans la partie supérieure, et y produit une grande expansion.

Le contraire aurait lieu si le point d'appui était porté sur les côtes supérieures.

En général, il suffit d'exercer une pression sur un point quelconque du système costal thoracique, pour que l'acte respiratoire se produise dans la partie qui reste libre.

C'est en vue de réaliser les mêmes effets que les anciens avaient institué, dans l'exercice de la *rétention du souffle*, l'usage des bandes compressives dont il est fait mention dans Oribase et dans Galien (1).

On conçoit aussi que les diverses positions du corps, assis, debout, couché, incliné en avant, en arrière, à droite ou à gauche, tendu ou non, les bras élevés, abaissés ou étendus horizontalement, font varier encore les effets physiologiques de la respiration artificielle. Nous comprenons mieux maintenant combien ces diverses formes de mouvement respiratoire, qui furent en usage dès la plus haute antiquité, peuvent fournir de ressources en hygiène et en thérapeutique.

Nous avons recueilli quelques autres études sur cette question; nous les produirons successivement.

N° 11. — *Des mouvements de la respiration dans le chant;* par M. Marchal, de Calvi. *(Comptes-rendus de l'Académie des sciences,* séance du 16 avril 1855.)

Dans sa séance du 12 mars dernier, M. le Dr Mandl a présenté une Note intitulée : *De la fatigue de la voix dans ses rapports avec le mode de respiration.* J'ai observé le même fait que M. Mandl; mais je m'en

(1) Voir p. 210.

suis rendu compte autrement, et j'ai institué un traitement qui remédie à ce que j'appelle la brièveté de la respiration chez les chanteurs.

Le chanteur ne prend pas assez d'air, d'où il résulte que le soufflet respiratoire ayant moins d'ampleur et de force, il faut que le larynx y supplée. Ainsi le larynx se fatigue, et la voix avec lui. Voilà le fait dans toute sa simplicité.

Mais d'où vient ce mode vicieux et pernicieux de respiration ?

Chez quelques-uns, c'est un fait naturel; chez d'autres, c'est un fait acquis, et voici alors comment il se produit : l'artiste ne reste pas maître de lui même, craint de ne pas arriver, de manquer la mesure, et ne prend qu'un tiers de respiration (ce que M. Mandl appelle *respiration claviculaire)*; il s'en suit, d'une part, que le larynx s'efforce pour ménager et faire durer cet air insuffisant; d'autre part, que l'artiste pressé de finir, tourne court et mutile ses phrases. Prendre le temps de respirer, respirer largement, voilà une des principales règles de l'art du chanteur; et, en vérité, il ne faut guère plus de temps pour une ample et bonne respiration, qui fournit le moyen de bien développer une phrase, avec tranquillité, avec sûreté, avec expression, que pour une respiration timide, incomplète, dans laquelle le chanteur prend de l'air en se cachant et en se pressant, et qui ne lui laisse d'autre préoccupation que le désir d'en finir le plus tôt possible, vaille que vaille.

Quand l'habitude est prise, il y faut le secours de la médecine, aussi bien que dans le cas où la brièveté de la respiration est un fait naturel. Les moyens que j'emploie pour agrandir le champ de la respiration sont de deux sortes. Ils agissent de dehors en dedans et de dedans en dehors.

1° *De dehors en dedans.* — Je prescris des exercices gymnastiques partiels, journaliers, qui ont pour effet de dilater la cage thoracique ;

2° *De dedans en dehors.* — Je fais respirer deux ou trois fois par jour, par séries de vingt à trente respirations, lentes, larges et profondes, dans un appareil très-simple, imaginé par M. Duroy pour la respiration des vapeurs iodées. Cet appareil consiste en un flacon fermé par un bouchon en liége au travers duquel passent deux tubes de verre : l'un de ces tubes est vertical et sert à la prise d'air; l'autre, coudé à angle droit, est introduit dans la bouche pour servir à l'aspiration. Il va de soi que ces tubes ne doivent pas descendre jusqu'à toucher le fonds du flacon. On met dans le flacon une certaine quantité de liquide jusqu'à une hauteur qui est indiquée sur le verre. Je me sers généralement d'eau de goudron additionnée de teinture de benjoin. Si la membrane muqueuse laryngienne est malade, je varie ce liquide de différentes manières.

J'ai obtenu de très-bons résultats de ce simple moyen, que j'ai souvent employé seul, c'est-à-dire sans le secours de la gymnastique. Non-seulement il donne à la voix plus d'ampleur, plus de sûreté, mais il lui donne aussi plus de solidité et plus d'éclat. C'est au point que je le recommande volontiers à tous les chanteurs indistinctement, à titre d'exercice hygiénique.

La brièveté de la respiration n'est qu'une des causes très-nombreuses qui fatiguent et altèrent la voix chez les chanteurs.

L'opinion qu'émet ici M. Marchal, de Calvi, loin d'infirmer la théorie de M. Mandl, nous paraît tout-à-fait propre à la confirmer. En effet, le double fait physiologique et pathologique subsiste : fatigue simultanée du larynx et de la voix, qui serait causée par les efforts exagérés que nécessite une vicieuse respiration dans le chant, consécutivement à un défaut soit dans l'éducation vocale, soit dans une impatience d'artiste, soit dans la conformation organique.

Pour y remédier, il faut, selon M. Mandl, modifier les principes de l'éducation vocale, et y introduire la respiration abdominale, dans laquelle la fatigue est à son moindre degré ; selon M. Marchal, de Calvi, il faut simplement que l'artiste prenne le temps de respirer et respire largement pour pouvoir ensuite librement développer sa phrase. Nous n'avons pas à nous occuper de cette divergence qui, peut-être, au fond, n'existe pas. Ce qui nous intéresse particulièrement, c'est le traitement qu'institue M. Marchal, de Calvi, pour agrandir le champ de la respiration.

Ce sont, d'abord, des exercices gymnastiques (1) qui agissent *de dehors en dedans* ; — mais des exercices qui agissent de dehors en dedans agissent d'une manière *concentrique*, telles sont les pressions, les torsions, les abductions, les adductions, etc., dans lesquelles le sujet doit être tout-à-fait passif : or, ces mouvements communiqués produiraient certainement des effets contraires à ceux que l'on veut produire. En général, à moins qu'il ne s'agisse de stimuler le système absorbant, on doit éviter ici toute espèce de mouvement, soit simple, soit double, à effet concentrique : on appauvrirait, finalement, les organes

---

1) Ce terme de *gymnastique* n'éveille que des idées fausses et cacotechniques, ainsi que l'avaient déjà remarqué les anciens. Il gêne les spéculations de la science moderne, et devrait en être banni.

de la respiration au lieu de les développer. — Si, au contraire, des *exercices de dehors en dedans* sont pour l'auteur des exercices *actifs* ou exécutés spontanément par le sujet lui-même, comme les divers mouvements des bras, des épaules, du tronc, etc.; en ce cas, les effets physiologiques de ces mouvements, quelque bien appropriés qu'ils soient, sont indéterminés, et le sont d'autant plus qu'ils sont exécutés avec plus de rapidité. Aussi l'effet d'expansion qu'on en attend pour le thorax, se manifeste-t-il le plus souvent dans les bras ou dans les épaules, au détriment du thorax. Ce sont, au reste, des mouvements qui agissent *excentriquement* ou *de dedans en dehors*, et non de dehors en dedans, c'est-à-dire qu'ils agissent de la même manière que l'exercice de la *respiration artificielle;* seulement, dans la respiration dirigée par les règles de l'art, le mouvement étant mieux déterminé, peut être localisé avec précision et exactitude.

Ainsi, dans l'un et dans l'autre cas, la division des exercices institués par M. Marchal, de Calvi, ne nous paraît fondée ni en principe ni en fait; et les résultats qu'il a obtenus confirment nos observations, puisqu'il a reconnu que l'exercice de la respiration artificielle suffit pour produire les effets les plus salutaires. Quant aux vapeurs médicamenteuses qu'il y ajoute, nous n'avons pas à nous en occuper.

Déjà, précédemment, nous avons cité ce travail de M. Marchal, de Calvi, à qui l'hygiène de la respiration doit de notables progrès (1).

Le mémoire suivant répand de nouvelles lumières sur ce sujet.

N° 12. — *Hygiène du chanteur. Influence du chant sur l'économie animale. Causes principales de l'affaiblissement de la voix et du développement de certaines maladies chez les chanteurs; moyens de prévenir ces maladies,* par le Docteur L.-A. Segond; Paris, 1846.

(1) Voir p. 103.

Écrit par un homme aussi estimé comme artiste que comme médecin, cet ouvrage contient des documents utiles relativement à l'exercice de la respiration artificielle. Nous en donnerons quelques extraits.

Le premier chapitre expose l'idée générale de l'ouvrage en ces termes :

Personne ne doute de la prééminence organique du poumon. C'est en lui que s'allume le flambeau de la vie. Les mots respirer et vivre sont synonymes dans le langage ordinaire, ils le sont encore dans le langage du droit. L'enfant qui n'a pas respiré n'a pas vécu; le fœtus n'est qu'un *organe* au sein de la mère, et ce n'est que le jour où son poumon est pénétré par l'air qu'il est déclaré individu vivant.

Mais l'étude de cet organe, dans la série des animaux, nous donne une preuve plus évidente encore de cette prééminence. Chez les animaux inférieurs, qui ne sont soutenus, extérieurement ou intérieurement, par aucune charpente solide, on trouve quelquefois des appareils de protection sécrétés par l'animal lui-même; et ce qu'il y a d'intéressant, c'est qu'on les trouve constamment disposés de manière à protéger le poumon. Le *manteau*, le *bouclier,* la coquille des mollusques sont toujours placés autour de l'organe de la respiration. Si la nature prend tant de soin de cet appareil, il n'est pas douteux que tout acte qui amènera sa suraction exercera nécessairement sur l'économie toute entière des influences notables. Et si l'on réfléchit à la liaison fonctionnelle du poumon avec l'estomac, le foie, les organes génitaux, que d'observations essentielles n'aura-t-on pas à constater ; que d'erreurs grossières n'aura-t-on pas à combattre !

Il existe, par exemple, parmi les chanteurs, un préjugé funeste relativement à l'alimentation. Un grand nombre d'entre eux pensent trouver dans un régime frugal une garantie certaine contre l'altération de la voix : mais lorsque le chanteur saura qu'en respirant, il brûle sa propre substance, et que la réparation ne se fait que par les aliments, il comprendra que, respirant beaucoup plus que l'homme qui ne chante pas, il doit réparer ses énormes pertes par une nourriture des plus substantielles. Alors seulement, vivant dans un parfait équilibre, il conservera à la voix sa vigueur et son étendue, il ne sera pas exposé aux maladies graves qui se développent si promptement au milieu de l'épuisement de l'organisme.

J'ai connu plusieurs chanteurs qui mouraient lentement de faim, sous prétexte de ménager une voix qui allait s'affaiblissant chaque jour.

Une question capitale, celle du mécanisme vocal, appelle toute l'attention du médecin hygiéniste, et je n'ai rien épargné pour son complet développement…

Quelque rôle social que l'on soit appelé à remplir, il faut se faire une voix capable de soutenir vigoureusement la vérité, de défendre fermement les croyances, d'exprimer énergiquement les passions. Il ne s'agit pas seulement de faire des chanteurs, il faut aussi préparer le professeur, l'avocat, l'orateur; il faut faire des hommes sachant se faire entendre.

En exerçant le larynx à produire des sons musicaux on fait aussi l'éducation de l'ouïe, celui de nos sens qui a les relations les plus intimes avec l'âme; pendant qu'on amène l'individu à une manifestation vraie de ses sensations, on le dispose en même temps aux impressions les plus délicates et je puis dire les plus consolantes.

Le chant fait encore partie des moyens de l'art de guérir : partout et à toutes les époques, on a signalé les heureuses influences dans certaines formes de l'aliénation mentale et dans un grand nombre de maladies du système nerveux.

Asclépiade dit que rien n'est plus propre à guérir les personnes en délire ou aliénés, que le chant. Xénocrate faisait chanter des vers aux maniaques pour les guérir.

On peut constater de nos jours à Bicêtre et à la Salpétrière tous les bons effets de cet exercice, sur lequel est basée une bonne partie du traitement moral de la folie, traitement si habilement dirigé par M. Leuret. Il constitue surtout un moyen puissant d'hygiène. Le poumon, pendant cette action, prend un développement rapide et devient moins accessible aux maladies. Ce fait, noté depuis longtemps par tous les hygiénistes, a été vérifié par les statistiques de M. Benoiston, de Châteauneuf, et de M. Lombard, de Genève. Il résulte de leurs recherches que l'exercice de la voix contribue puissamment à prévenir le développement de la phthisie pulmonaire.

Quant aux influences morales du chant, elles sont aussi nombreuses, aussi efficaces que toutes celles qu'on a justement attribuées à la musique en général. Il développe dans l'âme le courage, l'amour, la bienfaisance, la pitié, la joie, toutes les passions expansives et généreuses.

Enfin, tous ces résultats ont été si complétement appréciés, que, de nos jours, le chant fait partie intégrante de l'enseignement....

Les chapitres suivants contiennent les développements du premier. Nous y trouvons quelques observations utiles à notre sujet.

Le poumon, dans les conditions les plus générales, est traversé en une minute par plus de 300 pouces cubes d'air, c'est-à-dire plus de 466,000 pouces cubes en vingt-quatre heures (1). Ces chiffres déjà énormes, sont

(1) On a calculé que les petites vessies ou cellules à air s'élèvent à 170 millions en chacune des deux parties du poumon. *(Ventilation illustrated*, etc., Londres, 1848, p. 10.)

bien inférieurs à ceux que fournit la respiration du chanteur. Celui-ci, ne pouvant bien dire de longues phrases de chant qu'à la condition d'avoir une grande étendue de respiration, habitue ses poumons à contenir la plus grande quantité d'air possible. *Cet exercice, augmentant l'activité des organes de la respiration, détermine bientôt leur accroissement,* et la plupart des chanteurs présentent un grand développement de la cavité thoracique. Mais, sans même tenir compte de cette différence de capacité, si nous recherchons quelle est la quantité d'air que le poumon peut contenir, nous apprenons qu'elle dépasse de beaucoup la moyenne que nous avons posée plus haut en étudiant la respiration normale. Ainsi, nous savons que Herbet, ayant fait expirer six jeunes gens avec toute la force possible, après une inspiration des plus profondes, trouva que le minimum de l'air expiré était de 120 pouces cubes, et le maximum de 244, ce qui donne 167 pour terme moyen.

Un bon chanteur qui fait des exercices ou qui phrase une cavatine ne respire pas autrement. Il introduit à chaque inspiration, dans son poumon, 167 pouces cubes d'air; mais je veux admettre qu'il n'en prend que 100, et qu'il ne fait que dix inspirations de ce genre par minute; malgré cette déduction, je trouve qu'il a respiré plus d'air en vingt minutes qu'une personne qui ne chante pas et qui respire normalement n'en peut respirer en une heure.

De là l'auteur établit pour les chanteurs la nécessité d'une alimentation abondante et propre à réparer proportionnellement le carbone et l'hydrogène consumés par l'énorme quantité d'oxigène inspiré, et il classe les substances dans lesquelles le chanteur trouvera les éléments d'une complète réparation, en aliments azotés ou plastiques, et en aliments non-azotés ou respiratoires, ordonnant ainsi une méthode d'entraînement semblable à celle que les Méthodistes nommaient *resumptivus cyclus.*

L'auteur ajoute :

Dans les exercices, en général, le fait physiologique capital est l'activité plus grande imprimée à la fonction respiratoire.

Si, après une longue marche, l'appétit est plus vif, ce n'est pas parce que les membres inférieurs ont été mis en mouvement, mais bien parce que le poumon a fonctionné avec plus d'énergie. La dépense opérée par le mouvement musculaire peut bien entrer en ligne de compte, mais elle est bien moins sensible que celle du poumon. Le chanteur, à cause de la grande activité qu'il donne à cet organe, pourrait presque se dispenser de mouvement, et l'on peut du moins établir d'une manière générale que tous les exercices dans lesquels l'appareil de la phonation est mis fortement en jeu, lui sont nuisibles. La marche, la course, les conversations bruyantes et animées, la lecture à haute voix, tous ces actes, ajoutés à celui du chant, amèneraient l'épuisement avec une grande rapidité.

Un autre danger naît de l'usage des vêtements constricteurs.

En étudiant, dit l'auteur, la structure et les mouvements des organes de la voix, nous avons vu que c'est à la base de la poitrine que se passent les mouvements les plus compliqués du réservoir de l'air. Du reste, toutes les parois thoraciques doivent agir avec souplesse et facilité, et il sera nécessaire de leur laisser une parfaite liberté d'action.

Ce conseil s'adresse particulièrement aux femmes qui, malgré les nombreux procès faits aux corsets et aux lacets, s'obstinent à étrangler leurs tailles dans ces étroites prisons consacrées par la mode la plus barbare.

Les développements donnés au chapitre du mécanisme permettent d'apprécier toute la valeur de ce précepte. Il est évident que chaque fois que le poumon devra se dilater brusquement, ou bien chasser l'air avec une parfaite économie, il trouvera dans un vêtement trop serré une résistance à la production de ces deux mouvements.

Dans l'inspiration brusque, le corset résistera nécessairement, et le chanteur n'introduira pas dans son poumon une quantité d'air suffisante ; dans l'expiration qu'il voudra habilement ménager, le corset, au contraire, agira de manière à précipiter le mouvement. Avec de pareilles conditions, il y aura pour le chanteur une dépense de force considérable, et les effets qu'il cherchera à produire resteront constamment imparfaits. Ces considérations sont graves au point de vue de l'art, elles sont surtout importantes au point de vue du maintien de la santé.

L'auteur traite ensuite de l'influence de l'exercice de la respiration sur la digestion, de la réparation des forces, de l'hygiène, et consacre le dixième et dernier chapitre aux correspondances organiques, et au rôle de l'acte respiratoire par rapport à la pathogénie et à la thérapeutique. Il dit :

Dans un organisme aussi parfait que celui de l'homme, toutes les parties se correspondent, tous les mouvements se lient ; on cherche vainement à distribuer exactement les rôles. Les divisions qu'on rencontre dans nos livres sont purement conventionnelles et ne servent qu'à faciliter l'étude.

Au milieu de cet enchaînement des fonctions, on observe aussi des relations particulières entre certains organes, entre certains appareils. Je veux parler des correspondances que les anciens appelaient des sympathies, et que les modernes expliquent par la théorie positive de l'action réflexe des centres nerveux...

On a signalé depuis longtemps la relation qui existe entre les fonctions du poumon et celles du foie; relation qui se traduit par un véritable antagonisme..... Aussi M. Mandl se demande si on ne pourrait pas tirer parti de cette relation dans le traitement de certaines maladies. Cette idée me paraît extrêmement soutenable, et voici les observations qui peuvent servir à l'appuyer.

Nous avons vu que la suraction du poumon tendait à introduire dans l'organisme une grande massse d'oxygène, et par conséquent devait soustraire au sang une quantité proportionnelle d'hydrogène et de carbone. Nous avons vu également que si les fonctions du poumon sont languissantes et l'alimentation surabondante, le charbon tendait, de son côté, à s'accumuler dans le sang, et c'est dans le foie que s'observaient l'embarras et l'obstruction.

Tout homme donc qui, d'une part, respire peu, c'est-à-dire qui ne fait aucun des exercices capables d'imprimer l'activité à la respiration, et qui, d'autre part, mange beaucoup, doit avoir nécessairement des obstructions du foie.

Liebig, dans sa dix-huitième lettre sur la chimie, observe judicieusement que l'Anglais qui s'obstine à manger à la Jamaïque autant que dans son pays, se donne une maladie de charbon. La température, sous cette latitude, étant très-élevée, la dilatation de l'air est considérable; il absorbe par conséquent moins d'oxygène. Dans de pareilles conditions, il n'est pas douteux que si, au lieu d'exciter son appétit avec du poivre de Cayenne, il faisait fonctionner très-activement le poumon, soit par l'exercice de la parole, soit par celui du chant, il conserverait une aptitude parfaite à la consommation d'une notable quantité d'aliments.

Le chant sera donc un moyen de dissiper les maladies du foie, reconnaissant pour cause une accumulation de charbon.

La vie sédentaire dispose aux affections de ce genre. Si l'on observe rarement cette maladie chez les religieuses dont la vie est si paisible et si régulière, c'est qu'elles la préviennent par leurs chants presque continuels.

Jamais un chanteur ne s'est plaint de son foie. Reconnaissons donc que *cet exercice constitue un moyen de traitement dans beaucoup de maladies de cet organe.*

Viennent ensuite quelques remarquables observations sur les relations des organes de la voix et de ceux de la génération. L'introduction du chant dans l'éducation publique fait le sujet des dernières pages de cet important travail.

Tout autre exercice de l'acte respiratoire, et principalement *l'inspiration profonde,* pourvu qu'elle soit soumise à des règles certaines, produirait comme le chant des effets salutaires. Et maintenant on comprend mieux pourquoi ce mouvement artificiel fut en usage, dès la plus haute antiquité, chez tous les peuples qui vivent dans les climats chauds. En l'introduisant en Algérie et dans nos colonies, on y préviendrait le développement des maladies du foie qui s'y rencontrent si fréquemment.

N° 13. — *Théorie de la respiration naturelle.* — *Traitement de l'asphyxie par la respiration artificielle.*

Dans les *Comptes-rendus de l'Académie des sciences*, séance du 17 décembre 1855, p. 1072, nous trouvons le mémoire suivant qui nous fournit des notions expérimentales directes, que Haller et Bourdon n'avaient pas établies d'une manière aussi complète.

Recherches sur la respiration, par M. le Dr Poiseuille.

Les changements de volume que présente le poumon, lors de l'inspiration et de l'expiration, apportent dans l'état fonctionnel de cet organe des différences qui jettent un nouveau jour sur l'étude de la respiration.

Une expiration vient d'avoir lieu, trois ou quatre secondes se sont écoulées et le besoin d'une inspiration se fait sentir; tous les auteurs sont d'accord sur la cause de cette sensation. En effet, l'air contenu dans la poitrine a abandonné une partie de son oxigène et reçu une certaine quantité d'acide carbonique, il est devenu irrespirable, c'est-à-dire impropre à convertir le sang veineux en sang artériel; cet air n'est point expulsé pour être entièrement remplacé par de l'air ambiant; l'inspiration se produit, et de l'air pur vient se mêler à l'air vicié. Néanmoins, toute la masse de ce mélange ne va pas servir à l'hématose, comme on pourrait le penser: un besoin nouveau naît aussitôt, celui d'une expiration succédant *immédiatement* à l'inspiration. Chacun peut, en effet, constater sur lui-même la sensation de gêne qu'on éprouve à retarder l'expiration, sensation qui est presque aussi pénible que celle qui accompagne le retard de l'inspiration, après les quelques secondes qui suivent l'expiration.

Les physiologistes ont reconnu que l'expiration succédait immédiatement à l'inspiration, mais ils n'ont donné de ce fait aucune interprétation sérieuse. «On s'est perdu en subtilités, dit l'ouvrage le plus moderne de physiologie, pour expliquer comment l'expiration succédait à l'inspiration.» C'est ce point de la respiration que je me propose d'examiner.

Lorsque, dans l'inspiration, l'air est appelé dans la poitrine, le poumon augmente de volume, il se dilate; cette dilatation porte particulièrement sur les vésicules pulmonaires, et cela par suite de leur communication directe, à l'aide des bronches, avec la tranchée-artère : leur capacité s'accroît, et, par conséquent, leur surface augmente d'étendue (1). Le contraire a lieu dans l'expiration, puisque le volume du poumon diminue. Or, le fond de chaque vésicule, ainsi que les parois latérales, contiennent dans leur épaisseur un réseau de capillaires sanguins très-abondants, qui obéissent à l'ampliation ou au retrait de la cavité de la vésicule, de telle sorte que l'air de la vésicule augmentant dans l'inspiration, les capillaires s'allongent, et leur diamètre est en même temps diminué. Au contraire dans l'expiration, eu égard au retrait de la vésicule, sa surface diminuant, le diamètre des capillaires augmente, et leur longueur diminue. Ces changements dans la longueur et le diamètre des capillaires pulmonaires, coïncidant, les uns avec l'inspiration, les autres avec l'expiration, doivent nécessairement amener des différences considérables dans les quantités de sang qui traversent le poumon dans ces deux temps de la respiration, si l'on a présentes à l'esprit les lois qui président à l'écoulement des liquides dans les tubes de très-petits diamètres, lois en vertu desquelles, la longueur du tube devenant, par exemple, double, il passe deux fois moins de liquide ; le diamètre devenant moitié, il en passe seize fois moins. Ainsi dans l'inspiration, les capillaires allongés et rétrécis ne donneront passage qu'à une quantité de sang moins considérable que celle qui les parcourt après l'expiration.

Des considérations précédentes, il résulte donc que l'inspiration entrave la circulation des capillaires du poumon, lorsque l'expiration la favorise.

Or, personne n'ignore la perturbation qu'éprouvent nos organes et surtout le cerveau, lorsqu'ils reçoivent une quantité de sang moindre que celle qui leur arrive ordinairement ; ainsi le temps d'une inspiration étant prolongée, il passera moins de sang du cœur droit au cœur gauche, et la quantité de sang lancée par le cœur aortique à toutes les parties du corps, et par conséquent au cerveau sera diminué : de là, suivant nous, la sensation de gêne qu'on ressent, lorsque l'expiration ne succède pas immédiatement à l'inspiration (2).

Nous croyons devoir conclure de ce que nous venons d'exposer que, si d'un côté l'inspiration est indispensable pour subvenir aux changements chimiques qu'éprouve l'air dans les poumons, d'un autre côté l'expiration fait cesser les changements physiques défavorables au cours du sang qu'éprouvent dans l'inspiration les capillaires de cet organe.

(1) Chez un homme, la tranchée-artère, ayant été liée avant d'ouvrir le thorax, les deux poumons nous ont présenté un volume de 6, 8 décimètres cubes environ. Une inspiration ordinaire introduit dans le poumon environ 600 centimètres cubes d'air ; et dans une inspiration profonde et prolongée, il peut en entrer 2 à 3 litres et plus, ainsi que nous nous en sommes assurés directement.

(2) N'oublions pas de faire remarquer que nous cherchons à interpréter ici les phénomènes de la respiration à l'état normal, et non dans les cas où, la volonté étant en lutte avec l'instinct, comme chez le coureur, le nageur, le plongeur, etc., les phénomènes que nous étudions présentent des variations plus ou moins considérables.

Rien que les raisonnements que nous venons d'invoquer nous paraissent incontestables, nous n'avons pas négligé de chercher les faits qui peuvent confirmer à posteriori notre manière de voir.

Aussi avons-nous pensé devoir démontrer directement que, dans l'inspiration, le poumon étant dilaté, ses capillaires s'allongent et diminuent de diamètre; qu'ils donnent passage dans cet état à une quantité moindre de liquide; enfin que la vitesse du sang qui les parcourt est en même temps diminuée...

M. Poiseuille développe ici les expériences qu'il a instituées en vue de confirmer ces données théoriques. Le premier point a été constaté par des injections. Le deuxième et le troisième point l'ont été également par d'autres procédés.

Des faits qui précèdent, nous pouvons donc conclure, dit l'auteur, qu'en effet l'inspiration entrave la circulation capillaire des poumons, tandis que l'expiration la favorise.

De ce principe physiologique, il déduit une règle d'application de la respiration artificielle au traitement de l'asphyxie.

Nous ne saurions, dit-il, terminer sans parler d'un corollaire qui découle naturellement de cette proposition. Le médecin est appelé dans certaines circonstances à pratiquer la *respiration artificielle,* par exemple dans l'asphyxie par submersion chez les noyés, dans la mort apparente des nouveau-nés; si l'opérateur, tout entier à l'idée d'introduire de l'air dans la poitrine à l'aide du tube laryngien, fait des insufflations pulmonaires *prolongées,* au lieu d'être *instantanées,* il agira évidemment au profit de l'asphyxie qu'il se propose de combattre (1).

Il y aurait un autre corollaire.

Pendant l'inspiration, la quantité et la vitesse du sang diminuent dans les capillaires allongés par suite de la dilatation du poumon, et, pendant l'expiration, ce liquide réparateur y revient régénéré et plus actif. Or ce double mouvement naturel, qui renouvelle sans cesse dans le poumon la vie, qui y est sans cesse menacée, « sert peut-être moins encore, dit M. Pariset, à la nutrition des organes, qu'à l'excitation du système qui vivifie tous les autres. »

(1) Il en est de même de tout mouvement artificiel : mal déterminé, il n'est pas moins nuisible que mal exécuté.

Les choses étant ainsi, ne s'ensuivrait-il pas que si l'on instituait des expériences pour étudier les effets physiologiques (spécialement sur le système nerveux, le circulatoire et le musculaire) du mouvement artificiel d'inspiration et de celui d'expiration, selon les rapports d'étendue, de force, de durée, de rhythme, de point d'appui, de position et de mouvements accessoires, tout en tenant compte, dans chacune de ces conditions, du concours du grand dentelé et des petits dentelés, aussi bien que de celui des muscles intercostaux et des abdominaux, — ne s'ensuivrait-il pas, disons-nous, que l'on parviendrait ainsi à reconstituer la théorie de la respiration artificielle, et qu'à cette source féconde de la vie, la forme et la force, la santé et la maladie puiseraient des principes salutaires (1).

(1) La méthode suédoise porte ses considérations sur l'acte de la respiration ; elle résume, en les développant, les observations précédentes, mais elle n'a pas renouvelé l'art tout entier : elle n'admet encore, parmi ses formes de mouvement, que l'inspiration profonde, *deep breathing*, et quelques espèces d'expiration. A ce sujet, nous trouvons dans l'ouvrage du Dr Roth : *The prevention and cure of many chronic diseases by movements*, Londres, 1851, p. 63, le passage suivant :

Inspiration profonde. — L'importance de la respiration profonde n'a point encore été suffisamment appréciée. Les inspirations profondes ont pour effet, non-seulement de développer et de fortifier les organes respiratoires, mais encore régularisent la circulation ; elles purifient le sang en le débarrassant de l'hydrogène, de l'acide carbonique et des autres matières nuisibles ; elles en abaissent la température, et lui fournissent la quantité d'oxigène indispensable : toutes conditions requises pour la bonne formation du sang, et pour une nutrition normale.

La respiration profonde prévient les accumulations locales ou générales de graisse, l'hypertrophie de l'élément jaune du foie *(yellow hypertrophy of the liver)*, les calculs biliaires, la dégénérescence graisseuse du cœur ; elle élimine du sang veineux ses éléments morbifiques, etc.

En augmentant l'exhalation pulmonaire, la respiration profonde contribue à l'excrétion des parties volatiles qui sont mêlées au sang dans un grand nombre de cas, telles que les vapeurs d'alcool et d'éther, et d'autres substances, peut-être même des émanations animales contagieuses du principe urique, etc.

L'emphysème, l'œdème, la tuberculisation et l'inflammation hypostatique des poumons sont généralement liés à une respiration irrégulière, selon les récentes recherches anatomopathologiques : la respiration profonde sera donc très-utile dans toutes ces maladies, autant comme moyen prophylactique que comme moyen curatif, aussi bien que pour maintenir et pour rétablir l'activité normale de l'innervation dans les organes centraux et dans les muscles. Pendant les mouvements énergiques, l'exhalation et l'inspiration d'une grande quantité d'air diminuent la chaleur chez les personnes bien portantes et plus encore chez les fiévreux chez lesquels elle agit en modérant et diminuant les mouvements du cœur. — Les cellules les plus petites du parenchyme pulmonaire se dilatent et l'on empêche ainsi le dépôt de la matière

Cet art n'est pas encore reconstitué parmi nous : mais déjà par des études spéciales, quoique partielles et sans vue d'ensemble, on tend instinctivement vers ce but. M. Mandl a distingué trois genres principaux dans la respiration artificielle; nous avons indiqué comment, par des points d'appui spéciaux, on peut obtenir ces genres et varier leurs espèces; M. Marchal, de Calvi, a utilisé l'inspiration profonde pour agrandir la cage thoracique; M. Second a constaté que cet exercice constitue un moyen d'hygiène et de traitement efficace dans beaucoup de maladies du foie et des organes antagonistes; on l'emploie aussi dans le cas d'asphyxie, et M. Cruveilhier l'a utilisée dans

tuberculeuse. L'anatomie pathologique indique l'emphysème naturel ou artificiel comme le seul remède radical à opposer à la tuberculisation.

La respiration profonde agit en améliorant le sang, en abaissant sa température, en modérant, en fortifiant les actions sensitives et réflexes ; l'intelligence est réveillée, le courage augmenté et le ton général de l'organisme amélioré. L'imitation passive des mouvements respiratoires, soit par l'introduction de l'air dans les poumons, par une compression alternative de la poitrine et de l'abdomen, par le pétrissement, la secousse, etc., est employée comme un moyen populaire lorsque la circulation est complètement interrompue, dans la mort apparente. dans les attaques d'asthmes, etc... Nous observons aussi une action réflexe de l'état de notre esprit sur les mouvements respiratoires. La joie, le courage augmentent les mouvements des organes respiratoires, tandis que l'état opposé de l'esprit les diminue. Nous n'avons jamais vu un homme avec la poitrine aplatie, des épaules hautes ou proéminentes, ou d'autres irrégularités du thorax, en possession d'un grand courage ; beaucoup de poètes nous montrent, par la description de leurs héros, que cette observation ne leur était pas étrangère.

Expiration. — Les mouvements expiratoires, comme ceux de la toux, de l'éternuement, du vomissement, des efforts pour vomir, sont des moyens curatifs naturels par lesquels les solides, les demi-solides, les liquides sont expulsés des voies respiratoires et des autres organes.

Le danger d'une terminaison fatale dans un grand nombre de maladies des organes respiratoires, est causé par l'impossibilité de l'expectoration, ou d'un mouvement expiratoire. ainsi qu'on l'observe dans le croup, la bronchite, la pneumonie et les affections des membranes muqueuses de ces mêmes organes, telles que l'asthme, la tuberculisation, etc. Dans une attaque simple de coqueluche et d'asthme, un puissant effort d'expiration termine la crise par l'expulsion du mucus des plus petits tubes bronchiques.

Piorry observe justement, que les plus petits tubes bronchiques sont aux cellules pulmonaires ce que la trachée elle-même est aux poumons. Si elles sont obstruées, ces cellules cessent d'artérialiser le sang, et par cette perte partielle d'activité, la maladie devient analogue à une paralysie suffocante et se propage en proportion de l'augmentation de la quantité d'écume et de concoction développée dans les autres parties du poumon jusqu'à ce que la cyanose ou la suffocation se déclare. De là l'importance des mouvements respiratoires.

Toutes les machines et les instruments nouvellement inventés, comme les *inspirateurs* et les *tubes respiratoires,* sont utiles seulement parce qu'ils obligent le malade à respirer suivant des règles déterminées ; mais comme nous préférons appliquer notre indication selon les cas individuels, nous rejetons tous ces instruments et nous préférons les mouvements qui agissent respectivement sur l'inspiration et sur l'expiration, selon les cas particuliers.

le trismus tétanique; MM. Auzias-Turenne et de Molènes l'ont introduite dans le traitement de la migraine, et, dans ce cas, M. Poiseuille a rappelé la raison physiologique de l'emploi de ce mouvement, en même temps qu'il a constaté par des expériences précises la différence qui existe entre le phénomène physiologique de l'inspiration et celui de l'expiration.

M. Poiseuille ajoute en terminant son mémoire :

Dans un très-prochain travail, j'examinerai, aidé des lumières d'un chimiste connu de l'Académie, les altérations que l'air subit dans le poumon de l'homme, en faisant varier autant que possible, suivant les dispositions individuelles, la *durée* de l'inspiration et celle de l'expiration.

C'est par des travaux de ce genre que l'art de la respiration artificielle reprendra enfin parmi nous toute l'importance qu'il eut dans l'antiquité, comme moyen à la fois hygiénique et médical. A ce sujet on peut consulter les *OEuvres d'Oribase,* I, 464, 483, et *Notes* 656.

N° 14. — *Règles pour le traitement de l'asphyxie,* par M. Marshall Hall. *(Gaz. hebd. de méd. et de chir.,* 26 septembre 1856.)

Règle I. — *La glotte libre.* — Dans tous ces cas, il faut commencer par mettre le malade sur la face, un de ses bras étant placé de manière à soutenir le front. Alors tout liquide, l'eau, la salive, les mucosités, les matières venant de l'estomac, la langue même, tombent en avant, en laissant la glotte libre, d'obstruée qu'elle était, et la respiration devient possible, tandis que cette respiration, lorsque le malade est couché sur le dos, aura souvent été, pour des raisons contraires, impossible; fait établi par un grand nombre d'expériences sur le cadavre. La respiration, ainsi rendue possible, s'effectue de deux manières : ou elle peut être excitée physiologiquement, ou elle peut être imitée machinalement.

Règle II. — *Respiration excitée.* — Pour exciter la respiration, il faut irriter les narines ou la gorge au moyen d'une plume ou autre objet à propos, dans l'espoir de produire un de ces actes inspiratoires qui précèdent celui de l'éternument ou celui du vomissement; ou bien il faut frotter, sécher et chauffer la figure et lui jeter ensuite de l'eau froide avec force. Dans cette dernière manœuvre, c'est la différence de température qui en constitue l'efficacité comme moyen excitateur de la respiration.

Règle III. — *Respiration imitée.* — Mais surtout il ne faut pas perdre de temps à faire ces tentatives; si elles ne réussissent pas immédiatement, il faut, imitant les actes de la respiration, mettre le malade sur la poitrine, exercer une compression sur le dos, faire cesser cette compression, et le tourner sur le côté alternativement, doucement, régulièrement, de dix à quinze fois par minute. Il s'accomplit souvent alors une belle respiration d'un demi-litre d'air atmosphérique dans les cas moyens, fait que M. Marshall Hall a établi par un grand nombre d'expériences sur les cadavres chez lesquels la rigidité avait été vaincue par des mouvements préalables.

Règle IV. — *Circulation.* — Soutenant ces actes respiratoires, il faut ensuite que chaque membre soit bien saisi et comprimé des mains, et que le sang des veines soit poussé par un mouvement rapide et énergique vers le cœur.

Règle V. — *Chaleur.* — La surface du corps se sèche et se chauffe en même temps par ce frottement, de la meilleure manière possible, et se conserve au moyen de vêtements secs que chacun des spectateurs s'empresse en pareil cas de fournir. Il faut que la chaleur résulte des mouvements que nous venons d'indiquer. Toute chaleur d'origine étrangère est non-seulement inutile, mais nuisible, puisqu'il est prouvé par les expériences d'*Edwards* et de *Brown-Séquard* qu'un animal asphyxié meurt promptement quand la température est plus élevée. Une fois la circulation rétablie, on peut s'occuper de réchauffer artificiellement la surface du corps.

L'auteur aurait pu recommander aussi d'autres mouvements artificiels très-puissants ; par exemple : *la pression digitée sur les nerfs phréniques, une friction de bas en haut sur les parties latérales de la poitrine, la pression intestinale,* sur laquelle M. Ruehle, de Breslau, insiste particulièrement pour provoquer l'acte de la respiration. (*Congrès des sav. nat. et méd. allem.,* séance du 17 septembre 1856.)

Nº 15. — *Moyen de remédier aux accidents causés par le chloroforme.* (Bouchardat : *Nouveau formulaire magistral;* Paris, 1856, p. 117.)

Le moyen de M. Ricord consiste dans l'*insufflation de bouche à bouche.*

M. Escalier propose un autre moyen de remédier aux accidents causés par le chloroforme : il consiste *à plonger deux doigts profondément dans la gorge jusqu'à l'entrée du larynx et de l'œsophage.* Dans les deux cas cités par M. Escalier, il survint immédiatement un mouvement d'expiration qui fut le signal du retour de la vie.

Suivant M. Duroy, *l'inspiration du gaz oxygène* remédie efficacement aux accidents causés par le chloroforme. M. Maisonneuve préconise la *flagellation* (1).

Recherches expérimentales sur les moyens à employer contre les accidents déterminés par les inhalations du chloroforme. (Rapport lu à la Société médicale d'émulation de Paris, le 13 janvier 1855), par M. Ludger Lallemand. — *(Annuaire des sci. méd.,* par MM. Lorain et Ch. Robin; Paris, 1856, p. 75 et suiv.)

L'insufflation agit contre l'intoxication chloroformique, *en stimulant l'excitabilité du système nerveux,* et en provoquant l'élimination du chloroforme par la surface pulmonaire.

La respiration artificielle produite par la faradisation (électricité par induction) *des nerfs phréniques peut, comme l'insufflation, rétablir les fonctions vitales suspendues par le chloroforme.*

Tous ces moyens, purement mécaniques, sont des excito-moteurs fonctionnels des nerfs respiratoires. Conséquemment, plusieurs autres mouvements artificiels peuvent produire les mêmes résultats. Mais ce qu'il nous importe de faire remarquer ici, c'est que M. Ludger Lallemand a constaté que *la faradisation des nerfs phréniques peut, comme l'insufflation, rétablir les fonctions vitales suspendues par le chloroforme.*

Ainsi, le mouvement artificiel agirait sur le nerf à la manière de l'électricité. Pourquoi en serait-il autrement? l'un et l'autre moyen ne sont-ils pas des agents physiques? toute action physique, appropriée, ne développe-t-elle pas chaleur, électricité, magnétisme? ne provoque-t-elle pas l'action nerveuse fonctionnelle? (2). Le Dr Burq a déjà constaté ce fait d'une manière générale (3). Cela ne suffit pas, il nous faudra le confirmer par le plus grand nombre de faits possible.

(1) Dans un cas d'asphyxie par le charbon, le Dr Faure a employé la plupart des moyens en usage; c'est à la cautérisation linéaire de la région thoracique supérieure combinée avec la flagellation, qu'il a dû le succès de l'opération. (Voir son *Mémoire* dans les *Comptes-rendus de l'Acad. des sci.,* séance du 20 août 1855.) — L'auteur y émet cette opinion : « La cautérisation réveille la contractilité des muscles respirateurs en vertu d'une action réflexe. D'après le défaut de réaction dans toutes les autres régions, quand la poitrine en offre encore des signes évidents, il est permis de croire que c'est dans la portion de la moelle qui correspond aux organes respiratoires, que cette action réflexe s'éteint en dernier. » — Cette opinion peut s'étendre à tous les modes de traitement de l'asphyxie.

(2) Voir p. 488, 489 et suiv.

(3) Voir p. 488.

Et d'abord, M. Ludger Lallemand a établi que la faradisation des nerfs phréniques agit à la manière de l'insufflation ; mais l'insufflation agit aussi à la manière de la flagellation, celle-ci à la manière de l'action physique du gaz oxigène, et celui-ci à la manière de l'excitation produite par les doigts à l'entrée du larynx et de l'œsophage. D'ailleurs nous avons déjà signalé un mouvement spécial qui produit sur les nerfs phréniques un phénomène identique à celui de la faradisation : *Lorsque l'on vient*, dit Frédéric Hoffmann, *à exercer une pression de haut en bas sur le nerf phrénique, on obtient la revivification de l'action du diaphragme* (1).

Cette forme de mouvement s'emploie en cinésie pour couper des accès de spasme dans le diaphragme, et dans la plupart des cas où la respiration est empêchée.

Il faut préalablement que le sujet soit assis, le haut du corps droit ; il faut aussi que le mouvement de pression soit nettement exécuté du bout du doigt, pendant quatre ou cinq secondes.

Essayez : l'effet est instantané.

Cet effet sera-t-il durable ? Oui, dans des cas accidentels ; mais dans des cas de chronicité, il ne sera réellement durable qu'à la condition de le répéter plusieurs fois, et plusieurs jours de suite, sans négliger, bien entendu, l'état morbide de la constitution. En général, il n'y a point de guérison effective et assurée sans réparation de tissus, et cette réparation ne peut pas être plus instantanée que la cicatrisation d'une plaie, que la revivification complète d'une plante *repiquée*.

Ainsi, l'électricité et le mouvement artificiel seraient deux méthodes semblables. L'une et l'autre seraient des excitants fonctionnels du nerf. Il resterait à étudier les applications spéciales les plus convenables en toute circonstance. Les travaux de MM. Duchenne, Becquerel et d'autres savants expérimentateurs nous fourniront de nouveaux sujets de comparaison.

(1) Voir p. 205.

Il importe de s'assurer si, comme nous l'avons dit précédemment (1), le mode d'action primitive de tous les agents thérapeutiques ne pourrait pas, en définitive, être rapporté à une action physique fonctionnelle.

L'article suivant répand de vives lumières sur cette question.

N° 16. — *Compression des nerfs. (Mémoire sur les effets de la compression des nerfs*, par MM. les docteurs J.-B. Bastien et A. Vulpian.

Cette question intéresse au plus haut degré une des principales branches de la cinésie : *l'influence du mouvement artificiel, passif, sur le système nerveux*. Nous reproduirons en entier l'extrait que les auteurs ont donné de leur mémoire dans les *Comptes-rendus de l'Académie des sciences*, vol. XLI, 2ᵉ semest. 1855, p. 1009.

Pour étudier les effets produits par la compression des nerfs, nous avons fait un très-grand nombre d'expériences variées sur nous-mêmes, et nous les avons fait répéter par d'autres personnes. Toutes ces expériences nous ont donné des résultats constants qui nous semblent dignes d'intérêt, résultats que nous développons dans notre Mémoire, et dont nous ne pouvons donner ici qu'un court résumé.

I. — Nos expériences ont été faites, pour les membres inférieurs, sur le tronc du nerf sciatique, sur le nerf sciatique poplité externe; pour les membres supérieurs, sur les nerfs radical, cubital et médian réunis, et isolément sur chacun de ces nerfs. Dans notre Mémoire, nous avons consigné, avec de grands détails, une observation complète de compression du nerf sciatique, et une observation non moins complète de compression de l'ensemble des nerfs médian, radial et cubital. Ces deux observations peuvent servir de type pour toutes les autres.

II. — Les effets de la compression des nerfs se divisent naturellement en deux périodes. La première commence au moment où l'on a établi la compression, et se termine à l'instant où on la cesse : nous la nommons *période d'aller* ou *d'augment;* la seconde débute au moment où on a cessé la compression, et finit lorsque les parties qui sont sous la dépendance des nerfs comprimés reviennent définitivement à leur état normal : nous la nommons *période de retour* ou *de déclin.*

(1) Voir p. 189.

A. *Période d'augment.* — D'après nos expériences, cette période se subdivise en quatre stades. Ce sont : 1° un stade de fourmillements ; 2° un stade intermédiaire ou de rétablissement momentané de l'état normal ; 3° un stade d'hyperesthésie ; 4° un stade d'anesthésie et de paralysie musculaire.

1° *Stade de fourmillements* — Ce stade est caractérisé par différents phénomènes, tels que fourmillements, picotements, sensations de vibrations, fausses crampes quelquefois, et souvent sensation de chaleur qui se continue pendant toute la période d'augment. La sensibilité tactile et la motilité sont intactes. Ce stade commence quelquefois dès que l'on a comprimé les nerfs ; il dure de deux à dix minutes et au-delà.

2° *Stade intermédiaire.* — Les fourmillements, vibrations, etc., s'évanouissent, et tout semble rentrer dans l'état normal. Durée : de quelques secondes à un quart d'heure.

3° *Stade d'hyperesthésie.* — Les sensibilités de tact, de chatouillement, de température s'exaltent ; tous les autres modes de la sensibilité cutanée participent plus ou moins à cette hyperesthésie. Il n'y a encore rien dans les muscles. Il est impossible d'assigner une durée quelconque à ce stade qui n'est pas limité d'une façon précise et qui se mêle nécessairement, sur sa fin, avec le dernier stade, dont nous ne l'avons séparé qu'à cause de la netteté de ses principaux phénomènes.

4° *Stade d'anesthésie et de paralysie musculaire.* — L'hyperesthésie passe peu à peu des parties superficielles aux parties profondes ; et en même temps les diverses sensibilités qui étaient exagérées se pervertissent les unes après les autres (1) et disparaissent peu à peu ; leur disparition est de même successive. Cette marche propre, successive, et pour ainsi dire isolée que suit chaque mode de la sensibilité dans sa disparition, explique comment, dans ce stade, au moment où la sensibilité tactile est paralysée, la sensibilité à la douleur est pervertie et exagérée souvent à un degré extrême. Cependant les parties profondes sont encore hyperesthésiées : on éprouve dans les muscles de la courbature, des douleurs plus ou moins vagues, quelquefois des crampes ; un peu plus tard les mouvements deviennent moins faciles et arrivent progressivement à être impossibles. Nous cessons la compression au moment où la paralysie musculaire est devenue complète. Durée variable de quelques minutes à un quart d'heure.

B. *Période de déclin.* — Cette période se divise naturellement, comme la première, en quatre stades dont les deux premiers, comme les deux

____

(1) Avant de passer du l'hyperesthésie à l'anesthésie, la sensibilité tactile donne des sensations de sable, de gravier ; la sensibilité à la douleur, des sensations très-vives de brûlure, sensations excitées aussi par le contact des corps froids quelque temps avant que ce contact cesse d'être perçu.

derniers de la période d'augment, empiète l'un sur l'autre et sont peu distincts.

1° *Stade de paralysie de la sensibilité et du mouvement.* — Ce stade n'est que la continuation du dernier stade de la première période. Les douleurs profondes disparaissent ; les paralysies cutanées et musculaires sont encore complètes pendant quelque temps. Durée : de quelques secondes à une, deux minutes au plus.

2° *Stade d'hyperesthésie de retour.* — On peut exécuter quelques mouvements volontaires peu étendus; les différentes sensibilités renaissent. Elles sont d'abord perverties; elles s'exagèrent ensuite, et, pendant que la motilité devient à peu près normale, la sensibilité, dans tous ses modes, sauf celui relatif à la température, rentre complètement dans son état physiologique. Durée : de quelques secondes à une minute le plus souvent.

3° *Stade intermédiaire de retour.* — Etat normal de la motilité et de la sensibilité. La sensibilité à la température est seule encore obtuse dans ce stade qui, de même que les précédents, a une courte durée.

4° *Dernier stade.* — Il est difficile de donner un nom à ce stade qu est très-complexe. Une invasion rapide et centrifuge de froid marque le début. A ce froid succède une pesanteur extrême qui immobilise le membre pendant quelques instants. A ce moment on éprouve un malaise inexprimable, l'ipothymique chez certaines personnes, et une sorte d'agacement qui semble remonter du membre jusqu'aux centres nerveux. Des contractions spontanées, quelquefois de vraies crampes se montrent dans les muscles; la volonté, d'abord gênée dans son exercice, reprend son pouvoir, mais incomplètement. Les mouvements sont indécis et mal réglés. En même temps se montrent des fourmillements très-prononcés; on sent des vibrations très-fortes, tout le membre semble composé de cordes vibrantes. Puis les mouvements se régularisent, les fourmillements et les vibrations diminuent, disparaissent peu à peu, et tout rentre dans l'état normal. La sensibilité à la température renaît après toutes les autres. Durée variable : de quelques minutes à un quart d'heure.

III. — La période d'aller et celle de retour offrent, l'une avec l'autre, une ressemblance frappante; mais l'ordre des phénomènes est renversé, la marche est inverse. Lorsque, par des circonstances que nous avons cherché à apprécier, quelques phénomènes manquent dans la période d'aller, ils manquent presque toujours aussi dans la période de retour. On peut lever la compression à chacun des stades de la première période, et la seconde période commence par le stade correspondant.

IV. — Nos expériences offrent un tableau auquel on peut comparer les diverses paralysies pathologiques, et cette comparaison pourrait faire avancer l'étude de la marche des paralysies. Nous avons déjà recueilli plusieurs cas dans lesquels la marche était, à peu de chose près, la même que dans nos expériences.

On peut arriver aussi, au moyen de ces expériences, à acquérir quelques notions sur la nature et la valeur des phénomènes si variés que présente l'étude de la sensibilité dans les maladies nerveuses et principalement dans l'hystérie. Le pronostic des paralysies pourra peut-être tirer quelques lumières de nos observations. Il serait possible de savoir si une paralysie est dans sa période ascendante ou dans celle du déclin, si elle touche à sa fin, etc... Il ressort de notre travail que la sensibilité est altérée plus rapidement que le mouvement, et que l'anesthésie semble indiquer une atteinte moins profonde du système nerveux que la paralysie du mouvement.

V. — Ces expériences présentent un moyen aisé d'étudier physiologiquement sur soi-même la distribution des nerfs des membres, soit dans la peau, soit dans les muscles ; de reconnaître l'effet de la paralysie de certains groupes de muscles sur les mouvements des muscles congénères ou antagonistes, sur les attitudes du membre.

Plusieurs physiologistes ont établi que la sensibilité cutanée a des modes spéciaux et distincts qui peuvent être altérés et même abolis isolément. Telles sont les sensibilité de toucher, de chatouillement, de température, de douleur, etc. Nos expériences confirment plusieurs de ces distinctions en montrant que ces diverses sensibilités s'hyperesthésient, se pervertissent et s'anesthésient séparément et successivement.

L'étude de la sensibilité musculaire peut être faite, par des expériences de cette nature, dans toutes ses modifications : dans sa perversion, dans son hyperesthésie et dans son anesthésie, dans son influence sur les contractions des muscles, car les altérations qu'elle subit sont plus ou moins liées aux lésions de la motilité volontaire et ont une marche qui leur est souvent propre.

VI. — En résumé : une première et attentive exploration nous a fait voir que l'étude des effets de la compression des nerfs, de ces phénomènes très-connus, mais peu analysés jusqu'à présent, est une mine très-riche et pouvait être féconde en résultats applicables à la physiologie et à la pathologie du système nerveux.

MM. Bastien et Vulpian ont raison : l'étude des effets de la compression artificielle des nerfs est une mine féconde en applications à la pathologie et à la physiologie. Le mode d'expérimentation qu'ils ont employé est analogue à celui de M. Poiseuille pour l'acte de la respiration, et, en général, à ceux qui sont usités pour l'étude des fonctions, pour la production artificielle des maladies, et pour la connaissance des effets produits par les agents chimiques sur le mécanisme vivant. Employer le mouvement pour étudier les phénomènes de la vie, dont il est une des plus pures manifestations, c'est, sans contredit, une des méthodes les plus rationnelles dans leurs procédés, les plus certaines dans leurs résultats. Mais si cette méthode est vraiment typique pour l'étude des effets physiologiques de la compression artificielle, il nous semble qu'elle ne le serait pas moins pour apprécier les effets thérapiques de ce mouvement.

C'est sous ce rapport que nous devons signaler une lacune bien regrettable dans le travail de MM. Bastien et Vulpian.

En effet, sous l'acte de la compression, la période d'augment présente des phénomènes morbides variés, qui, dans la période de déclin, se dissipent selon l'ordre correspondant à celui de leur manifestation (1).

Voilà sans doute un des résultats les plus remarquables de l'expérience.

Ne s'ensuivrait-il pas que certains états pathologiques se résoudraient de la même manière sous l'influence d'une compression méthodique? C'est une induction qui n'aura pas sans doute échappé aux auteurs de ce Mémoire.

Il est non moins regrettable que le compte-rendu ne nous ait pas fourni plus de renseignements sur la manière dont cette compression a été appliquée. En a-t-on varié les modes et la forme, de manière à la rendre intermittente ou continue, superficielle ou profonde, étendue ou limitée, uniforme ou variée, etc.? L'a-t-on appliquée dans différentes circonstances, dans des positions variées, dans l'état pathologique ou normal, à différents âges, etc.? C'est ce que l'extrait du Mémoire nous laisse ignorer.

Néanmoins, nous y trouvons une indication aussi essentielle pour l'application de la compression, que pour celle de tout autre espèce de mouvement : c'est une loi de *durée* et de *suc-*

(1) Cette loi de la vie des nerfs, principaux modérateurs de la vie de l'homme, est assez semblable à celle que nous avons observée dans l'histoire de la vie morale de l'espèce humaine.

cession, que l'on pourrait traduire ainsi : *laissez à un effet physiologique, provoqué par un mouvement artificiel déterminé, le temps de se produire complètement avant d'en administrer un autre.*

Nous y avons aussi rencontré une confirmation expérimentale des opinions que nous professons sur le traitement de la paralysie. MM. Bastien et Vulpian établissent que dans ces cas la sensibilité est altérée plus rapidement que le mouvement, et que la faculté de la locomotion ne se perd que consécutivement à l'abolition de la sensibilité. Or, il y a dans ce fait une condamnation de ces traitements empiriques des paralysies par les exercices actifs. Espérerait-on rétablir la sensibilité par la pratique du saut, de la marche, de la course, des haltères? Aveugle application qui aurait pour fin les conséquences signalées par les auteurs. N'a-t-on pas observé, d'ailleurs, que la sensibilité est d'autant moins vive que la musculation est plus énergiquement et plus continuellement exercée ? Ce n'est donc pas par des mouvements qui affaibliraient de plus en plus la sensibilité, que l'on parviendrait à la rétablir.

Nous aurions encore à rappeler un très-grand nombre de faits qui prouvent que la compression, la pression, le pincement, la friction, la vibration, et autres mouvements imprimés, bien qu'ils aient chacun une action différente selon leur forme et selon les conditions physiologiques de l'organe sur lequel on agit, sont des agents spécialement applicables au système nerveux comme moyens thérapiques.

Nous en donnerons quelques exemples tirés de l'ouvrage de M. Georgii.

I.— Des douleurs consécutives dans les genoux et les pieds ont cédé à des pressions sur le grand nerf sciatique; des névralgies générales des extrémités inférieures ont été guéries, ou du moins calmées par des pressions sur le plexus lombaire; ce qui prouve que l'impression conduite vers la partie centrale des filaments nerveux se transmet dans les parties périphériques du même nerf. C'est par les mêmes effets que la crampe dans un seul muscle cesse aussitôt que le muscle irrité est mis en extension complète, et qu'ainsi l'innervation y est également répartie.

II. — Si l'on exerce une pression assez vive qui se dirige vers les parties supérieure et postérieure du pharynx, en le portant un peu en avant, l'action se transmet sur les filaments sensitifs des nerfs de cet organe et en même temps sur ceux du nerf pneumogastrique. L'action se transmet ensuite, par le principe réflexe, sur les filaments moteurs des nerfs du pharynx. Des contractions spasmodiques et des névralgies de cet organe ont été guéries par ce moyen.

III. — Si l'on applique sur les deux côtés de la trachée, à la région sous-claviculaire, un mouvement de tremblement assez fort avec une pression modérée, l'action du mouvement se dirige vers les filaments moteurs des nerfs laryngiens inférieurs. Dans quelques cas d'inflammation de cet organe, ou quand l'action normale des cordes vocales est altérée, ce mouvement produit une amélioration dès le premier jour. Si, au contraire, la membrane interne de la trachée est affectée d'une irritation plus étendue, il faut que le mouvement soit dirigé vers les filaments du nerf sympathique, par une pression plus allongée sur les côtés de la trachée, pour y retarder pendant quelques moments le cours du sang veineux dans la membrane muqueuse de cet organe.

IV. — Plusieurs affections névralgiques dans les muscles du dos, ainsi que dans la peau et dans les tissus ligamenteux de cette même région, ont été traitées avec succès par un mouvement de froissement partiel de la peau.

En général, il est peu de maladies nerveuses qui ne cèdent à l'application de mouvements passifs appropriés, et l'on comprend toute l'importance des belles expériences de MM. Bastien et Vulpian, quand on pense que, selon l'opinion de médecins estimés, presque toutes les maladies chroniques sont sous la dépendance de lésions primitives ou secondaires du système nerveux, et que, dans l'état actuel de la science, on ne connaît guère que l'électricité pour le traitement de quelques-unes de ces maladies ; encore si l'électricité agit à la manière de cette espèce de mouvements, nous ne pensons pas qu'elle puisse le faire d'une manière aussi variée et avec autant de précision que la main d'un habile praticien.

Il appartiendrait à ces Messieurs de poursuivre leurs expériences, de les étendre à toutes les espèces de mouvements et de formuler enfin une doctrine complète principalement au point de vue de la thérapie, car c'est là qu'il faut que tout aboutisse enfin. Jusque là nous continuerons nos investigations dans tous les ouvrages de médecine publiés depuis le commencement de ce siècle, et plus spécialement dans ceux qui traitent des maladies nerveuses. Nous espérons ainsi compléter successivement toutes les parties de cet ouvrage, et lui donner la sanction légitime de l'expérience et de l'observation des médecins de notre époque.

QUATRIÈME PARTIE.

QUATRIÈME PARTIE.

CINÉSIE.

1

La PREMIÈRE PARTIE de cet ouvrage est consacrée à rechercher, chez tous les peuples, les traditions relatives à l'usage du mouvement artificiel, depuis les premiers âges de l'homme jusqu'au commencement de notre ère. Nous avons déjà exploré la Chine et l'Inde. Il nous reste à parcourir :

En Orient, les contrées de la Perse, de l'Arménie, de l'Assyrie, de l'Arabie, les îles de l'Océanie.

Au Centre des deux mondes : la Palestine.

En Occident : l'Egypte d'abord, puis la Grèce, l'Etrurie, l'Espagne, la Gaule, la Bretagne, la Germanie, Rome enfin, où les débris vivants des civilisations antiques vinrent se heurter pêle-mêle, et mourir.

Alors s'évanouirent aussi peu à peu, avec les sciences, les arts et les langues de tous les peuples de la terre, la science, l'art et la langue de la Cinésie antique. La Chine, seule, paraît en avoir gardé moins infidèlement la tradition primitive. Les suites de notre travail établissent que cette dissolution universelle, préparée par le concours de tous les peuples, s'accomplit solidairement dans des périodes régulières et nettement déterminées (1).

La Deuxième partie comprend des recherches semblables chez tous les peuples qui se reconstituèrent en Orient, au Centre et en Occident, depuis l'ère chrétienne jusqu'à nos jours.

Non moins considérable que la première partie, il a fallu la fractionner aussi. Réservant donc les trois premières périodes pour les suites de ce travail, nous avons commencé à étudier, dans la dernière période qui s'ouvre avec le seizième siècle, l'histoire de la Cinésie, en Occident, et, d'abord en Suède, en Allemagne et en France.

La Suède et l'Allemagne ont devancé la France; mais dédaigneuses de la tradition, elles ont rendu les faits moins acceptables, et suscité des obstacles à la propagation de l'art. La France, au contraire, admet la tradition et l'interroge; mais elle n'en accepte les enseignements, pas plus que ceux de la Suède et de l'Allemagne, qu'à la condition de les vérifier par de nouvelles expériences qui les confirment.

Déjà il a été constaté qu'à mesure que nous nous rapprochions de notre actualité, l'art du mouvement artificiel, entraîné dans la sphère générale du progrès en retour vers toutes les vérités primitives, tendait de plus en plus à reparaître parmi nous, et à y reprendre, modifié, toute l'importance qu'il eut, avant notre ère, dans toutes les conditions de la vie humaine. Peut-être la Cinésie a-t-elle besoin de cette sanction pour rayonner enfin, libre et féconde, par toute la terre.

Dans la Troisième partie, qui commence avec le dix-neuvième siècle, la renaissance de l'art en France est plus caractérisée. Déjà on voit reparaître, d'une manière plus scientifique, des applications du mouvement dans un grand nombre

(1) Voir p. 60 et suiv.

de cas, et spécialement dans ceux où tous les autres agents
thérapeutiques avaient fait défaut. Ainsi, MM. Bourdon, Bouvier, Maissiat, Gerdy, Blache, Percy et Laurent, Velpeau, Nélaton, Journez, Cruveilhier, Piorry, Marrotte, Mandl, Segond, Poiseuille, Bastien, Vulpian et beaucoup d'autres savants, ont commencé à prêter une attention plus sérieuse à l'étude et à l'administration du mouvement artificiel. Ces études, il est vrai,
ne forment point encore, comme en Chine, en Grèce, en Suède,
en Allemagne, un corps de doctrine dont toutes les parties
soient unies physiologiquement entre elles ; ce ne sont encore
que des fragments traditionnels ou des observations partielles.
Mais à ces travaux, on aperçoit déjà que l'œuvre de renouvellement, commencée depuis le seizième siècle et continuée sans
interruption jusqu'à nos jours, ne peut tarder d'aboutir à la
réalisation complète d'une méthode qui soit en rapport avec
nos mœurs, comme avec le progrès des sciences et des arts.

Cette œuvre de retour progressif vers la vérité s'accomplit
dans l'espace et dans le temps, comme l'œuvre de la décadence.
Nous l'avons quelquefois indiqué ; nous espérons le mettre
complètement en évidence dans la suite de notre ouvrage (1).

C'est pour concourir à cette œuvre, de toutes nos forces,
quelque faibles qu'elles soient, que nous ajoutons ici une quatrième partie.

Cette QUATRIÈME PARTIE est destinée à l'étude des mouvements naturels et des mouvements artificiels dans leurs rapports avec l'anatomie, la mécanique, la physiologie et la pathologie du mécanisme vivant.

De ces études, nous déduirons les principes de l'art de la
Cinésie considéré dans ses applications à l'éducation, à l'hygiène et à la thérapeutique ; et sur ces principes, nous essaierons enfin de tracer un système, une méthode où nous ne
ferons entrer que les mouvements dont la forme et les effets
auront été étudiés et expérimentés.

(1) Voir p. 60 et suiv.

Mais nous voulons, et c'est l'esprit même de notre entreprise, rattacher la science et l'art du présent à la science et à l'art du passé, et éclairer ainsi nos travaux de toutes les lumières de la tradition et de la sphère actuelle de nos connaissances. Cette reconstitution ne pourra donc trouver sa place qu'après l'entier achèvement de nos recherches historiques.

Cependant le lecteur a rencontré, dans les pages précédentes, la description de plusieurs formes de mouvement transmises par la tradition ou appliquées par des praticiens de notre temps, et dont nous avions eu soin de vérifier l'exactitude. Nous croyons utile de résumer ici ces premières notions, et de leur donner un peu plus d'étendue ; ce sera, pour ainsi dire' la première ébauche de la théorie, de la méthode et des applications de l'art moderne.

Nous désirons surtout simplifier cette première ébauche, afin que le lecteur saisisse d'abord les principes généraux de l'art et ses lignes principales.

Pour tracer cette esquisse, nous ne puiserons pas seulement aux sources diverses de l'anatomie, de la physiologie, etc., nous utiliserons aussi :

1° — Les documents traditionnels que nous avons déjà notés sur l'art de la Cinésie dans l'antiquité ;

2° — Les ouvrages publiés par les disciples de Frédéric Hoffmann, de Nicolas Andry et de Pierre-Henri Ling ;

3° — Les analyses et les extraits que nous avons donnés de ces ouvrages dans les pages précédentes ;

4° — Le recueil des spéculations scientifiques des médecins de notre époque, de leurs études expérimentales, des applications qu'ils en ont faites ;

5° — Enfin, les observations que nous avons ajoutées à tous ces travaux.

Après cette rapide exposition des principes et du système de la Cinésie, nous en ferons connaître quelques applications spéciales. Nos études ultérieures en complèteront successivement la théorie, les formes, les procédés.

2.

Idée générale. — Nous avons dit précédemment :

Quels que soient les agents employés en thérapeutique, quel est, en définitive, le dernier mot, la dernière explication des modifications qu'ils ont pu déterminer ?

Un mouvement :

Un mouvement produit de la vie et pénétré de son essence, un de ces mouvements naturels, intérieurs, invisibles, qui créent incessamment la forme du corps, en même temps qu'ils engendrent d'autres manifestations vivantes extérieures, visibles (1) ; un de ces mouvements, en un mot, par lesquels l'unité organique individuelle manifeste sa vie intellectuelle et morale, physique et chimique, se développe, s'entretient ou se détériore, se répare ou se résout en ses éléments.— Là est l'être humain tout entier, dans sa triple unité spirituelle, animale et organique, soit à l'état sain, soit à l'état malade. Le mouvement naturel, premier produit de la vie, en devient le principe *modérateur.*

Si nous transportons cette observation dans le domaine de la mécanique animale, nous aurons, après l'élimination de l'élément intellectuel et moral : *Le mouvement artificiel, déterminé, est l'agent le plus directement propre à provoquer les mouvements physiologiques naturels, vitaux ou organo-biologiques, en vertu desquels la machine humaine fonctionne, se développe, s'entretient ou se répare elle-même (2).* — Là sont les bases de l'éducation

(1) Il est impossible à l'œil d'apercevoir ces changements d'un seul coup et d'un instant à l'autre, parce qu'ils durent toujours, et que chaque particule de matière qui se désassimile se remplace sur le champ dans le cours normal de la vie ; mais on peut les saisir exactement à des intervalles relativement très-courts, comme dans la croissance des cheveux, des ongles, dans la cicatrisation d'une plaie extérieure, et, en général, dans la croissance progressive du corps, et dans se dégénéresence.

(2) Vivre, c'est se développer ; mourir, c'est avoir atteint, soit naturellement, soit artificiellement, le terme du développement. Se développer, c'est élaborer les gaz en liquides,

physique, de l'hygiène et de la thérapie, bases traditionnelles que le progrès des sciences modernes vient confirmer de plus en plus, et qu'au point de vue médical M. Bonnet désigne par ces mots : *Traitement des maladies par l'exercice des fonctions.*

Il s'agit donc ici d'étudier les diverses espèces du mouvement artificiel, de les classer et d'en montrer l'application selon les effets que l'on veut provoquer dans l'économie.

Tel est l'objet fondamental de l'art de la Cinésie.

Où prendre les premières divisions du mouvement artificiel ? Dans les éléments mêmes du mouvement naturel.

Qu'une machine qui sort de la main de l'homme reste inactive, elle se rouille inutile ; qu'elle fonctionne au-delà de sa force réelle, elle éclate ou s'arrête impuissante ; qu'elle ne fonctionne que dans quelques-unes de ses parties, elle se tord, se détraque et tombe en ruine : ce n'est qu'en fonctionnant dans son unité dynamique qu'elle manifeste toute sa virtualité.

A plus forte raison en est-il de même d'une machine vivante, infiniment plus compliquée et plus parfaite, et qui, de plus, a la propriété de puiser incessamment, dans l'air et dans les matériaux mêmes de l'alimentation, les éléments réparateurs de ses pertes incessantes. En vertu de l'action propre du principe de forme et des affinités atomiques, les molécules intégrantes et constituantes se décomposent et se recomposent dans leur homogénéité même, en sorte que la rénovation complète de tous les tissus vivants a lieu dans un temps déterminé.

Ce travail de désassimilation et d'assimilation est un fait chimique ; mais c'est dans l'action physique, c'est dans les contractions musculaires déterminées par l'excitabilité des

---

les liquides en tissus, par l'action de la vésicule organisée. La santé, c'est l'exercice régulier de ce développement ; la maladie en est le trouble ; la mort en est la cessation. La diversité des âges n'est qu'un développement ; sous ce rapport, le vieillard se développe comme l'adulte, car tous les jours il perd, tous les jours il répare. Tous les jours les tissus s'enrichissent des bases et tendent à devenir osseux. Tout élabore en lui, rien ne repose. Tout repos, c'est la mort. (*Hist. de la santé et de la maladie,* Paris 1845, t. I, p. 33.)

nerfs, que réside la cause efficiente de cette élaboration, de l'élimination des molécules désassimilées et de la juste répartition des molécules nouvelles : *à chaque organe, selon ses besoins, et en proportion de sa sphère d'activité.*

Telle est la loi générale de l'économie vivante.

Ainsi, l'excitabilité des nerfs, la contractilité des muscles et la vascularité sont les trois principales manifestations de la vie dans l'organisme. C'est sous l'influence de l'excitabilité des nerfs que les muscles, se contractant, mettent en jeu le mécanisme vivant : d'abord, les organes respiratoires puisent dans l'air l'oxygène nécessaire à la purification du sang, ensuite les valvules du cœur cèdent à l'impulsion du sang régénéré qui porte à chacune des parties de l'organisme ses éléments plastiques réparateurs.

L'équilibre se maintient et la machine fonctionne dans un rhythme normal et harmonieux, aussi longtemps que le nerf, le muscle et le sang conspirent, chacun selon sa destination, à fournir la somme d'activité nécessaire à toutes les fonctions.

Mais le trouble est d'autant plus imminent que le mécanisme est plus parfait.

Si donc, par une cause quelconque, interne ou externe, le moindre trouble a pu se produire dans quelque organe, la fonction de cet organe faiblit ou fait défaut, les autres fonctions sont en souffrance, étant toutes solidaires, et, comme le dit le chimiste Raspail, le contingent de l'un des organes venant à manquer à l'élaboration de tous les autres, les produits qui résultent de chacun d'eux ne peuvent être qu'incomplets, et, partant, non assimilables. Là commence la progression morbide, progression dont la raison varie par la complication des échanges morbides, d'une manière incalculable à nos moyens d'observation, à moins qu'il ne survienne une circonstance, extérieure ou intérieure, qui, augmentant ou diminuant l'énergie vitale, rétablisse l'harmonie des fonctions, en ramenant à l'état normal la fonction en souffrance.

Ainsi semble se justifier la proposition de M. Bonnet : *guérir par l'exercice des fonctions.*

Et bien, les quatre-vingt-dix-neuf centièmes de nos maladies n'ont point d'autres causes que le défaut du mouvement d'ensemble de toutes les fonctions.

Donnez à l'homme l'air, la lumière, la chaleur, la nourriture en quantité et en qualité convenables.

Ce n'est pas assez.

Il faut encore que ces conditions essentielles à la vie soient réparties dans toute l'économie d'une manière proportionnelle aux exigences de chaque organe. Or, cette juste réparation dépend surtout du nerf, du muscle et du sang, dont les mouvements sont primordialement corrélatifs entre eux.

Les mouvements du système nerveux, du musculaire et du vasculaire, peuvent donc servir de bases à la division du mouvement artificiel.

Mais ces mouvements dépendent des influences physiques du monde extérieur et de celles de la vie intérieure. Il y a donc une division supérieure à celle-là.

Et d'abord, qu'est-ce que la vie individuelle ? Où commence-t-elle ? Où finit-elle ?

Embryon, l'homme n'est qu'une molécule organisée et fécondée vivant de sa vie par la vie de la mère qui le porte dans son sein. Ainsi, la vie, par la femme, remonte au souffle du Créateur, et toutes les générations des hommes sont confondues dans l'unité d'une même origine et d'une seule et même espèce ; ajoutons : d'un seul et même amour. De là la solidarité spirituelle, individuelle et sociale, physiologique et pathologique ; de là l'hérédité.

L'enfant naît ; mais sa vie est latente. Une pression atmosphérique sollicite les nerfs respiratoires, et spécialement le pneumogastrique, qui, par des rameaux divers, tient sous sa dépendance trois grandes fonctions de l'économie : la respiration, la circulation, la digestion (1); ajoutons: la phonation. Cette action se propage jusqu'à un point situé immédiatement au-dessus de l'origine de ce nerf dans le bulbe rachidien, et considéré comme *le centre* et *le premier moteur du système nerveux*(2). Excité, ce point envoie spontanément *(suâpte naturâ)* un courant nerveux ou l'innervation nécessaire à l'excitation des contractions des muscles expirateurs(3): l'enfant expire, et tout le mécanisme vivant se meut, et se réchauffe. — L'enfant a expiré sa vie; il vit de sa seule vie à lui (4).

Ces deux phénomènes corrélatifs de courant *centripète* ou *concentrique* et de courant *centrifuge* ou *excentrique* se sont manifestés avec plus de rapidité que deux courants électriques contraires qui auraient été excités dans les nerfs. Ils se continueront, en se multipliant incessamment, par des modes divers et variés, puisque le mécanisme vivant se trouve

(1) Voir les traités de physiologie, et spécialement celui de M. Béclard, 2ᵉ édit., Paris, 1856, § 559 : *Influence du nerf pneumogastrique sur la respiration, sur les mouvements du cœur, sur la disgestion et l'absorption, sur la secrétion du sucre dans le foie.* — Il suffit de suivre dans un traité d'anatomie la distribution de ce nerf et de ses rameaux dans l'organisme, pour avoir une première idée de ces diverses influences.

(2) C'est de ce point, précisé par M. Flourens, que dépendent la respiration, l'exercice de l'action nerveuse, l'unité de cette action, la vie entière de l'animal. Ce *nœud vital* a quelques lignes à peine. (Flourens : *Rech. expériment. sur les propriét. et les fonct. du syst. nerv.*, Paris, 1842, p. 204.

(3) Ces muscles sont les intercostaux, le triangulaire sternal, le carré des lombes, le petit dentelé inférieur, les obliques et le grand droit abdominal.

(4) Le phénomène essentiel et caractéristique de la naissance, c'est l'établissement de la respiration. L'enfant, jusque là contenu dans un liquide, change tout-à-coup d'atmosphère. Les puissances inspiratoires dilatent la poitrine, l'air se précipite pour la première fois dans les poumons. Ceux-ci, naguère rouges et condensés, augmentent rapidement, non-seulement de volume, mais de poids, ils deviennent roses, mous et crépitants : ils tombaient au fond de l'eau, et maintenant ils surnagent. Cependant, souvent après plusieurs jours de respiration, la totalité du poumon n'est pas perméable. La gravité des accidents qui accompagnent ou suivent la naissance de l'enfant se rattachent, en grande partie, à la difficulté que la première respiration éprouve quelquefois à s'établir. Il en résulte un état de mort apparente, qui se présente avec des aspects divers, qu'on a désignés sous les noms d'*apoplexie*, d'*asphyxie* ou de *syncope* des nouveau-nés. (Béclard : *Phys.*, p. 1078.)

Cet état d'anémie est beaucoup plus rare qu'on ne le dit généralement dans les traités dogmatiques. Dans ce cas, et même lorsque l'enfant a commencé à respirer, il est d'usage, chez tous les peuples, de lui imprimer l'insufflation, des frictions, des claquements, des succussions, et autres mouvements exito-moteurs, pour provoquer une respiration complète et normale. Ainsi la vie, excitée par une action physique, se conserve et se développe, dès qu'elle apparaît par des mouvements mécaniques artificiels.

incessamment en rapport avec les éléments du monde extérieur, la pesanteur, l'air, la lumière, la chaleur, l'électricité, le magnétisme, avec les influences géographiques et géologiques, avec celles du monde matériel, du monde organique et du monde social, avec le temps, avec l'espace, avec la forme et la vie intérieures et extérieures, — toutes choses dont les influences réciproques sont incessantes, et contre lesquelles il réagit sans cesse.

Ainsi, l'homme continue pour son propre compte la vie qu'il a vécue par celle de sa mère ; il vit de sa vie individuelle. C'est dans l'air qu'il ne cesse de puiser le gaz purificateur du sang ; c'est dans le sang d'abord élaboré par sa mère, et ensuite dans celui qu'il élabore lui-même avec les matériaux de l'alimentation, qu'il puise les éléments de la nutrition du système nerveux, du système musculaire, du système vasculaire, du mécanisme tout entier ; et cela, par des séries diverses et variées, non-interrompues, d'actions *centripètes* et de réactions *centrifuges* coordonnées dans l'unité de son être. La vie individuelle sur la terre finira comme elle a commencé : elle a commencé par une expiration du monde céleste dans le monde terrestre, elle finira de même par une expiration du monde terrestre dans le monde celeste. Mystérieuse, la vie individuelle remonte vers son Créateur ; les éléments, désassociés, se dissolvent et passent à des combinaisons nouvelles.

Rien ne meurt.

Sans doute toutes les parties du mécanisme vivant sont indispensables au même degré pour entretenir la vie ; mais quand on considère l'importance des fonctions qui établissent les rapports avec l'extérieur, n'a-t-on pas le droit de regarder cette importance comme relativement supérieure à toutes les autres ? Et puis, ôtez le nerf, le muscle et le sang, que reste-t-il ? à peine un tiers de la machine. Si donc le nerf, le muscle et le sang sont les parties principales du mécanisme vivant, les deux phénomènes corrélatifs de concentricité et d'excentricité, qui relient l'individu au monde extérieur et toutes les fonctions physiologiques entre elles, en sont les deux phénomènes primordiaux, indispensables.

Que ces deux phénomènes se produisent d'une manière normale, il y a équilibre, toutes les fonctions s'accomplissent dans un mouvement d'ensemble et d'harmonie, et concourent de concert à écarter les causes de désordres qui pourraient s'y rencontrer. Mais si l'une quelconque des réactions a été impuissante, il y aura trouble dans les fonctions, et, dans ce cas, *malaise, maladie;* en sorte que la *santé* dépend moins directement de la fonction que de la réaction particulière qui détermine cette fonction.

Ainsi, l'art de guérir ne consisterait pas, comme le dit M. Bonnet, dans l'*exercice des fonctions*, mais dans l'*excitation des réactions physiologiques propres à déterminer l'exercice de la fonction ou des fonctions en souffrance*. A plus forte raison, l'art de *développer* et celui de *conserver* reposeraient sur les mêmes principes que celui de guérir.

Là est toute la science du mouvement artificiel correspondante à celle du mouvement naturel.

Voyons donc quelles sont les distinctions à faire dans l'un et dans l'autre, et, d'abord, dans le mouvement naturel. Fidèle à notre dessein, nous en emprunterons les principes aux écrits médicaux les plus récents.

3.

MOUVEMENTS NATURELS OU PHYSIOLOGIQUES. — «Les mouvements qui s'accomplissent dans l'économie animale, dit M. J. Béclard, sont nombreux et variés. Les mouvements les plus étendus et les plus saisissants sont les mouvements de totalité ou d'ensemble, c'est-à-dire les mouvements de *locomotion* en vertu desquels l'homme et les animaux changent spontanément leurs rapports avec les corps environnants et se meuvent dans les milieux qui les contiennent *(marche, course, vol, natation)*.

39

Un autre ordre de mouvements, qu'on pourrait appeler mouvements *partiels* ou mouvements *sur place*, et qu'on observe chez l'homme avec un degré de fréquence et de complexité variées presque à l'infini, consistant dans le changement de rapport, les uns par rapport aux autres, des divers segments mobiles qui composent le squelette; changements de situation en vertu desquels les membres jouent le principal rôle, quoique cependant le tronc lui-même n'y reste presque jamais étranger.

« Mais alors que l'homme ou les animaux n'exécutent pas les mouvements étendus dont nous venons de parler, ils sont loin encore d'être immobiles. La cage thoracique est à chaque instant soulevée et abaissée et déterminée par l'ampliation du poumon et par son retour à ses dimensions premières l'entrée et la sortie de l'air nécessaire à la respiration. Le tube digestif, l'estomac, se meuvent sur les aliments contenus dans leur cavité. A certains moments, qui correspondent avec le sentiment de la faim et de la soif, l'aliment est amené à la bouche ou saisi par elle; la langue, les dents, les machoires, le pharynx, se meuvent chacun à leur manière pour diviser l'aliment, pour le mâcher, l'avaler, etc.; et lorsque la digestion est achevée, le résidu de la digestion est expulsé par les puissances actives de la défécation. A chaque moment le cœur se contracte sur le sang qui y afflue, et le fait progresser dans les artères. Les artères, les capillaires et les veines se meuvent sur ce liquide par un mouvement en retour, dû à l'élasticité de leurs parois, et aussi, dans certaines conditions, en vertu de la puissance contractile cohérente à leurs tuniques.

« Les canaux excréteurs des glandes se meuvent sur les liquides de sécrétion pour les faire progresser du côté des surfaces cutanées ou muqueuses sur lesquelles le produit sécrété doit être déposé. Les diverses fonctions des organes des sens qui nous restent à passer en revue, la production du son de la voix, celle de la parole, nécessitent aussi des mouvements variés et plus ou moins complexes, non seulement dans la position de l'organe du sens pris en masse, mais encore dans les rapports réciproques de ses diverses parties constituantes... On peut dire d'une manière générale que *toutes les fonctions de l'économie sont accompagnées de mouvements* (1).

« Les mouvements sont sous la dépendance du mouvement musculaire ; ils résultent, en d'autres termes, de la contraction des muscles. Dire que la contraction musculaire *détermine* le mouvement, cela ne veut pas dire toutefois que les parties pourvues de muscles, soient les seules qui *se meuvent*. Lorsque la colonne vertébrale, inclinée en avant par le jeu des muscles abdominaux et par ceux du cou, par exemple, se redresse sous l'influence des ligaments jaunes élastiques étendus entre les lames des vertèbres, ce mouvement de retour n'est point sous l'influence immédiate des muscles, et cependant il a *sa source* dans la contraction de flexion qui a bandé le tissu élastique ; celui-ci revient sur lui-même avec une énergie proportionnée à la force de distention. Il en est de même dans le retrait rhythmique des artères. Elles reviennent par élasticité sur le sang, après la distention excentrique due à la contraction musculaire du cœur (2). Les tissus élastiques jouent un rôle important dans les phénomènes du mouvement.

« Les muscles sont les agents actifs du mouvement. Dans les mouvements de la locomotion, les os sur lesquels les muscles s'insèrent en sont les leviers passifs. Ces leviers, articulés entre eux de manières diverses, changent de rapport les uns avec les autres, lorsqu'ils sont mus par la contraction musculaire, et déterminent les attitudes et les divers mouvements. En mouvant les leviers osseux sur lesquels ils s'insèrent, les muscles de la locomotion meuvent d'ailleurs en même temps toutes les parties qui, groupées autour des leviers, constituent avec l'os lui-même les résistances que doit vaincre la puissance

(1) L'absorption elle-même fait à peine exception, puisqu'elle est subordonné à la fois aux *courants* d'endosmose et à la pression due à la contraction musculaire.

(2) Les artères sont contractiles aussi (surtout les artères d'un petit calibre, ainsi que les capillaires et même les veines) ; mais leur contractilité n'entre pas en jeu, d'une manière rhythmique, à chaque pulsation du pouls.

contractile. Lorsque, le bras étant pendant, on soulève, par exemple, l'avant-bras, la partie soulevée ou mise en mouvement est représentée par l'avant-bras et par la main pris dans leur ensemble (os, muscle, tissu cellulaire, vaisseaux, nerfs, peau) : la force motrice ou la puissance contractile est représentée par les muscles fléchisseurs de l'avant-bras sur le bras, c'est-à-dire le biceps et le brachial antérieur.

« C'est donc par l'intermédiaire des leviers passifs (les os) que les muscles changent les rapports des parties dans les mouvements de la locomotion. Cependant il n'en est pas toujours ainsi dans tous les mouvements. L'ampliation de la poitrine dans les mouvements de la respiration s'opère, il est vrai, en grande partie par l'intermédiaire des côtes soulevées par les muscles ; mais déjà nous voyons ici un muscle qui, *par lui-même*, et en changeant de forme (diaphragme), contribue à l'augmentation de la cavité pectorale. Les mouvements de la tunique musculaire du tube disgestif, les changements de dimension qui en résultent, et la progression du bol alimentaire qui en est la conséquence, s'accomplissent directement aussi et sans l'intervention des leviers osseux. Le cœur agit de même d'une manière directe, pour faire progresser le sang dans l'arbre circulatoire. Les contractions de la vessie (miction), celle du rectum (défécation), agissent directement aussi sur leur contenu ; et, s'il est vrai de dire que, la plupart du temps, les muscles de l'abdomen interviennent pour favoriser leur action, ce n'est point en mouvant les leviers osseux auxquels ces muscles s'insèrent qu'ils agissent alors, mais c'est surtout en changeant de forme, c'est-à-dire en tendant à devenir planes de convexes qu'ils sont (1). »

Telles sont les distinctions que fait M. Béclard et avec lui tous les physiologistes. Acceptons-les, et considérons le mouvement naturel selon qu'il se produit dans l'intérieur du

---

(1) *Traité de physiologie humaine*, etc., 3ᵉ édit., Paris 1856, p. 557.

corps seulement, dans l'intérieur et à l'extérieur à la fois, sur place ou par locomotion.

De là trois ordres de mouvements naturels ou physiologiques :

1° *Mouvements naturels intérieurs;* ce sont ceux de l'innervation, de la respiration, de la musculation, de la circulation, de la digestion, etc.

2° *Mouvements naturels extérieurs sur place :* se tenir debout, assis, couché, écarter, rapprocher, lever un bras, une jambe, enfin tous les changements de rapports ou d'angles des divers segments anatomiques, sans translation du corps.

3° *Mouvements naturels extérieurs de locomotion du corps entier :* marcher, courir, sauter, etc.

Mouvements naturels intérieurs. — Nous nous bornerons à noter quelques-uns de ceux qui ont été observés.

Centre nerveux céphalo-rachidien; cerveau : mouvement *alternatif de soulèvement* et *d'abaissement* ou sorte *d'ébranlement* de la masse encéphalique. — Nerfs rachidiens et nerf grand sympathique : mouvements des fibres nerveuses *de la périphérie au centre* et *du centre à la périphérie* ; mouvements *réflexes* et *sympathiques;* mouvements d'*ondulation,* de *vibration,* de *frémissement,* de *frissonnement,* etc.

Respiration : *inspiration* et *expiration.*

Rapports avec l'inspiration: *aspiration, reniflement.*

Rapports avec l'expiration: *voix, parole, chant, cri, sifflement; explosion du souffle* dans les efforts excréteurs, dans les efforts musculaires *(anhelitus) ; bâillement, toux, rire, éternument, soupir, sanglot, hoquet.*

Digestion; estomac : mouvement *péristaltique* continu du côté de la grande courbure, et mouvement *antipéristaltique* du côté de la petite: d'où mouvement de *révolution* complète dans l'espace de 2 à 3 minutes; mouvement *concentrique* des fibres circulaires des parois de l'estomac vers son milieu; douce *pression* des parois de l'estomac.

Intestin grêle : mouvement de *progression* de la bouillie alimentaire déterminée par les *contractions péristaltiques* des fibres longitudinales et circulaires de l'intestin. La contraction est *locale*, *lente* à se produire et *lente* à disparaître. — Gros intestin : mouvements semblables à ceux de l'intestin grêle, mais plus lents.

Circulation; cœur : mouvement de *systole* et de *diastole*; ces deux mouvements corrélatifs sont comparés à ceux d'une pompe foulante dont le piston est remplacé par la contraction des parois du cœur, et la soupape par ses valvules. — Mouvement de *tension* et de *distension*, de *torsion*, de *pulsation*, de *choc* ou *battement, de palpitation*. — Artères et capillaires : circulation *excentrique*. — Veines : circulation *concentrique*. Mouvement d'*élasticité* et de *contraction*, de *compression*, *tension, distension, résistance, remittence, intermittence, frottement*, etc.

Muscles : mouvement de *contraction*, de *raccourcissement* et de *gonflement*, etc.

Il faudrait s'arrêter à tous les éléments de chaque système, de chaque appareil de la vie végétative et de la vie animale, pour faire l'énumération de tous les déplacements, de tous les mouvements spéciaux qui s'accomplissent perpétuellement dans l'économie. On obtiendrait ainsi la classification des diverses espèces de mouvements intérieurs. Il suffit ici d'avoir indiqué le travail.

MOUVEMENTS NATURELS EXTÉRIEURS DES DIVERS SEGMENTS DU CORPS, SUR PLACE. — M. Bouvier a donné la classification de cette espèce de mouvements, en ces termes :

« L'axe du corps est *perpendiculaire, parallèle* ou *plus ou moins incliné à l'horizon* : le premier de ces états est la *station*; le second est le *coucher* ou *décubitus;* le troisième se rapporte aux précédents selon qu'il se rapproche davantage de l'un ou de l'autre. La situation diffère suivant que le corps est supporté par l'une ou par l'autre extrémité de l'ovoïde qu'il représente, par une partie des membres inférieurs, fléchis, par l'extrémité inférieure du tronc ou par une certaine étendue de sa surface, par les membres supérieurs ou par plusieurs de ces parties à la fois. Le décubitus offre également des différences pour la manière dont la sustentation s'opère, le corps pouvant être posé sur sa face antérieure, sur sa face postérieure, ou sur sa face latérale, à droite et à gauche.

« Dans l'un et dans l'autre état, les axes partiels des différentes sections du tronc et ses membres se confondent dans une même ligne, et le corps est *droit* ou *étendu* ; ou bien ils *s'inclinent* les uns vers les autres. Les inclinaisons, multipliées comme les inflexions des articulations dont elles dépendent et combinées en cent façons, introduisent des variétés infinies dans l'attitude, soit pendant le coucher, soit dans l'état de station. Tantôt l'inclinaison se fait partout dans le sens de la flexion des jointures, et tout le corps est fléchi à un degré variable ; tantôt elle a lieu vers un même côté, et fait décrire au corps en totalité une courbe dont le sens varie. Chaque mode de station, chaque espèce de décubitus, ont des *attitudes* propres, des *poses* qui les caractérisent, et dans lesquelles les membres supérieurs et les inférieurs jouent un grand rôle par la disposition des *angles* qu'ils forment avec le tronc, par les *appuis* qu'ils lui fournissent, par les positions variées de leurs *brisures*, par les combinaisons diverses de situation entre le côté droit et le côté gauche (1). »

De cette théorie on déduit trois positions *principales* et plusieurs espèces de positions *secondaires*.

Les trois positions principales, dans lesquelles le corps reste *droit* dans toute son étendue, les bras pendants le long du corps, les jambes et les pieds rapprochés par leur face intérieure, sont les suivantes :

(1) Voir p. 523.

Debout, c'est la station *verticale*.

Couché, étendu horizontalement dans toute sa longueur sur le dos ; c'est l'état de *supination*.

Incliné, à 45 degrés en arrière et appuyé dans toute sa longueur.

Ces trois positions principales doivent être considérées *avec* ou *sans tension des muscles*, mouvements qui supposent une modification corrélative, primordiale, dans les mouvements naturels intérieurs.

I. *Sans tension des muscles*. — Chacune de ces positions principales peut se modifier de diverses manières par rapport au tronc qui reste droit ; c'est un *premier* ordre de positions secondaires.

Ainsi, la position *debout* serait *rectangulaire*, si les pieds au lieu d'être rapprochés par leur face intérieure, l'étaient seulement par les talons et ouverts à angle droit ; elle serait *hanchée* en avant ou en arrière, selon que les deux pieds étant écartés l'un en avant et l'autre en arrière, le poids du corps porterait sur l'un ou sur l'autre (1) ; elle serait *écartée*, si les pieds étaient séparés, l'un à droite et l'autre à gauche. La position debout peut encore se présenter sur un seul pied ; sur la pointe des deux pieds ou d'un seul ; sur le sol, sur un banc, un pieu, etc.

Le corps, droit, couché dans l'état de *supination*, peut l'être dans celui de *pronation*, c'est-à-dire sur sa face antérieure, ou sur l'un des côtés, ou bien appuyé sur la tête et les talons seulement, sur la tête et le tronc, sur les fesses, les cuisses et les jambes, etc.

Le corps, droit, *incliné à 45 degrés en arrière*, peut l'être dans cette direction à des degrés variables ; il en serait de même dans l'inclinaison en avant, et à droite ou à gauche. De

---

(1) M. Maissiat a démontré que cette position hanchée est la *station naturelle*, paisible, celle dans laquelle l'homme debout jouit du plus grand repos ; c'est l'attitude qui offre un point de départ assuré ; c'est celle que nous ont transmise les peintres et les statuaires de l'antiquité.

plus, le point d'appui pourrait porter sur tout le corps ou sur une partie : la tête, la poitrine, le dos, la cuisse, la jambe, le cou-de-pied, etc.

Le corps, droit, peut être *suspendu* par les deux mains fixées horizontalement, les pieds au-dessus du sol ; il peut l'être par les deux mains fixées l'une plus haut que l'autre ; par une seule main ; etc.

Le corps, droit, peut être *assis*, les mains sur les cuisses, le tronc et les cuisses à angle droit, ainsi que les cuisses et les jambes, les jambes et les pieds, en même temps que toute la longueur des cuisses porte sur le siége et la plante des pieds sur le sol : c'est la position *normale assis*(1). Il peut être assis les mains pendantes sur le bord des hanches, les cuisses et les jambes séparées, l'une à droite et l'autre à gauche, l'une en avant et l'autre en arrière, le dos appuyé ou non, et il peut l'être sur un siége bas ou élevé ; sur les talons, à terre, à cheval, à califourchon, les jambes serrées, écartées, pendantes ou appuyées, etc.

Le corps, droit, peut être *agenouillé*, les genoux écartés l'un à droite l'autre à gauche, l'un en avant, l'autre en arrière, etc.

Le corps, droit, au lieu d'être en équilibre sur la plante des pieds, peut l'être sur la tête, κύϐη, les jambes en l'air, décrivant des figures diverses (2).

Un *deuxième* ordre de positions secondaires résulterait de la situation relative de la tête, du tronc, des bras et des jambes, avec les positions principales et les secondaires.

Par exemple :

Dans chacune des positions principales, debout, couché, incliné, et des secondaires, suspendu, assis, agenouillé,

1° Le tronc restant droit :

La tête peut se trouver *droite* ou *inclinée* en avant, en arrière, à droite, à gauche, etc.

(1) C'est la pose des statues égyptiennes assises.

(2) C'est la pose de station dans l'art que les Grecs appelaient la *Cubistique*.

Le cou peut offrir les mêmes positions, et de plus, décrire une *torsion* à droite, à gauche, etc. Il faudrait aussi considérer dans la tête les mouvements des yeux, du nez, de la bouche, de la langue, etc.

2º Les jambes restant droites :

L'axe du tronc peut tracer les mêmes figures que la tête et le cou, par *flexion* en avant, en arrière, à droite, à gauche ; par *torsion* à droite, à gauche ; par *rotation* en entonnoir, en cône. Il peut aussi dessiner, en avant, en arrière, à droite, à gauche, un angle ou une courbe de degrés variables, les épaules et les bras tombant dans la même direction, etc.

3º Par rapport à l'axe du tronc, les bras et les jambes peuvent former des angles de grandeurs variables.

Ainsi, un seul bras ou les deux bras à la fois peuvent être élevés à des degrés variables en avant, latéralement, en arrière. Les jambes peuvent prendre aussi des positions analogues. Les bras formeraient aussi le signe -|-; les bras et les jambes le signe ×.

4º Par rapport à l'axe du tronc et à leurs articulations, les bras et les jambes donneraient des angles divers : le bras et l'avant-bras infléchis en avant; les mains sur les épaules, sur la poitrine, sur le front, sur les hanches, sur les genoux, derrière le dos, derrière la tête, appuyées à un mur, à deux pieux, etc; les cuisses et les jambes offriraient aussi des figures analogues, etc. Enfin les articulations des épaules, des poignets, de la hanche, du cou-de-pied sont susceptibles de diverses formes de flexion, de rotation, etc.

Chacune de ces positions secondaires sans tension des muscles ne peut se produire qu'à la condition de modifications dans les fonctions propres aux diverses parties de l'économie, et dans celles du mécanisme entier.

II. *Avec tension des muscles.* — Ici, il faudrait reprendre toutes les positions secondaires et les positions principales sans tension musculaire, car la tension musculaire ne peut se produire non plus que par suite de modifications dans les fonctions intérieures de l'économie, comme dans celles de ses divers segments extérieurs mobilisés sous différents angles.

Nous aurions encore ici deux ordres de positions secondaires avec tension des muscles.

Le *premier* ordre se composerait de positions dans lesquelles le corps, debout, couché ou incliné, aurait un ou plusieurs de ses segments tendus et les autres relâchés ; par exemple, tout le corps tendu, moins une jambe, moins une jambe et un bras, etc.

Le *deuxième* ordre de ces mouvements secondaires résulterait des attitudes de repos sur place, avec attente d'en sortir prochainement ; le point de départ étant ainsi assuré : c'est le cas du Spartacus des Tuileries. La même attitude de précaution, exagérée à l'aide de contractions musculaires persistantes, est le cas d'attente d'un choc à parer, d'un mouvement subit à faire ; c'est l'attitude de garde sous les armes (1). Ces attitudes sont variées comme les mouvements que l'on va exécuter : ainsi toutes les espèces d'actions, comme marcher, courir, sauter, grimper, bêcher, scier, hacher, raboter, frapper, frotter, pétrir, écrire, tirer, tendre l'arc, lancer le javelot, etc, ont chacune leur point de départ particulier.

MOUVEMENTS NATURELS EXTÉRIEURS DE LOCOMOTION DU CORPS ENTIER. — La marche, la course, le saut, la danse, la nage, l'escrime, l'équitation, la vectation, l'action de se balancer, celle du gladiateur ; tout mouvement ou travail dans lequel il y a changement de place, quelque forme qu'il affecte, appartient à ce genre de mouvements naturels.

Ses espèces sont infiniment nombreuses ; par exemple :

On peut marcher le corps droit, courbé, penché, à genoux, les bras pendants, sur les hanches, croisés sur la poitrine, sur le front, derrière la tête, sur le dos, gesticulant ou décrivant différentes figures dans des directions diverses.

(1) Maissiat, page 32.

On peut marcher à petits pas, à grands pas, sur la plante des pieds, sur les talons, sur la pointe, à quatre pattes, d'une manière plus ou moins accélérée.

On peut marcher sur un terrain uni et égal, raboteux, montueux, sur le sable, dans des lieux couverts et à l'abri des injures de l'air, en plein air, en plein soleil, par le chaud, par le froid, loin ou le long des murs, au milieu d'arbres ou de plantes odoriférantes.

On peut marcher en même temps que l'on regarde avec attention, que l'on écoute, que l'on parle, chante, crie, etc.

De considérations semblables on déduirait des espèces distinctes de la course, du saut, etc., mouvements de locomotion qui se produisent aussi par suite de modifications variées dans le jeu de toutes les fonctions du mécanisme vivant.

4.

Nous venons de donner un aperçu de la classification des mouvements naturels. Tous ces mouvements sont transmis ou communiqués par des agents particuliers du mécanisme vivant, aussi bien ceux de l'extérieur, visibles, que ceux de l'intérieur, invisibles. Ceux-ci ne sont, en effet, que comme les *points de départ* de tous les autres : le bras se meut, mais c'est le muscle qui produit le mouvement qu'il a reçu du nerf, qui a subi lui-même le mouvement du centre nerveux, qui l'a reçu ou de l'instinct passif de la spontanéité de l'être inconscient, ou de la volonté passive de l'être conscient. C'est donc par une suite non interrompue de mouvements *concentriques* et de mouvements *excentriques*, transmis ou communiqués intérieurement par des agents intermédiaires directs, successivement passifs et actifs, que le mouvement du bras s'est produit à l'extérieur ; mais l'agent communicateur indirect, l'un des plus éloignés, c'est la spontanéité de l'être agissant avec ou sans conscience. Tout mouvement serait donc *concentrique* pour tout centre qui le reçoit, et *excentrique* pour tout centre qui le transmet.

Examinons cette question.

Soumis à toutes les influences des éléments extérieurs, le mécanisme vivant a la faculté de recevoir les influences de ces éléments, et de se prêter, passif, à leur action ; il a aussi la faculté de réagir en conséquence, soit pour les repousser, nuisibles, soit pour se les approprier, utiles à son développement et à sa conservation ; et cela, selon le degré de l'énergie vitale dont il est pénétré (1). Ainsi le mécanisme vivant se trouve perpétuellement dans un état de *réceptivité* et de *spontanéité* corrélatives. Mais la réceptivité est accompagnée de la *passiveté*, comme celle-ci l'est d'une action *centripète* ou *concentrique* correspondante. Il en est de même de la spontanéité ou faculté d'agir selon sa nature propre. La spontanéité est suivie de l'*activité*, comme celle-ci est suivie d'une action *centrifuge* ou *excentrique* également correspondante.

Or, c'est par les *moyennes proportionnelles* qui s'établissent entre ces deux séries de phénomènes, les uns *biologiques*, les autres *cinésiques*, que se réalisent toutes les fonctions physiologiques, chimiques et psychologiques dans l'unité du mécanisme vivant.

Primitivement, toutes ces fonctions sont purement instinctives, et ne dépendent pas de nous; elles dépendent de l'instinct ou tendance invincible vers tout ce qui est nécessaire au développement et à la conservation de l'être selon son espèce.

Mais dire que primitivement ces phénomènes ne dépendent pas de nous, c'est dire, qu'en tant que *passifs* (état de réceptivité), nous ne sommes pas libres, et qu'en tant qu'*actifs*

____

(1) Ce phénomène n'est pas seulement relatif à l'homme, il l'est aussi aux animaux, aux végétaux, à tous les êtres du monde inorganique, comme à ceux du monde organique. Il est universel et ne souffre aucune exception, pas même par rapport au monde spirituel. car tout dans la création est en communauté de vie et de mouvement. En effet, dès que l'âme a reçu une sensation, quand elle en est passive, elle réagit, elle manifeste sa spontanéité par le geste muet et par le geste vocal; puis, elle révèle sa spontanéité dans toute son expansion, dans toute son activité, cherchant à s'assimiler toutes les idées et tendant d'elle-même à tout ramener à son unité comme centre, comme synthèse de l'univers.

(état de spontanéité), nous n'agissons pas d'abord dans notre liberté ; c'est dire aussi qu'il y a en nous une activité spontanée *involontaire*, par laquelle nous aspirons, sans conscience, corps et âme, à notre conservation, à notre bien-être, à notre santé, et qu'à cette fin nous faisons servir instinctivement toutes les influences qui nous viennent du dehors.

Dès que les actes sont accomplis dans notre activité spontanée involontaire, nous ne pouvons pas ne pas remarquer que si nous avons agi, nous pouvions ne pas agir. Il y a donc ici dans la conscience, une action concentrique de l'activité involontaire par laquelle elle perçoit, et, par réflexion, une action excentrique par laquelle elle distingue(1). Or distinguer dans la conscience qu'on a le pouvoir d'agir ou de ne pas agir, c'est distinguer une activité *volontaire* et libre.

Mais de ce qu'il y a en nous une activité involontaire et une activité volontaire, il ne s'en suit pas qu'il y ait des mouvements involontaires et des mouvements volontaires, comme on le dit communément.

Écoutons un moment M. Flourens, page 237 :

I. « Nul mouvement ne dérive directement de la volonté. La volonté n'est que la cause provocatrice de certains mouvements ; elle n'est jamais la cause effective d'aucun.

« Qu'un animal veuille mouvoir son bras ou sa jambe : aussitôt il le meut, mais ce n'est pas sa volonté qui anime les muscles de la partie mue, qui les excite, qui les coordonne.

(1) Cette pensée, à laquelle nous arrivons par le simple raisonnement, a été exprimée par MM. Littré et Charles Robin en ces termes : « C'est à tort que les physiologistes bornent les propriétés animales à la *sensibilité* et à la *contractilité*, reliées seulement par la transmissibilité *motrice* des nerfs musculaires. Outre la sensibilité et la transmissibilité motrice, l'*innervation* comprend encore, comme propre à des éléments de l'encéphale, une propriété intermédiaire, qui caractérise, mieux qu'aucune autre, l'animalité. Elle établit une liaison intérieure entre ces deux propriétés extérieurs, liaison qui n'est jamais directe (sauf les cas dits actions *réflexes,* caractérisées précisément par cela). Cette propriété, ce phénomène actif, de certains éléments de l'encéphale, c'est la *volition* ou pensée active. Affectée par les sensations, elle inspire, sous les noms d'idées instinctives ou intellectuelles, les mouvements selon la nature des parties qui sont le siége du phénomène (*Dict. de méd., de chir.*, etc., par Nysten, Paris, 1855, art. *Volition*).

« Ni la production de la contraction musculaire, ni la coordination du jeu des divers muscles, contraction et coordination indispensables néanmoins pour que le mouvement s'exécute ; rien de cela n'est sous la puissance de la volonté et conséquemment des lobes ou hémisphères cérébraux dans lesquels cette volonté réside.

II. « La cause directe des contractions musculaires réside particulièrement dans la moelle épinière et ses nerfs, la cause coordinatrice du jeu des diverses parties réside exclusivement dans le cervelet.

III. « Voilà donc trois phénomènes essentiellement distincts dans un mouvement voulu :

« 1º La volition de ce mouvement, volition qui réside dans les lobes cérébraux.

« 2º La coordination des diverses parties concourant à ce mouvement, coordination qui réside dans le cervelet.

« Et 3º enfin, l'excitation des contractions musculaires, laquelle à son siége dans la moelle épinière et ses nerfs.

IV. « Puisque ces trois grands phénomènes, essentiellement distincts, résident dans trois organes essentiellement distincts aussi, on voit tout aussitôt la possibilité de n'abolir que l'un de ces phénomènes, la volonté, par exemple, en laissant subsister les deux autres, la coordination et la contraction ; ou d'abolir à la fois la coordination et la volonté, en ne respectant que la contraction (1).

V. « Et c'est là ce que nos expériences ont mis dans une évidence complète.

« Un animal privé de ses lobes cérébraux, ne se meut plus spontanément ou volontairement, mais il se meut coordonnément et tout aussi régulièrement que lorsqu'il avait ses lobes.

« Un animal privé de son cervelet, au contraire, perd toute coordination de ses mouvements. Cependant toutes les parties d'un tel animal, la tête, le tronc, les extrémités, toutes ces

______

(1) Ce fait physiologique est d'une grande importance dans le traitement des paralysies par le mouvement.

parties, dis-je, se meuvent; mais comme leurs mouvements ne sont plus coordonnés, il n'y a plus de résultat total obtenu. Un pareil animal ne marche plus, ne vole plus, ne se tient plus debout; non qu'il ait perdu l'usage de ses pattes et de ses ailes, mais parce que le principe coordonnateur de ses pattes et de ses ailes n'existe plus. En un mot, tous les mouvements partiels subsistent encore; la coordination seule de ces mouvements est perdue.

VI. « Ce que je viens de dire du cervelet, par rapport aux mouvements coordonnés de locomotion, on peut le dire de la moelle allongée, par rapport aux mouvements coordonnés de conservation.

« Tant que cette moelle subsiste, ils subsistent; quand elle s'éteint, ils s'éteignent. C'est donc en elle que réside effectivement leur principe régulateur ou leur premier mobile.

VII. « Quant à la moelle épinière, elle se borne à lier les contractions musculaires, premiers éléments de tout mouvement, en mouvements d'ensemble; et, bien que d'elle partent presque tous les nerfs qui déterminent et ces contractions et ces mouvements, ce n'est pourtant point en elle que réside l'admirable faculté de coordonner et ces contractions et ces mouvements en mouvements déterminés, saut, vol, marche, course, station, etc. Cette faculté réside dans le cervelet pour les premiers, dans la moelle allongée pour les seconds.

VIII. « Il reste une dernière considération à rappeler. Communément les mouvements de la respiration, du cri, du bâillement, etc., sont appelés *involontaires*, par opposition aux mouvements de locomotion qu'on appelle alors *volontaires*.

« On vient de voir ce qu'il faut penser de ce mot volontaire appliqué à certains mouvements. La volonté n'est jamais que la cause provocatrice éloignée, occasionnelle, de ces mouvements; mais enfin elle peut les provoquer, en régler l'énergie, en déterminer le but; et, ce qu'il y a d'essentiellement remarquable, elle peut cela de tous points. Ainsi un animal peut à son gré se mouvoir ou non, lentement ou vite, dans telle ou telle direction qu'il lui plaît. Il est donc maître absolu, non pas du mécanisme de sa marche, mais de sa marche.

« Il en est de même de la course et du saut qui ne sont qu'une marche précipitée, du vol, du nagement, de la reptation, qui ne sont que différentes espèces de marche, et, en un mot, de tous les mouvements de locomotion ou translation.

« La respiration, le cri, le bâillement, certaines déjections, etc., au contraire, ne dépendent que jusqu'à un certain point et que dans certains cas de la volonté. En général, tous ces mouvements ont lieu sans qu'elle s'en aperçoive, sans qu'elle s'en mêle, sans qu'elle y participe, souvent même quelque opposée qu'elle y soit.

« Enfin, les mouvements du cœur et des intestins sont totalement et absolument étrangers à la volonté.

« Sous le rapport de la volonté, comme sous le rapport du mécanisme, comme sous le rapport des organes du mouvement, il y a donc trois ordres de mouvements essentiellement distincts. Les uns sont totalement soumis à la volonté; les autres n'y sont soumis qu'en partie; les autres n'y sont point soumis du tout. »

Telles sont les paroles de M. Flourens.

Ces paroles décident la question au point de vue des agents directs du mouvement en tant qu'ils se trouvent subordonnés à la volonté qui en est l'agent indirect, éloigné. Quant à la question, si débattue, de la division du mouvement en *volontaire* et en *involontaire*, M. Flourens en fait bien sentir la difficulté; mais il ne cherche point à la résoudre entièrement; et cette division, toute fausse qu'elle est, s'est maintenue dans les traités de physiologie.

Écoutons M. Béclard, p. 560 :

« *Mouvements volontaires. — Mouvements involontaires.* — Les muscles qui mettent les parties en mouvement par le jeu des leviers osseux ; en d'autres termes, les muscles de la locomotion sont *pour la plupart* soumis à l'empire de la volonté : on les désigne généralement sous le nom de muscles du *mouvement volontaire*, ou, avec Bichat, sous le nom des muscles de la *vie animale*. Les muscles dont la contraction est soustraite à l'empire de la volonté (muscles de l'intestin, de la vessie, de l'utérus, etc.) ont été désignés sous le nom de muscles du *mouvement involontaire*, ou, avec Bichat, muscles de la vie *organique*. Les premiers de ces muscles sont surtout en rapport avec le jeu des fonctions de relation ; les seconds avec celui des fonctions de nutrition. Cette distinction des muscles en muscles volontaires et en muscles involontaires a été souvent attaquée depuis Bichat. Il est aisé, en effet, de se convaincre qu'un certain nombre de muscles sont tour à tour volontaires ou involontaires. Les muscles du thorax et ceux de l'abdomen agissent sans cesse dans les phénomènes mécaniques de la respiration, et pendant la veille et pendant le sommeil, sans que nous en ayons conscience. Or, nous pouvons aussi à tout instant mouvoir ces mêmes muscles dans des directions et avec une intensité subordonnée à notre caprice ou à nos besoins. Dans l'acte si compliqué de l'accouchement, ne voyons-nous pas un grand nombre des muscles tour-à-tour volontaires et involontaires. Nous pourrions encore citer d'autres exemples, mais, malgré ses imperfections, nous pensons que cette classification doit rester dans la science. Outre qu'elle repose sur une vue d'ensemble d'une haute portée, elle est simple et vraie d'une manière générale. D'ailleurs, toutes les classifications qu'on a cherché a substituer à celles-là, sont loin d'être plus rigoureuses, et elles ont généralement le défaut d'être beaucoup moins claires. »

On voit que M. Béclard constate bien l'erreur ; mais pourquoi la couvre-t-il de raisons spécieuses pour la défendre ?

Or, cette question n'est pas moins importante au point de vue de la cinésie que de la physiologie. Elle tient à l'origine des choses, au principe même de toutes les sciences et de tous les arts.

Nous ne prétendons pas la résoudre, mais nous trouverons peut-être les éléments d'une solution en étudiant le phénomène du mouvement.

5.

Qu'est-ce que le mouvement au point de vue de l'art cinésique ?

Nous aurons d'abord à bien poser *la notion des forces*, leur mode d'action, et les phénomènes qui doivent se produire pendant cette action, phénomènes que l'expérience confirme.

Dans l'étude des mathématiques on est convenu de prendre la ligne pour représentation des forces : en y regardant de près, il est facile de se convaincre que ce n'est là qu'une convention faite pour faciliter la démonstration de quelques théorèmes. En effet, une force quelconque doit être considérée sous trois rapports : son *intensité*, c'est-à-dire son rapport avec l'unité de force ; sa *vitesse* ou la vitesse qu'elle imprimerait à l'unité de masse ; enfin la *masse* ou le rapport à l'unité de masse du corps sur lequel elle s'exerce.

Si donc on se proposait de représenter géométriquement une force, ce serait un parallélipipède rectangle, dont les trois dimensions seraient l'intensité, la masse et la vitesse, qui seraient la représentation exacte de la force. Bien entendu qu'il ne s'agit ici que des forces les plus généralement observées dans la nature, des forces *constantes*. S'il s'agissait des autres forces, cette représentation serait insuffisante, puisqu'il faudrait considérer encore les deux éléments du *temps* et du *rapport de la vitesse à la force* (par exemple, la force de frottement), — encore cette représentation serait-elle vraie en ne considérant la force qu'à un instant donné.

La force étant donc représentable sous la forme d'un *solide*, rien n'empêche de la considérer sous la forme d'une *sphère*.

Dans ce cas, il suffira de prendre l'intensité pour rayon de la sphère ; les deux autres dimensions seront la masse et la vitesse. Et dans cette hypothèse, l'unité absolue de force serait aussi une sphère dont le rayon serait l'nnité d'intensité, et dont la surface serait égale à la moitié du produit de l'unité de masse par le double de l'unité de vitesse. — Mais cette représentation de la force donne l'avantage de mieux faire comprendre l'action d'une force. En effet, la force s'exerçant sur un corps quelconque, son action se fera sentir sur ce corps par les trois éléments dont elle se compose.

Or, il est aisé, il est naturel de concevoir une force sans les trois dimensions. En effet, si nous éprouvons un choc, quelle qu'en soit la puissance, nous n'en jugerons point par le corps qui le produit, mais par l'effet que nous en ressentons ; il n'en est donc pas de même du corps sur lequel la force s'exerce : c'est là que l'action de la force s'observe suivant deux des dimensions de la sphère ; la troisième se propagera de la même manière dans l'intérieur du corps.

Nous arrivons ainsi à considérer une sphère d'action, représentant la force générative de l'action et en même temps le mode de propagation de l'action. Or, tout corps, toute molécule, toute substance est une agglomération ou combinaison d'atomes réduits à leur dernière expression : ces atomes matériels sont l'éther, l'agent universel. — Par l'examen des modifications que peuvent, que doivent éprouver ces atomes, nous pouvons nous rendre compte de quelques-uns des phénomènes initiaux dus aux forces.

En résumé.

La force est représentée par la sphère de son action ; cette sphère comprend ses trois éléments constitutifs, et c'est l'intensité qui en est le rayon. Quand une force agit sur un point d'un corps, l'action se propage dans ce corps suivant les trois dimensions. — Voilà la première conséquence à laquelle nous arrivons.

Mais qu'est-ce que c'est que cette sphère d'action, cette

sphère engendrée ? de quoi la conçoit-on composée sous le rapport matériel ?

Il y a d'abord le point de contact, le centre d'ébranlement, ou plutôt le point où s'applique la résultante de la somme des forces moléculaires. C'est là un point qui a été distingué depuis longtemps; si la force est la pesanteur, c'est le *centre de gravité*. Ce point *central* est le centre de la sphère d'action : mais le point mathématique n'existe pas; le centre d'action est donc la *molécule* sphéroïdale qui correspond au point de passage de la force ou de sa résultante. Cette molécule vibre sous l'action de la force. En vertu de ses liaisons avec les molécules semblables qui constituent le corps, elle transmettra ses vibrations dans tous les sens, et selon la plus ou moins grande homogénéité du corps, c'est-à-dire selon la plus ou moins grande uniformité de distribution de l'éther dans le corps observé; la forme de la surface de transmission des ondes sera une sphère ou un sphéroïde. Quoiqu'il en soit, sans nous arrêter à cette différence entre les surfaces de transmission qui ne tient qu'à des résistances variables selon la nature du corps, nous devons dire que l'action de la molécule centrale se propagera dans tous les sens par ondes sphériques. Quant à la limite extrême où cette action cesse de se faire sentir, on ne peut pas l'assigner; car si le corps est limité, elle continuera de s'exercer sur les corps voisins, suivant la plus ou moins grande facilité de transmission qu'ils offriront à l'ébranlement.

Reste à expliquer ce phénomène.

La preuve nous en est donnée tous les jours par une expérience des plus simples : qu'on laisse tomber un corps pesant dans une eau tranquille, et aussitôt, autour du centre, ou point d'entrée du corps pesant, nous voyons se propager des ondes circulaires successives, changeant de forme à mesure qu'elles s'éloignent du centre d'ébranlement. Et si, à l'aide d'un corps surnageant sur l'eau, nous voulons reconnaître ce que sont ces ondes, nous observons après la cessation des ondes, que ce corps n'a point changé de position par rapport au centre d'ébranlement. Le phénomène de ces ondes est donc le produit de l'action intérieure, résultat du premier choc éprouvé.

Mais si le centre n'est plus un point, s'il est une molécule sphérique qui vibre sous l'action de la force, cette molécule éprouvera une pression, suivie d'une expression ou dilatation.

Supposons la première hypothèse. Cette pression que la molécule centrale transmettra à toutes les molécules voisines, sera suivie d'une dilatation dès que la force aura cessé d'agir, dilatation qui se transmettra de la même manière ; puis d'une nouvelle pression, et ainsi de suite ; tous ces derniers mouvements seront dûs aux liaisons mêmes qui unissent la molécule centrale aux molécules voisines, et celles-ci aux suivantes. C'est ce qui rend compte de la loi physique de transmission du mouvement par ondulations, l'objet des admirables travaux d'Young, Fresnel, Fourier, etc. Elle rend compte aussi de l'influence que doit avoir le système cinésique, qui est fondé sur ce mode de déplacement moléculaire sur la succession des dilatations et des contractions, c'est-à-dire des mouvements excentriques et concentriques.

Faisons maintenant abstraction de ces considérations exactes, qu'il était cependant nécessaire de bien poser avant d'aller plus loin, et voyons ce qui se passe dans le mouvement vibratoire.

En suivant l'un quelconque des rayons de la sphère d'activité, du centre à la circonférence, le point conçu comme centre est actif dans *un sens*. C'est ce que représente un premier choc reçu : ce choc se transmettra avec le plus d'intensité dans le sens de la force. Le centre est donc *une fois actif* selon le rayon ; c'est le *générateur* ou l'*intensité*.

Prenons ensuite l'ensemble de toutes les molécules conçues dans le cylindre à base infiniment petite, dont un rayon serait l'axe. La pression, effet du choc, déforme le contour de ce cylindre ; il transmettra donc l'action dans les *deux sens :* au premier instant de la pression, il sera deux fois actif ; mais ce double effet qu'il produit, il le subira également : il sera donc *deux fois actif* et *deux fois passif* par rapport aux molécules voisines.

Enfin l'ensemble de molécules compris entre deux sphères concentriques infiniment rapprochées, sera *trois fois actif* et *trois fois passif.*

En considérant donc les deux premiers états successifs d'é-branlement de la molécule centrale, on voit que le mouvement se produisant :

1° Du centre à la circonférence : — Le centre est *une fois actif :* — Le rayon est *deux fois actif et deux fois passif :* — La circonférence, ou plutôt la surface sphérique, est *trois fois pas-sive* (la passiveté étant déterminée par les liaisons molécu-laires).

2° De la circonférence au centre : — La surface sphérique est *trois fois active ;* c'est la réaction due aux liaisons qui se produit vers le centre. — Le rayon est *deux fois actif et deux fois passif ;* — Enfin le centre est *une fois passif.*

Dans le premier cas, le mouvement est *excentrique,* dans le second il est *concentrique.* Entre ces deux sortes de mouve-ments néanmoins il existe une différence de conséquences qu'il importe encore de signaler. La voici :

Le mouvement *excentrique,* dû à une cause mécanique, pro-duira par les vibrations de l'éther toutes les conséquences physiques que l'on observe dans les actions mécaniques. Le mouvement *excentrique* est donc un générateur d'électricité, de lumière et de calorique. — Et ce n'est point une hypothèse que nous faisons là : les études physiques les plus récentes ont mis hors de doute le fait remarquable de la corrélation qui doit exister entre l'électricité, la lumière et le calorique. On a déduit leur identité de ce que l'un de ces phénomènes est toujours accompagné des deux autres. On finira, pensons-nous, par les considérer comme une *sphère d'action,* dont l'électricité est la *force centrale, génératrice*; la lumière la *force rayonnante, déterminatrice de la forme*, et le calorique la *force de surface déterminée* ou *limite de la forme*; en sorte que *un* d'électricité égalerait *deux* de lumière, comme *deux* de lumière *trois* de calorique.

Le mouvement *concentrique*, dû à la réaction que produisent les liaisons moléculaires, a pour conséquence les divers phénomènes chimiques : entre autres la production des gaz: l'azote, l'hydrogène et l'oxigène ; le carbone, la vapeur d'eau et l'acide carbonique, autres sphères d'action, dont les expériences de M. du Bois-Reymond tendent à constater la réelle manifestation dans les courants électriques.

Nous n'avons point fait mention de la loi du mouvement. Comme toutes les forces considérées dans la Cinésie sont des forces *constantes*, ce sera toujours la loi générale d'action ou de répulsion s'exerçant en raison inverse du carré de la distance.

Enfin nous n'avons pas besoin de dire que, de même que le corps agissant exerce son action sur le corps qui lui est soumis, il en reçoit en même temps une du corps sur lequel il agit. Cette dernière force est mathématiquement, c'est-à-dire sous les trois dimensions, égale à celle communiquée. Comme notre but a été seulement d'étudier le mode de propagation, d'action et d'influence d'une force sur un corps sous un point de vue général, nous n'avons pas à insister sur ce dernier point; il nous suffit de le signaler et d'ajouter qu'il rend compte de l'influence due aux mouvements doubles. Du reste, nous ne produisons ici que des notes qui, plus tard, seront rédigées en un corps de doctrine.

Nous pensons en avoir dit assez pour établir que le point de départ du principe du mouvement est aussi celui de la gravitation, de l'affinité moléculaire, de la spontanéité des êtres.

Ce que Dieu a sans mesure, il le distribua avec mesure, au jour de la création.

Et d'abord, chaque atome d'éther ou de matière reçut nécessairement, sa part de *vie*, de *mouvement* et d'*être* :

1° Sa part de *vie* ou force centrale active, génératrice *(vis)*, pour maintenir l'unité de sa substance, et la perpétuer comme genre, dans la durée ;

2° Sa part de *mouvement*, force motrice ou *virtuelle (virtus)*, rayonnant en mouvements excentriques et en mouvements concentriques, pour développer l'unité de sa substance, et en déterminer la forme, comme espèce, dans le temps ;

3° Sa part d'*être*, force passive ou vitale *(vita)*, pour conserver l'unité de sa substance, et coordonner la circonférence, la limite de sa forme ou l'existence de son être, comme individu, dans l'espace (1).

Ainsi, tout phénomène implique un centre ou force active, qui perpétue son fait, son être ou individu comme générateur ou genre ; un rayon, ligne, trait, levier, moyen, instrument,

(1) Il convient d'expliquer ce que nous entendons par ces mots, *vie*, *mouvement* et *être*, que nous empruntons au discours de Paul aux Athéniens, Act. XVII, et qui répondent aux trois principes élémentaires de toutes choses. — Rappelons-nous d'abord que les langues européennes ne sont autre chose que des formes plus ou moins altérées de la langue sanscrite qui s'est conservée pure dans les livres sacrés de l'Inde, et consultons la *Lexiologie indo-européenne*, par M. Chavé.

Le mot *vie* est le sanscrit *G'IWa*, forme active de *G'IV*, vibrer, rendre palpitant, vivre ; c'est la vie comme centre, comme force génératrice. Le latin ne possède point ce mot ; mais il en possède un autre correspondant : *vis* pour *VIR*, pluriel *VIRes*, forces vives, extensions, générations, conservé dans le verbe sanscrit, *WR'*, pousser, grandir, être fort. *Vis* est la force essentielle considérée concentriquement ou en soi.

Dans *virtus* pour *virTUT*, c'est cette même force, *vir*, qui, étant considérée comme attribut, espèce ou rayon déterminateur de forme, c'est-à-dire, comme *passive-active* et *active-passive*, en porte les caractères distinctifs dans la syllabe médiale *TUT*, double signe de passiveté et conséquemment aussi d'activité. Quant au terme de *mouvement*, il signifie la manière de se mouvoir, c'est la qualité de la motion, c'est le déplacement, la distance parcourue, mesurée. Sa racine est celle du latin *MOVere* ; sanscrit : *MA* ou *MAY*, agir, mesurer, étendre.

Quant au terme *être*, pour *EStre* ; latin, *ESse* ; c'est encore le sanscrit *AS*, aspirer l'air, *SA*, l'expirer ; *ASAmi* ou *ASmi*, je suis, *ASti*, il est ; *sat* ou *sent*, latin *ens* pour *ent*, étant ; *satya*, ce qui est, le réel ; *satyan*, la réalité. — Voilà tout ce que signifie le mot *être* : c'est l'essence engendrée, manifestée, conservée par le double mouvement de dilatation excentrique et de compression concentrique des organes respiratoires, phénomène essentiel pour l'entretien et le développement de la *vie*, comme principe actif ; tandis que *vita* en désigne le principe passif, l'être proprement dit. — Ce dernier mot manque aujourd'hui en français, mais il se retrouve dans l'expression *force VITAle*, qui en est l'équivalent. Aussi, de même que le mot *vie* est la forme active sanscrite *G'IWA*, de même le mot *VITA* en est la forme passive, *G'IWATHA* ou *C'IWITAn*, quantité de mouvements vibratoires exécutés.

force motrice ou virtuelle, qui détermine et régularise sa forme comme espèce, et une circonférence ou surface, force passive ou vitale qui conserve la limite formelle de son unité, — unité sans laquelle son existence d'être serait contradictoire.

Ce que l'on nomme *force vitale* ou *vitalité*, procède donc de la force centrale active, génératrice, comme elle procède de la force rayonnante virtuelle; elle est contenue dans l'une comme elle est contenue dans l'autre ; elle est leur terme de proportion ou d'union. — Ces trois forces agissent perpétuellement en chaque être, par mouvements concentriques et excentriques, pour en conserver l'unité dans un rapport proportionnel avec la sphère d'activité de l'ensemble des êtres de l'univers engendré.

Mais la sphère de l'univers engendré, fini, est concentrique à celle de son générateur, inengendré, infini; donc ces deux sphères sont entre elles comme leurs surfaces, principe d'union, l'amour infini.

Si donc tous les êtres de l'univers sont entre eux dans des rapports proportionnels, c'est que chacun d'eux est nécessairement un et triple à la fois. Cela est vrai pour l'être fini, parce que cela est vrai pour l'être infini, Dieu, l'unité absolue, dans laquelle tout vit, tout se meut, tout est, et de laquelle tout a reçu vie, mouvement et être, — en sorte que tout *être* est en rapport de contenu d'union ou d'équilibre avec la *vie* et le *mouvement*, comme sa *réceptivité* est en rapport de contenu, d'union et d'équilibre avec sa *spontanéité* et son *expansibilité*.

Maintenant, pour compléter ces notes sur le phénomène du mouvement vibratoire communiqué par la Puissance infinie à la première sphère atomique d'éther ou de matière inorganisée, il nous faudrait encore étudier ce phénomène dans la sphère de la matière organisée. Ce travail serait trop considérable; il embrasserait tous les arts, toutes les sciences : il serait au-dessus de nos forces. Un simple coup-d'œil suffira pour éclaircir notre pensée.

6.

Sphère de la matière inorganisée. — Nous avons dit que, dans la sphère de la matière inorganisée, le premier atome matériel reçut, avec le mouvement : pour sa part de vie ou force centrale, *l'électricité;* pour sa part de mouvement ou force rayonnante, *la lumière,* et pour sa part d'être ou force passive, *le calorique.*

Le calorique procède de la lumière, comme il procède de l'électricité; il est leur terme d'union, leur résultante, et constitue leur équilibre statique (1).

Ces trois forces sont à l'état latent dans l'atome inorganisé; elles ne s'y manifestent que par suite des mouvements concentriques et des mouvements excentriques, ou actions réciproques de plusieurs sphères atomiques, identiques de nature et semblables comme espèces et comme individus, — actions réciproques qui révèlent l'existence de trois autres forces corrélatives : *l'affinité moléculaire,* la *plasticité* et la *corporéité* ou *cristallisation.*

Ces trois forces, l'affinité, la plasticité et la cristallisation, sont en rapport avec l'électricité, la lumière et le calorique, comme elles le sont avec la force de *cohésion,* etc., c'est-à-dire, qu'elles sont entre elles comme la résultante de leurs mouvements concentriques et excentriques, etc.

7.

Sphère de l'organisation végétale. — Minéral, l'atome croissait en masse, en forme et en volume par superposition, agglomération et cristallisation; il respirait par ses interstices moléculaires, ses pores, son atmosphère; il était soumis aux seules lois de la spontanéité, comme gravitation, affinité, etc.

(1) Voir pages 631 et 632.

Dans la sphère de l'organisation végétale :

L'atome reçut trois éléments principaux de vie, de mouvement et d'être ; il devint *cellule*.

Cette cellule fut une unité de *force spontanée*, composée de trois sphères principales d'action spontanée.

I. — Un appareil de force centrale *(vis)*, *vie végétative*, productrice du mouvement, composé de trois autres sphères d'action spontanée.

> *a.* Un système de force, représenté par la *fibre* ;
> *b.* Un système de forme ou de fixité, représenté par le *blastème* ;
> *c.* Un système de surface ou d'être, représenté par les *enveloppes* ou *tuniques*.

Dans la fibre on distingue :

La *fibre* comme centre, le *tissu contractile* comme rayon et la *tunique* comme circonférence.

Dans le blastème il en est de même :

La *radicule* ou *racine* est le centre, le *collet* ou la *tigelle* est le rayon, et la *plumule* (feuilles ou branches) est la circonférence.

Il en est de même aussi dans l'enveloppe extérieure de la cellule.

II. — Un appareil de force rayonnante *(virtus)*, déterminatif du mouvement de *plasticité* ou régulateur du développement de la forme, composé de trois autres sphères d'action spontanée :

> *a.* Un système de *digestion*, d'*assimilation* et de *nutrition* ;
> *b.* Un système de *désassimilation* ;
> *c.* Un système de *génération*.

Ces systèmes nous paraissent avoir été le mieux observés dans la cellule génératrice : *l'étamine*, organe mâle, où l'on distingue le *pollen*, l'*androphore* et l'*anthère*, et le *pistil*, organe femelle, avec son *ovule*, son *stygmate* et son *ovaire*, comme centre, rayon et circonférence.

III. — Un appareil de surface, force passive ou être (*vita*), qui unit la force centrale, vie végétative, à la force rayonnante déterminatrice de plasticité.

Cet appareil est aussi composé de trois autres sphères d'action spontanée.

a. Le système *respiratoire*, représenté par les *pores* ;

b. Le système *vasculaire*, représenté par les *tubes* rayonnants ;

c. Le système *cortical*, représenté par l'écorce qui enveloppe l'individu.

Il s'ensuit que l'écorce, qui est liée à toutes les tuniques des fibres et des appareils intérieurs, représente la *force vitale*, le *robur* de tout végétal : l'écorce est le terme d'union entre toutes ces forces organiques et inorganiques, combinées entre elles d'une manière proportionnelle, c'est-à-dire, agissant perpétuellement en mouvements excentriques et en mouvements concentriques, selon la sphère d'activité spontanée propre au végétal, comme individu, comme espèce et comme genre.

La sève parcourt tout le végétal, se répand proportionnellement de tous côtés, se porte à la superficie, où elle se met en contact, par la fibre, la radicule et le pollen, avec l'électricité ; par le tissu contractile, la tige et l'androphore, avec la lumière, et par la tunique, la plumule et l'anthère, avec le calorique. Dans ce contact, la sève subit des modifications diverses qui la rendent propre à nourrir l'individu, à entretenir la vie, le mouvement et l'être de chacun de ses appareils et de leurs systèmes. Elle obéit à des impressions concentriques d'absorption et d'assimilation, dans lesquelles se développent l'azote, l'hydrogène et l'oxigène ; le carbone, la vapeur d'eau et l'acide carbonique, enfin tous les triples éléments plus ou moins complexes qui forment la base de sa sève et de sa substance. Le végétal réagit en mouvements excentriques, à la suite desquels se développent dans ses centres l'électricité, dans ses rayons la lumière et dans ses surfaces le calorique, éléments propres à sa nature, à son espèce et à son individu, et ayant puissance d'éliminer les produits de désassimilation, ses atomes, ses fluides, ses gaz et le parfum de ses fleurs, éléments désorganisés, atmosphère propre au végétal. — Sans cesse se renouvellent ces diverses séries de phénomènes physiques, chimiques et physiologiques, qui forment entre eux aussi une sphère d'action, engendrée par le rayonnement vibratoire des mouvements spontanés.

Telles sont les conséquences que nous déduisons des faits observés ; mais elles nous paraissent devoir être encore étudiées et vérifiées en tous points avant qu'elles puissent constituer un corps de doctrine complet, qui serve enfin de base à l'étude de l'histoire naturelle des végétaux.

On sait d'ailleurs que les tubes du végétal, dont les uns sont parallèles et les autres perpendiculaires à son axe, comme aussi la disposition longitudinale et circulaire des molécules de son tissu, révèlent son mode d'activité intérieure. Soit, en effet, qu'il repousse les substances inutiles ou nuisibles à sa nature, soit qu'il recherche et s'assimile celles qui lui conviennent le mieux, soit qu'il accroisse la hauteur de sa tige ou l'épaisseur de son volume, soit enfin qu'il se développe et qu'il reproduise des êtres semblables à lui-même, toute cette activité spontanée se traduit toujours en mouvements formant une *chaîne* de la racine à la tige et de la tige à la racine, et en mouvements formant une *trame* du centre à la circonférence et de la circonférence au centre, c'est-à-dire en mouvements doubles excentriques et en mouvements doubles concentriques, ourdissant ainsi un entrelacement régulier, un véritable *tissu*. Ces mouvements dessinent donc les rayons déterminateurs de la force, de la forme et de l'existence de l'individu, c'est-à-dire de son unité, de sa vitalité.

8.

Sphère de l'organisation animale. — L'atome d'éther ou de matière devint aussi une cellule, ayant, comme toute cellule, un centre de vie, le *noyau, vésicule germinatrice* ou *fibre,* un rayon déterminateur de force, le *contenu granuleux* ou *blastème* et une surface extérieure, la *membrane cellulaire.*

Ce n'est pas le dernier terme de l'observation.

La paroi sphéroïdale ou polyédrique de ce noyau forme elle-même la surface d'une autre cellule concentrique à la première, avec son rayon, son contenu et son centre de vie, la *nucléole, molécule* de l'embryon, qui a aussi son rayon déterminateur de forme et son centre de vie.

Au delà, c'est l'infini.

Ce centre de vie, infiniment petit, est le lieu où repose l'animal dans son unité de genre, d'espèce et d'individu, dans l'unité de ses appareils de force, de nutrition et de respiration; l'animal y repose jusqu'au moment de la fécondation.

Sous la *pression fécondante,* la molécule centrale s'anime: elle réagit tout autour d'elle en mouvements vibratoires, exécutés dans des directions diverses et en figures variées, lignes droites, brisées, courbes, sphéroïdales, bifurquées, anastomosées, de manière à constituer un véritable feutrage ou tissu. Les courants excentriques développeraient dans la molécule l'électricité, la lumière et le calorique, et les courants concentriques l'azote, l'hydrogène et l'oxigène; d'où le carbone, la vapeur d'eau et l'acide carbonique, etc. Dans ce rayonnement continu du centre à la surface et de la surface au centre, la molécule animale fécondée s'engendre, — comme s'est engendrée la molécule végétale, comme s'est peut-être engendrée la molécule d'où est sorti l'univers, — par une sorte de condensation et de coordination harmonique des produits des mouvements vibratoires de l'éther, et selon les traces textiles de ces mouvements, en de nouvelles cellules, qui en engendrent d'autres encore dans l'unité de l'individu.

Or, ces phénomènes génésiques qui nous révèlent le mode d'évolution de l'embryon animal, et qui ne cesseront qu'avec sa vie, semblables à ceux qui se passent, pendant l'incubation des oiseaux, dans l'œuf *couvé* (1), sont aussi, nous le verrons un peu plus loin, semblables à ceux qui s'accomplissent sous la seule *pression déterminée de la main*, dans un organisme vivant. Ces phénomènes, déjà observés au microscope, pourraient être, jusqu'à un certain point, expliqués mathématiquement, — bien, cependant, que la pensée seule puisse atteindre la raison de ces phénomènes de spontanéité finie, réalisés au sein de l'espace par le mouvement vibratoire de la force infinie, qui ne cesse point d'agir dans sa propre spontanéité (2).

Sauf quelques variétés et quelques exceptions spécieuses, qu'on peut lire dans les livres d'anatomie, de physico-chimie et de physiologie, toute la série animale a la même origine.

(1) Et spiritus Dei ferebatur super aquas. *Genèse, I, 2.*

(2) Cette idée ne nous paraît pas inadmissible depuis la découverte des mouvements dits *browniens,* dont elle est peut-être l'explication la moins incertaine. On sait que ces mouvements n'ont point encore été suffisamment observés, non plus que leur corrélation avec les fluides élémentaires et les gaz qui servent à former les tissus, entre autres, la *protéine* ressemblant en tous points à de l'albumine ou à de la fibrine, substances azotées qui composent l'enveloppe des granulations élémentaires de la cellule, comme aussi la majeure partie des tissus animaux (Voir les expériences de Mülder).

Voici, du reste, le résumé des observations qui ont été faites sur ce sujet :

1° Dans le *Dictionnaire de médecine,* par Nysten, Paris 1855, on lit : BROWNIEN. *Mouvement brownien ou moléculaire.* Nom donné à une agitation plus ou moins vive que présentent dans les liquides placés sous le microscope toutes les granulations moléculaires qui ont 1 millième de millimètre ou au-dessous, et même 2 à 3 millièmes de millimètre, lorsque ce sont des granules graisseux ou pigmentaires. Ce nom a été donné d'après celui de Robert Brown, botaniste, qui le premier montra que les pierres, les métaux, le charbon même, traités par les acides et par la chaleur, présentent cette agitation, et que par conséquent le mouvement des grains de la fovilla du pollen n'indiquait point que ce fussent des animaux. Quelle que soit la nature du liquide, dès l'instant où il est susceptible de couler, *le mouvement s'y observe, la chaleur l'active. Les granulations peuvent se déplacer de quatre ou cinq fois leur diamètre dans un sens, puis dans l'autre, sans qu'il y ait progression.* Lorsqu'il se manifeste dans un élément ayant forme de cellule, il montre qu'il y a paroi et cavité distinctes. Il importe de savoir que les *globules blancs du sang* et les *infusoires,* en se décomposant, laissent échapper des *granulations moléculaires offrant un mouvement brownien avec sautillement des plus intenses.*

2° Dans le *Traité élémentaire de physiologie* de M. Béclard, Paris 1856, page 562. — MOUVEMENT BROWNIEN. — Lorsqu'on place sous le microscope des cellules pigmentaires prises dans les couches profondes de l'épiderme ou dans les mailles de la choroïde, on

Nous ne pouvons entrer ici dans plus de détails sans dépasser les limites d'une simple esquisse. D'ailleurs, nos rapides observations doivent se borner au mécanisme humain.

Le développement ultérieur spontané des trois éléments de la sphère cellulaire, la *fibre primitive*, le *blastème* et l'*enveloppe*, offre une nouvelle sphère d'action spontanée, composée aussi de trois appareils principaux, bien plus complexes que dans l'organisation du végétal.

C'est d'abord une nouvelle sphère d'action microscopique, composée d'une membrane cylindrique, le *névrilème*, enveloppant une substance plastique, la *moelle nerveuse*, qui enveloppe elle-même une ligne claire et transparente, le *nerf primitif* ou *rachidien*, autre cylindre formant l'axe central de

constate que les granulations pigmentaires contenues dans les cellules sont animées de mouvements variés. Les uns décrivent des trajets plus ou moins sinueux, d'autres tournent sur elles-mêmes autour de leur axe, ou autour d'un centre fictif. Les cellules qui contiennent la chlorophylle végétale présentent les mêmes phénomènes. Si le mouvement dont nous parlons s'observe plus particulièrement dans les cellules pigmentaires des animaux et dans les cellules vertes des végétaux, cela dépend sans doute de la *coloration* des molécules, qui facilite l'observation microscopique. Il est probable qu'elle a lieu aussi dans toutes les jeunes cellules (contenant un liquide non solidifié).

Le mouvement brownien n'est pas dû à la *position* des objets examinés, car il n'a pas lieu dans le même sens, pour une seule cellule observée, mais bien dans les sens les plus divers. On a souvent attribué ce mouvement à un phénomène d'évaporation *inégale* qui, changeant la température de certaines molécules par rapport aux autres, entraînerait dans la masse du contenu liquide les mêmes mouvements moléculaires qu'on observe dans un liquide chauffé dans un vase. Il est possible que les molécules suspendues dans le liquide des cellules organiques obéissent, dans leurs mouvements, à des changements partiels de température, car des mouvements analogues s'observent dans toutes les molécules suspendues au milieu des masses liquides en repos : la température, quelque fixe qu'elle paraisse, étant dans un état d'oscillation perpétuelle. Mais il est probable que les mouvements que l'on observe dans les cellules organiques obéissent encore à une autre cause. Il est probable, dis-je, que ces mouvements intérieurs sont déterminés par les courants d'*entrée et de sortie* qui caractérisent les fonctions des cellules végétales et animales. Cela est d'autant plus probable que ces mouvements acquièrent toute leur intensité, lorsqu'on ajoute un peu d'eau aux cellules en observation, et qu'on augmente ainsi l'énergie des courants d'endosmose. Il faut d'ailleurs remarquer que le mouvement brownien est un mouvement très-lent. Il ne nous paraît vif au microscope que parce que les instruments grossissants en augmentent considérablement l'étendue. Si la molécule organique qu'on observe décrit, par exemple, dans son mouvement, en une seconde, un espace équivalent à deux millimètres pour un grossissement de 400 diamètres, il est évident que dans un même temps elle n'a réellement parcouru qu'un espace quatre cents fois moindre, c'est-à-dire, environ 1/200ᵉ de millimètre.

cette nouvelle sphère d'action. Or, c'est la réunion de ces trois cylindres ou *tubes* concentriques qui représente la première trace de ce que l'on appelle le *tube rachidien* ou la *moelle épinière*. Tel est le premier système organique qui se dessine sur la vésicule germinative aux dépens du *blastème primitif*. C'est l'individu tout entier qui, sous l'influence de pressions extérieures de la périphérie au centre, ira se développant progressivement du centre à la périphérie, par le rayon (1).

A l'extrémité antérieure de ce triple cylindre concentrique est un léger renflement, indice de l'*encéphale*, renflement sur lequel se dessinent trois petites bosselures désignées sous le nom de *cellules cérébrales*, qui deviennent ensuite *cerveau*, *mésocéphale* et *cervelet*, l'extrémité du rachis restant comme *bulbe rachidien*.

Ces trois nouvelles sphères d'action coordonnées entre elles sont formées d'un centre, rainure ou scissure de deux parties symétriques, l'*hémisphère du côté droit* et l'*hémisphère du côté gauche*, réunis à leur base par le *corps calleux*.

Ces deux parties symétriques ont aussi chacune leur centre, leur rayon et leur membrane enveloppante, contenant les lobes cérébraux, qui forment de nouvelles sphères d'action coordonnées entre elles, comme elles le sont avec toutes les sphères encéphaliques. — Cette coordination se fait au moyen d'une triple enveloppe membraneuse, la *pie-mère*, d'abord, comme

---

(1) Cette théorie, qui se déduit nécessairement du principe que nous avons établi, est de tous points conforme à l'expérience. — Il résulte, en effet, des beaux travaux de M. Serres sur l'embryologie qui, par suite des découvertes ultérieures est devenue une des branches les plus importantes de l'anatomie et de la physiologie, que la vésicule germinative, le *germe* proprement dit, est composé de trois tuniques concentriques : la première, c'est-à-dire la plus intérieure, est le *feuillet interne du blastoderme*, le centre au sein duquel se développera la muqueuse intestinale et tout l'appareil végétatif ou organique ; la deuxième est le feuillet intermédiaire ou *blastème primitif*, rayon déterminateur, efficient de tous les organes de l'appareil de la vie animale ou de relation, et d'abord du système nerveux du fœtus ; enfin, la troisième tunique, qui est le *feuillet externe du blastoderme*, correspondra plus tard à la surface tégumentaire ou cutanée, unité de la forme du fœtus. Des vaisseaux se développeront aussi dans le blastème primitif et préluderont à l'organisation du système vasculaire. — Le *Traité de physiologie* de M. Béclard contient un résumé clair et précis de ces intéressantes découvertes, p. 1000 et suiv.

paroi centrale, puis l'*arachnoïde* comme rayon et la *dure-mère* comme circonférence extérieure, laquelle unit l'arachnoïde à la pie-mère, de même qu'elle s'unit au névrilème des nerfs qui se dégagent de la partie sensible et de ceux de la partie motrice de lobes cérébraux.

Le tout est renfermé dans la cavité du *crâne* et dans celle des *vertèbres* (rachis, canal rachidien), sécrétions osseuses, végétales, dont la formation a commencé avec le développement du nerf rachidien et avec celui de l'encéphale. Il en sera de même de toutes les autres parties du squelette, relativement aux tissus qu'il soutient; de telle sorte que le mécanisme humain présente une sphère d'action symétrique composée d'un très-grand nombre d'autres sphères d'action, emboîtées l'une dans l'autre, subordonnées entre elles et coordonnées dans l'unité, au moyen du système nerveux, premier-né de l'organisme et principe de cette unité.

Cette unité primordiale du système nerveux a été établie par M. Flourens dans ses *Recherches expérimentales*, Paris, 1842, p. 208. Il nous importe de produire d'abord le résultat de ces expériences.

« UNITÉ DU SYSTÈME NERVEUX.

I. — Chaque partie essentiellement distincte du système nerveux a, comme nous l'avons vu, une fonction propre et déterminée.

Les lobes cérébraux sont le siége du principe qui *juge*, qui *se souvient*, qui *voit*, qui *entend*, etc.; en un mot qui *perçoit* et *veut*. Le cervelet *détermine* et *coordonne* les mouvements de locomotion; la moelle allongée, ceux de conservation; la moelle épinière *lie* en mouvements d'ensemble les contractions musculaires immédiatement excitées par les nerfs.

II. — Mais, indépendamment de cette action propre et exclusive à chaque partie, il y a, pour chaque partie, une action commune, c'est-à-dire de chacune sur toutes, de toutes sur chacune.

Ainsi, par les lobes cérébraux, l'animal *perçoit* et *veut;* c'est leur *action propre* : la suppression de ces lobes aflaiblit l'énergie de tout le système nerveux (1); c'est leur *action commune.* L'*action propre* du cervelet est de *coordonner* les mouvements de locomotion; son *action commune* est d'influer sur l'énergie de tout le système, etc., etc.

Chaque partie du système nerveux, les tubercules bijumeaux ou quadrijumeaux, la moelle allongée, la moelle épinière, les nerfs, a donc une fonction propre; et c'est là ce qui la constitue *partie distincte;* mais l'énergie de chacune de ces parties influe sur l'énergie de toutes les autres, et c'est là ce qui les constitue *parties* d'un système unique.

III. — Cela posé, toute la question de l'*Unité du système nerveux* se réduit visiblement à l'évaluation expérimentale du rapport selon lequel chaque partie distincte de ce système concourt à l'énergie commune.

IV. — On a vu que l'ablation des lobes cérébraux se borne à affaiblir les mouvements; celles du cervelet, à les affaiblir plus encore; tandis que celle de la moelle épinière, de la moelle allongée, ou des nerfs, les abolit radicalement. C'est que, comme on l'a vu aussi, les lobes cérébraux se bornent à *vouloir* le mouvement; le cervelet, à le *coordonner;* tandis que la moelle allongée, la moelle épinière, les nerfs; le produisent.

V. — Généralement, on donne assez indifféremment le nom de *paralysie* à la perte, ou à la *faiblesse* du mouvement, quelle

(1) Du moins *immédiatement.* La faiblesse qui suit *immédiatement* l'ablation des lobe cérébraux ou du cervelet disparaît bientôt.

que soit d'ailleurs la partie nerveuse de laquelle cette perte et cette faiblesse émanent.

Ce qui précède suffit pour faire voir qu'appliqué à la destruction des lobes cérébraux ou du cervelet, le mot *paralysie* ne peut signifier, relativement aux facultés locomotrices, qu'*affaiblissement*; tandis qu'appliqué à la destruction de la moelle épinière ou de la moelle allongée, il signifie *abolition radicale* de ces facultés.

VI. — On a vu, d'un autre côté, que, parmi les diverses parties du système nerveux affectées aux mouvements, les unes le sont aux mouvements de locomotion, les autres aux mouvements de conservation : il s'ensuit que la destruction de celles-ci doit être bien plus promptement funeste que la destruction des autres, puisque la vie dépend immédiatement des mouvements de conservation, et ne dépend, au contraire, des mouvements de locomotion que d'une manière éloignée.

VII. — Mais il est un ordre de phénomènes bien autrement propre à mettre dans tout son jour, et cette *unité* puissante du système nerveux, qui, malgré leur diversité d'action, lie entre elles toutes les parties de ce système, et le degré d'influence selon lequel chacune de ces parties concourt à l'énergie commune.

VIII. — Lorsque l'on divise, par une section transversale, la moelle épinière dans une région déterminée de son étendue, c'est la portion postérieure qui meurt et l'antérieure qui vit.

Lorsqu'au contraire on divise les lobes cérébraux par une section pareillement transversale, c'est la portion postérieure qui vit et l'antérieure qui meurt.

IX. — En remontant de l'extrémité caudale de la moelle épinière vers un point donné de l'encéphale, c'est toujours la *portion* séparée de l'encéphale qui meurt.

En redescendant, au contraire, des lobes cérébraux vers ce point, ce sont toujours les *portions* détachées de la moelle épinière qui meurent.

Ce qui décide donc de la vie ou de la mort de ces *portions* ainsi divisées, c'est de tenir ou non à ce point.

X. — Mes expériences établissent que c'est dans la *moelle allongée* que ce point important réside, commençant à l'*origine même de la huitième paire*, origine qu'il comprend dans son étendue, et *finissant un peu au-dessous*.

Ce point est remarquable sous bien des rapports : c'est par ce point que doivent passer les impressions pour être perçues; c'est par ce point que doivent passer les ordres de la volonté pour être exécutés ; c'est à ce point que finit la moelle épinière; c'est à ce point que commence la moelle allongée et par conséquent l'encéphale : il suffit que les autres parties du système nerveux tiennent à ce point pour conserver la vie; il leur suffit d'en être détachées pour la perdre : il est donc et le foyer central et le lien commun de toutes ces parties.

XI. — De tout ce que je viens de dire, il suit :

1° Que, malgré la diversité d'action de chacune des parties constitutives du système nerveux, ce système n'en forme pas moins un système unique;

2° Qu'indépendamment de l'*action propre* de chaque partie, chaque partie a une *action commune* sur toutes les autres, comme toutes les autres sur elle;

3° Que le mot de *paralysie*, appliqué à la destruction des parties qui *veulent* ou *coordonnent* le mouvement, signifie simplement *faiblesse*, et qu'appliqué à la destruction des parties qui l'*excitent* ou le *produisent*, il signifie *abolition totale*;

4° Que l'influence de chaque partie du système nerveux sur la vie générale tient particulièrement à l'ordre de mouvements (de conservation ou de locomotion) qui dérive d'elle;

5º Enfin qu'il y a, dans le système nerveux, un point placé entre la moelle épinière et l'encéphale, à peu près comme le *collet* des végétaux l'est entre la tige et la racine; point auquel doivent arriver les impressions pour être perçues; duquel doivent partir les ordres de la volonté pour être exécutés; auquel il suffit que les parties soient attachées pour vivre; dont il suffit qu'elles soient détachées pour mourir : point qui, conséquemment, constitue le foyer central, le lien commun, et, comme M. de Lamarch l'a si heureusement dit du *collet* dans les végétaux, le *nœud* vital de ce système. »

Quant à la spécialité d'action et aux fonctions du système nerveux, M. Flourens démontre également qu'elles se subordonnent les unes aux autres dans l'unité de l'action nerveuse (page 235).

« LOIS DE L'ACTION NERVEUSE.

Trois grandes lois régissent l'action nerveuse :

La première est la *spécialité d'action ;*
La deuxième est la *subordination des fonctions nerveuses ;*
La troisième est l'*unité du système nerveux.*

SPÉCIALITÉ DE L'ACTION NERVEUSE.

1º On a vu, par tous les faits réunis dans ce livre, que chaque partie essentiellement distincte du système nerveux a une fonction ou *manière d'agir* également distincte.

Le cerveau, proprement dit, n'agit pas comme le cervelet; ni le cervelet comme la moelle allongée; ni la moelle allongée comme la moelle épinière ou les nerfs.

2º Chaque partie du système nerveux a donc une action

propre ou *spéciale* c'est-à-dire *différente de l'action des autres;* et l'on a vu de plus en quoi cette *différence* ou cette *spécialité* d'action consiste.

Dans les lobes cérébraux réside la faculté par laquelle l'animal pense, veut, se souvient, juge, perçoit ses sensations et commande à ses mouvements.

Du cervelet dérive la faculté qui coordonne ou équilibre les mouvements de locomotion; des tubercules bijumeaux ou quadrijumeaux, le principe primordial de l'action du nerf optique ou de la rétine; de la moelle allongée, le principe premier moteur ou excitateur des mouvements respiratoire; et de la moelle épinière enfin, la faculté de lier ou d'associer en mouvements d'ensemble les contractions partielles immédiatement excitées par les nerfs dans les muscles.

3° Le grand fait de la spécialité d'action des diverses parties du système nerveux, fait à la démonstration duquel aspiraient depuis longtemps les plus nobles efforts des physiologistes, est donc désormais un fait établi par l'observation directe, et le résultat démontré de l'expérience.

SPÉCIALITÉ DES PROPRIÉTÉS NERVEUSES.

1° Il y a trois propriétés nerveuses essentiellement distinctes : celle d'exciter la contraction musculaire; celle de ressentir et de transmettre les impressions, celle de percevoir et de vouloir.

J'appelle la première de ces propriétés *excitabilité;* la deuxième est la *sensibilité;* la troisième est l'*intelligence.*

2° Et chacune de ces propriétés a un siége déterminé, c'est-à-dire un organe propre.

L'*excitabilité* réside dans le faisceau antérieur de la moelle épinière et dans les nerfs venus des racines de ce faisceau; la *sensibilité* réside dans le faisceau postérieur de la moelle épinière et dans les nerfs venus des racines de ce faisceau ; l'*intelligence* réside exclusivement dans le *cerveau proprement dit (lobes* ou *hémisphères cérébaux).* »

M. Flourens décrit ensuite le *Rôle spécial de chaque partie du système nerveux dans les mouvements.* Nous avons reproduit ce passage à la page 623. Il résume ensuite la subordination des fonctions nerveuses.

« SUBORDINATION DES FONCTIONS NERVEUSES.

1° Les fonctions nerveuses se subordonnent les unes aux autres.

2° Il y a, dans le système nerveux, des parties qui agissent spontanément ou d'elles-mêmes ; et il y en a qui n'agissent que *subordonnément* ou que sous l'impulsion des autres (1).

3° Les parties *subordonnées* sont la moelle épinière et les nerfs ; les parties *régulatrices* et *primordiales* sont la moelle allongée, siége du principe qui détermine les mouvements de respiration ; le cervelet, siége du principe qui coordonne les mouvement de locomotion ; et les lobes cérébraux siége, et siége exclusif, de l'intelligence.

UNITÉ DU SYSTÈME NERVEUX (2).

1° Non-seulement toutes les parties du système nerveux se subordonnent les unes aux autres ; elles se subordonnent toutes à une.

---

(1) Elles n'en ont pas moins leur *propre spontanéité* dans leur état de subordination.
(2) Voir ci-devant, page 643.

2° Les nerfs et la moelle épinière sont subordonnés à l'encéphale; les nerfs, la moelle épinière et l'encéphale sont subordonnés à la moelle allongée, ou plus exactement au point vital et central du système nerveux, placé dans la moelle allongée.

3° C'est à ce point placé dans la moelle allongée, qu'il faut que toutes les autres parties du système nerveux tiennent pour que leurs fonctions s'*exercent*. Le principe de l'*exercice* de l'action nerveuse remonte donc des nerfs à la moelle épinière et de la moelle épinière à ce *point*; et passé ce *point*, il rétrograde des parties antérieures de l'encéphale aux postérieures, et des postérieures à ce *point* encore.

UNITÉ DU CERVEAU PROPREMENT DIT, OU DE L'ORGANE SIÉGE
DE L'INTELLIGENCE.

1° L'unité du cerveau proprement dit, ou de l'organe siége de l'intelligence est un des résultats les plus importants de cet ouvrage.

2° L'organe siége de l'intelligence est un.

3° En effet, non-seulement toutes les perceptions, toutes les volitions, toutes les facultés intellectuelles résident exclusivement dans cet organe; mais toutes ces facultés y occupent la même place. Dès qu'une d'elle disparaît par la lésion d'un point donné du cerveau proprement dit, toutes disparaissent; dès qu'une revient par la guérison de ce point, toutes reviennent. La faculté de percevoir et de vouloir ne constitue donc qu'une faculté essentiellement une; et cette faculté une réside essentiellement dans un seul organe. »

Il y a encore, dans l'ouvrage de M. Flourens, un autre chapitre très-remarquable qu'il nous importe de signaler; il est à la page 496.

« FORCES MODÉRATRICES DES MOUVEMENTS.

I. — 1° En décrivant les effets qui suivent, d'une part, la section des canaux semi-lunaires, et, de l'autre, la section des *fibres opposées*, ou dirigées en sens opposé, de l'encéphale, j'ai dit que la section de tel ou tel genre de fibres détermine tel ou tel mouvement.

2° Ce mot *détermine* n'est peut être pas tout à fait exact. Je me serais exprimé d'une manière plus juste, en disant que la section *laisse éclater* le mouvement (1).

3° En effet, l'action des canaux *semi-circulaires* et des *fibres opposées* de l'encéphale est beaucoup plus une action qui *modère*, une force qui régit, qui contient, qu'une force qui *pousse* et *détermine*.

4° Tant que les canaux *semi-circulaires* et les *fibres opposées* de l'encéphale sont *entiers*, les mouvements sont *modérés* ou *contenus*; au contraire, dès qu'on les coupe, dès qu'on blesse les *canaux semi-circulaires* ou les *fibres opposées* de l'encéphale, les *mouvements impétueux* éclatent.

5° Il y a donc dans les *canaux semi-circulaires*, il y a dans les *fibres opposées* de l'encéphale, une force qui *contient* et *modère* les mouvements.

II. — 1° Et cette force se compose de plusieurs forces. Il y a dans les *canaux semi-circulaires* et dans les *fibres opposées* de l'encéphale plusieurs forces qui *contiennent* et qui *modèrent*. Il y a autant de *forces modératrices* distinctes qu'il y a de mou-.vements opposés possibles.

(1) M. Chevreul, dans une savante et profonde analyse de mes expériences, a déjà dit : « C'est l'*absence* de ces canaux, et non leur présence, qui est cause des phénomènes si singuliers décrits par M. Flourens : c'est donc hors de ces canaux qu'il faut chercher cette cause; et dès lors, il faut les considérer, non comme des organes qui *produisent* les phénomènes en question ; mais comme des organes qui les *empêchent*, au contraire, de se manifester. » *Journal des savants*, année 1831, p. 10.

2º L'animal se meut en avant, en arrière, à droite, à gauche, il tourne sur lui-même, etc.; et il y a autant de *forces modératrices opposées* qu'il y a de ces mouvements divers.

3º Si vous considérez les canaux semi-circulaires le canal *antérieur*, ou dirigé d'arrière en avant, modère les mouvements d'arrière en avant; le canal *postérieur*, ou dirigé d'avant en arrière, les mouvements d'avant en arrière; le canal *horizontal*, les mouvements de gauche à droite et de droite à gauche.

4º Si vous considérez les fibres de l'encéphale, les fibres *postéro-antérieures*, ou dirigées d'arrière en avant, *modèrent* les mouvements en avant; les fibres *antéro-postérieures* ou *rétrogrades*, les mouvements en arrière; les fibres *transverses*, les mouvements de rotation, de tournoiement, les mouvements de gauche à droite et de droite à gauche.

5º Il y a donc, soit dans les canaux semi-circulaires, soit dans les fibres de l'encéphale, autant de *forces modératrices* opposées qu'il y de directions principales ou cardinales des mouvements (1).

III. — 1º Le système nerveux n'est donc pas seulement le *principe excitateur* de mouvements, il en est le principe *régulateur*, il en est le principe *modérateur*. Et remarquez que chacun de ces effets, l'effet *excitateur*, l'effet *régulateur*, l'effet *modérateur*, est produit par une partie distincte.

2º L'effet *excitateur* est produit par toutes les parties du système nerveux qui, étant piquées ou irritées, provoquent immédiatement des contractions musculaires, par la moelle épinière, par la moelle allongée, par les nerfs.

L'effet *régulateur* émane du cervelet.

L'effet *modérateur* réside enfin, tout à la fois, et dans les *canaux semi-circulaires*, et dans les *fibres opposées* de l'encéphale.

(1) *Voyez,* sur les directions principales des mouvements et sur les forces qui les produisent, ce que dit M. Magendie dans un article très-remarquable intitulé: *Influence du cerveau sur les mouvements. Précis élémentaire de physiologie*, t. 1, p. 602, Paris, 1833.

IV. — 1° Il y a donc dans le système nerveux des parties qui *excitent* le mouvement ; il y en a d'autres qui le *modèrent* ; il y en a une qui le *régularise* et le *coordonne*.

2° A considérer le système nerveux dans l'ensemble de ses forces et de ses actions, on voit d'abord que la moitié à peu près du système est affectée à la *motilité* et l'autre moitié à la *sensibilité*.

3° Des belles recherches de M. Bell, il suit, que chaque nerf (1) est composé de deux nerfs, l'un pour le sentiment, l'autre pour le mouvement ; que la moelle épinière est composé de deux moelles, l'une pour la sensibilité, l'autre pour la motilité : le système nerveux se compose donc de deux moitiés et de deux moitiés à peu près égales, l'une pour la sensibilité et l'autre pour la motilité.

Au-dessus de ces deux moitiés du système nerveux sont le *grand* et le *petit cerveau*, le *cerveau antérieur* et le *cerveau postérieur*, le *cerveau proprement dit* et le *cervelet* (2) : le cerveau proprement dit, siége de l'intelligence, et le cervelet, siége du principe qui règle et coordonne les mouvements.

Entre la moelle épinière et l'encéphale est le point *central* du système nerveux ; ce point auquel il faut que toutes les autres parties tiennent pour vivre, dont il suffit qu'elles soient détachées pour mourir, et qui est tout à la fois et le *principe du mécanisme respiratoire* et le *nœud vital du système*.

Enfin, dans les *canaux semi-circulaires* et dans les *fibres opposées* de l'encéphale, résident les *forces modératrices* des mouvements. »

Tels sont les points de doctrine expérimentale qu'il était nécessaire de rappeler avant de poursuivre nos considérations

(1) Du moins chaque nerf de la moelle épinière, plus la cinquième paire de l'encéphale. *Voyez* l'ouvrage de M. Bell : *The nervous system of the human body, etc.* 1836.

(2) On a successivement donné tous ces noms à ces deux organes.

sur l'ensemble des forces sphériques et des appareils de l'organisation animale. Nous ne dirons pas autre chose que M. Flourens, nous ne le dirons pas aussi bien que l'honorable secrétaire de l'Institut; mais nous le présenterons sous un autre aspect plus conforme au principe que nous avons établi.

9.

NOTES TRANSITOIRES. — I. — Désormais, nous pouvons abréger considérablement; et, pour simplifier, nous rappellerons que, dans toute sphère d'action, la force considérée comme centre, est réprésentée par *un* d'électricité; comme rayon, par *deux* de lumière, et comme surface par *trois* de calorique (p. 632).

Nous employons ces termes pour éviter toute confusion, et sans trop insister sur leur exactitude précise, l'une quelconque de ces causes étant toujours suivie des deux autres comme effet. De plus, comme ces considérations s'appliquent à la nature organique surtout, nous désirons aussi que ces dénominations ne s'entendent que par l'analogie de ces trois causes, électricité, lumière et calorique organiques, avec celles que la physique a étudiées sur la nature inorganique.

En outre, nous adoptons cet ordre, un d'électricité, deux de lumière, trois de calorique, parce qu'il nous semble être plutôt l'ordre rationel des causes par rapport aux effets. Il indique aussi la manière dont la matière organique se trouve affectée par ces trois causes.

Posons donc que, lorsqu'une force quelconque considérée seulement comme *un* de force, abstraction faite de ses trois dimensions (p. 628), agit sur une autre sphère d'action, elle agit, selon les trois dimensions de cette sphère, par trois de calorique sur sa surface, par deux de lumière sur son rayon et par un d'électricité sur son centre.

Mais la sphère d'action qui constitue l'animal est composée de deux sphères symétriques coordonnées entre elles dans l'unité par un point, tangente ou *ligne médiane*, formant leur centre ou axe commun.

Cet axe commun est représenté par le nerf cérébro-rachidien, axe central qui unit le côté droit au côté gauche, et forme, avec ces deux côtés comme rayons, une sphère d'action spontanée dont la surface est l'enveloppe cutanée du corps de l'animal.

Or, d'après les découvertes de M. du Bois-Reymond, acceptées aujourd'hui par tous les corps savants, « le nerf jouit d'une propriété qu'il possède seul et que ne partage aucun autre tissu. Cette propriété, que M. du Bois-Reymond désigne sous le nom de force *électro-tonique*, dénote dans le nerf l'existence à l'état *statique* d'une force particulière (Béclard, *Physiologie*, p. 877). »

Supposons, tout d'abord, que cette force comme *unité* se compose de *un* d'électricité animale au *centre-nerf*, de *deux* de lumière animale dans le *rayon-moelle* et de *trois* de calorique dans la *surface-névrilème*. — *Vibrantes*, ces trois forces, réunies ou isolées, sont nécessairement actives ; *vibrées*, elles sont nécessairement passives.

Cela étant supposé, alors on pourra, peut-être pour la première fois, se rendre compte des phénomènes *physico-chimiques* qui se produisent par le moyen de la *pile de Volta*, phénomènes de même genre que ceux qui s'accomplissent dans l'organisme vivant, mais d'une espèce tout à fait différente, différente comme le sont entre elles l'espèce *organisée* et l'espèce *inorganisée*.

C'est du moins ce que nous allons essayer d'établir de la manière la plus concise possible. Cet essai complétera ce que nous avons dit précédemment au sujet des *pratiques magnétiques*, de l'*électro-dynamisme* (p. 481, 492 et 586), des expériences de MM. Bastien et Vulpian relatives à la *compression des nerfs* (p. 589) ; de tous les *systèmes cinésiques* des anciens et des modernes, ainsi que des *applications* que l'on en a faites soit dans l'état de santé, soit dans l'état de maladie. Il sera en même temps l'expression synthétique de nos observations personnelles sur cette question qui tient aux sources mêmes de la vie, et qui, depuis tant de siècles, et surtout de nos jours, exerce les plus hautes intelligences.

II. — D'abord M. Béclard décrit, au moyen d'une pile et du galvanomètre, l'expérience par laquelle on constate cette propriété remarquable du nerf.

Il ajoute :

« On peut tirer de cette expérience la conclusion que les molécules du nerf sont *pendant le repos* du système nerveux, dans un état statique d'*équilibre*, et qu'elles passent à l'état *électro-dynamique* au moment où le courant passe. »

Il faut bien remarquer que l'état statique d'équilibre du système nerveux n'est pas réellement un état de repos, mais un état dynamique normal résultant de l'incessante passiveté et de l'incessante activité corrélatives de ce système, — état dynamique normal, *organique*, que vient troubler le choc de la force *inorganique* de l'électro-dynamisme, exactement comme si ce choc provenait de tout autre force purement physique. C'est aussi exactement la même chose que ce qui se passe dans une pile lorsque le circuit est fermé.

M. Béclard continue :

« De plus, dit-il, on peut en inférer encore que ce changement a lieu dans toute l'étendue du nerf; car non-seulement le courant apparaît dans le nerf quand on place le galvanomètre *au-dessous* de la partie du nerf comprise dans le courant de la pile, mais il se montre encore quand on place le galvanomètre *au-dessus* de la partie *du nerf* soumise à l'action du courant.

« L'état moléculaire du nerf, *à l'état de repos*, a été représenté par une succession de molécules péripolaires, *fig.* A. L'*état dynamique* correspondrait à un changement dans l'état électrique des molécules nerveuses, en vertu duquel les molécules se polariseraient comme les éléments d'une pile, en se correspondant par des pôles de nom contraire, *fig.* B.

A)   — OOOOOO —

B)   -|- OOOOOO —

« De ses diverses expériences, M. du Bois-Reymond conclut que, dans les phénomènes de l'action nerveuse, il suffit qu'un changement moléculaire se développe sur un point, même très-circonscrit d'un circuit nerveux, pour entraîner dans toute l'étendue périphérique du nerf un changement moléculaire, d'où résulte le développement d'un *courant nerveux.* » (Béclard, *Physiologie,* p. 878.)

III. — Le développement d'un *courant nerveux !*

On dirait peut-être plus exactement : le développement d'une *action nerveuse,* ou d'un *choc reçu par une molécule nerveuse et transmis par elle à une autre molécule,* et ainsi de suite.

C'est de là que résulte, en effet, la transmission du choc communiqué à l'une des molécules de l'axe d'un tube nerveux ; car tout état *dynamique* suppose un choc primitif imprimé à la molécule qui vibre sous cette pression, c'est-à-dire qui se déplace vite d'une manière infiniment petite, pour communiquer le choc à la molécule suivante, et revenir ensuite, dans le même temps, *trois fois* plus vite à son centre d'équilibre ou repos primitif, où elle a le temps de prévenir un second choc pour vibrer de nouveau en temps égaux, et ainsi de suite (p. 629); en sorte que dans le nerf on sent réellement une série de petits coups isochrones correspondants aux frémissements de la vibration, exactement comme lorsque le nerf auditif entend un son.

Le choc cessé, la vibration produite dans le nerf se prolonge encore un certain temps avant de cesser elle-même; et c'est alors que doivent se développer les phénomènes intérieurs auxquels le choc donne naissance : phénomènes qui ne sont plus le choc, mais qui en doivent être le seul résultat utile.

Il est de certains cas où l'on a pu déjà reconnaître l'existence de ce fait, car c'est à lui que l'on doit attribuer, par exemple, le phénomène de la persistance des impressions sur la rétine, la perception des couleurs complémentaires (1) de celles d'un objet fortement éclairé et que l'on a considéré attentivement pendant quelque temps. Le premier effet de ces expériences est en effet un choc sur l'organe : puis, quand on a suffisamment prolongé ce choc et qu'on le cesse, il se produit un travail intérieur pour rétablir toutes choses dans l'état primitif.

Si donc il y a ici transmission de choc en mouvement excentrique et retour subit en mouvement concentrique, le déplacement de la molécule est si infiniment petit qu'elle n'a point changé de place : il n'y a pas eu de courant moléculaire, pas plus que dans la planche de bois ou d'acier qui reçoit un choc transmettant un son qui conduit de l'électricité inorganique.

Il y a des courants dans les atomes, les gaz et les vapeurs atmosphériques ; il y en a dans les eaux de la mer et des rivières ; il y en a dans les vaisseaux sanguins ; et ces courants se manifestent également en sens opposés. Mais, dans la propagation de l'électricité, de la lumière et du calorique organiques, il n'y a pas plus de courant que dans celle des ondes du son ou de l'eau autour d'une molécule centrale qui a reçu un choc. Le choc imprimé aux atomes explique ce phénomène de la manière la plus complète, et toutes les expériences les plus récentes sont venues confirmer ces explications.

L'électricité, la lumière et le calorique, soit dans l'atome organisé, soit dans l'atome inorganisé, sont des forces et non des fluides. Mais admettons qu'ils soient des fluides ; où circuleraient-ils ? dans le tube nerveux, dans son enveloppe, dans sa moelle, dans le cylindre de son axe ? Mais ce cylindre est rempli d'une substance solide, la moelle est remplie d'une substance demi-solide, l'enveloppe est une triple couche de tissus condensés. La structure intime du tube nerveux et sa composition ne paraissent donc pas destinées à permettre un

---

(1) La couleur *complémentaire* d'un objet est celle qui, réunie à la couleur *réelle* de cet objet, formerait du *blanc* : pour un objet rouge, la couleur complémentaire est verte, etc.

courant de *fluide* dit *nerveux, électrique* ou *magnétique,* ces prétendus fluides fussent-ils de même nature que les *esprits mécaniques* de Descartes. — Il ne s'agit point ici du liquide renfermé dans les tubes nerveux primitifs, ni du liquide, découvert par Magendie, qui circule dans les mailles du tissu cellulaire de la boîte crânienne et du canal rachidien, et dans lequel baignent la surface du cerveau et celle de la moelle, liquide servant à en alléger le poids. Peut-être aussi ces deux espèces de liquides ont-ils d'ailleurs un usage semblable à celui de la pile de Volta ou des appareils de Galvani. — Il n'existe donc réellement pas plus de fluide nerveux que de fluide électrique ou magnétique ; ce qui existe, c'est une force communiquée dès l'origine à chaque molécule à l'état d'équilibre, à l'état latent, si on veut. Le choc, l'action extérieure en produit la manifestation. Ainsi, rien ne *flue*, ne circule, ne chemine, ne se déplace dans le nerf, que les atomes nutritifs; tandis que l'électricité animale s'y manifeste à chaque choc moléculaire dans le sens de l'axe du nerf jusqu'à la dernière molécule. A chaque choc, cette force se dépense et se décompose avec production de lumière et de calorique, accompagnée de combinaisons et de décompositions chimico-organiques; puis elle se recompose et se reforme en donnant lieu à des phénomènes différents du même ordre. Voilà ce que l'on doit entendre par courant : voilà tout ce qui flue, court, chemine : le choc; rien.

L'électro-dynamisme accepte encore une autre erreur, lorsqu'elle pose en fait que deux électricités de nom contraire sont en contact direct. En effet, ils est impossible que deux molécules soient en contact par leurs centres - électricité, ni même par leurs rayons - lumière ; c'est par leurs surfaces-calorique, qu'elles sont en contact. Aussi c'est toujours par le calorique des surfaces moléculaires que se manifestent d'abord tous les phénomènes centripètes et centrifuges, compositions et décompositions d'ordre inorganique, organique ou psychique.

IV. — Voyons de près le phénomène de l'action nerveuse.

Le centre cérébral vibre, par son rayon et par sa surface, un choc à la molécule-surface du nerf selon le sens de son axe, et revient trois fois plus vite à son centre d'équilibre. Ce choc a développé dans la surface de la molécule nerveuse trois de calorique, dans son rayon deux de lumière, et dans son centre un d'électricité. Cette molécule vibre à son tour à la molécule suivante le même choc, qui se développe de la même manière jusqu'à la dernière molécule, extrémité de l'axe du nerf.

Mais la première molécule péripolaire, ayant reçu le choc primitif dans le sens de son axe, qui est aussi l'axe du cylindre nerveux, est ébranlée tout autour selon sa surface sphérique et son rayon. Le centre, le rayon et la surface de cette molécule sont donc dans un état dynamique de vibration passive.

Dans le sens équatorial, le choc ou un d'électricité se transforme dans la moelle en deux de lumière passive au pôle nord et en deux de lumière active au pôle sud, deux de lumière active à l'est, deux de lumière passive à l'ouest; en sorte que toute la surface de la molécule étincelle de lumière latente.

Mais à cette surface même qui forme l'enveloppe de l'atome lumineux, la lumière se décompose en trois de calorique à chaque rayon; donc toute la surface de la molécule est enveloppée de calorique animal, qui, dans son atmosphère, se décompose en électricité, lumière et calorique purement physiques; d'où la chaleur, etc.

La molécule nerveuse électrisée est donc une sphère dynamique composée d'électricité au centre, de lumière dans la moelle et de calorique dans son enveloppe; de sorte qu'à l'état de repos, la molécule-centre serait un d'atome combiné avec un d'électricité; la molécule-rayon deux d'atome combinés avec deux de lumière, et la molécule-surface trois d'atome combinés avec trois de calorique (p. 588).

Or, deux éléments de même nature se repoussent comme deux aimants présentés l'un à l'autre par leurs pôles de même nom.

Donc tout nerf-centre est mauvais conducteur de l'électricité physique, toute moelle-rayon est mauvais conducteur de la lumière physique, et toute enveloppe surface mauvais conducteur de calorique physique.

Le contraire a lieu en sens inverse : tout organe-enveloppe est bon conducteur d'électricité; tout organe-centre est bon conducteur de lumière et tout organe-rayon bon conducteur de calorique. Quant aux propriétés conductrices des gaz et des vapeurs d'eau, des acides, des sels, etc., elles seraient entre elles comme celles des trois forces élémentaires originelles.

Cette théorie de conductibilité, déduite *à priori* d'un fait mathématique exact, est-elle fondée sur les faits?

Oui. — Et pour ne citer que ce qui est relatif à l'électricité, nous rappelerons que M. Matteucci estime que les muscles *(organe-rayon)* conduisent l'électricité physique *quatre fois mieux* que les nerfs (Béclard, p. 874),

Continuons nos déductions.

Aussi longtemps que la molécule sphérique d'action sera isolée, le phénomène persistera si le choc primordial est continu, et la lumière se décomposera dans l'atmosphère extérieure. Mais dans l'organisme animal cette sphère n'est pas isolée. Elle est d'abord contiguë selon l'axe du nerf avec une molécule de même nature, dans lequel le triple phénomène décrit continue à se produire. Elle est aussi contiguë, par sa surface, à des molécules de nature différente.

Soit, pour exemple, un atome musculaire.

Dans un atome-muscle la lumière de la molécule-nerf décomposera trois d'oxigène à la surface, l'oxigène deux d'hydrogène au rayon, et l'hydrogène un d'azote ou de carbone au centre, qui rayonnera en produits nouveaux, combinaisons qui résultent du contact des corps simples ou composés à l'état naissant : soit, en acide carbonique, ammoniaque, etc. Ce résultat peut s'exprimer par saveurs comme surface, amers comme rayons et sels comme centre de force.

Telles sont les substances qui composent l'atmosphère dans

lequel respire l'atome muscle à l'état dynamique, de même que le chaleur forme l'atmosphère propre du nerf également à l'état dynamique.

De là on déduirait les conditions hygides du nerf et du muscle, et les rapports des substances chimiques avec les trois forces élémentaires, l'électricité, la lumière et le calorique.

Mais n'entrons point dans le domaine de la chimie où tout est positif. Nous ne faisons encore que des hypothèses déduites d'un fait purement physique : *la force considérée comme une sphère d'action*, p. 627.

V. — Si la portée de ces déductions ne dépassaient point les limites des expériences de M. du Bois-Reymond rapportées plus haut, nous dirions que ces hypothèses sont, *à posteriori*, des faits positifs, sauf, bien entendu, les erreurs que nous avons pu commettre dans la série de nos déductions. Mais ces hypothèses montrent des horizons plus éclairés, il devient donc indispensable de rechercher si d'autres expériences sont de nature à les faire rejeter ou à en confirmer la réalité substantielle.

Or, voici ce que nous lisons à ce sujet dans le traité de physiologie de M. Béclard, p. 590.

1° *Sous le rapport physique.*

« D'après ses différentes expériences, M. du Bois-Reymond conclut que chaque fibre musculaire consiste, à l'état *statique*, en une file de molécules péripolaires. Chaque molécule aurait une zone équatoriale positive, correspondante à la surface naturelle du muscle, et deux zones polaires négatives, aux points où les molécules sont en contact. A l'aide d'un conducteur métallique on recompose donc des électricités opposées, d'où l'apparition d'un courant dirigé dans un sens contraire Les éléments musculaires sont d'ailleurs très-faiblement polarisés, parce que la plus grande quantité de l'électricité qui se développe dans les parties se recompose de proche en proche, à l'aide du liquide nourricier qui infiltre les organes. **M. du Bois-Reymond** a fait encore, sur le *courant musculaire*, une observation des plus importantes, c'est que, quand un muscle se contracte sous l'influence de l'excitation directe de la fibre charnue ou du nerf qui s'y rend (que cette excitation, d'ailleurs, soit mécanique, chimique ou galvanique), *le courant musculaire est interrompu au moment de la contraction du muscle*; c'est-à-dire qu'un conducteur métallique, mis préalablement en rapport avec la surface *naturelle* et avec la surface de *section* du muscle cesse en ce moment d'être parcouru par un courant. On observe surtout bien ce phénomène lorsque le muscle en observation est mis en contraction permanente à l'aide d'un appareil d'induction puissant. Tant que la contraction dure, *le courant musculaire est sensiblement nul.* Il reparaît aussitôt que la contraction du muscle cesse. En conséquence, toutes les fois que la contraction d'un muscle s'opère, soit sous l'influence de la volonté, soit de tout autre manière, l'état électrique moléculaire de la fibre musculaire change.

« M. du Bois-Reymond admet dans le nerf lui-même une polarité analogue à celle de la fibre musculaire (car le nerf donne les mêmes courants propres que le muscle et dirigés de même); d'où il conclut que lorsqu'un muscle se contracte, sa contraction est le résultat d'une modification dans l'état électrique moléculaire des fibres nerveuses; dans toute leur longueur, depuis leur origine dans les centres nerveux jusqu'à leur terminaison dans la masse musculaire. Cette modification qui s'accomplit dans le nerf entraîne une rupture d'équilibre dans le groupement électrique des molécules de la fibre musculaire; ces molécules se correspondent alors par des pôles de *nom contraire*, d'où la contraction.

« La suspension du *courant musculaire*, au moment de la contraction, a suggéré à **M.** du Bois-Reymond l'explication suivante des contractions *induites*. Lorsqu'on fait contracter les muscles d'une cuisse de grenouille, la disposition péripolaire des éléments musculaires étant changée au moment où les muscles de la cuisse entrent en contraction, ce changement entraîne une rupture d'équilibre dans l'état statique du fluide nerveux du nerf, d'où la contraction de la patte. Les muscles de la patte perdent, au moment de leur contraction, la disposition péripolaire précitée, d'où la rupture d'équilibre dans le fluide nerveux du nerf, etc.

« MM. Matteucci et du Bois-Reymond ont fait encore un très-grand nombre d'expériences; mais nous ne pourrions entrer, à cet égard, dans plus de détails sans sortir des limites de cet ouvrage. Ces faits, d'ailleurs, qui ouvrent de nouveaux horizons à la physiologie du système musculaire et à celle du système nerveux ne peuvent pas être encore coordonnés d'une manière suffisamment précise pour constituer une doctrine complète. »

2° M. Béclard a aussi résumé avec beaucoup de clarté les *phénomènes chimiques qui accompagnent la contraction musculaire.* Il dit, p. 591 :

« Les muscles développent une certaine quantité de chaleur au moment de leur contraction. Les recherches de M. Becquerel et Breschet, celles plus récentes de M. Helmholtz ont mis le fait hors de doute (1), les muscles, pendant leur contraction, comme aussi pendant leur état de repos, absorbent de l'oxygène et forment de l'acide carbonique. Pendant la contraction musculaire, l'absorption de l'oxygène et l'exhalation de l'acide carbonique augmentant de plus du double.

« MM. du Bois-Reymond, Liebig, Valentin et Matteucci ont démontré péremptoirement le fait en plaçant les membres d'un animal dont les muscles étaient à découvert dans des espaces dont la composition gazeuse était connue. Des phéno-

(1) Quand la cuisse d'une grenouille se contracte énergiquement, il y a moyennement une élévation de température de 0°, 16.

mènes chimiques ou d'oxydation s'accomplissent donc manifestement dans les muscles, et ces phénomènes s'exagèrent pendant la contraction. M. Helmholtz fait contracter un groupe de muscles à l'aide d'un appareil d'induction puissant, pendant longtemps, et jusqu'à épuisement; puis il examine la constitution chimique de la fibre musculaire, et il trouve que les matières solubles contenues dans le muscle (créatine, créatinine, acide inosique) ont augmenté de proportion, quand on compare ces muscles avec d'autres muscles laissés au repos sur le même animal. M. du Bois-Reymond constate, d'un autre côté, que, quand un muscle est resté longtemps en repos, il a une réaction neutre, et que la réaction devient acide après des contractions répétées. L'absorption d'oxigène, augmentée dans un muscle qui se contracte, a donc pour effet de transformer une partie de la fibrine de ce muscle ou produit d'oxydation (1); et cette oxydation est la cause de l'élévation de température observée.

« Dans le mouvement musculaire généralisé, les produits de combustion formés dans les muscles sont versés dans le sang, et portés vers les voies d'excrétion; aussi avons nous vu que dans l'*exercice* les produits de l'expiration et les produits de la sécrétion urinaire étaient augmentés.

« Les muscles d'un animal mort continuent, pendant quelque temps, à exhaler de l'acide carbonique, et à absorber de l'oxigène, non-seulement pendant plusieurs heures, mais pendant plusieurs jours sur les animaux à sang froid (Valentin). L'exhalation d'acide carbonique et l'absorption d'oxigène continuent après que la contractilité des muscles a disparu; mais les proportions de l'échange gazeux ne sont plus les mêmes. L'exhalation d'acide carbonique et l'absorption d'oxigène per

---

(1) La respiration musculaire utilise une grande quantité d'oxigène. Les muscles vivants et les muscles morts placés dans l'air absorbent *plus* d'oxigène qu'ils ne rendent d'acide carbonique. La différence de l'excédant d'oxygène absorbé, par rapport à l'acide carbonique exhalé, est bien plus grande dans le muscle, que dans les phénomènes généraux de la respiration qui s'accomplissent dans le poumon (Valentin).

Cette note de M. Béclard trouverait son explication dans notre théorie.

sistent dans le muscle jusqu'à l'établissement de la putréfaction ; elles continuent même alors (car il y a de l'oxigène
absorbé dans la putréfaction, et de l'acide carbonique produit),
mais il vient s'y joindre d'autres gaz, tel qu'oxyde de carbone,
hydrogène carbonné, hydrogène sulfuré, sulfhydrate d'ammoniaque. La contractilité musculaire dure plus longtemps dans
les muscles renfermés dans l'oxygène que dans ceux qui sont
placés dans l'air atmosphérique : elle dure moins longtemps
lorsqu'ils sont placés dans l'acide carbonique, dans l'hydrogène et dans l'azote.

« On remarque encore, quand on interroge les muscles suivant le procédé de M. du Bois-Reymond, que le *courant musculaire* obtenu en établissant une communication métallique
entre la surface *naturelle* et la surface de *section* d'un muscle
disparaît quand on a maintenu pendant longtemps les animaux (grenouilles) à la température de 0 ; température qui a
pour effet aussi de suspendre les échanges gazeux entre le
système musculaire et l'air ambiant. Le développent d'électricité dans les tissus, de même que le développement de la
chaleur, est donc manifestement subordonné aux actions chimiques. »

— Arrêtons ici les citations.

Aussi bien celles que nous avons faites contiennent tous les
éléments de la question aujourd'hui si vivace de *l'électro-dynamisme*, en même temps qu'*elles nous semblent confirmer en
tous points la théorie que nous avons déduite, à priori, de la
sphère d'activité des trois forces essentielles : l'électricité comme
centre de force, la lumière comme rayon diviseur, producteur, et
le calorique comme surface ou principe d'union et de coordination
entre les deux autres forces.*

Cet ensemble de faits dont M. Béclard a donné un savant
résumé présente le résultat des expériences de *l'électro-dyna-*

misme appliqué à l'étude de la physiologie; mais ces faits, selon le savant professeur, n'ont pas encore trouvé leur raison, leur explication satisfaisante, leur utilité positive en médecine.

Pourquoi?

M. Beclard le dit nettement (p. 872) en ces termes :

« Ce qui est certain , c'est que la moelle nerveuse et l'axe que contiennent les tubes nerveux doivent être dans leur état d'intégrité pour que les phénomènes de l'action nerveuse puissent se produire; il faut de plus qu'il y ait *continuité* des tubes nerveux. La *contiguïté* ne suffit pas aux phénomènes de transmission, soit du courant centripète, soit du courant centrifuge. Si, en effet, le nerf A B est divisé dans sa continuité par une section S, l'excitation portée sur le bout B, qui correspond aux organes, ne se transmet plus en A vers les centres nerveux; et réciproquement, l'excitation qui porte sur le point A ne réveille plus la contraction des organes du côté de B. On a beau maintenir en contact les bouts de la section au point S , le nerf a perdu ses fonctions conductrices centripètes et centrifuges. Le nerf perd également ses propriétés conductrices, lorsqu'au lieu de le diviser en travers, on applique simplement sur lui une ligature *(pression)*. La ligature, comme la section, interrompt également, en effet, la *continuité* du contenu des tubes nerveux. Ces deux expériences suffisent pour démontrer que l'*assimilation des nerfs avec les conducteurs métalliques de nos appareils galvaniques n'est pas fondée;* car dans une pile le *rapprochement* des deux extrémités du conducteur suffit pour rétablir la continuité du courant.

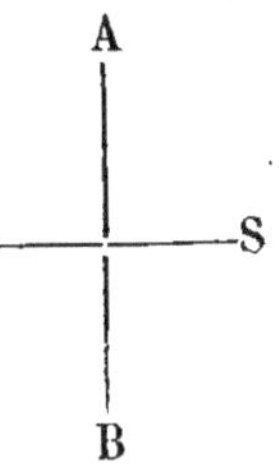

« D'autres expériences démontrent encore, de la manière la plus claire, que, si les phénomènes de l'action nerveuse ne manquent pas d'une certaine analogie avec les phénomènes électriques, ce n'est pas en comparant les nerfs aux conducteurs métalliques de nos apppareils électro-dynamiques qu'on peut arriver à établir un parallèle utile. »

— Ainsi, **M. Béclard**, se fondant sur des faits parfaitement constatés, nie l'identité d'espèce de l'*électricité physique ou artificielle* et l'*électricité physiologique ou animale*. C'est ce que nous avons établi en principe ; aussi sommes-nous de son avis, que, pour étudier utilement l'électricité animale, ce n'est point par des appareils faits par la main de l'homme, *pile de Volta*, instrument *électro-dynamique* quelconque, mais par un *appareil vivant*, par lequel tous les phénomènes de l'électricité animale puissent se manifester d'une manière spécifique et libre. Si même jusqu'à présent nous nous sommes servis de ce mot *électricité*, c'est parce que l'analogie entre le mode d'action nous permettait de mieux expliquer les phénomènes. Nous le répétons, ce mot ne préjuge en rien l'essence même de la nouvelle force. Nous avons cru d'autant mieux pouvoir le faire, que l'on a déjà des exemples physiques de forces d'espèce différente dont le mode d'action est cependant semblable (1).

Et maintenant, d'après ce jugement de M. Béclard, jugement partagé par tous les physiologistes, parce qu'il est fondé sur des expériences multipliées, nous comprenons mieux

(1) L'exemple auquel nous faisons allusion ici est celui de la lumière. On n'ignore pas, en effet, que la composition de la lumière blanche solaire est différente de celle de la lumière blanche produite par différentes étoiles ; que l'on a pu constater que les effets chimiques, par exemple, des rayons rouges, diffèrent de ceux des rayons jaunes, etc. Maintetenant, pourquoi n'en serait-il pas de même de l'électricité ? Quel a été jusqu'à présent l'objet des études de la physique ? N'est-ce pas seulement cette électricité qui se manifeste plus particulièrement sur les métaux, sur leurs alliages ou composés ? Or, on sait que la série des métaux, série si variée de nombre, n'entre de fait que d'une manière imperceptible dans notre globe, entouré d'un atmosphère d'oxigène et d'azote, baigné d'une atmosphère subordonnée d'eau (oxigène et hydrogène) et composé de *terres* (argiles, calcaires, etc.) dans lesquelles la plupart des *métaux* proprement dits ne se rencontrent que combinés avec les *métalloïdes* (soufre, carbone, etc), et, comme nous l'avons déjà dit, dans une proportion infime. Eh bien, ce sont précisément les premiers éléments de la série chimique qui composent toute la nature organique : — l'hydrogène, l'oxigène, le carbone, l'azote, le phosphore, la chaux, voilà ce qui constitue l'animal terrestre et aérien, ce qui constitue aussi l'animal marin, enfin ce qui constitue toute la végétation. — N'est-il pas admissible que l'*électricité physique* ne soit qu'une modification de l'*électricité organique*, qu'elle n'ait été découverte que pour mieux nous faire comprendre la théorie de l'électricité *végétale* et de l'électricité *animale* ; ajoutons encore de l'électricité *psychique*, pressentie, mais non encore observée, et, bien entendu, sans qu'il y ait pour cela identité d'espèce entre les quatre forces. — Peut-être même ces quatre forces sont-elles *isomorphes*, comme tant de composés que nous présente la chimie organique, etc.

pourquoi la *pile de Volta*, ou tout autre appareil *électro-dyna-mique*, ne produit point de phénomènes identiques aux phénomènes de l'action nerveuse ; et, en même temps, pourquoi, si l'emploi de cet appareil est utile en quelque cas, il est inutile ou nuisible dans les autres : c'est que la pile de Volta produit une pression purement *physique* ou *physico-dynamique*, tandis que l'action nerveuse a sa cause dans une pression *physico-vitale, organo-dynamique, anthropo-dynamique*, enfin.

VII. — Si donc, on pouvait imaginer un instrument capable de produire cette pression *anthropo-dynamique*, on obtiendrait évidemment des effets de même espèce que ceux de l'action nerveuse, et on élèvrait ainsi, peut-être, la science et l'art de guérir à leur plus haute expression.

Or, cet instrument existe :

La MAIN.

Qu'est-ce que la main ?

Voici la définition qu'en donnent les auteurs.

« MAIN (1). — Partie du corps humain qui termine le bras et qui sert à la préhension des corps et au toucher. La main se compose du carpe ou poignet, du métacarpe et des doigts. Sa face concave, appelée la *paume de la main*, présente près de son bord externe ou radial, l'*éminence thénar*, située par conséquent à la base du pouce, et sur son bord interne ou

(1) Latin : MANUS ; sanscrit MA ou MAN, étendre, mesurer. La main est donc désignée comme un organe de mesure, de détermination de l'étendue. Son nom en allemand est HAND, qui se retrouve dans le latin *præ*HEND*ere*, prendre ; la main est donc ici considérée comme un organe de *pré*HEN*sion*. — On dit aussi en latin HIR, de la racine sanscrite HAR, porter, produire, nourrir ; la main est donc ici plus spécialement envisagée comme un organe de sustentation et de conservation. — Le grec Χειρ a aussi son origine dans le sanscrit *Karas*, main, de la racine KAR, prendre, manier, façonner ; les Grecs ont donc attaché à la main non-seulement l'idée de préhension ; mais aussi celle d'un instrument propre à créer la forme. Les diverses dénominations de cet organe semblent être en rapport avec le caractère général des peuples qui les ont admises.

cubital, l'*éminence hypothénar*. Placée à l'extrémité du membre supérieur, long levier mobile qui la porte à la rencontre des divers corps, la main formée d'un grand nombre de petites pièces osseuses et terminée par cinq appendices flexibles, se moule à la surface des divers objets, en embrasse les contours, et présente dans son organisation toutes les circonstances favorables à l'exercice du toucher (1). »

« La main, dit M. Béclard, est un organe de toucher par excellence (2). Lorsqu'on saisit avec chaque main un corps différent, ces deux corps ne confondent point leur impression en une impression unique, mais ils sont perçus chacun en particulier. »

— Voilà une observation bien simple, mais très-remarquable. Il en résulte, en effet, que la main droite et la main gauche, identiques quant à leurs propriétés génériques, sont semblables ou différentes quant à leurs propriétés spécifiques. Et cette identité et cette différence se retrouvent dans tout le côté droit et corrélativement dans tout le côté gauche du corps. Donc il existe entre eux des influences organiques différentes. Donc une pression faite avec la main droite aura un effet différent de celle qui serait faite avec la main gauche. Chacun peut s'assurer de ce fait : posez la main droite sur l'épaule gauche d'une autre personne, et, en même temps, la main gauche sur son épaule droite, cette personne ressent un double bien être ; échangez les mains, la double sensation est distinctement sans effet ou désagréable.

D'où cela vient-il ?

Evidemment, cela vient de la différence des propriétés spécifiques des deux mains, et corrélativement des deux côtés. Il

(1) Nysten : Dict. de méd., Paris, 1855, art. *Main*.

(2) Ne devrait-on pas dire plutôt : *La main est l'organe principal du toucher ?* Ce sens étant répandu sur toute la surface de la peau, chaque partie de cette surface *tactile* a son excellence propre : *Parmi les choses convenables, la nature fait toujours les meilleures,* dit Hippocrate.

ne peut y avoir qu'un rapport d'identité par le genre, mais il y a nécessairement un rapport de différence dans la spécificité de leur opposition réciproque. Cela tiendrait-il à la différence spécifique d'électricité, de lumière et de calorique animal dont seraient naturellement chargées les molécules organisées des deux mains et des deux côtés dans chaque groupe de sphères d'action symétriques qui les composent? Cela est probable, et voici pourquoi: les deux mains d'un homme présentent deux figures géométriquement symétriques; si donc un objet touche la main droite sur quelques-unes des parties de cette main, il ne sera point touché de la même manière par les mêmes parties de la main gauche; il devra donc produire une sensation différente. Ce fait d'expérience commune nous paraît devoir être un nouveau point de départ de nos déductions subséquentes.

VIII. — Interrogeons d'autres auteurs.

M. Guitton, dans un ouvrage plein de savoir et d'intéressantes observations, sous le titre de *Nouvelle classification zoologique*, Paris, 1854, dit :

« Si jusqu'à nos jours les fonctions de la main n'ont pas été entièrement méconnues, du moins la plupart des anatomistes, et des physiologistes les ont-ils négligées (1). Les philosophes seuls en ont fait mention, et encore n'ont-ils pas toujours été bien compris : témoin Helvétius, qui, pour avoir dit que, si la main de l'homme était remplacée par un sabot de cheval, il ne serait pas plus intelligent que ce dernier, fut accusé d'avoir placé le siége de l'intelligence dans la main; ce à quoi il n'a assurément jamais songé. La multiplicité et la diversité des usages de cet important organe nous donneront peut-être la raison de cet oubli.

« La main a des fonctions pour ainsi dire universelles.

(1) Cet opinion n'est pas tout à fait juste : Galien, Buffon et beaucoup d'autres hommes éminents ont écrit des pages admirables sur la structure et la physiologie de la main.

« Cet admirable instrument représente un compas, le plus simple de tous les instruments, supérieur à ceux que l'art a inventés.

« Par le toucher, la main nous enseigne les véritables propriétés des corps ; elle nous en fait connaître d'une manière infaillible la forme, l'étendue, la résistance et la température, connaissances qui deviennent la base de toutes les autres.

« Ce sens domine autant les autres, que l'homme domine la série animale (1) ; il corrige et redresse leurs erreurs ; il est exclusif à l'homme.

« La lumière, les sons, les odeurs viennent frapper leurs organes respectifs sans que l'animal s'y attende, tandis qu'il ne touche rien sans un acte préalable des fonctions intellectuelles. Il n'est donc pas étonnant, que la perfection des organes du toucher et le grand développement du cerveau soient, chez l'homme, dans la même proportion, et que, chez les animaux où le cerveau est le plus rétréci, le toucher soit plus obtus et ses organes moins parfaits. »

Ajoutons à ces observations que tous les êtres qui peuvent le plus et le mieux faire usage de mains ou d'organes de préhension sont aussi les plus intelligents.

« Un homme, dit Buffon, n'a peut-être plus d'esprit qu'un autre que pour avoir fait dans sa première enfance un plus grand et plus prompt usage de ce sens (le toucher) ; dès que les enfants ont la liberté de se servir de leurs mains, ils ne tardent pas à en faire un grand usage : ils cherchent à toucher tout ce qu'on leur présente ; on les voit s'amuser et prendre plaisir à manier les choses que leurs petites mains peuvent saisir, il semble qu'ils cherchent à connaître la forme des corps en les touchant de tous côtés ; ils s'amusent ainsi, ou plutôt s'in-

---

(1) Cette notion nous paraît trop absolue : aucun sens ne domine les autres ; chacun d'eux a la perfection propre à sa fonction spécifique dans l'unité fonctionnelle de l'organisme. Tous sont subordonnés entre eux ; et dans leur sympathique spontanéité, chacun pour sa part concourt à fournir une exacte appréciation des choses, selon les degrés de la série animale.

struisent de choses nouvelles. Nous-mêmes, dans le reste de la vie, si nous y faisons réflexion, nous amusons-nous autrement qu'en faisant ou en cherchant à faire quelque chose de nouveau ?

« C'est par le toucher seul que nous pouvons acquérir des connaissances complètes et réelles, c'est ce sens qui rectifie tous les autres sens dont les effets ne seraient que des illusions et ne produiraient que des erreurs dans notre esprit, si le toucher ne nous apprenait à juger (1). »

Les formes de la main, sa paume façonnée en truelle ou spatule creuse, les spatules arrondies, plus petites et variées de ses doigts, doivent porter des signes non équivoques du plus ou moins de force, d'intelligence et d'aptitudes spéciales de l'individu (2).

La main de l'homme exécute sur la matière organisée ou inorganisée tous les mouvements déterminateurs ou créateurs de forme, dans une exacte proportion avec ceux de l'esprit qui les engendre intellectuellement, et cela dans une parfaite unité avec celle de l'âme qui les engendre moralement. La main est donc l'artiste dont l'esprit est le géomètre et l'âme le génie.

Les œuvres de la main sont si étroitement unies aux œuvres de l'esprit, que la parole serait incomplète, et les signes *idéologiques* du langage, inexpressifs et confus, resteraient à l'état générique et spécifique sans le signe *idéographique* de la main.

____

(1) *Histoire naturelle de l'homme.*
(2) Ce principe appartient aux premiers jours de l'apparition de l'homme sur la terre. On le retrouve à l'état de science positive chez tous les peuples, qui, dès la plus haute antiquité, furent constitués en corps de nation. Exercée par les sacerdotes, dépositaires de toutes les connaissances primitives, ils en ont abusé. Cette science tomba ensuite en des mains ignorantes, et, faussée, devint la source de pratiques ridicules et superstitieuses. — C'est de nos jours seulement qu'elle paraît avoir été en partie rétablie par M. Darpentigny dans son livre intitulé : *La chirognomie. — Science de la main, ou l'art de reconnaître les tendances de l'intelligence d'après les formes de la main.* — On sait que c'est un système semblable que Gall a développé relativement aux formes extérieures du cerveau, autre connaissance répandue dans l'Inde dès les premiers âges.

qui, par son geste muet, instinctif ou volontaire, individualise les idées en touchant les choses (1).

Aussi dans nos jugements nous rapportons tout, dit M. Béclard, à la sensibilité de la main, au toucher, qui devient ainsi la mesure la plus juste, l'arbitre le plus libre.

Enfin, la main, par son mouvement de supination, peut regarder le ciel et adresser nos vœux au Créateur.

Signe de l'intelligence dans la justice et dans la liberté, signe du génie créateur de l'homme et de ses aspirations, la main est donc aussi le signe de la puissance, de la distinction et de la prière.

IX. — A quoi doit-elle ces caractère ?

A son organisation.

« Dans cet organe, dit encore M. Guitton, la symétrie affecte la disposition la plus élevée ; nous voulons dire qu'elle se dédouble : ici au lieu d'un organe composé de deux moitiés semblables, nous avons deux organes identiques, composés de deux moitiés semblables.

« Cette double symétrie ne nous indique-t-elle pas déjà à l'avance la supériorité de l'organe dans lequel elle se manifeste, supériorité d'autant plus évidente que ce caractère est l'apanage exclusif de la main comparée aux autres organes des sens ? »

Appliquant ensuite cette loi à chacune des parties qui composent la main, il prouve anatomiquement que les muscles,

---

(1) Les gestes muets qui accompagnent les mots appelés si improprement *pronoms*, sont, dans toutes les langues du monde, les seuls signes qui puissent indiquer, déterminer, affirmer la présence réelle d'un individu ; sans eux la parole, inutile présent du ciel, ne se serait jamais développée en nous,

M. Chavée, dans sa *Lexiologie indo-européenne*, Paris, 1849, a établi nettement ce principe. p. 52 et 168. — Les études de physiologie du langage telles que M. Chavée les a exposées sont celles qui manquent encore au collége de France. Un cours de *Linguistique*, dans ses rapports avec l'*histoire naturelle de l'esprit humain*, est possible aujourd'hui, après tous les travaux des orientalistes français, anglais, allemands ; et c'est de tous nos vœux que nous appelons la fondation de cette chaire.

les os et les articulations de la main sont constitués corrélativement entre eux par rapport à cette double symétrie, dont l'axe est représenté, non pas, comme le dit M. Guitton, par le médius, mais par *l'axe même du médius* dont le point de départ est dans le grand os du carpe, centre de force égalant, par conséquent, un d'électricité.

De ce centre tirez antérieurement, c'est-à-dire par la face palmaire, une perpendiculaire à l'axe du médius.

Cette perpendiculaire passera par l'axe du pouce.

Ces deux axes partis d'un même centre représentent deux branches de compas ouvertes sous un angle de 90°; c'est, en effet, l'angle formé par l'écartement naturel de l'axe du pouce et de celui du médius.

Supposez maintenant que trois autres branches de compas fixées au même centre se dirigent l'une à droite par l'axe de l'indicateur, et les deux autres à gauche du médius par l'axe de l'annulaire et par celui de l'auriculaire, selon leur écartement naturel.

Alors, la pointe du compas, extrémité fixe de l'axe du médius, tournant sur elle-même, et les autres, mobiles, décrivant simultanément tout autour leur circonférence, nous aurons un ensemble de circonférences concentriques tel, que la circonférence décrite par l'axe du pouce sera la plus grande ; viendront ensuite celle de l'auriculaire, celle de l'indicateur et celle de l'annulaire.

Toutes ces circonférences sont entre elles comme le rayon qui les trace : le point central du médius, égalant un d'électricité, les rayons représenteraient deux de lumière et les circonférences trois de calorique proportionnellement à la longueur du rayon. Il semble aussi que ces rayons appartiennent à deux sphères d'action symétriques, l'une à droite et l'autre à gauche du médius ; les forces qu'ils représentent seront corrélativement de même nature, mais d'espèces différentes, les premières *actives* (positives) et les autres *passives* (négatives)

Il y a plus.

Chaque doigt représentant aussi à lui seul une sphère d'action dont l'axe est le centre, les muscles le rayon, et la peau la circonférence, il s'en suit nécessairement qu'en traçant ces quatre orbites concentriques principaux, la surface circulaire du bout de chaque doigt décrit en même temps, selon le mouvement de chacun de ces orbites, une sphère d'action subordonnée qui se meut sur elle-même, — sphère dont le centre est représenté par un atome chargé de un d'électricité, le rayon par un atome chargé de deux de lumière et la surface par un atome chargé de trois de calorique.

Arrêtons-nous, car nous entrons de plein pied dans le système du monde, et nous n'avons point la prétention d'en donner la théorie dans la main.

Mais pourquoi n'en serait-il pas ainsi?

S'il est vrai que la main de l'homme a, seule, entre tous les organes, la puissance de reproduire le fini dans ses rapports avec l'infini; — si c'est elle, qui, détachant notre être de tout ce qui l'entoure, creuse l'espace, établit l'étendue, mesure la distance; — si c'est elle seule qui exerce tous les arts, et réalise dans la matière toutes les formes, créant ces innombrables merveilles qui peuplent notre globe, dont elle nous a rendus capables de parcourir et de mesurer l'étendue; — si c'est elle qui fixe sur la feuille ou sur le granit la loi divine et la pensée humaine pour les transmettre aux générations futures; — si c'est elle qui, soulevant la pierre des tombeaux, où dormaient depuis tant de siècles ses propres œuvres primitives, fait revivre, sur le Nil et sur l'Euphrate, des nations qui n'avaient plus d'histoire; — en un mot, si la main de l'homme crée des merveilles semblables à celles de la main de Dieu, — dites : n'est-ce pas parce qu'elle est, non point le symbole, mais l'instrument du principe générateur, du principe créateur et du principe d'union ou d'amour, principes que l'homme a reçus pour sa part dans la distribution universelle de la vié, du mouvement et de l'être.

Or, l'effet est en rapport proportionnel avec sa cause.

Donc, si l'âme conçoit les mondes, c'est l'esprit qui les crée, c'est la main qui les représente en soi, dans sa propre structure : l'âme est le génie des mondes; l'esprit en est l'intelligence, et la main le prototype vivant.

X. — Maintenant, laissons de côté toutes ces considérations que nous abandonnons à la science et à l'art. Elles étaient pourtant nécessaires, car elles nous conduisent directement à notre but.

En effet, nous avons vu que chaque doigt est composé d'un axe central selon lequel il se partage en ses deux parties similaires; nous en tirons les conséquences suivantes :

1° L'axe du médius est la ligne de jonction des deux parties similaires de la main, dont la première se compose du pouce, *pollex*, comme centre de force, de l'indicateur comme rayon et de la moitié du médius comme circonférence; et la seconde, de l'autre moitié du médius comme circonférence, de l'annulaire comme rayon et de l'auriculaire comme centre de force secondaire.

Donc le pouce, comme centre de force principale, égale un d'électricité *active*; l'indicateur, comme rayon, deux de lumière *active*, et la moitié interne du médius comme circonférence, trois de calorique *actif*; mais la moitié externe du médius égale aussi trois de calorique *passif*, l'annulaire deux de lumière *passive* et l'auriculaire un d'électricité *passive*.

Nous avons vu que la première sphère d'action est plus grande que la seconde. De là les rapports proportionnels entre l'une et l'autre.

2° Chaque doigt représente aussi à lui seul une sphère d'action dont l'axe est le centre, le contenu le rayon, et la peau la surface.

Mais les bouts des doigts, surfaces génératrices, ne peuvent se superposer exactement; donc les sphères engendrées par cux seront variées de grandeur comme les surfaces. De là encore la variété de leurs rapports proportionnels.

3° L'extrémité de l'axe central de chaque doigt, ou, ce qui est la même chose, l'atome ou corpuscule de la surface du bout de chaque doigt, étant considéré à l'état agisssant ou dynamique, serait chargé de un d'électricité *est* ou *active*, variée d'espèce comme le sphéroïde d'action digital à laquelle il appartient, et selon la position relative de chaque doigt. L'atome ou corpuscule péripolaire contigu selon la direction intérieure de l'axe central, serait, au contraire, chargé d'électricité *ouest* ou *passive*. — Mais, comme toute surface sphéroïdale, la surface du bout de chaque doigt est partagée par son équateur en deux hémisphères subdivisés chacun en deux parties à la face antérieure de la main : l'une à droite, *sud* de la main, aurait ses corpuscules-rayons chargés de deux de lumière *active*; l'autre à gauche, *nord* de la main, de deux de lumière *passive*, tandis que dans le derme il y aurait relativement trois de calorique *actif* ou *passif*, etc.

Parmi les faits d'organisation caractéristique de la main, on a remarqué qu'elle a la faculté d'opposer le pouce à tous ses autres doigts; mais si l'on prend les deux mains, c'est un effet contraire qui se produit. Il apparaît plus aisé d'appliquer le coté gauche du pouce droit contre le côté droit du pouce gauche, que de faire l'opération inverse. Ce qui vient encore à l'appui de notre hypothèse sur les sphères d'action et sur leurs effets. Chaque main étant, prise isolément, un corps complet, présente, par rapport à l'autre, un phénomètre analogue à celui de deux aimants présentés l'un à l'autre par les pôles de nom contraire. Mais ce que l'on n'a pas remarqué, c'est qu'elle n'a pas la faculté d'opposer le côté gauche ou *passif* du pouce au côté gauche ou *passif* des autres doigts, et réciproquement. Si la main eût eu cette faculté, elle eût transmis au centre cérébral deux sensations distinctes, au lieu d'une, pour le même objet saisi.

Cette observation est donc de nature à confirmer l'existence réelle des trois forces essentielles, différentes, dans les parties distinctes de la surface sphéroïdale du bout des doigts (1). Il en est de même pour toutes les sphères d'action de l'organisme.

4° Conséquemment les atomes organiques qui se trouvent soumis à l'action de ces trois forces identiques de nature et différentes d'espèces, subiront des modifications diverses et variées; et il en résultera, dans cette partie, des séries corrélatives de mouvements concentriques et excentriques semblables aux mouvements *browniens*, c'est-à-dire des compositions et des décompositions chimiques, ou combinaisons atomiques incalculables, mais corrélatives à celles des trois forces organo-dynamiques essentielles. L'effet de ces combinaisons se manifeste dans cette partie par la surface sphérique de ces forces, c'est-à-dire par une chaleur sensiblement appréciable. Aussi cette partie de l'organisation se refroidira à mesure que ces combinaisons se ralentiront. — De là les sources infinies de la chaleur animale, dont on s'occupe aujourd'hui avec une ardeur bien légitime.

Les produits divers et variés de ces combinaisons, *gaz*, *liquides* et *solides*, toujours sous l'influence des compositions et des décompositions des trois forces essentielles, s'assimileront et se désassimileront par voie d'endosmose et d'exosmose. Et

---

(1) S'il en est réellement ainsi, on aura enfin le principe de l'explication de beaucoup de phénomènes relatifs aux sens et particulièrement à celui du toucher. Par exemple, dit M. Béclard, p. 845, « la main peut fournir une illusion assez singulière, dont on n'a jusqu'à présent donné aucune explication satisfaisante. Lorsqu'on promène sur une table un petit corps arrondi, une boule de cire, par exemple, avec la pulpe du doigt indicateur et celle du médius rapprochés l'un de l'autre, on sent bien distinctement un corps arrondi, et on ne sent qu'un seul corps ; mais si l'on engage l'indicateur sous le médius, de manière à placer le petit corps dans l'angle formé par la rencontre du bord externe de l'indicateur et du bord interne du médius, immédiatement il semble que l'axe touche *deux* corps arrondis au lieu d'*un*. On peut constater le même phénomène en croisant le médius avec l'annulaire, ou l'annulaire avec le petit doigt, ou le médius avec le petit doigt, ou l'indicateur avec le petit doigt, etc. »

Et bien, ce phénomène s'expliquerait d'une manière satisfaisante par la raison d'intervertissement des surfaces anatomiquement opposables, c'est-à-dire par le déplacement anormal des hémisphères symétriques des trois forces semblables.

Toutes les expériences de M. Weber sur le degré de sensibilité de la peau suivant les régions nous semblent devoir être vérifiées de nouveau d'après ce principe.

tous ces phénomènes invisibles s'engendreront selon l'étendue de la sphère d'activité dont il est question. — De là la rénovation moléculaire de la partie de l'organisation soumise à cette influence; de là la nutrition proportionnelle de cette partie.

Généralisons :

A chaque partie de l'organisme selon ses besoins, et en proportion de l'étendue de sa sphère d'activité anthropo-dynamique.

On conçoit que les angles formés par les *rayons-lumière* de la sphère anthropo-dynamique, angles correspondants à ceux des doigts donneront aussi leurs produits particuliers et plus spécialement des produits de désassimilation, c'est-à-dire des produits atomiques dont les forces anthropo-dynamiques seront passées à l'état physico-dynamique, comme, par exemple, les gaz, les liquides et les solides fétides qui s'éliminent par toutes les jointures des articulations, par tous les pores de la peau, par tous les orifices du corps, principes désorganisés qui forment l'atmosphère propre à chaque individu, atmosphère où domine l'acide carbonique, de même que l'atmosphère du végétal est chargé d'oxygène et d'acide azotique.

Or, tous ces phénomènes de composition et de décomposition, présupposent nécessairement la présence des *rayons-lumière* de la sphère anthropo-dynamique.

Que toutes ces opérations soient régulières, les mouvements excentriques et concentriques de la circulation artérielle et de la circulation veineuse s'accomplissent dans un rhythme normal et harmonieux; et l'organisme entier fonctionne dans toute sa force et dans sa liberté.

Bien entendu que ces phénomènes d'équilibre et d'harmonie se produisent spontanément, c'est-à-dire en vertu de la part de vie, de mouvement et d'être que chaque sphère atomique et chaque sphère anthropo-dynamique ont reçue au jour de la création.

5° Jusqu'ici nous n'avons considéré que l'axe des doigts du

côté antérieur ou de la paume de la main. Or, la surface extérieure ou dorsale de ce sphéroïde, représentant les deux autres
hémisphères, représenterait aussi les trois forces dans un état
correspondant de passiveté ou d'activité.

6° La main gauche donnerait aussi des phénomènes semblables à ceux de la main droite, mais, comme cette main,
dans une disposition symétriquement opposée.

7° Il faudrait encore tenir compte, dans cette complication
de sphères d'action, de celles du carpe, du métacarpe et des
doigts qui s'en détachent, chacun, en trois articulations,
leviers ou sphères d'actions mobiles, variées de structure et
de grandeur et unies chacune par leur axe commun. L'ongle
même est un plan d'appui pour l'exactitude de la pression sur
les objets explorés. Enfin, et comme dernière remarque, la main
fermée présente le plus haut degré de force qui lui soit propre, car la résultante de toutes les actions produites par toutes
les parties de la main passe par sa paume. — Rien n'est à négliger, toute chose doit avoir sa part d'action dans la production des phénomènes physiques et des phénomènes chimiques
que nous venons de déduire *à priori* du principe mathématique
de la force primordiale.

XI. — Mais c'est par l'action nerveuse qu'ils se produisent,
ces phénomènes; il y a donc dans la main des nerfs spéciaux
chargés de ces manifestations spéciales dans l'unité d'action
de l'individu.

Reproduisons les observations de M. Guitton sur ce sujet.

« DES NERFS DE LA MAIN. — La peau de la face *dorsale* de
la main reçoit deux nerfs fournis par le *radial* et par le *cubital :* ces deux filets nerveux sont très-petits et d'un volume à
peu près égal; il s'anastomosent sur la ligne médiane, et fournissent aux doigts cinq branches collatérales.

« Deux nerfs, beaucoup plus volumineux, prolongements du
cubital et du *médian*, sont destinés à la face *palmaire ;* et si le
cubital n'envoie que trois collatéraux, c'est parce qu'il fournit

seul à tous les inter-osseux, l'adducteur du pouce y compris.

« Le volume de ces nerfs palmaires, comparé à celui des nerfs dorsaux, est tellement disproportionné, que M. de Blainville en fut vivement frappé, lorsqu'un jour nous lui présentâmes une préparation de leur renflement. A vrai dire, la plupart des anatomistes ont attribué cette différence à un épaississement du névrilème, mais sans doute ils n'avaient pas réfléchi à l'usage de ces nerfs; non-seulement ils sont remarquables par leur volume, mais en outre ils vont en grossissant d'une manière frappante à mesure qu'ils approchent de leur terminaison; de plus, ils donnent naissance à une multitude de rameaux déliés et terminés brusquement par des renflements sur lesquels nous avons besoin d'insister.

« *Des renflements nerveux de la paume de la main.* — Il y a plusieurs années déjà, nous avons signalé ces renflements nerveux à l'attention des anatomistes et des physiologistes. Cette importante découverte passa inaperçue; quelques-uns la rejetèrent, d'autres soutinrent et soutiennent encore aujourd'hui que ces prétendus renflements nerveux ne sont autres que des vésicules graisseuses. M. Cruveilhier, plus réservé, leur accorda une place dans son *Traité d'anatomie humaine*, en ajoutant toutefois qu'ils n'étaient peut-être que l'effet de pressions réitérées, parce qu'on ne les trouvait pas chez les enfants. Mais ne pouvait-on pas observer que la plante du pied, l'endroit où ils sont plus nombreux et plus volumineux, est précisément celui qui ne doit jamais toucher le sol, c'est-à-dire la concavité où le chatouillement devient si promptement douloureux et insupportable, et que, chez le fœtus, leur blancheur plus prononcée les distingue si bien des pelotons graisseux, rougeâtres au milieu desquels ils sont suspendus, que c'est à cette disposition que nous devons de les avoir aperçus pour la première fois?

« Ces renflements nerveux sont blancs, ovoïdes, de la grosseur d'un grain de millet; ils flottent au milieu du tissu cellulaire graisseux sous-cutané, la peau de l'éminence thénar en est complètement dépourvue ; ils sont très-abondants à la racine et à l'extrémité des doigts ; ils y offrent même un phénomène remarquable, ils sont disposés par groupes de trois, quatre ou cinq, accolés et suspendus en grappes à un même filet nerveux. Ils terminent la branche qui les supporte. Leur dureté ,leur résistance sous le scalpel permettent à celui qui les dissèque de les distinguer facilement des houppes graisseuses. Outre leur couleur blanche, leur forme ovoïde et leur consistance, le microscope permet de constater l'homogénéité de leur tissu et sa continuité avec celui du nerf dont ils ne sont qu'un épanouissement : d'ailleurs, la macération dans l'acide nitrique, en teignant les nerfs en jaune, lève toute espèce de doute à ce sujet.

« Ces renflements existent à tous les âges, même chez le fœtus à sa naissance. Les mains des idiots de naissance en sont peu garnies. Sur la main des nègres, ils nous ont paru moins nombreux et moins volumineux que sur celle des blancs.

« La face palmaire des singes en présente encore une assez grande quantité. Les recherches les plus minutieuses ne nous ont pas permis de découvrir aucune trace de ces renflements sur l'aile des Cheiroptères, dont les nerfs sont cependant si développés et si importants : aussi, en concluons-nous, malgré les ingénieuses expériences de Spallanzani, que la face palmaire de ces ailes n'est douée que d'un tact d'une sensibilité très-remarquable, il est vrai, mais non encore du toucher ; leur cerveau est en même temps aussi lisse que celui des Oiseaux. Nos recherches sur les faces palmaires des Phoques ont également été infructueuses.

« Nous en avons découvert quelques-uns dans la plante de l'Ours brun ; nous n'oserions affirmer en avoir aperçu dans les pelotes élastiques du Chat et du Chien.

« Ces renflements nerveux, que la plupart des anatomistes rejettent encore aujourd'hui, sont cependant bien dignes de fixer notre attention. Ne nous expliquent-ils pas, en effet, la sensibilité si exquise et toute particulière de la paume des mains et de la plante des pieds, les seules parties qui en soient pourvues (1)? Ne nous donnent-ils pas le mot de l'énigme si incompris jusqu'ici, comment ces deux parties de la peau, douées de la plus haute sensibilité (plante et paume), sont précisément celles où l'organe protecteur, l'épiderme, offre la plus grande épaisseur.

« Aurons-nous besoin maintenant d'avoir recours à d'autres hypothèses pour expliquer le mal que peut produire le chatouillement de la plante des pieds? Pourquoi le chirurgien se refuserait-il donc à voir la cause du tétanos dans la piqûre d'un de ces renflements? N'expliquent-ils pas suffisamment la douleur du panaris, cette douleur si intense qu'elle prive le malade de sommeil, lui donne une agitation et une fièvre nerveuse, et quelquefois du délire? La petite tumeur de la paume de la main connue en chirurgie sous le nom de névrôme, et dont la compression est si douloureuse, ne serait-elle autre que le développement pathologique d'un de ces renflements? N'est-il pas remarquable que le fourmillement, ce phénomène si singulier, se manifeste surtout dans les parties pourvues de ces renflements?

« Interrogez avec attention une personne privée d'un membre, et elle vous apprendra, si vous l'ignorez, les parties pourvues de ces renflements, en vous les précisant comme le siége des douleurs les plus vives qu'elle ressent dans le pied ou la main absente, soit pendant la veille, soit pendant le sommeil (2).

« Comment nier plus longtemps une pareille découverte, quand tous les faits anatomiques, physiologiques et pathologiques viennent ainsi le confirmer?

(1) Nous verrons plus loin qu'on en a trouvés dans beaucoup d'autres parties.

(2) N'est-il pas plus probable que la plupart de ces phénomènes se produisent dans les papilles nerveuses, organe de la *sensibilité*, plutôt que dans les renflements nerveux, organes de mouvement et de toucher?

XII. — Tel est l'ensemble des études faites par M. Guitton sur ces renflements nerveux, organes de *toucher*, bien distincts des *papiles*, organes de *tact*.

Or, c'est dans ces éléments anatomiques, pour la plupart infiniment petits, que se trouve la résolution du problème que nous avons posé; il importe donc de nous y arrêter un moment, et d'exposer préliminairement l'état actuel des connaissances anatomiques et physiologiques sur ce sujet. Les personnes étrangères à ces sortes d'études seront, en même temps, suffisamment renseignées pour s'intéresser avec intelligence à cette question essentiellement humanitaire.

Corpuscules du toucher. — Découverts en 1832, par MM. Andral, Camus et Lacroix, l'existence de ces renflements ne fut point contestée. Mais on niait qu'ils fissent partie intégrante des nerfs. C'est à M. Guitton que l'on doit d'avoir définitivement établi en 1843, que ces renflements sont accolés ou suspendus en grappes de trois, quatre ou cinq corpuscules à un même filet, dont ils forment les éléments extrêmes; c'est à lui aussi que l'on doit d'avoir constaté que le degré d'intelligence est en rapport avec la quantité, la rareté ou l'absence de ces corpuscules (1).

C'est aux patientes recherches de Paccini (1835-1840), de Henle et de Kœlliker (1844), que l'on doit des notions beaucoup plus étendues et plus précises sur ces renflements connus aujourd'hui sous le nom de *corpuscules de Paccini*. On lit dans la *Note sur les corpuscules gangliformes de Paccini*, par M. Denon-

(1) Il paraît, dit M. Denonvilliers, que, dans l'espèce humaine, ces renflements et leur volume sont susceptibles de varier; et, chose bien remarquable, ces variations ne paraissent pas sans quelque rapport avec l'état du système nerveux. Frappé de la facilité avec laquelle M. le docteur Falret, médecin de la division des idiotes à l'hospice de la Salpétrière, reconnaissait ces malheureuses et diagnostiquait leur état intellectuel *à la simple inspection de leurs mains*. M. Guitton eut l'idée de rechercher si les divisions terminales des nerfs n'avaient pas subi quelque modification correspondante à la déformation des extrémités supérieures : quel ne fut pas son étonnement de trouver, chez les idiotes de naissance seulement, les corpuscules gangliformes si petits et souvent si rares que, pendant quelque temps, il put croire à leur absence complète, et qu'il lui fallut des dissections très-attentives pour s'assurer qu'ils ne manquaient pas entièrement.

villiers, insérée dans les *Archives d'Anatomie*, Paris, 1846, tous les détails qui concernent cette intéressante découverte désormais acquise à la science.

« Dans son premier mémoire, Paccini constate l'abondance de ces corpuscules à la *face palmaire de la main*, où on les trouve en grand nombre et par groupes surtout *dans les espaces interdigitaires* et *à la partie collatérale des doigts;* il reconnut aussi leur présence à la face plantaire du pied, depuis le talon jusqu'à l'extrémité des orteils. Il les désigne sous le nom de *ganglions du toucher.*

« Dans son second mémoire, Paccini reconnaît que ces corpuscules existent toujours, et sans exception, non-seulement chez l'homme adulte, mais aussi chez les embryons et chez les enfants : chez l'adulte, ils ont une grandeur moyenne de un tiers de millimètre à deux millimètres. C'est vers l'extrémité du métatarse et du métacarpe, dans le point où le nerf médian, le cubital et les plantaires se partagent en rameaux destinés aux orteils ou aux doigts, qu'ils acquièrent le plus de volume; c'est, au contraire, au bout des doigts qu'ils ont les moindres dimensions. On en rencontre en outre, rarement à la vérité et en petit nombre, qui adhèrent au plexus sacré, au nerf crural et à quelques-unes des branches nerveuses qui animent les téguments du bras et de l'avant-bras. Près du plexus épigastrique et sur le trajet des ramifications voisines, ils sont assez nombreux et aussi gros que ceux des extrémités. L'âge paraît apporter quelques différences dans leur volume, et l'on en trouve chez le fœtus, assure Paccini, de si petits qu'on à peine à les saisir à l'œil nu; il pense aussi que les corpuscules sont *plus développés chez la femme que chez l'homme,* particulièrement quand la constitution est nerveuse. Leur nombre absolu est impossible à fixer d'une manière rigoureuse, à cause de la difficulté de les découvrir et de les préparer tous; on peut seulement affirmer qu'ils sont très-multipliés, puisque Paccini en a pu compter de *soixante à deux cents sur une seule main.*

« Qu'ils soient isolés ou groupés, collés aux nerfs ou éloignés

d'eux par un intervalle plus ou moins sensible, ils s'y rattachent constamment par un lien intermédiaire ou pédicule qui
se détache de la branche nerveuse sous un angle variable. Ce
pédicule plus ou moins long, mince, tordu, quelquefois bifurqué, semble s'enfoncer dans chaque corpuscule et y pénétrer
sous forme d'un prolongement conique (prolungamento conico),
égal en longueur au quart et même à la moitié du diamètre du
corpuscule. Le pédicule est transparent, il en est de même du
prolongement, qui tranche ainsi sur la substance opaque du
corpuscule.

« Dans toute la partie de leur travail qui traite des capsules
ou membranes d'enveloppe du canalicule central des corpuscules, Henle et Kœlliker ne s'éloignent presque en rien de la
description donnée par Paccini, car ils n'ont trouvé que fort
peu à y ajouter, moins encore à y corriger, et rien à en retran-
cher.

« Ils commencent donc par établir que les corpuscules de
Paccini se trouvent chez l'homme à tout âge, à partir de la
vingt-deuxième semaine de la vie fœtale, et chez beaucoup de
mammifères. Leur siége de prédilection est l'extrémité de la
main et du pied. On en peut compter chez l'homme de *cent
cinquante à trois cent cinquante* sur un seul membre ; mais
on les rencontre aussi sur d'autres nerfs sensitifs cérébraux-
spinaux, ainsi que sur le grand sympathique, dans le mésentère, par exemple, et dans le mésocolon, autour du pancréas.

« Dans ce dernier point, en particulier, ils sont fort nombreux
chez les chats. Les petits corps indiqués par M. Lacauchie
comme des organes lactés et des dépendances du système
chylifère, et la série transparente qui en occupe le centre n'est
pas due, comme l'auteur l'avait cru à tort, à une cavité vasculaire.

« Les corpuscules présentent d'ailleurs des formes très-
variées : elliptiques, ovales, obovales, en croissant ou réni-
formes, ils ont de 0,66 à 1,20 de ligne en longueur, et de 0,45

à 0,60 en largeur ; ils sont demi-transparents, luisants à leur surface, et comme percés à leur centre.

« Quelque soit leur siége, leur texture offre les particularités suivantes : chacun d'eux est composé de quarante à soixante feuillets très-minces, disposés autour d'un canal ou d'une cavité centrale comme autant de cornets emboités les uns dans les autres. Chaque feuillet est lui-même constitué par deux couches de tissu fibro-cellulaire : une extérieure, à fibres longitudinales. Entre chacun de ces feuillets se trouve un peu de liquide albumineux ; d'autant moins abondant que l'on se rapproche davantage de l'intérieur des corpuscules, ce qui dépend de l'emboîtement plus serré des cornets ; çà et là les feuillets paraissent réunis par des cloisons partielles qui interceptent des espaces vides dans lesquels le liquide est contenu : c'est ce que l'on rencontre principalement du côté opposé au pédicule. Le feuillet le plus extérieur contracte des adhérences avec les parties voisines à l'aide d'un tissu cellulaire assez fin ; il donne également passage à des vaisseaux qui pénètrent jusque dans le corpuscule.

« Quant au canal ou à la cavité qui est placée dans l'axe de chaque corpuscule, il renferme un liquide semblable à celui qui est contenu dans les espaces intermembraneux ; dans ce liquide se trouve un filet qui n'est, comme les auteurs le démontrent, qu'une fibre nerveuse primitive.

« L'examen de cette partie centrale du corpuscule est le point vraiment original du travail de Henle et Kœlliker, et celui à l'étude duquel ils ont consacré le plus de soin. Ils établissent d'abord que les corpuscules de Paccini présentent, sous le rapport de leur texture intime, les plus grandes analogies quel que soit d'ailleurs leur siége, soit qu'ils occupent le trajet d'un nerf cutané de la main ou du bras, ou qu'ils se trouvent accolés dans le mésentère à un filet du grand symphatique. Le filet central de tout corpuscule provient constamment du tronc ou du rameau nerveux situé près de lui ; après avoir pénétré dans le pédicule, il le parcourt dans son milieu, en décrivant de légères ondulations, traverse ensuite son prolongement ; puis pénètre et s'enfonce dans la capsule centrale. Dans le pédicule, le filet central est enveloppé de faisceaux denses de tissu cellulaire qui lui sont parallèles ; dans le corpuscule, il devient libre au milieu de la capsule dont il ne remplit pas entièrement la cavité.

« Aussitôt que la fibre nerveuse est parvenue dans la capsule centrale du corpuscule, on la voit changer de forme et se présenter, suivant la position du corpuscule, sous deux aspects différents : tantôt comme une ligne pâle, de dimensions sensiblement égales dans toute sa longueur, non moins larges que la fibre du pédicule, de 0,006 chez l'homme, de 0,003-0,006 chez le chat ; tantôt comme une ligne, de dimensions encore égales, mais plus faibles, ne dépassant pas en diamètre 0,004, limités par des bords foncés, et ayant l'apparence d'une fibre nerveuse très-fine. Ce qui est digne de remarque, c'est qu'en faisant rouler un corpuscule autour de son axe longitudinal, la même fibre peut paraître tantôt sous l'une, tantôt sous l'autre forme : de là les auteurs concluent que la fibre corpusculaire est plate, et qu'elle paraît large ou étroite, pâle ou foncée, suivant qu'elle tourne en haut sa face ou l'un de ses bords. Ils ajoutent que la substance, ou, si on peut le dire, le contenu de cette fibre, possède, comme la graisse et le contenu des tubes nerveux, la propriété de réfracter fortement la lumière ; de même que la graisse offre des bords foncés ou pâles, suivant qu'elle est en globules ou en gouttes fondues, parce que le milieu réfringent est, dans le premier cas, condensé par une épaisse couche, tandis que, dans le second, il ne forme qu'une couche mince ; de même nous voyons les bords du nerf en question clairs, s'il est couché à plat et si la lumière n'a à traverser que son petit diamètre ; foncé, au contraire, s'il est placé de champ et si la lumière le traverse dans son plus grand diamètre. Dans des cas rares qui peuvent passer pour des exceptions, les contours des nerfs de la capsule centrale étaient alternativement pâles et foncés, sans que cependant les diamètres de la fibre nerveuse fussent pour cela changés.

« L'aplatissement n'est pas le seul changement que la fibre nerveuse éprouve dans le corpuscule. Elle diminue aussi de volume, à tel point que le plus grand de ses diamètres reste encore inférieur à celui de la partie cylindrique contenue dans le pédicule : aussi peut-on se demander si la fibre nerveuse ne subit pas tout à coup une déperdition en quittant le pédicule, de sorte que c'est une partie seulement de cette fibre qui pénètre dans la capsule centrale.

« Quel est le mode de terminaison de la fibre nerveuse corpusculaire ? Pour l'examen de cette question ardue, Henle et Kœlliker employèrent de préférence les corpuscules du chat. La préparation à laquelle ils eurent recours et qu'ils conseillent est la suivante : ouvrir la capsule à l'aide d'un petit scalpel très-pointu, en écarter les bords avec précaution, et, s'il est possible, sans déchirer ses lames les plus profondes. Quand cette manœuvre est heureusement exécutée, on arrive à extraire du corpuscule un cordon cylindrique, mince, tout à fait transparent, composé du filet central et d'une enveloppe ténue à travers laquelle les caractères de la fibre nerveuse sont beaucoup plus facile à saisir et s'aperçoivent bien plus nettement que sur les corpuscules entiers. C'est à l'aide de cette préparation que les auteurs purent constater et établir comme un fait constant : 1° que la fibre corpusculaire se termine par un renflement arrondi; 2° qu'elle se subdivise très-souvent avant de se renfler, de sorte qu'un seul corpuscule renferme deux renflements terminaux. Cette dernière disposition est tellement fréquente que les auteurs la considèrent comme une simple variété de l'état normal.

« Dans les cas nombreux observés par Henle et Kœlliker, le renflement terminal s'est présenté avec des formes diverses : tantôt il était constitué par un léger élargissement de la fibre plate, tantôt son diamètre dépassait du double ou même davantage celui de cette fibre; sa figure était le plus souvent celle d'une poire ou d'une boule, confondue insensiblement avec la fibre dans le premier cas, s'en séparant d'une manière assez tranchée dans le second ; d'autres fois il était parcouru par des lignes longitudinales, de manière à ressembler à une pyramide renversée à trois ou quatre côtés, ou bien il représentait exactement un bouton. Les contours de ces renflements étaient le plus souvent tranchés ; quelquefois pourtant on les trouvait plus pâles encore que ceux du reste de la fibre corpusculaire. Leur tissu se montrait tantôt finement granuleux et foncé, tantôt plus homogène et pâle, tantôt alternativement granuleux et égal ; dans tous les cas, les granules étaient très-fins. Pour ce qui est de leurs rapports avec les capsules, dans quelques cas les renflements étaient en contact serré avec leur fond ; mais le plus souvent ils s'en trouvaient à une certaine distance et libres dans leur cavité.

« Un point également intéressant que les auteurs ont étudié avec soin, c'est la mode de division ou de bifurcation de la fibre corpusculaire, mode de division qui présente de nombreuses variétés, depuis la simple excroissance latéral du renflement terminal, jusqu'à la division de la fibre blanche elle-même en rameaux de 0,02-0,05^m de longueur. Les petites excroissances latérales n'avaient, dans les cas où elles ont été observées par Kœlliker, ni situation ni forme déterminée ; arrondies, en forme de bouton ou de poire, elles siégeaient, tantôt à l'extrémité même du renflement, tantôt sur les côtés, on en comptait ordinairement deux, rarement trois, et leur grosseur, d'ailleurs variable, ne dépassait jamais 0,004^{mm}. Lorsque la fibre corpusculaire se divisait en rameaux, ceux-ci présentaient d'un bout à l'autre les mêmes caractères que la fibre elle-même, c'est-à-dire qu'ils étaient aplatis et pâles, quoique à contours tranchés, et que chacun d'eux se terminait par un petit renflement ; leur largueur était un peu moindre, et leur trajet un peu plus flexueux. Deux fois seulement un des rameaux se bifurquait, de telle sorte qu'on trouvait, dans un

seul corpuscule et pour une seule fibre, trois renflements terminaux. »

— Ces expériences, vraiment *ardues*, sont entourées des
plus fines observations. Elles ont mis en lumière, enfin, un des
faits anatomiques les plus abscondés, les plus puissants, les
plus merveilleux de l'économie : ce renflement terminal de la
fibre primitive logée dans la capsule centrale de l'organe du
toucher, ses situations diverses, ses bifurcations, ses formes
singulières, ses teintes lumineuses variées, sa surface lisse ou
granuleuse, toutes ces particularités font présumer que chaque
fibre terminée par un renflement spécial, appartient aussi à un
ordre de fonctions spéciales distinctes. Cette étude a-t-elle été
faite ? Nous ne le pensons pas. Elle serait, ce nous semble,
bien nécessaire pour faire enfin connaissance intime avec la
physiologie de ces corpuscules, éléments primordiaux de la
vie animale et de la vie végétative.

XIII. — Cependant M. Béclard, examinant cette question au
point de vue physiologique, s'exprime de la manière suivante,
page 852 :

« *Du cours des tubes nerveux,* — *Origines et terminaisons.* —
Les tubes nerveux qui entrent dans la composition des nerfs
s'accolent les uns aux autres. L'inspection microscopique
montre que les tubes nerveux ne commencent point ou ne
finissent point dans le nerf, mais qu'ils se prolongent dans leur
continuité depuis l'axe central d'où ils émanent, jusqu'à l'organe dans lequel ils se répandent. Accolés dans les nerfs, ils
ne communiquent point les unes avec les autres. Lorsqu'une
branche se détache d'un nerf pour se porter à un autre, c'est-
à-dire, lorsque deux nerfs s'anatomosent, les tubes ne s'abou-
chent point entre eux, comme les vaisseaux sanguins ; ils
passent simplement d'une branche à l'autre, en continuant,
dans la nouvelle branche à laquelle ils s'accolent, leur trajet
indépendant.

« Comment les tubes nerveux qui ont cheminé dans les nerfs se comportent-ils dans les centres nerveux (moelle et cerveau)? Rien n'autorise à admettre que les tubes nerveux primitifs présentent des extrémités libres : toutes les observations, au contraire, démontrent que ces tubes sont partout continus à eux-mêmes. On ne trouve dans les centres nerveux que des accolements ou des circonvolutions de tubes nerveux, mélangés avec les cellules (s'abouchant avec elles) sans solution de continuité.

« Comment les nerfs se terminent-ils à la périphérie? Les tubes nerveux ont-ils des extrémités *libres* dans les organes, ou bien se réfléchissent-ils par des *anses* de retour pour revenir vers leur point de départ?

« On a cru pendant quelque temps que la disposition en anses était général. On l'avait constaté dans les papilles de la peau, et on croyait être certain qu'elle se montrait dans les muscles; mais, ainsi que nous l'avons dit précédemment, ces anses ne sont vraisemblablement pas le dernier terme de la distribution périphérique des tubes nerveux. On sait d'ailleurs positivement que les tubes nerveux se terminent par des extrémités libres, légèrement renflées dans les corpuscules de Paccini, qui existent à la peau de la main et à la plante du pied.

« Les terminaisons périphériques des nerfs n'ont pas été étudiées avec autant de soin dans les autres tissus, et la science laisse encore à désirer sous ce rapport. On a constaté dans beaucoup d'organes que les tubes nerveux primitifs, arrivés à l'état d'isolement (après les divisions successives du tronc nerveux), se dépouillent de leur gaîne, de telle sorte que l'axe central lui seul présenterait l'extrémité terminale. »

—Ainsi, ces renflements nerveux que Henle et Kolliker ont étudiés anatomiquement avec toute l'attraction que justifie leur importance, n'ont point été pris en considération dans le traité de physiologie de M. Béclard, qui s'est attaché plus particulièrement à faire connaître l'organe du tact.

XIV. — *Corpuscules du tact* ou *papilles nerveuses*. — M. Béclard a résumé les dernières découvertes faites à ce sujet, p. 836.

Il dit :

« Les véritables organes du toucher *(tact)* sont les *papilles*, saillies situées à la superficie du derme, constituées, comme le derme auxquel elles appartiennent, par un tissu cellulo-fibreux assez résistant, dans l'intérieur duquel circulent des vaisseaux et des nerfs. MM. Wagner et Kœlliker ont dernièrement constaté que toutes les papilles cutanées ne reçoivent pas de nerfs comme on l'avait cru jusqu'à présent. Par conséquent il y a des papilles *tactiles* et des papilles qui ne le sont point. — M. Meissner a décrit aussi dans les papilles pourvues de nerfs un renflement particulier. M. Wagner attribue à ce renflement la nature nerveuse, et il suppose qu'il n'est que l'extrémité terminale, renflée, des tubes nerveux primitifs. M. Kœlliker a montré que ce renflement, qui a la forme d'une sorte de petite pomme de pin, est situé, il est vrai, dans toutes les papilles *pourvues de nerfs;* mais que les nerfs ne s'y terminent point : ceux-ci, réduits à leurs éléments primitifs, circulent autour de la papille s'appliquent simplement sur le petit corps dont nous parlons et se terminent soit par des anastomoses en anses, soit par des extrémités libres. Le petit renflement placé dans les papilles pourvues de nerfs est constitué par un tissu fibreux plus résistant que celui qui compose le reste de la papille, M. Kœlliker lui donne pour usage de servir de *soutien* au filet nerveux au moment du toucher, et d'empêcher ce filet de céder ou de *fuir,* pour ainsi dire, sous les impressions tactiles. Ce petit corps, qui existe dans toutes les papilles *sensibles*, aurait une certaine analogie, quant au rôle qu'il joue, avec les ongles (1). On sait que ceux-ci, en effet, dans le toucher de la main, contribuent à l'exactitude de l'application de la pulpe

---

(1) Ce sont ces *petits corps* d'appui, que l'on avait pris, jusqu'à ces derniers temps, pour les *corpuscules du tact,* et qui, en réalité, ne seraient pas plus sensibles que les ongles.

du doigt sur les objets explorés, en formant un point de soutè-
nement opposé à la compression.

« Les papilles de la peau sont donc, les unes pourvues de
nerfs, les autres pourvues de vaisseaux. Les papilles pourvues de corpuscules sont les seules qui reçoivent des nerfs ; les
papilles dépourvues de corpuscules sont les seules qui reçoivent
des vaisseaux.

« Les papilles de la face palmaire des doigts ont en moyenne
0^{mm},05 de longueur : il y en a dans cette région cinquante environ par millimètre carré de surface. M. Meissner calcule
qu'il y a une papille nerveuse sur quatre papilles.

« Les papilles cutanées sont très-visibles à la langue, où
l'épiderme leur forme une sorte d'étui, et leur *conserve* aussi
leur indépendance. Partout ailleurs les papilles de la peau sont
couvertes plus ou moins complétement par l'épiderme, de manière que leur individualité disparaît. A la paume des mains,
et particulièrement à l'extrémité palmaire des dernières phalanges, elles sont disposées suivant des lignes courbes qui
forment des séries concentriques visibles à l'extérieur. Dans
les autres points de la peau, elles sont irrégulièrement distribuées, et tout à fait dissimulées par l'épiderme.

« La peau seule peut nous donner ce que l'on pourrait appeler
les notions *délicates* du toucher. M. T. Weber a démontré par
l'expérience directe sur l'homme (dont le bras et l'avant-bras
dénudés par un phlegmon présentaient les muscles à nu), que
les parties dépourvues de peau ne ressentent point les impressions du toucher, ni même des pressions faibles. Il faut comprimer les muscles assez énergiquement pour que leur sensibilité entre en jeu. Les différences de température de l'eau,
entre 0° et 40°, ne sont point ressenties. Lorsque l'eau est à
une température plus élevée, le patient éprouve simplement
un sentiment de douleur.

« Les nerfs sensibles, touchés partout ailleurs qu'à leur extrémité périphérique dans la peau, ne donnent point les sensations du toucher, mais celle de la douleur ; et de plus, la

détermination du lieu de la douleur ne correspond point au lieu ou le nerf cutané est impressionné sur son parcours. Le sentiment de la douleur est rapporté en un certain point qui correspond à la terminaison périphérique des filets nerveux du nerf; en d'autres termes, c'est la partie dans laquelle se termine le nerf sensible qui *souffre*. Submergez complètement le coude et les parties voisines du bras et de l'avant-bras dans de l'eau à 0°, au bout de quelques instants vous ressentirez dans les doigts, non pas un sentiment de température, mais un sentiment de douleur principalement par les branches terminales du nerf cubital dans les derniers doigts. Le nerf cubital est, en effet, assez superficiel au coude et facilement accessible, par conséquent, au refroidissement. Chacun sait pareillement que, *quand on froisse ou que l'on comprime le nerf cubital à son passage derrière l'épitrochlée, on ressent immédiatement une douleur vive dans le petit doigt et l'annulaire*. Lorsque les amputés souffrent dans leurs moignons, la douleur nerveuse est rapportée aux extrémités périphériques du nerf du moignon, et par conséquent dans le membre qui lui fait défaut. Ces faits ne doivent pas être perdus de vue en pathologie. Ils nous expliquent pourquoi la partie *dite douloureuse* par le patient n'est pas toujours celle où siége le mal. »

— Cela est vrai; mais ne serait-il pas utile aussi de s'assurer si, dans le moignon, il ne s'est pas engendré de nouvelles papilles sensibles à l'extrémité des nerfs coupés?

Quant à l'observation de la douleur ressentie dans le petit doigt et dans l'annulaire, consécutive à une pression sur le trajet du nerf cubital derrière l'épitrochlée, elle nous apprend bien que ces deux doigts reçoivent des rameaux du nerf cubital, et que l'on doit éviter de se heurter en cet endroit : voilà tout. — Mais a-t-on jamais observé qu'une légère pression faite par l'extrémité de l'axe du pouce, de l'indicateur, du médius, de l'annulaire et de l'auriculaire de la main droite sur cette partie du nerf cubital, produit des sensations très-distinctement différentes entre elles dans l'annulaire et dans l'auriculaire de la main gauche de la personne soumise à cette expérience? A-t-on jamais observé que d'autres espèces de sensations se manifestent aussi presque instantanément dans ces deux doigts, lorsque la pression sur le cubital est exercée par l'une ou par l'autre partie latérale du bout de chacun des cinq doigts? A-t-on fait ces expériences sur tout autre nerf, et spécialement sur les nerfs des autres sens, où l'on observe, à la suite de ces pressions, des sensations analogues, très-diverses et très-variées? Ajoutons que ces résultats ne sont plus les mêmes si la pression digitée se fait par la main droite sur la droite, par la main gauche sur la gauche, etc. Et, ce qui est fort remarquable dans ces expériences, c'est qu'une sensation excitée sur un point se condense diversement avec la suivante, ou bien se détruit ou guérit par celle qui la remplace, etc. — Non, tous ces phénomènes physiologiques, que chacun peut vérifier pourtant, n'ont jamais été observés. — Mais n'entrons point encore dans le domaine des réalités de notre hypothèse; l'espace demande à être plus largement éclairé.

XV. — Déjà tous les documents que nous venons de produire font pressentir qu'il y a quelque chose au delà des connaissances acquises sur ce sujet.

Afin de compléter l'ensemble des faits physiologiques dont la connaissance est indispensable pour préparer la solution de la question que nous avons posée, il convient encore de se rendre compte de la distinction des fibres nerveuses, du mode de transmission des impressions et des réactions consécutives. Or, M. Béclard a aussi exposé avec beaucoup de clarté, le résumé des notions admises aujourd'hui d'après les découvertes les plus récentes (p. 861 et 854).

1° *De la distinction des fibres nerveuses motrices et des fibres nerveuses sensitives dans l'axe cérébro-spinal.* — L'auteur rappelle en note que de la moelle épinière rayonne, sous quatre angles, trois espèces de faisceaux nerveux :

1° Les *faisceaux postérieurs* comprenant l'espace qui existe entre le sillon médian postérieur de la moelle et la ligne d'insertion des racines postérieurs.

2° Les *faisceaux antérieurs* de la moelle comprenant l'espace qui existe le sillon médian antérieur de la moelle et la ligne d'insertion des racines antérieures.

3° Les *faisceaux latéraux* comprenant l'espace qui existe, sur les côtés, entre les deux lignes d'insertion des racines antérieures et des postérieures.

Il décrit le procédé d'expérimentation ; puis il dit :

« En agissant avec toutes les précautions convenables sur une moelle mise à découvert et intacte, on constate que les *faisceaux* (ou cordons) *postérieurs* de la moelle sont *sensibles*, tandis que les *faisceaux* (ou cordons) *antérieurs* sont tout à fait *insensibles* : tous les expérimentateurs sont d'accord sur ce point.

« L'excitation des *faisceaux latéraux* fait naître de la douleur et du mouvement, comme celle des nerfs mixtes ; d'où on peut conclure que les tubes nerveux d'ordre différent ne marchent point ici à l'état d'isolement, mais qu'ils sont plus ou moins mélangés entre eux.

« Dans la moelle, le siége de la sensibilité et du mouvement est moins nettement tranché que dans les racines des nerfs rachidiens. Dans l'encéphale, les tubes nerveux irradiés de la moelle traversant un certain nombre de renflements (cervelet, protubérance annulaire, tubercules quadrijumeaux, couches optiques, corps striés), et viennent enfin s'épanouir dans les hémisphères cérébraux. Ici, les éléments nerveux du mouvement et ceux de la sensibilité sont plus intimement mélangés ; aussi, dans les expériences sur les animaux vivants, l'excitation des divers renflements encéphaliques (bulbe rachidien, protubérance, pédoncules du cervelet et du cerveau, couches optiques et corps striés) réveille à la fois la sensibilité et le mouvement en presque tous les points.

« En résumé, et d'une manière générale, la substance grise prise dans les divers points des centres nerveux (substance grise de la moelle, substance grise des hémisphères cérébraux et du cervelet, substance grise interposée au milieu des divers renflements encéphaliques) paraît insensible à l'excitation directe ; et pourtant elle peut conduire les impressions sensitives. D'une autre part, la substance blanche est sensible dans certains points à l'excitation directe (cordons postérieurs de la moelle, racines postérieurs des nerfs, certaines portions blanches des renflements encéphaliques). Dans d'autres points, la substance blanche est insensible, mais son excitation entraîne le mouvement des organes auxquels elle correspond (cordons antérieurs de la moelle, racines antérieurs des nerfs, certaines portions blanches des renflements encéphaliques). Enfin, dans la masse principale de l'encéphale (hémisphères cérébraux), la substance blanche est tout à la fois insensible et incapable de déterminer le mouvement sous l'influence des excitants. Nous trouvons ici une masse pourvue de propriétés spéciales rappelant celle des nerfs des organes des sens.

« MM. Jacubowitch et Owsjannikoff ont tout dernièrement (1855) soumis à l'Académie des sciences de Saint-Pétersbourg une série de recherches microscopiques sur l'origine des nerfs, dans lesquels ils se sont proposé de démontrer qu'il y a dans l'encéphale, ainsi que dans la moelle, deux classes de *cellules nerveuses*, différant les unes des autres anatomiquement et physiologiquement. Les cellules avec lesquelles communiqueraient les tubes nerveux du mouvement, seraient de *grandes cellules*, d'un diamètre trois ou quatre fois plus considérable que celui des autres. Les cellules des tubes nerveux de sensibilité seraient *beaucoup plus petites*, claires, gris-blanchâtre.

« M. Kœlliker avait déjà décrit les grandes cellules ($0^{mm}, 1$ de diamètre dans les cornes antérieures de la substance grise de la moelle. Suivant MM. Jacubowitch et Owjannikoff la substance grise des hémisphères cérébraux ne contient que de *petites cellules ;* le nerf olfatique, l'optique, l'accoustique, procèdent de *petites cellules*; Il en est de même de la portion ganglionaire du nerf de la cinquième paire ; la portion non ganglionaire du nerf procède de *grandes cellules*. Tous les autres nerfs encéphaliques naîtraient à la fois de *grandes* et de *petites cellules*, mais dans des proportions variées. D'après les mêmes auteurs, la substance grise du cervelet renfermerait dans sa couche superficielle de *grandes cellules*, et dans sa couche profonde de *petites cellules*. Les cellules des hémisphères cérébraux communiqueraient entre elles par des prolongements. Il en est de même pour les cellules du cervelet. »

A ce sujet, M. Béclard dit encore, p. 851.

« Un point de science qui laisse encore à désirer est celui qui concerne les connexions des cellules nerveuses avec les tubes nerveux primitifs. Ce qui est bien certain, c'est que ces connexions existent. Les travaux de MM. Ehrenberg, Valentin, Purkinje, Müller, Stannius, Remak, Hannover, Will, Günther, Robin, Wagner, Stilling. Schilling, Kœlliker, Bidder, Owsjannikoff, Kupffer, Lenhossek, etc., le démontrent de la manière la plus évidente. »

— Ces noms si considérables dans la science nous autorisent à admettre ces découvertes récentes des grandes et des petites cellules cerébro-rachidiennes et de leurs tubes nerveux de connexion comme des faits anatomiques bien constatés. Nous devons aussi reconnaître que la réalité de ces faits était indispensable pour faire passer notre théorie de l'état de donnée scientifique, mais purement hypothétique, à l'état de fait positif et nécessaire.

2º *Transmission des impressions sensitives.* — *Transmission de l'excitation motrice.* — « L'examen le plus superficiel des fonctions nerveuses démontre qu'il y a dans ce système deux sortes d'actions, ou, pour exprimer la chose plus clairement, deux sortes de *courants*, l'un qui marche de la phériphérie vers le centre, c'est-à-dire des organes vers les centres nerveux ; l'autre qui marche des centres à la périphérie, c'est-à-dire des centres nerveux vers les organes. Lorsque j'approche ma main ou mon doigt près du feu, et que je la retire pour éviter la brûlure, l'impression de température, déterminée par le foyer de combustion à la surface de la peau, chemine par les nerfs jusqu'aux centres nerveux, où elle est perçue; puis le centre nerveux réagit, et les muscles entrent en contraction sous l'influence de l'excitation motrice dirigée en sens opposé.

« Ce qui prouve que les nerfs sont bien les conducteurs de l'impression sentie à la peau, ce qui prouve qu'elle n'a pas cheminé par d'autres tissus, c'est qu'il suffit que les nerfs soient divisés en un point quelconque de leur trajet pour que cette transmission se trouve suspendue. La transmission n'ayant plus lieu, l'impression n'est plus transportée aux centres nerveux; elle n'est plus sentie, la douleur est comme non avenue.

« Ce qui prouve que l'excitation motrice se transmet par les nerfs aux parties contractiles, c'est que, si le nerf ou les nerfs *moteurs* de la partie sont divisés sur un point quelconque de leur trajet, la volonté est devenu impuissante à faire mouvoir le membre; celui-ci ressent encore la douleur, mais il ne peut plus s'y soustraire.

« Autre exemple : lorsque l'œil est frappé par une vive lumière qui vient faire impression sur la rétine, celle-ci, transmise au cerveau par le nerf optique, réagit en sens opposé par les nerfs ciliaires, et l'iris se contracte, etc.

« Les fibres nerveuses (tubes), dans lesquelles les impressions cheminent de la périphérie au centre par un courant *centripète*, et celles dans lesquelles les impressions cheminent du centre à la périphérie par un courant *centrifuge*, sont accolées entre elles dans la plupart des nerfs, et aussi dans les parties conductrices des centres nerveux ; elles ne sont isolées et distinctes qu'en quelques points seulement. C'est parce que ces deux sortes d'éléments sont groupés et intimement réunis ensemble dans la plupart des nerfs, que leur section entraîne le plus souvent et l'*insensibilité* et la *privation du mouve-ment volontaire* dans les parties dans lesquelles ces nerfs vont se distribuer.

« Dans les exemples que nous avons choisis, l'excitant chaleur et l'excitant lumière peuvent être remplacés, on le conçoit, par tout autre excitant de la sensibilité ; les phéno-mènes produits sont identiques (1). La stimulation peut même être portée, non plus sur les expansions périphériques des nerfs mais sur un point quelconque de leur trajet ; le résultat ne change point. Ainsi, lorsqu'on met à nu un nerf *sensitif* sur un point quelconque de son parcours, et qu'on vient à exciter mécaniquement ou chimimiquement ce nerf, on éveille sur l'animal une sensation de douleur, tout comme si on avait ex-cité la partie sensible d'où il procède.

« Lorsqu'on vient à exciter, au contraire, un nerf *moteur* sur un point quelconque de son parcours, la sensibilité n'entre point en jeu, mais les parties contractiles dans lequel ce nerf va répandre ses filets, se contractent à l'instant.

« Si l'on excite un *nerf-mixte*, c'est-à-dire contenant à la fois des fibres sensitives et des fibres motrices, il se développe instantanément deux effets partant du point excité : l'un suit la direction centrifuge et fait contracter les muscles, l'autre suit la direction centripète et éveille la sensibilité.

XVI. — Il y a encore beaucoup d'autres phénomènes dus à l'action nerveuse qu'il nous serait utile de mentionner, tels que l'*action réflexe*, les *sympathies*, les *mouvements dits invo-lontaires*, la *musculation irrésistible*, etc. ; mais nous dépasse-rions les limites d'une simple esquisse ; et les documents que nous venons de produire, les plus récents et les mieux établis à ce sujet, suffisent pour servir de base à notre théorie qui

(1) Ces phénomènes sont bien identiques de nature, mais ils sont d'espèces différentes, ainsi que les sensations qu'ils produisent.

considère la MAIN comme un *appareil d'électricité, de lumière et de calorique d'espèce anthropo-dynamique.*

XVII. — D'abord les *corpuscules de Paccini* forment la sphère d'activité des nerfs du toucher, principe des mouvements instinctifs ou volontaires, tandis que les *papilles nerveuses* forment la sphère d'action passive du *tact*, principe de sensibilité.

Que le *toucher* provienne de la réaction instinctive ou réfléchie du centre cérébral consécutivement à une sensation perçue, ou qu'il provienne de l'action d'une force extérieure, l'atome ou l'influence, quelle qu'elle soit, *touchant, pressant*, en un mot *vibrant* par un d'électricité à l'état *actif* sur un atome nerveux, qui en est *touché, pressé, vibré*, et dans lequel il se développe conséquemment un d'électricité à l'état *passif*; dans l'un et dans l'autre cas, ces deux espèces d'électricité latentes se décomposent en deux de lumière aux rayons et en trois de calorique à la surface de l'atome. — Dans le premier cas, l'action nerveuse ondule péripolairement du centre cérébral à la périphérie, et, dans le second, de la périphérie au centre cérébral.

Mais que le *tact* provienne de la pression *vibrée* par le centre cérébral ou par une force extérieure, l'atome nerveux qui reçoit cette vibration est nécessairement *passif*, et l'électricité, la lumière et le calorique qui se développent dans ce sphéroïde atomique sont conséquemment aussi à l'état *passif*.

La sensation du *tact* est donc toujours *passive* et l'acte du *toucher* toujours *actif* comme les termes relatifs qui les désignent; ou bien le *toucher* est un *contact* dans lequel il y a un corps *touchant* avec développement d'électricité *active*, et un corps touché avec développement d'électricité *passive* (1).

---

(1) Conséquemment nous ne pouvons pas dire avec M. Gerdy, que le *toucher* n'est qu'un *tact attentif*, pendant lequel l'organisme est *actif* au lieu d'être *passif* comme dans le *tact simple*. Nous préférerions la distinction faite par M. Béclard, qu'il y a entre le *tact* et le *toucher* la même différence qu'il y a entre *voir* et *regarder*, *entendre* et *écouter*; encore cette comparaison n'est-elle pas parfaitement juste.

Telle est en résumé, et en général, l'opinion que nous avons exprimée précédemment et qu'il fallait rappeler avant d'aller plus loin.

XVIII. — Voyons maintenant, d'après les auteurs, comment sont constituées anatomiquement, ces deux sphères, l'une active et l'autre passive.

Le *corpuscule du toucher* ressemble assez bien à une nucléole germinative ou plutôt à un oignon de la grosseur d'un grain de millet, de un tiers de millimètre à deux millimètres de grandeur. Ce corpuscule a sa pellicule extérieure qui renferme de six à sept couches *(rayons-capsules concentriques)* emboîtées les unes dans les autres, et continues avec le névrilème du pédicule, comme celui-ci l'est avec le névrilème du rameau nerveux auquel il est adhérent. La capsule centrale contient une fibre nerveuse primitive, sinueuse, quelquefois simple, très-souvent double, d'autres fois triple, avec autant de petits renflements en forme de bouton ou de poire à l'extrêmité.

Cette fibre primitive flotte dans un liquide *albumineux*, semblable à celui qui se trouve aussi dans les intervalles des couches concentriques, principalement du côté opposé au pédicule.

Ce liquide ne représenterait-il pas celui d'une *pile de Volta* ou les liquides organiques de l'*appareil de Galvani?* En ce cas, la fibre nerveuse primitive du corspuscule en serait le *fil conducteur* qui, pénétrant en *ondulant* dans l'axe du pédicule *tordu*, *bifurqué*, communiquerait à l'axe du rameau auquel ce pédicule est attaché ; et les lamelles membraneuses emboîtées les unes dans les autres seraient les *disques diaphragmatiques* de *l'appareil anthropo-dynamique*.

Les corpuscules du toucher sont distribués dans un grand nombre de parties du corps :

1° A la face palmaire de la main et plantaire du pied ;

2° Dans les espaces interdigitaires ;

3° A la partie collatérale des doigts ;

4° Vers l'extrémité du métatarse et du carpe, là où le nerf médian, le cubital et les plantaires, se partagent en rameaux destinés aux orteils ou aux doigts;

5° Dans d'autres nerfs cérébro-spinaux;

6° Au plexus sacré, au nerf crural, à quelques-unes des branches nerveuses du bras et de l'avant-bras;

7° Près du plexus épigastique et sur le trajet des ramifications voisines;

8° Enfin, sur le grand-sympathique, dans le mésentère et dans le mésocolon, autour du pancréas.

Ainsi ces corpuscules intéressent à la foi les organes de la vie animale et ceux de la vie végétative. Dans l'un et dans l'autre cas, ils sont sans doute d'espèce différente; les expérimentateurs ne nous l'apprennent point.

Leur nombre absolu n'a pu être fixé d'une manière rigoureuse. Leur siége de prédilection est l'extrémité de la main et du pied. Henle et Kœlliker en ont compté chez l'homme de cent cinquante à trois cent cinquante sur un seul membre, et Paccini en a trouvé de soixante à deux cents sur la face palmaire d'une seule main. Nous n'avons pas vu qu'on en ait rencontré sur la face dorsale de la main.

Les plus petits corpuscules du toucher sont situés au bout des doigts, au-dessous des papilles du tact, avec lesquelles ils constituent la pulpe à la fois sensible et motrice.

Quelquefois isolés, plus souvent réunis par trois ou par quatre, probablement comme les faisceaux nerveux de la moelle épinière, en groupes antérieurs, postérieurs et latéraux, autour du rameau nerveux, leur centre commun, les corpuscules nous paraissent former un simple, un triple ou un quadruple système d'appareils organiques des trois forces sphériques primordiales, coordonnées ainsi dans l'unité périphérique des variétés du toucher.

XIX. — Quant à la *papille*, elle est l'organe même du *tact;* son volume est de quatre à six centièmes de millimètre de diamètre, et conséquemment beaucoup plus petit que celui du corpuscule du toucher. La papille fait partie du derme; sa base plonge dans le réseau de Malpighi, et son sommet est en rapport avec l'épiderme qui la reçoit dans une petite gaîne cornée. Elle est composée, comme le derme, d'un tissu cellulo-fibreux. Les extrémités des nerfs cutanés y viennent aboutir; des vaisseaux capillaires sanguins et lymphatiques forment des réseaux autour de chaque papille; les lymphatiques occupent le plan le plus superficiel. Il y a deux espèces de papilles : l'une est pourvue de nerfs qui circulent tout autour de la papille, s'appuyant sur un petit corps dur, et se terminant, soit par des anastomoses en anses, soit par des extrémités libres : c'est la papille *sensible;* elle ne reçoit de vaisseaux qu'à sa base. L'autre espèce ne reçoit pas de nerfs, mais des vaisseaux, et n'a point de corps d'appui : c'est la papille vasculaire *insensible.* On dit que le nombre des papilles *sensibles* est à celui des papilles *insensibles* comme un est à trente ou à cinq, suivant qu'il s'agit de la paume de la main, des pieds et de la langue ou de la peau d'une autre région. Les papilles sensibles de la face palmaire des doigts, ont une moyenne de cinq centièmes de millimètre de longueur. On en compte cinquante environ par millimètre carré. A la paume de la main, et particulièrement au bout des doigts, elles sont disposées en séries concentriques visibles à l'extérieur. Il faudrait vérifier encore si cette disposition n'est pas semblable à celle des faisceaux nerveux de la moelle épinière.

A quoi sert la papille insensible? — A amortir le choc sur la papille sensible, ou bien à établir quelque autre rapport; par exemple : si la papille *sensible* peut être considérée comme une espèce particulière d'appareil *galvanique,* la papille *insensible* ne serait-elle pas une sorte de *galvanomètre* naturel? Nous l'ignorons; mais nous ne comprenons pas que la papille dite *insensible* le soit réellement. Elle a sans doute sa sensibilité propre, comme tout autre partie de l'organisme dépourvue de nerfs, ou comme les nerfs sensoriaux : *La sensibilité est partout*, dit M. Flourens (1).

XX. — Jusqu'ici le *corpuscule du tact* et celui du *toucher* ont chacun leur indépendance particulière., et cependant tous les phénomènes de sensibilité et de mouvement se manifestent dans un rapport d'intime corrélation. Il faut donc qu'il y ait un organe qui établisse la connexion physiologique de ces deux ordres de phénomènes.

La nature y a pourvu en effet.

M. Charles Robin a découvert depuis peu une espèce particulière d'élément anatomique qui offre une disposition *tubuleuse* autour des faisceaux primitifs des tubes dans les nerfs de la vie animale et dans les filets *blancs* du grand-sympathique ; il les entoure comme le myolemme entoure les faisceaux striés des muscles volontaires. Il le nomme *périnèvre*. — Or, vers la terminaison des tubes sensitifs, le périnèvre *est en continuité de substance avec les couches des corpuscules du toucher et avec les corpuscules du tact*. Il cesse en s'amincissant vers la terminaison des tubes nerveux *moteurs* (2).

Ainsi le *périnèvre* serait l'enveloppe, le principe d'union de la double sensation du toucher et du tact; il serait, pour ainsi dire, leur conducteur commun, l'élément anatomique servant de véhicule aux sensations qui tirent leur origine de l'un de ces centres générateurs. Mais le produit du tact ou du toucher est toujours la chaleur; il y a donc là une triple sphère d'action concentrique, dans laquelle le périnèvre est calorique, le corpuscule du toucher lumière, et le corpuscule du tact électricité, et qui constituerait périphériquement l'unité anatomique et physiologique de l'individu, dans ses rapports avec lui-même et avec le monde extérieur.

(1) *Note sur la sensibilité de la dure-mère, des ligaments et du périoste. Acad. des sc.*, 20 avril 1857.

(2) NYSTEN, *Dictionn. de méd. et de chir.*, Paris, 1855, art. *Périnèvre*. — Pathologiquement et chez les vieillards, le périnèvre s'altère par dépôt de fines granulations graisseuses dans l'épaisseur de sa substance avec atrophie des noyaux.

XXI. — Comment se comportent individuellement et corrélativement ces trois petits appareils, soit à l'état *statique*, soit à l'état de *tension*, soit à l'état *dynamique*?

Ils se comportent comme une simple ou une triple sphère d'action organique coordonnée dans une même unité de fonctions ; et la loi de vibration atomique, celle de décomposition et de recomposition des trois forces, et celle des produits d'assimilation et de désassimilation plastiques n'en sont encore ici que des conséquences. — Nous n'essayerons point de décrire ces phénomènes, de préciser leur mode d'action et les lois qui les régissent ; ce ne sont que des notes que nous traçons. Cette tâche si délicate appartient d'ailleurs à MM. du Bois-Reymond, Becquerel, Duchène de Boulogne, Matteucci, dont les observations et les expériences nous semblent tendre à constater de plus en plus la vérité de notre principe et des déductions que nous en avons déjà faites.

XXII. — Mais nous avons vu précédemment qu'il y a aussi dans la moelle épinière et dans le bulbe rachidien, dans la moelle allongée ou protubérance annulaire, dans le cervelet et dans les hémisphères du cerveau, deux classes de *cellules nerveuses*, différant les unes des autres anatomiquement et physiologiquement. Les unes d'environ un dixième de millimètre de diamètre ; les autres trois ou quatre fois moindres. C'est dans les *petites cellules* qu'aboutissent les tubes nerveux de *sensibilité* correspondant à ceux des papilles du tact, tandis que les *grandes cellules* reçoivent les tubes nerveux *moteurs* qui viennent des corpuscules du toucher.

Ne doit-on pas voir dans ces éléments anatomiques, les uns périphériques, les autres centraux, deux appareils correspondants des trois forces organiques, l'électricité, la lumière et le calorique, l'un à l'état actif et l'autre à l'état passif, et réciproquement?

Les petites cellules qui répondent aux papilles du tact sont logées dans la substance grise des hémisphères cérébraux, c'est-à-dire dans la couche la plus profonde.

Les grandes cellules sont placées dans la couche plus superficielle ; et cet ordre se manifeste non-seulement dans les hémisphères cérébraux, mais aussi dans le cervelet, dans la protubérance annulaire, dans le bulbe rachidien et dans la moelle épinière. Nous avons vu qu'aux extrémités périphériques cet ordre est inverse : les papilles sensibles d'abord, les corpuscules moteurs ensuite. Cette inversion était nécessaire, les papilles étant en rapport avec le monde extérieur, et les petites cellules avec le monde intérieur.

Tout à l'heure, il nous a paru très-probable que les agroupements des corpuscules du toucher et des papilles du tact sont dans des rapports corrélatifs avec ceux des racines des faisceaux nerveux de la moelle épinière disposés en quatre angles autour de leur centre commun, la moelle épinière. Il est aussi très-probable qu'il en est de même pour les petites et pour les grandes cellules cérébro-rachidiennes. S'il en est réellement ainsi, nous pouvons en conclure que les grandes et les petites cellules des lobes cérébraux, celles du cervelet et celles de la protubérance annulaire, forment avec les grandes et les petites cellules du bulbe rachidien et celles de la moelle épinière, et avec les corpuscules du toucher et les papilles du tact, *trois appareils dynamiques principaux*, dans lesquels les trois forces primordiales, électricité, lumière et calorique d'espèce animale, constituent une sphère d'action : l'une comme centre, l'autre comme rayon, et la troisième comme circonférence. Et certes, on peut nettement établir, sur les notions anatomiques et physiologiques admises, que ces sphères d'action existent réellement, et que le développement des circonvolutions membraneuses de l'encéphale leur sert de lien commun. Cela étant, il faut bien admettre aussi qu'entre ces trois sphères il y a un centre commun, la fibre nerveuse primitive, autour duquel se trouvent le pôle nord et le pôle sud, l'hémisphère est et l'hémisphère ouest, à l'état actif et à l'état passif; aussi bien que dans chaque groupe de papilles sensibles, de corpuscules moteurs et de cellules cérébro-rachidiennes, grandes et petites, comme aussi dans chacun de ces organes microscopiques pris isolément.

Il y a donc dans l'organisme, nous le répétons, trois sphères dynamiques principales d'électricité, de lumière et de calorique de même genre, mais d'espèces différentes.

1° — La sphère d'action de la *peau* et des *membranes intérieures*, dont l'électricité, la lumière et le calorique sont de certaines fonctions (dont la loi nous est encore inconnue) de ces trois forces d'espèce *physique* (1) et de ces trois mêmes forces d'espèce *phytique*; condition nécessaire pour établir un juste rapport entre la matière inorganisée et la matière organisée.

La sphère d'action *cutanée* est l'appareil passif de sensation et de respiration.

2° La sphère d'action du *grand-sympathique*, rayon déterminateur de l'effet de plasticité ou forme, dont l'électricité, la lumière et le calorique d'espèce *phytique* sont fonctions des trois forces d'espèce *cutanée* et des trois forces d'espèce *zôotique*.

La sphère d'action du *grand-sympathique* est l'appareil de digestion, de nutrition et de génération.

Il ne serait guère possible, dans l'état actuel de la science, de prétendre déterminer la loi des fonctions auxquelles nous faisons allusion; mais, par contre, on voit qu'il existe un certain rapport nécessaire entre elles, et que ce rapport peut être exprimé par trois de calorique. Nous désirons donc que ces termes mathématiques dont nous nous servons soient

---

(1) Le terme de *physique* étant adopté pour désigner l'électricité, la lumière et le calorique d'espèce inorganique, nous avons introduit le terme de *phytique*, de φυτὸν, plante, pour ces mêmes forces d'espèce végétative; celui de *zôotique*, de ξῶον, animal, pour ces mêmes forces d'espèce animale; enfin celui de *psychique*, de ψυχὴ, âme, pour ces mêmes forces considérées dans l'âme.

considérés comme l'indice de notre pensée, et non comme des expressions exactes des rapports qui ne sont que pressentis.

3° La sphère d'action du *centre cérébro-rachidien*, dont l'électricité, la lumière et le calorique d'espèce *zôotique* sont fonctions des trois forces d'espèce *phytique* et de celles d'espèce *cutanée*.

La sphère d'action *cérébro-rachidienne* est une unité composée de trois sphères d'action concentriques, complexes :

1° Le *cerveau*, centre, siége de l'esprit, sentiment-genre ; le *cervelet*, rayon, siége de l'instinct, sentiment-espèce, et la *protubérance annulaire*, circonférence, siége de la vie passive ou sentiment-individu.

2° Le *bulbe rachidien*, centre, siége du mouvement-genre ; la *moelle épinière*, rayon, siége du mouvement-espèce, et les *extrémités périphériques des nerfs*, circonférence, siége du mouvement-individu ou des sens, parmi lesquels nous distinguons particulièrement la *main*.

3° Ces deux sphères d'action complexes sont unies entre elles par les circonvolutions encéphaliques et leur prolongement autour du rayon de l'axe rachidien et des limites périphériques.

Telles sont les trois sphères d'action de calorique, de lumière et d'électricité d'espèces dynamiques distinctes, qui constituent l'animalité. La première est à la seconde comme elle est à la troisième, c'est à dire qu'elle procède de la seconde comme de la troisième ; elle est comme leur moyenne proportionnelle ou ce qui est la même chose : trois de calorique à la surface cutanée égalent deux de lumière au rayon grand-sympathique, et un d'électricité au centre cérébro-rachidien.

Mais l'homme n'est pas seulement un animal ; il est homme, et son hominalité est *nécessairement* représentée par une *quatrième* sphère d'action concentrique aux trois autres, mais d'un rayon plus grand, celle de l'âme *immortelle*, dont le calorique, la lumière et l'électricité d'espèce *psychique* sont en rapport par les trois forces d'espèce *cutanée* avec la matière organisée.

par les trois forces d'espèce *grand-sympathique* avec la matière organisée végétale, et par les trois forces d'espèce *cérébro-rachidienne* avec la matière organisée animale ; de même qu'elle est en rapport par son calorique, sa lumière et son électricité psychiques avec le calorique, la lumière et l'électricité d'espèce infinie, comme surface, rayon et centre de la sphère de l'infini. De là cette idée si vraie : La nature de l'homme participe de la nature de Dieu, *consors divinæ naturæ*.

L'homme est donc de tous les êtres existants celui dont l'équation comprend les plus hautes puissances de toutes les forces naturelles et divines, ou ce qui est la même chose, l'homme est la *raison médiatrice* entre tous les êtres de la création et le Créateur.

Et, si cela n'était pas, d'où viendraient à l'homme, dans sa conscience, et ses aspirations vers l'infini, et la liberté, ce pouvoir de faire volontairement ce qu'il doit, et la force de sa pensée, et la lumière de sa parole, et la chaleur de son langage, expression phonétique de ses rapports avec l'univers fini et l'univers infini (1) ?

---

(1) Il y eut, dès l'origine, des rapports d'harmonie tellement inhérents à la constitution la plus intime du langage, que ces rapports se sont perpétués à travers les révolutions des hommes et des choses. Ils ont pu se modifier dans le temps et dans l'espace ; mais se détruire, jamais : ils sont trop indépendants de la volonté de l'homme. L'homme d'ailleurs aurait totalement abdiqué sa raison en ce qui l'élève spécialement au-dessus de l'animal ? c'est impossible. Et quoiqu'on fasse pour établir que les langues sont purement conventionnelles, on n'arrivera jamais qu'à prouver qu'elles sont constituées dans d'exacts rapports de proportionnalité avec la pensée, la parole et les propriétés des choses.

Nous donnerons un exemple de ce fait, en en puisant les éléments dans la *Lexiologie de Chavée*.

Et d'abord, tout mot, quel qu'il soit, est signe d'une idée générique ; donc les lettres qui le composent en sont les signes élémentaires, et, par conséquent, elles sont toutes significatives : l'idée des unes spécialisent l'idée générique ; l'idée des autres individualisent l'idée spécifique.

Tout mot représente donc une *sphère d'idées*, comme on dit.

Soit, pour exemple, le mot français, *matière* ; latin, *materia* ; sanscrit, *mâtara*. Que signifie-t-il ?

Il signifie ce qu'il est en soi, en ses éléments constitutifs.

En effet, ce mot, en sanscrit, est composé de trois formes proportionnelles entre elles *mâta*, *mâtar* et *mâtara*.

1° Dans *mâta* :

Le centre ou *genre* (racine, base, initiale, profondeur) est *md*, action d'étendre.

XXIII. — Ici nous retraçons simplement les degrés successifs par lesquels nous avons passé pour arriver au but. On verra mieux ainsi toute l'attention que nous avons mise à en-

Le rayon déterminateur de la forme ou espèce (lettre, médiale, tige, instrument, longueur, est T*. Or, T* articulé rappelle le phénomène d'un corps touchant et conséquemment d'un corps touché, c'est-à-dire l'idée d'activité et celle de passiveté.

La circonférence déterminée ou individu (terme, finale, hauteur, limite de la forme) est A, pronom sanscrit désignant cela, cette chose-là, cette idée-là ; tandis que TA désigne *cela touché, précisé*, ou ceci, cette chose-ci, cette idée-ci.

Donc, l'individu A procède de l'espèce T*, comme il procède du genre *md* ; il est leur terme proportionnel ou d'union ; c'est un individu passif de l'action d'étendre, ou *ceci étendu*. Donc, *mâta* est *l'étendue* comme genre; en latin *meta*, l'étendue comme horizon, but, limite en général.

2° Dans *mâtar* :

Le centre est toujours *md*, mais le rayon est TA, *ceci*, rayon et circonférence du genre précédent, et l'individu est R*. —Or, R* articulé rappelle un phénomène de vibration ; cette articulation est une assimilation organique proportionnelle au phénomène extérieur.

On sait d'ailleurs, que, dans toute vibration, chaque point mis en mouvement est tour à tour passivo-actif et activo-passif. *Mâtar* est donc l'étendue considérée dans ce double état, passivo-active et activo-passive ; c'est l'étendue *comme mesure* ou espèce, le *mètre* ; c'est encore l'étendue *comme productrice, mâter*, le créateur.

3° Dans *mâtara* :

Le centre est toujours *md*, le rayon déterminateur est TAR, composé du rayon et de la circonférence de l'espèce précédente ; la circonférence déterminée ou individu est A. Donc, *mâtara* est *l'étendue mesurée*, c'est l'unité de l'étendue ayant trois dimensions, le genre *mâta* ou profondeur, l'espèce *mâtar* ou longueur et largeur, et l'individu *mâtara* ou hauteur.

Nous dirons, en passant, que ce terme *mâtara* est celui même dont se servaient les Gaulois pour désigner une idée semblable, *un long javelot* ou *la portée d'un trait* (consulter César et Tite-Live). On peut voir en ce fait historique un des mille témoignages de l'origine commune des Gaulois et des Indiens.

Suivons notre propos.

Des analyses que nous venons de faire, il résulte que les trois mots *mâta, mâtar* et *mâtara* sont composés entre eux comme les idées qu'ils rappellent.

L'individu *mâtara*, ou idée individuelle de l'étendue mesurée, est à l'espèce *mâtar*, ou idée spécifique de l'étendue prise comme mesure, de même qu'il est au genre *mâta*, ou idée générique de l'étendue prise comme genre.

En français, nous n'avons que le mot *matière* pour désigner à la fois le produit de la puissance créatrice, et ce dont une chose est faite. Dans le premier cas le latin a *materies* et dans le second *materia* ; il en est de même en sanscrit dans *mâtara* et *mâtran*.

Quoiqu'il en soit, le mot matière désigne le produit fini de la Puissance créatrice infinie, portant dans sa composition même l'idée de substance *une à trois dimensions*; mais au point de vue purement physique, le terme *masse* désigne plus spécialement la substance matérielle à trois dimensions.

Du reste, ce mot, comme tous ceux dont l'idée fondamentale a été prise de l'étendue, a aussi pour base *md*.

tourer nos investigations des notions de la science actuelle. Nos erreurs seront ainsi profitables à ceux qui nous suivront dans cette voie, et les opinions contraires aux nôtres auront des

Soit, pour exemple, une *étendue*, une *masse sphérique, lancée, agitée, molle, forte et grande*, idées que les Indiens ont déduites de l'étendue ;

Nous aurons :

une masse, sanscrit : *maKS*, amasser, mélanger, faire une maque, etc. ;

latin : *maSSare*, réduire en masse, malaxer, etc. ;

miSCere, mêler, faire une *mixtion*, etc.

sphérique, sanscrit : *maD* ou *manD*, entourer, ceindre, orner ; *mandas*, ornement ; *mandalas*, cercle, sphère ; *mandura*, enceinte, étable, etc. ;

latin : *munDus*, le monde, ornement, toilette ; *mandra*, enceinte, étable, etc. :

lancée, sanscrit : *ma* ou *maY*, lancer, mouvoir ; *maya*, mouvement, etc. ;

latin : *moVere*, mouvoir ; *motus*, mouvement, etc. ;

agitée, sanscrit : *maTH*, agiter, tourmenter ; *matha*, agitation ; *mathin*, agitateur, etc. ;

latin : *meTus* (μόθος), trouble, crainte ;

molle et fondante, sanscrit : *maD*, fondre, amollir ; *maidas*, moelle ; *midita*, onctueux, moelleux, doux, etc. ;

latin : *maDere*, être humide ; *madidus*, moite ; *medula*, moelle ; *mitis*, doux ; *mel*, miel, etc. ;

forte, qui croît sanscrit : *maHa* ou *maGH*, croître, faire croître, être fort ; *mahi*, terre, la productrice ; *mahila*, femme, etc. ;

et fait croître, latin : *maGnus*, grand ; *magida*, grand plat ; *magnalia*, actions magnanimes ; *magister*, maître ; *magus*, mage, savant, etc.

Or, tous ces mots, et mille autres semblables, sont du genre *mâ*, étendre, spécifiés par les lettres *médiales* et individualisés par les *finales*.

De ces observations nous pouvons conclure que le terme *matière* rappelle rationnellement et nécessairement l'idée des propriétés et des qualités de la matière, et celle de ses lois cosmologiques. Il en est de même dans toutes les langues, soit anciennes, soit modernes ; leur lexiologie est fondée sur le principe de l'unité trine ; la langue *écrite* des Chinois en est toujours une preuve vivante. Il était, du reste, impossible qu'il en fût autrement, car le langage n'est autre chose que la communication parlée de ce qui s'accomplit au dedans, en l'âme humaine, où, comme en Dieu, se meuvent perpétuellement :

La *puissance*, l'*intelligence* et l'*amour*, leur principe d'union et de coordination.

La *conscience*, la *méditation* et la *réflexion*, leur principe d'union et de coordination.

La *pensée*, la *parole* et le *langage*, leur principe d'union et de coordination.

Après tout, que serait l'harmonie du discours, si ce n'était un tissu de rapports proportionnels entre les éléments des mots, comme entre les mots, éléments des phrases, comme entre les phrases, éléments du discours ? Un des plus beaux exemples de l'application de l'unité trine à l'art d'écrire est, selon nous, le sermon de Massillon *Sur la vérité de la religion* : bien méditée, cette page éloquente suffirait pour s'initier à l'art de bien penser et de bien dire.

Un grand nombre de volumes ont été publiés sur la formation des langues. Nous n'en connaissons qu'un, la *Lexiologie indo-européenne*, par M. Chavée, qui ait commencé à entrer dans cette voie, la seule dans laquelle l'art sublime du langage est enfin appelé à faire des progrès réels, parce que cette voie est la seule vraie, la seule vivante.

points de repère plus précis pour se produire. Cette marche historique et progressive est d'ailleurs celle que nous avons observée dans tout le cours de notre ouvrage, et nous ne devons point dévier. Ce que nous désirons avant tout, c'est de déduire du principe mathématique du mouvement le plus grand nombre de conséquences qu'il nous est possible.

Continuons donc.

Ce que l'on sait positivement, c'est que l'homme est une unité dont les éléments se composent de ceux de l'espèce physique, de l'espèce phytique, de l'espèce zôotique et de l'espèce psychique, espèces dans chacune desquelles l'électricité, la lumière et le calorique sont nécessairement dans des conditions spécifiques différentes.

Reprenons donc la question que nous avons abordée précédemment, page 632.

1° — Dans la sphère d'action de la matière *inorganisée*, l'électricité, la lumière et le calorique existent à l'état latent et constituent la *dynamique physique*, c'est-à-dire engendrée avec l'atome matériel.

Ces trois forces se révèlent dans la spontanéité inorganique ou gravitation, la cohésion moléculaire ou porosité, l'affinité moléculaire ou la plasticité, l'élasticité des gaz, des vapeurs, des fluides et des solides, en un mot dans toutes les propriétés des corps inorganisés.

Certains rayons du spectre solaire, le *vert,* le *bleu* et le *violet,* communiquent la vertu magnétique à des aiguilles d'acier, et ce phénomène est appelé *photo-magnétisme*. Des faisceaux de lumière, reçus sur la surface d'une *loupe* biconvexe ou planconvexe, brûlent, et l'on se rappelle l'expérience de Buffon qui renouvela l'effet incendiaire du *miroir ardent* d'Archimède. La lumière est réfléchie par des surfaces blanches ou de nom semblable, et absorbée par des surfaces noires ou de nom contraire. Elle se décompose à travers un prisme transparent, en sept rayons colorés : *rouge, orangé, jaune, vert, bleu, indigo* et *violet*. Dans les phénomènes de polarisation étudiés par M. Biot, la polarisation *par rotation* s'établit, dans certaines substances, de droite à gauche, et, dans d'autres, de gauche à droite, exactemement comme s'il y avait là une action électrique ou magnétique. D'autres expériences confirment l'action physico-chimique de la lumière ; par exemple : si l'on fait passer un rayon solaire à travers un mélange de chlore et d'hydrogène, ce mélange détonne aussitôt et se trouve converti en acide hydrochlorique. Beaucoup d'autres faits ont établi l'influence de la lumière sur les phénomènes de composition et de décomposition chimiques, en raison de la composition même de la substance, et l'on est parvenu à mesurer, jusqu'à un certain degré, l'énergie de la cause qui les a provoqués. Cette énergie est plus ou moins forte, selon que chaque substance est exposée aux rayons *rouges, jaunes* ou *bleus*. Il en est de même de l'élévation de température causée par la lumière ; mais ici l'intensité de la chaleur va en croissant régulièrement du violet au rouge, un peu au-delà duquel elle acquiert son maximum d'élévation.

De ces expériences, et de mille autres semblables, faites par Herschel, Biot, Arago, Gay-Lussac, Thénard, Bérard et beaucoup d'autres savants, les auteurs du *Dictionnaire des sciences médicales* pensent, avec eux, qu'il est possible d'admettre que chaque rayon solaire est composé de particules lumineuses diversement colorées, de calorique et d'une cause dont le caractère essentiel est de faciliter le développement des affinités chimiques.

Ainsi donc la lumière est un véhicule apparent d'électricité. Elle se décompose, et les couleurs qui en résultent agissent à leur tour comme des véhicules électriques d'intensité variable.

Maintenant, dans le système planétaire dont la terre fait partie, on admet que le soleil est l'origine de la lumière. Mais si nous observons quelle est l'immense disproportion qui existe entre la masse ou le poids du soleil, et celui de toutes les planètes connues ; que, de plus, la lumière se produit aussi d'une manière distincte sur les planètes , et que ces planètes sont ou doivent être douées d'une chaleur propre, ne se sent-on pas amené à conclure ?

1° Que la lumière répandue dans tout le système s'y produit par les vibrations de l'éther ;

2° Que la lumière augmente en intensité dans les milieux gazeux ou transparents suivant leur densité , c'est-à-dire suivant le rapprochement plus ou moins grand des molécules d'éther ;

3° Que l'énorme lumière du soleil est due à l'étendue immense de son atmosphère propre ;

4° Que cet effet lumineux qui se fait seul sentir à nos yeux, étant le produit de vibrations éthérées , doit développer à son tour l'élément calorique qui en est aussi un résultat constaté, et l'élément électrique qui n'a été constaté que dans ce siècle.

Quant aux variations de couleur et aux différences de polarité, d'intensité électrique, de force calorique, etc., que présentent les produits de la décomposition de la lumière blanche, il y a là une confirmation de notre hypothèse, puisque le spectre *solaire* ne s'obtient qu'en faisant passer la lumière par un prisme de verre, c'est-à-dire en changeant l'ordre et le nombre des vibrations de l'éther.

Ce n'est pas tout : ces modifications que subit la lumière blanche doivent, par analogie, être accompagnées de modifications correspondantes électriques et caloriques. Or, c'est ce que l'expérience démontre en partie. En partie, disons nous, parceque le passage de l'électricité physique à l'électricité zôotique ou la transformation de l'une en l'autre n'a point encore été déterminée ni étudiée avec la même précision.

Quoi qu'il en soit, le soleil, source de lumière, est en même temps source de chaleur et d'électricité. Le premier ébranlement qu'il reçut lors de la création en détermina la manifestation, et ces premières vibrations de l'éther successivement actives et passives maintiennent éternellement l'équilibre entre la nature organique et la nature inorganique. Le soleil, voilà l'image de la sphère d'action primitive, et comme le prototype physique de toutes celles qui nous occupent.

Si nous entrons maintenant dans l'examen particulier des phénomènes propres à la lumière, nous voyons que :

1° Le spectre formé par un rayon de lumière donne les couleurs dans l'ordre suivant : *rouge, orangé, jaune, vert, bleu, indigo, violet.*

Ces couleurs représenteraient trois sphères d'action ;

La première : *rouge, orangé* et *jaune ;*

La deuxième : *jaune, vert* et *bleu ;*

La troisième : *bleu, indigo* et *violet.*

D'après les expériences indiquées plus haut, ces trois sphères d'action auraient donc pour centres le *rouge*, le *jaune* et le *bleu*, couleurs principales formant aussi une sphère d'action où le *rouge* représente trois de calorique, le *jaune* un d'électricité, et le *bleu* deux de lumière, à l'état actif ou positif ; il en serait de même des autres couleurs dites *mixtes*, mais à l'état passif ou négatif, etc. La limite de ces trois sphères d'action, conjointes par le *jaune* et par le *bleu*, serait représentée par le *rouge*, maximum de chaleur, et par le *violet*, son minimum.

L'étude du rayon solaire, pour nous servir de l'expression consacrée, a donc constaté analytiquement la subdivision de la lumière blanche en sept couleurs ; puis, poussée plus loin, elle a démontré dans ces couleurs des propriétés électriques diverses. On est en droit d'en conclure que ces propriétés de la partie, existent implicitement dans l'entier ; mais déjà l'entier est accompagné de chaleur. Les trois sphères électrique, lumineuse, calorique, dont l'état initial, sensible, nous est divulgué par le soleil, se superposent donc, et ne peuvent exister l'une sans l'autre. Quant à leur rapport, il serait assurément difficile de le formuler mathématiquement en chiffres ;

ce n'est guère que par induction que l'on peut procéder,
puisque ce sont des matières (pour nous servir des expressions
incomplètes qui sont à notre portée) d'essence différente.
Néanmoins, ce sont des forces. Nous prendrons donc, pour
leur mesure la plus rationnelle, leur vitesse de propagation,
et en partant de là nous dirons : l'électricité arrive en tête ;
c'est donc là la source, la puissance, le *centre* ; c'est l'*unité* :
ensuite vient la lumière ; celle-ci représente donc les deux
dimensions ; elle a une action double ; c'est donc l'action
binaire : enfin le calorique, qui sera *trois* ou la surface. C'est
ainsi que nous disons : le soleil nous représente *un* d'électricité, *deux* de lumière, *trois* de calorique.

Cette conclusion tirée de l'observation acquise jusqu'ici par
les travaux des physiciens, nous l'étendrons à tout ce qui
existe et nous le ferons à bon droit, car on peut, sans exagération, dire que le soleil est l'âme de la nature, et c'est en lui
aussi que nous cherchons à en pénétrer les secrets. — Pour
ne parler que des couleurs, n'est il pas probable que, si de
nouvelles séries d'expériences venaient confirmer ces observations, on obtiendrait les rapports exacts qui doivent exister
entre les trois forces primordiales et leurs manifestations dans
les couleurs du spectre solaire, comme on l'a déjà obtenu
pour les rapports des couleurs entre elles (consécutives et
complémentaires), et en partie aussi pour la peinture, la
musique ? Ces études pourraient même s'étendre aux rapports
des propriétés, des qualités et de la quantité des substances
avec les sens et l'agent principal, la *main*, et conséquemment
avec toutes les conditions hygides et anhygides de l'individu.

2° La sphère du soleil est donc, à notre point de vue, une
sphère d'action possédée aussi, à son centre, par un d'électricité décomposé en deux de lumière à ses rayons, et en trois de
calorique à sa surface, avec distinction des pôles nord et sud
et des hémisphères est et ouest. Conséquemment, les vibrations incessantes de la surface de cette sphère seraient transmises successivement, par les rayons (en 8^m 13°), des pre-

mières couches de atomes d'éther qui remplissent l'espace, à celles qui sont en contact avec la surface de la terre, c'est-à-dire avec un autre centre possédant les mêmes propriétés, mais à un degré infiniment moindre.

Par suite des décompositions et des compositions successives dans les petites sphères atomiques, les vibrations seraient la cause efficiente, productrice de l'air, et des autres substances qui entrent dans la composition de l'atmosphère (1), de ses différents états et de ses phénomènes par rapport à la terre, enfin des phénomènes terrestres eux-mêmes, nous voulons dire de ceux qui ne peuvent se rapporter avec quelque certitude aux actions extérieures à notre planète, où enfin trois de calorique solaire, à l'état positif ou actif, combinés avec trois de calorique terrestre, à l'état négatif ou passif, donneraient pour premier résultat la *chaleur* à la surface.

Ici encore nous ne faisons que tirer une simple conséquence du principe mathématique des trois forces primordiales que nous avons posé primitivement, tout en cherchant les rapports de cette conséquence avec les hypothèses ou les faits admis par la science.

Ces trois forces se révèlent aussi plus ou moins sensiblement, par contact, pression, friction, par tout ce qui peut indirectement les rendre patentes et manifestes dans toutes les substances inorganisées, et spécialement dans l'*ambre* (électron), le soufre, la cire à cacheter, le phosphore, le sucre, le papier, les métaux, etc.; mais c'est dans la *pierre d'aimant,*

(1) « Il faut remarquer, dit Dumas, comment l'oxide d'ammonium, l'oxide azotique auxquels les plantes empruntent une partie de leur azote, dérivent eux-mêmes presque toujours de l'action des grandes étincelles électriques qui éclatent dans les nuées orageuses, et qui, sillonnant l'air dans une grande étendue, y produisent de l'acétate d'ammoniaque que l'analyse y décèle... De l'atmosphère enflammé par les éclairs et du sein même de la tempête descend sur la terre cette autre nourriture non moins indispensable des plantes, celle d'où vient tout leur azote, le nitrate d'ammoniaque, que renferment les pluies d'orage. (*Statique sur les corps organisés,* p. 8 et 9)

(magnes), espèce de fer *oxydé*, c'est-à-dire ayant subi l'action combinée des trois forces primordiales , que se rencontre , à l'état naturel , *le plus simple appareil physico-dynamique.* — Les *aimants artificiels*, les *appareils de Volta*, d'*OErstedt*, de *Faraday*, de *Matteucci*, plus complets, mettent en évidence un grand nombre de phénomènes semblables d'ordre physico-dynamique. Le pendule, l'aréomètre, le baromètre, le thermomètre, l'hygromètre, la machine de Watt, le prisme, la lentille, le daguerréotype, l'appareil de polarisation de la lumière, et beaucoup d'autres appartiennent à la mécanique des trois forces physiques.

Ici encore toutes les expériences démontrent que l'électricité, comme force centrale, se décompose en jets lumineux aux rayons et en chaleur à la surface (*bouteille de Leyde*). Comme force mécanique centrale l'électricité produit des déchirements, des ruptures , des percements (*perce-verre*); mais ce sont les rayons-lumière qui déterminent les phénomènes de plasticité chimique par les pôles de nom contraire. Par exemple, l'étincelle du *pistolet* de Volta recompose deux volumes d'hydrogène et un d'oxygène en vapeur d'eau avec un vif dégagement de chaleur. On a d'ailleurs constaté que les effets calorifiques dépendent plus de la surface des couples que de leur nombre, et que la *quantité de chaleur dégagée est en raison directe du carré de la quantité d'électricité qui passe dans un temps donné;* ce qui revient à dire que *trois de calorique est moyenne proportionnelle entre un d'électricité et deux de lumière*, principe que nous avons posé. S'il en était réellement ainsi, on aurait enfin une loi précise, invariable, à laquelle rapporter les phénomènes qui se manifestent dans toutes les expériences sur l'électricité, la lumière et le calorique.

2° — Dans la sphère d'action de la matière organisée, *végétale*, la substance des tissus, des liquides, des gaz, appartient à l'ordre physique, et, conséquemment, est soumise à l'influence de la dynamique physique ; mais le système d'absorption , de nutrition et de génération présuppose une modification dans l'espèce physico-dynamique, modification qui constitue l'espèce de la dynamique *phytique*. Ces deux espèces d'électricité, de lumière et de calorique, combinées entre elles, forment l'unité de la dynamique *phytique*, force virtuelle de production et de croissance. Ce qui est ici remarquable, c'est que c'est spécialement par son rayon-lumière, principe de toute création, que la dynamique phytique est en rapport avec la dynamique physique.

Quelques plantes, les *agaricus oléarius*, ont la propriété de luire dans l'obscurité. On sait aussi que le bois pourri est phosphorescent, et que deux morceaux de bois sec s'enflamment par la friction. Mais, dans tous les végétaux le phénomène le plus singulier, et jusqu'ici le moins expliqué, c'est le mouvement de direction constamment parallèle des fleurs ou de l'extrémité des ramuscules avec la position du soleil dans l'espace : l'héliotrope, la capucine, la belle de jour, la belle de nuit et beaucoup d'autres plantes sont, pour ainsi dire, des *appareils naturels de dynamique phytique*. Ces appareils sont tellement multipliés que Linné a pu former une *horloge des fleurs* d'après les heures constantes auxquelles elles s'épanouissent et se closent. D'autres plantes représentent encore d'autres espèces d'*appareils de dynamique phytique :* telle est la sensitive, *mimosa pudica*, qui se contracte et fléchit les différentes parties de ses feuilles au moindre contact de la main ou de tout autre corps ; l'approche d'un orage, l'odeur du soufre enflammé, l'agitation de l'air, la chaleur, produisent sur cette plante des effets semblables à ceux du toucher. Tout récemment, M. Zantedeschi a constaté que l'action seule de la lumière diffuse de la lune excite des mouvements très-apparents dans les pédoncules et les folioles de cette espèce de plante.

D'autres plantes, la *chara*, la *stratiotes*, la *vallisneria spiralis*, sont aussi des sujets d'étonnement et d'admiration pour le naturaliste. Au temps de la puberté, les fleurs femelles de la *vallisneria*, portées sur de longs pédoncules vrillés, gagnent la surface de l'eau, où elles sont en rapport plus direct avec lumière ; les fleurs mâles, attachées à des pédoncules très-courts, rompant les liens qui les retiennent loin de leurs femelles, viennent se mêler à elles, et répandent le pollen vivifiant. Les femelles fécondées resserrent les spires de leurs pédoncules, et, ainsi ramenées au fond de l'eau, elles y mûrissent leurs fruits.

D'autres phénomènes révèlent aussi l'influence de la lumière sur les végétaux ; tels sont : la formation de la matière verte, les propriétés chimiques de cette matière, la différence d'action des couleurs du spectre solaire sur les tiges et sur les racines, leur force de succion démontrée par Hall, l'absorption du carbone, l'exhalation de l'oxigène, et en général toutes les fonctions du végétal. Ces curieux phénomènes ne peuvent s'expliquer que comme des résultantes d'actions réciproques de chacune des trois forces, électricité, lumière et calorique d'espèce *phytique* et d'espèce *physique*.

En résumé, si, dans tous les corps inorganisés, ces trois forces se manifestent plus spécialement à l'état d'électricité ; dans l'organisation végétale, elles nous paraissent plus particulièrement représentées à l'état de lumière, comme force productive et génératrice, et l'*appareil phytique* naturel serait plutôt *photo-dynamique*, qu'électro ou thermo-dynamique.

On a fait beaucoup d'expériences en vue de constater la présence de l'électricité dans les plantes : on n'a rien découvert ; et cela devait être. Ce n'est pas au moyen de nos appareils d'électricité physique que l'on peut obtenir ici quelque résultat. Inventez un *appareil artificiel de phyto-dynamique*, et vous parviendrez à réduire les deux de lumière de l'atome végétal en un d'électricité et en trois de calorique aussi d'espèce végétale, et vous reproduirez tous les phénomènes de la végétation ; peut-être aussi arriverez-vous par ce moyen à découvrir enfin l'art de reproduire en photographie les couleurs naturelles.

3° — Dans la sphère d'action de la matière organisée *animale*, on a positivement constaté que l'électricité, la lumière et le calorique, à l'état soit *physique*, soit *phytique*, soit *zóotique* ou animal, sont entre eux de même genre, mais d'espèces différentes (p. 667), et peut-être le résultat d'une décomposition analogue à celle de la lumière qui traverse un prisme de verre. Quoiqu'il en soit, les phénomènes qui se manifestent dans l'organisation de l'animal ne peuvent non plus s'expliquer que comme des résultantes des trois espèces de dynamique, la *physique* comme centre, la *phytique* comme rayon et la *zóotique* comme circonférence. La zóotique est donc moyenne proportionnelle entre les deux autres ; et il y a dans l'animal un organe spécifiquement destiné à maintenir ce rapport : la *gueule*.

C'est par la gueule que l'animal est marqué du signe de sa supériorité sur les êtres inférieurs. Il consomme donc proportionnellement deux fois plus que le végétal et trois fois plus qu'un corps inorganisé. De là : nécessité instinctive chez les animaux d'espèces grandes et fortes de se nourrir complémentairement de la chair des animaux d'espèces petites et faibles. De là : transition moléculaire des êtres les uns dans les autres, et dépendance réciproque de tous les êtres entre eux dans l'unité de la création.

Quels sont les *appareils naturels de zóotico-dynamique* ?

Beaucoup d'animaux d'ordre inférieur, tels que les *infusoires*, le *pyrosoma atlanticum*, le *polynoe fulgurans*, l'*oceania hemispherica*, la *nereis cirrigera*, etc.; plusieurs espèces d'insectes, le *scarabeus phosphoreus*, la *scolopendia electrica*, la *lampris italica*, etc., portent de véritables appareils de lumière phosphorescente ou jaillissant en étincelles. La description de de ces appareils est reproduite dans la *Physiologie de Müller*, p. 80, où on lit aussi en note : « Flaugergues et Brugnières avaient vu des vers de terre répandre de la lumière à l'époque de l'accouplement. Ce phénomène a été revu par Forestier, Audouin et Moquin-Tandon. »

Chez les animaux supérieurs, les appareils des trois forces primordiales sont représentés par les organes des *sens* d'abord.

Chacun des organes des sens nous paraît constitué anatomiquement et physiologiquement, comme une sphère d'action spéciale de *zóotico-dynamique*. Ainsi, nous verrons que l'organe de l'*odorat* est une pile naturelle analogue aux piles artificielles. Il en est de même de celui de la *vue* et de celui de l'*ouie*.

De plus, tous trois, considérés comme une unité, forment une sphère d'action dont l'*odorat* est le centre-électricité, la *vue* le rayon-lumière et l'*ouie* la circonférence-calorique.

L'organe du *goût* en est un autre, servant de liaison entre l'appareil *zóotico-dynamique* et l'appareil *phyto-dynamique*.

Enfin l'organe *cutanéo-respiratoire* est constitué comme un appareil *physico-dynamique* qui établit le rapport de l'animal avec le milieu dans lequel il vit.

Ces phénomènes n'ont point encore été étudiés sous ces divers rapports.

Il y a, dans la partie animale de l'homme et dans la série animale, des espèces chez lesquelles ces appareils organiques des trois forces primordiales, électricité, lumière et calorique, sont plus développés, plus saisissables que chez d'autres; et dans plusieurs de ces espèces on peut développer, par contact médiat ou immédiat, vibration, pression ou friction, des phénomènes d'électricité, de lumière et de chaleur. Enfin, la fascination organique du regard de l'animal, semblable à la fascination, au scintillement de la lumière solaire, a-t-elle une autre cause? Ces rapports n'ont point été non plus étudiés scientifiquement.

Il y a aussi, dans la série animale, des espèces qui sécrètent des principes toxiques, traits de foudre qu'ils lancent contre leurs ennemis. Ce phénomène ne révèle-t-il pas dans l'organisme de ces espèces un organe électro-dynamique spécial? Cela est encore à étudier.

Ce qui a été le mieux observé, et tout récemment analysé avec beaucoup de soin par Matteucci, Pacini, Kœlliker, ce sont les appareils électriques de certaines espèces de poissons, la torpille, le *gymnote*, le *mormyrus*, le *silure* et plusieurs autres. C'est à l'aide de ces appareils variés et analogues à nos appareils artificiels, que ces poissons peuvent spontanément, lorsqu'ils sont touchés ou non, faire vibrer une décharge électrique qui offre des phénomènes semblables à ceux de nos machines. Ces faits sont exposés dans tous les traités de physique et de physiologie.

Nous ferons seulement quelques comparaisons.

De ses diverses expériences, M. Matteucci a été conduit à admettre que la source première de l'électricité élaborée par la *torpille* est située dans le quatrième lobe du cerveau, d'où elle est transmise, par l'intermédiaire des nerfs, à deux organes électriques, lesquels agiraient comme multiplicateurs. Il en serait de même dans les autres poissons électriques. Tous les physiologistes, et notamment Müller, admettent que le cerveau des autres espèces d'animaux, et celui de l'homme, sont aussi une source d'électricité, d'où elle se dégage en vertu de la spontanéité de l'organisme, pour produire les actions lentes des fonctions intérieures, ou bien, en vertu de l'instinct ou de la volonté, tous les actes extérieurs. Jusque là il y a analogie. Mais où sont les organes électriques externes correspondants? Personne n'y a songé.

Dans la *torpille*, l'organe électrique extérieur est disposé symétriquement, deux parties à droite et deux parties à gauche du corps de l'animal, et ces deux parties sont aussi symétriques entre elles, absolument comme l'a constaté M. Guitton dans la configuration de la main. Les éléments anatomiques de cet organe sont des capsules prismatiques de quatre centimètres de hauteur, contenant de 1,500 à 2,000 diaphragmes, empilés les uns sur les autres dans la texture lamellaire ou membraneuse de chaque capsule, et baignés dans un liquide albu-

mineux. Ces petits diaphragmes ont environ $0^{mm},004$ d'épaisseur, et sont séparés entre eux par des espaces de $0^{mm},02$ remplis de ce liquide, lequel baigne aussi les extrémités des nerfs
qui viennent s'apppliquer sur la surface inférieure des diaphragmes. — Cet organe électrique est évidemment analogue
à celui des *corpuscules de Pacini*. Et comme ces capsules prismatiques sont disposées perpendiculairement du dos au ventre,
il s'en suit qu'un point quelconque du dos est toujours positif
par rapport au point correspondant du ventre. Il s'ensuit aussi
que, de deux points inégalement éloignés de l'organe électrique, le plus rapproché joue toujours le rôle de pôle positif,
et le plus éloigné celui de pôle négatif; c'est l'inverse qui a
lieu pour les points du ventre. — Autre analogie avec ce qui,
dans des cas semblables, se manifeste sur la peau de l'homme ;
et ceci nous fait souvenir des expériences de Weber sur le
degré de sensibilité des diverses parties de la peau.

Dans le *gymnote*, l'organe électrique est anatomiquement
semblable, mais ses dimensions sont plus grandes, les diaphragmes doubles et plus compliqués. Comme ces diaphragmes sont placés sur champ, de telle sorte que l'une des surfaces
regarde la tête et l'autre la queue, il en résulte que le pôle positif est à l'extrémité de l'encéphale et le négatif à la queue.
Paccini, qui a étudié ces diaphragmes avec beaucoup de soin, a
reconnu qu'ils sont formés d'un corps *cellulaire* et d'une très-
fine *lamelle fibrillaire*, éléments membraneux superposés et
séparés par un liquide albumineux. Cet auteur compare la
membrane fibrillaire à la cloison de porcelaine poreuse qui sépare les deux liquides en réaction dans la pile de Bunsen; et il
oublie de comparer ces corpuscules aux *corpuscules du toucher* qu'il a si bien analysés.

Dans le *mormyrus longipinnis*, l'appareil électrique se compose aussi de quatre séries de diaphragmes placés longitudi-
nalement sur les côtés de la queue, deux de chaque côté, à
l'instar de deux pieds formant chacun deux sphères d'action à
droite et deux à gauche ; chacune de ces séries est composée

de 140 à 150 diaphragmes, séparés les uns des autres par des intervalles de $0^{mm},1$ remplis d'un liquide albumineux.

Dans le *silure*, l'appareil électrique présente des caractères anatomiques qui le distinguent entièrement des précédents. C'est une enveloppe extérieure dans laquelle tout le corps de l'animal, moins les nageoires et l'extrémité du museau, est plongé comme dans un sac. Cette peau électrique n'est point formée de séries parallèles et symétriques de diaphragmes. Ce sont des plans membraneux qui s'entre-croisent dans toutes les directions, forment des alvéoles octaédriques d'environ un millimètre cube, remplies, toujours, d'un liquide albumineux. Entre cette peau électrique et le corps de l'animal est une masse abondante de tissu adipeux, mauvais conducteur de l'électricité; en sorte que, tout le corps de l'animal se trouvant *isolé*, la vibration ne peut se manifester que sur un point quelconque de sa surface. — C'est assez exactement semblable à ce qui se passe dans les autres espèces d'animaux dont l'appareil électrique *cutané* est surperposé à une couche de tissu adipeux. Engraissez la torpille, et l'influence de ses nerfs sur son organe sera moins sensible, et réciproquement. Nous pourrions en dire autant dans plusieurs cas de névralgie.

On a encore constaté les analogies suivantes: Durant les vibrations électriques de ces poissons, leurs nerfs agissent par mouvements excentriques, exactement comme quand ils déterminent la contraction des muscles; tous ces phénomènes ichtyologiques ont plus de rapport avec ceux qui ont été observés dans l'action de l'aimant que dans celle de l'électricité. A la suite de commotions continuées pendant un certain temps, les points d'où les poissons peuvent vibrer se rapprochant de plus en plus vers le siége de l'organe électrique, la fatigue commence, la vitalité s'épuise, et ce n'est qu'après quelques heures de repos que les vibrations reprennent toute leur force.

Enfin, lorsque la physiologie dit que *l'appareil électrique des poissons est un appareil spécial qui n'a point son analogue dans les animaux vertébrés*, nous pensons que c'est émettre une opinion trop absolue, et surtout prématurée dans l'état encore si imparfait de la connaissance des trois forces primordiales, de celle de la structure des organes des sens et de la composition chimique de leurs éléments (1).

4° Dans la sphère d'action de l'animal, il y a sentiment dans l'esprit, détermination dans l'instinct et passion dans les actes.

Mais il n'y a là ni sentiment moral dans la conscience, ni détermination morale libre dans la volonté, ni passion morale ou amour dans les actes.

La conscience, la volonté et l'amour appartiennent à l'homme, et cette sphère est celle de son *âme*.

Il y a donc dans l'âme une force centrale morale, la *conscience*; une force rayonnante morale, la *volonté*; et une force de circonférence morale, l'*amour*.

Or, ces trois espèces de forces, bien que de même genre que les autres, sont évidemment d'une espèce différente et supérieure : ce sont elles qui constituent l'hominalité; nous les appelons, à défaut d'autres termes : électricité, lumière et calorique d'espèce *psychique*.

Par sa triple puissance zôotique, l'homme *perçoit* dans son esprit une sensation, la *réfléchit* dans son instinct, et saisit un *rapport* dans sa passion; ce rapport est une *idée*, et il agit en conséquence. Cette espèce d'idée est plutôt une simple notion de ce qui existe par soi, sans distinction de genre, d'espèce et d'individu; c'est une idée *concrète*, et comme l'image indivise de l'objet extérieur, ou d'un corps plus ou moins nombreux, coloré, sapide, chaud ou froid, etc.; et sa mémoire ne lui fournit pas d'autres espèces de souvenirs. C'est par ces points que l'homme a de la ressemblance avec les animaux.

(1) Les appareils de ces différentes espèces de poissons électriques ne sont peut-être que des éléments transitoires. S'il existait un poisson qui réunît dans son corps les organes électriques que nous venons de décrire, celui de la *torpille* correspondrait aux membres antérieurs d'un quadrupède; celui du *gymnote* à ses mains et à son ventre; celui du *mormyrus* à ses membres postérieurs, et celui du *silure* à sa peau; en sorte que ces appareils réunis dans un seul poisson représenteraient l'ensemble des appareils électriques de tout quadrupède.

Par sa triple puissance psychique, au contraire, l'homme perçoit une *idée* dans sa conscience, la *réfléchit* dans sa volonté, et saisit un *rapport* dans son amour; ce rapport est toujours une *idée*, mais une *idée morale;* et il agit aussi en conséquence. Ainsi l'âme, dégageant de sa matérialité l'idée animale, *l'abstrait* et la spiritualise dans l'infini, son domaine; elle conçoit non-seulement les mêmes idées que celles de l'animal, mais aussi les idées de genre, d'espèce et d'individu, les idées de couleur, de saveur, de température, de forme, les idées de droit et de devoir, les idées de force, de vertu et de raison ou d'harmonie et de beauté, et leurs contraires: de plus, l'âme, par la *parole*, substantifie toutes les choses finies dans leurs rapports avec la substance infinie.

Et, qui pourrait nier que c'est par cette triple force psychique que l'homme enseigne et dirige ses semblables et toutes les créatures inférieures, accomplissant ainsi le mandat qu'il a reçu au jour de la création.

Mais rappelons encore que cette triple force *psychique*, image affaiblie de celle de Dieu, est intimement combinée avec les trois forces *zóotiques*, les trois forces *phytiques* et les trois forces *physiques*, et que, conséquemment, la puissance de l'homme est représentée par une fonction de ces quatre forces où elles ont leurs plus hauts exposants.

L'équation de ces quatre forces est ce que nous appelons *anthropo-dynamisme;* son appareil naturel extérieur est la MAIN.

A quel titre?

Ce que nous avons dit de la main ne suffit pas: avant de répondre, examinons encore quelques-unes des questions qui embarrassent.

XXIV. — Telle est l'union intime qui existe entre les petites cellules nerveuses et les papilles du tact, que le moindre choc, vibré sur une papille, vibre instantanément, par l'intermédiaire de tubes nerveux sensibles, dans les petites cellules de la *moelle épinière*, et de celles-ci dans celle... *bulbe rachidien*, qui le vibre ensuite dans les petites cellul... e la *protubérance annulaire*, et celles-ci dans celles du c... *let*, qui transmet enfin le choc aux petites cellules du *cer*... au centre duquel réside l'esprit, qui perçoit la *sensation*... *le sentiment* et le *pèse* ou *pense physiologiquement*; de mêm... *ce* l'âme immortelle les *pense moralement*.

Nous analysons bien lentement tous ces phénomènes complexes, dont la vitesse est infiniment plus grande que celle de la lumière.

Dans sa spontanéité *instinctive*, in*consciente*, l'esprit; de même que dans sa spontanéité *consciente* et *volontaire*, l'âme garde cette pensée en soi, ou la vibre *hors* de soi.

XXV. — C'est à cette simple observ tion que se rattache la question de la division des mouvem *ts* en *volontaires* et en *involontaires*, que nous avons rencontrée à la page 622. Cette question, si controversée, se trouverait donc résolue.

En effet, les mouvements de l'âme sont *volontaires;* on ne peut pas dire qu'il y ait un seul mouvement de l'âme qui ne soit dirigé par sa *volonté* : soit que l'âme veuille transmettre un mouvement à l'extérieur, soit qu'elle ne le veuille point et qu'elle le garde concentriquement en soi, son activité est toujours *volontaire* : un mouvement *involontaire* dans la sphère de l'âme, serait la négation même de l'âme, dont le rayon est la *volonté*.

De même, les mouvements de l'esprit sont subordonnés à la spontanéité de la *volonté* de l'âme ou sont spontanément *instinctifs*. L'instinct étant le rayon de la sphère de l'esprit, on ne peut pas dire qu'il y ait un seul mouvement propre de l'esprit qui ne soit dirigé par son *instinct*. Soit que l'esprit transmette ce mouvement à l'extérieur, soit qu'il le garde en soi, son activité est toujours *instinctive*. Un mouvement *involontaire* ou *volontaire* dans la sphère de l'esprit supposerait l'exacte superposition de deux surfaces sphériques semblables, celle de l'âme et celle de l'esprit, l'une et l'autre concentriques, il est vrai, mais différentes de rayons : cette superposition serait une absurdité; et les deux sphères restent distinctes.

En résumé, il y a une activité *spontanée volontaire* et une activité *spontanée instinctive;* mais il ne peut y avoir de mouvements *involontaires*, ni sous le rapport de la volonté, ni sous celui de l'instinct. Lors même que la volonté cède à une force quelconque, elle ne cède que parce qu'elle le *veut librement*, c'est-à-dire par la consciente volonté de son impuissance. Aussi, c'est par abus, ce nous semble, que l'expression de *mouvements involontaires* aurait été introduite et se serait maintenue dans les traités de physiologie, où elle est très-embarrassante, disent les auteurs.

XXVI. — L'âme réagit donc : la pensée morale qu'elle a conçue en soi, elle la vibre hors de soi; et c'est à l'esprit qu'elle s'adresse pour la réaliser hors de l'encéphale.

Ou bien l'esprit, dans sa spontanéité propre et indépendante, la vibre hors de soi. Ce n'est plus aux petites cellules du cervelet, mais aux grandes cellules de cet organe, siége de l'instinct, qu'il s'adresse pour la transformer en mouvements de locomotion proportionnels.

Comment se fait cette transmutation de la spiritualité intime de la pensée en mouvements extérieurs visibles de locomotion proportionnelle?

Nous l'ignorons.

Dire que cette transmutation a lieu au moyen des trois forces organiques d'une petite cellule nerveuse sensible, combinées avec celles d'une grande cellule nerveuse motrice par l'intermédiaire d'un filet nerveux qui établit la liaison entre l'une et l'autre, et conséquemment entre leurs circonférences, d'abord, c'est-à-dire entre le principe d'union ou calorique psychique de la petite cellule et le principe d'union ou calorique animal de la grande cellule; ajouter que la combinaison se manifeste en deux de lumière au rayon et en un d'électricité animale au centre de la grande cellule du cervelet; que de ce centre l'atome-nerf, passif, réagit, par son pôle de nom contraire, vers la grande cellule correspondante de la *protubérance annulaire*, principe d'union des mouvements de locomotion encéphalique : en cela nous ne voyons rien qui ne soit conforme aux observations physiologiques acceptées comme des faits constants; et nous pourrions rapporter à ce sujet un passage de la *Physiologie de Müller*, où il est dit :

« Les fibres primitives de tous les nerfs soumis à la volonté aboutissent toutes séparément au cerveau, pour y subir l'influence des déterminations de cette dernière. On peut en quelque sorte se représenter l'origine de ces fibres dans l'organe, comme les touches d'un clavecin que ferait mouvoir la pensée en faisant ou *couler* ou *vibrer le principe nerveux* dans un certain nombre de fibres primitives, et en déterminant par là le mouvement. Mais le pouvoir conducteur de la substance cérébrale expose les fibres, à cause de leur proximité, à être affectée simultanément; de telle sorte que la volonté ne peut que difficilement limiter l'action à telles ou à telles d'entre elles : cependant la faculté d'isoler cette action s'acquière par l'exercice, c'est-à-dire que plus il arrive fréquemment à un certain nombre de fibres primitives de recevoir l'influence de la volonté, plus aussi se développe en elles l'aptitude à obéir seules, sans entraîner les fibres voisines, et plus se frayent certaines voies de facile propagation. »

La comparaison est ingénieuse et juste ; elle eût été plus juste, sans le prétendu *écoulement* d'un principe nerveux, qui rappelle le prétendu *fluide mesmérien ;* mais elle se soutient dans le rapport des vibrations des atomes juxta-posés selon l'axe du cylindre nerveux. Elle se complète d'ailleurs par la découverte toute récente des *petites* et des *grandes cellules* encéphaliques en connexion entre elles, et par les progrès successifs de l'électro-dynamisme.

XXVII. — S'il en est ainsi, ne doit-on pas admettre que les trois forces, électricité, lumière et calorique, à l'état psychique et à l'état zôotique, sont de même genre? Ne faut-il pas que cela soit de toute nécessité, puisqu'il y a unité de centre entre l'âme et l'esprit, entre le monde matériel et le monde immatériel, entre le fini et l'infini? Ces trois forces sont consubstantielles, seulement elles sont différentes d'espèce, différentes comme la différence qui existe entre la pensée, invisible, et le mouvement visible, par lequel elles se manifestent. Quelle est cette différence? Nous la sentons dans la conscience, sans trouver de mots pour l'exprimer.

Ce qui nous parait le plus positif dans la réalité des choses humaines, c'est l'existence de ces trois forces, électricité, lumière et calorique. Unes et identiques quant au genre, elles sont chacune une et différente, quant à l'espèce physique, à l'espèce phytique, à l'espèce zôotique et à l'espèce psychique; et si l'on n'est pas encore parvenu à les apprécier spécifiquement au poids, c'est que probablement elles ne sont entre elles que quatre degrés différents par lesquels l'infini parvient à se manifester dans le fini. Là peut-être est le dernier terme de la science, et tous les efforts de l'esprit humain nous semblent converger nécessairement vers ce but.

Quoi qu'il en soit, ces trois forces sont à l'état actif ou positif, lorsqu'elles *vibrent;* et passif ou négatif, lorsqu'elles sont *vibrées.* Mais nous n'en sommes pas plus avancés sur la manière dont s'engendre le phénomène de la transmutation proportionnelle du spirituel en matériel, et réciproquement, entre deux cellulaires microscopiques, différentes d'espèce et de grandeur. Il y a trop d'inconnues dans le problème : nous ne connaissons ni la forme essentielle des trois forces primitives, ni celle de l'âme. Nous savons seulement que chacune de ces substances est engendrée par le Tout-Puissant, mise en lumière par son Verbe créateur, et coordonnées entre elles dans l'unité par l'Esprit, leur principe d'union ou l'amour infini. Ainsi se renouvelle en nous, sans cesse, le mystère de la création, de la substance étendue par la substance inétendue, du fini par l'infini. A tout instant nous observons ce mystère à l'occasion des influences spirituelles, invisibles, qui vibrent en nous, et qui soudain se transforment spontanément dans l'organisme en mouvements physiques, physiologiques et moraux, visibles. Nous voyons cela à tout instant sans y penser; et, pourtant, c'est un des plus grands phénomènes, une des plus hautes vérités qui aient intéressé la raison humaine, et qui l'intéresse toujours, sans qu'elle puisse l'expliquer jamais : elle va jusque là sans y atteindre; car la sphère du fini étant inscrite dans celle de l'infini, il y aura éternellement un espace, quelque petit qu'il soit, qui les sépare, et cet espace est la distance qui sépare la vérité relative de la vérité absolue ; nous pouvons, nous devons nous efforcer de le diminuer de plus en plus, cet espace : il en restera toujours assez pour maintenir la dis- tinction des deux sphères concentriques , celle de l'homme et celle de Dieu.

XXVIII. — Nous avons dit précédemment :

1° Dans la sphère d'action encéphalique, le cerveau est l'appareil central où s'élaborent, dans la substance *grise* probablement, l'électricité, la lumière et le calorique à l'état *psychique*; tandis que ce serait dans les *petites* et dans les *grandes cellules* et dans leurs *enveloppes*, que ces trois premières forces passeraient à l'état *zóotique*, électricité dans les *petites cellules* comme centre *sensitif*, lumière dans les grandes cellules comme rayon *moteur*, et calorique dans leurs *enveloppes communes* comme circonférence à la fois *sensitive* et *motrice* ou *mixte*.

C'est cette circonférence même qui, par l'intermédiaire des tubules nerveux primitifs, de forme sphéroïdale, cylindrique ou lamellaire, émergeant de la substance *grise* par les *petites cellules* sensibles, de la substance *blanche* par les *grandes cellules* motrices et de leurs *enveloppes communes*, à la fois sensibles et motrices ou mixtes; c'est cette circonférence qui vibre sa vibration à d'autres surfaces sphéroïdales, ganglionaires ou plexoïdes, dans lesquelles ses tubules nerveux primitifs, sensibles, moteurs ou mixtes, s'anastomosent, s'accolent pour se diviser ensuite, s'anastomoser, se réunir et se diviser encore.

Telle est toute l'économie *anatomique*, *chimique* et *physiologique* du système nerveux considéré par rapport à la dynamique *psychique* et *zôotique* ; et, si nous avons bien vu, cette synthèse ne serait que l'expression générale des acquisitions progressives de la science.

2° Quant à son économie *dynamique*, l'état *statique* de tout organe-centre égale un d'électricité, de tout organe-rayon deux de lumière, et de tout organe-circonférence trois de calorique. Par conséquent, trois de calorique sont toujours la moyenne proportionnelle normale de ces trois forces. Leur état de *tension*, *condensation* ou *tonicité* est leur état *virtuel* ou *en puissance d'action*, et enfin leur *expansion* est la manifestation de leur *vitalité* ou *dynamique réelle*.

3° Quant aux conditions *mécaniques* du système nerveux, c'est un principe tout mathématique confirmé par les expériences de l'électro-dynamisme et de l'électro-magnétisme : l'électricité est à l'état *actif* ou *passif* (positif ou négatif), selon que l'organe ou la molécule-centre envoie la vibration ou la reçoit ; la lumière est toujours à l'état *passivo-actif* ou *activo-passif*, ou *doublement passif* et *doublement actif*, selon que l'organe ou la molécule-rayon reçoit l'action du centre ou de la circonférence, ou bien la leur renvoie ; le calorique est *trois fois actif* ou *trois fois passif*, selon que l'organe ou la molécule-surface reçoit l'action du centre et du rayon de sa propre sphère, ou d'une circonférence extérieure, ou bien qu'il la leur renvoie ; enfin ces trois forces sont *nord* ou *sud*, *est* ou *ouest*, selon leurs positions respectives.

4° La sphère *encéphalique* se compose de l'appareil du *cerveau* comme centre des mouvements de *sentiment*, de l'appareil du *cervelet*, comme rayon coordinateur des mouvements de *loco-*

motion, et de l'appareil de la *protubérance annulaire* comme surface des mouvements de *sensation*.

5° Cette sphère encéphalique des mouvements de sentiment, de locomotion et de sensation est en rapport direct avec une autre sphère d'action extra-encéphalique, composée du *bulbe rachidien* comme centre *sensitif (petites cellules)* et *moteur (grandes cellules)*; de la *moelle épinière* comme rayon déterminateur des mouvements d'association des sensations, et des mouvements d'association des contractions musculaires; et enfin des *nerfs* comme surface excitatrice de ces mouvements d'ensemble; — surface où commencent celles d'autres sphères d'action: la sphère des *muscles*, des *ligaments articulaires* et des *leviers osseux*; et enfin celle des parties de la *main*, dont le *centre palmaire*, les rameaux *rayonnants* et la *pulpe* des extrémités des doigts correspondent *fonctionellement* à toutes les sphères précédentes, mais spécialement avec la moelle épinière et le cervelet.

6° Quant à la *dynamique* des trois forces, électricité, lumière et calorique d'ordre *phytique*, déterminatrice des fonctions de plasticité organique, elle a sa source dans le nerf *grand-sympathique*, ses rayons dans le *plexus mésentérique*, le *cardiaque*, etc.; ses appareils sont l'*estomac*, le *cœur*, etc. Et, comme nous avons dit, ces trois forces de plasticité *phytique* se rattachent par le *pneumo-gastrique* et l'*hypoglosse* aux organes de la respiration et à ceux de la peau, qui sont des appareils de ces trois forces à l'état *physico-organique*, en rapport, par toutes les membranes intérieures, avec la *phytique*, la *zôotique* et la *psychique*.

7° Enfin, l'organe de la peau et de la respiration est l'appareil extérieur spécial de la dynamique *physico-organique*; l'*organe de la génération* est l'appareil extérieur spécial de la dynamique *phytique*; le *pied* est l'appareil extérieur spécial de la dynamique *zôotique*, et la *main* est l'appareil extérieur spécial de la dynamique *psychique*, à laquelle tous les autres appareils sont subordonnés dans l'homme; et tous ces appareils sont constitués comme des piles *voltaïques* ou *galvaniques*, distinctes dans leurs formes et dans leurs fonctions.

8º Toutes les fonctions organiques semblables entre elles supposent, en effet, des appareils anatomiquement semblables pour les remplir, et réciproquement.

9º Bornons la comparaison à la sphère d'action de l'encéphale.

Sans parler du cerveau, du bulbe racidien, de la moelle épinière, des ganglions, des plexus nerveux, des articulations et de la paume de la main, organes centraux où l'on remarque des similitudes anatomiques de plus en plus simples dans leur complexité; sans parler de leurs enveloppes intérieures et extérieures, qui ne sont que des formes variées d'une seule et même enveloppe, la peau, diversement dénommée, considérons les rayons :

Les rayons nerveux ou ramifications de *l'arbre-de-vie* du cervelet, les rayons nerveux de la moelle épinière, les rayons nerveux des articulations, les rayons nerveux des muscles, et surtout les rayons nerveux de la main, se divisent tous en quatre parties distinctes : faisceaux *antérieurs*, faisceaux *postérieurs* et faisceaux *latéraux*, à droite et à gauche : ils présentent, — spécialement l'arbre-de-vie du cervelet, les racines émergées de la moelle épinière et les ramifications du plexus palmaire, — des analogies tellement frappantes, que l'on dirait que les deux dernières figures ne sont, sous différents angles, en quelque sorte, que des projections géométriques de l'arbre-de-vie du cervelet. Dans cet arbre-de-vie on reconnaît effectivement et la figure d'une section perpendiculaire à l'axe de la moelle épinière, et les éléments des deux mains, la droite et la gauche, avec leur face palmaire et leur face dorsale et les doubles ramifications collatérales.

Du reste, il est constant que les fibres nerveuses primitives émergées des *petites et des grandes* cellules du cerveau se prolongent par celles du cervelet et par celles de la moelle épinière, sans interruption, jusque dans la main, où se retrouvent ces fibres, *sensibles*, *motrices* et *mixtes* : à l'état primitif, dans les *petites papilles du tact* et dans les *grandes cellules du toucher* (corpuscules de Paccini), organes que nous avons vus constitués comme nos appareils artificiels et comme ceux des poissons électriques.

10° Que conclure de tout cela, sinon que la MAIN est spécialement l'appareil organique extérieur de l'ANTPROPO-DYNAMISME, dont la source *psychique* et la source *zóotique* sont dans le cerveau, la source *phytique* dans les organes de la nutrition et de la génération, et la source *physico-organique* dans l'appareil cutanéo-respiratoire ?

Cela ne suffit pas : il faut encore étudier ce qu'on entend par *impression, sensation, organe des sens*, et poursuivre l'observation dans toutes les profondeurs de l'organisme, afin d'élever, s'il est possible, ce fait nouveau au plus haut degré de certitude et de précision. Toutefois, nous devons encore, pour le moment, nous renfermer dans les limites les plus étroites, en nous appuyant toujours sur les expériences et les observations des auteurs.

XXIX. — L'*impression* reçue par les sens était arrivée, par les petites cellules de la protubérance annulaire, à celles du cervelet et de celles-ci à celles du cerveau, à l'état de *sensation*. Cette sensation, transformée en *sentiment*, revient ensuite par les grandes cellules du cerveau en *mouvement-genre*, par celles du cervelet en *mouvement-espèce*, et par celle de la protubérance annulaire en *mouvement-individu*, purement encéphalique, avant d'être transmis hors de l'encéphale.

Comment se sont opérées ces transformations successives de l'impression en sensation, de la sensation en sentiment, et de sentiment en mouvements proportionnels ?

Nous avons dit déja quelques mots sur ce sujet ; nous compléterons ici notre pensée.

Si la sphère de l'âme est un appareil des trois forces primordiales à l'état *psychique*, et la sphère de l'esprit un autre appareil de ces trois mêmes forces à l'état *zóotique*, nous sommes forcés d'admettre que la transformation s'est faite, sous la double influence de la volonté de l'âme et de l'instinct de l'esprit, entre leur calorique de nom contraire, et que le produit de cette opération n'est ni l'impression, ni la sensation, ni le sentiment, mais un *mouvement proportionnel* en fonction d'impression, de sensation et de sentiment, et représentant la *réalité intérieure* ou l'*idée de l'image réelle* de l'objet extérieur, idée composée des propriétés, des qualités et du nombre de cet objet à l'état *concret*, synthétique ou d'ensemble d'abord, puis à l'état *abstrait*, analytique ou psychique.

Ainsi, l'élaboration de l'impression des propriétés, des qualités et du nombre de l'objet extérieur se fait, dans les appareils de *plasticité psychique* et *zóotique*, exactement comme celle de l'impression d'une substance alimentaire dans l'appareil de la *plasticité phytique*; comme aussi la combinaison qui résulte du contact de deux atomes chargés d'électricité de nom contraire se fait dans les appareils artificiels de *plasticité chimique :* et la genèse des idées, celles des images, celle des tissus organiques et celle des formes inorganiques, ont leur origine dans les quatre ordres distincts des trois forces primordiales, spécifiquement différentes et génériquement identiques ; et cela nous semble satisfaire la raison humaine, qui retrouve, dans la similitude de production de ces quatre ordres de phénomènes, le principe d'harmonie qui unit entre elles toutes les parties de la création : *la variété dans l'unité.*

Or, c'est la protubérance annulaire, circonférence de la sphère d'action *encéphalique*, qui est chargée de transmettre ce mouvement *hors de l'encéphale.*

Préposée à la conservation de l'individu encéphalique, comme à celle de la conservation de l'individu extra-encéphalique, cette protubérance, qui enveloppe du sphincter de ses anneaux lamellaires la surface circulaire du bulbe rachidien, vibre à cette surface le mouvement tel qu'elle l'a reçu ; celle-ci la vibre au rayon et le rayon au centre.

Passif, ce premier centre extra-encéphalique réagit ; et de ses grandes cellules rayonnantes distribue en même temps le même mouvement à ses fibres primitives motrices, diverses, mais harmoniques entre elles.

La vibration se propage jusqu'aux extrémités périphériques où chacun de ces nerfs s'épanouit, et les organes qui représentent ces sens sont, d'après notre observation, autant d'appareils particuliers d'électricité, de lumière et de calorique nécessaires à la conservation de l'individu.

Portons un moment nos regards sur chacun de ces appareils.

XXX. — Nerf facial. — La portion ganglionnaire du nerf trijumeau transmet à l'encéphale les impressions tactiles produites dans la région faciale ; mais c'est le nerf facial qui est chargé de contrâcter les muscles sous-cutanés de cette région (1).

Par ses nombreuses ramifications, ce nerf donne à la *face* son caractère de *force*, de *sentiment* et de *passion*, comme résultante générale, non point, comme on le dit, de l'impression faite par l'objet extérieur, mais des propriétés, des qualités et de la quantité de l'objet extérieur ; aussi, pour que cette résultante puisse être virtuellement *une*, on conçoit qu'il est nécessaire que des fibres nerveuses primitives sensibles détachées, qui du nerf olfactif, qui du nerf optique, qui du nerf accoustique, qui du nerf gustatif, s'anastomosent avec le nerf facial, force centrale *motrice* des organes des sens. Et cela est en effet ; car des éléments anatomiques du trijumeau venus des muscles de l'odorat, de la vue, de l'ouïe et du goût s'anastomosent avec les ramifications du nerf facial. Ce reflet d'odeur, de lumière, de son, de saveur, si bien révélé par les

(1) Consulter les pages pleines de savoir et d'intérêt publiées sur le *nerf facial* et le *trijumeau*, par M. Longet : *Physiologie*, t. II, 2ᵉ p., p. 287 et 352.

mobiles variétés d'expansions et de contractions de la face, ce reflet général, obscur et vague d'abord, devient plus clair et plus distinct à mesure que l'action dynamique de chacun des sens se synthétise aussi plus nette et plus précise.

Le *nerf facial* est donc une sorte de conducteur des réactions de l'ensemble des sensations élaborées par tous les sens. Il représente extérieurement l'énergie conservatrice, générale, de l'individu tout entier.

Aussi, la première expression de la face ne reproduit d'abord que l'idée *concrète* de l'objet extérieur, sans distinction des propriétés, des qualités et de la quantité qui le constituent.

Cette étude analytique est réservée aux autres sens, qui, transmettant ensuite à la face toutes les notions qu'ils auront acquises, en compléteront ainsi le langage muet.

Tous ces phénomènes se manifestent rapides comme la pensée.

La *face* est donc tout particulièrement l'expression vivante, la mimique caractéristique des races, des espèces et des individus, sous le triple rapport physique, physiologique et moral. « De même que le *visage, vultus*, dit Fernel, II, 2, est l'image de l'âme, de même la *face* est le signe et comme le langage des troubles de l'esprit et des maladies intérieures du corps. » Cette définition est juste : l'expression de la *face* est *instinctive;* celle du *visage est volontaire.* La connaissance des signes que fournit l'expression de la face pour établir le diagnostic, le pronostic et le traitement des maladies, en un mot la *physiognomique* de la face, a de tous temps excité l'attention des médecins; et les ouvrages publiés sur cet art forment une des branches les plus intéressantes de la littérature médicale (1).

---

(1) Il convient ici de relever une triple erreur commise dans l'appréciation de l'idée des mots *face, vultus,* et *face vultueuse.*

« Lorsque le cerveau et ses membranes, disent les auteurs du *Dict. de méd. et de chir. prat.,* Paris 1832, sont enflammés, l'œil, plus particulièrement, s'injecte, rougit et devient

XXXl. — Sens de l'odorat. — *Des odeurs.* — « Le sens de l'odorat, dit M. Béclard, est celui qui nous donne la notion des odeurs. Quant à dire ce qu'il faut entendre par l'odeur d'un corps, la chose n'est pas aussi aisée à définir qu'elle semble. Pour les uns, les odeurs sont une sorte de mouvement vibratoire des corps se propageant comme un fluide impondérable, et transmis à la membrane muqueuse olfactive. Pour d'autres, les odeurs sont des particules impalpables des corps, des vapeurs ayant assez d'analogie avec les gaz odorants. Cette dernière opinion, la plus généralement adoptée, est aussi celle qui paraît la plus vraisemblable. »

— Et, pourtant, elle est contradictoire.

En effet, dire qu'une odeur est une particule odorante, une vapeur odorante et comme un gaz odorant, c'est dire que la particule, la vapeur ou le gaz, contient une certaine odeur, et, conséquemment, que ce n'est point une odeur.

Qu'est-ce donc qu'une *odeur*?

« Le mécanisme de l'odorat est fort simple, dit M. Longet : il faut seulement que le mucus nasal s'imprègne des particules odorantes, disséminées dans l'air qui traverse les fosses nasales, et que ces particules soient ainsi arrêtées sur la portion de membrane pituitaire qui reçoit les filets olfactifs.

« L'inspiration de l'air odorant, son passage à travers les fosses nasales, et son ascension vers leur partie supérieure, la sécrétion normale de la pituitaire, sont donc les conditions fondamentales de toute impression olfactive. »

brillant ; on donne à cet état le nom de *face vultueuse.* » Les auteurs ajoutent : « c'est un pléonasme. »

Nous ne pensons pas de même. Le mot latin *vultus*, pour *gultus*, ne vient pas, comme on le suppose, de *velle*, vouloir, mais d'une racine sanscrite signifiant : *saisir, voir, percevoir* (*Lexiol.* p. 282). Conséquemment *vultus* désigne cette partie antérieure de la tête qui correspond aux yeux, le *visage*, le *regard*, tandis que le terme *face*, qui a son origine, non pas dans la racine de *fari*, comme on le suppose aussi, mais dans celle de *facere*, faire, désigne les traits qui donnent forme et façon à la *figure*.

La *face* est donc la physionomie de toute la partie antérieure de la tête, et le *vultus* une partie spéciale de cette physionomie : il en résulte que l'expression de *face vultueuse* caractérise logiquement le genre et l'espèce de l'affection dont il s'agit.

— Soit pour l'impression ; mais la sensation, comment se produit-elle ? car elle n'est ni dans l'impression, ni dans la transmission de l'impression ; l'impression et sa transmission sont des conditions nécessaires de la sensation, mais elles ne sont pas la sensation.

M. Longet dit encore : « Le sens de l'odorat garde l'entrée des voies respiratoires, explore les gaz à leur passage par les narines, et nous révèle les *qualités* nuisibles de l'air. Il est aussi le premier explorateur des aliments nouveaux ; souvent la seule odeur qu'ils exhalent, au moment où on les porte à la bouche, suffit pour les faire admettre ou rejeter. L'odeur d'un aliment qui plaît provoque la salivation et fait naître l'appétit ; mais quand celui-ci est satisfait, la même odeur n'excite plus guère qu'un sentiment de dégoût : cette dernière impression est une sentinelle vigilante que la nature semble avoir préposée à l'entrée des organes digestifs pour mettre un terme à la gloutonnerie ; et il est parfois dangereux, et toujours imprudent, de désobéir à sa voix. »

— L'auteur rapporte beaucoup d'autres observations semblables que l'on peut admettre comme des faits constants ; seulement, nous devons faire remarquer que ce ne sont pas les *qualités*, mais bien les *propriétés* des substances que nous révèlent les odeurs (1). C'est probablement parce que cette notion importe, avant tout, à la conservation de l'individu, que le nerf olfactif est anatomiquement la première paire dans l'ordre

---

(1) Il y a une différence notable entre l'idée de *propriété* et celle de *qualité* : tout le monde le sait ; mais comme cette distinction est très-importante pour la question que nous agitons, il convient de rappeler cette différence.

Les propriétés d'une substance sont ce qui constitue le *fond* même de cette substance, es sa *force virtuelle*. Ces propriétés, relativement à d'autres substances ou à celles de nos sens, sont *telles quelles* ; ce sont ces manières d'être relatives que l'on nomme *qualités*. Les qualités forment le caractère apparent des choses, mais ne les constituent point, et n'ont rien d'essentiel et de fondamental. Par exemple, l'*odeur* d'une plante nous révèle la *force*, la *vertu* de cette plante par une action physico-chimique sur nos sens, et la manière dont elle agit ou son mode d'action nous donne l'idée de ses qualités. Les propriétés d'une substance sont le propre même de cette substance, et de cette substance seule ; mais ses qualités lui sont communes avec beaucoup d'autres substances différentes.

des nerfs, et aussi que la membrane pituitaire se continue jusqu'au pharynx, où elle s'unit à celle de l'arrière-bouche et du voile du palais, se mettant ainsi en rapport avec l'organe du goût.

Mais, dire que les odeurs nous révèlent les propriétés des choses, et que par elles on parvient à distinguer la différence des corps, c'est dire aussi que la notion que nous en acqué-rons est celle de leur nature, de leur principe de *force cen-trale* analogue à celle de *l'électricité*. L'air mis en circulation dans les fosses nasales par les mouvements respiratoires est le véhicule des odeurs; la chaleur active leur diffusion dans l'espace; la lumière aide à les dégager des centres molécu-laires; mais c'est principalement par le choc, par la friction, par le fractionnement, que tout agent physique, mécanique ou chimique développe dans les centres moléculaires une quantité d'*électricité* propre à décomposer les principes odorants qu'ils renferment, *fragrantia*, comme on disait autrefois des bonnes odeurs obtenues par froissement.

M. Longet rappelle ces expériences en ces termes :

« Le choc, le frottement, le froissement, quel que soit le véritable mode de leur action, qu'ils dégagent du calorique, de l'électricité, ou qu'ils se bornent à détacher des corps de fines molécules, *ce qui semble peu probable* (1), sont fréquemment un moyen de faire naître des odeurs dans des substances qui, en dehors de ces circonstances, n'ont qu'une action médiocre ou même nulle sur la membrane olfactive. D'après Aldrovandi, si l'on frappe avec un marteau certaines pierres de Mariem-bourg, il en sort une odeur de musc. Le frottement développe une odeur fétide dans divers marbres, une espèce de quartz, etc.; il rend odorants le soufre, les résines, le silex et beau-coup de métaux. Quand on travaille sur le tour le bois de hêtre, on sent le parfum de la rose. Certaines feuilles de végé-

____

(1) Cette opinion de M. Longet nous paraît tout-à-fait en faveur de notre théorie.

taux, du *myrtus communis*, du *geranium*, etc., deviennent plus odorantes par le froissement.

« Sous l'action de l'eau, certaines substances, inodores ou à peu près inodores par elles-mêmes, contractent des propriétés odorantes : tels sont les sulfures alcalins, l'argile impure et la calcédoine pulvérisée, la moutarde noire, les amandes amères, etc. Mais ces phénomènes s'expliquent toujours plus ou moins bien par une réaction chimique, amenant le dégagement d'un principe odorant qui d'abord n'existait pas dans la substance. »

— Nous pensons, au contraire, que, si ce principe odorant n'existait pas dans la substance à l'état *dynamique* visible, il y existait à l'état *tonique* ou à l'état *statique*, et que c'est sous l'action physico-chimique que ce principe est devenu patent et manifeste.

Dans d'autres cas, ce n'est pas le principe odorant que le froissement ou l'électricité décompose, mais l'odeur elle-même : ainsi, en froissant entre les doigts une fleur de violette ou de réséda, on lui enlève son odeur ; ainsi Libri dit avoir constaté que le camphre, traversé par un courant électrique continu, devient de moins en moins odorant, puis cesse de l'être, et le redevient peu à peu par le repos.

Müller et Longet rapportent aussi les observations suivantes :

« Les odeurs subjectives, sans substances objectives, sont peu connues encore. Des dissolutions de substances inodores, comme les sels, ne font naître aucune sensation d'odeur quand on les injecte dans le nez. On sait que l'électricité par frottement a une odeur de phosphore. Divers observateurs ont parlé d'une odeur phosphorée, ou d'autres sensations olfactives, perçues sous l'influence d'un courant électrique dirigé dans les fosses nasales. Ritter, par exemple, affirme qu'outre l'envie d'éternuer et le chatouillement, il se développe au pôle négatif une odeur ammoniacale et au pôle positif une odeur acide ; que ces effets persistent avec le même caractère si le

circuit est fermé, et qu'ils se renversent aussitôt qu'il est ouvert. Valentin reconnaît que ces effets manquent chez beaucoup d'individus. On sait, du reste, qu'il arrive souvent à
quelqu'un de sentir une odeur spéciale dont personne autre
ne s'aperçoît : ce phénomène est commun chez les individus
d'une complexion nerveuse ; mais tous les hommes y sont plus
ou moins sujets. »

D'après ces observations et beaucoup d'autres de même
genre que nous pourrions rappeler, nous pensons :

1° Que les odeurs sont des produits de décompositions chimiques qui s'opèrent dans les molécules élémentaires des
corps, sous l'influence des trois forces, ici d'espèce *physique*,
là d'espèce *phytique* ou *organique*; et que ces produits, odeurs,
désassociés et libres, restent, dans le premier cas, sous l'influence des trois forces physiques élémentaires, et rentrent,
dans le second cas, sous l'influence de ces trois mêmes forces
physiques : telles sont, par exemple, les diverses odeurs qui
s'échappent du corps humain, avec des atomes désorganisés ou
passés à l'état purement physique, que l'on prétendait être des
fluides magnétiques, et qui ne sont, en définitive, que des produits excrémentitiels plus ou moins abondants, résultant des
compositions et des décompositions incessantes de l'économie,
qui les rejette nuisibles.

2° Que ce sont des phénomènes chimiques semblables qui
s'accomplissent dans l'organe de l'olfaction, et que cet organe
serait un des appareils de la dynamie zôotique, où l'électricité fonctionnerait plus spécialement que les deux autres
forces.

En effet, si nous ne craignions pas de dépasser les limites
d'une simple note, nous pourrions démontrer anatomiquement
que la membrane pituitaire, — avec son liquide muqueux dans
lequel plongent les extrémités des nerfs olfactifs, avec sa
couche de cellules épithéliales vibratiles, ses glandes en grappes
simples ou composées d'acini, à orifice en boutonnière, à canal
excréteur, — représente assez bien une pile galvanique ou

ichtyque; tandis que les sinus ou cavités nasales ne seraient que des *condensateurs*, « des sortes de *diverticulum*, dit M. Béclard, destinés à *prolonger* l'impression. Le milieu muqueux est tellement nécessaire dans la production du phénomène de l'olfaction, que, si la membrane se dessèche sous une influence morbide, ou qu'un coryza modifie la sécrétion nasale dans ses propriétés chimiques, la sensibilité spéciale est émoussée ou abolie.

Maintenant donc, qu'un atome soit arrêté sur la portion de la membrane pituitaire qui reçoit le nerf olfactif, normalement humectée, il n'y a là encore qu'une impression semblable à celle qui aurait lieu en ce cas dans tout autre organe sensible ; la sensation ne se produira qu'à la condition de la décomposition du principe odorant de l'atome physique.

Comment se fait cette décomposition ?

Probablement comme toute décomposition chimique dans l'organisme vivant.

Le principe odorant, agissant sur un atome du nerf olfactif, ou plutôt sur la propriété spécifique de ce nerf, est nécessairement à l'état actif ou positif, tandis que l'atome du nerf ou sa propriété spécifique est aussi à l'état passif ou négatif ; et, par conséquent, un d'électricité physique et un d'électricité zôotique de nom contraire se trouvent aussi en rapport par leurs rayons et par leurs centres.

Il se passe donc là quelque chose de semblable au phénomène qui se manifeste quand une action électrique dirigée dans les fosses nasales y développe une sensation phosphorée, ammoniacale, acide, ou d'autres sensations olfactives ; mais aussi ces expériences tendraient à établir que la constitution intime du nerf olfactif est composé d'atomes renfermant un principe odorant, ou capable de se combiner sous l'influence de l'électricité de manière à produire ce principe ; c'est cette dernière hypothèse qui nous paraît la plus admissible ; en sorte que la sensation *odeur* se composerait des rapports chimiques qui s'établissent entre le principe odorant du nerf olfactif et le principe odorant de l'atome physique ; ou, ce qui est la même chose, l'idée *odeur* serait la moyenne proportionnelle, la raison, la notion la plus exacte de la réalité de l'existence physique de l'atome odorant.

Le nerf olfactif, — soit qu'il *odore* dans sa spontanéité organique, soit qu'il *flaire* dans sa spontanéité instinctive ou volontaire, — est toujours passif de l'impression de la *force odeur;* mais comme, dans l'un et dans l'autre cas, il réagit sur le cerveau attentif, après l'élaboration qui produit la sensation ; et, alors, il est nécessairement *actif.* Quant aux muscles qui mettent en jeu les narines ou les organes de la respiration, pour aider à l'*odorer* ou au *flairer*, ils sont aussi nécessairement dans un état *actif.*

Maintenant qu'est-ce que l'*odeur* ?

Selon nous, l'odeur serait, non point un certain atome, un certain fluide odorant, mais un principe de force analogue à l'électricité en *fonction d'odeur;* et la spécificité sensorielle du nerf olfactif serait cette fonction même, qu'aucun autre sens ne peut suppléer, pas plus qu'un atome qui a sa fonction propre ne peut être suppléé par un autre d'espèce différente.

Ce n'est là qu'une hypothèse ; mais la science n'en est encore qu'aux hypothèses sur cette question, comme sur tant d'autres de même nature, et celle que nous avançons ici nous paraît propre à expliquer tous les phénomènes relatifs à l'olfaction.

On a fait beaucoup d'observations sur la forme et sur les éléments anatomiques des fibres nerveuses, sur leur spécificité organique, sur les éléments chimiques qui les composent ; a-t-on aussi institué des expériences pour s'assurer si la propriété olfactive du nerf de l'odorat ne serait pas, en réalité, le

---

(1) Quant à la signification propre du mot *odeur*, elle se déduit de son origine latine, *odor;* grecque, Ο᾽δμή ; sanscrite, *ouda,* substantif de forme passive, du verbe *Wa* (prononcé *oua*), action de *souffler, venter, enflammer*, et désignant, par conséquent, l'effet produit par cette action sur la sensibilité, et cet effet est celui d'une force, *sui generis,* et non d'un fluide quelconque.

résultat de certains arrangements atomiques sous des influences occasionnelles ? A-t-on institué d'autres expériences propres à faire reconnaître si les filets expansifs du nerf olfactif ne seraient pas de ces fibres primitives spéciales correspondant *isomériquement* aux diverses espèces d'odeurs physiques ? Nous l'ignorons ; cependant on conçoit la probabilité, la nécessité peut-être de ces rapports entre la substance organisée et la substance inorganisée. — Cette observation est applicable aux nerfs des autres sens.

De là, sans doute, la puissance de l'odorat.

« L'organe de l'odorat, dit M. Béclard, est un réactif plus sensible que ceux de la chimie ; l'homme reconnaît encore par l'odorat la présence de certains corps placés à dessein dans l'air, alors que les réactifs de la chimie sont impuissants à les déceler. Ne nous étonnons pas, dès lors, si la plupart des altérations de l'air déterminées par la présence des matières odorantes sont encore enveloppées d'obscurités, si le parfum des fleurs, et si beaucoup d'autres odeurs ne peuvent pas être mises en évidence d'une manière positive, à l'aide des moyens dont nous disposons aujourd'hui. »

Ajoutons que des essais de classification des odeurs ont été entrepris par Linné, Haller, Lorry, Fourcroy et beaucoup d'autres. « A quoi bon les rappeler, dit M. Longet, quand il est clairement établi que, dans l'état actuel de la science, les éléments d'une classification rationnelle nous échappent. »

Si l'idée que nous avons émise invite à de nouvelles séries d'expériences, on découvrira peut-être les éléments de cette classification ; c'est-à-dire les odeurs primitives et les mixtes, leurs contrastes, leurs convenances et leurs disconvenances, les odeurs consécutives et complémentaires, etc.

XXXII. — Sens de la vue. — L'optique est une des branches les plus riches en faits d'expérience et d'observation. Les éléments anatomiques qui constituent l'organe de la vue forment, dans la dynamique des trois forces élémentaires, un *appareil de photographie* où la *lumière* fonctionne plus spécialement que l'électricité et le calorique. Cet appareil est destiné à étudier spécialement la couleur, et accessoircment l'image, la forme, le volume, la distance, la grandeur, l'état de repos et de mouvement, en un mot les qualités des corps ; et ces qualités s'imagent, par réflexion, sur la *rétine,* expansion réticulaire du nerf optique.

Cette image est une impression produite par un système naturel d'appareils réfringents analogues aux lentilles de l'optique, ainsi que l'a démontré Müller, au moyen d'un ingénieux appareil artificiel décrit dans sa *Physiologie*, II, 285.

Cela ne suffit pas pour qu'il y ait sensation.

Müller pense que c'est la rétine qui sent elle-même son impression, ou que l'esprit sent cette membrane dans un état quelconque.— Mais dans le premier cas, l'esprit serait inutile, et dans le second, nous n'aurions pas notion des réalités extérieures.

M. Béclard, réfutant avec raison cette hypothèse, dit :

« L'image que l'objet détermine sur la rétine, tel que nous l'apercevons sur un œil disséqué, ne représente que les divers points de la rétine impressionnés par la lumière. Ce n'est point la rétine elle-même, et comme *étendue-figurée*, que nous percevons dans la vision, pas plus que ce ne sont les modifications de la membrane pituitaire que nous *sentons* dans l'odorat, pas plus que ce ne sont les modifications de la membrane auditive que nous *entendons*. C'est la lumière que nous voyons, c'est l'odeur que nous sentons, c'est le son que nous entendons. De même, ce que nous sentons dans le toucher, ce sont les objets extérieurs qui mettent en jeu la sensibilité. S'il en était autre_ment, les organes des sens ne seraient point disposés pour leur fin providentielle ; nous ne saurions acquérir la certitude du monde extérieur, et la vie ne serait qu'un rêve perpétuel. Le son, le choc, la lumière, laissent dans l'esprit une idée d'extériorité que rien ne peut dominer, et jamais un homme de sens commun ne prendra pour de simples modalités de son être les effets que ces agents déterminent sur lui. »

— C'est bien; mais cela n'explique point comment nous sentons; car dire qu'une image physique devient une sensation immédiatement, directement, par le seul fait de la transmission de l'image de la rétine, ou encore, comme le dit M. Longet, par la continuation des vibrations de la lumière jusqu'au *sensorium*, c'est dire tout simplement que l'impression est arrivée jusque-là, mais, évidemment, cela n'explique point du tout la transmutation de l'impression matérielle en impression immatérielle ou *sensation*, c'est-à-dire, ici, *connaissance de l'être extérieur en tant que qualités* (1).

Nous ne dirons pas non plus avec Gœthe : « Comment l'œil pourrait-il voir le soleil, s'il n'était lui-même de l'essence du soleil, c'est-à-dire de la lumière ?» — Nous ne comprenons pas que la lumière, une *force*, puisse être un organe, un nerf, une molécule organisée, mais bien qu'une *force*, la lumière, l'électricité, le calorique, puisse et même doive se trouver dans une molécule, un nerf, un organe quelconque.

Au reste, les physiologistes reconnaissent que, dans l'état présent de la science, on ignore complètement le procédé par lequel l'impression de la rétine devient une sensation *objective*.

Ils reconnaissent aussi que, par une pression résultant d'un choc, d'un contact quelconque, interne ou externe, on obtient toutes les sensations *subjectives* de lumière et de couleurs. C'est surtout à Volta, Ritter, Purkinje, Hiort, Serres (d'Uzès), que l'on doit l'étude de ces phénomènes.

Nous ne pouvons nous dispenser d'en rapporter ici quelques-uns.

---

(1) Le verbe *sentir* est formé de *sent*, participe présent du verbe sanscrit *Sa*, respirer, vivre, être ; *sent* signifie donc *ce qui respire, ce qui vit, ce qui est*, et *sentir*, c'est être passif, *sentant, ce qui respire, ce qui vit, ce qui est* ; ou, actif, *cherchant à connaître ce qui respire, ce qui vit, ce qui est*.

Si l'on comprime l'œil avec la pulpe du doigt, la tache lumineuse ou le *phosphène* (1) a la forme d'un croissant; l'extrémité du doigt appliqué à plat sur un des points de la circonférence du globe oculaire agit, en effet, principalement suivant la courbe parabolique qui le termine. Si l'on comprime l'œil avec l'extrémité arrondie d'un crayon, la tache lumineuse est arrondie; si l'on taille en carré l'extrémité du crayon, la tache lumineuse est carrée; si l'on taille cette extrémité en triangle, la tache est triangulaire. Les sensations *subjectives* de la rétine ne donnent donc pas seulement la sensation de la lumière, elles fournissent encore des *images* lumineuses subordonnées à la forme de l'excitant. Pour reproduire ces diverses expériences, il faut avoir soin de ne comprimer le globe que très-modérément. Une compression violente détermine, il est vrai, des taches lumineuses d'un grand éclat; mais comme cette compression se fait par irradiation à toutes les parties de la rétine, celle-ci, ébranlée en masse, donne des effets généraux qui masquent le phénomène. (Béclard, p. 755.)

On voit aussi, dans beaucoup d'occasions, une expression générale du mouvement du sang. C'est ce qui arrive particulièrement lorsque l'on contemple des surfaces bien éclairées, sans l'être toutefois assez pour éblouir; par exemple : quand on regarde le ciel, ou qu'on a tenu pendant longtemps ses regards attachés sur du papier blanc ou sur de la neige, sans les en détourner. Le phénomène consiste en une scène de confusion, un entrecroisement, un sautillement de points, ou un mouvement régulier, comme celui d'une vapeur. Il est tellement vague qu'on ne peut indiquer la direction du mouvement; mais il provient manifestement du mouvement du sang.

Il faut également rapporter ici le phénomène bien plus prononcé qu'on aperçoit quelquefois dans le cas de congestion de

---

(1) *Essai sur les phosphènes ou anneaux lumineux de la rétine*, par M. Serres (d'Uzès); Paris, 1853.

sang vers la tête, ou de pléthore : lorsqu'après s'être baissé on se redresse brusquement, on voit une foule de petits corps noirs et pourvus de queues, qui sautent et courent en toutes sortes de directions. Le fourmillement est un phénomène analogue dans les nerfs du sentiment.

Les narcotiques, et principalement la digitale, déterminent la manifestation du phénomène de flamboiement au devant des yeux. Purkinje en a fait le sujet d'observations sur sa propre personne. Lorsque l'action est intense, il se produit aussi des formes déterminées. (Müller, ii, p. 387 et suiv.)

L'influence mécanique d'un corps ou d'une pression sur l'œil provoque la sensation de la lumière et des couleurs. Personne n'ignore qu'en comprimant soi-même l'œil, après l'avoir fermé, on détermine l'apparition d'un cercle de feu, et qu'à l'aide d'une pression moins forte, on provoque celle de couleurs qu'on peut même transformer les unes dans les autres. L'espèce d'éclair qu'on aperçoit en pressant brusquement le globe oculaire, et qui n'est qu'une lumière subjective impropre à faire distinguer les objets dans l'obscurité, dépend de l'irritation mécanique du nerf optique ; car, comme je l'ai fait observer, au rapport de plusieurs chirurgiens, la section de ce nerf dans l'extirpation de l'œil fait apercevoir au malade des masses considérables de lumière.

Lorsque l'on comprime l'œil avec le doigt, on aperçoit des figures, tantôt annulaires, tantôt rayonnées, quelquefois divisées régulièrement en carrés. Purkinje les compare à celles que font naître les vibrations des corps sonores.

Volta démontra, le premier, qu'on éprouve une sensation lumineuse, lorsque le courant électrique vient à stimuler le nerf optique en un point quelconque de son trajet.

Ce phénomène est facile à reproduire, quand bien même l'œil n'est pas compris dans le courant : en effet, il peut avoir lieu si l'on touche la face interne de la paupière inférieure avec l'un des réophores, et l'intérieur de la bouche avec l'autre. Puisqu'un courant, trop faible pour imprimer une secousse au globe oculaire, suffit pour éveiller une pareille sensation, il faut bien admettre qu'elle dépend d'une excitation spécialement dirigée sur le nerf optique lui-même. Toutefois l'action est plus vive si l'on emploie une petite pile au lieu d'une simple paire de plaques en cuivre et en zinc : alors, suivant Purkinje, quand les deux pôles sont appliqués aux deux conjonctives, on aperçoit une sorte d'éclair toutes les fois qu'on ouvre ou qu'on ferme le circuit ; ou bien une lueur jaunâtre apparaît au pôle positif et une teinte de violet claire au pôle négatif. D'après le même observateur, il se produirait encore, dans le champ visuel, des phénomènes locaux particuliers correspondant à l'entrée du nerf optique et au point central de la rétine. (Longet, II, 2e p., 73 et *passim*.)

Toutes ces observations, et beaucoup d'autres semblables dont on ne peut se rendre compte, nous conduisent à examiner si, par l'application des trois forces élémentaires, on peut obtenir quelque explication satisfaisante.

Nous avons dit : tout atome, organisé ou non, est doué de un d'électricité au centre, de deux de lumière au rayon, et de trois de calorique à la surface ; ces forces se manifestent conditionnellement, c'est-à-dire lorsque, tirées de leur état statique ou tonique, elles sont mises en activité. Mais encore, pour que l'une de ces forces devienne patente et manifeste dans un corps, plutôt que les deux autres, il faut que les atomes qui constituent ce corps soient disposés entre eux par rapport à cette manifestation spéciale, ainsi que nous l'avons vu pour le sens de l'odorat.

Nous pensons donc que la structure du nerf optique est telle, que la lumière zôotique puisse être plutôt sollicitée physiquement par la lumière que par l'électricité ou par le calorique ; c'est sa spécialité d'action qui ne peut être suppléée par aucun autre nerf.

Cela supposé, nous dirons :

Deux de lumière physique *active* étant en contact avec deux de lumière zôotique *passive* dans l'appareil naturel de photodynamie, il s'établit spontanément une action et une réaction entre ces deux forces semblables. Le produit de cette opération est la *sensation* ; de sorte que la sensation serait à l'impression, comme deux de lumière zôotique est à deux de lumière physique ; et l'on aurait, en définitive, la proportion suivante :

L'objet extérieur est à l'idée, comme l'idée est à l'image.

Conséquemment, l'idée, n'étant autre chose qu'un rapport proportionnel entre l'objet extérieur et son image sur la rétine, contiendrait en elle-même une exacte notion de la réalité physique de l'objet, de sa forme, de ces couleurs. etc., idée aussi exacte que ce sens peut la donner.

Ainsi l'esprit voit cet objet en soi, *immatériellement*, tel qu'il existe *matériellement* hors de soi, et s'il a intérêt à vérifier l'existence de cet objet hors de soi, il dirige instinctivement vers lui l'action de ses nerfs moteurs ; il le regarde attentivement, réagissant sur cet objet par les mêmes voies et de la même manière que cet objet a agi sur lui, mais en sens inverse. En ce cas :

L'idée est à l'image, comme l'image est à l'objet extérieur.

Voilà pour l'esprit ; quant à la réalisation morale de cette idée dans la conscience, elle s'opèrerait de la même manière entre deux de lumière zôotique et deux de lumière psychique.

En résumé, cette théorie, fondée sur les principes mêmes de l'optique, nous paraît expliquer tous les phénomènes, soit *objectifs*, soit *subjectifs*, produits par les combinaisons de la lumière physique, zôotique et psychique ; et l'on peut s'assurer que l'application de la pulpe de chacun des doigts sur un même point de la région de la vue produit des *phosphènes* différents, et qu'il paraît en être de même pour les divers points d'application de cette pulpe, ainsi que nous l'avons dit précédemment.

XXXIII. — Sens de l'ouïe. — Ici nos observations se simplifient.

« Un grand nombre de phénomènes, dit M. Longet, démontrent que les ondes sonores se réfléchissent d'après les mêmes lois que la lumière. Quelques physiciens ont cherché à prouver que les ondes sont également soumises à la réfraction, et qu'elles peuvent interférer entre elles ; on a même été jusqu'à vouloir démontrer qu'il existe, pour les ondes sonores, une polarisation analogue à celle de la lumière. Mais ces résultats, ajoute l'auteur, sont plutôt du domaine de l'analyse que du ressort de la physique expérimentale. »

— Nous ne comprenons pas bien ces derniers mots, car les procédés de l'intelligence sont absolument les mêmes dans la physique expérimentale que dans l'analyse et l'observation ; et puis la réflexion du son ou l'écho, la loi de l'interférence du son, sa réfraction, sont des faits d'expérience constants et peut-être les plus propres à nous donner une idée de la nature du *son*, par son analogie avec celle de la lumière.

Autre analogie ; lorsque des sons sont un peu intenses, ils font naître à leur suite dans l'oreille un bruit particulier, dit *tintement* d'oreille, qui rappelle les images *consécutives* de la vision.

De même aussi que le calorique, le *son* conserve toutes ses qualités fondamentales, et ses rapports de combinaison dans sa propagation de molécule à molécule à travers tous les milieux ambiants, quels qu'ils soient, solides ou liquides, gaz ou fluides aériformes, mais avec plus ou moins de facilité selon la nature de ces milieux, et selon que ces milieux sont dans un état de température plus ou moins élevé.

Le *son* est donc dans de certains rapports avec le calorique et avec la lumière. Il est aussi dans de certains rapports avec l'électricité.

Volta fit agir un courant électrique sur ses nerfs auditifs, en le dirigeant transversalement d'une oreille à l'autre ; il éprouva des sensations sonores, telles qu'un sifflement, un bruit saccadé, qui persistèrent tant que le circuit fut fermé. Ritter, en répétant cette expérience, dit avoir entendu un son comparable à celui de *sol dièse*. Suivant lui, la sensation n'est perçue qu'au commencement du courant, et le son est plus aigu au pôle négatif.

Les sensations qui succèdent à un bruit violent ou constant sont principalement tactiles, et semblables à celles qui résultent d'un contact désagréable ou d'une commotion électrique.

Tout choc, toute pression, en un mot toute vibration objective ou subjective, fait naître des sensations de tintements, de bourdonnements, de bruits, de sons ; comme nous avons vu que cette même vibration produit des sensations d'odeurs et des sensations de couleurs, selon la nature propre à chacun des sens. Nous pensons donc que si l'organe de l'odorat est un appareil d'électricité zôotique en fonction d'*odeur*, et celui de la vue un appareil de lumière zôotique en fonction de *couleurs* et d'*images*, l'organe de l'ouïe est un appareil de calorique en fonction de *bruits* et de *sons*.

Conséquemment, ces trois appareils particuliers de la dynamie zôotique seraient entre eux comme les éléments d'une seule et même sphère d'action complexe, dont le *son* serait la surface, la *couleur* le rayon, et l'*odeur* le centre. Ainsi, le son serait en rapport avec l'odeur comme avec la couleur ; il serait à l'une et à l'autre comme la quantité des vibrations moléculaires des corps est à leurs qualités et à leurs propriétés.

Il existe donc des rapports harmoniques entre les odeurs, les couleurs et les sons ; et ces rapports doivent être les mêmes que ceux qui existent entre l'électricité, la lumière et le calorique. Newton, et, après lui, beaucoup d'autres savants se sont occupés de cette question. Nous ignorons si elle a été résolue d'une manière satisfaisante.

Il en résulte aussi, que trois de vibration moléculaire, externe ou interne, ou, ce qui est la même chose, trois de calorique physique ou organique, agissant sur l'appareil auditif, celui-ci réagit aussi proportionnellement par trois de calorique de ce nerf. La combinaison qui en résulte pour l'esprit est la sensation de *son*. La sensation sonore serait donc la moyenne proportionnelle entre trois de vibration interne ou externe, et trois de vibration zôotique du nerf acoustique ; en sorte que la sensation étant aux vibrations moléculaires internes ou externes, comme aux vibrations du nerf acoustique, nous donnerait une notion accesoire du nombre et de la quantité, c'est-à-dire de la mesure, du rhythme, de l'unité et de la multiplicité des choses, telles qu'elles existent hors de nous; et c'est ce qui constitue la spécialité du nerf acoustique.

Nous devons borner ici nos observations. On peut consulter tout traité de physiologie sur la construction de l'appareil de la dynamie auditive et sur la loi de l'acoustique, de la voix humaine et de la musique relativement aux observations que nous venons de produire.

XXXIV. — Sens du gout. — Le sens du goût est celui qui nous donne la notion des *saveurs*.

Qu'est-ce que la *saveur* ?

M. Longet répond, II, p. 163 :

« Dans le langage physiologique, sous le nom de *saveur* on désigne, tantôt la sensation particulière qui résulte de l'action des corps sapides sur l'organe du goût, tantôt la qualité inhérente et propre à ces corps eux-mêmes. En choisissant la dernière désignation, nous reconnaissons néanmoins que la *saveur* n'est, dans cette classe de corps, qu'une manière d'être relative, une qualité perceptible, et qu'elle n'existe réellement que par le rapport qui s'établit entre les substances sapides et l'organe propre à en recevoir l'impression. »

— Si nous comprenons bien cette définition de l'auteur, nous n'y voyons qu'une combinaison des éléments des deux premières opinions qu'il rapporte ; mais nous n'en savons pas mieux comment s'établit le rapport entre l'impression des substances *sapides*, c'est-à-dire chargées de *saveurs*, et la sensation de ces saveurs ; et puis , quand on a dit qu'une *saveur* est une manière d'être relative, une qualité perceptible, on peut en dire autant de tout autre chose ; on se demande toujours : qu'est-ce qu'une *saveur* ?

« C'est en vain, dit M. Longet, qu'on s'est efforcé de découvrir la cause intime de la sapidité et de ses diverses nuances , on n'a produit que des hypothèses sans fondement. Bellini , Robert Royle , etc., s'expliquent la diversité des saveurs par les formes différentes des molécules des corps sapides ; d'autres, pour rendre compte de la qualité propre à ces derniers, y admettent un principe spécial qui leur est intimement uni, etc. Mieux vaut avouer notre ignorance que d'émettre des explications fondées sur des erreurs ou recueillies dans les ténèbres. »

— C'est juste ; mais il faut bien aussi reconnaître que l'erreur ramène à la vérité, et que la raison humaine, dont le propre est de rechercher, autant que possible , la raison des choses, ne peut se contenter de l'ignorance actuelle de la physiologie relativement aux sens , d'autant plus que les sens sont les instruments mêmes des œuvres de l'esprit et de l'acquisition de toute connaissance.

M. Longet traite ensuite des *influences* diverses qui peuvent modifier la gustation, et par suite nos idées sur les saveurs ; puis il s'attache à préciser le *siège du goût.*

« En résumé, dit l'auteur, nos propres expériences tendent à établir que l'impressionabilité aux saveurs se rencontre exclusivement dans les points où le glosso-pharyngien et le rameau.lingual du trijumeau distribuent leurs filets , et que ces paires nerveuses président seules à la gustation. »

M. Béclard, résumant l'ensemble des faits relatifs aux nerfs du goût, s'exprime de la manière suivante :

« La langue reçoit ses filets nerveux de trois sources principales : du nerf lingual, branche de la cinquième paire ; du nerf glosso-pharyngien et du nerf hypoglosse. Le nerf hypoglosse , qui répand ses filets dans les muscles de la langue, est le nerf qui préside à ses mouvements ; sa distribution est entièrement musculaire. Le nerf lingual traverse la langue et vient, au contraire, se terminer spécialement à la muqueuse qui recouvre la langue depuis sa pointe jusqu'à la jonction des deux tiers antérieurs avec le tiers postérieur. La membrane muqueuse, qui recouvre le tiers postérieur de la langue, reçoit ses filets du nerf glosso-pharyngien. »

L'auteur ajoute en note :

« La langue reçoit encore des filets nerveux, qui viennent du nerf *facial* par l'intermédiaire de la *corde du tympan*. Ces filets, qui s'accolent en partie au nerf lingual et qui se rendent à la langue, se terminent sans doute dans les fibres charnues de la langue, comme l'hypoglosse, car le nerf facial est surtout un nerf de mouvement. On ne sait pas quel rôle la corde du tympan est appelée à jouer dans la gustation. On a pensé que, se répandant dans les couches musculaires superficielles de la langue, elle avait pour but d'*ériger* les papilles gustatives. La muqueuse qui tapisse la face inférieure de la langue, de même que la muqueuse du pharynx, reçoit aussi des filets du plexus pharyngien, à la constitution duquel concourent les branches supérieures du *pneumo-gastrique*, des filets du *glosso-pharyngien* et du *grand-sympathique*. »

Tous ces éléments nerveux, si divers, si complexes, qui entrent dans le mécanisme de l'organe du goût, font supposer qu'il existe entre cet organe et ceux des autres sens des analogies de forme, de fonctions et de produits sensoriaux. M. Longet est, pensons-nous, un des premiers qui en ont fait la remarque, et sous ce titre : *Influences du nerf facial sur les fonctions des organes des sens*, il est entré à ce sujet dans des détails pleins d'intérêt (v. II, 2ᵉ p., p. 358 et suiv.). Nous nous bornerons à reproduire ce qui est relatif au goût.

« Les lèvres et les joues concourent à retenir dans la bouche les corps sapides durant le temps nécessaire à leur impression sur l'organe du goût. Or, on sait déjà que la contraction des muscles de ces parties dépend du nerf facial qui, par conséquent, devient en quelque sorte un auxiliaire de la gustation : aussi, ce nerf ne fonctionnant plus, voit-on, pendant les repas, les aliments sortir par le côté paralysé ou s'accumuler entre les arcades dentaires et les joues, et la commissure labiale paralysée donner quelquefois écoulement à une certaine quantité de salive.

« J'ai dit qu'indépendamment de l'appareil musculaire entourant l'orifice buccal, appareil qui agit aussi dans la prononciation, la sputation, la succion, etc., j'admettais, pour l'organe du goût, des annexes contractiles profondes représentées par les canaux excréteurs des glandes salivaires : ces parties, sous certains rapports, il est vrai, bien éloignés, sont assimilables à l'iris, au muscle interne du marteau, etc. Quand un corps fortement sapide impressionne la muqueuse gustative, on sait qu'une sécrétion salivaire abondante a lieu afin d'amoindrir l'action trop stimulante de ce corps, comme a lieu aussi une contraction protectrice de l'iris ou du muscle interne du marteau pour défendre l'œil ou l'oreille contre une lumière ou un son trop intense. Or, la salive s'écoule dans des canaux dont la force contractile doit s'accroître en proportion de la salive sécrétée ; et, chose digne de remarque, si l'iris, le muscle interne du marteau, certains muscles du voile du palais sont animés par des filets du moteur oculaire commun et du facial, qui traverse d'abord les ganglions ophthalmique, otique et sphéno-palatin, de même les canaux excréteurs de la salive paraissent devoir aussi leur contractilité à des filets du facial qui traversent les ganglions sous-maxillaires et parotidiens. Le mode de distribution nerveuse semble donc déjà établir ici quelque ressemblance. Puis, en considérant que la salive est un liquide essentiel à l'exercice et à la protection du sens gustatif, ce n'est peut-être pas pousser les analogies jusqu'à l'absurde, que d'assimiler, dans certaines limites et sous certains rapports, les organes qui sécrétent ce liquide et ceux qui le conduisent, à d'autres organes qui, comme l'iris, le muscle interne du marteau et la membrane du tympan, le voile du palais, concourent aussi à l'exercice et à la protection des sens de la vue, de l'ouie et de l'odorat.

« Sans vouloir nier que la *corde du tympan* ait d'autres usages, je pense donc qu'un certain nombre de ses filets constituent la racine motrice du *ganglion sous-maxillaire*, au même titre qu'une partie du *grand-nerf pétreux* représente la racine motrice du ganglion sphéno-palatin, et que le *petit nerf pétreux* représente celle du ganglion otique.

« Quant aux autres filets de la corde du tympan, ils restent unis et confondus avec le nerf lingual. Les observations pathologiques et les expériences tendent à établir leur influence sur la gustation, attendu que l'altération du goût semble avoir été constatée dans des cas où le nerf facial était paralysé ou divisé au-dessus de l'origine du rameau tympanique ; mais *on est encore loin de s'entendre sur la nature de cette singulière influence*, les uns voulant faire de la corde du tympan un nerf moteur, les autres un nerf sensitif, les autres enfin un nerf mixte. »

— Tels sont les rapports observés par M. Longet entre l'organe du goût et les autres sens. Il semble en résulter que l'appareil si compliqué du goût serait pour une grande partie composé des éléments mêmes de l'appareil de l'odorat, de la vue et de l'ouïe, et que ses fonctions et conséquemment leurs produits seraient dans de certains rapports similaires. Or, ces observations, faites avec une grande réserve, ne sont peut-être que des indices de notions plus complètes sur ce sujet.

En effet, sans trop nous arrêter à ces similitudes, cependant déjà si remarquables, il en est d'autres qui nous intéressent davantage.

Ce ne sont point les mouvements répétés de la langue, cet organe principal du goût, qui achèvent de réduire en particules atomiques les substances que la mastication a divisées par ses chocs, par ses frottements répétés ; ce n'est point non plus la salive qui tient en dissolution les atomes désagrégés ;

ce ne sont point ces opérations préliminaires que nous avons à considérer. Bien qu'elles supposent déjà l'emploi des trois forces primordiales, cependant leurs produits physico-chimiques ne donnent guère que des sensations de contact et de mouvements. La sensation de *saveur* s'élabore dans les *glandules* et dans les *papilles* qui tapissent la membrane muqueuse de la langue : les papilles *filiformes* et les *coniques*, les papilles *fongiformes* et les papilles *lenticulaires* ou *caliciformes*.

Nous voulions décrire ces trois espèces de papilles, dont les éléments nous paraissent être dans de certains rapports de forme et de fonctions respectives avec les extrémités du nerf olfactif, celles du nerf optique et celles de l'auditif; mais les descriptions que nous en avons trouvées dans les livres d'anatomie et de physiologie sont en partie discordantes; nous avons donc préféré nous abstenir ici, en nous réservant d'examiner la question dans les suites de notre travail.

En résumé, nous croyons que, des analogies observées par M. Longet et de celles que nous entrevoyons dans la destination des *trois espèces de papilles* de la langue, et de ses *glandules*, on pourrait déduire les conséquences suivantes :

Si, dans l'appareil de l'odorat, la force ou l'électricité est perçue comme *odeurs* ou *propriétés* des molécules des corps; si, dans l'appareil de la vue, la lumière est perçue comme *formes* ou *qualités* de ces molécules; si, dans l'appareil de l'ouïe, la force calorique est perçue comme *son* ou *quantité* de ces molécules, nous pensons que, dans l'appareil dynamique du goût, les trois forces réunies, électricité, lumière et calorique sont perçues comme *saveurs*, comprenant à la fois la gustation et la dégustation des *propriétés*, des *qualités* et de la *quantité* des molécules des corps, odorés et flairés, vus et regardés, entendus et écoutés, c'est-à-dire les substances en ce qu'elles sont réellement et essentiellement en elles-mêmes dans leurs propres forces. L'appareil du goût est comme une sorte d'atmosphère où se condensent, pour s'élaborer dans une nouvelle unité, les produits des trois forces précédentes.

Ainsi, la *saveur*, pas plus que les autres perceptions sensorialles, ne s'élaborerait jamais aux dépens des liquides sécrétés
par les organes du goût; elle ne serait qu'une force spécifique
résultant de la combinaison ternaire qui se produirait en
vertu de la spontanéité propre aux forces d'espèce physique,
dermique, zôotique, phytique, réunies dans un milieu convenable.

Alors s'expliqueraient probablement :

1° Les analogies anatomiques et physiologiques de la dynamie du goût avec celle des autres sens.

2° Les différences de sensibilité gustative que l'on remarque
entre chaque individu.

3° Les rapports du goût avec l'odorat, avec la vue et avec
la digestion.

4° Les phénomènes de sapidité, différente sur les parties antérieures et sur les parties postérieures de la langue, et les
sensations opposées que donnent les deux pôles d'une pile;
le goût *acide* au pôle positif et le goût *alcalin* au pôle négatif.
Et ici encore, M. Longet vient à notre aide :

« Il est bien présumable, dit cet éminent physiologiste,
d'après ce qui a lieu pour les nerfs optiques et auditifs, que
ces effets dépendent d'une action directe de l'électricité sur
les nerfs du goût, et non comme on l'a supposé, de la décomposition des sels de la salive : car un courant aussi faible ne
peut pas déterminer une décomposition chimique suffisamment
rapide pour rendre compte de sensations aussi promptes à se
manifester. » (t. II, 2ᵉ p., p. 74.)

XXV. — Corollaire. — Il résulte des observations précédentes que l'on pourrait considérer les quatre forces sensoriales, *odeur, couleur, son* et *saveur*, comme les quatre termes
d'une *proportion harmonique*, ou proportion par quotient, dont
la somme des trois termes est égale au quatrième terme. Conséquemment, toutes les propriétés mathématiques des proportions harmoniques s'appliqueraient parfaitement à l'étude des

sensations et reflèteraient sur cette étude une lumière qui lui manque encore.

L'étude que l'esprit de l'homme vient de faire des propriétés, des qualités et de la quantité des choses, en fonction de *saveurs*, il l'a faite dans sa spontanéité propre, par l'intermédiaire des petites et des grandes cellules du cerveau, du cervelet et de la protubérance annulaire, et avec le concours harmonique des fonctions dynamiques des sens. Jusqu'ici l'esprit de l'homme possède une connaissance suffisante de ces forces, mais seulement par rapport à la vie zôotique et à la vie phytique ; et, dans l'intérêt de la conservation de son individu, il est en mesure d'accepter ou de rejeter *instinctivement* les substances qui affectent la dynamique de ses trois premiers sens, dans l'unité d'action du goût.

De là viennent ces attitudes de la *face*, qui sont en correspondance avec celles de toutes les parties extérieures du corps et plus directement avec celles de la *main ;* cette unité d'attitude de *garde* et de *précaution* forme un des *consensus* physiologiques les plus remarquables de l'organisme dans la spontanéité *instinctive* de sa conservation *zôotique,* comme aussi dans celle de sa conservation *psychique ;* et c'est toujours de la *protubérance annulaire* que vibre l'harmonie esthétique de cet ensemble de phénomènes.

Mais l'ensemble des phénomènes *instinctifs* produits par la sensibilité spéciale du nerf olfactif, du nerf optique, du nerf auditif et des nerfs gustatifs, peuvent encore se manifester avec des nuances variées, par suite d'un autre ordre de sensations, provenant d'un cinquième sens, celui du *toucher par rapport à l'instinct*, que nous distinguons de celui du *toucher par rapport à la volonté.*

XXXVI. — SENS DU TOUCHER PAR RAPPORT A L'INSTINCT. — Les auteurs ont confondu le *toucher* par rapport à l'*instinct* et le *toucher* par rapport à la *volonté.* De là quelque obscurité dans la résolution de la question.

Le *toucher par rapport à l'instinct* appartient à la sphère d'action de l'esprit, et le *toucher* par rapport à la *volonté* appartient à la sphère d'action de l'âme. L'un est essentiellement *zóotique* et *phytique* et forme le cinquième sens; l'autre est purement *psychique*, et forme un sixième sens.

Cependant l'idée que nous avons du *toucher* est mécaniquement la même dans l'une et dans l'autre sphère d'action. Cette idée résulte d'un phénomène de *contact*, dans lequel il y a nécessairement un corps *touchant* et un corps *touché :* d'où le terme actif *toucher* et le terme passif *touché ;* d'où l'idée d'*activité* quant au *toucher* et celle de *passiveté* quant au *touché (tactus), tact.* Conséquemment, au lieu de *sens du toucher* ou *sens du tact*, on aurait pu dire aussi *sens du contact*, expression qui contiendrait en soi la double notion corrélative de *toucher* et d'être *touché.*

Divisons donc :

1° Le *sens du tact* donne à l'homme, dans son animalité, la faculté d'*être sensible au toucher.* La tactilité est donc de nature essentiellement *passive.* (Voir page 703.)

Soit, en effet, que le *tact* soit occasionné par le choc ou *toucher instinctif du centre cérébral*, ou par le choc ou *toucher d'une force extérieure quelconque*, l'atome nerveux qui reçoit l'action ou du centre ou de la périphérie est nécessairement dans un état *passif*, et sa réaction active, de la périphérie au centre ou du centre à la périphérie, donne encore une sensation de nature *passive* au centre cérébral, ou une impression *passive* sur les papilles sensibles de la périphérie, impression et sensation *passives* comme celles des autres sens. Que le *tact* soit donc considéré par rapport à l'impression ou à la sensation, c'est toujours, en définitive, un phénomène de *passiveté.* Le tact est le sens qui nous met, dans notre *réceptivité instinctive*, en rapport, d'un côté, avec les forces *zóotiques* et *physiques*, et de l'autre avec les forces *physiques* des choses ambiantes.

Aussi, la sensibilité générale est représentée par une classe de nerfs très-nombreuse et par leurs épanouissements dans les muscles, les papilles, dans toutes les surfaces membraneuses de l'intérieur et de l'extérieur du corps. Nous avons étudié le système des *papilles* (p. 705); nous résumerons quelques notions sur les membranes muqueuses et sur les nerfs de la sensibilité générale, d'après M. Longet, t. II, 2ᵉ p., p. 174.

Ces nerf sont:

1° Les *trente-et-une racines spinales postérieures*, qui se distribuent directement à la peau de tout le tronc, des quatre membres et du segment postérieur de la tête, ainsi qu'à la muqueuse des voies génito-urinaires et de la partie inférieure du tube digestif;

2° La *grosse racine du trijumeau*, destinée à la peau du segment antérieur de la tête (c'est-à-dire la face), aux dents, aux muqueuses labiale, linguale, palatine, oculaire, nasale, etc.;

3° Le *glosso-pharyngien*, dont les filets s'arrêtent dans la muqueuse de la base de la langue, des piliers du voile du palais et d'une partie du pharynx;

4° Le *pneumo-gastrique*, qui envoie les siens aux membranes muqueuses du pharynx, du larynx, de la trachée, des bronches, de l'œsophage et de l'estomac, etc.

« Aucune des muqueuses que nous venons d'indiquer ne semble être étrangère aux sensations de *température*, et plusieurs procurent aussi les sensations de *contact* et de *résistance.* »

Telles sont les notes de M. Longet.

— Quant à nous, il nous semble que c'est à l'appareil de tactilité que nous devons spécialement la notion de *température*.

Avant d'aller plus loin, il importe à nos vues de prendre une idée plus complète de cet immense appareil de dynamie dont les membranes couvrent toutes les surfaces sphériques de l'organisme; et comme le pneumo-gastrique est en connexion avec presque tous les autres nerfs, il suffira d'en donner la description: nous choisissons Hirschfeld, *Névrologie*, p. 123.

« *Résumé anatomique du pneumo-gastrique.* — Le pneumo-gastrique naît du bulbe rachidien sur le corps restiforme et sur le prolongement du sillon collatéral postérieur, par six ou sept filets qui se rapprochent les uns des autres en se dirigeant vers le trou déchiré postérieur.

A. *Dans le trou déchiré*, il présente un ganglion (ganglion supérieur ou jugulaire du pneumo-gastrique), d'où partent ou auquel aboutissent quatre branches, savoir : une anastomose avec le spinal, une autre avec le glosso-pharygien, une troisième (rameau auriculaire d'Arnold) avec le facial, une quatrième avec le grand-sympathique.

B. *Au-dessous du trou*, on trouve le ganglion inférieur (plexus ganglioforme, ganglion du tronc du nerf vague), plus constant que le ganglion supérieur, communiquant avec la branche interne du spinal, avec le glosso-pharyngien, l'hypoglosse et le ganglion cervical supérieur.

C. *Le long du cou*, le pneumo-gastrique fournit : 1° le nerf pharyngien, qui naît quelquefois du spinal, mais le plus souvant du spinal et du pneumo-gastrique, et qui concourt à la formation des plexus-pharyngiens et inter-carotidien ; 2° le laryngé pharyngé supérieur, destiné à la muqueuse du pharynx, du larynx, de la langue, au muscle aryténoïdien, et par sa branche *laryngée externe* aux muscles crico-thyroïdien, constricteur inférieur du pharynx, et au corps thyroïde ; 3° les rameaux cardiaques supérieurs qui se jettent dans le plexus cardiaque.

D. *Dans le thorax*, on remarque : 1° le laryngé inférieur, qui anime tous les muscles du larynx, à l'exception du crico-thyroïdien, s'anastomose avec le laryngé supérieur et donne des rameaux cardiaques, œsophagiens, trachéens et une branche anastomotique avec le ganglion cervical moyen ; 2° les cardiaques inférieurs ; 3° les trachéens ; 4° les rameaux œsophagiens ; 5° les plexus pulmonaires postérieur et antérieur ; 6° le plexus œsophagien auquel fait suite le cordon œsophagien.

E. Dans l'*abdomen*, nous avons suivi le pneumo-gastrique à l'estomac, au foie; nous l'avons vu s'anastomoser avec son homologue : avec le ganglion semi-lunaire, le plexus solaire et avec le plexus mésentérique supérieur qu'il concourt à former.

« Le pneumo-gastrique est remarquable par sa texture et sa distribution ; il présente, en effet, sur son trajet plusieurs renflements plexiformes, et même sur l'estomac des ganglions plats membraniformes, que l'on trouve seulement sur le grand sympathique. Il se distribue aux organes de trois grands appareils de l'économie, les appareils digestif, respiratoire et circulatoire, savoir : au pharynx, à l'œsophage, à l'estomac, au foie, au larynx, au corps thyroïde, à la trachée, aux poumons, au cœur et aux gros vaisseaux ; il s'anastomose avec le pneumo-gastrique du côté opposé, avec le nerf facial, le glosso-pharyngien, le spinal, l'hypoglosse, les deux premières paires cervicales et le grand-sympathique. Ainsi, bien qu'appartenant aux nerfs crâniens, il se perd aux viscères contenus dans les cavités thoraciques et abdominales, en partie soustraites à l'influence de la volonté, ce qui le distingue des nerfs étudiés jusqu'à présent ; il en diffère encore par des anastomoses médianes, disposition que nous n'avons encore vue que sur le glosso-pharyngien et le lingual, que nous verrons plus tard sur l'hypoglosse et sur le grand-sympathique ; il affecte, en outre, des connexions intimes avec le grand-sympathique, marche parallèlement à la direction de ce dernier, et forme avec lui les plexus pharyngien, laryngien, intercarotidien, cardiaque, pulmonaire, solaire, mésentérique supérieur. »

— Sur le pneumo-gastrique on peut encore consulter l'admirable étude qu'en a faite M. Longet, soit comme nerf *exclusivement sensitif*, soit comme nerf *sensitivo-moteur*, t. II, 2° p., p. 306. « Quelle interprétation, dit cet éminent physiologiste, faut-il donner de cette multiplicité de sources motrices qui ne se retrouve pour aucun autre nerf de l'économie, si ce n'est pour le grand-sympathique? Convaincu que la nature, toujours prévoyante et fidèle au but de conservation qui domine dans ses œuvres, a multiplié, en proportion de l'importance des fonctions, les moyens propres à en assurer le libre et facile exercice, je pense qu'une particularité différentielle aussi remarquable s'explique par la haute mission physiologique confiée au *tronc mixte* du pneumo-gastrique.

« En effet, ne tient-il pas sous sa dépendance les principaux viscères dont l'action est indispensable à l'entretien de la vie? Il fallait donc, pour que son intégrité fonctionnelle fût mieux assurée, et que la brusque interruption de son influence fût moins facile, qu'il soutirât, à l'aide des nerfs qui lui sont surajoutés, sa force motrice à une grande étendue de l'axe rachidien : car, à l'exemple des autres cordons nerveux, eût-il emprunté, par une simple racine, le principe de son action à une partie limitée des masses centrales (comme le voudraient ceux qui en font un nerf mixte *dès son origine*, sans tenir aucun compte des anastomoses qui viennent d'être signalées), une lésion en ce point eût aussitôt suspendu son rôle si important. Dès lors, comment s'étonner de trouver cette disposition exceptionnelle à un nerf dont les usages, si différents de ceux des autres nerfs cérébro-rachidiens, se lient, sans parler même de la circulation, à l'accomplissement des actes essentiels de la respiration et de la digestion ? »

— Ces données anatomiques nous représentent, en effet, le nerf pneumo-gastrique comme une sorte de chaîne qui unit la sphère d'action zôotique à la sphère d'action phytique ; et cette union est si étroite, que toute force qui *touche* un des anneaux de cette chaîne se transmet proportionellement à la chaîne entière et aux deux sphères d'action qu'elle unit, et réciproquement. Le pneumo-gastrique est donc de la plus grande importance pour la conservation de l'individu. Aussi l'état de santé dépend principalement de son intégrité et de la normalité de ses fonctions ; et, comme il distribue ses rameaux au pharynx, à l'œsophage, à l'estomac, au foie, au larynx, au corps thyroïde, à la trachée, aux poumons, au cœur et aux gros vaisseaux, veine porte, etc., les auteurs pensent que les maladies de ces organes, placés sous l'influence de ce nerf, dépendent principalement de troubles ou lésions occasionnés, dans ses fonctions ou dans celles des parties auxquelles il distribue ses rameaux. Cette opinion est celle d'Hippocrate, de Galien, des méthodistes, de Stahl, de Boerhaave, de Broussais et généralement des auteurs modernes. « Si plusieurs organes sont malades en même temps, dit Cœlius Aurélianus, il faut diriger le traitement sur les plus affectés, dans l'ordre de leur importance, en commençant par ceux qui peuvent mettre le malade en danger, ou par *ceux qui transmettent facilement à tous les autres les bienfaits des moyens curatifs*; ainsi, l'estomac étant dans un état anormal, un grand nombre d'autres organes se trouvent sympathiquement dans un état semblable. »

Mais nous avons vu aussi que le pneumo-gastrique, principe d'union entre le système zôotique et le système phytique, s'épanouit dans les plexus pulmonaire, cardiaque, solaire, mésentérique avec le grand-sympathique, sous l'influence duquel est placé l'appareil phytique.

Dans cette union, le plexus *solaire* ou *semi-lunaire* est surtout de la plus grande importance. Nous en donnons la description d'après Nysten.

« Le *plexus solaire* occupe la région supérieure de l'abdomen, qui s'étend depuis l'appendice xyphoïde jusqu'à deux travers de doigt de l'ombilic. La partie moyenne de cette région est l'*épigastre* proprement dit, vulgairement le *creux de l'estomac* ; elle se trouve comprise entre les côtes asternales d'un côté et de celles du côté opposé.

« Le *plexus solaire*, ou rayonnant comme le soleil, est un vaste réseau nerveux formé par la réunion de ganglions et de rameaux appartenant spécialement aux deux grands nerfs splanchniques, le pneumo-gastrique et le grand-sympathique dont ce plexus est le *terme commun*, tandis qu'il est l'origine de tous les plexus intestinaux. Il répond : en arrière, à la colonne vertébrale, à l'aorte, aux appendices diaphragmatiques, en devant, à l'estomac ; en haut, au foie et au diaphragme ; en bas au pancréas. Il distribue toutes ses divisions à l'aorte, en donnant naissance aux plexus sous-diaphragmatique, cœliaque, mésentérique, supérieur et inférieur, et rénal. »

— Ce qui caractérise spécialement les fonctions du *plexus solaire*, « c'est qu'il est susceptible, dit M. Flourens, de transmettre à l'animal les impressions ou irritations qu'il éprouve ; et cette propriété qu'il partage, à l'exclusion de toutes les autres parties du corps, avec les nerfs de la moelle épinière et de l'encéphale, établit enfin, d'une manière directe et définitive, l'étroite liaison qui l'unit à ces nerfs. » Ce point, où la douleur est si vive et si profonde, soit qu'on le presse fortement, soit que l'acte digestif s'accomplisse difficilement, comme aussi dans toutes les affections dites gastriques, hystériques, chlorotiques, pulmonaires, nerveuses, rhumatismales, goutteuses, en général dans toutes les affections chroniques, aigues ou morales ; — ce point, où nous portons instinctivement la main dans toute sensation, subite ou continue, qui intéresse essentiellement le sentiment de notre conservation, pression qui soulage ou guérit ; — ce point, où, selon tant d'habiles observateurs, réside cette *haute puissance nerveuse* célébrée par eux sous les noms d'*archée*, de *prœses systematis nervosi*, de *centre phrénique, épigastrique*, etc., — ce point est tout simplement le centre où s'unissent spécialement le système zôotique et le système phytique, et où, par conséquent, la double sphère d'action des trois forces, électricité, lumière et calorique d'espèce zôotique et d'espèce phytique, fonctionne d'une manière proportionelle et normale dans l'état de santé, et disproportionnelle et anormale dans l'état de maladie. — Ce centre est donc d'une haute considération dans la *méthode cinésique* qui peut agir sur le plexus solaire, aussi bien que sur tout autre point anatomique, d'une manière directe ou indirecte.

L'appareil de tactilité est répandu par toutes les parties du corps : dans les membranes du cerveau, du cervelet, de la protubérance annulaire, de la moelle épinière ; dans toutes les tuniques des os, des nerfs, des muscles, des vaisseaux, dans toutes les membranes muqueuses des viscères, enveloppes qui forment les limites des organes intérieurs, et dans celles de la peau qui limite la forme de l'individu.

L'appareil du *tact* est donc spécialement membraneux, *épidermique* et *dermique*, ou, comme nous l'avons déjà nommé, *cutanéo-respiratoire*.

Plus exactement, on pourrait le nommer *épidermique*, car c'est l'épiderme, triple couche membraniforme d'ordre *physico-organique* qui reçoit d'abord le *toucher* (chocs, pressions, vibrations) des trois forces dont sont chargés les atomes ambiants, à l'état gazeux, fluide ou solide, soit dans les atmosphères intérieures du corps, soit dans son atmosphère extérieure.

Or, c'est par leurs surfaces, c'est-à-dire par leur force *calorique*, soit statique, soit tonique, soit dynamique, que sont en contact les atomes ambiants, à l'état gazeux, liquide ou solide.

Cet immense appareil du *tact* est donc de la plus grande importance. Selon Broussais et tous les auteurs, soit anciens, soit modernes, *le calorique est le premier et le plus important de tous les stimulants, et s'il cesse d'animer l'économie, les autres perdent leur action sur elle ; le calorique met en jeu la puissance qui compose les organes... Caloris ad vitam, nutritionem, propagationem et motus vitales producendos et conservendos, maxima necessitas et potentia est,* a dit Hoffmann. Aussi toute l'attention de la science médicale actuelle est principalement dirigée vers l'étude des *sources de la chaleur*. Selon nous, les sources de la chaleur sont dans les membranes muqueuses ; dans toutes les tuniques de l'économie mises en fonctions par la tactilité, et par la tactilité seule, soit intérieure, soit extérieure, ou, plus exactement, par la polarité de deux espèces de calorique de nom contraire.

— 775 —

On peut donc déjà concevoir que la première notion, la notion spécifique que fournit à l'esprit l'appareil du tact, est celle
de *chaud* ou de *froid*, de *température*.

En effet, trois de calorique à l'état actif ou positif étant en
contact avec trois de calorique à l'état passif ou négatif, ces
deux forces semblables, et de nom contraire, se combinent
entre elles, et produisent trois de chaleur à la surface, deux
de lumière au rayon de direction de la force, et un d'é-
lectricité au centre moléculaire où cette force aboutit. Puis,
par réaction de la force de la molécule centrale, et sous le
même angle de réflexion, du centre au rayon et du rayon à la
surface, la chaleur transforme les molécules en vapeur d'eau
ou transpiration, laquelle s'élimine par les voies excrétoires
de toutes les ouvertures, de tous les pores intérieurs, et
de ceux de l'épiderme.

Ainsi, ce n'est ni à la surface, ni au centre des cellules, des
organes ou des vaisseaux, que s'accomplissent les métamorphoses de la matière organique, c'est dans l'épaisseur même
des tissus, ou, ce qui est la même chose, dans le rayon-lumière, ainsi que nous ne cessons de le répéter : les métamorphoses rétrogrades ou regressives pendant le mouvement concentrique du rayon, et les métamorphoses progressives pendant son mouvement excentrique.

Telle est bien, en effet, la loi de transformation des produits de la digestion en produits de plasticité organique ; —
loi constante en physiologie, que rappelait encore dernièrement M. le professeur Bérard, à propos de la *formation physiologique du sucre dans l'économie animale* (1), et qui, après
tout, n'est peut-être point différente de celle du mouvement
dit *brownien* (p. 640, *note*).

Maintenant, puisque c'est bien là toute la doctrine de la
nutrition dans son expression la plus simple et la plus complexe, nous pensons avoir le droit d'affirmer que l'hypothèse

1) *Académie impériale de médecine*, séance du 19 mai 1857.

que nous avons déduite d'un fait mathématique incontestable, se justifie, et devient enfin la formule scientifique la plus simple de cette doctrine, comme aussi nous verrons qu'elle est celle de la Cinésie et de ses applications.

Ce double phénomène d'action concentrique et de réaction excentrique devient patent et manifeste entre des surfaces chargées de calorique d'espèces différentes, mais plus spécialement, plus énergiquement, plus salutairement, entre des surfaces chargées de calorique de même espèce, comme, par exemple, la surface de la paume de la main d'une personne et celle de la paume de la main ou de toute autre partie du corps d'une autre personne, — encore faut-il que la main soit posée selon l'ordre de polarité respectivement contraire.

La chaleur, force produite à la surface de l'appareil épidermique muqueux, soit intérieur, soit extérieur, est donc la moyenne par laquelle s'engendrent les autres forces de *plasticité zôotique* aussi bien que celles de *plasticité phytique*, c'est-à-dire les forces de la vie animale et celles de la vie organique, que l'on nomme aussi *vie trisplanchnique*, parce qu'elle est représentée par trois organes viscéraux, le digestif, l'urinaire et le respiratoire, qui servent à la *nutrition*.

Aussi, quelle sensation de bien-être et d'énergie vitale nous éprouvons, quand une douce chaleur remplit toutes les tuniques de notre corps. Par elle, les fonctions se régularisent et s'équilibrent, non sous l'influence de l'esprit ou de l'âme, comme aucuns le prétendent encore, mais sous celle des trois forces d'espèce phytique ou organique. Leurs produits sont normaux et pleins d'activité ; on sent véritablement en soi les vibrations harmoniques de la nutrition. L'esprit en est plus dispos et plus libre ; l'âme aussi se déploie et s'épanche en sentiments plus généreux, et ses conceptions, plus vastes s'élèvent aux réalités de l'infini. — Imaginez donc de donner aux malades un peu de cette douce et tiède chaleur qui est l'Esprit de Dieu dans la création, et dont s'anime la nature à la renaissance de la végétation, ou qui se développe sous l'aile de l'oiseau dans l'œuf qu'il couve, ou bien encore sous la pression instinctive de la main maternelle qui suspend et dissipe les douleurs de son enfant (1); imaginez de donner aux pauvres malades, en des proportions convenables, un peu de cette chaleur vivifiante, de ce principe générateur de toutes les forces vivantes, et ils ressussiteront naturellement à la santé.

Conséquemment, la faculté tactile donne aussi à l'esprit les sensations de *plaisir* et de *douleur*, de *santé* et de *maladie*, de *bien* et de *mal physiques*, en un mot de tout ce qui importe essentiellement à la conservation de l'individu.

Mais toutes ces notions ne sont encore pour l'esprit que des notions *concrètes* et *individuelles;* il faut que la tactilité de l'âme intervienne pour que ces notions passent à l'état d'abstraction, d'analyse et de classification. C'est alors seulement que l'homme acquiert une notion plus complète de *chaud* ou de *froid*, de *température*, avec toutes ses *propriétés*, ses *qualités* et ses *degrés*. Il en est de même des notions de *contact* et de *résistance*, de *plaisir* et de *douleur*, de *santé* et de *maladie*, de *bien* et de *mal*, qui, de leur état purement zôotique et matériel, passent à l'état moral d'ordre et de conscience.

2° — *Sens du toucher par rapport à l'instinct.* — Nous avons dit que, si l'esprit, dans sa spontanéité instinctive, peut garder en soi toutes les sensations telles qu'il les a perçues, toutes les notions qu'il s'en est faites, il a aussi la faculté de les reporter hors de soi, pour les vérifier et les développer; et cela, toujours en vertu du principe de conservation individuelle.

Nous avons dit aussi : c'est aux grandes cellules du cerveau qui est le siége de l'intelligence, que l'esprit s'adresse; le cer-

---

(1) La puissance du sens tactile de la femme n'est pas seulement due, comme on le dit communément, à la finesse de la pulpe de sa main satinée et moelleuse ; mais aussi au développement des corpuscules de Pacini que cette pulpe renferme, développement plus considérable que chez l'homme (*Voir* p. 686). — On dirait que la femme fût plus spécialement destinée à calmer nos douleurs.

veau à son tour vibre l'action vers les grandes cellules du cervelet, coordinateur des mouvements de locomotion, et celui-ci vers la protubérance annulaire, principe des mouvements de conservation encéphalique et extra-encéphalique.

Ces trois forces zôotiques sont instantanées, et infiniment plus rapides que ces trois mêmes forces d'espèce physique.

La protubérance annulaire, principe des mouvements de conservation de l'individu, vibre le même choc à une des grandes cellules correspondantes du *bulbe rachidien*. Ce centre de vie et de respiration zôotique et phytique transmet le choc à une des grandes cellules correspondantes de la *moelle épinière*, rayon déterminateur de la forme des mouvements, pour les distribuer à ses racines antérieures, nerfs moteurs qui rayonnent vers les surfaces périphériques pour faire contracter les fibres musculaires. Ces contractions déterminent les mouvements extérieurs de locomotion des leviers osseux, dans des rapports proportionnels avec la sensation et la conservation instinctive de l'individu.

Par les pieds, l'animal se rapproche de l'objet qui a occasionné la sensation; par la main qui s'étend vers l'objet, il le touche, le regarde, le préhende, le porte au nez, à l'œil, à l'oreille, aux lèvres et à la langue dont la tactilité est exquise: l'animal le flaire, le regarde, l'écoute, le goûte, le touche de toutes les manières et sous toutes ses surfaces; la main le presse, le frotte, le brise pour en faire sortir les odeurs, que l'animal aspire par de profondes inspirations; la main le tourne et le retourne sous des teintes d'ombre et de lumière différentes qui varient ses couleurs, ses formes, sa figure; il frappe cet objet, et le bruit rendu est celui qu'il a entendu; il le frappe encore à coups successifs, réguliers ou irréguliers, et les vibrations sonores qu'il perçoit, correspondantes aux mouvements vibratiles de la main, lui rappellent celles que le tact lui avait transmises. Du bord des lèvres et de la pointe de la langue, il le tâte, il le suce, il le goûte, et de sa main le repousse ou l'introduit dans sa bouche. Il le broie sous sa dent,

le mâche, l'imprègne de salive pour le diviser davantage ; la
langue le pressure encore, et l'animal se l'approprie enfin par
la déglutition. Le reste n'est plus de son domaine. L'état pas-
sionnel de l'animal influe bien sur les trois forces digestives ;
mais sa mission se borne à fournir les matériaux nécessaires
à la nutrition, tandis que les fonctions de ces trois forces sont
spécialement sous la dépendance de la spontanéité phytique
ou organique.

Par la main, l'esprit vérifie aussi les notions accessoires que
lui ont fournies les cinq sens dans leur état de passiveté, telles
que les notions accessoires de mouvement, de distance, de
direction fournies par l'odorat ; celles de mouvement, de locomotion, de figure, de forme, de volume, de grandeur, d'étendue, de point, de distance, de position relative, fournies par
la vue ; celles des vibrations en tant qu'insonores, de leur
succession, du temps, de la mesure, des accords, de la nature
des corps, de leur densité, de leur volume, de leur grandeur, de leur point de départ, de leur distance, de leur
direction, fournies par l'ouie ; enfin la main peut vérifier aussi
toutes les notions accessoires précédentes fournies par le goût,
plus les notions accessoires d'humidité, etc., dues aux fonctions de cet organe. Elle les vérifie sous la direction instinctive
de l'esprit qui les avait reçues de chacun des autres sens, lesquels, d'ailleurs, ont pu aussi, jusqu'à un certain point, se
contrôler eux-mêmes l'un par l'autre, et contrôler aussi les
notions venues du toucher.

Les usages de la main sont extrêmement nombreux et variés.
La main rend fidèlement à l'esprit le résultat de toutes les
sensations d'une même espèce, vérifiées l'une par l'autre,
moins celles des odeurs, des couleurs, des sons et des saveurs ;
il lui donne de toutes ces sensations une sensation moyenne,
et cette sensation moyenne est pour l'animal dans l'homme la
preuve démonstrative que les choses qu'il sent en lui existent
réellement hors de lui ; mais encore une fois, c'est à l'âme seule,
et non à l'esprit, d'élever cette démonstration à l'état de con-

ception pure et dégagée des illusions et des erreurs si nombreuses, auxquelles tous les sens sont sujets sous la seule influence de l'expérience et de l'observation du zôotisme humain.

De plus, et en dernière analyse, la main a la faculté de réaliser sur la matière les conceptions de l'esprit. Elle peut transformer les corps, les travailler, les façonner en instruments auxiliaires, en appareils de toutes formes, toujours et seulement dans le rapport des besoins de conservation instinctive et individuelle, œuvres grossières, il est vrai, mais rudiments de tous les produits de l'industrie et des arts qu'elle est destinée à créer avec le *sixième sens*.

Nous avons dit précédemment que la sensibilité générale, passive ou active, *tact* ou *toucher*, est répandue sur toute la surface du corps, sur le trajet des nerfs sensibles ou moteurs et à leurs extrémités terminales; que les papilles sensibles sont aussi des organes de sensibilité générale, et que leur plus grande multiplication sur un seul point, comme la langue, la pulpe de la main et des doigts, est la cause réelle de l'extrême sensibilité ou, plus exactement, de l'extrême passiveté de ces points. Nous en avons conclu que les *corpuscules de Pacini*, à fibres primitives mixtes sont les seuls organes du *tact* et du *toucher*, considérés comme sens *spécial*. Cette distinction n'a point encore été établie, et ne pouvait l'être avant l'étude que nous avons faite de ces petites piles voltaïques, car *les usages des corpuscules de Pacini*, dit M. Longet (t. I, p. 180, *note*), *sont absolument ignorés.* Nous essaierons donc, dans le chapitre suivant, de donner à notre opinion l'appui de nouvelles observations.

XXXXII. — Sens du toucher par rapport a la volonté. — Nous avons exposé précédemment (p. 669-692) l'ensemble des traits de la main, les formes qu'elle peut prendre, les figures qu'elle peut décrire, les trois forces qu'elle met en œuvre dans la spécificité de ses fonctions. Nous avons rappelé,

d'après les plus récentes observations, la double symétrie de
chaque main coordonnée avec celle de ses muscles, avec celle
de ses os et de ses articulations, dont les formes et les mouvements reproduisent toutes les formes et tous les mouvements
du corps humain, dispositions anatomiques et facultés que
n'ont point les autres sens, et que dans la série animale aucune
espèce ne possède au même degré. Nous avons dit aussi que la
double symétrie de tous ces éléments anatomiques est mise en
action et régularisée par un système de nerfs aussi doublement
symétriques : les deux nerfs de la face palmaire de la main, le
médian et le *cubital*, et les deux nerfs de la face dorsale, le
radial et le *cubital*. Il nous faut maintenant observer ces faits
d'une manière toute particulière; et c'est à ce point de vue que
nous avons fait graver la planche ci-jointe, dont voici l'explication :

FIGURE 1. — FACE PALMAIRE.

Nerf médian, 1. — Ce nerf, en arrivant à l'arcade palmaire, se partage en deux divisions :

La première division envoie à l'éminence thénar, 4, une branche musculaire qui se ramifie dans le court fléchisseur, le court abducteur et
l'opposant du pouce; au pouce une branche sous-divisée en un rameau
dorsal, collatéral externe, qui se termine dans le muscle sous-onguéal,
et en un rameau palmaire, collatéral interne, qui se ramifie dans la pulpe
de ce doigt; enfin à l'indicateur son rameau collatéral externe.

La seconde division se bifurque aussi, 3, envoyant une branche qui se
sous-divise, 5, en rameau collatéral interne de l'indicateur, 6, en collatéral externe du médius; et une autre branche, 7, qui fournit le collatéral interne du médius, et l'externe de l'annulaire.

Nerf cubital, 12. — Ce nerf fournit, 7, la branche palmaire profonde qui traverse les muscles de l'éminence hypothénar, pour distribuer ses rameaux musculaires à l'abducteur, au fléchisseur à l'opposant
du petit doigt et à tous les interosseux, 10; un filet anastomotique
avec le médian, 8, les branches destinées aux muscles de l'éminence
hypothénar, 9, tronc commun des deux branches palmaires internes; 11,
le tronc commun des deux rameaux collatéraux, l'externe de l'annulaire et l'interne du petit doigt, tandis que le rameau collatéral externe
de ce doigt vient directement du tronc de la branche palmaire, de même

que nous avons vu les deux collatéraux internes du pouce venir aussi directement du grand tronc palmaire du médian.

Ces rameaux, fournis par le nerf médian et par le cubital, paraisssent être les seuls qui soient terminés par des corpuscules de Pacini.

FIGURE 2. — FACE DORSALE.

Nerf radial, 1. — Ce nerf s'anastomose, 4, plusieurs fois avec la branche dorsale du cubital et se divise en trois branches : la première fournit les rameaux collatéraux, 6, l'interne et 7 l'externe du pouce ; la seconde branche fournit le rameau collatéral externe de l'indicateur ; et la troisième, 2, les deux rameaux collatéraux, l'interne de l'indicateur et l'externe du médius.

Nerf cubital, 8. — Ce nerf qui vient de la face palmaire se sous-divise, 3, en trois branches principales, dont la première forme le nerf collatéral interne du petit doigt ; la deuxième, 5, le collatéral externe de ce doigt, et le collatéral interne de l'annulaire ; la troisième, après avoir reçu, 4, plusieurs filets anastomotiques du radial, se divise, 9, en collatéral externe de l'annulaire, et en collatéral interne du médius.

Ces rameaux collatéraux de la face dorsale de la main, fournis par le cubital et par le radial, se distribuent au tégument muqueux de la pulpe des doigts, où ils se terminent par les papilles du tact, du moins on n'a pas rencontré sur leur trajet de corpuscules de Pacini.

Il y aurait une étude bien intéressante à faire sur la distribution symétrique des trois nerfs qui mettent la main en fonction et sur les rapports et les proportions harmoniques qui en résultent. Nous n'en dirons que quelques mots.

Ce que nous remarquons tout d'abord, c'est que les trois nerfs qui animent la main : le *médian*, le *radial* et le *cubital*, forment entre eux une sphère d'action, dont le médian est le centre générateur *(vis)* ou la force électricité, le radial *(virtus)* ou la force lumière, déterminatrice de la forme, et le cubital qui, de ses filets longitudinaux et obliques ou à courbes transverses anastomotiques, enlaçant les deux faces de la main et des doigts, représente la surface de ce sphéroïde, ou, ce qui est la même chose, sa force calorique.

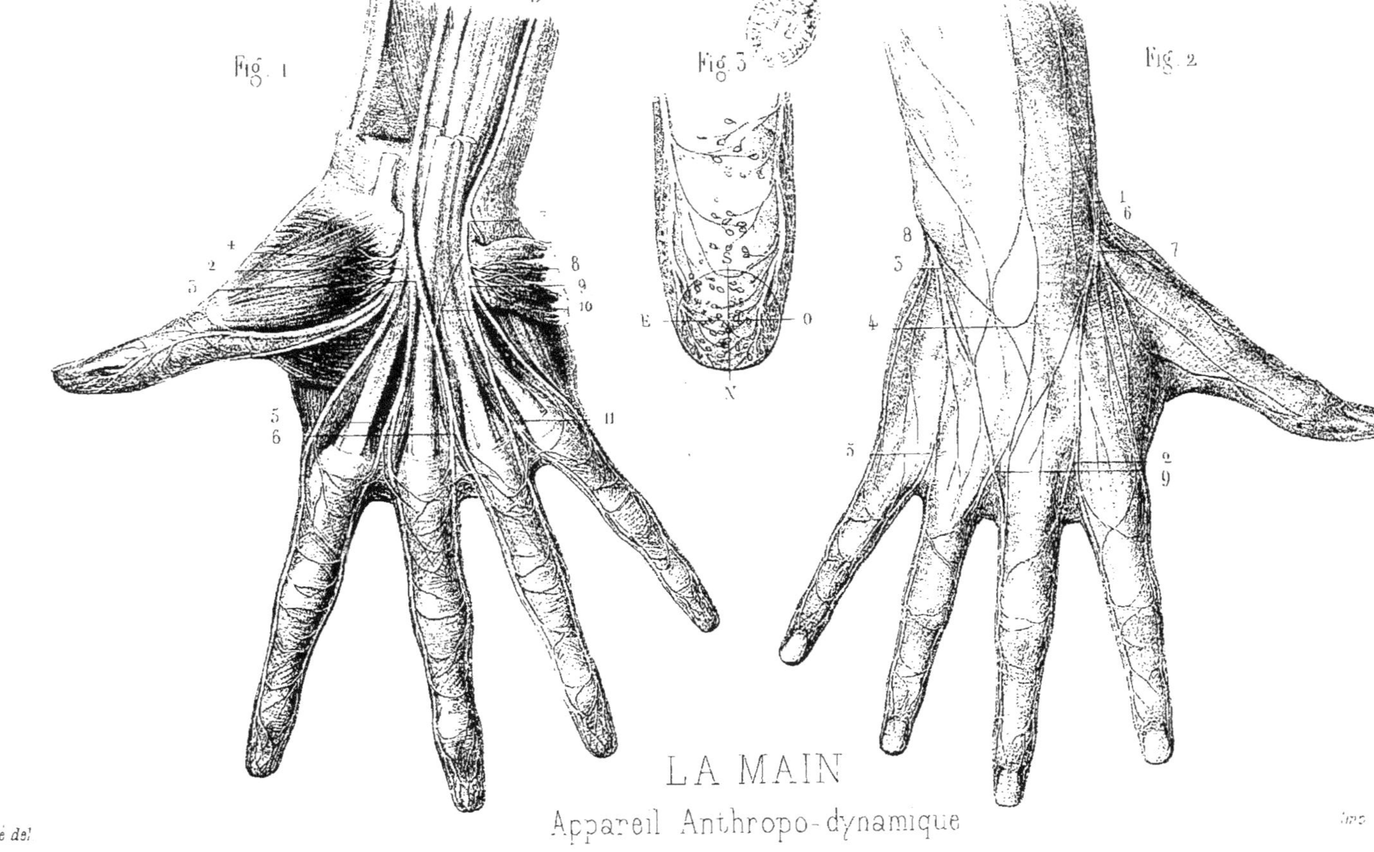

LA MAIN

Appareil Anthropo-dynamique

Ainsi, nous retrouvons, dans les éléments configuratifs de la main, les éléments configuratifs de la cellule primitive, et des organes qu'elle a engendrés, unis entre eux par leurs surfaces; tous les éléments configuratifs qui constituent les systèmes épidermique, dermique, phytique, zôotique et psychique (p. 738); on retrouve même, dans le *plexus* palmaire de la main et ses anastomoses, les formes et les anastomoses des autres plexus et spécialement du plexus brachial. Dans ce plexus brachial le plan postérieur est occupé par le tronc commun du *radial* et du circonflexe, et le plan antérieur par le *médian* et le *cubital* avec le brachial cutané interne et le musculo-cutané. Ces dernières branches dites terminales «représentent assez bien, dit Hirschfeld, un M majuscule, autre figure projetée aussi dans le plexus palmaire de la main et jusque sur la surface de sa paume.

Or, cet ensemble de nerfs qui constituent le plexus brachial vient des quatre dernières paires cervicales et de la première dorsale : de là les mouvements de la main se trouvent en rapport, de bas en haut, avec les huit paires cervicales et les douze paires encéphalo-rachidiennes; et, de haut en bas, avec les douze paires dorsales, les cinq paires lombaires et les six sacrées; et comme ces trois dernières séries sont en communication, par un ou plusieurs filets, avec les ganglions du grand-sympathique, il s'ensuit que la main, qui, simple, dégagée et libre, résume l'unité de forme de l'organisme, en résume aussi l'unité de force statique, tonique et dynamique. Elle renferme en sa puissance le plus haut exposant des forces essentielles qui nous animent.

La main, synthèse de l'organisme et expression visible de notre être invisible, a donc aussi un centre de force, la paume, des rayons déterminateurs de forme, les doigts, et une surface, la peau, qui unit l'action à la forme qui la dirige. Par conséquent, elle a aussi ses deux pôles, son équateur, ses deux hémisphères, et ses côtés positifs ou négatifs, relativement aux cinq espèces de forces trines, en fonction d'électricité, de lumière et de calorique d'espèce physique. (Voir la *Figure 3,* où sont aussi représentés les corpuscules de Paccini.)

Et, si nous remarquons qu'à la face dorsale de la main, le radial et le cubital se partagent également cette surface, distribuant leurs rameaux chacun à deux doigts et demi, tandis qu'à la face palmaire, le cubital n'envahit qu'un doigt et demi pour laisser les trois autres et demi sous la dépendance du médian; alors nous retrouverons, dans cette disposition des formes digitales, toutes les petites sphères d'action que nous avons posées primitivement comme de simples hypothèses, ainsi que l'explication de la présence des corpuscules de Pacini sur le trajet palmaire des rameaux du médian, du radial et du cubital.

Encore quelques observations sur la configuration de la main, et sur le sens du toucher.

Nous avons fait remarquer précédemment (p. 669 et suiv.) que la main est façonnée de manière à représenter un instrument capable d'appréhender, de mesurer, de porter, de produire, de détruire ou de conserver toutes choses, de créer des œuvres d'art et d'industrie sous l'influence des forces qui l'animent; nous avons aussi remarqué que la résultante de toutes les actions produites par ses diverses parties passe par sa paume, et que, par conséquent, la main fermée représente le plus haut degré de force qui lui soit propre. — Mais ce que nous n'avons pas alors fait observer, c'est l'analogie de la structure des doigts de la main avec celle d'une figure géométrique.

En effet, soit considérée une des phalanges, n'offre-t-elle pas, géométriquement parlant, la figure du solide nommé *parallélipipède rectangle,* dont les vives arêtes seraient représentées par les quatre nerfs collatéraux?

Or, le parallélipipède rectangle est la figure par laquelle on est convenu de représenter une force quelconque.

Il suit de cette remarquable analogie, que la force de chaque doigt est égale à celle de ses trois phalanges ou petits parallélipipèdes rectangles, de grandeur différente, articulés de manière à produire une parfaite unité d'action, unité résumée, en définitive, dans la plus courte phalange, l'onguéale; de sorte que la somme des forces de la main est égale à celle des cinq phalanges onguéales, c'est-à-dire à une quinte des trois forces proportionnelles, multipliées par trois, soit quinze de force zootique par rapport à l'esprit, ou psychique par rapport à l'âme.

Ce n'est pas tout.

Le parallélipipède rectangle de la phalange onguéale est terminé par *deux courbes paraboliques* coordonnées entre elles, celle de la pulpe et celle de l'ongle.

Or, la triple force de cette extrême phalange se résume dans son sphéroïde à courbes paraboliques, dont :

1° Le *point de centre* ou force génératrice implique nécessairement un état d'activité ou de passiveté quant au rayon, ou un double mouvement, l'un excentrique et l'autre concentrique, correspondants entre eux. Ce point de centre est situé sous l'ongle, au centre de sa face concave, dans la couche des fibres filiformes, dont les sillons se distinguent nettement à la superficie de l'ongle, — soit un d'électricité (*vis*), zootique par rapport à l'*instinct*, et psychique par rapport à la *volonté*.

2° Le *rayon* ou force créatrice de forme et de plasticité, implique nécessairement un double état, l'un, de passiveté et d'activité quant au centre, et l'autre, d'activité et de passiveté quant à la surface, ou bien un double mouvement, l'un concentrique et excentrique, et l'autre excentrique et concentrique correspondants entre eux. Ce rayon est représenté dans les corpuscules de Pacini par les fibres primitives de sensibilité ou passiveté spéciale et par les fibres primitives de motilité ou d'activité spéciale accolées entre elles, — soit donc deux de lumière (*virtus*), zootique par rapport à l'*instinct*, et psychique par rapport à la *volonté*.

3° Enfin, la *surface* du sphéroïde parabolique de la pulpe, force passive ou principe d'union entre la force génératrice et la force créatrice, implique nécessairement un triple état de passiveté quant au rayon et au centre, dont elle a reçu le triple mouvement excentrique. Cette surface est représentée par les papilles de la sensibilité ou passiveté générale du centre à la circonférence, — soit donc trois de calorique (*vita*), épidermique par rapport aux *milieux ambiants* et à l'*organisation*, dermique par rapport aux *organes*, phytique par rapport à la nutrition, zootique par rapport à l'*instinct*, et psychique par rapport à la *volonté*.

Tels sont les trois éléments qui constituent la sphère générale du toucher.

Dans cette sphère d'action, c'est la surface ou les papilles qui représentent le sens du *tact*, comme tactilité ou sensibilité générale déterminant les mouvements généraux de l'organisme; c'est le rayon qui représente l'action du *toucher*, agissant par les fibres motrices des rameaux palmaires du médian et du cubital, tandis que les fibres sensibles qui sont accolées aux fibres motrices du médian et du cubital représentent la sensibilité spéciale du *tact du toucher*.

Conséquemment la sensibilité spéciale de ces fibres nerveuses serait *sensoriale*, comme celle des fibres nerveuses des autres sens, et distincte de la sensibilité générale représentée par les papilles sensibles.

Conséquemment aussi la fibre nerveuse sensoriale du médian et du cubital palmaire serait intimement unie et accolée à sa fibre nerveuse motrice dès leur origine, l'une dans les petites cellules, et l'autre dans les grandes cellules de la substance *grise* du cerveau (p. 699).

Nous ignorons si des expériences ont été instituées en vue de résoudre cette question, que nous posons simplement comme une déduction de notre principe. Seulement, il nous paraît très-vraisemblable que les effets du toucher ne sauraient être transmis au cerveau sans trouble et sans interruption, si sa fibre sensible n'était pas spécifiquement *sensoriale*.

Nous ne dirons donc pas avec M. Longet (*Phys.*, t. I, fasc. III, p. 229) : «La sensation spécifique du toucher (tact ?), plus élaborée que la sensibilité générale de la surface cutanée, a son siége dans les papilles nerveuses de la pulpe des doigts, et, à un degré plus faible, dans celle des orteils. Cette sensibilité spécifique est d'une plus grande finesse que la sensibilité générale, et elle est à cette dernière ce que le développement plus élevé du tissu papillaire est à la simple ramification des filets nerveux de la peau. » — Ici, l'éminent physiologiste distingue bien la sensibilité spécifique du tact de la main de la sensibilité générale du tact de la peau ; mais quand il établit cette spécificité sur le nombre des papilles, et qu'il attribue à ces organes passifs, la fonction du toucher, phénomène actif, évidemment la distinction est illusoire, le tact est confondu avec le toucher, et l'on ne perçoit qu'une notion obscure et insaisissable de la réalité de ces phénomènes, qui, après tout, ne peuvent s'expliquer sans l'intervention des corpuscules de Pacini. Du reste, il a reconnu lui-même que l'on ignorait complètement les usages de ces corpuscules.

Nous sommes donc amené à penser que l'appareil du *toucher*, renfermé dans les capsules voltaïques de Pacini, est représenté par deux éléments anatomiques distincts : la fibre primitive motrice, dont l'activité est spéciale, comme celle des fibres motrices des autres sens, et la fibre primitive sensoriale, dont la passiveté est aussi spéciale, comme celle des fibres sensoriales des autres sens. Cette fibre sensoriale représente spécifiquement le *tact du toucher*. Ainsi la tangibilité de la fibre motrice du toucher, avec la tactilité propre à sa fibre sensoriale, s'exerce dans les limites de la force générale de l'individu, représentée ici par les fibres papiliformes sous-onguéales, et dans celle de sa sensibilité générale représentée par les papilles *sensibles*, que protègent les papilles *insensibles*.

Tels sont, selon nous, les usages de chacun de ces éléments anatomiques, coordonnés entre eux dans une même unité d'action. On avait bien classé ces éléments microscopiques parmi les plus importants de l'économie; mais on ignorait l'usage des corpuscules de Pacini, et, par conséquent, on n'avait encore donné de l'ensemble de ces éléments aucune explication satisfaisante.

XXXVIII. — En résumé, nous retrouvons dans l'ordonnance des éléments anatomiques de la main la projection de toutes les sphères d'action de l'organisme; dans ses doigts celle du parallélipipède rectangle représentatif de toute force mathématique, et dans ses courtes phalanges onguéales celle de la sphère d'activité par laquelle nous avons représenté les trois forces primordiales, et qui a servi de base à toutes les observations que nous avons faites jusqu'ici, sous la forme de simples *notes transitoires*, lesquelles nous autorisent à tirer la conclusion suivante :

Si la puissance de l'homme est représentée par une fonction de sa triple force épidermique, de sa triple force dermique, de sa triple force phytique, de sa triple force zootique et de sa triple force psychique, c'est-à-dire par une fonction où ces cinq forces ont leurs plus hauts exposants; si l'équation de ces cinq forces est bien ce que nous appelons ANTHROPO-DYNA-MISME, la MAIN, concentrant en soi la spécificité d'énergie, de toucher et de tact, ou, ce qui est la même chose, l'électricité, la lumière et le calorique à leur plus haute puissance humaine, en est l'*appareil naturel extérieur ;* et jamais aucun *appareil inorganique,* quelque perfectionné qu'il puisse être, ne peut la remplacer en tant qu'instrument d'art dirigé par la science, c'est-à-dire par l'intelligence de l'esprit, principe de la vie organique, et par celle de l'âme, principe de la vie psychique.

C'est à ces titres que nous considérons la MAIN comme *l'appareil naturel spécial :* 1° de force productive de mouvements curatifs ; 2° de force déterminatrice de la forme de ces mouvements en vue d'un effet physiologique déterminé ; et, conséquemment, comme le *prototype naturel spécial :* 1° du genre ; 2° de l'espèce, et 3° de l'individualité de ces mêmes mouvements, c'est-à-dire de leur classification et des applications que l'on peut en faire.

Et, faisons bien observer que, lorsque nous produisons ces données fondamentales, nous ne faisons que remettre en lumière un principe qui date des plus hautes époques de l'apparition de l'homme sur la terre, et auquel nous ramènent, à notre insu, les progrès modernes des sciences et des arts.

En effet, on retrouve ce principe, *pur*, dans les traditions bibliques, et *altéré*, comme toutes les vérités primitives, dans les doctrines chinoises, mazdéennes, védiques, druidiques, et jusque dans les débris frustes de la littérature sacrée de l'Égypte et de la Chaldée ; on le retrouve dans les doctrines, soit philosophiques, soit médicales, soit cinésiques, soit artistiques, de la Grèce (1) ; dans tous nos traités de philosophie, et notamment dans l'*Esquisse d'une philosophie* par Lamennais ; dans les éléments de nos sciences et de nos arts, dans la polarité du levier, dans celle d'une note musicale, comme dans celle d'une cellule microscopique. — Ce principe est primordial ; il est persistant, car il est la raison même de l'existence des êtres ; c'est la boussole sans laquelle on ne peut raisonnablement et librement s'aventurer sur l'abîme de la pensée, de l'expérience et de l'observation.

---

(1) Cette assertion, en partie justifiée par le résultat des recherches exposées dans cet ouvrage, le sera complètement, nous l'espérons, dans nos publications subséquentes.

10.

Vue rétrospective sur la Cinésie. — Conclusion.

A. Prénotions. — Il convient de résumer ici quelques-unes des observations que nous avons faites précédemment.

1° — Nous commençons par rappeler que, lorsque nous parlons d'électricité, de lumière et de calorique, nous n'entendons point désigner par ces termes des fluides quelconques, tout subtils qu'on les puisse supposer. L'électricité, la lumière et le calorique, quelle qu'en soit l'essence, ne sont point des fluides, mais des forces différentes capables de se transformer entre elles : ce sont des forces qui se développent, dans chaque molécule organisée, à la suite de *vibrations,* qui résultent de *chocs,* de *contacts* ou *pressions,* soit extérieures sous l'action de milieux de nature diverse, et spécialement sous celle de la main, soit intérieures sous l'action des forces organiques et psychiques.

2° — Nous avons vu que l'expérience démontre de la manière la plus claire que ces forces existent dans toutes les molécules, dans toutes les cellules de l'organisme, soit à l'état latent ou d'équilibre statique, soit à l'état tonique ou de condensation, soit à l'état dynamique ou de manifestation, et qu'elles ne manquent pas d'une certaine analogie avec les phénomènes de l'électricité voltaïque ou galvanique. Mais que, selon les observations les plus récentes, ce n'est pas en comparant les nerfs aux conducteurs métalliques de nos appareils électro-dynamiques qu'on peut arriver à un parallèle utile (p. 667). — Appliquez donc l'électricité physique sans conducteur métallique, comme cela se passe dans le milieu atmosphérique.

3° — Si, pourtant, nous voulions établir quelque comparaison, nous dirions : puisqu'il est constant que l'électricité élémentaire se manifeste en fonction d'électro-magnétisme, comme force terrestre, elle se manifesterait aussi, par exemple, en fonction d'azote comme force phytique ; conséquemment l'*électro-azotisme* serait la cause de la spontanéité propre à ce système, dont la lumière et le calorique seraient d'espèces relatives à leur centre électro-azotique. — En continuant la comparaison, on arriverait à établir l'opinion que l'électricité, la lumière et le calorique, d'ordre élémentaire ou physique, se transformerait, par degrés successifs et variables d'intensité, en fonctions d'ordre épidermique, dermique, phytique, zootique et psychique, et réciproquement, dans l'unité de forces de l'être humain. — C'est d'ailleurs ce que nous avons essayé d'établir pour l'odeur, la couleur, le son, la saveur, etc.

C'est à la science à poursuivre l'étude de cette question, qui est bien complexe, et dont on possède à peine quelques éléments.

4° — Quant aux pratiques mesmériennes dites de *magnétisme animal*. Nous avons déjà émis notre opinion à ce sujet (p. 484). Nous ne sommes pas les seuls qui, malgré l'étude attentive que nous en avons faite, n'ayons pu découvrir le fluide qui sert de base à cette théorie. Toutes les commissions scientifiques qui ont été instituées pour constater l'existence de ce fluide se sont aussi vainement appliquées à cette recherche. Tous les hommes honorables et savants qui, depuis trois siècles, se sont dévoués à la recherche de cette source d'immortalité, comme le disait Digby à Descartes, n'ont rien découvert non plus. On a bien constaté ce que l'on savait depuis longtemps, que du corps humain il s'échappe des *effluves*, *émanations* ou *fluides* dont l'état est positif ou négatif ; mais ce sont des produits désorganisés, des excrétions, des atomes chargés de certaines odeurs, morts, et par conséquent incapables d'agir autrement que d'une manière physique et chimique, et de produire les phénomènes attribués à un fluide dit magnétique.

La mystérieuse existence de ce fluide est devenue de plus en plus illusoire avec les progrès de l'électro-magnétisme. Le *magnétisme animal* peut bien rester comme un témoignage de la crédulité de l'esprit humain ; mais la raison de l'homme, supérieure aux instincts de son esprit, le rejette parmi les erreurs qui naissent si facilement des altérations de la vérité. D'ailleurs, la supposition du magnétisme animal est complètement inutile à l'explication des phénomènes qui s'accomplissent sous l'influence des forces trines inhérentes à chaque espèce de cellule ou de molécule organisée (1).

5° — Nous ne pouvons rattacher le somnambulisme *provoqué* à l'inutile hypothèse d'un *magnétisme animal,* comme on le fait ordinairement. Cet état peut être provoqué par des médicaments spéciaux, par exemple, *l'agaricus muscarius,* dont se servent encore aujourd'hui, à l'extrémité orientale de l'Asie, les Chamans ou prêtres des Tchouktchis. Ces prêtres, après avoir pris une infusion de cette plante narcotique, en excitent l'effet par des danses mystiques, qui finissent par épuiser tous leurs membres et plonger leur âme dans une sorte de recueillement sacré et de délire, dans lequel le devin est doué de la faculté dite de *seconde vue.* Ces pratiques étaient bien connues des sacerdotes anciens, qui en trafiquaient. Cette suspension des sens a toujours été regardée par le monde superstitieux comme un état inspiré, et les bardes écossais, les vellédas, les pythies, les hallucinés furent tenus comme doués de la faculté de seconde vue et de divination. Or, cet état est névropathique ; c'est l'état de l'extase, de l'hystérie, de la catalepsie. Ces états pathologiques s'expliquent physiologiquement par une fatigue spéciale des organes du cerveau ; et c'est là précisément l'état que veut produire l'opérateur en

---

(1) Dans son article sur la *Loi de l'innervation,* inséré dans l'*Athœneum,* v. 1, 3ᵉ p., p. 200, tout en faisant observer que, si l'école de Ling a indiqué les effets de l'innervation dans le mouvement, elle ne s'est pas assez attachée à faire à ce sujet les distinctions convenables, le Dʳ Neumann, lui-même, s'est laissé entraîner aux illusions du prétendu *fluide magnétique,* et aussi d'un prétendu *torrent d'innervation affluant dans les voies nerveuses du malade, et débordant de celle de l'opérateur.* A part ces fantaisies de *magnétisme animal,* dont l'éminent physiologiste cherche pourtant à se défendre, ses idées sur les procédés de l'innervation nous ont paru légitimes, et il se propose de les compléter dans un prochain travail.

se plaçant, lui, au pôle actif ou positif et le sujet au pôle passif
ou négatif. Sous l'influence des vibrations atomiques du rayon
visuel de l'opérateur, sous celles des vibrations atomiques de
sa parole, sous celles de tous les atomes désorganisés, que,
de sa main, il envoie en mouvements concentriques vers le
cerveau et les plexus nerveux, ces centres éprouvent d'abord
de l'abattement, puis de la torpeur : épuisés de fatigue, ils
s'atrophient, perdent leur spontanéité propre et cessent entièrement de fonctionner dans l'isolement des autres parties du
corps. Cette explication n'est pas seulement la nôtre, c'est
aussi celle des physiologistes qui se sont occupés de cette
question, et notamment de M. Longet, qui a étudié tout particulièrement ces phénomènes dits magnétiques (*Physiologie*,
t. II, 2ᵉ p., p. 423).

  L'âme ainsi dégagée de la sphère dans laquelle elle réside
ne cesse point d'agir, car le propre de l'âme est l'*activité* pendant le sommeil, comme pendant la veille ; mais, évidemment,
elle ne peut plus agir qu'en soi, dans la sphère de son infini
relatif. Alors, sans doute, elle saisira mieux les rapports des
réalités finies ; mais les réalités elles-mêmes, en tant que
choses finies, ne seront plus que des *conceptions* : elle aura des
conceptions d'odeur, de lumière, de son, de saveur, de température, de formes ; elle aura la conception de leurs rapports
proportionnels, celle de leurs projections géométriques; elle
aura, certes, un souvenir de son union intime avec son corps,
un souvenir de ses relations avec les êtres terrrestres; un
souvenir de ses perceptions organiques;... mais elle n'aura
plus la *perception* de toutes ces choses en tant que substances
matérielles, car elle est dégagée de la substance même avec
laquelle elle était unie et qui lui servait de *moyenne sensoriale*
pour percevoir.

  Cet état est semblable à celui dans lequel l'âme se concentre
en soi sur une seule idée, dont elle recherche tous les rapports, dans le silence et comme dans l'assoupissement de toutes
les facultés de l'organisme qu'elle ne sent plus, qu'elle ne per-

çoit plus : ne la troublez pas, l'esprit tressaille éveillé. C'est une sorte de sommeil semblable à celui pendant lequel Condillac essayait de donner à sa pensée matérielle la forme de l'infini. C'est un sommeil semblable à celui dans lequel l'âme du poète conçoit les formes splendides de l'harmonie des mondes, — qui s'évanouissent à son réveil.

Nous dirons donc que les phénomènes du *somnambulisme artificiel*, dont on a tant abusé et dont on abuse encore tous les jours, non-seulement ne révèlent point l'existence d'un fluide magnétique, mais aussi qu'ils sont plus directement en rapport avec ceux du *chamanisme* qu'avec le phénomène illusoire que l'on appelle *magnétisme animal*.

On s'est bien ingénié pour connaître la valeur de cette espèce de sommeil artificiel, et l'on en a tiré les conséquences les plus singulières. Nous avons voulu simplement établir, que ces phénomènes, dont la réalité est généralement admise, provoqués par les propriétés de certaines substances ou par les effets de gestes concentriques, n'ont rien de surnaturel; qu'ils sont essentiellement d'ordre physiologique, et qu'ils prouvent une fois de plus l'existence de l'âme et l'union intime de la science et de la foi.

6° — Mais une des illusions les plus singulières de l'esprit humain, et que sa crédulité propage aveuglément, c'est la faculté qu'auraient certaines personnes de percevoir, dans l'état de veille, la sensation des odeurs, des couleurs, des sons, des saveurs par le tact et le toucher.

On conçoit bien que, la faculté tactile et tangible étant répandue dans tous les sens, tout sens *désorganisé* peut, en effet, jusqu'à un certain point, être suppléé par un autre. Ainsi, les aveugles, qui apprennent à lire avec les mains la parole écrite en relief, ont bien de l'écriture les notions de forme qu'on peut acquérir par le toucher, mais ils n'ont point celle qu'on en acquiert par les yeux. Ainsi, l'antiquaire Saunderson, aveugle, distinguait au tact une médaille vraie d'une fausse ; le sculpteur Ganibasius de Volaterre, devenu aveugle aussi, continua de pratiquer son art avec succès en se guidant par le toucher ; les nègres flairent de loin si l'homme qui les approche est un nègre ou un blanc ; il est des gourmets qui non-seulement reconnaissent les vins de chacun des terroirs qui entrent dans leur composition lorsqu'ils sont mélangés, mais encore assignent le vignoble particulier qui les a fournis et l'année où ils ont été récoltés. Tous ces phénomènes nous paraissent avoir été bien constatés ; mais ils expliquent simplement que, par l'exercice, le toucher peut acquérir une tactilité extrêmement fine, et qu'à cette condition le toucher peut, dans ses limites spéciales, remplacer les autres sens relativement aux notions accessoires qu'ils fournissent, comme aussi tous les sens peuvent se remplacer entre eux au même titre ; car toute molécule organisée est animée de un d'électricité au centre, de deux de lumière au rayon et de trois de calorique à la surface.

Encore, l'ensemble des fibres sensoriales du nerf du tact de la main, ne fût-il même formé que de fibres primitives venues des fibres sensoriales du nerf olfactif, du nerf optique, du nerf auditif et du nerf gustatif, ce qui est possible, par la même raison que les nerfs moteurs s'envoient réciproquement des filets de communication pour maintenir l'unité fractionnaire de l'action ; toujours est-il que le doigt n'est ni un nez, ni un œil, ni une oreille, ni une langue. Le toucher a, comme les autres sens, sa spécialité, dépendante de son organisation même ; conséquemment, il est incapable de remplir la fonction dévolue spécifiquement à chacun des autres sens, comme aussi aucun des autres sens ne peut remplir la fonction spécifique du toucher.

Enfin, si l'on conçoit dans un organisme quelconque, naturel ou artificiel, que deux, trois, quatre ou cinq pièces pussent être appelées à remplir les mêmes fonctions, on conçoit aussi que toutes ces pièces, moins *une*, seraient parfaitement inutiles et superflues. Or, dans tout organisme vivant, ce qui pouvait être superflu a été éliminé en vue de la perfection.

Il se peut bien toutefois que des odeurs, des couleurs, des sons, des saveurs, se manifestent et deviennent sensibles, soit à l'extérieur, soit à l'intérieur de l'organisme, mais c'est un rayonnement naturel, une sorte d'irradiation ou d'auréole des forces organiques décomposées : dans le premier cas, purement *éliminatrices*, et dans le second, purement *subjectives* et indépendantes de la spécificité des organes ou de la portion du centre nerveux destiné aux perceptions sensoriales *objectives*.

Après ces préliminaires, nous pouvons formuler plus librement le principe de Cinésie que nous avons discuté dans les pages précédentes.

B. — Théorie cinésique. — Le principe de la Cinésie est exactement celui qui constitue la sphère d'action des trois forces élémentaires, en dehors de laquelle rien ne peut ni être engendré, ni engendrer, aucune forme ne peut ni être créée, ni créer, aucune réalité, enfin, ne peut ni être, ni exister, ni subsister.

C'est le principe que nous avons essayé de mettre en lumière, et qui a servi de base à toutes nos observations ; c'est le principe que nous avons appliqué à tous les systèmes qui composent l'unité de l'être humain, et dont nous vu la représentation la plus simple dans les éléments anatomiques de la main, et jusque dans ceux de la phalange onguéale.

Il nous faut maintenant l'exposer sous sa forme purement cinésique.

L'organisme humain implique nécessairement :

1° Une *force centrale (vis)* ou, ce qui est la même chose, une proportion déterminée d'électricité *épidermique, dermique, phytique, zootique* et *psychique*, génératrice ou productrice d'un premier mouvement nécessaire pour maintenir l'unité de l'être humain et perpétuer cette unité comme genre dans la durée.

Cette force se manifeste ainsi dans un double état, l'un *actif*, lorsque d'un centre moléculaire elle fait un mouvement excèntrique vers le rayon, et l'autre *passif*, lorsque le rayon renvoie au centre l'action qu'il a reçue (ce qui suppose l'élasticité des tissus, des fluides et des gaz, c'est-a-dire les forces inhérentes aux molécules organisés, et les forces spirituelles et morales.

Toute molécule centrale, comme toute force centrale, est donc tour à tour, et incessamment, *une fois active* et *une fois passive*, et son mouvement est *une fois excentrique* et *une fois concentrique*. — Dans le premier cas le mouvement est en raison directe du carré de la distance, et dans le second en raison inverse, et l'angle de réflexion est égal à l'angle d'incidence.

2° Une *force-rayon*, force virtuelle *(virtus)* ou en puissance de la force centrale ou, ce qui est la même chose, une proportion déterminée de lumière *épidermique*, *dermique*, *phytique*, *zootique* et *psychique*, nécessaire à l'action régulière des gaz, des liquides et des tissus, éléments moléculaires dont l'ensemble constitue un système d'affinités spontanées complexes, au moyen duquel l'organisme, élaborant les produits de la digestion, les assimile et les désassimile, crée et développe l'unité plastique de sa substance, et en détermine la forme selon les limites de son espèce dans le temps. — L'élaboration des formes spirituelles et morales, et celle de leur expression par la parole, obéissent à la même loi d'action et de réaction dans la sphère de l'esprit et dans celle de l'âme (p. 740).

La force-rayon est dans un état *double* de celui du centre : dans le premier état, elle est *passive* lorsqu'elle reçoit l'action du centre, et elle est *active* lorsqu'elle communique l'action à la circonférence; dans le second état, elle est *passive* de la réaction de la circonférence et *active* en renvoyant cette action au centre.

Ainsi, toute molécule-rayon, comme toute force-rayon, est tour à tour, et incessamment, *une fois passive* et *une fois active*, plus *une fois passive* et *une fois active* ou *deux fois pas-*

sive et *deux fois active*, et son mouvement est *deux fois concentrique* et *deux fois excentrique*.

3º — Une *force-circonférence* ou surface passive *(vita)* ou, ce qui est la même chose, une quantité proportionnelle de calorique *épidermique*, *dermique*, *phytique*, *zootique* et *psychique*, principe vital ou d'union entre la force centrale productrice du mouvement et la force rayonnante qui le dirige, maintenant ainsi l'unité de la sphère d'action organique, spirituelle et morale de l'être humain, comme individu dans l'espace, dans le temps et dans la durée.

La force-surface est donc la moyenne entre le centre et le rayon; elle est dans un *état triple* de celui du centre; elle est passive de la double passiveté du rayon ou *trois fois passive*, et elle est aussi *trois fois active*, lorsqu'en raison de sa passiveté elle réagit par le rayon sur son centre.

Ainsi, toute molécule-surface, comme toute force-surface, est tour à tour, et incessamment, *trois fois passive* et *trois fois active*, et son mouvement est *trois fois concentrique* et *trois fois excentrique*.

Telles sont les conditions de forces proportionnelles qui constituent l'état d'équilibre ou de santé, l'état de tension ou de tonicité et l'état dynamique ou d'action de l'être humain.

Cette théorie est semblable à celle de l'école suédoise fondée par Ling et developpée par ses disciples, semblable aussi à celle de la nouvelle école allemande fondée par MM. Neumann et Rothstein, dont les idées nous paraissent en progrès sur celles de Ling. Seulement nous sommes parti du principe primordial et absolu qu'on ne rencontre point dans les travaux de ces illustres rénovateurs de la Cinésiologie, nous voulons dire du principe de la sphère des trois forces cosmogoniques radicales, dans leurs relations avec celles de la sphère d'action de l'être humain; aussi, tout en profitant de leurs savants travaux, il nous sera permis d'agrandir le champ de la Cinésie, d'en simplifier la méthode et les appplications, jusqu'à pouvoir rendre populaires la plupart des mouvements propres à modérer les forces vivantes sous l'influence desquelles s'accomplissent tous les phénomènes de la vie.

Maintenant que, par une cause quelconque, *interne* ou *externe*, les proportions de forces, électricité, lumière et calorique, qu'impliquent les systèmes épidermique, dermique, phytique, zootique et psychique, soient changées, quelque peu seulement au delà ou en deçà de leurs conditions normales : — alors il se produira un désordre proportionnel dans les mouvements économiques des centres, des rayons et des surfaces de l'organisme ; les affinités atomiques normales seront troublées, et la composition des gaz, des liquides et des solides sera altérée dans les mêmes rapports, et d'une manière inappréciable à nos moyens d'observation.

De là : la *maladie*, inévitable résultat de la perturbation des forces dont l'harmonie constitue la loi de vie de l'être humain.

C'est ici que doit commencer *l'application du mouvement artificiel de la main*. Examinons donc la question de plus près.

C. — AGENTS. — Et d'abord nommons *agents* les causes qui peuvent modifier les proportions normales des forces inhérentes à l'organisme, soit à l'*intérieur*, soit à l'*extérieur*.

Voici l'ordre de classification de ces agents :

1° — *Agents extérieurs*. — Ces agents sont infiniment nombreux ; on peut les résumer en agents physiques, physico-mécaniques, physico-chimiques et physico-moraux.

Agents physiques. — Ce premier ordre comprend les trois forces élémentaires, électricité, lumière et calorique d'espèce inorganique. — Ces agents sont en rapport par le système *épidermique* avec le système *dermique* ou *cutanéo-respiratoire*.

Le mode d'action de chacun de ces agents se résume en une *pression* correspondante à la nature des vibrations de chacun d'eux.

Agents physico-chimiques. — Ce deuxième ordre comprend les phénomènes atmosphériques, les gaz, les vapeurs, les odeurs, les couleurs, les sons, les saveurs; les influences du sol, de l'habitation, de son exposition, de sa position géographique; de la saison, du jour, de la nuit, de l'heure, etc. — Ces agents sont spécialement en rapport avec le système *phytique*.

Leur mode d'action se résume aussi en une *pression* correspondante à la nature des vibrations de chacun d'eux.

Agents physico-mécaniques. — Ce troisième ordre comprend le choc, la pression, la vibration résultant de la pesanteur, d'un poids, d'un instrument, de la main, d'un mécanisme organique ou inorganique quelconque. L'aliment même, la boisson et le médicament agissent d'abord à la manière de tout autre agent physico-mécanique dans les voies digestives. — Ces agents sont spécialement en rapport avec le système *zootique*.

Leur mode d'action est toujours une *pression* correspondante à la nature des vibrations de chacun d'eux.

Agents physico-moraux. — Ce quatrième ordre d'agents comprend tous les agents qui intéressent l'*instinct* ou la *volonté*, le sentiment de la conservation zootique de l'homme et celle de sa conservation psychique. Ces agents opèrent sur le sentiment qu'a l'homme de sa quadruple puissance, de sa valeur personnelle et de la responsabilité individuelle de ses œuvres. Elles vibrent en lui, en son âme, la force de la pensée, la lumière de la parole et la chaleur du discours, qu'il écoute passif (*vibrat oratio*, dit Cicéron); elles vibrent aussi en nous les influences de la science, des arts et de leurs produits. « Il y a, dit un auteur, une sorte de *vibration* morale qui retentit entre les esprits passionnés comme entre des cordes à l'unisson : avec les fous on devient fous. » Il faut ranger aussi parmi les agents physico-moraux, les influences des milieux gais ou tristes dans lesquels nous nous trouvons; celles de l'état habituel ou actuel de l'organisme et de ses fonctions, qui modifient nécessairement les facultés spirituelles;

celles de la famille, de l'éducation, de la religion, des institutions du pays, des évènements, de l'opinion, des préjugés, des passions de toute espèce. Toutes ces choses vibrent comme la main qui vibre les vibrations d'un trait.

Le mode d'action de ces agents se réduit toujours à une *pression* correspondante à la nature des vibrations de chacun d'eux.

Or, comme tous ces agents extérieurs sont dans une activité incessante, l'homme en reçoit incessamment aussi la pression complexe, multiple et variée ; il en est incessamment *passif*, passiveté sans laquelle l'unité vivante serait nécessairement détruite, car elle n'aurait point à réagir.

Mais, lorsque l'une quelconque de ces pressions est en excès, en plus ou en moins, les vibrations ou mouvements qui en résultent dans l'économie ne sont pas proportionnels, ou assimilables à ses vibrations ou mouvements normaux ; de là viennent des troubles dans l'épaisseur des tissus où s'élaborent les principes immédiats de la nutrition ; l'organisme souffre, et la réaction est impossible ou incomplète. Telle est la première source de nos maux : altérations fonctionnelles, lésions organiques, complexités des symptômes morbides, et conséquemment fréquente incertitude du diagnostic, car les sphères d'action de l'organisme sont tellement unies entre elles, tellement emboîtées les unes dans les autres, que la moindre cause perturbatrice ne saurait affecter l'une sans que celle-ci ne réagisse de proche en proche, et toujours proportionnellement, sur les autres ; encore, la cause originaire cesse bien souvent d'être la cause principale.

2° — *Agents intérieurs.* — Ces agents sont toutes les forces inhérentes à la substance organisée, ou toutes celles qui résultent de cette substance passée à l'état de désorganisation.

Ces agents se rangent donc en deux classes principales :

Agents intérieurs inhérents à la substance organisée. — Ces agents sont les diverses espèces d'électricité, de lumière

et de calorique qui affectent spécialement le système épidermique, dermique, phytique, zootique et psychique, combinés
entre eux en de justes proportions. De là le sentiment de la
faim, de la soif, les désirs, etc.

Nous avons dit que, si la pression extérieure est en rapport
avec les conditions normales de l'économie, l'assimilation de
cette pression a lieu selon la double série de vibrations ou
mouvements concentriques et excentriques, excentriques et
concentriques de la surface au centre et du centre à la surface, dans un exact rapport avec les lois biologiques. Alors
aussi, en vertu même de ces mouvements naturels, les phénomènes de la nutrition se sont accomplis dans un rhythme
normal et harmonieux, et l'organisme, en vertu même de la
solidaire spontanéité de ses forces, se conserve, se répare
lui-même et continue à se développer dans son équilibre, sa
puissance et son action.

Agents intérieurs inhérents à la substance désorganisée. —
Ces agents sont les forces organiques passées à l'état inorganique, telles sont celles de la couche superficielle de l'épiderme, de toutes les enveloppes intérieures ou extérieures, du
pus, de tous les produits morbides ou excrémentitiels, gazeux,
liquides ou solides, que l'organisme, en vertu de ses propres
forces, tend à éliminer par ses *foramina* spéciaux.

Tel est, en résumé, l'ensemble des influences intérieures et
extérieures qui tendent, chacune dans sa propre spontanéité, à
altérer les conditions de l'existence de l'être humain, et contre
lesquelles les forces épidermiques, dermiques, phytiques,
zootiques et psychiques, unies fortement entre elles, tendent
aussi, dans leur spontanéité propre, à résister pour conserver
les conditions de son existence — Et, remarquez-le bien, le
double appareil *épidermique* et *dermique* ou *cutanéo-respiratoire*, qui est l'appareil propre de la production et de la
distribution de la chaleur phyto-zootique, est toujours le
premier en cause dans la résistance aux influences extérieures,

comme il est le dernier dans la résistance aux réactions des centres vivants ; cet appareil spécial de la vitalité reçoit les premiers chocs et les derniers. Comme l'âme, *il repose et ne dort jamais*, veillant avec elle, pendant le *sommeil zootique*, à l'accomplissement régulier des fonctions de *nutrition* ou *plasticité phytique*, et, pendant la *veille zootique*, à fournir à l'accomplissement régulier des fonctions de la *digestion phytique* (1).

De là, pour l'animal, sous la direction de l'instinct, et pour l'homme, sous la direction de la volonté, l'importance de maintenir l'état de la peau dans ses conditions normales. Quand le système épidermique fonctionne régulièrement, l'organisme répare incessamment ses pertes incessantes ; et c'est là ce que l'on a appelé la force médicatrice de la nature, qui nous paraît être spécialement celle des surfaces-calorique.

Les forces de l'organisme peuvent bien osciller entre certaines limites, et telles causes qui n'amènent point de trouble dans la vie d'un individu, en détermineront dans celle d'un autre, si l'énergie habituelle de ses actions organiques et de sa constitution n'est pas assez puissante pour réagir ; il faut alors qu'une force auxiliaire lui vienne en aide.

D. — MÉDICAMENTS. — Ici se présentent les nombreuses séries des agents thérapeutiques. Mais quels que soient les agents que l'on mette en œuvre, l'électricité physique, le chaud ou le froid, l'air, l'eau, la vapeur, les gaz, les médicaments tirés du règne minéral, végétal ou animal, — en est-il de plus puissants, de plus modérateurs que les forces essentielles des divers systèmes de l'organisme même, qui sont résumées dans la main de l'homme ? Sans doute, par les agents physiques et chimiques on a obtenu des guérisons, l'expérience l'atteste ;

---

(1) Cette opinion, qui résulte de notre principe, nous paraît propre à résoudre la question si controversée du *sommeil* considéré physiologiquement. (Consulter Longet : *Physiologie*, t. II, 2ᵉ p., p. 406.) — Nous devons ajouter que M. le Dʳ Véron nous a un jour communiqué l'observation qu'il a faite de la *Veille non interrompue de la peau.*

mais peut-on affirmer que ces moyens constituent réellement une science? Non, car le médecin ne possède aucune règle positive qui le dirige dans l'administration des substances médicamenteuses; il ne sait ni la cause ni le mode de leur action, et la médecine pharmaceutique est simplement un recueil de faits qu'aucun principe ne coordonne en un corps de doctrine, et contre lequel vient d'ailleurs protester la physiologie moderne.

Quand nous disons qu'on ignore jusqu'au mode d'action du médicament, nous ne voulons pas nier les progrès que la médecine moderne a fait faire à cette partie de la thérapie. Nous savons que beaucoup de substances administrées se retrouvent en totalité dans les sécrétions : comment donc ont-elles agi sur l'organisme, si ce n'est en déterminant certains mouvements physiologiques, telles qu'une persécrétion, une accélération ou un ralentissement de la circulation, une excitation de la respiration et d'autres mouvements naturels intérieurs. Mais, pour combien de substances l'étude des mouvements ainsi produits a-t-elle été faite?

D'autres fois, le médicament subit, dans l'organisation, des modifications chimiques nécessairement produites aux dépens des éléments anatomiques. Sait-on avec précision si ces modifications sont réellement utiles? et les substances introduites en vue de restituer au sang ou aux organes la proportion relative de leurs éléments, tels que le fer, le phosphate de chaux, etc., agissent-elles bien comme on le prétend?

D'autres fois encore, le médicament agira sur un organisme malade autrement que sur un organisme sain. Ne peut-il pas aussi arriver que l'organisme soit impuissant à réagir contre l'influence du médicament? Autres sources de déception.

Enfin, le médicament peut-il agir par une sorte d'action spéciale, non pas vitale, il est vrai, car il n'y a point de vitalité dans une substance morte ou inorganique, mais spontanément élective, sur l'organisation plutôt que sur les organes?

Qui oserait l'affirmer en présence des dissidences qui éclatent au sujet de l'action du mercure, du sulfate de quinine, etc.

Du reste, les médecins n'hésitent pas à reconnaître que la thérapeutique médicale n'a pas le caractère d'une science, et tout au plus annonce-t-on que c'est une science en voie de formation. Mais c'est une raison de plus pour qu'on ne repousse pas systématiquement les doctrines nouvelles qui se produiraient à la faveur des tendances scientifiques de l'esprit humain vers l'étude des forces radicales de la nature.

Après tout, peut-on supposer, par le médicament, un mouvement, une action physique, chimique, physiologique ou psychique qui ne s'opère sous l'influence des trois forces radicales, l'électricité, la lumière et le calorique? C'est toujours à ces attributs essentiels de la matière que nous sommes forcés de recourir; et c'est peut-être à l'espèce d'électricité inhérente à chaque espèce de médicament, que tel médicament doit sa lumière ou vertu propre et son calorique ou effet; et puis, *l'électivité* a-t-elle une autre origine? Si des études approfondies justifiaient cette hypothèse, il nous semble que le tâtonnement et l'empirisme feraient place enfin à un art médical véritablement rationnel. — Quant au mode d'action de ces forces, il nous paraît impossible de le concevoir sans une *pression initiale*, spécialisée dans les vibrations de chaque molécule par les forces qui l'animent.

La pression, contact immédiat ou médiat, est donc le mode d'action général de tout agent qui détermine des phénomènes vitaux, et la main l'agent spécial le plus propre à déterminer ces phénomènes.

Que nous reste-t-il à examiner?

Il nous reste à examiner les diverses formes de la pression correspondantes à chacun des appareils principaux de l'organisme, à chacune de leurs parties et à l'organisme tout entier. Mais comme ces éléments organiques sont corrélatifs entre eux, ainsi que leurs fonctions, et que tout s'y règle et s'y détermine par des rapports nécessaires et pour un but donné, il s'ensuit que l'ordre ou le désordre de l'un d'eux implique nécessairement, à un dégré plus ou moins élevé, l'ordre ou le désordre de l'ensemble, et que, dans l'un et dans l'autre cas, les formes spéciales de la pression doivent être réglées et déterminées selon ces rapports dans l'état physiologique et dans l'état pathologique. — C'est l'objet de la méthode.

E. — MÉTHODE CINÉSIQUE. — Nous avons donné (p. 613) la classification des mouvements qui s'accomplissent dans l'économie en vertu de la spontanéité instinctive ou volontaire de l'organisation vivante. Ces mouvements sont intérieurs ou extérieurs, avec locomotion des divers segments du corps, sur place, ou avec locomotion du corps entier, hors place. Or, cette classification des formes générales des mouvements *naturels* est aussi celle des formes générales des mouvements *artificiels;* et quelles que soient ces formes, il implique nécessairement qu'elles sont, celles-ci, comme celles-là, déterminées par une *pression* exercée par les vibrations de l'une des trois forces élémentaires.

La *pression* est le mode d'action de tout agent, soit intérieur soit extérieur, qui détermine *naturellement* les phénomènes vitaux, et la *main* est l'agent spécial le plus propre à déterminer *artificiellement* ces mêmes phénomènes dans l'unité des cinq sphères d'action qui composent l'être vivant, comme en chacune de ses sphères, ou en l'un quelconque de leurs éléments.

Or, ces sphères sont entre elles comme les nombres 1, 2, 3, 4 et 5; et leurs forces spéciales sont respectivement dans les mêmes rapports.

Dans cette quinte harmonique des triples forces vivantes, les forces *épidermiques* sont moyennes entre ces mêmes forces à l'état physique ambiantes et à l'état dermique (1); de même

(1) L'épiderme, cette extrême limite de la surface du corps, est un des éléments anatomiques les plus importants de l'économie au point de vue de la physiologie et de la pathologie. — Voyez les arbres des Champs-Élysées : un grand nombre languissaient l'épi-

que les forces *dermiques* sont moyennes entre les épidermiques et les phytiques; de même que les forces *phytiques* sont moyennes entre les dermiques et les zootiques; de même, enfin, que les forces *zootiques* sont moyennes entre les phytiques et les psychiques. Donc les forces *psychiques* sont en rapport, par les forces *épidermiques*, avec les forces physiques ambiantes; en d'autres termes, c'est par l'épiderme que l'âme est en rapport avec les influences extérieures.

Ce principe physiologique que nous avons déduit de la représentation mathématique de la force, nous le considérons comme *absolument vrai*. C'est le seul principe auquel se rattachent *nécessairement* toutes les expériences et les observations possibles, en même temps qu'il justifie leurs résultats. En un mot, ce principe est l'unité en dehors de laquelle il nous parait impossible de constituer définitivement la physiologie et la thérapeutique sur des bases véritablement rationnelles.

C'est sur ce principe que reposent la théorie cinésique et la méthode que nous allons exposer brièvement.

De toutes nos études précédentes, il résulte que les forces de la *main* sont en rapport avec toutes les forces qui constituent l'unité de l'être humain. Mais les forces du *pouce* sont spécialement en rapport avec celles de l'épiderme, les forces

derme ravagé par les vers ; on leur enlève l'épiderme, et l'arbre est asphyxié. Il fallait les *brosser* et non les *peler*.

— Il fallait, en effet, qu'entre les forces physiques et les forces organiques, il y eut un intermédiaire. — Cet intermédiaire est l'épiderme qui tient des forces *organiques* par la présence de la cellule épithéliale et des forces *inorganiques* par l'absence des fonctions de la matière organisée. — On sait d'ailleurs qu'il existe habituellement un équilibre parfait entre la desquamation de la couche superficielle de l'épiderme et la reproduction des cellules épithéliales de la couche profonde, et que cet équilibre est rompu à la suite de certaines maladies ou sous l'influence de pressions et de frottements répétés, qui augmentent la sécrétion épidermique et donnent lieu à la formation des callosités de la main et des cors aux pieds. — Nous pensons donc que c'est dans les trois couches épidermiques que s'accomplit *concentriquement* le premier degré de la transformation des forces inorganiques en forces organiques, et *excentriquement* le dernier degré de la transformation des forces organiques en forces inorganiques. — Les micrographes ont déjà fait d'intéressantes études sur la texture de l'épiderme, qu'ils regardent comme un *épithelium pavimenteux stratifié* ; il reste à étudier cet organe au point de vue dynamique que nous indiquons.

de l'*indicateur* avec celles du derme, les forces du *médius* avec les forces phytiques, les forces de l'*annulaire* avec les zootiques, et les forces de l'*auriculaire* avec les psychiques.

De ce résultat général, et comme sous-division, on pourrait dire aussi : la *main* est spécialement en rapport avec le nerf facial (p. 744 et 766), le *pouce* avec tous les sens, l'*indicateur* avec l'odorat, le *médius* avec la vue, l'*annulaire* avec l'ouïe et l'*auriculaire* avec le goût. — A-t-on fait à ce sujet des études anatomiques particulières ? nous l'ignorons. Mais si, avec les auteurs les plus estimés, on admet que les fonctions de la main sont *virtuellement* arbitrales et décisives, bien entendu après vérification des autres sens et consentement unanime de la communauté dont le principe dirigeant est représenté physiologiquement par l'esprit et moralement par l'âme ; s'il en est ainsi, il faut bien que la main ait en soi, dans sa structure intime, des éléments anatomiques qui la rendent propre à remplir ces fonctions, sans quoi les fonctions de la main seraient contradictoires et impossibles (1).

---

(1) Chaque doigt, formant un organe spécial, a nécessairement une fonction spéciale à remplir, et conséquemment aussi sa part spéciale des trois forces organiques. — Outre les observations physiques, anatomiques et physiologiques que nous avons faites sur la structure et les usages des doigts, il existe un grand nombre de faits traditionnels ou d'observations scientifiques sur la virtualité spécifique de chacun d'eux ; ces faits trouveraient leur raison dans notre théorie. Nous noterons seulement quelques-uns de ceux qui concernent le *pouce,* ainsi nommé du latin *pollex,* signifiant *ce qui a une très-grande puissance.*

« Hippocrate nomme le pouce *grand doigt.*

« Il est court, dit Aristote, afin que sa force soit plus grande.

« Si le grand doigt, dit Galien, t. I, p. 161, présente une utilité équivalente à celle des quatre doigts réunis qui lui sont opposés, c'est, il me paraît, pour avoir songé à cette utilité du pouce que le vulgaire l'a appelé *anti-main,* comme s'il équivalait à toute la main ; car on voyait que les fonctions de cette partie étaient abolies aussi bien par l'ablation du pouce que par celle des autres doigts. De même, si la moitié du pouce est détruite d'une manière quelconque, la main devient aussi inutile, aussi difforme que par une mutilation semblable des quatre autres doigts. »

Le pouce était tellement considéré comme l'instrument de la force physique, qu'autrefois on coupait le pouce aux prisonniers de guerre pour les rendre incapables de combattre à l'avenir. Les Romains sans courage se coupaient le pouce pour ne pas aller à la guerre. Dans les amphithéâtres ensanglantés des Romains, le gladiateur terrassé recevait la vie ou la mort, selon que les vestales *levaient* ou *renversaient* leur pouce. On a remarqué que les idiots de naissance viennent au monde sans *pouces* ou avec des pouces faibles et atrophiés ;

Les effets physiologiques de la *pression* varieront nécessairement ;

1° — Selon que cette pression sera transmise :

Par la paume des deux mains ou par celle d'une seule main ;

Par l'éminence thénar ou par l'éminence hypothénar ;

Par le tranchant de la main ;

Par la pulpe de l'un ou de plusieurs doigts d'une seule main ou des deux mains à la fois ;

Selon le centre, le rayon ou la surface de cette pulpe.

2° — Selon que la pression sera simple ou complexe dans sa forme spéciale, ou sous la forme de compression (1), ligature, foulage, percussion palmaire, digitée ou carpienne, tappement, claquement, picottement ; hachure avec le tranchant de la main, sciage avec ce tranchant ; vibration, ébranlement, balancement, succussion ; écrasement, froissement, pincement, plissement ; frôlement, roulement, friction, pétrissage ; rotation, torsion, flexion, extension, adduction, abduction, pronation, supination, etc.

que les épileptiques ferment le pouce avant les autres doigts, et qu'à l'approche de la mort le pouce se replie aussi sous les autres, etc.

On trouve dans Macrobe, *Saturnales 7*, de curieuses traditions égyptiennes et étrusques sur la symbolique des doigts, et particulièrement de *l'annulaire*, qui était appelé le doigt *médicinal*, etc.

(1) Nous n'entendons point parler ici de la *compression* dite *permanente*, exercée au moyen, soit d'un bandage roulé, soit de bandelettes de diachylon, soit de collodion, en vue de favoriser, d'une manière purement passive et mécanique, la résorption des engorgements de nature différente, comme dans les cas d'œdème, d'hypertrophie, de tumeurs blanches, etc.—Le vice radical de la *compression permanente*, c'est que, loin de stimuler les fonctions par lesquelles les engorgements se résorbent, elle fait obstacle à l'accomplissement de ces fonctions, affaiblit les tissus, et perpétue le mal en rendant les vaisseaux moins propres à débarrasser d'eux-mêmes l'organisme. Ce procédé, condamné par ses résultats et par les progrès de la physiologie, n'en est pas moins encore employé par quelques praticiens ! Cependant nous devons ajouter que les plus éclairés ont commencé à remplacer la *compression permanente* par la *compression intermittente*, élastique, isochrone, progressive, sollicitant le libre exercice des fonctions, c'est-à-dire une série spéciale de mouvements doubles concentriques et excentriques en vertu de laquelle la guérison se produit. C'est là le principe fondamental établi par M. Bonnet, et d'après lequel le savant professeur a inventé les plus ingénieux appareils artificiels, auxquels nous ne connaissons rien de supérieur que la main de l'homme.

3° — Selon l'attitude, le point d'appui, la résistance, la tension ou la distension du corps entier, de l'une ou de plusieurs de ses parties, les autres restant ainsi *isolées* de l'action.

4° — Selon la direction, l'étendue, le temps et le rhythme, la force et la vitesse du mouvement; selon la masse et la nature des appareils organiques et de leurs éléments; selon le point initial du mouvement et son point d'arrêt.

5° — Selon la qualité de la pression, c'est-à-dire selon la part qu'y prennent les organes, et selon sa quantité, c'est-à-dire selon le nombre des vibrations concentriques et excentriques, ou, ce qui est la même chose, selon l'étendue des surfaces en contact, vibrantes et vibrées; et ici s'appliquent toutes les observations sur le développement de la *chaleur* par les causes mécaniques, physiques, chimiques, physiologiques ou animales et psychologiques (1).

6° — Enfin, selon la position de la main ou des doigts par rapport à la dynamique positive ou négative de la partie du corps à laquelle sont transmises les vibrations de la *pression*.

Ces conditions déterminatrices de la pression, en tant que genre et espèce, étaient bien connues dans l'antiquité. Galien nous les a transmises en grande partie en traitant de la *friction*. (Voir *Oribase*, t. 1, p. 482 – 503.)

(1) Nous retrouvons cette loi, dans ses rapports avec la sensation, dans la *Physiologie* de M. Longet, t. II, p. 179. L'auteur s'exprime en ces termes : « Un fait assez digne de remarque, c'est que l'impression qui est due au contact d'un corps d'une température déterminée est proportionnelle à l'étendue des surfaces en contact : ainsi, un corps d'une température donnée, en contact avec une large surface tégumentaire, pourra produire une chaleur plus intense qu'un même corps d'une température plus élevée, mais en contact avec une moindre surface. — Une différence de température, imperceptible à une petite surface tégumentaire, pourra être facilement perçue par une surface tégumentaire plus étendue : ainsi, l'extrémité du doigt constatera difficilement une différence de température d'un tiers de degré du thermomètre centigrade, tandis que cette différence sera parfaitement appréciable pour la main tout entière. Il semble, dit M. Belfield-Lefèvre, que les impressions différentielles, communiquées à chaque point distinct du tégument, s'additionnent en une somme totale, qui seule est transmise au cerveau, de telle sorte que la température apparente d'un corps soit toujours proportionnelle au nombre de points par lequel ce corps touche l'organe du tact. »

La pression étant ainsi déterminée en soi, dans ses propriétés, ses qualités et sa quantité, il faut encore qu'elle le soit par rapport à l'organisme *sain*, et par rapport à l'organisme *malade*, et toujours d'après les mêmes principes.

Or, de même que ces principes sont fondés sur la loi naturelle de la sphère d'action des centres, des formes et des surfaces de l'organisme vivant; de même leur application est fondée sur l'art de déterminer avec exactitude la *pression spécialement propre* à y développer et à y modérer les proportions des diverses espèces d'électricité, de lumière et de calorique qui constituent l'équilibre dynamique de l'homme, proportions en vertu desquelles l'organisme accomplit toutes ses fonctions, c'est-à-dire toutes ses séries harmoniques de mouvements concentriques et excentriques, pour se réparer incessamment, se développer, se conserver et se guérir lui-même. — Nous insistons ici, car il règne un faux préjugé qui attribue au médicament le pouvoir de guérir : ce sont toujours les forces vivantes de l'organisme, et non les forces mortes du médicament, qui font les frais de la guérison ; et toutes les fois que l'art médical a guéri, c'est quand par le médicament les forces développées se trouvaient en rapport avec celles que l'organisme mettait alors spontanément en œuvre pour opérer la guérison. Cette observation n'est pas uniquement applicable à l'emploi du *médicament*, elle l'est au même titre à celui de *tout autre espèce de moyen curatif*, et spécialement du *mouvement artificiel ;* seulement le mouvement artificiel, dont les formules sont infinies, peut être déterminé d'une manière méthodique et avec une grande exactitude, et c'est là son caractère distinct. Il s'ensuit que, s'il est appliqué avec précision et d'une main dirigée par une volonté intelligente et ferme, il sera toujours le modérateur le plus direct et le plus sûr des forces vivantes de l'organisme dans l'un quelconque de ses appareils, comme dans leur ensemble.

Telle est, en résumé, l'expression la plus simple de la doctrine cinésique que, jusqu'ici, nous avons rencontrée, avant

toute doctrine philosophique ou médicale, parmi les plus anciennes traditions religieuses des peuples. Elle s'est conservée,
à travers les âges, plus ou moins altérée à mesure que la
science humaine prétendait se constituer en dehors des traditions. Il semble qu'aujourd'hui le progrès des sciences
nous y ramène insensiblement, et, pour ainsi dire, par la
main, comme à une vérité d'origine divine, essentielle à la
nature humaine.

F. — APPLICATIONS. — Quant aux applications spéciales au
développement proportionnel des formes organiques, à l'entretien de la santé ou *dynamie normale*, et au traitement des
disdynamies, ou maladies dites nerveuses, aiguës ou chroniques, et aux déviations du corps, nous en avons donné beaucoup d'exemples dans le cours de cet ouvrage, et nous sommes
forcé, vu l'étendue et l'importance du travail, de réserver ces
observations prophylactiques et thérapeutiques pour une publication subséquente, ainsi que celles que nous avons faites
sur le traitement du choléra par le mouvement.

FIN.

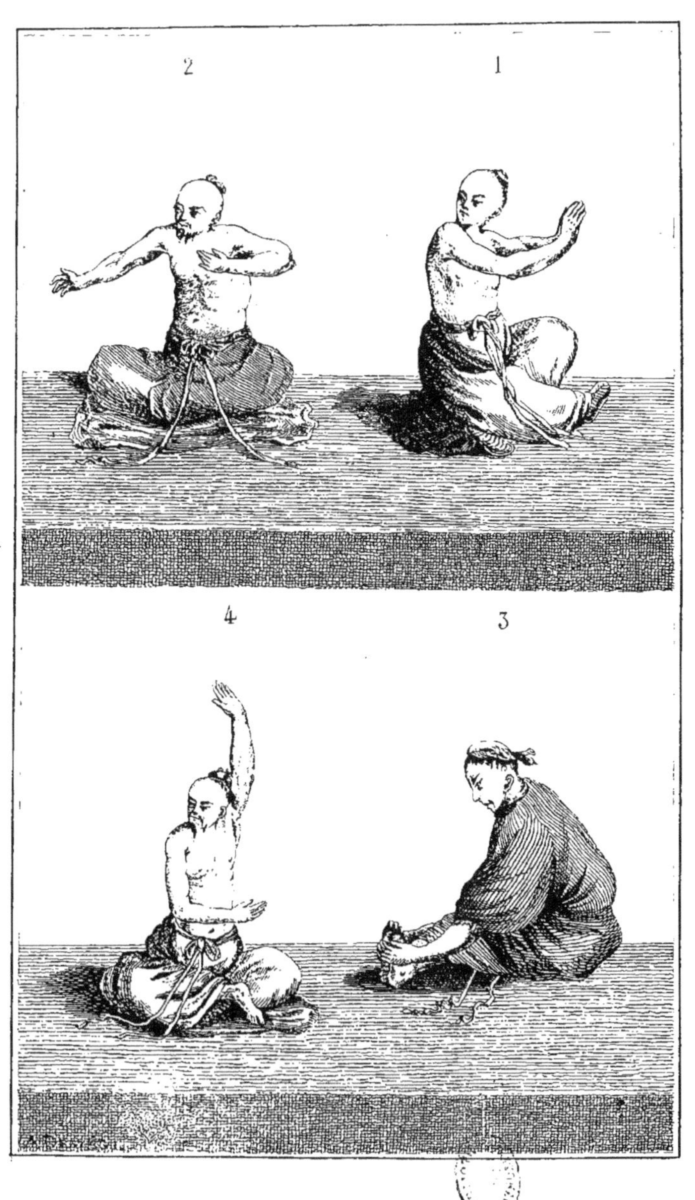

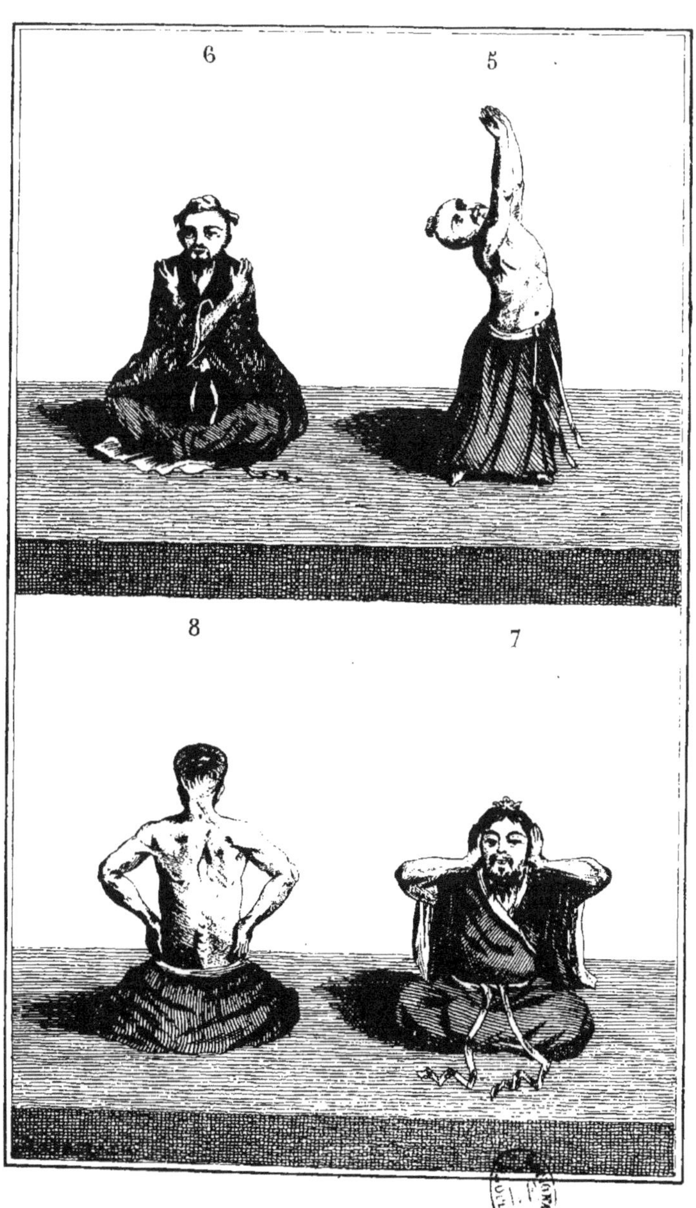
6
5
8
7

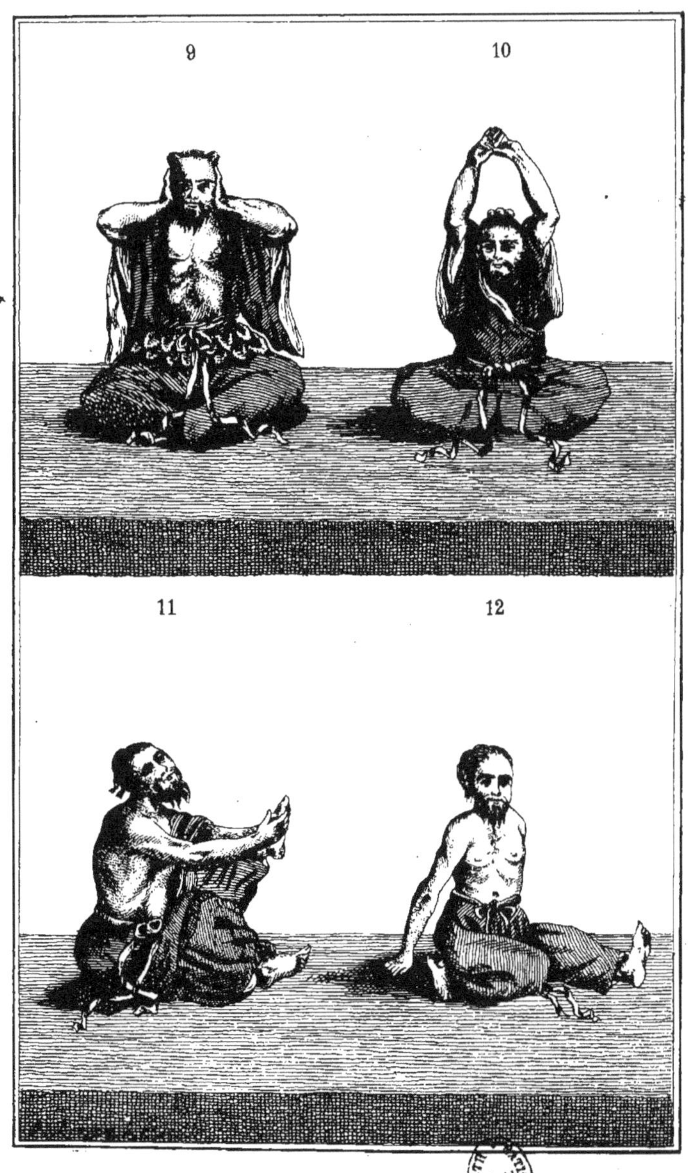

9
10
11
12

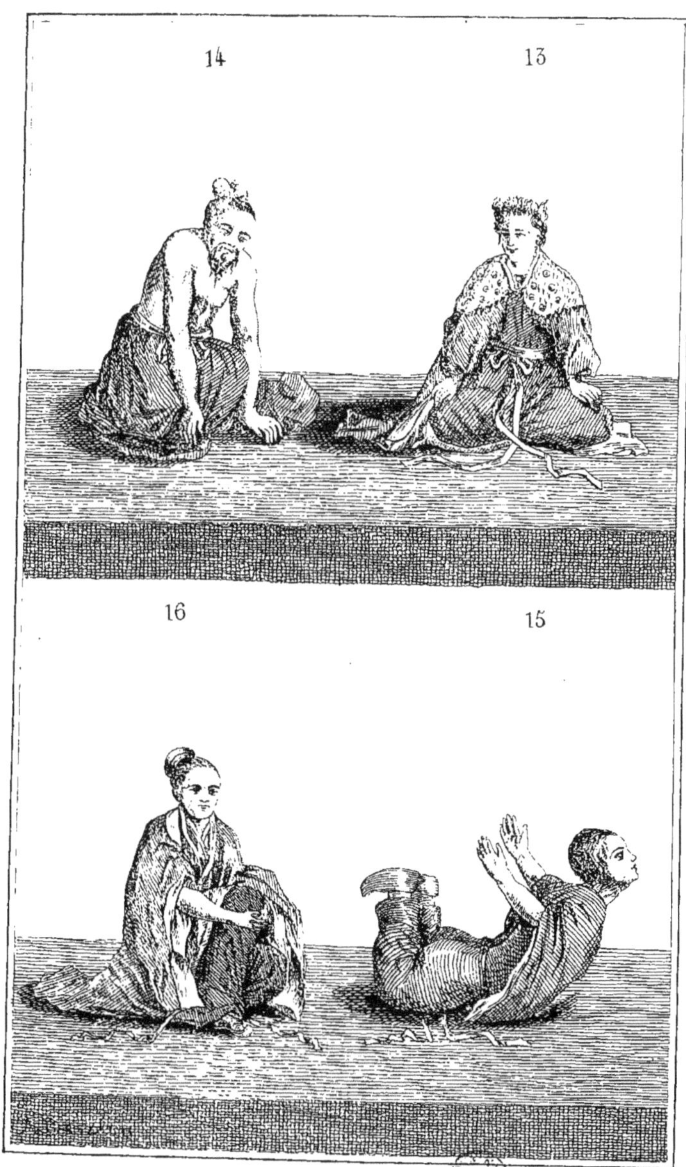

14
13
16
15

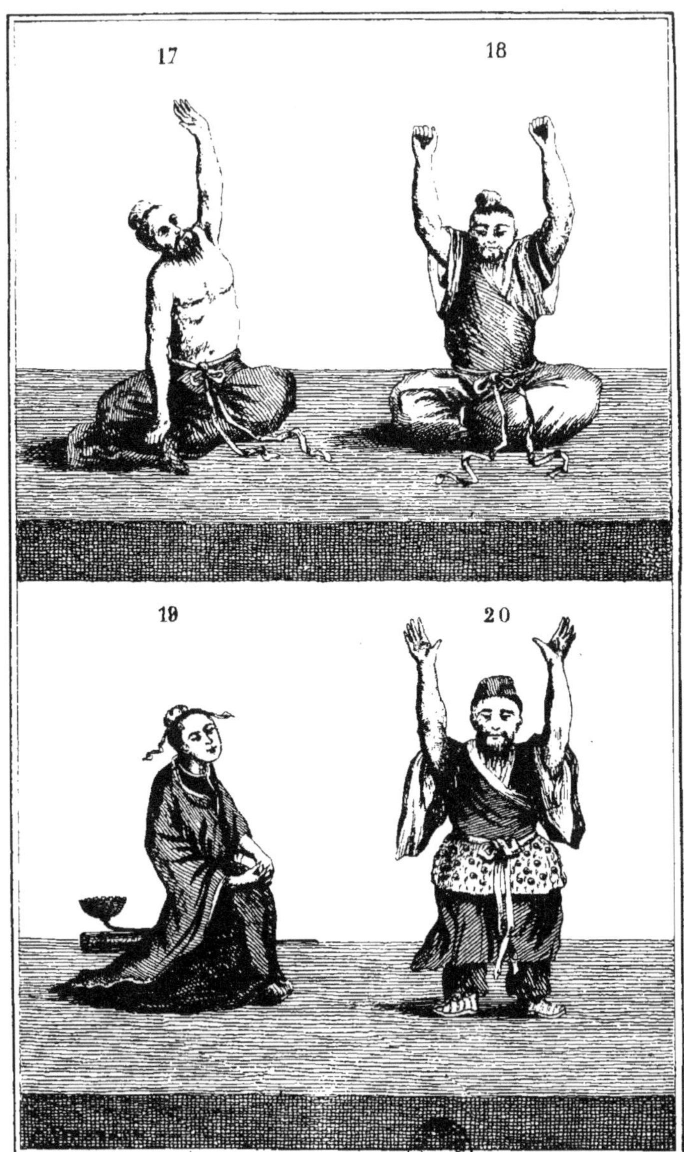

17
18
19
20
Imp Lemercier Paris

TABLE DES MATIÈRES.

PREMIÈRE PARTIE.

Temps antérieurs à l'ère chrétienne. — Orient. — Asie.

CHINE.

École allemande. — Frédéric Hoffmann.

C. Trois genres de mouvements.

D. Effet des mouvements actifs sur le système circulatoire.

E. Sur le système nerveux.

F. Effets des mouvements demi-actifs ou doubles.

G. Des mouvements passifs ou communiqués.

H. Des principes de Ling.

I. Défense de l'école allemande.

J. Exemples pris dans le traitement des déviations de la colonne vertébrale.

K. Exemples pris dans le traitement des paralysies avec ou sans difformités.

L. Exemples pris dans le traitement des affections articulaires.

M. De l'emploi des appareils mécaniques.

N. Du traitement des maladies internes par le mouvement.

O. Des formules de mouvements.

École française. — Nicolas Andry.

TROISIÈME PARTIE.

Recueil d'applications du mouvement à l'éducation, à l'hygiène et à la thérapie, disséminées dans les écrits de médecine et de chirurgie publiés en France depuis le commencement du dix-neuvième siècle.

QUATRIÈME PARTIE.

Cinésie.

FIN DE LA TABLE DES MATIÈRES.

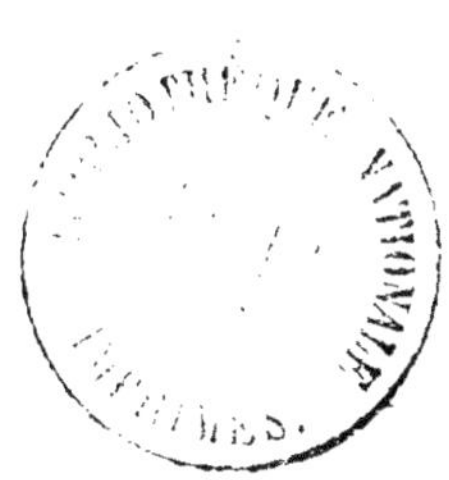

ERRATA.

—

Page.	Ligne.	
VIII	21	à l'athlétique, à la palestrique, modérés, *lisez* à l'athlétique et à la palestrique, modérées.
XI	15	*supprimez* de.
3	21	fût, *lisez* fut.
—	26	primitive, *lisez* originelle.
11	8	Himmalaya, *lisez* Himalaya.
14	6	l'altitude, *lisez* l'altitude.
21	69	ce collége, *lisez* le collége sacerdotal.
32	13	Ramayana, *lisez* Mahabharata.
36	24	différentes, celle, *lisez* différentes. Celle.
37	6	*ajoutez :* Après tout, les sciences naturelles prouvent que les races se comportent toutes comme si elles émanaient d'un seul couple, puisqu'elles sont toutes susceptibles de contracter entre elles des mariages indéfiniment féconds, ce qui est le caractère distinct de l'unité et de la fixité des espèces.
44	32	Linnée, *lisez* Linné.
87	20	*supprimez* véritable *chimiâtrie.*
89	9	mais on semble ignorer, *lisez* et même on ne laisse pas ignorer.
147	30	Apollon. » Ce, *lisez* Apollon, » ce.
347	16	remis, *lisez* remise.
349	6	même, *lisez* mêmes.
414	1	cce, *lisez* ces.
—	2	séquilibrer, *lisez* s'équilibrer.
443	24	abusé dit-on, *lisez* abusé, dit-on.
447	20	décue, *lisez* déchue.
448	19	que pour, *lisez* que, pour.
469	12	piée, *lisez* idée.
486	notes 2	mais on doit y parvenir un jour, car ce sont des substances matérielles, *lisez* mais doit-on y parvenir jamais ? ce sont des forces, et non des substances matérielles.
491	3	*supprimez* et par.
589	25	radical, *lisez* radial.
650	19	moléculaire sur, *lisez* moléculaire, sur

Page. Ligne.

632   22   propagation d'action, *lisez* propagation, d'action
—   34   ou de matière, *lisez* ou molécule matérielle.
654   21   rationel. *lisez* rationnel.
668   1   *ajoutez* VI.
674   12   ces, *lisez* ce.
685   22   et passim : Paccini, *lisez* Pacini.
699   35   accoustique, *lisez* acoustique.
703   14   latente, *lisez* manifestée.
710   note 3, et passim : zôotique, *lisez* zootique.
715   19   l'atome matériel, *lisez* la molécule matérielle
719   22   on l'a déjà obtenu, *lisez* cela a eu lieu.
728   26   ichtyologiques, *lisez* ichthyologiques.
725   8   l'intéresse, *lisez* l'intéressent.
—   9   l'expliquer, *lisez* les expliquer.
739   7   ANTRROPO, *lisez* ANTHROPO.
708   1   ichtyque; *lisez* ichthyque.
749   8   mais comme, dans, *lisez* mais, comme dans.
—   17   sensorielle, *lisez* sensoriale.
751   10   *Ajoutez en note :* De ses nombreuses expériences sur les opérations du cerveau humain, M. Helmholtz, de Kœnigsberg, croit pouvoir déduire le calcul suivant :

1° Toute sensation perçue à l'extrémité des nerfs est transmise au cerveau avec une vitesse d'environ 180 pieds par seconde, par conséquent, cinq fois plus lentement que le son. Ce chiffre est sensiblement le même chez tous les individus.

2° Dans les circonstances les plus favorables et avec l'attention la plus soutenue, le cerveau a besoin d'au moins 1/10° de seconde pour transmettre ses ordres aux nerfs qui président aux mouvements volontaires. Ce chiffre varie cependant beaucoup suivant les individus, et, chez les mêmes personnes, selon les dispositions du moment. Il est d'autant plus régulier que l'attention est plus soutenue.

3° Le temps requis par les nerfs moteurs pour transmettre un ordre aux muscles est à peu près le même que celui qu'exigent les nerfs sensitifs pour la transmission d'une sensation. Il se passe en outre à peu près 1/100° de seconde avant que les muscles se mettent en mouvement.

4° La totalité de l'opération exige, de la sorte, de 1 1/4 à 2 dixièmes de seconde.

Une lettre insérée dans la *Revue suisse* (Mars 1857) indique les procédés ingénieux employés par M. Helmholtz pour arriver à ce curieux résultat. (*Mag. pitt.*, Juin 1857.)

754   21   chirrurgiens, *lisez* chirurgiens.
756   11   ces, *lisez* ses.
757   6   les, *lisez* ces.
765   2   sensorialles, *lisez* sensoriales.
—   14   différente. *lisez* différents.
766   26   peuvent, *lisez* peut.
780   30   XXXXII, *lisez* XXXVII.
798   23   Cette théorie est semblable, *lisez* cette théorie fut bien connue et pratiquée dans la haute antiquité ; elle est semblable.
800   21   quadruple, *lisez* quintuple.